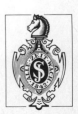

Verzeichnis der

Ärzte für Anästhesiologie

in der Bundesrepublik Deutschland,
Österreich und der Schweiz

Im Einvernehmen mit der
Deutschen Gesellschaft für Anästhesiologie und Intensivmedizin,
der Österreichischen Gesellschaft für Anaesthesiologie, Reanimation
und Intensivtherapie
und der Schweizerischen Gesellschaft für Anaesthesiologie
und Reanimation
(Société Suisse d'Anesthésiologie et de Réanimation)

Dritte, erweiterte Auflage

Herausgegeben von
Helmut Kronschwitz, Frankfurt/Main

Springer-Verlag
Berlin Heidelberg New York Tokyo

Professor Dr. med. Helmut Kronschwitz
Zentrale Anästhesie-Abteilung am
St. Markus-Krankenhaus, Wilhelm-Epstein-Str. 2,
D-6000 Frankfurt/Main

ISBN 3-540-13927-3 Springer-Verlag Berlin Heidelberg New York Tokyo
ISBN 0-387-13927-3 Springer-Verlag New York Heidelberg Berlin Tokyo

CIP-Kurztitelaufnahme der Deutschen Bibliothek
Verzeichnis der Ärzte für Anästhesiologie in der Bundesrepublik Deutschland, Österreich und der
Schweiz / im Einvernehmen mit d. Dt. Ges. für Anästhesiologie u. Intensivmedizin, d. Österr. Ges.
für Anaesthesiologie, Reanimation u. Intensivtherapie u. d. Schweizer. Ges. für Anaesthesiogie u.
Reanimation (Soc. Suisse d'Anesthésiologie et de Réanimation). Hrsg. von Helmut Kronschwitz. –
3., erw. Aufl. – Berlin ; Heidelberg ; New York ; Tokyo : Springer, 1986.
2. Aufl u. d. T.: Verzeichnis der Fachärzte für Anaesthesiologie in der Bundesrepublik
Deutschland, Österreich und der Schweiz
ISBN 3-540-13927-3
ISBN 0-387-13927-3

Satz-, Druck- und Bindearbeiten: Appl, Wemding
2119/3140-543210

Geleitwort zur dritten Auflage

Die vorliegende 3. Auflage des „Verzeichnis der Ärzte für Anästhesiologie" dokumentiert anschaulich die personelle Entfaltung unseres Fachgebietes im deutschsprachigen Raum. Wenn es heute allein in der Bundesrepublik Deutschland mehr als 4000 berufstätige Ärzte für Anästhesie gibt, dann war diese Entwicklung nur möglich, weil für die operative Medizin ein Fortschrittspotential erkennbar war, das seit Anfang der 50er Jahre mit Begeisterung aufgegriffen wurde. Anders wäre es nicht vorstellbar, daß sich das junge Fachgebiet innerhalb von nur drei Jahrzehnten in dieser Breite im Gefüge der Medizin etablieren konnte: als praktische ärztliche Tätigkeit bis ins kleinste Krankenhaus, als eigenständiges akademisches Lehrfach an allen Medizinischen Fakultäten.

Eigentlich könnten wir auf das Erreichte stolz sein, gäbe es da nicht auch einige Schattenseiten. So ist die Zeit, wo jeder jeden persönlich kannte, lange vorbei, und auch große Kongresse sind nicht mehr in der Lage, diesen unmittelbaren Kontakt herzustellen. Aber, wenn wir einen interessanten Vortrag hören oder eine wissenschaftliche Abhandlung lesen, dann wollen wir wenigstens wissen: Wer ist der Autor, wo kommt er her, was tut er, welche wichtigen wissenschaftlichen Beiträge stammen bisher von ihm? Das vorliegende Buch kann uns dabei helfen.

Andererseits soll es nicht nur unsere Neugier befriedigen, sondern es soll ein Nachschlagewerk sein, in dem wir Adressen und Telefonnummern finden, um auf diese Weise zumindest einfacher in Kontakt zu kommen. Und wir wissen, wer sich kennt, dem fällt es leichter, Barrieren abzubauen und Gegensätze zu überwinden.

Es ist sicher kein Zufall, daß Prof. Dr. med. H. Kronschwitz sich von Anfang an für dieses Verzeichnis engagiert hat. Sein Interesse hat nie nur dem Fachgebiet gegolten, sondern stets besonders den Menschen, die dieses Fach vertreten. Seine langjährige Tätigkeit in der Deutschen Gesellschaft für Anästhesiologie und Intensivmedizin und im Berufsverband Deutscher Anästhesisten hat er immer auch dazu genutzt, Begegnungsmöglichkeiten für die Fachkollegen zu schaffen und sich ohne viel Aufhebens der beruflichen und privaten Sorgen und Probleme anzunehmen, die an ihn herangetragen wurden.
Der enorme Arbeitsaufwand, der mit der Herausgabe einer solcher tensammlung verbunden ist, läßt sich nicht auf den ersten Blick er' Aber man weiß, wie schwer die notwendigen Informationen zu '

sind: durch unermüdliches Nachhaken beim Einen und durch behutsames Beschneiden der „Datenfülle" beim Anderen. Dafür gilt dem Herausgeber unser Dank. Dem Buch ist eine weite Verbreitung zu wünschen, damit es die ihm zugedachte Funktion erfüllen kann: der Erhaltung und Pflege eines kollegialen Zusammengehörigkeitsgefühls innerhalb unseres Fachgebietes im gesamten deutschsprachigen Raum.

Erlangen, im Herbst 1985 Professor Dr. med. E. Rügheimer

Geleitwort zur zweiten Auflage

Das Geleitwort zur ersten Auflage dieses Buches schrieb im Sommer 1965 Prof. Dr. Cornelius R. Ritsema van Eck, damals Ordinarius für Anaesthesiologie an der Universität Groningen, Holland, und Präsident des Weltbundes der Anaesthesiegesellschaften von 1960 bis 1964.

Derzeit, nämlich von 1972 bis 1976, ist ein Anaesthesist aus dem deutschsprachigen Raum für würdig befunden worden, als Präsident der W. F. S. A. zu amtieren; eine Tatsache, die ich nicht nur als persönliche, sondern auch als Anerkennung für alle in diesem Verzeichnis angeführten Kolleginnen und Kollegen betrachtet wissen möchte.

Wie hat sich doch die Anaesthesiologie in unseren drei Ländern während dieser knappen Dekade seit dem Ersterscheinen dieses Verzeichnisses geradezu explosionsartig qualitativ und quantitativ in allen Bereichen weiterentwickelt! Damals gab es 13 Lehrstuhlinhaber für Anaesthesiologie, die meisten davon noch a.o. Professoren. Jetzt gibt es längst an allen deutschsprachigen medizinischen Fakultäten Lehrstühle, von denen die meisten im Range eines Ordinariates stehen und nur zum kleinsten Teil bisher unbesetzt sind. Die Zahl der Chefärzte und der Dozenten nimmt so rasch zu, daß sie gar nicht genau zum aktuellen Zeitpunkt festgestellt werden kann.

Die Anaesthesiologie ist eine voll und ganz anerkannte, selbständige medizinische Fachdisziplin geworden, in deren Praxis neben der klinischen Anaesthesie die Reanimation und die Intensivtherapie breiten Raum einnehmen. Zweifellos brauchen wir Anaesthesiologen im deutschen Sprachraum nicht mehr um unsere Existenzberechtigung kämpfen, wie dies vor zehn Jahren noch mancherorts der Fall war. Was wir uns aber nach wie vor auf unsere Fahnen schreiben müssen, das ist der feste Wille, eine weitere qualitative Verbesserung der anaesthesiologischen Versorgung unserer Mitbürger herbeizuführen. Die rasche Zunahme der Ausbildungsstätten für Anaesthesiologie auch an mittleren und kleineren Krankenhäusern hat einen fühlbaren Mangel an Assistenten zur Folge gehabt. Durch eine Intensivierung unserer Lehrtätigkeit an den Universitäten und durch verstärkte Öffentlichkeitsarbeit – auch in den sogenannten Massenmedien – müssen wir den akademischen Nachwuchs ansprechen und ihm vor Augen führen, wie interessant die Tätigkeit des Anaesthesisten ist. Wohl kaum ein anderes medizinisches Spezialfach hat so viele Querverbindungen in die anderen Fachsparten und darüber hinaus auch mit den theoretischen Fächern, wie etwa Physiologie und Pharmakologie.

An meinem Institut stehen Kollegen kurz vor der Habilitation, die bereits als Studenten meine Vorlesungen und Praktika besucht hatten. Sie mußten nicht mehr, so wie wir von der ersten Generation, um ihren Platz an der Sonne kämpfen, dafür aber sind sie die Pioniere der modernen, der neuen Anaesthesiologie, die sich zur exakten Wissenschaft gewandelt hat. Die Arbeiten dieser zweiten Generation unseres Faches beruhen auf exakten Versuchsplanungen, seien sie klinisch oder rein experimentell, sie sind mit Hilfe modernster elektronischer Geräte objektiviert und in ihren Ergebnissen gekennzeichnet von kritisch-statistischer Auswertung.

Vor zehn Jahren hat bei unseren Tagungen noch jeder jeden gekannt. Heute ist eine neue Generation junger Kollegen herangewachsen, die uns „Alte" bereits echt minorisiert. Das ist der natürliche Lauf der Dinge, und wir können letztlich nur stolz darauf sein, daß die Saat, die wir säen durften, so schön aufgegangen ist. Für uns alle, die die laufende Fachliteratur verfolgen und die weiterhin auf Kongresse fahren, wird dieses Verzeichnis ein wertvoller Helfer sein, jene Kollegen besser kennenzulernen, die wir bisher nur dem Namen nach oder nur vom Sehen her kannten.

Als Präsident des Weltbundes der Anaesthesiegesellschaften und als nunmehr schon seit 27 Jahren im Anaesthesiefach tätigen Arzt, dem die Entwicklung unseres Faches im deutschsprachigen Raum stets ein Herzensanliegen war und sein wird, wünsche ich diesem Büchlein und seinen Herausgebern den wohlverdienten vollen Erfolg.

Wien, im Dezember 1975   Prof. Dr. Dr. h. c. O. Mayrhofer

Geleitwort zur ersten Auflage

Gerne schreibe ich zu diesem Verzeichnis ein kurzes Geleitwort.

Immer wieder trifft mich der Wunsch der deutschsprechenden Fachbrüder zur Zusammenarbeit. In dieser Hinsicht, aber nicht allein in dieser Hinsicht, sind die Deutschen, Österreichischen und die Schweizerischen Gesellschaften für Anaesthesie vorbildliche Mitglieder des Weltbundes der Anaesthesiegesellschaften und haben vieles geleistet, das uns, den Vorstand, zu Erkenntlichkeit stimmt.

Jetzt wird es durch dieses Büchlein möglich, etwas Näheres über die Arbeit und den Tätigkeitsort der Mitglieder persönlich zu wissen. Und es wird bisweilen Anleitung geben zu einem neuen Kontakt und sicher zu einem besseren Einvernehmen.

Bekanntschaft ist der erste Schritt zur Freundschaft.

Ich verspreche meinen Freunden, daß ich in kleinen vergessenen Momenten Ihre Namen aufsuchen und mich freuen werde an den Erinnerungen, die wachgerufen werden!

Das vorliegende Verzeichnis wird sicher seinen Weg finden.

Den Sekretären der nationalen Anaesthesie-Gesellschaften und des Weltbundes wird es unentbehrlich sein.

Instituut voor Anaesthesiologie, Rijksuniversiteit Groningen

Groningen, im Sommer 1965
Noorder Binnensingel 140 a

> Prof. Dr. C. R. Ritsema van Eck
> Vertreter Europas im Excecutive Committee
> des Weltbundes der Anaesthesiegesellschaften

Vorwort zur dritten Auflage

Seit Erscheinen der zweiten Auflage dieses Verzeichnisses ist die Zahl der Anästhesisten in Deutschland, Österreich und der Schweiz weiter angewachsen in einem Maße, das den Versuch rechtfertigt, das Verzeichnis auf einen aktuellen Stand zu bringen. Neben den biographischen bedurften bei vielen Kolleginnen und Kollegen auch die bibliographischen Daten einer Ergänzung. Die Einstellung zur Freigabe dieser Daten hat sich jedoch in den letzten Jahren deutlich geändert. Vom Standpunkt des Herausgebers muß ich das bedauern, denn so ist der eine oder andere Eintrag unvollständig. Gelegentlich wird dem Leser dann der Eintrag in der zweiten Auflage weiterhelfen.

Ebenso bedauere ich, daß wiederum die Namen unserer Anästhesie-Kollegen in der DDR fehlen.

Der Titel mußte geändert werden, weil nach der Berufsordnung in der Bundesrepublik Deutschland die Bezeichnung „Facharzt" ab 1980 nicht mehr geführt werden darf. Da in der Schweiz ein Facharzt für Anaesthesie schon immer den Titel „Spezialarzt für Anaesthesiologie FMH" hat und in Österreich die Bezeichnung „Facharzt für Anaesthesiologie" lautet, war eine gemeinsame Formel gefragt. „Arzt für Anästhesiologie" im Titel und „Anästh." als Abkürzung möge deshalb für die deutschen, österreichischen und schweizerischen Anästhesisten mit abgeschlossener Weiterbildung stehen.

Eine Ausnahme wurde im Hinblick auf den Titel gemacht, indem Herr Dr. med. h. c. W. Weissauer, obwohl nicht Arzt für Anästhesiologie, mit aufgenommen wurde. Der Herausgeber möchte denjenigen, der dieses Verzeichnis in die Hand nimmt, mit Biographie und Bibliographie des Juristen vertraut machen, der an der Weiterentwicklung und Etablierung unseres Fachgebietes wesentlichen Anteil hat, und dem Leser eine Orientierungshilfe in medico-legalen Fragen vermitteln.

Nach einem Dank an den Springer-Verlag und seine Mitarbeiter für ihr Entgegenkommen in allen Fragen der Erarbeitung und Fertigung möchte ich des Mitherausgebers der beiden vorigen Auflagen, Herrn Prof. Dr. R. Frey, gedenken. Er hat die Ausgabe „Verzeichnis der Fachärzte für Anaesthesiologie …" beim Springer-Verlag auf den Weg gebracht. Seine Unterstützung und unermüdliche Hilfe war stets gegenwärtig und ihm ist es – direkt und indirekt – mit zu verdanken, wenn heute aus dem „Büchlein" in der 3. Auflage ein Buchformat mit über 2200 Einträgen geworden ist.

Frankfurt/Main, im Januar 1986.   H. Kronschwitz

Inhaltsverzeichnis

Erläuterungen

Die Namen der Anästhesisten in der Bundesrepublik Deutschland, Österreich und der Schweiz sind in dem Verzeichnis alphabetisch geordnet, un-
geachtet nationaler Zugehörigkeit.

Bei den Einträgen sind die biographischen und bibliographischen Angaben in der folgenden Reihenfolge aufgeführt:
Name, Vorname, akademische Grade und Titel, Fachgebiet (Jahr der Aner-
kennung in Klammern), jetzige Berufsstellung und Tätigkeitsbereich mit
Adresse; Privatadresse, Telefon-Nummer. – Geburtsdatum, -ort. – Staats-
examen **(StE)**: Jahr, Ort der Universität, Promotion **(Prom)**: Jahr, Ort der
Universität, Habilitation **(Habil)**: Jahr, Ort der Universität. – Werdegang
(WG) nach der Medizinalassistenten- o. ä. Zeit: Jahr, Fachgebiet, Ort (Na-
me d. leit. Arztes) bisheriger Anstellungen, eigene vorherliegende leitende
Funktionen. –
Herausgeber und Mitherausgeber **(H)** von Buchreihen und Zeitschrif-
ten. –
Buchveröffentlichungen, Buchbeiträge **(BV)**: Titel (ggf. Co-Autoren), Ver-
lag, Erscheinungsjahr. –
Zeitschriftenveröffentlichungen **(ZV)**: Titel (ggf. Co-Autoren), Zeitschrift,
Band, Erscheinungsjahr. –
Hauptarbeitsgebiet **(HG)**.

Die im Eintrag aufgeführten Publikationen müssen nicht in jedem Falle das
komplette Publikationsverzeichnis des Kollegen darstellen, da der Herausgeber nur um eine Auswahl der wichtigen Publikationen gebeten hatte. Für
die Titel der Veröffentlichungen sowie die Buch- und Zeitschriftentitel wurden Kürzungen gebraucht, wie sie auch in anderen Bio- und Bibliographien
zu finden sind. Im übrigen haben wir uns an die im Springer-Verlag übliche
Zitierweise gehalten.
Im Ortsverzeichnis sind die Anästhesisten da eingeordnet, wo sie tätig sind.
Nur wenn keine Tätigkeit mehr ausgeübt wird, war der Wohnort für die
Einordnung bestimmend. Die Orte sind in alphabetischer Reihenfolge, für
die Bundesrepublik Deutschland, für Österreich und für die Schweiz gesondert, aufgeführt.

Allgemeine Abkürzungen

A	Österreich
abd.	abdominal
Abh.	Abhandlung(en)
Abt.	Abteilung
akad.	akademisch
allg.	allgemein
Anästh.	Anästhesie, Anästhesiologie, Anästhesist
AnästhAbt.	Anästhesie-Abteilung
Anat.	Anatomie
a. o.	außerordentlich
a. ö.	allgemein-öffentlich
apl.	außerplanmäßig
Assist.	Assistent
Ausb.	Ausbildung
b.	bei
BV	Buch-Veröffentlichungen
Bakt.	Bakteriologie
BDA	Berufsverband Deutscher Anästhesisten
Ber.	Bericht
Bez.	Bezirk
Block.	Blockade
Bw.	Bundeswehr
BwZentrkrh.	Bundeswehrzentralkrankenhaus
Card.	Cardiologie
CH	Schweiz
Chir.	Chirurgie, chirurgisch, Chirurg
D	Bundesrepublik Deutschland
D., d.	der, die, das
DAK	Deutscher Anästhesie-Kongreß
Dept.	Departement, Abteilung
Dermat.	Dermatologie
DGAI	Deutsche Gesellschaft für Anästhesiologie und Intensivmedizin
DGAW	Deutsche Gesellschaft für Anästhesiologie und Wiederbelebung
DHB	Dehydrobenzperidol
Dir.	Direktor
Doz.	Dozent
ebd.	ebenda, ebendas

Ed.	Edition, Editor, Herausgeber
Ev.	evangelisch
Exp.	Experiment, experimentell
f.	für
F.A.C.A.	Fellow of the American College of Anesthesiologists
F.F.A.R.C.S.	Fellow of the Faculty of Anaesthesists of the Royal College of Surgeons of England
F.I.C.A.	Fellow of the International College of Anesthesiologists
FMH	Foederatio medicorum helvetiae
FU	Freie Universität
GenHosp.	General Hospital
GHS	Gesamthochschule
Gyn.	Gynäkologie und Geburtshilfe
Habil	Habilitation
H	Herausgeber, Mitherausgeber
HG	Hauptarbeitsgebiet
HNO	Hals-, Nasen-, Ohrenheilkunde
Hôp.	Hôpital
Hosp.	Hospital
Hrg., hrg.	herausgegeben von
INA	Schriftenreihe „Intensivmedizin, Notfallmedizin, Anästhesiologie"
Ind.	Industrie
Inn.	Innere Medizin
Inst.	Institut
I.v., i.v.	Intravenös
J.	Journal
Jg.	Jahrgang
KieferChir.	Kieferchirurgie
KinderChir.	Kinderchirurgie
Kl.	Klinik
klin.	klinisch
Kongr.	Kongreß
Konsil.F.	Konsiliarfacharzt
Krankenanst.	Krankenanstalt
Krh.	Krankenhaus
Krs.	Kreis
Laz.	Lazarett
leit.	leitend
Leit.	Leiter
LKH	Landeskrankenhaus
Lungenphys.	Lungenphysiologie
Med.	Medizin, Medizinal-
Nark.	Narkose
Neurochir.	Neurochirurgie
Neurol.	Neurologie
niedergel.	niedergelassen
NLA	Neuroleptanalgesie

N.Ö.	Nieder-Österreich
Obb.	Ober-Bayern
OMR	Obermedizinalrat
O.Ö.	Ober-Österreich
Ophthal.	Ophthalmologie
Orthop.	Orthopädie
Päd.	Pädiatrie
Pat.	Patient
Path.	Pathologie
Pharmak.	Pharmakologie
Pharmaz.	Pharmazie, pharmazeutisch
Phthis.	Phthisiologie
Physiol.	Physiologie
Prim.	Primarius
PrivDoz.	Privat-Dozent
Proc.	Proceeding, Kongreßbericht
Prof.	Professor
Prom.	Promotion
Psychiatr.	Psychiatrie
Reg.Med.Rat	Regierungs-Medizinalrat
ren.	renal
Sanat.	Sanatorium
Schriftenr.	Schriftenreihe
SCHE	Serumcholinesterase
StE	Staatsexamen
Symp.	Symposion, Symposium
Tel	Telefon-Nummer
Tgg.	Tagung
Ther.	Therapie
Traumat.	Traumatologie und Unfallheilkunde
u. a.	unter anderem
Unf.Chir.	Unfall-Chirurgie
Univ.	Universität
Urol.	Urologie
v.	von
Vorst.	Vorstand
WG	Werdegang
WHO	Weltgesundheitsorganisation
wiss.	wissenschaftlich
Z.	Zeitschrift
ZAK	Zentraleuropäischer Anästhesie-Kongreß
Zahnhlk.	Zahnheilkunde
ZAW	Zentrum für Anästhesiologie und Wiederbelebung
Zentr.	Zentrale, zentral
ZV	Zeitschriften-Veröffentlichungen

A

Abbushi, Walid, PrivDoz. Dr. med., Anästh. (73), Oberarzt am Inst. f. Anästh. d. Techn. Univ., Klinikum rechts d. Isar, Ismaninger Str. 22, D-8000 München 80; Hohenwaldstr. 25, D-8024 Deisenhofen. – * 18. 12. 36 Jenin. – **StE:** 67 Bonn, **Prom:** 68 Bonn, **Habil:** 84 München. – **WG:** 69–73 Anästh. Berlin-Steglitz (Kolb), seit 73 Anästh. München (Kolb). –
BV: Zur Nark. b. intrakran. Eingriffen, Proc. ZAK Genf 1977. – Zur Frage d. postop. u. posttraumat. Hyperbilirubinämie (mit Jelen, Kaminski u. Tempel), ebd. – D. Verhalten d. intrakran. Druckes unter PEEP-Beatmg. u. Oberkörperhochlagerg. b. Pat. mit Schädel-Hirn-Trauma (mit Herkt u. Birk), Proc. ZAK Berlin 1981, Springer Berlin, Heidelberg, New York (im Druck). – D. Verhalten d. intrakran. Druckes b. Hyperventilat., PEEP-Beatmg. u. Wechseldruckbeatmg. b. Pat. mit Schädel-Hirn-Trauma (mit Speckner, Herkt u. Birk), ebd. – Überwachung u. Pflege b. Patienten mit Schädel-Hirn-Trauma (mit Herkt), in: Anästh. Aspekte d. Traumat., Hrg. Tempel, Schattauer Stuttgart 1981. –
ZV: Was kann man an den Bilirubinwerten ablesen? (mit Jelen, Kaminski u. Tempel), Med. Trib. 49 (1977). – Klin. Untersuchg. zum Verhalten d. intrakran. Druckes (mit Umlauf, Trappe u. Herkt), Anästh. Intensivmed. 5 (1979). – D. intrakran. Druckmessg. u. ihre Möglichkeiten in d. Intensivbehandlg. b. Schädel-Hirn-Trauma (mit Herkt u. Zenker), Intensivbehandlung 1979. – D. kontinuierl. Langzeitmessg. d. intrakran. Druckes (mit Herkt), Anästhesist 28 (1979). – Nark. f. intrakran. Eingriffe unter bes. Berücksichtigg. d. Hirndruckverhaltens (mit Herkt), Intensivmed. Prax. 1 (1979). – Hirndruckmessg. zur Überwachg. u. Verlaufskontrolle in d. Neurotraumat. (mit Herkt u. Umlauf), Medizinelektronik 6 (1979). – Klin. u. exp. Untersuchg. zur Lagerg. d. Pat. mit Schädel-Hirn-Trauma (mit Kolb, Herkt u. Zenker), Anästhesist 28 (1979). – Monitoring of intracranial pressure in neurotraumatology (mit Herkt u. Umlauf), Medicamundi 3 (1979). – Beeinflussg. d. Hirndruckes b. Pat. mit Schädel-Hirn-Trauma durch PEEP-Beatmg. u. Oberkörperhochlagerg. (mit Herkt, Speckner u. Birk), Anästhesist 29 (1980). – Beeinflussg. d. intrakran. Druckes durch unterschiedl. Beatmungsmuster b. Pat. mit

Schädel-Hirn-Trauma (mit Herkt, Speckner u. Birk), Intensivbehandlung 1981. – Zur PEEP-Beatmg. u. Oberkörperhochlagerg. b. Pat. mit Schädel-Hirn-Trauma, Intensivbehandlung 1981. – Zur diagnost. Wertigkeit d. Cushing-Reflexes (mit Nusser, Trappe u. Each), ebd. 1983. – D. einseitige Lungenödem (mit Brosch u. Gullotta), ebd. – Inhalationsanästh. in d. Neurochir., chir. praxis 33 (1984). – D. Reexpansionsödem d. Lunge (mit Brosch, Tempel u. Gullotta), ebd.

Adam, Elke, Dr. med., Anästh. (72), Oberärztin an d. Abt. f. Anästh. u. Intensivmedizin d. St. Josefs-Hosp., Solms-Str. 15, D-6200 Wiesbaden. – * 13. 11. 39 Berlin. – **StE:** 64 Freiburg, **Prom:** 64 Freiburg. – **WG:** 67/68 Inn. Bochum-Linden (Heine), 68–73 Anästh. Freiburg (Wiemers), seit 73 Anästh. Wiesbaden (Schneider). –
ZV: Indik. u. Ergebn. d. Langzeitbeatmg. nach Abdominal-Op., Bruns Beitr. klin. Chir. 219 (1971).

Adelmann, Jürgen, Dr. med., Anästh. (74), leit. Arzt d. Abt. f. Anästh. u. Intensivmedizin am St.-Marien-Hosp., Am Boltenhof 7, D-4280 Borken; Lindenweg 6, D-4421 Reken. – * 3. 1. 43 Mannheim. – **StE:** 67 Freiburg, **Prom:** 70 Freiburg. – **WG:** Anästh. 70–72 Bremen (Fischer), 72–77 Heidelberg (Just), 77–79 Sigmaringen (Schneider), seit 79 leit. Arzt d. Abt. Anästh. u. Intensivmedizin am St.-Marien-Hosp. Borken.

Aderhold, Bettina, Dr. med., Anästh. (75), Anästh. am ZentrInst. f. Anästh. d. Univ., Calwer Str. 7, D-7400 Tübingen; Christophstr. 27, D-7400 Tübingen. – * 11. 12. 39 Magdeburg. – **StE:** 69 Tübingen, **Prom:** 76 Tübingen. – **WG:** Anästh. 70–72 Stuttgart (Hofmeister), 72/73 Ruit/Fildern (Linkenbach), 73–77 u. seit 82 Univ. Tübingen (Schorer), zwischenzeitl. 77–81 prakt. Ärztin in Veringenstadt.

Adolf-Gödecke, Marianne, Dr. med., Anästh. (68), Transfusmed. (81), Fachkundenachweis Rettungswesen (84), Chefärztin d. AnästhAbt. u. Intensivstation, Leiterin d. Blutspendewesens, Krskrh., Fahltskamp, D-2080 Pinneberg; Voßbarg 6a, D-2080 Pinneberg. – * 8. 8. 37 Hannover. – **StE:** 61 Hamburg, **Prom:** 67

1

Hamburg. - **WG:** 64-68 Anästh. Hamburg-Eppendorf (Horatz).

Aeppli, Ulrich, Dr. med., Anästh., leit. Arzt am Anästh. Inst. d. Univ. Spit., CH-8091 Zürich; Loostr. 9, CH-8703 Erlenbach. - * 16. 7. 32 Zürich.

Agu, Ursula, Dr. med., Anästh. (74), 1. Oberärztin d. AnästhAbt. d. Städt. Krh., Söllnerstr. 16, D-8480 Weiden; Söllnerstr. 7, D-8480 Weiden. - * 11. 3. 39 Aussig/ČSSR. - **StE:** 65 München, **Prom:** 69 München.

Ahnefeld, Friedrich Wilhelm, Prof. Dr. med., Chir. (56), Anästh. (62), Leit. d. Zentr. f. Anästh. d. Klinikum d. Univ., Steinhövelstr. 9, D-7900 Ulm. - * 12. 1. 24 Woldenberg/Neumark. - **StE.** u. **Prom:** 51 Düsseldorf, **Habil:** 64 Mainz. - **WG:** 51 Pharmak. Düsseldorf u. Elberfeld (Weese), 52-57 Chir. Essen (Stöhr u. Weber), 58 Bw., 59-67 Anästh. Mainz (Frey) u. BwZentrkrh. Koblenz (Leit. d. Abt. Anästh. u. Verbrennungskrh.), seit 68 Leit. d. Anästh., Univ. Ulm. - **H:** Klin. Anästh., Lehmanns München. - **BV:** Lebensrett. Sofortmaßnahmen, Heidelb. Taschenbücher, Bd. 32, Springer Berlin, Heidelberg, New York 1967. - Schock, Pathogenese u. Ther., Allg. ther. u. Anästh. bei Verbrennung, Anästh. unter Katastrophenbedingg., Organisat. d. Wiederbeleb. im Rettungswes., in: Lehrb. d. Anästh. u. Wiederbeleb., Hrg. Frey, Hügin u. Mayrhofer, ebd. 1968. - Wiederbeleb., in: Bier-Braun-Kümmel, Chir. Op.lehre, 8. Aufl., Barth Leipzig 1968. - Ther. d. Volumenmangels, in: Prax. d. Schockbehandlg., Thieme Stuttgart 1971. - D. Schock in d. Gyn. (mit Dölp), Springer Berlin, Heidelberg, New York 1972. - Influence of Trasylol on Circ. Parameters and Metabol. Values in Exp. Hemorrhagic Shock (mit Dölp, Kilian, Reineke u. Wolf), in: New Aspects of Trasylol Ther., Bd. 5, hrg. von Brendel u. Haberland, Schattauer Stuttgart, New York 1972. - Wasser- u. Elektrolytlösg. f. d. prim. Substitut. (mit Dölp), in: Klin. Anästh., Bd. 1, hrg. mit Burri u. Halmágyi, Lehmanns München 1972. - Akute Volumenu. Substitutionsther. mit Blut, Blutbestandteilen, Plasmaersatz u. Elektrolyten, in: ebd. - Anästh. im Kindesalter, in: ebd., Bd. 2, hrg. mit Burri, Dick u. Halmágyi, 1972. - Basisbedarf im Wasser- u. Elektrolytstoffwechsel zur Erhaltg. d. Homöostase (mit Dölp), in: ebd., Bd. 3, 1973. - Infus.ther. I - Elektrolyt-, Wasseru. Säure-Basen-Haushalt, in: ebd. - Einfluß d. Osmotherapeutika auf d. Blutvol. (mit Halmágyi), in: Anästh. Wiederbeleb., Bd. 15, Springer Berlin, Heidelberg, New York 1966. - Räuml. Gliederg. u. app. Ausrüstg. v. Intensivbehandlungseinheiten (mit Halmágyi), in: ebd., Bd. 33, 1969. - pH-Wert u. Pufferkapazität kolloid. u. kristall. Infusionslösg. (mit Halmágyi u. Alberts), in: ebd., Bd. 35, 1969. - Anästh. u. Wiederbeleb. b. Säuglingen u. Kleinkindern (mit Halmágyi), ebd., Bd. 71, 1973. -

ZV: Vergl. tierexp. Untersuchg. d. Blutersatzmittel Periston u. Subsidon sowie ihre Indikat., Chirurg 23 (1952). - Ist d. Ablehng. d. Tanninther. berechtigt? Mschr. Unfallheilk. 57 (1955). - Bekämpfg. d. Verbrennungsintox. mit Periston N, Münch. med. Wschr. 97 (1955). - Erstbehandlg. von Verbrenng. im Katastrophenfall, Hefte Unfallheilk. 71 (1962). - Definit. u. Einteilg. d. Schocks, Anästhesist 11 (1962). - Erfahrg. mit d. neuen synth. Muskelrelaxans Ro-4-3816, einem Derivat d. Toxiferin (mit Seeger u. Hauenschild), ebd. - Schock, Entstehg., Verlauf u. Ther. (mit Allgöwer), Dtsch. med. Wschr. 87 (1962). - Erkenng., Verhütg. u. Behandlg. d. Schocks in d. op. Fächern (mit Frey u. Halmágyi), Internist 3 (1962). - Blutvolumenbestimmg. mit radioakt. Isotopen z. Verhütg. v. Irrtümern in d. Anzeigestellg. zur Bluttransfus. u. Infus. v. Blutersatzmitteln (mit Frey u. Halmágyi), Bibl. haemat. 16 (1963). - Goteos Therapeuticos y Alimentacion Parenterica en los Patientes Quirurg. (mit Frey, Halmágyi u. Kreuscher), Medicina Alemana 10 (1964). - Untersuchg. z. Bewertg. kolloid. Volumenersatzmittel (mit Halmágyi u. Überla), Dtsch. med. Wschr. 90 (1965). - Infus.ther. u. parenter. Ernährg. bei chir. Pat. (mit Frey u. Kreuscher), ebd. 89 (1964). - Untersuchg. über d. Plasmakatecholaminspiegel nach Op. u. Traumen (mit Frey), Anästhesist 14 (1965), Anaesth. Analg. Réanim. 22 (1965). - Untersuchg. über d. Volumenwirkg. von Blut, Plasma u. kolloid. Volumenersatzmitteln, Langenbecks Arch. klin. Chir. 313 (1965). - Stellg. d. Dially-nor-Toxiferin in d. Gruppe d. Relaxantien, Anästhesist 15 (1966). - Konstrukt. u. Ausrüstg. mod. Notarztwagen, ebd. - Vasopressoren oder Vasodilatoren im traumat. u. hypoväm. Schock (mit Halmágyi), Klin. Med. 22 (1967). - The Requirements of space and equipment in the ambulance (mit Halmágyi u. Nolte), Acta anaesth. scand. (1968), Suppl. XXIX. - Resuscitation at the place of accident and during transport., Canad. Anaesth. Soc. J. 15/1 (1968). - Rolle d. Muskelrelaxantien beim Auftreten tödl. Narkosezwischenfälle, Langenbecks Arch. klin. Chir. 322 (1968). - D. akute Blutdruckabfall bis zum Kreislaufstillstand, ebd. 327 (1970). - Ursachen u. Ther. d. Herzstillstandes (mit Frey u. Halmágyi), Gynäkologe 1 (1968). - Intensivther. bei Schock u. Kollaps (mit Frey u. Halmágyi), Hefte Unfallheilk. 99 (1969). - Wiederbeleb.maßnahmen u. Transportprobl. bei Notfallsituat. in d. Praxis (mit Kilian), Internist 2 (1970). - Pathogenese, Kl. u. Ther. d. Endotoxinschocks (mit Dölp u. Kilian), Z. prakt. Anästh. 6 (1970). - Premiers soins aux polytraumat. (mit Israng), Cah. d'Anesth. 3 (1971). - Gaschromat., biochem. u. elektronenmikroskop. Untersuchg. an Ratten nach mehrmal. Einzel- u. Kombin.gaben von Phenolbarbital u. Halothan (mit Paulini, Gostomzyk u. Beneke), Verh. Dtsch. Ges. Path. 1972. - D. respirat. Reanimat. d. Neugeborenen - Untersuchg. z. Bewertg. eines einfach. Beatmungsgerätes (mit Dick, Dölp u. Reineke), Perinat. Med. 4 (1973). - Weitere Angaben fehlen.

Ahrens, Antje, Dr. med., Anästh. (83), Oberärztin d. AnästhAbt. d. Städt. Kl., Beurhausstr. 40, D-4600 Dortmund 1; Baseler Weg 1, D-4600 Dortmund 41. – * 16. 9. 53 Essen. – StE: 78 Münster, **Prom:** 78 Münster. – **WG:** Anästh. Dortmund (Kube).

Aken, Hugo Van, Prof. Dr. med., Anästh. (80), Oberarzt an d. Kl. f. Anästh. u. op. Intensivmed. d. Univ., Albert-Schweitzer-Str. 33, D-4400 Münster; Pienersallee 50, D-4400 Münster-Roxel. – * 2. 3. 51 Mechelen/Belgien. – StE: 76 Leuven/Belgien, **Prom:** 81 Münster, **Habil:** 83 Münster. – **WG:** Anästh. 76/77 u. 79/80 Leuven/Belgien (van de Walle), 80 USA (Miami, Atlanta, New York), 78 u. seit 80 Münster (Lawin). –
BV: Induced Hypotension (mit Cottrell), in: Anesth. and Neurosurgery, Ed. Cottrell, C. V. Mosby Comp. Philadelphia 1985. – Hypotensive anesth. and its effects on the cardiovascular system (mit Cottrell), in: The Cardiovascular Actions of Anesthetics and Drugs used in Anesth., Ed. Altura and Halevy, Karger Basel 1985. –
ZV: Der Einfluß d. Herzminutenvolumens auf d. art. Oxygenation, Anästh. Intensivther. Notfallmed. 16 (1981). – Präop. Bestimmg. d. Starling-Kurve bei kritisch kranken Pat., Dtsch. Med. Wschr. 107 (1982). – Effect of Labetalol on Intracran. Pressure in dogs with and without Intracran. Hypertension, Acta anaesth. scand. 26 (1982). – The influence of Urapidil on cerebral perfusion pressure in dogs with and without intracranial hypertension, Intensiv Care Med. 9 (1983). – Anästh. beim sept. Pat. (mit Groeger), Hefte Unfallheilk., Heft 156 (1983). – Changes in intracran. pressure and intracran. compliance during adenosine triphosphate-induced hypotension in dogs, Anesth. Analgesia 63 (1984). – Haemodynamic and cerebral effects of ATP-induced hypotension, Brit. J. Anaesth. 56 (1984).

Akintürk, Ibrahim, Dr. med., Anästh. (72), Oberarzt an d. Allg. AnästhAbt. d. Nordwest-Krh., D-2945 Sanderbusch. – * 27. 10. 38 Söke/Türkei. – StE. u. **Prom:** 62 Istanbul. – **WG:** 62–64 Truppenarzt, 65/66 Gyn./Chir. Istanbul, 66/67 Chir. Walsrode, 67–69 Chir. Gehrden, 69–73 Anästh. Hannover, 73–75 Anästh. Oberarzt Agnes-Karll-Krh. Hannover-Laatzen, seit 75 Oberarzt AnästhAbt. Nordwest-Krh. Sanderbusch. –
ZV: Alkylphosphat-Vergiftungen, Anästh. Informat. 1972.

Akrman, Kristina, Dr. med., Anästh., Anästh. an d. Kl. Sonnenhof, CH-3006 Bern; Zulligerstr. 17, CH-3063 Ittigen. – * 22. 3. 45 Polen. – StE. u. **Prom:** 68 Prag. – **WG:** Chir. Prag, Inn. Bern (Wyss), Anästh. Bern (Tschirren), Anästh. Sonnenhof Bern (Obrecht).

Al-Adly, Amir, Anästh. (74), 1. Oberarzt d. AnästhAbt. am Krh. Barmh. Brüder, Prüfeninger Str., D-8400 Regensburg; Schützenheimweg 32 f, D-8400 Regensburg. – * 5. 12. 37 Baghdad. – StE: 67 München. – **WG:** 69 Anästh. Regensburg (Hobel), seit 72 Anästh. Krh. Barmh. Brüder Regensburg (Manz), seit 73 Oberarzt.

Albers, Aloys, Dr. med., Anästh. (70), Chefarzt d. AnästhAbt. d. St. Bonifatius-Hosp., Wilhelmstr. 13, D-4450 Lingen/Ems; Bäumerstr. 23, D-4450 Lingen. – * 25. 10. 34 Emsbüren. – StE: 61 Münster, **Prom:** 65 Münster. – **WG:** 64–66 Chir. Münster (Sunder-Plassmann), 66–71 Anästh. Münster (Menges), 66/67 Inn. Münster (Hauss), 69/70 Lungenfunkt. Münster (Schürmeyer).

Alberti, Christel, Anästh. (75), Oberärztin d. AnästhAbt. am Krskrh., Amandastr. 45, D-2200 Elmshorn; Haderslebenerstr. 1, D-2200 Elmshorn. – * 24. 12. 38 Lübeck. – StE: 68 Kiel. – **WG:** seit 71 Anästh. Elmshorn, seit 75 Anästh.-Oberarzt ebd.

Albrecht, Uta, Dr. med., Anästh. (74), leit. Anästh. an d. Orthop. Kl. Stenum, D-2875 Ganderkesee 2; Am Rüten 23E, D-2800 Bremen 33. – * 15. 10. 38 Nürnberg. – StE: 67 Kiel, **Prom:** 68 Kiel. – **WG:** 70–74 Anästh. Bremen (Henschel).

Albu, Adrian-Aurel, Dr. med., Anästh. (Rumänien 70, Deutschland 75), Oberarzt d. Anästh. d. Kl. St. Antonius, Carnaperstr. 48, D-5600 Wuppertal 2; Obere Lichtenplatzerstr. 245, D-5600 Wuppertal 2. – * 25. 11. 37 Sibiu/Rumän. – StE. u. **Prom:** 60 Cluj (Klausenburg)/Rumän.

Albus, Guntram, Dr. med., Anästh. (74), Allgemeinmed. (82), niedergel. als Allgemeinarzt, Nark. bei amb. Eingr. in op. Praxen; Praxis: Mont-Cenis-Str. 299, D-4690 Herne 1; Tönnishof 15, D-4690 Herne 1. – * 17. 4. 40 Radebeul. – StE: 66 Köln, **Prom:** 70 Köln. – **WG:** 70/71 Inn., 71–75 Anästh. Köln-Merheim (Matthes), 75–79 Chefarzt d. AnästhAbt. am Josefs-Hosp. Herne-Sodingen, seit 79 niedergel. –
BV: The response of human cerebral blood flow to … (mit Herrschaft et al.), Advances in Neurosurgery, Vol. 3, Springer Berlin, Heidelberg, New York 1975. –
ZV: Hautemphysem durch Magenverweilsonde (mit Barizi), Prakt. Anästh. 1979.

Allemann, Beat Hubert, Dr. med., Anästh. FMH (82), 1. Oberarzt d. Abt. f. Anästh. am Bürgerspital, CH-4500 Solothurn; Stöcklimattstr. 36, CH-4513 Langendorf. – * 20. 10. 46 Welschenrohr/SO. – **StE:**

73 Bern, **Prom:** 82 Basel. – **WG:** 74–77 Chir. Solothurn (Maurer), 77–79 Anästh. Solothurn (Meyer), 79–82 Anästh. Basel (Laver), seit 82 Anästh. Solothurn (Meyer). –
ZV: Rückenmarksnahe Anästh. u. subkutan verabreichtes low-dose Heparin-Dihydergot z. Thromboembolieprophylaxe (mit Gerber u. Gruber), Anästhesist 32 (1983).

Allmang, Thomas, Dr. med., Anästh. (84), Anästh. an d. AnästhAbt. d. Städt. Krh. Kemperhof, Koblenzer Str., D-5400 Koblenz; Heddesdorffstr. 2, D-5400 Koblenz-Horchheim. – * 12. 9. 51 Koblenz. – **StE:** 79 Mainz, **Prom:** 81 Mainz. – **WG:** seit 79 Anästh. Koblenz (Gött).

Alon, Eli, Dr. med., Anästh. (75), Oberarzt am Inst. f. Anästh., Univkl. d. Kantonsspital, CH-8091 Zürich; Freie Str. 159, CH-8032 Zürich. – * 19. 6. 45 Tel-Aviv. – **StE:** 72 Milano, **Prom:** 72 Milano. – **WG:** 72–75 Anästh. Milano (Damia), seit 76 Anästh. Zürich (Hossli). –
BV: Intravasale pO$_2$-Messung (mit Axhausen u. Hossli), Hrg. Hossli, Thieme Stuttgart 1983. – Buprenorphin. in: Pharm. Basis of Anaesthesiology, Raven Press, NY, 1983. – Epiduralanästh. in d. Geburtshilfe, Hrg., Juris Zürich 1983. – Anästh. in d. Geburtshilfe. Hrg., Juris Zürich 1984. –
ZV: Membran- u. Bubble Oxygenator (mit Turina u. Gattiker), Herz 1979. – Zusatzgerät zur HLM (mit Dimai, Alon, Gattiker u. Turina), ebd. – Buprenorphin u. Nicomorphin (mit Rajower u. Hossli), Anästh. Int. Notmed. 1981. – Tramadol u. Nicomorphin (mit Schulthess, Axhausen u. Hossli), Anästhesist 30 (1981) – Domperidon postop., ebd. 31 (1982). – Nalbuphin postop. (mit Krayer u. Hossli), ebd. 33 (1984). – Nalbuphin, Algos 1 (1984).

Alsweiler, Walter, Dr. med., Anästh. (70), Chefarzt d. Abt. f. Anästh. u. Intensivtherapie am Allg. Krh., Hoserkirchweg 63, D-4060 Viersen 1. – * 12. 12. 37 Bruchsal. – **StE.** u. **Prom:** 63 Heidelberg. – **WG:** 65/66 Chir. Hagen (Marx), 66–71 Anästh. Nürnberg (Opderbekke).

Alt, Helga, Dr. med. Anästh. (84), Anästh. d. AnästhAbt. am St. Katharinen-Hosp., An der Kemp, D-5020 Frechen; Eckertstr. 10, D-5000 Köln 41. – * 23. 11. 54. – **StE:** 80 Köln, **Prom:** 81 Bonn. – **WG:** seit 80 Anästh. St. Katharinen-Hosp. Frechen (Hildebrandt).

Altemeyer, Karl-Heinz, PrivDoz. Dr. med., Päd. (74), Anästh. (79), Oberarzt am Zentr. f. Anästh., Klinikum d. Univ., Steinhövelstr. 9, D-7900 Ulm; Schlatweg 46,

D-7900 Ulm-Gögglingen. – * 13. 2. 43 Lengerich, Krs. Lingen. – **StE:** 68 Freiburg, **Prom:** 70 Freiburg, **Habil:** 83 Ulm.

Alter, Hellmuth, Dr. med., Orthop. (61), Anästh. (65), leit. Anästh.-Arzt an d. Kl. Dr. Erler, Kontumazgarten 4–18, D-8500 Nürnberg; Altenfurterstr. 70 a, D-8500 Nürnberg, Tel: 09 11/83 71 86. – * 25. 5. 29 Dresden. – **StE.** u. **Prom:** 54 Leipzig. – **WG:** 55–57 Orthop. Dresden (Büschelberger), 57/58 Betriebsarzt, 58–60 Chir. Bruchsal (Ruf), 60–63 Orthop. Würzburg (Niederecker, Rüth), 63–67 Anästh. Würzburg (Rehder, Weis), 67–75 Anästh. Worms, seit 75 Anästh. Kl. Dr. Erler, Nürnberg. –
ZV: Oscillograph. bei Gerichtsverfahren, Arch. orthop. Unf.Chir. 54 (1962). – Wetterabhängigkeiten bei Thrombosen, Verh. DOG 397 (1962). – Urinary Excretion of Bromide in Haloth. Anesth. (mit Stier, Hessler, Rheder), Anesth. Analg. 43 (1964). – Stoffwechselprodukte d. Halothan (mit Stier), Anästhesist 15 (1966). – Kurznarkotika, Hefte Unfallheilk. 89 (1966). – Halothane Biotransformation in Man, Anesthesiology 28 (1967). – Veränderg. im Säuren-Basen-Haushalt nach schw. Unfällen, Hefte Unfallheilk. 92 (1967). – Intensivpflegestat. in mittl. Krh., Münch. Med. Wschr. 111 (1969). – Kombin. Epontolnarkose (mit Dörr), Zbl. Gyn. 91 (1969). – Klimaregulierg. auf Intensiv-Stat., Münch. Med. Wschr. 112 (1970). – Narkoserisiko u. Nachbehandlg. bei Oberschenkelbrüchen, Hefte Unfallheilk. 106 (1970). – Problèmes de climatisation dans les unitès de soins intensifs, Médicine et Hygiène, 983 (1971). – Zur Sorgfaltspflicht d. Krankenhausträgers u. d. Chefarztes in Krh. ohne Wachstat. Anästh. Informat. 6 (1971). – Verhinderg. u. Behandlg. d. Hirnödems mit Mannit, Sorbit u. a. Diuretica, Hefte Unfallheilk. 111 (1972). – D. Intensivbehandlg. bei schw. Schädel-Hirnverletzg. ohne künstl. Beatmg.; Behandlg., Behandlungsdauer, Prognose, ebd. – Wertg. d. dem Pat. zugeführten Infus. bes. im Hinblick auf Fett- und Eiweißzufuhr, ebd. – Liver damage due to the use of Halothane (mit Mayr u. Widmann), Excerpta Medica, Amsterdam 110 (1972). – Untersuchg. zur Wirksamkeit eines narkoseadsorb. Filters (mit Mayr u. Widmann), Z. prakt. Anästh. 8 (1973). – D. Chefarztprobl. in dtsch. Krh. u. seine gesellschaftl. Hintergründe, Anästh. Informat. 4 (1974). – Studie zum pfleger. Zeitaufwand auf einer Intensivstat. (mit Jeretin u. Erdmann), Anästhesist 24 (1975).

Alvarado, Eugenio, Anästh. (78), Oberarzt d. AnästhAbt. am Krskrh. Westerwald, D-5238 Hachenburg; Goethestr. 6, D-5238 Hachenburg. – * 26. 8. 46 Baybay, Leyte/Phil. – **StE:** 71 Cebu Inst. of Med. Philippinen.

Amengor, Yoa, Dr. med., Anästh. (76), Oberarzt d. AnästhAbt. am St. Elisabeth-Krh., Westwall 5-11, D-4270 Dorsten; Franz-Liszt-Str. 29, D-4270 Dorsten. – * 30. 10. 41 Peki/Ghana. – StE: 71 Leipzig, **Prom:** 78 Göttingen. – **WG:** 71/72 Chir. Rheda (Brüggemann), 72–74 Anästh. Solingen (Meyer), 74–77 Anästh. Göttingen (Kettler), 77–80 Oberarzt d. AnästhAbt. im Ev. Krh. Holzminden (Fürstenau), 80–84 Anästh.-Intensivmed. – Schmerzther. im St. Elisabeth-Krh. Dorsten (Obaseki), 84/85 Komm. Leit. d. Abt. f. Anästh.-Intensivmed. – Schmerzther. ebd., seit 85 Oberarzt d. AnästhAbt. ebd.

Amirfallah, Ali, Dr. med., Anästh. (75), Oberarzt d. AnästhAbt. d. Städt. Krh., Bremervörder Str. 111, D-2160 Stade; Fuchsgang 13, D-2160 Stade. – * 22. 12. 33 Rezaiche/Iran. – StE. u. **Prom:** 67 Innsbruck. – **WG:** 71–73 Anästh. Innsbruck (Haid), seit 73 Anästh. Stade (Hauenschild).

Amro, Murad, Dr. med., Anästh. (79), Chefarzt d. Anästh. am Krskrh., Krankenhausstr. 25, D-8470 Nabburg; Heckenweg 7, D-8470 Nabburg. – * 30. 11. 46 Halhul. – StE. u. **Prom:** 74 Ankara. – **WG:** 75–79 Anästh. Leverkusen (Dietzel).

Anderl, Dietlind, Dr. med., Anästh. (65), freiberufl. tätige Anästh. im Sanat. Kettenbrücke, Sennstr. 1, A-6020 Innsbruck; Klausenerstr. 3, A-6020 Innsbruck. – * 17. 5. 33 Bregenz. – StE. u. **Prom:** 57 Innsbruck. – **WG:** Anästh. 61/62 u. 66–68 Innsbruck (Haid) u. 64/65 Wien (Mayrhofer).

Andree, Gerhard, Dr. med., Anästh. (68), Chefarzt d. Abt. f. Anästh. u. Intensivmedizin am Johanniter-Krh. Rheinhausen, D-4100 Duisburg 14; Lortzingstr. 6, D-4100 Duisburg 46 (Rumeln). – * 8. 12. 34 Krefeld. – StE: 61 Freiburg, **Prom:** 62 Freiburg. – **WG:** 65 Chir. Köln-Merheim (Schink), Inn. Köln-Merheim (Buchborn), 66 exp. Chir. Köln-Merheim (Struck), 66–69 Anästh. Köln-Merheim (Matthes), seit 68 Oberarzt d. AnästhAbt. Köln-Merheim (Matthes), seit 69 Chefarzt d. Abt. f. Anästh. u. Intensivmedizin Johanniter-Krh. Duisburg. – ZV: Pseudotetanus nach Phenothiazinmed. (mit Matthes). Zbl. Chir. 93 (1968), Psychiatr. Digest. 29 (1968). – Klin. Beobachtg. bei d. Anwendg. e. neuen Vasokonstr. Ornithin-8-Vasopressin (POR 8) (mit Matthes u. Neumann), Z. prakt. Anästh. 4 (1969).

Angelberger, Marianne, Dr. med., Anästh. (65), Anästh. an d. Ostschweiz. Pleoptik- u. Orthoptikschule (OPOS), Rorschacherstr. 103, CH-9006 St. Gallen; Haydnstr. 9, A-6845 Hohenems. – * 24. 8. Gross-Weikersdorf. – StE. u. **Prom:** 55 Wien. – **WG:** Anästh.

Wien (Mayrhofer), Kinderanästh., Gottfr. v. Preyersches Kinderspit. Wien.

Anter, Ingeborg, Dr. med., Anästh. (60), Chefarzt d. Kl. f. Anästh. u. op. Intensivmed. am Städt. Krh., Weinberg 1, D-3200 Hildesheim; Köplerstr. 38, D-3200 Hildesheim. – * 1. 12. 28 Breslau. – StE: 54 Hamburg, **Prom:** 56 Hamburg. – **WG:** 54–56 Chir. Hamburg (Zukschwerdt), 56–60 Anästh. Hamburg (Horatz), 61 Gyn. Mainz (Thomsen), seit 62 Chefarzt d. Kl. f. Anästh. u. op. Intensivmed. am Städt. Krh. Hildesheim. – ZV: Vergl. Untersuch. über d. Transplantierbarkeit v. Ascizeszellen, Cancer (1957). – Steroide als Narkotika unter Berücksichtigung d. Veränderg. im Mineralstoffwechsel (mit Anter, Bay, Carstensen, Horatz u. Scheibe), Anästhesist 7 (1958). – D. Kurznarkotika in d. amb. Praxis, Landarzt 42 (1966). – Todesfälle u. Komplik. in Zusammenhang mit Propanidid, Z. prakt. Anästh. 4 (1969), 5 (1970). – Akute Atemnot bei hochsitz. Fremdkörperverschluß, ebd. 8 (1973).

Apfelstaedt, Carsta, Dr. med., Anästh. (77), Funktionsoberarzt am Inst. f. Anästh. d. Univkl., Sigmund Freud-Str. 25, D-5300 Bonn 1; Johannesstr. 24, D-5309 Meckenheim. – * 5. 9. 43 Bromberg/Prov. Posen. – StE: 70 Münster, **Prom:** 82 Bonn. – **WG:** 72–74 Chir. u. Anästh. Flensburg (Wolfers, Dahm), 74/75 Nat. Naval Med. Center Bethesda/Maryland, (USA), 75–77 Anästh. Bonn (Stoeckel), 78/79 Anästh. Ekkernförde (Rüter), seit 80 Anästh. Bonn (Stoeckel).

Appel, Kristin, Dr. med., Anästh. (75), Oberarzt d. Abt. f. Anästh. am Städt. Kl., Moltkestr. 14, D-7500 Karlsruhe 1; Albert-Schweitzer-Str. 14, D-7500 Karlsruhe-Waldstadt. – * 26. 12. 35 Leipzig. – StE. u. **Prom:** 59 Erlangen. – **WG:** seit 71 Anästh. Karlsruhe (Merkel).

Arabatzis, Panagiotis, Anästh. (81), Oberarzt d. Abt. f. Anästh. u. Intensivmedizin am St. Augustinus-Krh., Renkerstr. 45, D-5160 Düren-Lendersdorf; Kesselbergweg 51, D-5168 Nideggen. – * 16. 7. 49 Drama/Griechenland. – StE: 75 Thessaloniki, Griechenland. – **WG:** Anästh. 76 Aachen (Kalff), 77/78 Düren, 78 Düren-Lendersdorf, 78/79 Chir. Schleiden, 79–81 Anästh. Düren-Lendersdorf, seit 81 Oberarzt d. Anästh. St. Augustinus-Krh. Düren-Lendersdorf.

Ardal, Erkan, Dr. med., Inn. (71), Anästh. (75), leit. Arzt d. AnästhAbt. am Krskrh. Charlottenstift, Krankenhausweg 2, D-3457 Stadtoldendorf; Burgtorstr. 35, D-3457 Stadtoldendorf. – * 29. 3. 38 Rize/Türkei. – StE: Istanbul (83 dtsch. Approb.), **Prom:** 63 Istanbul. – **WG:** 66–72 Inn. Izmit (Sayan) u. Istanbul (Özgün), 72–76 Anästh. Mönchengladbach (Zentgraf), seit 76 leit. Arzt d. AnästhAbt. am Krskrh. Stadt-oldendorf.

Arlt, Eva, Dr. med., Anästh. (72), Chefärztin d. AnästhAbt. d. Marienhosp.-Univkl., Hölkeskampring 40, D-4690 Herne 1; Gartenstr. 9, D-4690 Herne 2. - * 5. 8. 41 Chemnitz. - **StE:** 67 Berlin, **Prom:** 69 Berlin. - **WG:** 67-72 Anästh. Berlin (Bucklitsch), 72/73 Anästh. Akad. d. Wiss. d. DDR, Berlin-Buch, 73 Oberärztin d. AnästhAbt. d. Ev. Krh. „Bethanien" Iserlohn, seit 73 Chefärztin d. AnästhAbt. Marienhosp.-Univkl. Herne.

Arndt, Joachim O., Prof. Dr. med., Anästh. (76), Leit. d. Abt. f. Exp. Anästh. am Zentr. f. Anästh. d. Univ., Universitätsstr. 1, Geb. 23.02, D-4000 Düsseldorf 1; Uedesheimer Str. 60, D-4000 Düsseldorf 1. - * 15. 8. 33 Westeregeln b. Magdeburg. - **StE:** 58 Hamburg, **Prom:** 59 Hamburg, **Habil:** 68 Berlin. - **WG:** 61-63 Kerckhoff-Inst. Bad Nauheim (Thauer), 63-65 Dept. Physiology & Biophysics Univ. of Seattle/Washington (Rushmer), 65-70 Physiol. Inst. d. FU Berlin (Gauer), seit 71 Leit. d. Abt. f. Exp. Anästh. Düsseldorf. -
BV: Funktions- u. Regelprinzipien d. Kreislaufs, : Neue kontinuierl. Methoden zur Überwachg. d. Herz/Kreislauffunktion, Ed. Zindler u. Purschke, Intensivnotfallmed.-Anästh., Thieme Stuttgart 1976. - Effects of intravenous anesthetics on the circulation and its control (mit Zindler), in: Hemodynamic changes in anesth., Académie Européene D'Anesth., Europ. Congr. of Anesth., Paris, Vol. 3 (1978). - Neurophysiological properties of atrial mechanoreceptors, in: Cardiac Receptors, Ed. Hainsworth, Kidd u. Linden, Cambridge Univ. Press Cambridge, London, New York 1979. - Opiate receptors in the brain and their possible importance for cardiovascular control, in: Scientific Foundations of Cardiology, Ed. Sleight u. Jones, Heinemann Medical Books Ltd. London 1983. -
ZV: Opiate antagonist reverses the cardiovascular effects of inhalation anesth., Nature 277 (1979). - Fentanyl activate a particular population of vagal efferents which are cardioinhibitory, Naunyn Schmiedeberg Arch. Pharm. 312 (1980). - Dihydroergotamine decreases the blood content in the skeletal musculature but etilefrine hydrochloride in the splanchnic region in man, Basic Res. Cardiol. 79 (1984). - Whole Body Oxygen Consumption in Awake, Sleeping, and Anesthetized Dogs, Anesthesiology 60 (1984). - Fentanyl's analgesic, respiratory and cardiovascular action in relation to dose and plasma concentration in unanaesthetized dogs, ebd. 61 (1984). - Peridural anaesth. and the distribution of blood in supine man, ebd. (im Druck). - Alfentanil's Analgesic, Respiratory Cardiovascular Actions in Relation to Dose and Plasma Concentration in Unanesthetized Dogs, ebd. (im Druck). - Isoflurane und Gesamtsauerstoffverbrauch

spontan atmender Hunde unter Grundumsatzbedingungen, Anästhesist 34 (1985). -
HG: Kreislauf/Stoffwechsel in Narkose; Opiatrezeptor/Endorphinsystem Kreislaufwirkung v. Narkosemitteln; Pharmak. d. Lokalanaesthetika; Regulation des Blutvolumens u. des Flüssigkeitshaushaltes; Blutvolumenverteilung b. Periduralanästh. u. ihre pharmak. Beeinflußbarkeit.

Arnold, Roswitha, Dr. med., Anästh. (70), Anästh.-Oberärztin am Zentrkrh. Bremen-Nord, D-2820 Bremen 70; An der Lesumer Kirche 26, D-2820 Bremen 77. - * 31. 3. 33 Danzig. - **StE:** 61 Freiburg, **Prom:** 63 Freiburg.

Artmann, Klaus, Dr. med., Anästh. (75), Chefarzt d. AnästhAbt. am Krskrh. Bergstraße, Viernheimer Str. 2, D-6148 Heppenheim; Beethovenstr 6, D-6148 Heppenheim. - * 3. 5. 42 Koblenz. - **StE:** 68 Mainz, **Prom:** 74. - **WG:** Chir. Dernbach (Pöphau), Anästh. Intensivmed. BwZentrkrh. Koblenz (Lange), Kemperhof Koblenz (Gött).

Aschi, Dorothea, Dr. med., Anästh. (72), Jugendarzt beim Gesundheitsamt, D-6640 Merzig; Frankreichstr. 11, D-6640 Merzig/Saar. - * 1. 8. 40 Harzgerode. - **StE. u. Prom:** 66 Erlangen. - **WG:** 68-83 Anästh.

Askari, Resa, Dr. med., Anästh. (72), leit. Oberarzt an d. Kl. f. Anästh. d. Städt. Kl., Pacelliallee 4, D-6400 Fulda; Stellbergstr. 10, D-6411 Dipperz. - * 21. 9. 36 Teheran. - **StE:** 65 München, **Prom:** 74 München. - **WG:** 69-73 Anästh. München-Harlaching, 73-75 leit. Anästh.-Oberarzt Krh. Homberg/Efze, seit 75 leit. Oberarzt an d. Kl. f. Anästh. d. Städt. Kl. Fulda.

Atabas, Alparslan, Dr. med., Anästh. (66), Oberarzt d. AnästhAbt. d. Städt. Krh., Friedrich-Engels-Str. 25, D-6750 Kaiserslautern; St. Quentinring 51, D-6750 Kaiserslautern. - * 18. 8. 30 Yesilova/Türkei. - **StE. u. Prom:** 56 Ankara.

Athakasehm, Wana, Dr. med., Anästh. (64), Leit. d. AnästhAbt. d. Krh., Bolardusstr. 20, D-2970 Emden 1; Steinweg 30 a, D-2970 Emden 1. - * 15. 1. 29 Puket/Thailand. - **StE. u. Prom:** 54 Bangkok. - **WG:** 59/60 Inn. Göttingen (Schoen), 60-64 Anästh. (Stoffregen), seit 71 Leit. d. AnästhAbt. d. Krh. Emden.

Atzmüller, Leopold, Dr. med., Anästh. (81), Oberarzt d. AnästhAbt. am Krh. d. Elisabethinen, Fadingerstr. 1, A-4010 Linz; Gürtelstr. 5, A-4020 Linz. - * 17. 10. 48 Feldkirchen. - **StE. u. Prom:** 75 Wien.

Audard, Helené, Dr. med., Anästh. (66 Israel, 81 FMH Schweiz), Anästh. am Hôpital de Lauaux, CH-1096 Cully; Av. du temple 21 C, CH-Lausanne. - * 26. 2. 34 Bukarest. - **StE:** 58 Bukarest, **Prom:** 58 Bukarest, 61 Israel, 81 Schweiz. - **WG:** Anästh. 64–67 Tel-Aviv, 70–77 Lausanne.

Auer, Anton, Dr. med., Anästh. (77), Chefarzt d. AnästhAbt. am Krskrh., D-8372 Zwiesel; Am Waldhübel 4, D-8372 Zwiesel. - * 8. 11. 45 Fasselsberg. - **StE:** 71 München, **Prom:** 78 München.

Auffermann, Manfred, Dr. med., Anästh. (72), Chefarzt d. AnästhAbt. am Krh. Rummelsberg, D-8501 Schwarzenbruck; Zum Birkenschlag 15, D-8503 Altdorf-Röthenbach. - * 29. 7. 39 Dortmund. - **StE:** 66 Hamburg, **Prom:** 67 Lübeck.

Aukle, Ranjit, Anästh. (83), Oberarzt d. AnästhAbt. am Elisabeth-Krh., Röntgenstr. 10, D-4350 Recklinghausen; Ziegelstr. 26, D-4350 Recklinghausen. - * 21. 2. 47 Mauritius. - **StE:** 73 Bombay, **Prom:** 74 Bombay. - **WG:** 78–83 Anästh. u. op. Intensivmedizin Gelsenkirchen, seit 83 Oberarzt d. AnästhAbt. Elisabeth-Krh. Recklinghausen.

Aurang, Rahela, Dr. med., Anästh. (79), Oberärztin d. AnästhAbt. d. Städt. Krh., Bremervörder Str. 111, D-2160 Stade, Tel: 041 41/1 32 02/03; Beethovenstr. 6, D-2160 Stade. - * 9. 5. 41 Kabul. - **StE:** 65 Kabul, **Prom:** 65 Kabul, 80 Deutschland.

Awwad, Riyad, Dr. med., Anästh. (72), 1. Oberarzt d. AnästhAbt. d. Ev. Krh., Kirchfeldstr. 40, D-4000 Düsseldorf 1; Sedanstr. 22, D-4000 Düsseldorf 1. - * 15. 2. 31 Tulkarem/Jordanien. - **StE:** 61 Düsseldorf, **Prom:** 82 Düsseldorf. - **WG:** 66–69 Chir. Bottrop, Gyn. Düsseldorf, Inn. Oberhausen, seit 69 Anästh. Ev. Krh. Düsseldorf, seit 73 Oberarzt.

Axhausen, Christian, Dr. med., Anästh. FMH (83), leit. Arzt d. AnästhAbt. am Krh. Bethanien, Toblerstr. 51, CH-8044 Zürich; Bolleystr. 25, CH-8006 Zürich. - * 1. 11. 40 Berlin. - **StE:** 67 Berlin/82 Zürich, **Prom:** 69 Berlin.

Azimi, Haideh, Dr. med., Anästh. (71), Anästh. am Krh. d. Barmherz. Brüder, Große Mohrengasse 9, A-1020 Wien; Panethgasse 63/1, A-1220 Wien. - * 14. 1. 40 Shiraz/Iran. - **StE. u. Prom:** 67 Teheran/Iran. - **WG:** Anästh. 68–71 Wien (Mayrhofer), 71/72 Enns, 73–75 Wien (Mikocki), 75/76 Chur (Bernhardt), 76/77 Linz, 77–81 Olten (Stefanicki, Schaer), seit 81 Krh. d. Barmherz. Brüder Wien (Mikocki).

B

Baar, Hugo A., Dr. med., Anästh. (73), Leit. Arzt d. Schwerpunktpraxis u. Kl. f. Schmerzther., Woldsenweg 3, D-2000 Hamburg 20. - *4. 1. 39 Hamburg. - **StE:** 66 Kiel, **Prom:** 67 Kiel. -
BV: Schmerz - Schmerzkrankheit - Schmerzkl. (mit Gerbershagen), 1974. - D. Organisat. einer Abt. für regionale Schmerzther. - Personelle u. techn. Ausrüstg. (mit Ahlgren u. Lundskog), in: Anästh. Wiederbeleb., Bd. 73, Springer Berlin, Heidelberg, New York 1973. - 10 Jahre Erfahrg. mit d. Blockadether. (mit Lundskog u. Ahlgren), in: ebd. - M. S. F. (Mainzer Schmerzfragebogen A), Hrg. Inst. f. Anästh. d. Univ. Mainz, 1972. - Kein höheres Lebewesen ohne Schmerzen. D. Schmerz u. seine Bedeut. für d. Menschen, in: Schmerz, Erfahrungen u. Hilfen, Hrg. Grotjahn, Burckhardt-Verlag Offenbach 1984. -
ZV: D. intrathek. Applikat. von Alkohol zur symptomat. Behandlg. segmental begrenzter Schmerzen (mit Gerbershagen u. Kreuscher), Fortschr. Med. 89 (1971). - Langzeitnervenblockaden zur Behandlg. schwerer Schmerzzustände. D. intrathek. Injekt. von Neurolytica (mit Gerbershagen u. Kreuscher), Anästhesist 21 (1972). - Funkt. u. Ausstattg. einer Schmerzkl. (mit Frey, Gerbershagen u. Kreuscher), Med. Technik 1972. - Advantages of comb. gen. anesthesia with local blocks (mit Lundskog u. Ahlgren), Acta anaesth. scand. 1973. - Zur Mehrfaktorenbehandlg. bei Dauerkopfschmerzen (mit Wörz, Draf, Garcia, Gerbershagen, Gross, Magin, Rieble, Ritter, Scheifele u. Scholl), Nervenarzt 45 (1974), 46 (1975). - Kopfschmerz in Abhängigkeit von Analgetica-Mischpräparaten (mit Wörz, Draf, Garcia, Gerbershagen, Gross, Magin, Ritter, Scheifele u. Scholl), Münch. med. Wschr. 117 (1975). - Schmerz - Symptom d. Krankheit, Schmerz 4 (1983).

Baasch, Kurt, Dr. med., Anästh. FMH (75), Oberarzt an d. AnästhAbt. d. Kreisspital, CH-8708 Mannedorf; Bergstr. 11, CH-8712 Stäfa. - * 23. 6. 41 Zürich. - **StE:** 69 Zürich, **Prom:** 70 Zürich.

Baaske, Helmut, Dr. med., Anästh. (77), Chefarzt (im Dreiersystem) d. Zentr. Abt. f. Anästh. u. Intensivmed. d. Krh. d. Märk. Krs., Paulmannshöher Str., D-5880 Lüdenscheid; Am Hang 75, D-5880 Lüdenscheid. - 2.11. 39 Kleschinz/Pommern. - **StE. u. Prom:** 69 Bonn. - **WG:** . 70–73 Gyn. Aurich Bosse, 73–76 Anästh. Erlangen (Rügheimer), 76–78 Oberarzt d. AnästhAbt. d. Krh. d. Märk. Krs., Klinikber. Philippstr., seit 78 Chefarzt (im Dreiersystem) d. Zentr. Abt. f. Anästh. u. Intensivmed. d. Krh. d. Märk. Krs. Lüdenscheid.

Babic-Sustaric, Vlatka, Dr. med., Anästh., Chefärztin d. AnästhAbt. am Städt. Krh., Langer Berg 12, D-8570 Pegnitz. – * 14. 6. 43 Zagreb. – **StE.** u. **Prom:** Zagreb. – **WG:** Anästh. Nürnberg (Opderbecke).

Bader, Joachim, Dr. med., Anästh. (78), Chefarzt d. Abt. f. Anästh. am St. Vincenz-Hosp., Südring 41, D-4420 Coesfeld; Im Ried 41, D-4420 Coesfeld. – * 14. 7. 43 Voigtsdorf/Ostpr. – **StE.** u. **Prom:** 71 Bonn. – **WG:** 72/73 Chir. Bonn (Phillip), 73/74 Inn. Osnabrück (Nicolay), 74/75 Anästh. Osnabrück (Kreuscher), 75–78 Anästh. Münster (Lawin), seit 78 Anästh. Vincenzhosp. Coesfeld (Bader/Neuhaus). – **HG:** Elektromyograph. Untersuchg., Sicherheitsmaßnahmen in d. Anästh., Problematik d. Massivtransfus., D. Kontroll. Hypotension mit Na-Nitroprussid in d. Anästh., Respirat. Ther.

Baer, Bertold, Dr. med., Inn. (60), Pulmol. (66), Anästh. (68), Leiter d. AnästhAbt. am Krskrh., D-8190 Wolfratshausen. – * 29. 3. 26 Königsberg. – **StE:** 50 Freiburg, **Prom:** 52 München. – **WG:** Inn. Marburg (Bock), Physiol. Chem. Mainz (Lang), Chir. Berlin (Linder), Radiol. Rostock (Moldenhauer), Inn. Mainz (Voit), Internist in d. Thoraxchirkl. LVA Hessen, Anästh. München (Beer). – **ZV:** Phagocytose u. cytostat. Substanzen (mit Adorf). Klin. Wschr. 1954. – Hydrocortison u. Eosinophile Leukocyten (mit Adorf, Gross). Ärztl. Forschg. 1955. – Orotsäurestoffwechsel in Zellfrakt. (mit Lang). Biochem. Z. 1957. – Ballistograf. Schlagvolumbestimmg. (mit Abel, Müller). Z. Kreislaufforsch. 1959. – Sauerstoffkonzentrat. in Kreislaufnarkosegeräten. Anästhesist 1965. – Halothankonzentrat. in Kreislaufnarkosegeräten, ebd. 1983.

Bähler, Urs, Dr. med., Anästh. FMH (84), leit. Arzt d. Anästh. am Regionalspital, CH-9100 Herisau.

Bahner, Werner, Dr. med., Anästh. (84), Anästh. am Inst. f. Anästh. u. Intensivmedizin d. Univkl. Hugstetterstr. 55, D-7800 Freiburg; Urbanstr. 14, D-7800 Freiburg. – * 28. 1. 51 Düsseldorf. – **StE:** 79 Freiburg, **Prom:** 81 Freiburg. – **WG:** Chir. Emmendingen (Fürst), seit 80 Anästh. Freiburg (Wiemers).

Baier-Rogowski, Verena, Dr. med., Anästh. (71), Anästh. am ZentrInst. f. Anästh. d. Univ., Calwer Str. 7, D-7400 Tübingen; Weissdornweg 14/242, D-7400 Tübingen. – * 21.9. 39 Berlin. – **StE:** 63 Heidelberg, **Prom:** 64 Heidelberg. – **WG:** 66–73 Anästh. Hannover (Kirchner), 70–73 Oberarzt ebd., 74–77 Anästh. Bonn, 77–82 Anästh. Großbritannien, 83 Anästh. Oberarzt Bad Cannstatt, seit 84 Anästh. Tübingen (Schorer).

Bake vel Bakin, Irmhild, Dr. med., Anästh. (73), Chefärztin d. Anästh.- u. interdiszipl. IntensivstationsAbt. am Ev. Krh., Volksgartenstr. 40, D-4600 Dortmund 72; Wittekindstr. 37, D-4630 Bochum 7. – * 24. 3. 39 Dortmund. – **StE.** u. **Prom:** 65 München.

Bakioglu, Ferit, Anästh. (82), Anästh. an d. AnästhAbt. d. Städt. Krh., D-7530 Pforzheim; Feldbergstr. 6 a, D-7531 Eisingen. – * 7. 5. 47 Zonguldak/Türkei. – **StE.** u. **Prom:** 73 Istanbul.

Ball, Helga, Dr. med., Anästh. (73), niedergel. Anästh., tätig in Beleg-Krh., Goldberg 22, D-2400 Lübeck 1. – * 28. 4. 41 Berlin. – **StE** u. **Prom:** 66 München. – **WG:** Anästh. 68–72 Bonn (Havers), 72–74 Lübeck (Eichler), 76–78 amb. Nark., seit 78 niedergel. Anästh.

Balletshofer, Christa, Dr. med., Anästh. (80), Anästh. in d. AnästhAbt. d. Städt. Krh., Riedelstr. 5, D-8230 Bad Reichenhall; Reichenbachstr. 13/11, D-8230 Bad Reichenhall. – * 28. 8. 46 München. – **StE:** 72 München, **Prom:** 74 München. – **WG:** 73/ 76 Chir. Memmingen (Parhofer), 76–78 Anästh. München (Peter), 78–83 Anästh. Memmingen (Sundergeld-Charlet), seit 83 AnästhAbt. Bad Reichenhall (E. Schiedt).

Balogh, Doris, Univ. Doz. Dr. med., Anästh. (76), Oberarzt an d. Univkl. f. Anästh., Anichstr. 35, A-6020 Innsbruck; Lehmweg 15 a, A-6020 Innsbruck. – * 27. 10. 43 Scheibbs, N.Ö. – **StE.** u. **Prom:** 67 Innsbruck, **Habil:** 85 Innsbruck. – **WG:** 67/68 Anästh. Innsbruck (Haid), 68/69 u. 70–72 Turnus Linz u. Innsbruck, seit 72 Univkl. f. Anästh. Innsbruck (Haid). – **ZV:** Plasmakatecholamine bei Halothan-N$_2$O-Anästh. u. NLA, Anästhesist 28 (1979). – Plasmacatecholamines in Burns, Chir. plastica 5 (1980). – Serumlaktatuntersuchg. bei Aortengabelrekonstrukt., Infusionsther. 2 (1981). – Determination of Catabolism in the Burn Patient, Chir. plastica 7 (1982). – Hormonal dysregulation in severe burns, Burns 10 (1984). – Verhalten d. freien Aminosäuren beim Schwerbrandverletzten im Plasma, im Harn, Infusionsther. 11. – **HG:** Katecholamine in Anästh. u. Intensivmed., Stoffwechsel u. Ernährg., Verbrennungsbehandlg.

Bankovski, Eva, Anästh. (80), Anästh. in d. zentr. AnästhAbt. d. St. Markus-Krh., Wilh.-Epstein-Str. 2, D-6000 Frankfurt/M.; Reuterweg 55, D-6000 Frankfurt/M. – * 13. 2. 47 Sofia. – **StE:** 73 Bulgarien. – **WG:** Anästh. Frankfurt (Kronschwitz).

Barankay, Andreas, Dr. med., Chir. (67 Ungarn), Anästh. (70 Ungarn, 81 Deutschland), Oberarzt am Inst. f. Anästh., Dtsch. Herzzentrum, D-8000 München 2; Gaiglstr. 3, D-8000 München 2. - * 12. 1. 39 Szeged/ Ungarn. - **StE:** 63 Szeged, **Prom:** 63 Szeged, 82 München. - **WG:** bis 67 Chir. Szeged (Petri), 67/68 Thoraxchir. u. Intensivtherapie Leeds/England (Wooler), 68-74 Anästh. Szeged (Petri), 74-80 Anästh. u. Intensivtherapie Ungarn (Arvay), seit 80 Anästh., Dtsch. Herzzentrum München (Richter). -
BV: Midazolam: Hämodyn. Profil in Kombin. m. Fentanyl u. Ketamin bei koronarchir. Op. (mit Richter, Göb und Späth), in: Midazolam in d. Anästh., hrg. Götz, Ed. Roche 1984. -
ZV: Pulmonary embolectomy using heart-lung bypass (mit Garcia, Grimshaw, Deac, Ionescu u. Wooler), J. Cardiovasc. Surg. *10* (1969). - Über d. Verwendg. d. Askorbinsäure-Verdünnungsmethode in d. kard. Diagnostik (mit Kovacs, Pepo und Felkai), Acta Chirurgica Acad. Sci. Hung. *11* (1970). - Respiratorbehandlg. nach Herzop. (mit Boros und Kovacs), ebd. *12* (1971). - Effect of non-depolarizing muscle relaxants (pancuronium and tubocurarine) on the peripheral circulation in man (mit Boros und Meray), Proc. IV. Europ. Congr. of Anaesth. in Madrid, 5.-11. 9., Ext. Med. Intern. Congr. Series *330* (1974). - Neuromuscular effects of meperidine (mit Boros), ebd. *330* (1974). - Bericht einer part. Zungennekrose verursacht durch einen endotrach. Tubus (mit Bagenyi), Anästhesist *24* (1975). - Hypothermic inflow occlusion: an obsolete method? (mit Arvay), Proc. Internat. Cardiovasc. Soc., XII World Congr. in Edinburgh, abstr. 181 (1974). - Recherches cliniques et experimentales sur l'origine du CO_2 expire (mit Kovats und Kulka), Bull. Physiopath. Resp. *11* (1975). - Safe induction of anaesth. in severe cardiac cases (mit Dolhay und Richter), Proc. Congr. Anaesth. in Bratislava, abstr. 8 (1977). - The role of monitoring in the postop. period after open-heart surg. in cases of tetralogy of Fallot, Proc. ebd., abstr. 8 (1977). - Diazepam in cardiac surgery, Brit. J. Anaesth. *51* (1979). - Cardiovasc. effects of Rohypnol during the induction of anaesth. in patients undergoing valve replacement or myocardial revascularisation, Proc. 3. Internat. Congr. of Anaesth. in Wroclaw, 16.-18. 6., abstr. 27 (1979). - Circulatory effects of pipecurium bromide during anaesth. of pat. with severe valv. and ischaemic heart diseases, Arzneim. Forschg./Drug Res. *30*(I), 2a (1980). - Factors influencing infection rate of indwelling intravascular and thoracic catheters following cardiac surgery (mit Arvay), Proc. ESCVS 29. Internat. Kongr. in Düsseldorf, 2.-5. 7., abstr. 112 (1980). - Treatment of hypertension in coronary bypass surgery. Clinical experiences with urapidil (mit Göb und Richter), Arzneim. Forschg./Drug Res. *31*(I) (1981). - Deleterious effects of ataract-analgesia in patients with ischaemic heart disease (mit Göb, Späth und Richter), Proc. Anaesth. 6. Europ. Congr. of Anaesth. in London, Summaries 288 (1982). - Reduzierg. d. Fremdblutverbr. in d. Koronarchir. durch Hämosepa-

ration u. isovolämische Hämodilution (mit Dietrich, Göb, Mitto und Richter), Anästhesist *32*(1983). - Hämodynam. Wirkg. der Anästh. mit Midazolam-Fentanyl bei Pat. mit koronar. Herzerkrankg.: Bolus oder Perfusorapplik.? (mit Göb, Späth und Richter), hrg. Schara, Springer Berlin, Heidelberg, New York, Tokyo 1982. - Der Einfluß v. PEEP auf d. Funktion d. akut ischäm. Myokards bei offenem Thorax (mit Schad, Heimisch, Mendler und Richter), Anästhesist *33* (1984). - Antithrombin-III-Substitution z. Optimierg. d. Heparinwirkg. während extrakorp. Zirkul. in d. Herzchir. (mit Dietrich, Schroll, Göb u. Richter), ebd.

Bardua, Raimund, Oberstarzt Dr. med., Anästh. (74), leit. Arzt d. Abt. f. Anästh., Intensivmed. u. Rettungswesen im BwZentrkrh., Abt. X, Postfach 74 60/X, Rübenacherstr. 170, D-5400 Koblenz.

Bärnthaler, geb. Szentirmay, Judit, Dr. med. univ., Anästh. (76), Anästh. an d. AnästhAbt. d. LKH, A-8010 Graz; Berliner Ring 75/40, A-8047 Graz, Tel: 30/7 07. - * 26. 6. 43 Budapest. - **StE. u. Prom:** 68 Budapest. - **WG:** seit 73 Anästh. Graz.

Bartels, Birgitt, Dr. med., Anästh. (79), Chefarzt d. Anästh. d. Rinecker-Kl., Isartalstr. 82, D-8000 München 70.

Barth, geb. Kassner, Mildred, Dr. med., Anästh. (64), Anästh. in d. AnästhAbt. d. Roten-Kreuz-Krh., St. Pauli-Deich 24, D-2800 Bremen; Martinistr. 8/10, D-2800 Bremen. - * 25. 12. 29 Veitsberg, Krs. Gera. - **StE:** 57 Jena, **Prom:** 70 Bochum. - **WG:** Anästh. Berlin-Buch (Barth), 66-72 Chefarzt d. AnästhAbt. am Ev. Krh. Unna, seit 72 AnästhAbt. Rotes-Kreuz-Krh. Bremen (L. Barth).

Barthel, Renate, Dr. med., Anästh. (66), Chefärztin d. AnästhAbt. am Krskrh., Bunsenstr. 120, D-7030 Böblingen. - * 1. 2. 31.

Bartoschek, Michael, Dr. med., Anästh. (75), Oberarzt am Inst. f. Anästh. d. Klinikum, Bugerstr. 80, D-8600 Bamberg; Zum Steinigt 17 a, D-8602 Stegaurach. - * 3. 12. 40 Kreuzburg/Schles. - **StE:** 68 Würzburg, **Prom:** 70 Würzburg. - **WG:** 70 Inn. Volkach/Main (Reinecker), 71-75 Anästh. Würzburg (Weis), seit 75 Anästh.-Oberarzt am Klinikum Bamberg (Plötz).

Bartsch, Andreas, Dr. med., Anästh. (83), Oberarzt d. AnästhAbt. am Zentrkrh. Reinkenheide, Postbrookstr., D-2850 Bremerhaven; Bohlenstr. 19 B, D-2858

Schiffdorf. - * 30. 11. 51 Duderstadt. - **StE.** u. **Prom:** 78 Göttingen. - **WG:** 78-81 Anästh. Leverkusen (Dietzel), 81-83 Anästh. BwZentrkrh. Koblenz (Lange), seit 83 Oberarzt am Zentrkrh. Reinkenheide Bremerhaven (Mangel).

Bartsch, Klaus, Dr. med., OberMedDir., Anästh. (65), leit. AbtArzt d. AnästhAbt. im Klinikum Bayreuth, Preuschwitzer Str. 101, D-8580 Bayreuth; Sauerbruchstr. 11, D-8580 Bayreuth. - * 10. 8. 31 Korbach. - **StE:** 59 Marburg, **Prom:** 60 Marburg. - **WG:** 61-68 Anästh. Marburg (Oehmig), seit 69 leit. AbtArzt d. AnästhAbt. im Klinikum Bayreuth.

Bartsch, Othmar, Dr. med., Anästh. (74), Chefarzt d. Abt. f. Anästh. u. Intensivpflege St. Ansgar-Krh., Brenkhäuser Str. 71, D-3470 Höxter.

Basch, Juliane, Anästh. (77), Oberärztin an d. zentr. AnästhAbt. d. Krh. Maria Hilf, Sandradstr. 43, D-4050 Mönchengladbach 1; Am Steinberg 69, D-4050 Mönchengladbach 1. - * 16. 2. 43 Cantavir/Jugosl. - **StE:** 68 Zagreb. - **WG:** Anästh. 69-72 Subotica/Jugosl., 72 Duisburg, 74 Rheydt, 74/75 Oberärztin am Krh. Elisabeth Rheydt, seit 75 Oberärztin am Krh. Maria Hilf Mönchengladbach 1.

Bastian, Elke, Dr. med., Anästh. (76), Assistärztin Anästh. an d. AnästhAbt. d. BG-Unfallkl., Rosenauer Weg, D-7400 Tübingen; Paul-Lechler-Str. 24, D-7400 Tübingen. - * 5. 5. 42 Erfurt. - **StE:** 68 Bonn, **Prom:** 72 Hannover. - **WG:** 70/71 u. 75-79 Anästh. Hannover (Uter), 72-74 Kirchenkrh. in Südtansania, seit 80 AnästhAbt. d. BG-Unfallkl. Tübingen (Clauberg).

Bauch, Peter, Dr. med., Anästh. (71), Chefarzt d. AnästhAbt. d. Krs.- u. Stadtkrh., D-3220 Alfeld. - * 16. 9. 39 Brandenburg. - **StE:** 65 Göttingen, **Prom:** 67 Göttingen.

Bauer, Herbert, Dr. med., Anästh. (75), leit. Arzt d. Anästh. am Stadtkrh., Hospitalweg 1, D-4504 Georgsmarienhütte; Orffstr. 4, D-4504 Georgsmarienhütte. - * 9. 4. 44 Rieneck/Unterfranken. - **StE.** u. **Prom:** 69 Mainz. - **WG:** 70/71 Pharmak. Mannheim (Haas), Anästh. 71-75 Ulm (Ahnefeld), 75-78 Oberarzt Bwkrh. Gießen (Prinzhorn), 78/79 Oberarzt Krskrh. Nordhorn (Ziegler), seit 79 leit. Arzt (assoziiert) in Georgsmarienhütte.

Bauer, Karl, Dr. med., Anästh. (83), Oberarzt d. AnästhAbt. am Krskrh., Ostenstr. 31, D-8078 Eichstätt; Schimmelleite 7, D-8078 Eichstätt. - * 16. 9. 51 Lind-

berg. - **StE:** 78 München, **Prom:** 80 München. - **WG:** Anästh. 79-81 Deggendorf (Pelikan), 81-83 Regensburg (Manz), seit 84 Anästh.-Oberarzt Krskrh. Eichstätt (Osterburg).

Bauer-Miettinen, Ursula, Dr. med., Anästh. (60), leit. Ärztin d. Anästh. am Univ.-Kinderspital, Römergasse 8, CH-4005 Basel; Dammerkirchstr. 65, CH-4056 Basel. - * 30 Helsinki. - **StE.** u. **Prom:** 55 Helsinki. - **WG:** Anästh. 56-63 Stockholm (Gordh), Helsinki, New York Hosp. Cornell Univ. (Artusio), Basel (Hügin). -
ZV: Publik. in d. Kinderanästh.

Baum, Jan, Dr. med., Anästh. (80), Chefarzt d. Abt. f. Anästh. u. Intensivmed. am Krh. St. Elisabeth-Stift, Große Straße 54, D-2845 Damme; Bahnhofstr. 16, D-2845 Damme. - * 21. 3. 46 Ohrdruf. - **StE:** 74 Münster, **Prom:** 75 Münster. - **WG:** 75-77 Inn. Bad Oeynhausen (Völker), 77 Anästh. Bad Oeynhausen (Zimmermann), 77-82 Anästh. Münster (Lawin), seit 83 leit. Arzt am Krh. in Damme.
BV: Das Verhalten autist. Kinder in d. Dunkelheit, in: Kehrer, Kindl. Autismus, Karger Basel 1978. - Techn. Voraussetzg. für d. Narkoseführg. mit reduz. Frischgasfluß, in: Lawin et al. (Hrg.), Alternative Methoden d. Anästh., Thieme Stuttgart, New York 1985. -
ZV: Charakteristik d. Elektrostimulat., Prakt. Anästh. 14 (1979). - D. Kombinations-Elektrostimulationshypalg. (mit Schilling), Anästhesist 28 (1979). - D. postop. Hypalg. nach ESA (mit Lötters), ebd. 29 (1980). - 20 Jahre Akupunkturanalg. in d. VR China, Dtsch. Ärztebl. 77 (1980). - D. Akupunktur in d. Schmerzbehandlg., Dtsch. med. Wschr. 107 (1982). - D. Akupunktur: Probl. d. wissenschaftl. Anerkennung u. Einsatzmöglichkeiten, Dtsch. Ärztebl. 82 (1985). - D. Brauchbarkeit versch. Narkosebeatmungsgeräte für d. Minimal-Flow-Anästh. (mit Schneider), Anästh. Intensivmed. 24 (1983). - Neue Aspekte in d. Schmerzther., Klinikarzt 11 (1982).

Baumann, Sigrid, Dr. med., Anästh. (76), Anästh. am Loretto-Krh., Mercystr. 6-14, D-7800 Freiburg; In der Röte 18, D-7800 Freiburg. - * 19. 1. 42. - **StE.** u. **Prom:** 68 Freiburg. - **WG:** 70-72 Chir. Freiburg (Schwaiger), 72-76 Anästh. Freiburg (Wiemers), seit 77 Anästh. im Loretto-Krh. Freiburg.

Baumeister-Faulhaber, Ingrid, Dr. med., Anästh. (74), Chefärztin f. Anästh. u. Intensivmedizin am Ev. Fach-Krh. (Orthop., Unf.Chir., Rheumatologie), Rosenstr. 2-4, D-4030 Ratingen-Düsseldorf; Walbecherstr. 7, D-4000 Düsseldorf 11. - * 31. 10. 41 Hannover. - **WG:** Anästh. Düsseldorf (Zindler, Janda-Baumann).

Baur, Karl Friedrich, Dr. med., Anästh. (79), Prakt. Arzt, Praxis: Königstr. 17, D-7407 Rottenburg, Tel: 07472/23838; als Anästh. amb. tätig im Krh. Rottenburg; Tübinger Str. 72, D-7407 Rottenburg. – * 30. 10. 47 Friedrichshafen. – **StE:** 74 Tübingen, **Prom:** 79 Tübingen. – **WG:** Anästh. Tübingen (Schorer). –
BV: Regionalanästh. für Schulter, Arm u. Hand (mit Hempel), Urban u. Schwarzenberg München 1982. – Neue Aspekte in d. Regionalanästh. II, Springer Berlin, Heidelberg, New York 1981. – Immunologie in Anästh. u. Intensivmed. (Mitautor), ebd. 1983. – Suppression durch Halothan, Ketamin u. Bupivacain - eine tierexp. Studie mit Balb-c-Mäusen, Anästh. Intensivmed. Bd. 141, ebd. – Kontroll. Hypotension in d. Ophthalmo-Chir. (mit Gieler), ebd., Bd. 142. –
ZV: Akute art. Hypotonie durch Natrium-Nitroprussid u. intraokul. Tension (mit Gieler), Gräfes Arch. klin. Ophthal. 213 (1980). – Bupivacain u. d. humorale Komponente d. immunolog. Sekundärantwort, Regional-Anästhesie 4 (1981).

Bause-Apel, Dorothea, Dr. med., Anästh. (79), z. Zt. nicht ärztl. tätig; Jagdgrund 5 a, D-2000 Hamburg 61. – * 1. 4. 48 Braunschweig. – **StE. u. Prom:** 74 Hamburg. – **WG:** 75–81 Anästh. Hamburg (Horatz).

Bause, Hanswerner, Dr. med., Anästh. (79), Oberarzt an d. Abt. f. Anästh. d. Univkrh. Hamburg-Eppendorf, Martinistr. 52, D-2000 Hamburg 20; Jagdgrund 5 a, D-2000 Hamburg 61. – * 14. 12. 44 Lippstadt. – **StE:** 73 Hamburg, **Prom:** 74 Hamburg. –
BV: Antibiotikaspiegel im Pankreassaft d. Ratte (mit Grossner u. Doehn), in: 25 Jahre DGAI, hrg. Weis u. Cunitz, Anästh. Intensivmed., Bd. 130, Springer Berlin, Heidelberg, New York 1980. – Ergebn. regelmäßiger Blutkulturen b. Intensivpat. (mit Bause-Apel u. Cremer), in: ebd. – D. Verhalten d. atemabhängigen Blutdruckschwankg. in Relat. zum zirkulierenden Blutvolumen (mit Bause-Apel, Rödiger u. Doehn), in: ZAK Innsbruck 1979, Bd. 4: Herz-Kreislauf-Atmung, hrg. Haid u. Mitterschiffthaler, ebd., Bd. 142, 1981. – Untersuchg. zur Irreversibilität einer metabol. Azidose (mit Shamlo, Doehn u. Schöntag), in: ebd., Bd. 5: Intensivmed., Notfallmed., Bd. 143, 1981. –
ZV: Exp. postmortale Kopf- u. Hirnverletzg. (mit Naeve), Z. Rechtsmed. 74 (1974). – Bilio-venöse Fistel als seltene Komplikat. nach stumpfem Bauchtrauma (mit Kleiber), Hefte Unfallheilk. 79 (1976). – Blutige art. Langzeitdruckmessg. über d. Art. temporalis superfic. (mit Doehn u. Grossner), Z. prakt. Anästh. 13 (1978). – Lactatazidose b. Thiaminmangel (mit Schwartau u. Doehn), Klin. Wschr. 59 (1981). – Zur Pathophysiol. d. Atmg. u. d. Kreislaufs b. Tod durch obstrukt. Asphyxie (mit Brinkmann, Püschel u. Doehn), Z. Rechtsmed. 87 (1981). – Hämodynam. Dysregulat. beim Ertrinken in versch. osmolaren Flüssigkeiten (mit Madert, Püschel u. Brinkmann), Beitr. gericht. Med. 15 (1982). – Zur Agonochemie des Ertrinkens (mit Püschel, Madert u. Brinkmann), ebd. – The influence of angiotensin II antagonist Saralasin, given before donor nephrectomy, on kidney function after transplantation: A controlled prospective study (mit Huland u. Clausen), Transplantation 36 (1983). – Ein Filtervorsatzgerät (mit v. Eisenhart-Rothe), Anästh. Intensivther. Notfallmed. 18 (1983). – Glucoseinduz. Hyperlactatämien b. Thiaminmangel (mit Doehn u. Schwartau), ebd. – D. unerkannte hohe Querschnitt als Ursache eines Herzkreislaufstillstandes (mit Doehn, Beck u. Jungck), Notfallmed. 10 (1984). – Kontinuierl. peridurale Langzeit-Morphinanalgesie b. einem amb. Carcinom-Pat. (mit Blendl u. Pothmann), Regional-Anästhesie 7 (1984).

Becher, Karl-Ludwig, Dr. med., Anästh. (68), Anästh. u. niedergel. Arzt, Gabelberger Str. 37, D-8200 Rosenheim.

Beck, Edgar, Dr. med., Anästh. (74), Oberarzt d. Zentr. AnästhAbt. d. St. Elisabeth-Kl., D-6630 Saarlouis; Am Gauberg 2, D-6639 Rehlingen-Siersburg. – * 26. 2. 41 Freiburg. – **StE:** 67 Freiburg, **Prom:** 69 Freiburg. – **WG:** 69/70 Pharmak. Freiburg (Hahn), 70–74 Anästh. Freiburg (Wiemers), seit 74 Oberarzt St. Elisabeth-Kl. Saarlouis (Meyer).

Beck, Elisabeth, Dr. med., Anästh. (66), leit. Anästh. am Krskrh., Weilheimer Str. 31, D-7450 Hechingen; Justinus-Kerner Str. 15, D-7450 Hechingen. – * 24. 8. 35 Pforzheim. – **StE:** 60 Tübingen, **Prom:** 62 Tübingen. – **WG:** 63 Chir. Tübingen (Dick), 64/65 u. 66–68 Anästh. Tübingen (Clauberg), 65/66 Blutzentrale Tübingen (Schneider), 66 Inn. Tübingen (Heni).

Beck, Evamarie, Dr. med., Anästh. (67), niedergel. Anästh., Praxis: Frölichstr. 18, D-8900 Augsburg; Kobelstr. 7 a, D-8902 Neusäss. – * 24.4. 29 Aue/Sa. – **StE:** 58 Berlin, **Prom:** 59 Berlin. – **WG:** 60/61 Inn. Berlin (Prüfer), 62–67 Anästh. München/Schwabing (Harder), seit 67 niedergel. Anästh.

Beck, Hans Joachim, Dr. med., Anästh. (82), Chefarzt d. AnästhAbt. am Krskrh., Eschfeldstr., D-2840 Diepholz. – * 18. 1. 51 Wiesbaden. – **StE:** Mainz, **Prom:** Würzburg.

Beck, Helge, Dr. med., Anästh. (81), Oberarzt d. Abt. f. Anästh. am Univ.-Krh. Eppendorf, Martinistr. 52, D-2000 Hamburg 20; Rupertistr. 25, D-2000 Hamburg 52.

Beck, Lutwin, Prof. Dr. med., Anästh. (57), Gyn. (59), Dir. d. Univ.-Frauenkl., Moorenstr. 5, D-4000 Düsseldorf 1; Himmelgeister Landstr. 67, D-4000 Düsseldorf 13. – * 13. 1. 27 Saarbrücken. – StE: 52 Frankfurt, **Prom:** 52 Frankfurt, **Habil:** 66 Mainz. – **WG:** Anat. Frankfurt, Internship u. Anästh. St. Josefs-Hosp. Univ. of Syracuse, New York, 55–65 Anästh. u. gyn. Oberarzt, Rh. Landesfrauenkl. Wuppertal, 65–71 Gyn. Mainz, seit 71 Univ.-Frauenkl. Düsseldorf. – **BV:** Geburtshilfl. Anästh. u. Analg., Thieme Stuttgart (1968). – Analg. u. Anästh. in d. Geburtshilfe, Thieme Stuttgart, 2. Aufl. (1982). – **H:** Mitherausgeber d. Zschr. „Der Gynäkologe", wiss. Beirat d. Zschr. „Der Anästhesist". – **BV, ZV:** Zahlr. Veröffentl. auf dem Gebiete der Lokal- u. Leitungsanästh. in d. Geburtshilfe in Buchbeiträgen u. in Zeitschriften.

Becker, Christa, Dr. med., Anästh. (62), Chefärztin d. II. AnästhAbt. d. Allg. Krh. St. Georg, Lohmühlenstr. 5, D-2000 Hamburg 1; Jaksteinweg 14, D-2000 Hamburg 52. – * 19. 11. 31 Crimmitschau. – StE. u. **Prom:** 56 Marburg. – **WG:** 58–60 Chir. (Diebold), Anästh. (Pahlow), Inn. (Bansi), 61–75 Anästh. (Bergmann), 61 Lungenfunkt. (Hauch) Allg. Krh. St. Georg Hamburg, seit 76 Chefärztin d. II. AnästhAbt. ebd. – **ZV:** Einsatz von Cefoxitin in d. Intensivtherapie, Infection 1978.

Becker, geb. Born, Johanna, Dr. med., Anästh. (79), Anästh.-Oberärztin am Krskrh., Luitpoldstr., D-6744 Kandel; Adelheidstr. 6, D-6744 Kandel. – * 8. 10. 36 Laschendorf. – StE: 62 Hamburg, **Prom:** 74 Hamburg. – **WG:** 74–78 Anästh. Hamburg-Heidberg (Lorenz), 78–80 Anästh. Hamburg (Schilling), seit 80 Anästh.-Oberärztin Krskrh. Kandel (Schmidt).

Becker-Jötten, Erika, Dr. med., Anästh. (69), Chefärztin d. AnästhAbt. am Ev. Hosp., Moorhauser Landstr. 3, D-2804 Lilienthal; Delbrückstr. 14, D-2800 Bremen.

Beckmann, Anne-Dorothe, Dr. med., Anästh. (77), Oberarzt d. AnästhAbt. am Krh., Hausherrenstr. 12, D-7760 Radolfzell; Hausherrenstr. 5, D-7760 Radolfzell. – StE. u. **Prom:** 71 Heidelberg. – **WG:** 73–77 Anästh. Konstanz (Dehnert-Hilscher).

Becky, Edith Th., Anästh. (75), niedergel. Anästh. (seit 77), Praxis: Virchowstr. 28, D-5000 Köln 41.

Bedros, Albert, Dr. med., Anästh. (73), Oberarzt d. Abt. f. Anästh. u. Intensivmed. am Stadtkrh. – Hessenkl. –, Enser Str. 19, D-3540 Korbach; Solinger Str.

5 d, D-3540 Korbach. – * 3. 12. 36 Hassake. – StE: 65 Marburg, **Prom:** 68 Marburg.

Beerhalter, Hans, Dr. med., Anästh. (66), Chefarzt d. AnästhAbt. d. Caritaskl. St. Theresia – Rastpfuhl –, Rheinstr. 2, D-6600 Saarbrücken 2. – **ZV:** Farbstoffanalysen – Das Fluorochromgemisch Thioflavin S (mit Bruns), Acta histochem., Bd. 1 (1955). – D. Einfluß neuartiger Dextran-Kombinationspräparate auf Kreislauf, Atmung, Urinausscheidung u. Elektrolyte (mit Hölzle u. Harbauer), Langenbecks Arch. klin. Chir. 316 (1966). – Methoden d. Neuroleptanalgesie (NLA) in d. HNO unter spez. Berücksichtigg. d. Valium-Kombinationsnark. (mit Seifen u. E. Beerhalter), Anästhesist 18 (1969). – EKG-Veränderg. bei Neuroleptanalgesien u. Valium-Kombinationsnark. (mit Blaise), Saarländ. Ärzteblatt Nr. 5, 1969.

Behboudi, Nasser, Dr. med., Anästh. (84), Anästh. an d. AnästhAbt. d. Krh. Nordwest, Steinbacher Hohl 2–26, D-6000 Frankfurt 90; Gerhart-Hauptmann-Ring 75, D-6000 Frankfurt 50. – * 13. 1. 50 Teheran. – StE. u. **Prom:** 77 Teheran.

Behla, Hans-Joachim, Dr. med., Inn. (58), Anästh. (67), Chefarzt d. AnästhAbt. d. Krankenanst. „Florence Nightingale" Diakoniewerk Kaiserswerth, Kreuzbergstr. 79, D-4000 Düsseldorf 31; Kreuzbergstr. 93 a, D-4000 Düsseldorf 31. – * 1. 7. 24 Apfelstädt/Gotha. – StE: 51 Düsseldorf, **Prom:** 54 Düsseldorf.

Behne, Jutta, Dr. med., Anästh. (76), tätig am Heinrich-Lanz-Krh., Feldbergstr., D-6800 Mannheim 1; Liebersbacher-Str. 138, D-6943 Birkenau. – StE: 69 Heidelberg, **Prom:** 84 Heidelberg. – **WG:** Anästh. 71/72 Neustadt/Weinstr., 72–77 Mannheim (Lutz), seit 78 Kassenarzt u. seit 82 zusätzl. Teilzeittätigkeit am H.-Lanz-Krh. Mannheim.

Behne, Michael, Dr. med., Anästh. (84), Anästh. am Zentrum d. Anästh. u. Wiederbelebung, Klinikum d. Univ. Theodor-Stern-Kai 7, D-6000 Frankfurt 70; Mendelssohn-Str. 60, D-6000 Frankfurt/M. – * 27. 9. 54 Karlsruhe. – StE. u. **Prom:** 80 Frankfurt. – **WG:** 80–84 Anästh. Frankfurt (Kronschwitz).

Behrendt, Walter, Dr. med., Akad. Rat, Anästh. (81), Oberarzt d. AnästhAbt. d. Rhein.-Westf. Techn. Hochschule, Klinikum, D-5100 Aachen; Rommelweg 10, D-5106 Roetgen. – * 30. 3. 48 Bochum. – StE: 74 Bonn, **Prom:** 75 Bonn. – **BV:** Beitr. z. Intensiv- u. Notfallmed., Bd. 1, Karger 1983, Bd. 3, Karger 1984 –

ZV: Stoffwechseländerg. nach aorto-coron. BypassOp. Anästhesist 31 (1982). – Harnstoff- u. Kaliumverluste sowie Änderg. d. Aminosäurenkonzentrat. nach aortokoron. BypassOp., Infusionsther. 9 (1982). – Parenterale Ernährg. nach herzchir. Op., ebd. 11 (1984). – Reduz. parenterale Kalorienzufuhr nach schw. Mehrfachverletzg., Anästhesist 32 (1983). – Reduz. Kalorienzufuhr nach groß. abdominal-chir. Op., Akt. Chir. 19 (1984).

Behrens, Ingeborg Maria, Dr. med., Anästh. (69), niedergel. Anästh., Praxis: Kolbenäckerweg 1, D-7513 Stutensee 1. – **StE:** 62 Tübingen, **Prom:** 63 Freiburg. – **WG:** Anästh. Karlsruhe (Merkel).

Beierlein-Guoth, Doris, Dr. med., Anästh. (69), selbständige Anästh. (Ermächtigung), Reitzensteinstr. 1, D-8022 Grünwald. – **StE:** 62 München, **Prom:** 63 München.

Beisenherz, Klaus, Dr. med., Urol. (74), Anästh. (77), Chefarzt d. AnästhAbt. am Rotkreuz-Krh., Nymphenburger Str. 163, D-8000 München 19, Tel: 089/127001; Frühlingstr. 12, D-8035 Gauting. – * 11. 8. 37 Schw. Hall. – **StE:** 64 Tübingen, **Prom:** 66 Tübingen.

Beldzinski, Brigitte, Dr. med., Anästh. (72), Fachanästh. am LKH, Sierningerstr. 170, A-4400 Steyr; Schlühslmayrstr. 123, A-4400 Steyr. – * 6. 2. 41 Pabianice. – **StE.** u. **Prom:** 65 Innsbruck. – **WG:** Anästh. Steyr (Hoflehner).

Belgutay, Turgut, Anästh. (81), Anästh. am St. Walburga Krh., Shederweg 12, D-5778 Meschede; Walburgastr. 75, D-5778 Meschede. – * 19. 2. 49 Trabzon/Türkei. – **StE:** 72 Istanbul.

Bender, Ingrid, Dr. med., Anästh. (78), Oberärztin d. AnästhAbt. am Klinikum Niederberg, Robert-Koch-Str. 2, D-5620 Velbert 1; Kollwitzstr. 10, D-5620 Velbert 1. – * 11. 4. 47 Hamburg. – **StE:** 72 Marburg, **Prom:** 74 Marburg.

Benkovic, Maria, Dr. med., Anästh., Oberärztin d. zentr. AnästhAbt. am Ev. Bethesda-Krh., Bocholder Str. 11–13, D-4300 Essen 11.

Benninger, Myriam, Dr. med., Anästh. FMH, niedergel. in eigene Privatpraxis, Bodenacker 21, CH-8121 Benglen. – * 13. 2. 37 Zürich. – **StE:** 63 Zürich. – **WG:** Anästh. Zürich (Hossli), Harvard Med. School Boston, USA (Vandam), Bern (Tschirren).

Benzer, Herbert, Prof. Dr. med., Chir. (61), Anästh. (69), a. o. Univ. Prof. an d. Kl. f. Anästh. u. Allg. Intensivmedizin, Leiter d. Abt. f. Intensivtherapie, Spitalgasse 23, A-1090 Wien; Mariannengasse 24, A-1090 Wien. – * 30. 12. 28 Bregenz. – **StE.** u. **Prom:** Wien. – **WG:** Inn., Pathol., Chir. Wien, Anästh. Brompton-Hosp. London, Anästh. Mass. General Hosp. Boston, Anästh. Kl. f. Anästh. u. Intensivtherapie Wien. – **H:** Anästh., Intensivmed. u. Reanimatologie (Hrg. mit Frey, Hügin u. Mayrhofer), Springer Berlin, Heidelberg, New York, 4. Aufl. 1977, 5. Aufl. 1982. – **HG:** Atmung u. Beatmung, Entwicklung von Therapie- und Meßverfahren in Anästh. u. Intensivmedizin, extracorporale Therapieverfahren, insg. 331 wiss. Arbeiten.

Berdan, Irina Gabriela, Dr. med., Anästh. (62 Rumänien, 70 Deutschland), Chefarzt d. AnästhAbt. am St. Elisabeth-Krh., Josefstr. 3, D-4200 Oberhausen.

Berens, Gerhard, Dr. med., Chir. (62), Anästh. (67), Chefarzt d. AnästhAbt. d. Marien-Hosp., Ardeystr. 3, D-5810 Witten; Ruhrstr. 81, D-5810 Witten. – * 2. 7. 25 Köln. – **StE:** 51 Köln, **Prom:** 66 Bonn. – **WG:** 51/52 Chir. Gelsenkirchen (Budde), 53–55 Chir. Gelsenkirchen (Grütters), 55/56 Inn. Gelsenkirchen (Neuhaus), 56–64 Chir. Gelsenkirchen (Grütters/Overbeck), 64–67 Anästh. Bonn (Havers), 67–69 Anästh.-Oberarzt am St. Johannes-Hosp. Dortmund, seit 69 Chefarzt d. AnästhAbt. am Marienhosp. Witten.

Berger, Manfred, Dr. med., Anästh. (83), Anästh. am Inst. f. Anästh. d. Krh. d. Stadt Wien-Lainz, Wolkersbergenstr. 1, A-1130 Wien. – * 12. 8. 52 Wien. – **StE.** u. **Prom:** 76 Wien.

Berger-Rittsteiger, Gertraut, Dr., Anästh. (79), Anästh. Oberärztin am St. Bernward-Krh., D-3200 Hildesheim.

Bergmann, Hans, Univ. Prof., Prim., Senatsrat, Dr. med., Anästh. (52), Mikrobiolog.-serolog. Labordiagn. (64), Vorst. d. Abt. f. Anästh. u. op. Intensivmed. am Allg. Krh., ärztl. Dir. d. Allg. Krh., Krankenhausstr. 9, A-4020 Linz; Eschelberg 20, A-4112 Rottenegg. – * 18. 11. 21 Wien. – **StE.** u. **Prom:** 46 Innsbruck, **Habil:** 64 Wien. – **WG:** seit 49 Anästh. Wien (Mayrhofer), 50 Anästh. London (F. Evans), Edinburgh (J. Gillies) u. Glasgow (Pinkerton), seit 54 Vorst. d. Inst. f. Anästh. AKH Linz. – **H:** Intensivstation, -ther., -pflege (Thieme, 2. Aufl., 1984), Schriftenr. Anästh. u. Intensivmed. (Springer), Schriftenr. Klin. Anästh. u. Intensivther. (Springer), Schriftenr. Beiträge z. Anästh. u. Intensivmed. (Maudrich Wien), Current European Anaesthesiology (Wylie). –

BV: D. Anästh. f. Kopf. u. Halschir., u.: D. Anästh. in d. Zahn-, Mund- u. KieferChir., in: Lehrbuch d. Anästh., hrg. v. Frey, Hügin u. Mayrhofer, Springer Berlin, Göttingen, Heidelberg 1955. – Volumengesteuerte Respiratoren, in: Just u. Stoeckel: D. Ateminsuffizienz u. ihre klin. Behandlg., Thieme Stuttgart 1967. – Erfahrg. mit d. NLA b. Eingriffen am Intestinaltrakt, in: Henschel: NLA, Kl. u. Fortschritte, Schattauer Stuttgart 1967. – D. Bluttransfusion, in: Schwalm u. Döderlein: Kl. d. Frauenheilk. u. Geburtsh., Urban u. Schwarzenberg München, Berlin, Wien 1968. – Bluttransfusion, in: Hofer u. Mitarb.: Lehrbuch d. klin. Zahn-, Mund- u. Kieferheilk., Bd. 1, J. A. Barth Leipzig 1968. – Allgemeinanästh., ebd. – Anästh. in d. Zahn-, Mund- u. KieferChir., in: Frey, Hügin u. Mayrhofer: Lehrbuch d. Anästh., 2. Aufl., Springer Berlin, Heidelberg, New York 1971. – Anästh. in d. Kopf- u. Halschir., ebd. – Spinalanästh., ebd. – Komplikationen, Fehler u. Gefahren d. Spinalanästh., in: D. rückenmarksnahen Anästh., hrg. Nolte u. Meyer, Thieme Stuttgart 1972. – Respirat. Vergleichsuntersuchg. b. epidur. u. zentr. postop. Analgesie (mit Necek), in: Postop. Schmerzbekämpfung, hrg. Henschel, Schattauer Stuttgart, New York 1972. – Störg. d. Lungenfunkt. u. ihre Ther., Störg. d. Ventilat.: Klin.-ther. Maßnahmen; Spez. ther. Maßnahmen b. therapieresist. respirat. Störg.; Störg. d. Diffus. u. Verschiebg. d. normalen Belüftg.-Durchblutg.verhältnisse: Diagn. Maßnahmen, Methoden u. Geräte; Störg. d. Kreislauffunkt. u. ihre Ther., Einflußgrößen d. Perfusion d. Gewebe; Homoiostase, Wiederherstellg. u. Aufrechterhaltg., hrg. Ahnefeld u. Halmágyi, Anästh. Wiederbeleb., Bd. 60, Springer Berlin, Heidelberg, New York 1972. – D. rationelle Einsatz v. Geräten in d. Intensivther., in: Baumgartner u. Reissigl: Kongr.ber. 12. Tgg. Öst. Ges. Chir., Innsbruck 1971, Wien. Med. Akademie Wien 1972. – Respirat. Vergleichsuntersuchg. b. epiduraler u. zentr. postop. Analgesie (mit Necek), in: Postop. Schmerzbekämpfg., Ed. Henschel, Teil I, Schattauer Stuttgart, New York 1972. – D. Verwendg. v. Propanidid b. d. Adeno-Tonsillektomie, in: Anästh. Wiederbeleb., Bd. 74, Springer B., H., N.Y. 1973. – Recommendations on Mobile Intensive Care Unite and Advanced Emergency Care Delivery Systems, Proc. Internat. Symp. Mainz 1973. – Maßnahmen d. anästh. Vor- u. Nachbehandlg. zur Verbesserg. d. Kreislauffunkt. b. Alterspat., in: Anästh. Wiederbeleb., Bd.83, Springer B., H., N.Y. 1974. – Auswahl d. Anästhesiemittel u. -methoden b. diagnost. u. therapeut. Kurzeingr., in: Anästh. in d. Geburtshilfe u. Gyn., Ed. Ahnefeld, Burri, Dick u. Halmágyi, Klin. Anästh., Bd. 4, Lehmanns München 1974. – Anästh. b. d. Shuntchir. (mit Necek), in: Proc. VII. Jahrestgg. d. Österr. Ges. f. Gefäßchir. Linz 1974, Ed. Brücke, Denck, Piza u. Wagner, Egermann Wien 1975. – 15 Monate Notarztwagen Linz – Erfahrungsber.; Vergleichende hämodynam. Untersuchg. zur Narkoseeinleitg. (mit Necek), in: Proc. 7. Internat. Fortb. Kurs Klin. Anästh., Wien 1975, Egermann Wien 1975. – D. Organisat. d. österr. Rot-Kreuz-Blutspendedienstes, in: Mandl u. Hartl, Kongreßber. d. Österr. Ges. f. Chir., 15. Tgg., Linz 1974, Robidruck Wien 1975. – Lebensverlängernde Maschinen, in: „Künstlich leben – gesteuert sterben“, 6. Jahrestgg. Österr. Arbeitsgemeinschaft „Arzt u. Seelsorger“, Bad Ischl 1974, Veritas Wien, Linz, Passau 1975. – D. Pathophysiol. d. Beatmungslunge (Einführungsreferat), in: Rügheimer (Ed.), Kongr.ber. DGAW-Jahrestgg., Erlangen 1974, perimed Erlangen 1975. – D. Einsatz d. NLA b. abdom. Eingr., in: Rügheimer u. Heitmann (Ed.), D. NLA, Bilanz einer Methode, NLA Workshop Bad Reichenhall 1974, Thieme Stuttgart 1975. – Sofortmaßnahmen b. starken Schmerzzuständen, in: Klin. Anästh. Intensivther., Bd. 10, Springer B., H., N.Y. 1976. – D. Auswahl d. Anästhesiemittel u. -methoden b. kardiozirk. Risikofaktoren, in: Klin. Anästh. Intensivther., Bd. 11, Springer B., H., N.Y. 1976. – Zweckmäßige Verwendg. v. Blut u. Blutderivaten in d. Intensivther., Kongreßber. anaesthesia 74, 5. Kongr. d. Ges. f. Anästh. u. Reanimat. d. DDR, Dresden 1974, Bd. 2, hrg. Danzmann, Berlin-Buch 1976. – Spez. Probl. d. Anästh.-Einleitg. (mit Necek), in: Henschel (Ed.), Probleme d. intraven. Anästh., 6. Bremer NLA-Symp. 1974, Perimed Erlangen 1976. – D. Beatmg. (mit Necek), in: Benzer et al. (Ed.): Lehrb. d. Anästh., Reanimat. u. Intensivther., 4. Aufl., Springer Berlin, Heidelberg, New York 1977. – Anästh. in d. Kopf- u. Hals-Chir., in: ebd. – D. Spinalanästh. in: ebd. – D. Anästh. in d. Zahn-, Mund- u. KieferChir., in: ebd. – 15 Jahre Intensivther. am Allg. Krh. Linz (mit Necek, Kramar u. Tabassi), Tggsber. d. Jahrestgg. d. Verein ärztl. Dir. u. Primarärzte Österr. Innsbruck 1976, Demeter Gräfelfing 1976. – Pathophysiol. d. postop. Lungenversagens, in: Klin. Anästh. Intensivther., Bd. 12, Springer Berlin, Heidelberg New York. 1976. – Strukturelle Grundsätze d. Intensivstat., Räumlichkeiten – Personal – Geräte, Proc. 8. Internat. Fortb.Kurs Klin. Anästh. Wien 1977, Egermann Wien 1977. – Optimale Respiratoreinstellg. b. path. Lungenfunkt. u. Langzeitbeatmg. (mit Necek u. Blauhut), Tgg. d. Arbeitsgemeinschaft f. klin. Atemphysiol., Öst. Ges. f. Lungenerkr. u. Tuberkulose, Graz 1976, in: Anästh. Intensivmed., Bd. 129, Springer Berlin, Heidelberg, New York 1979. – Meth. Probleme d. HZV-Bestimmg. (mit Draxler, Gilly, Necek, Sporn u. Steinbereithner), Wiss. Ber. 2. Jahrestgg. Öst. Ges. Biomed. Techn., Graz 1977. – Mikrofiltrat. v. Blutkonserven, in: Klin. Anästh. Intensivther., Bd. 14, Springer Berlin, Heidelberg, New York 1977. – Risiken d. Transfusionsther. in: Rügheimer (Ed.), Erlanger Anästhesieseminare 2 (1977), Med. Media Analyse Bubenreuth 1977. – Effektivität d. Bluttransfus.filter, INA, Bd. 12, Thieme Stuttgart 1978. – Organization and results of cell separation in a Red Cross blood transfusion service (mit Blauhut), in: Rainer, Borberg, Mishler u. Schäfer (Hrg.), Cell-Separation and Cryobiology, Schattauer Stuttgart, New York 1978. – Plasma exchange in Refsum's disease (mit Blauhut u. Lenz), in: ebd. – Anwendg. u. Dosierg. v. Flunitrazepam im Rahmen d. Allgemeinanästh., in: Klin. Anästh. Intensivther., Bd. *17,* Springer Berlin, Heidelberg, New York 1978. – Autotransfusion, Hämodilution oder autologe Bluttransfusion? (mit Brücke, Necek u. Simma), Kongr.ber. Östr. Ges. Chir., Ed. Kraft-Kinz u. Kronberger, Dorrong Graz 1977. – Exspir. Stickstoffkurven b. Respiratorpat. (mit Necek), Tggsber. Arbeitsgemeinschaft f. klin. Atemphysiol. Östr. Ges. f. Lungenerkr. u. Tuberkulose, Graz 1977. – D. Spinalanästh., in: Klin. Anästh. Intensivther., Bd. *18,* Springer Berlin, Heidelberg, New York 1978. – Kontroll. Lungenlavage beim Stat. asthmat. (mit Necek u. Kramar), Kongr.ber. „anaesthesia '77", Karl-Marxstadt 1977, Hrg. Danzmann, in: Anästh. Intensivmed., Bd. 129, Springer Berlin, Heidelberg, New York 1979. – Zwei Jahre Zellseparator in einem Rot-Kreuz-Blutspendedienst in Österr. (mit Blauhut), in: Prakt. Transfusionsmed., 7. Bremer Bluttransfusionsgespräch 1977 (Hrg. Zöckler), Demeter Gräfelfing 1979. – Erfahrg. mit mobilen Notarzteinheiten in Österr. (mit Kühn u. Mlczoch), in: D. ersten 24 Stunden des Herzinfarkts (Hrg. Kaindl, Pachinger u. Probst), Witzstrock Baden-Baden, Köln, New York 1977. – MAC-Verkleinerg. durch Kombinat. mit Lachgas, Proc. ZAK 1977, Refresher Course, Médecine et Hygiène Genève 1979. – D. systol. Zeitintervalle als Überwachungsgrößen f. d. Myocardfunkt., ebd. – Ausbildg. in Anästh., Reanimat. u. Intensivpflege, Rundtischgespräch, ebd. – Atemphysiol. Probleme b. Ausfall d. zentr. Atemregulat. (mit Necek), Tggsber. Arge klin. Atemphysiol., Arbeitstgg. Graz 1978. – D. innere Struktur d. op. Intensivstat., Kongr.ber. 19. Tgg. Östr. Ges. Chir. 1978, Ed. Wayand u. Brücke, Egermann Wien 1979. – D. Einfluß v. Blut u. parenteral zugeführter Flüssigkeit auf d. Lungenstrombahn u. Methoden zur quantitativen Erfassg. stat. u. dynam. Flüssigkeitsvolumina in d. Lunge (mit Gilly u. Necek), in: Klin. Anästh. Intensivther., Bd. 20, Springer Berlin, Heidelberg, New York 1979. – 10 Jahre Akutdialyse – Organisat. u. Ergebn. an einer op. Intensivstat. (mit Kramar u. Necek), Proc. 9. Fortb. Kurs Klin. Anästh. Wien 1979, Egermann Wien 1979. – D. Einfluß v. Transfus. u. Infus. auf d. Entstehg. d. akuten Lungenversagens (mit Necek), INA, Bd. *16,* Thieme Stuttgart 1979. – Erweitertes hämodynam. Monitoring in d. Anästh. u. Intensivther. (mit Necek u. Blauhut), in: Anästh. Intensivmed., Bd. *129,* Springer Berlin, Heidelberg, New York 1979. – D. Bedeutg. d. kontinuierl. intrakran. Druckmessg. beim Schädel-Hirn-Trauma (mit Necek, Klingler, Jungwirth u. Blauhut), in: ebd. – Vergleichsuntersuchg. v. Mikrofiltern f. d. Bluttransfus. (mit Blauhut), Proc. 8. Bremer Bluttransfusionsgespräch 1979 (Ed. Zöckler), Demeter Gräfelfing 1980. – Physiol. d. Temperaturregulation (Abstr.), in: Klin. u. app. Überwachg., Hrg. Hossli u. Jenny, SWISS MED 2, 1980. – Vollblut oder Blutkomponenten? Differentialindikat. zur Erythrozytengabe, in: Klin. Anästh. Intensivther., Bd. 21, Springer Berlin, Heidelberg, New York 1980. – Nebenwirkg. d. Muskelrelaxanzien u. Komplikat. b. ihrer Anwendg., in: ebd., Bd. 22, 1980. – Technik u. Durchführg. d. rückenmarksna-

hen Anästhesiemethoden in d. Geburtshilfe, in: INA, Bd. *22,* Thieme Stuttgart 1980. – D. Massentransfus., in: Notfälle im Krh., Probleme-Organisation-Lösungen, in: Notfall Med., Bd. 5, Hrg. Vollmar, Müller u. Kalff, Perimed Erlangen 1981. – Mikrofiltration v. Blutkonserven, Anesteziologija in intenzivna terapija 5, Ljubjana 1978, Izdala Centralna anestezijsko reanimacijska služba Kliničnega centra v Ljubljani, Ljubljana 1979. – Barbiturate, in: Klin. Anästh. Intensivther., Bd. 23, Springer Berlin, Heidelberg, New York 1981. – Ausmaß u. Wert präop. Voruntersuchg. zur Abklärg. d. Anästhesietauglichkeit; Ist eine Allgemeinanästh. b. Schrittmacherimplantat. gerechtfertigt? (mit Necek, Szalay u. Blauhut), in: Anästh. Intensivmed., Bd. 139, Springer Berlin, Heidelberg, New York 1981. – Therapy of blood loss and hemorrhagic shock. Introduction, in: Anaesthesiology. Internat. Congr. Series 538, Ed. Rügheimer u. Zindler, Excerpta Medica Amsterdam, Oxford, Princeton 1981. – Gerinnungsprobleme auf d. op. Intensivstat. (mit Blauhut, Vinazzer u. Necek), in: Bergmann u. Herbinger (Hrg.), Aktuelles zur Intensivther., Monitoring-Schock, Maudrich Wien, München, Bern 1981. – Pathophysiol. Grundlagen d. Schocks, in: ebd. – D. Beatmg. (mit Necek), in: Benzer et al. (Ed.), Lehrb. d. Anästh., Intensivmed. u. Reanimatologie, 5. Aufl., Springer Berlin, Heidelberg, New York 1982. – Anästh. in d. Kopf- u. Hals-Chir., in: ebd. – D. Spinalanästh., in: ebd. – D. Anästh. in d. Zahn-, Mund- u. KieferChir., in: ebd. – Erste klin. Erfahrg. mit O_2-transportierenden Plasmaersatzmitteln (mit Necek u. Blauhut), in: Frey u. Stosseck (Hrg.), D. Schock u. seine Behandlg., Fischer Stuttgart, New York 1982. – Pathophysiol. d. akuten Lungenversagens, Einleitung, in: Lawin u. Wendt (Hrg.), D. Thoraxtrauma, Bd. *53,* Bibliomed Melsungen 1982. – Plasma- u. Blutersatzmittel, in: Bundesärztekammer (Hrg.), Jahrbuch 1982/83, Fortschritt u. Fortbildg. in d. Med., VI. Interdisz. Forum 1982, Dtsch. Ärzte-Verlag Köln-Lövenich 1982. – Einleitg. u. Durchführg. d. Anästh. in d. neuroradiol. Diagnostik, in: Klin. Anästh. Intensivther., Bd. 27, Springer Berlin, Heidelberg, New York 1983. – Begriffsbestimmg., Aufgabenbereich, Typen (mit Steinbereithner), in: Steinbereithner u. Bergmann (Hrg.), Intensivstation, -pflege, -ther., 2. Aufl., Thieme Stuttgart, New York 1984. – Plang. u. Aufbau (mit Steinbereithner), in: ebd. – Innerbetriebl. Organisat. (mit Steinbereithner), in: ebd. – Einrichtg. u. Geräte (mit Steinbereithner u. Kramar), in: ebd. – Eigenes Krankengut (mit Sporn, Necek, Draxler u. Probst), in: ebd. – Schädel-Hirn-Trauma – Hirnoedem (mit Steinbereithner), in: ebd. – Akt. Schockprobleme (mit Steinbereithner), in: ebd. – Antithrombin III beim schockierten Intensivpat. (mit Blauhut), in: Reissigl (Hrsg.), Parenterale Ernährg., Transfus. u. Schock – Endoskopie – Urol. Probleme beim Intensivpat., Bibliomed Melsungen 1984. –
ZV: Beobachtg. über Kropfendemie u. gehäuftes Auftreten v. Myxödemen (mit Plenk), Wien. med. Wschr. *99* (1949). – Z. Verwendg. v. Noradrenalin während u.

nach Op., ebd. *102* (1952). – Rhesus-Immunisierg. durch Fremdblutinjekt., ebd. *102* (1952). – Erfahrg. mit d. kontinuierl. Spinalanästh., Anästhesist *2*(1953). – Z. Anästh. b. Op. v. Lippen-Kiefer-Gaumenspalten, ebd. – Anästh. b. Ikterus, Wien. klin. Wschr. *65*(1953). – Komplik. durch Noradrenalin-Dauerinf. b. anox. Hirnschäden, Anästhesist *3* (1954). – Nark. oder Lokalanästh. b. kieferchir. Eingr., Östr. Z. Stomat. *51* (1954). – Advant. and disadvant. of prolonged use of nor-epinephrine, Int. J. Anaesth. *1* (1953). – Zwischenfälle u. Gefahren d. Bluttransf., Wien. klin. Wschr. *66*(1954). – D. Intratrach.-nark. b. Op. im Gesichts-Kieferbereich, Wien. med. Wschr. *104*(1954). – Hibernat. b. postkontus. Hyperthermie, Anästhesist *3* (1954). – D. Bedeutg. d. Vorkontrollen z. Vermeidg. v. Fehlern u. Gefahren d. Bluttransf., Wien. med. Wschr. *105* (1955). – Prophylaxe u. Ther. d. postop. Lungenatelektase, Langenbecks Arch. klin. Chir. *280* (1955). – Unsere Erfahrg. mit d. prim. Herzstillstand (mit Hartl u. Walker), Wien. klin. Wschr. *67*(1955). – Elektrokardiogr. Beobachtg. b. Wiederbeleb. nach prim. Herzstillstand (mit Müller u. Pilgerstorfer), Wien. med. Wschr. *105* (1955). – Zwischenfälle b. Nark. u. Anästh., Monatsk. ärztl. Fortb. *1956.* – Blutspenderkapazität u. Verhütg. v. Spenderschäden (mit Vogl), Wien. klin. Wschr. *68* (1956). – D. kontralat. Spontanpneumothorax nach Lungenresekt. (mit Walker), Wien. med. Wschr. *106* (1956). – Fortschr. d. Nark. in d. Zahnheilkunde u. KieferChir., Dtsch. zahnärztl. Z. *12*(1957). – D. Bronchoskopie im Dienste d. Wiederbeleb., Anästhesist *6*(1957). – Über d. erweit. Indikat. zur Tracheotomie, Mschr. Ohrenheilk. *91*(1957). – D. Blut- u. Plasmatransf. als Eiweißersatz, Wien. klin. Wschr. *107*(1957). – Mod. Nark.verf. im kl. u. mittl. Krh., sowie in d. amb. Praxis, Monatsk. ärztl. Fortb. *1957.* – Aufgaben u. Grenzen d. Anästh., „Ciba"-Symp. *5* (1958). – Spirograph. Untersuchg. über Anwendungsart u. Antagonisierbarkeit d. synth. Muskelrelaxans Hexamethylen-bis-carbaminoyl-cholins (Imbretil), Anästhesist *7*(1958). – Prophylaxe u. Ther. d. Nark.-Komplik. in d. Zahn-, Mund- u. Kieferheilkunde, Östr. Z. Stomat. *56*(1959). – Über d. Bronchuslipom, Klin. Med. (Wien) *14* (1959). – Risikochir. u. Steroidnark. (mit Vogl), Wien. med. Wschr. *109*(1959). – D. Blutdrucksenkg. in d. Kiefer- u. GesichtsChir., Fortb. Kiefer- u. Ges.-Chir. *V*(1959). – Klin. Erfahrg. mit d. neuen Vasopressor Hypertensin, Wien. med. Wschr. *110*(1960). – Z. Frage d. Schwangerschaftsunterbrechg. b. Rh-immun. Frauen, ebd. – D. Erythrozytenkonzentrat in d. amb. Praxis, Bibl. haemat. Fasc. *11* (1960). – Über d. Cholinesterase-Aktivität in d. Blutkonserve (mit Kilches, Sailer, Steinbereithner u. Vonkilch), Proc. 8th Congr. Europ. Soc. Haemat. *547,* 1962. – Z. NLA mit Phenoperidin (R 1406) u. Haloperidol (R 1625), Anästhesist *11*(1962). – Erste Hilfe am Unfallort: Wiederbeleb. v. Atmg. u. Kreislauf, Östr. Mschr. ärztl. Fortb. (Sonderhefte) *1960.* – D. Transfusionsbehandlg. d. chron. Anämie, Wien. med. Wschr. *112*(1962). – D. Entwicklg. d. Anästh. in Österreich, Anästhesist *11*(1962). – Über d. Cholinesterase-Akti-

vität in d. Blutkonserve (mit Kilches, Sailer, Steinbereithner u. Vonkilch), ebd. – Prophylaxe d. pulm. Komplik. in d. Nachbehandlg., Klin. Med. (Wien) *17* (1962). – Neue Aspekte in d. Wiederbeleb. v. Atmg. u. Kreislauf, Östr. Z. Stomat. *60* (1963). – Z. Wiederbeleb. v. Atmg. u. Kreislauf am Unfallort, Wien. med. Wschr. *113* (1963). – Über d. Wirkg. v. Nark. auf d. Entwicklg. d. Granulationsgewebes, Wien. klin. Wschr. *57*(1963). – Erfahrg. mit einen neuen, elektronisch gesteuert. Beatmungsgerät, Anästhesist *12* (1963). – Z. Indik. d. Spinalanästh. in d. Alterschir., ebd. – Empfindlichkeitsveränderungen d. isol. Meerschweinchendarmes durch Prämed., Nark. u. Spasmolytica., Klin. Med. (Wien) *18*(1963). – D. Bluttransfusion mit d. Plastikbeutel, Wien. med. Wschr. *114* (1964). – Z. Frage d. posttransf. Hyperbilirubinaemie, Wien. klin. Wschr. *76*(1964). – D. NLA, ebd. – Zur Frage d. Tracheotomie b. schw. Kiefer- u. Gesichtsverletzg., Wien. med. Wschr. 115 (1965). – Zur i.v. Lokalanästh., Wien. klin. Wschr. 77 (1965). – D. traumat. Schock, ebd. *78*(1966). – Darmfunkt. u. Nark., Proc. Fortb. f. Klin. Anästh., Wien 1965. – Über d. Beeinflußbarkeit d. Darmfunktion durch Prämedikat. u. Nark., Anästhesist *14*(1965). – D. hämorrhag. Schock, Mels. med. Mitt. *40,* Suppl. I (1966). – Einfluß d. NLA auf d. Darmfunktion, Anästh. Wiederbeleb. *18*(1966). – Vor- u. Nachteile d. Anwendg. muskelerschlaff. Mittel b. d. künstl. Dauerbeatmung, Z. prakt. Anästh. *1* (1966). – Einleitung zum M. h. n. Symp. Linz, Wien, med. Wschr. *117*(1967). – Indikat. u. Kontraindikat. zur NLA, ebd. – Verfahren d. assist. Beatmg. in d. Inhalationsther., Mels. med. Mitt. *41*(1967). – Vergleich. Betrachtg. v. Beatmungsgeräten, Anästh. Wiederbeleb. *27* (1968). – Dräger-Narkosespiromat 650, Z. prakt. Anästh. *3*(1968). – Steigerung d. Streptokinasewirkung durch niedrigmolekul. Dextran, Wien. med. Wschr. *118*(1968). – Verhütg. d. Morbus haemolyticus neonatorum durch Anti-D-Applikation b. d. Mutter, Dtsch. med. Wschr. *93*(1968). – Probleme d. Schocks beim Vorerkrankten, I.) Kardiovasc. System, Respirat. System, Akt. Chir. *3*(1968). – Probleme d. Schocks beim Vorerkrankten, II.) Stoffwechsel, Innere Sekretion, ebd. *4* (1969). – Prakt. Erfahrg. mit d. Anti-D-IgG-Prophylaxe d. Rh-Immunisierg., Wien. med. Wschr. *119*(1969). – Organisat. d. Rettungswesens in Österreich, Anästhesist *18*(1969). – Z. Rationalisierg. d. Infusionsther. beim op. Diabetiker, Anästh. Wiederbeleb. *37* (1969). – Beta-Rezeptorenblocker zur Op.vorbereitg. b. Hyperthyreose, Wien. med. Wschr. *119* (1969). – Z. Frage d. Narkosetonsillektomie am hängenden Kopf, ebd. – Bedeutg. d. intrauterinen Bluttransfusion, Wien. klin. Wschr. 81 (1969). – D. derzeit. Stand d. Anti-D-Prophylaxe d. Rh-Immunisierg. in Österreich, ebd. – Neue Möglichkeiten z. Vermeidg. d. Transfusionshepatitis, ebd. *120*(1970). – Indikat. u. Technik d. intrauterinen Transfusion, Bibl. haemat. *32* (1969). – Medikamentöse Schockther., Proc. II, 4. Fortb. Kurs Anästh., Wien 1969. – Gestörte Atemfunktion als Anästhesierisiko, ebd. – D. derzeit. Stellung d. Lokalanästh., Anästh. Wiederbeleb. *47*

Bergmann

(1970). – Lokalanästh. b. Noteingriffen, Langenbecks Arch. klin. Chir. *327*(1970). – Klin. Bedeutg. d. Anti-Vel-Antikörper, Bibl. haemat. *37* (1971). – Rückenmarksnahe Leitungsanästh., Möglichkeiten, Berechtigg., Indikat., Proc. 5. Fortb. Kurs Klin. Anästh., Wien 1971. – Z. Prophylaxe d. Serumhepatitis, Mitt. Ärztekammer f. O.Ö. *67*(1971). – Metabol. Probl. in d. mod. Tetanusbehandlung, Münch. Med. Wschr. *113* (1971). – Prophylaxe u. Ther. v. Anästh.-Zwischenfällen in d. zahnärztl. Praxis, Östr. Z. Stomat. *68*(1971). – Örtl. Betäubg. u. Leitungsanästh. Chirurg *43*(1972). – 20 Jahre Spinalanästh., Klin. Erfahrungsber., Anästhesist *21* (1972). – Bedeutg. d. Bluttransfus. in d. parenter. Ernährg., Internat. Z. Vitamin- u. Ernährungsforsch., Beiheft *12* (1972). – Blutspenderhygiene u. Spenderschäden, Wien. med. Wschr. *122* (1972). – Praxis d. lebenserhaltenden Sofortmaßnahmen in europ. Sicht, ebd. – Kompl. parenter. Ernährg. nach excessiver Darmchir., Wien. klin. Wschr. 84 (1972). – Konservat. Behandlg. u. Intensivpflege d. Schädel-Hirnverletzg., Respirat. Probleme, Hefte z. Unfallheilk. *111* (1972). – Plastikmaterial u. Glas in d. Blutkonservierg., Münch. Med. Wschr. *114* (1972). – Gezielte Transfusion v. Blut u. Blutbestandteilen in d. Intensivther., Proc. 6. Int. Fortb. Kurs Klin. Anästh., Wien 1973. – Praxis u. Ergebn. d. Blutspenderwerbg. in Österreich (mit Baumann, Kail, Millonig, Reichert, Reissigl u. Tropper), Transfus. u. Immunhaem. *1* (1973). – Entwicklg. u. derzeit. Stand d. lebensrettenden Sofortmaßnahmen, Landarzt *49* (1973). – Kardiog. Schock mit schw. Verbrauchskoagulopathie, Wien. med. Wschr. *123*(1973). – Blut u. Blutersatz, Infusionsther. *1* (1973). – Gezielte Transfusion v. Blut u. Blutbestandteilen in d. Intensivth., Anästh. Informat. *14*(1973). – Schwangerschaft u. Entbindg. b. famil. M. Glanzmann-Naegeli (mit Vinazzer u. Wolf), Blut 29 (1974). – Pathomechanismen des Schocks u. daraus resultierende klin. Konsequenzen, Mels. Med. Mitt. 48, Suppl. I (1974). – Zur Beeinflussg. postop. Änderg. d. Blutgerinnung durch Hydroxyäthylstärke (mit Vinazzer), Anästhesist *24* (1975). – Erfahrg. mit d. Rot-Kreuz-Notarztwagen Linz, Östr. Ärzteztg. *30*(1975). – Differentialindikat. d. Erythrozytentransfus., ebd. – D. Eigng. v. Nicht-Glucose-Kohlenhydraten f. d. parenterale Ernährung, (Gemeinschaftsarbeit mit Ahnefeld et al.), Infusionsther. *2*(1975); Europ. J. Intensive Care Medicine *1* (1975). – Frühe Gerinnungsveränderg. b. akuter präop. Hämodilut. mit Humanalbumin u. Ringerlactat (mit Blauhut, Brücke, Necek u. Vinazzer), Anästhesist *25*(1976). – Zur Verwendg. d. neuen kurzwirkenden intraven. Hypnotikums Etomidate b. Anästh. in d. op. HNO (mit Necek), Wien. med. Wschr. 126 (1976). – Risiken d. Infusions- u. Transfusionsther., Anästh. Informat. *17*(1976). – Aufgaben u. Möglichkeiten d. Notarztes (mit Gorgaß), Östr. Ärzteztg. *31*(1976). – Neugeborenenbeatmg. (Editorial), Notfallmed. *3* (1977). – Gefährdg. v. Spendern u. Empfängern durch Blutabnahme u. Bluttransfus., Infusionsther. *4* (1977). – Verhütg. v. Mißerfolgen in d. Chir. durch Prophylaxe u. Ther. kardiopulm. Kompli-

kat., Wien. med. Wschr. *127*(1977). – Tranquanalgesie als Alternativ-Narkoseverfahren f. d. Katastrophenfall (Kommentar), Notfallmed. *3* (1977). – D. Spinalanästh., Möglichkeiten u. Grenzen, Anästh. Informat. *18* (1977). – Vor- u. Nachteile d. Spinal- u. Periduralanästh. b. geburtshilfl. Eingr., Z. prakt. Anästh. *12* (1977). – Spinalanästh., Langenbecks Arch. klin. Chir. *345* (1977). – Regional-Anästh. (Editorial), Regional-Anästhesie *1* (1978). – D. Verwendg. v. Hydroxyaethylstärke b. d. Zellseparat. (mit Blauhut), Wien. Med. Wschr. *128* (1978). – La rachianesthésie pour l'opération césarienne. Cah. d'Anesth. *26* (1978). – Spinalanästh. b. d. Sectio Caesarea, Regional-Anästhesie *1*(1978). – Respiratorsysteme u. deren atemmechanische Wirkungsweise. Wien. med. Wschr. *128* , (1978). – Schmerzbekämpfg. (Editorial), Notfallmed. *4*(1978). – D. Bedeutg. d. Mikrofiltrat. b. d. Bluttransfus., Infusionsther. *5* (1978). – Varianten d. NLA, Wien. klin. Wschr. *91* (1979). – Elementarhilfe b. Unfällen, Östr. Ärzteztg. *34* (1979). – D. Bedeutg. d. Bluttransfusions-Mikrofilter b. d. Verhütg. d. Schocklunge, Anästh. Intensivmed. *20* (1979). – Lungenödem, Östr. Ärzteztg. *35*(1980). – Erfahrg. mit d. Dauersubstitut. v. Hämophilen in O.Ö. (mit Blauhut, Scheid u. Vinazzer), Forsch. Erg. Transf. Med. & Immunhämatol. *6* (1980). – Klin. Beobachtg. u. Verhalten d. Blutvolumens nach intraven. Verabreichg. v. Hydroxyaethylstärke 450/0,7. (mit Necek), Wien. med. Wschr. *130*(1980). – Evaluation comparative de six filtres à micropores pour tranfus. sanguine, Médecine et Hygiène 38 (1980). – Wirkg. u. Nebenwirkg. kolloidhalt. Infusionslösg., Östr. Ärzteztg. *35*(1980). – Blutbestandteilther.: Differentialindikat. zur Erythrozytengabe, Infusionsther. *7* (1980). – Versuch einer quantitativen Bedarfsermittlg. v. Intensivpflegepersonal (mit Steinbereithner), Anästh. Intensivmed. *21* (1980). – Heparinprophylaxe d. Verbrauchskoagulopathie b. Schockpat., Abhängigkeit d. Wirkg. v. d. verfügbaren Antithrombin III-Aktivität (mit Blauhut, Necek, Kramar u. Vinazzer), Anästhesist *29*(1980). – Comparative Evaluation of Six Micropore Blood Transfusion Filters, Vox Sang. *39*(1980). – Activity of antithrombin III and effect of heparin on coagulation in shock (mit Blauhut, Necek, Kramar u. Vinazzer), Thromb. Res. *19*(1980). – Fußdruckmassage oder manuelle Herzmassage? Notfallmed. *7*(1981). – Kardiopulm. Reanimat. Kommentar zu den neuen Richtlinien d. American Heart Association (mit Ahnefeld u. Hossli), Notfallmed. *7*(1981). – Sechs Jahre Nierentransplantat. am Allg. Krh. Linz: Transfusionsregime, Vorgangsweise u. Ergebn. (mit Blauhut, Kramar u. Necek), Forsch. Erg. Transf. Med. & Immunhaematol. *7/1* (1981). – Massivtransfus. (mit Blauhut), Klinikarzt *10* (1981). – D. Infusionsther. d. Verbrennungskrankheit, Wien. med. Wschr. *131* (1981). – Laudatio Volkmar Feurstein, Anästhesist *30*(1981). – Allgemeinanästh. b. Augenop., 10 Jahre Zusammenarbeit (mit Hommer, Necek, Wietzorek u. Löbl), Klin. Mbl. Augenheilk. *178*(1981). – Nebenwirkg. kolloidaler Plasmaersatzmittel, Beitr. Infusionsther. *8*(1981). –

17

Erfahrg. im Rahmen d. interklin. österr. Promit^R-Studie (mit Watzek, Feurstein u. Steinbereithner), Beitr. Infusionsther. *8*(1981). – Organisat. u. personelle Voraussetzg. f. d. Betrieb einer Aufwachstat. (mit Steinbereithner), Mitt. Östr. San. Verw. *82*(1981); Arzt u. Krh. 56 (1983). – Zwei Jahre Schmerzambulanz-Schmerzkl. am AKH Linz (mit Klingler, Kepplinger, Löffler u. Roscic), Östr. Ärzteztg. *37*(1982). – Substitut. v. Antithrombin III b. Schockpat. (mit Blauhut, Necek u. Vinazzer), Anästhesist *31*(1982). – Probleme b. d. Anwendung v. Plasmafrakt. (mit Blauhut), Hämostaseologie *2*(1982). – Klin. u. hämodynam. Untersuchg. mit d. Kombinat. Diazepam-Pentazocine (gemeinsam mit Necek u. Blauhut), Anästh. u. Reanimat. *7*(1982). – D. Tätigkeitsrahmen v. Anästhesieschwestern u. -pflegern in Österreich, Anästh. Intensivmed. *24*(1983). – Beeinflussg. d. Kreislaufwirkg. v. Isoprenalin durch d. neuen β-Rezeptoren-Blocker Celiprolol an gesunden, freiwilligen Versuchspersonen (mit Tabassi, Rasser, Necek u. Pittner), Arzneim.-Forsch./Drug Res. *33* (1983). – Substitution therapy with an antithrombin III concentrate in shock and DIC (mit Blauhut, Necek u. Vinazzer), Thromb. Res. *27*(1982). – Quantitative assessment of intensive care nursing requirements. A multicenter trial (mit Müller, Steinbereithner, Benke, Bosina, List, Millonig, Neubauer u. Sporn), Crit. Care Med. 9 (1981). – Quantification of intensive care: nursing requirements and diagnostic criteria. A multicenter trial (mit Müller u. Steinbereithner), Intensive Care Med. 9 (1983). – D. Verhalten d. Immunglobuline b. intensivmed. Pat. (mit Blauhut u. Necek), Beitr. Anästh. Intensivmed. *1* (1982). – Epidural- oder Spinalanästh.? SWISS MED 5 (1983). – D. Bedeutg. einer gesamtheitl. Krankenhausplanung aus d. Sicht d. Anstaltsleitg., Östr. Krh.-Ztg. *24* (1983). – Klin. Relevanz d. Mikroaggregate in d. gelagerten Blutkonserve (mit Blauhut), Infusionsther. *10* (1983). – Le choc hypovolémique et sa thérapie de substitut. (mit Blauhut), Méd. et Hyg. *41* (1983). – Zur klin. Bedeutg. v. Antithrombin III (mit Vinazzer u. Blauhut), Wien. med. Wschr. *134*(1984). – Prophylaxe u. Ther. d. Schocks mit Volumenersatzmitteln, Beitr. Anästh. Intensivmed. *3*(1984). – Nichtinvasives Monitoring mittels Echocardiographie I. Ventrikelfunkt. nach Thiopental u. Beatmg. (mit H. Bergmann jun. u. Necek), Anästhesist *33* (1984). – Krit. Einschätzg. d. Messg. d. extravask. Lungenwassers (Critical considerations on measurement of extravascular lung water) (mit Necek, Gilly u. Steinbereithner), Anästh. Reanimat. *9*(1984). – Diffuse intravask. Gerinng. (mit Blauhut), Ber. ÖGKC *7*(1984).

Bergmann, Joachim, Dr. med., Anästh. (80), 1. Oberarzt d. Abt. f. Anästh. u. Intensivmed. am Städt. Krh. Kemperhof, D-5400 Koblenz. – * 13. 2. 46 Freiburg. – **StE:** 73 Heidelberg, **Prom:** 74 Heidelberg. – **WG:** 75 Dermat. Heidelberg (Schnyder), 75/76 Chir. Regensburg (Gresser), 76/78 Anästh. Regensburg (Manz), 78 Anästh. München (Peter), 79/80 Anästh. Kelheim (Traut), 81 Anästh. in Bogen/Do., seit 81 Anästh. Koblenz (Gött).

Bergmann, Viola, Dr. med., Päd. (58), Pulmol. (69), Anästh. (75), 2. Oberarzt im Inst. f. Anästh. am Städt. Krh., D-7700 Singen; Am Käppeleberg 13, D-7763 Öhningen 2 - Schienen. – * 7. 5. 23 Waldheim. – **StE.** u. **Prom:** 50 Heidelberg. – **WG:** 52/53 Inn. Pforzheim (Stodtmeister), 53/54 Chir. Pforzheim (Ebhard), 54/55 Päd. Heidelberg (Opitz), 55–58 Kinderkrh. Darmstadt (Sachs), 59/60 Kinderärztl. Praxis Dr. Sandels, Hamburg, 60–66 Eigene kinderärztl. Praxis, 66–72 Kinderheilstätte Wangen/Allgäu (Brügger), seit 72 Anästh. Singen (Läufer, Hack).

Berković, Petar, Dr. med., Anästh. (68), Chefarzt d. Anästh.- u. Intensiv-Abt. am Krskrh., Osterstr. 110, D-2980 Norden; Flintkamp 5, D-2980 Norden. – * 28. 12. 30 Belgrad. – **StE:** 56 Zagreb, **Prom:** 57 Zagreb. – **WG:** Anästh. Bochum (Harrfeldt), seit 69 Chefarzt d. AnästhAbt. Krh. Norden.

Bernadzik-Jacobi, Volker, Dr. med., Anästh. (74), Chefarzt d. zentr. AnästhAbt. am Krh. Eichhof, Am Eichberg 41, D-6420 Lauterbach; Memelstr. 6, D-6420 Lauterbach. – * 13. 8. 44 Darmstadt. – **StE:** 69 Göttingen, **Prom:** 69 Göttingen. – **WG:** 70–72 Anästh. Buchen (Hess, Schneider), 72–74 Anästh. Sanderbusch (Kassel).

Bernard, Blanke, Dr. med., Anästh. (72), leit. Arzt d. AnästhAbt. am Krskrh. AnästhAbt., Bajuwarenstr. 5, D-8058 Erding; Franzensbaderstr. 4, D-8058 Erding. – * 15. 2. 30 Prag. – **StE.** u. **Prom:** 57 Prag. – **WG:** 57–59 Path. Prag (Benosova), 59–68 Inn. Prag (Langendorf), 69–72 Anästh. München (Lehmann), 72/73 Chefarzt d. AnästhAbt. Städt. Krh. Erding, seit 73 leit. Arzt d. AnästhAbt. Krskrh. Erding.

Bernasconi, Helga, Dr. med., Anästh. (70), leit. Anästh. (Oberarzt) an d. Univ.Frauenkl., Maistr. 11, D-8000 München; Prinzenweg 24 b, D-8130 Starnberg. – * 15. 6. 38 Meseritz. – **StE:** 64 München, **Prom:** 65. – **WG:** 66–71 Anästh. München (Beer).

Bernds, Peter, Dr. med., Anästh. (75), Oberarzt d. AnästhAbt. am Krskrh., Röntgenstr. 18, D-4930 Detmold; Am Südhang 3, D-4390 Detmold. – * 22. 1. 37 Uelsen. – **StE.** u. **Prom:** 64 Göttingen. – **WG:** 67–70 Chir., seit 72 Anästh.

Berngruber-Lehmann, Gisela, Dr. med., Anästh. (78), Niedergel. Anästh., Praxis: Domplatz 16, D-8078 Eichstätt. - * 7. 4. 47 Stuttgart. - **StE. u. Prom:** 72 Erlangen.

Bernhardt, Dietmar, Dr. med., Anästh. (72), Chefarzt d. Inst. f. Anästh. u. Reanimation, Kantonsspital, CH-7000 Chur; Wiesentalstr 83, CH-7000 Chur. - * 19. 12. 35 Chur. - **StE. u. Prom:** 59 Innsbruck.

Bernoulli, Lion, Dr. med., Anästh. (82), Oberarzt am Inst. f. Anästh., UnivSpital, Rämistr. 100, CH-8091 Zürich; Im Baumgarten 6, CH-8123 Ebmatingen.

Bernt, Dieter, Dr. med., Anästh. (74), Chefarzt d. AnästhAbt. d. Krskrh., Spitalstr. 29, D-7930 Ehingen. - 7. 3. 43. - **StE:** 68 Würzburg, **Prom:** 69 Würzburg. - **WG:** 70/71 Inn. Eschweiler, 71/72 Anästh. Aachen (Kalff), 72-75 Anästh. Nürnberg (Opderbecke), seit 75 Chefarzt d. AnästhAbt. Krskrh. Ehingen.

Bernt, Johanna, Anästh. (74), Anästh. an d. AnästhAbt. d. Krskrh., Spitalstr. 29, D-7930 Ehingen. - * 3. 9. 42 Eichstätt. - **StE:** 68 Würzburg. - **WG:** 70-72 Anästh. Eschweiler (Schumann), 72 Anästh. Aachen (Kalff), 73-75 Anästh. Nürnberg (Opderbecke), seit 75 Krskrh. Ehingen.

Berta, Julius, Dr. med., Anästh. (64), Chefarzt d. AnästhAbt. am Krh. Elim, Hohe Weide 17, D-2000 Hamburg 19; Isestr. 57, D-2000 Hamburg 13. - * 23. 3. 29 Budapest. - **StE. u. Prom:** 52 Budapest. - **WG:** 54-56 Militärarzt, 57/58 Chir. Schöningen (Adler), 59 Chir. Köln-Kalk (Lampert), 59/60 Anästh. Düsseldorf (Zindler), 60/61 Anästh. Solingen (Major), 62 Anästh.-Oberarzt Chir. Klinikum Essen (Kremer), 62 u. 63/64 Anästh. Düsseldorf (Zindler), 62/63 Lungenfunkt. Bochum (Ulmer), seit 64 Chefarzt d. AnästhAbt. in Elim, Hamburg. -
ZV: Sauerstoff- u. Kohlensäurepartialdruckmessg. im art. u. Ohrläppchen-Kapillarblut mit stabil. Mikroelektroden (mit Ulmer u. Reichel), Med. thorac. *20* (1963). - Bestimmg. d. HZV mit d. CO_2-Rückatmgsmethode (mit Ulmer u. Berkel), Arch. Kreisl.-Forsch. *41* (1963).

Berthoud-Fretz, Catherine, Dr. med., Anästh. FMH, 18 Plateau de Champel, CH-1206 Geneve.

Bertsch, Günter, Dr. med., Anästh., 1. Oberarzt am Inst. f. Anästh., Städt. Krh., D-7990 Friedrichshafen; Kapellenweg 13, D-7991 Immenstaad. - * 26. 5. 42 Konstanz. - **StE:** 76 Tübingen, **Prom:** 77 Tübingen.

Besuch, Barbara, Dr. med., Anästh. (74), leit. Ärztin d. AnästhAbt. d. St. Marien-Krh., Wüllner Str. 101, D-4422 Ahaus; Bispinckplatz 9, D-4422 Ahaus.

Bethke, Ursula, Dr. med., Anästh. (76), Oberärztin d. Intensivstat. d. Inst. f. Anästh. u. Reanimat., Klinikum, Theodor-Kutzer-Ufer 1, D-6800 Mannheim; Im Brühl 24 a, D-6903 Neckargemünd. - * 25. 7. 46 Homberg/Ohm. - **StE. u. Prom:** 71 Frankfurt. - **WG:** Anästh. Wenkebach-Krh. Berlin, seit 76 Mannheim, seit 78 Oberärztin, Schwerpunkt Intensivmed.

Beuerlein, Theresia, Dr. med., Anästh. (79), Oberärztin d. zentr. AnästhAbt. am St. Markus-Krh., Wilhelm-Epsteinstr. 2, D-6000 Frankfurt/M.; Weißkirchener Weg 37, D-6000 Frankfurt/M. 50. - * 13. 6. 45 Karlsruhe. - **StE:** 72 Frankfurt, **Prom:** 73 Frankfurt. - **WG:** 74/75 Chir. Frankfurt (Ungeheuer), 75 Werksärztin b. d. Stadt Frankfurt, 75/76 Chir. Stuttgart (Richter), seit 76 Anästh. St. Markus-Krh. Frankfurt (Kronschwitz), seit 83 Oberärztin d. AnästhAbt. ebd.

Beyer, Antje, Dr. med., Anästh. (78), Oberärztin am Inst. f. Anästh. d. Univ., Klinikum Großhadern, Marchioninistr. 15, D-8000 München 70; Dr.-Rehm-Str. 121, D-8027 Neuried. - * 12. 8. 45. - **StE:** 71 München, **Prom:** 75 München.

Beyer, Elke, Dr. med., Anästh. (F.F.A/SA 73, Deutschland 78), leit. Ärztin in d. Intensivmed. am Benedikt Kreutz Rehabilitationszentr. f. Herz- u. Kreislaufkranke, Südring 15, D-7812 Bad Krozingen.

Beyer, Hans Hartlieb, Dr. med., Dr. med. dent., Kiefer- u. Gesichtschir. (59), HNO (63), Anästh. (64), Chefarzt d. HNO-Abt. d. Städt. Krh., Weinberg 1, D-3200 Hildesheim; Eugen-Bolz-Str. 2, D-3200 Hildesheim. - * 17. 9. 25 Klostermansfeld. - **StE:** Zahnmed. 51 Leipzig, Med. 53 Leipzig, **Prom:** Dr. med. dent. 52 Leipzig, Dr. med. 53 Leipzig. - **WG:** 54 Chir. Leipzig (Uebermuth), 55-58 Kieferchir. Jena (Streuer) u. Anästh. (Hutschenreuter), 58/59 Anästh. im Virchow-Krh. Berlin, 59/60 Inn. Virchow-Krh. Berlin (Pannhorst), 60-63 HNO Virchow-Krh. Berlin (Pellnitz), 63 Physiol. Berlin (Gauer), 63/64 Anästh. Homburg/Saar (Hutschenreuter), seit 65 Chefarzt HNO-Kl. d. Städt. Krh. Hildesheim. -
BV: HNO-Wegweiser f. d. fachärztl. Praxis, HM, Bd. 7, 1959. - Handlexikon d. zahnärztl. Praxis, Medica Stuttgart, Wien, Zürich 1960. -
ZV: Zur Frage d. i. v. Nark. in d. Zahnhlk., Dtsch. Stomatologie 1957. - D. Anwendg. d. Atemanaleptikums Prethcamid nach ITN, Ther. d. Gegenw. 1960. - Intrakanalik. Anwendg. von Antibiotika bei eitr. Entzündg. d. gr. Mundspeicheldrüsen, Münch. Med.

Wschr. 1960. – Erfahrg. mit d. Antiemetikum Rodavan in d. HNO-Heilk., Ther. d. Gegenw. 1965. – Prenoxdiaxin, ein neuer antituss. Wirkstoff, Therapiewoche 1973. – D. Verwendg. von Nicergolin bei Tinnitus auric., ebd. 1980.

Bhate, Hasmukh, Dr. med., Anästh. (74), Chefarzt d. Anästh. u. Intensivmed. am St. Brigida-Krh., Kammerbruchstr. 8, D-5107 Simmerath; Enzianweg 1, D-5107 Simmerath. – * 24. 3. 42 Barsi/Indien. – StE: 68 Bonn, **Prom:** 83 Bonn. – **WG:** 71–74 Anästh. Bonn (Havers), 74–77 erster klin. Oberarzt in d. AnästhAbt. d. Krskrh. Mechernich (Freiberger). –
BV: Periduralanästh., Identifizierung d. Periduralraumes mittels Infusionsmethode, in: Anästh. Intensivmed., Bd. 148, Hrg. Brückner, Springer Berlin, Heidelberg, New York. –
ZV: Anästhpaß: Dokumentation narkosebedingter Komplikat., Anästh. Intensivmed. 24 (1983). – Zerebr. Krampfanfall bei einer Periduralanästh. (Systemische Reaktion nach Bupivacain 0,75%), Regional-Anästhesie (1983). – Identifizierg. d. Periduralraumes mittels d. Infusionsmethode in Bezug auf die Häufigkeit der unbeabsichtigten Duraperforation, ebd. 7 (1984). – Erfahrungsbericht über ein Notarztsystem im ländl. Gebiet, Notfallmed. 10 (1984). – Verbesserte anästh. Aufklärung über Regionalanästh. anhand von Bildmaterial, Klinik-Arzt 1985.

Bialek, Rudolf, Dr. med., Anästh. (69), Chefarzt d. Abt. f. Anästh. u. op. Intensivmedizin am Städt. Marienkrh. – Akad. Lehrkrh. d. Univ. Erlangen –, D-8450 Amberg; Am Schiederberg 4, D-8450 Amberg. – * 7. 10. 36 Krähenbusch/OS. – StE: 63 Würzburg, **Prom:** 65 Würzburg. – **WG:** 66 Chir. Würzburg (Markowski), 66–68 Anästh. Detmold (Mottschall), 68 Pharmak. AstaWerke, 69 Inn. Detmold, 69/70 Chir. Detmold.

Bickel, Dietrich, Med. Oberrat Dr. med., Chir. (60), Anästh. (64), leit. Arzt d. AnästhAbt. d. Krh. 1 und 3 d. Städt. Klinikum, Holwedestr. 16, D-3300 Braunschweig; Am Gaußberg 4, D-3300 Braunschweig. – * 9. 11. 21 Kiel. – StE: 52 Kiel, **Prom:** 53 Kiel. – **WG:** 54 Inn. Kiel (Reinwein) u. Bad Kissingen (Barchewitz), 55 Landpraxis Dr. Eylerts, Dannenberg, 55–57 Chir. Wuppertal-Elberfeld (Reimers), 57–61 Chir. Preetz i. Holstein (Sturm), 61–64 Anästh., Chir. Kiel (Löhr, Schmitz), seit 64 AnästhAbt. Städt. Klinikum Braunschweig.

Bickenbach, Wolf-Rüdiger, Dr. med., Anästh. (77), Chefarzt d. Anästh. u. op. Intensivmed. d. St. Agnes-Hosp., Weberstr. D-4290 Bocholt; Am Schloßpark 3, D-4292 Rhede. – * 6. 8. 42 Solingen. – StE: 71 Bonn, **Prom:** 72 Bonn. – **WG:** 74–77 Anästh. Kleve u. Frankfurt, seit 77 Chefarzt im St. Agnes-Hosp. Bocholt.

Bickert, Gilda, Dr. med., Anästh. (74), Assist. an d. Maria-Theresia-Kl., Bavariaring 46, D-8000 München 2; Georgenstr. 122, D-8000 München 40. – * 19. 12. 41 Gleiwitz. – StE: 66 München, **Prom:** 69 München.

Biersack-Ott, Birgitta, Dr. med., Anästh. (82), niedergel. Anästh., Spreestr. 3, D-5300 Bonn 1. – * 13. 6. 45 Königswinter. – StE: 72 Bonn, **Prom:** 79 Bonn. – **WG:** Anästh. 74–76 Bonn (Büttner, Knorr), 76–80 Bonn (Schäfer), 80–82 Bonn (Harler).

Bilan, Martin Konrad, Dr. med., Anästh. (80), Anästh. – Oberarzt am Krh. Bethel, Promenadenstr. 3–5, D-1000 Berlin 45. – * 5. 6. 49 Berlin. – StE: 75 Berlin, **Prom:** 82 Berlin. – **WG:** Anästh. 75–83 Berlin-Steglitz (Henneberg, Eyrich), seit 83 Krh. Bethel (Ellendt).

Bilden, Rüdiger, Dr. med., Anästh. (74), Chefarzt d. AnästhAbt. am Brüderkrh. St. Josef, Kardinal-Krementz-Str. 1–5, D-5400 Koblenz; Pechlerberg 19, D-5400 Koblenz. – * 10. 9. 39 Düsseldorf. – StE: 68 Bonn, **Prom:** 69 Bonn. – **WG:** 70 Chir. Bendorf (Lenz), 70/71 Anästh. BwZentrkrh. Koblenz (Lange), 71–74 Anästh. Bonn (Havers), seit 74 Chefarzt d. AnästhAbt. Brüderkrh. Koblenz.

Binkert, Eugen Rudolf, Dr. med., Anästh. FMH (57), Chefarzt d. Inst. f. Anästh. am Kantonsspital, CH-6004 Luzern; Kreuzbuchstr. 29, CH-6006 Luzern. – * 2. 5. 23 Zofingen. – StE: 49 Basel, **Prom:** 51 Basel. – **WG:** 50/51 Chir. Olten (Biedermann), 52–54 Fliegerärzt. Inst. Dübendorf (Wiesinger), 55–67 Anästh. Zürich (Hossli), seit 67 Chefarzt Anästh. Luzern. –
ZV: Erfahrg. mit dem Lokalanästhetikum Amplicain, Praxis 35 (1956). – Vergl. Untersuch. über d. Straßenverkehrstauglichkeit nach Thiopental- u. Methohexital-Kurznarkosen, Schweiz. med. Wschr. 43 (1961). – Anästh. beim amb. Pat., Helvet. Chir. Acta. 36 (1969) – Zur lebensrett. Funktion e. Int.station, VESKA 1972. – Herzluxat. n. stumpfem Thoraxtrauma, Anästhesist 29 (1980). – D. peridurale Mo-gabe z. Behdlng. postop. Schmerzen, Regional-Anästhesie 5 (1982). – Phantomerscheing. während Reg. Anästh., ebd. 6 (1983). – Tödl. Lungenembolie nach Blutleere u. PDA, ebd. – D. Vermeidg. d. Hypoxämie während d. Narkose, Anästhesist 32 (1983).

Binsfeld, Heinrich, Dr. med., Anästh. (84), in Weiterbildung zum Arzt f. Inn. Med., 2. Med. Kl. d. Krankenanst., Luisenstr. 7, D-7750 Konstanz; Freibürgleweg 22, D-7750 Konstanz. – * 12. 9. 49 Mönchengladbach-Wickrath. – StE: 79 Münster, **Prom:** 82 Münster. – **WG:** 79 Augen (Görtz), 79/80 Anästh. Ahlen (Kirschbaum), 80 Anästh. Minden (Nolte), 80/81 Anästh. Ahlen (Kirschbaum), 81 Anästh. Hamm (Munteanu), 81/82 div. Praxisvertretungen, 82/83 Anästh. Konstanz (Hilscher), 83 Anästh. Freiburg (Wiemers), 83/84 Anästh. Konstanz (Hilscher), seit 84 Inn. Konstanz (Scholz).

Bischoff, Erika, Anästh. (80), Oberärztin d. AnästhAbt. am St.-Marienhosp., Mühlenstr. 21–23, D-5040 Brühl; Dietrich-Bonhoeffer-Str. 8, D-5042 Erftstadt-Lechenich. – * 9. 4. 38 Magdeburg. – **StE:** 66 Köln.

Bischoff, Gerd, Anästh. (80), Oberarzt d. AnästhAbt. d. Städt. Krh., Härlenweg 1, D-7770 Überlingen; Säntisstr. 56, D-7770 Überlingen. – * 1. 2. 42 Bremen. – **StE:** 72 Freiburg. – **WG:** 73/74 Chir. Überlingen (Korte), 74/75 Anästh. Lahr (Mutter), 76–80 Anästh. Freiburg (Wiemers), seit 80 Anästh.-Oberarzt Überlingen (van de Loo).

Biscoping, Jürgen, Dr. med., Anästh. (81), Oberarzt d. Abt. f. Anästh. u. op. Intensivmedizin d. Justus Liebig-Univ., Klinikstr. 29, D-6300 Gießen; Nonnenweg 16, D-6300 Gießen. – * 15. 6. 49 Bad Wildungen. – **StE:** 74 Gießen, **Prom:** 77 Gießen. – **WG:** 77–80 Anästh. Bwkrh. Gießen (Prinzhorn), seit 80 Anästh. Justus Liebig-Univ. Gießen (Hempelmann). –
BV: Anästh. bei Erkrankg. d. neurol. Formenkreises, in: Hempelmann u. Salomon (Hrg.), Anästh. bei neurol. u. neuromusk. Erkrankg., Bibliomed Melsungen 1983. –
ZV: Anesth. for isolated liver perfusion in man, Recent Results in Cancer Research 86 (1983). – pH u. Pufferkapazität d. Liquors nach Spinalanästh., Regional-Anästh. 6 (1983). – Plasmaspiegel nach lumb. Periduralanästh. mit Bupivacain 0,75%, ebd. 7 (1984). – Vergleich. Untersuchg. bei oral. u. intramusk. Prämed. von Kindern, Anästh. Intensivmed. 25 (1984). – Plasmaspiegel von Lidocain nach intraop. Bolusinjekt. u. Infus. bei Herzinsuffizienz, Anästh. Intensivther. Notfallmed. 19 (1984). – Einfache u. schnelle Methode zur Lidocain – Bestimmung, Diagn. Intensivmed. 9 (1984).

Blank, Horst, Dr. med., Anästh. (76), Chefarzt d. AnästhAbt. am Bodenseekrs-Krh., Emil-Münch-Str. 16, D-7992 Tettnang 1; Emil-Münch-Str. 16/5, D-7992 Tettnang 1. – * 14. 2. 42 Brandenburg. – **StE:** 71 Mainz, **Prom:** 72 Mainz. – **WG:** 72–77 Anästh. Hannover (Kirchner).

Blaschke, Horst, Dr. med., Chir. (61), Anästh. (68), Prakt. Arzt (Chefarzt i. R.), Hohe Linde 2, D-3400 Göttingen-Herberhausen, Tel: 0551/24412. – * 21. 10. 18 Danzig. – **StE. u. Prom:** 45 Göttingen. –

WG: 45–47 u. 49–51 Chir. Göttingen (Herlyn), seit 51 Anästh. Hannover-Weende, 51–53 (Loennecken), 53–55 (Frey), 55–57 (Zürn), 57–63 (Kucher), 63–83 Chefarzt d. AnästhAbt. Ev. Krh. Göttingen-Weende.

Blaum, Ursula, Dr. med., Anästh. (78), niedergel. Anästh., tätig am Krh. St. Josef, Woogtalstr, D-6240 Königstein; Hans-Meißner-Str. 12, D-6384 Schmitten 3. – * 46 Darmstadt. – **StE:** 72 Hamburg, **Prom:** 73 Hamburg. – **WG:** 73/74 Chir. Stuttgart-Bad Cannstatt (Fischer), 74/75 Anästh. Stuttgart (Bräutigam), 75–78 Anästh. Frankfurt (Pflüger), 78 Oberärztin AnästhAbt. NW-Krh. Frankfurt (Pflüger). –
BV: Narkosepraxis: Anästh. zur Schrittmacherimplantat. Aktuelles Wissen, Hoechst 1983. –
ZV: Anästh. bei Herzschrittmacherimplantat., Fortschr. Med. 95, 1976. – Gesundheitsschäden durch mod. Inhalationsnarkotika, ebd. 96, 1977.

Blendinger, Ingrid, Dr. med., Anästh. (75), niedergelas. Ärztin – Schmerztherapie, Psychotherapie –, Praxis: Albrechtstr. 15 b, D-1000 Berlin 41; Martinstr. 5, D-1000 Berlin 41. – * 9. 1. 42 Mülheim/Ruhr. – **StE. u. Prom:** 68 Tübingen. – **WG:** Anästh. 70–73 u. 74–82 Berlin-Charlottenburg, 73/74 Pittsburgh.

Bloch-Szentágothai, Katalin, Dr. med., Anästh. (Ungarn 69, Deutschland 71), Anästh.-Oberärztin am Gemeindespital, CH-4125 Riehen; Burggasse 13, CH-4132 Muttenz. – * 1. 3. 39 Budapest. – **StE. u. Prom:** 63 Budapest. – **WG:** Anästh. Budapest, Assel, seit 70 Gemeindespital Riehen.

Blohn, Karl v., Dr. med., Anästh. (83), leit. Arzt im Kollegialsystem am Krskrh., Kreuznacher Str. 7–9, D-6508 Alzey; Sangerstr. 8, D-6791 Henschtal. – * 3. 3. 51 Wahnwegen. – **StE:** 76 Homburg/Saar, **Prom:** 78 Homburg/Saar. – **WG:** 79–84 Anästh. Homburg/Saar (Hutschenreuter).

Blume, Horst, Dr. med., Chir. (54), Anästh. (57), Med.-Dir., Ostpreußenstr. 18, D-6090 Rüsselsheim, Tel: 06142/51462. – * 30. 11. 19 Jena. – **StE:** 45 Jena, **Prom:** 53 Greifswald. – **WG:** 49/50 Gyn. Greifswald (Mestwerdt), 51–57 Chir. u. Anästh. Greifswald (Schmitt), 57–61 Oberarzt d. Chir. Univkl. Rostock (Schmitt) u. Leit. d. AnästhAbt., 61–84 Chefarzt d. AnästhAbt. Stadt-Krh. Rüsselsheim. –
BV: D. traumat. Epiphysenlösg. u. d. Femurkopfepiphysenlösg. Jugendlicher, in: Handlexikon d. med. Praxis, hrg. Braun, Medica Stuttgart 1955. – D. unerwartete Kreislaufstillstand, in: Zetkin u. Kühtz: D. Chir. d. Traumas, VEB Verlag Volk und Gesundheit Berlin 1957. – Unerwart. Kreislaufstillstand während chir. Eingriffe u. seine Behandlung, in: Schmitt u. Ku-

dasz: Wiederherstellungschir. an Herz u. Herzbeutel, ebd. 1959. – Narkosekomplikat. bei Säuglingen (techn. Teil), in: KinderChir. Symposion, Rostock 1958, hrg. Schmitt, ebd. 1959. – D. Schmerzausschaltungsverfahren in d. Chir., in: Schmitt: Allg. Chir., Johann Ambrosius Barth Leipzig, 2. Aufl. 1958, 3. Aufl. 1960. –
ZV: Klin. u. Experim. zur Penicillinbehandlg. d. akut. Parotitis, Zbl. Chir. *79* (1954). – Die Greifswalder Schiene, Zbl. Chir. *80* (1955). – A perlonháló plasztika, Magyar Sebészet *8* (1955). – Probleme d. Säuglingsanästh. (Referat), Münch. med. Wschr. *98* (1956). – Z. Problem d. Anästhschwester, Zbl. Chir. *86* (1961).

Bluschke, Barbara, Dr. med., Anästh. (76), leit. Ärztin d. AnästhAbt. am St. Martinuskrh., Klosterstr. 32, D-4018 Langenfeld-Richrath; Hinter den Gärten 20 a, D-4018 Langenfeld. – * 19. 9. 43 Dresden. – StE: 70 Hamburg, **Prom:** 75 Hamburg. – **WG:** 72–76 Anästh. Düsseldorf (Janda-Baumann).

Bochdansky, Ludwig, Prim. Dr. med., Anästh. (64), in Pension; Dorfstr. 43, A-6807 Feldkirch. – **StE** u. **Prom:** 54 Wien.

Bock, Dietrich, Dr. med., Anästh. (62), nicht mehr berufstätig; Maienbaß 41, D-2357 Bad Bramstedt, Tel: 04192/6226. – * 17. 2. 19. – StE. u. **Prom:** 52 Frankfurt/M. – **WG:** 53–58 Physiol Frankfurt (Wetzler), 58/59 Anästh. u. Chir. Göttingen (Stoffregen u. Hellner), 59/60 Inn. Offenbach (Cremer), 60–64 Anästh. Bonn (Havers), 64 Chefarzt d. AnästhAbt. d. Städt. Krankenanst. Dortmund.

Bock, Elmar, Dr. med., Anästh. (74), Oberarzt an d. AnästhAbt. d. Städt. Kl., Flurstr. 17, D-8500 Nürnberg; Krelingstr. 42, D-8500 Nürnberg. – StE. u. **Prom:** 69 Erlangen. – **WG:** 70–74 Anästh. Erlangen (Rügheimer), 74 Anästh. Regensburg (Prasch), 75–79 Anästh. Heidenheim/Brenz (Heitmann), seit 79 Anästh. Nürnberg (Opderbekke). –
ZV: D. Atropintest – seine Bedeutg. in d. Vorfelddiagnose d. Hirntodes, Anästh. Intensivmed. 5 (1981). – Postaggressionsstoffwechsel in d. op. u. konserv. Intensivbehandlg., ebd. 23 (1982). – Mischinfusionslösg. in Beuteln zur parenteral. Ernährg., ebd. – Besonderheiten d. Postaggressionsstoffwechsels, Intensivbehandlung 8 (1983). – Untersuchg. zur Effizienz e. niedrigkalor. Ernährg. in d. postop. Phase, Anästh. Intensivther. Notfallmed. 18 (1983). – Grundzüge d. künstl. enteralen Ernährg., Anästh. Intensivmed. 24 (1984). – Grundzüge d. Aminosäurenstoffwechsels, ebd.

Bock, Ulrike, Dr. med., Inn. (69), Anästh. (72), Neurol. u. Psych. (79), Oberärztin (Inn. u. Neurol. u. Psychiatr.) an d. Fachkl. Dammer Berge, D-2846 Neuenkirchen/O.; Finkenweg 9, D-2846 Neuenkirchen/O. – * 21. 9. 37 Bielefeld. – **StE:** 61 Marburg, **Prom:** 62 Marburg.

Böckers, Helmuth, Dr. med., Anästh. (78), Leiter d. Abt. f. Anästh. u. op. Intensivmedizin, St. Vincenz-Krankenhaus, Rottstr. 11, D-4354 Datteln. – * 16. 6. 44. – **StE:** 72 Essen, **Prom:** 74 Essen. – **WG:** 74–78 Anästh. Essen (Stöcker), 78–82 Oberarztfunktion mit Schwerpunkt Traumatologie, seit 83 Leiter d. Abt. f. Anästh. u. op. Intensivmedizin am St. Vincenz-Krh. –
ZV: (7 Publik.).

Bode, Irmtraud, Dr. med., Anästh. (81), niedergel. Kassenärztin, tätig am Listerkrh., Lister Kirchweg, D-3000 Hannover; Wilhelm-Göhrs-Str. 19, D-3000 Hannover 72. – * 16. 5. 50.

Boegl, Marieluise, Dr. med., Anästh., Chefärztin d. Abt. f. Anästh. u. op. Intensivmedizin am Ev. Krh. Elsey in Hohenlimburg, Iserlohner Str. 43, D-5800 Hagen 5; Iserlohner Str. 54, D-5800 Hagen 5. – * 2. 7. 39 Köln. – **StE:** 65 Köln, **Prom:** 73 Homburg/Saar. – **WG:** Anästh. Homburg/Saar (Hutschenreuter), Hamburg u. Münster (Lawin).

Boegl, Peter, Dr. med., Anästh. (72), leit. Arzt d. AnästhAbt. d. Städt. Krh., D-6740 Landau; Hauptstr. 124, D-6740 Landau 13. – * 27. 5. 40 Speyer. – **StE:** 65 Heidelberg, **Prom:** 66 Heidelberg. – **WG:** Anästh. Homburg/Saar (Hutschenreuter).

Bogosyan, Suren, Dr. med., Anästh. (80), Oberarzt d. Inst. f. Anästh. d. Städt. Kl., Grafenstr. 9, D-6100 Darmstadt; Rheinstr. 65, D-6108 Weiterstadt. – * 5. 7. 49 Ueskudar. – **StE:** 72 Istanbul, **Prom:** 81 Münster. – **WG:** 72–75 Inn. Istanbul, 75–78 Anästh. Siegen (Wrbitzky), 79–81 Anästh. Münster (Lawin), seit 81 Inst. f. Anästh. Städt.Kl. Darmstadt (Götz). –
ZV: Anästh. bei Kugelberg-Welander-Syndrom, Anästh. Int. Notfallmed. 1980. – Traum. Rechts-Schenkelblock, ebd. 1981.

Böhme, Klaus, Dr. med., Anästh. (82), Oberarzt d. Zentr. Abt. f. Anästh. u. op. Intensivmed. an d. Städt. Kl., Mönchebergstr. 43, D-3500 Kassel; Rohrwiesenstr. 10, D-3500 Kassel. – * 17. 1. 51. – **StE:** 78 Göttingen, **Prom:** 82 Göttingen. – **WG:** 78–82 Anästh. Kassel (Zinganell), seit 81 Anästh.-Oberarzt Städt. Kl. Kassel (Zinganell), 83 Schmerzzentrum Mainz (Gerbershagen). –

HG: Schmerzbehandlung, Notfallmedizin.

Böhmer, Gernot, Dr. med., Anästh. (74), Oberarzt d. AnästhAbt. am Allg. öff. Krh., Krankenhausstr. 11, A-3390 Melk; Krankenhausstr. 11, A-3390 Melk. – * 1. 5. 42 Salzburg. – StE. u. Prom: 67 Wien. – WG: Anästh. Wien (Mayrhofer).

Böhmert, Franz, Dr. med., Anästh. (64), Chefarzt d. Anästh.- u. Intensivpflege-Abt. d. Zentr.-Krh. „Links d. Weser", Ärztl. Dir. d. Krh., Senator-Weßling-Str. 1, D-2800 Bremen 61; Am Fuchsberg 2, D-2833 Kirchseelte, Post Dünsen. – * 21. 1. 34 Gröningen. – StE: 48 Berlin, Prom: 60 Berlin. – WG: Anästh. Berlin (Just), seit 61 Bremen (Henschel), seit 68 Chefarzt d. Anästh.- u. Intensivpflege-Abt. am Krh. „Links d. Weser" Bremen. –
ZV: Versch. wiss. Publ. –
HG: NLA, Schock.

Bohuschke, Norbert, Dr. med., Anästh. (82), Oberarzt am Inst. f. Anästh. u. Intensivmed. d. Stadtkl., Balgerstr. 50, D-7570 Baden-Baden; Fremersbergstr. 10, D-7570 Baden-Baden. – * 28. 11. 50. – StE: 76 Würzburg, Prom: 78 Würzburg. – WG: Anästh. 78 Hof (Schwarzkopf), 79–82 Nürnberg (Opderbecke), seit 82 Baden-Baden (Oehmig/Junger).

Boluki, Mohammed, Dr. med., Anästh. (73), Chefarzt d. AnästhAbt. u. Intensiveinheit d. Städt. Hellmig-Krankenanst., Nordstr. 34, D-4708 Kamen; Kleistr. 63, D-4755 Holzw.-Opherdicke. – * 14. 6. 32 Sabzewar/Iran. – StE: 67 Münster, Prom: 75 Münster. – WG: Anästh. Dortmund-Brackel (Wünsch), seit 74 in Kamen.

Bonhoeffer, Karl, Prof. Dr. med., Anästh. (65), Univ. Prof. u. Dir. d. Inst. f. Anästh. d. Univ. Köln, Joseph-Stelzmann-Str. 9, D-5000 Köln 41; Dürenerstr. 395, D-5000 Köln 41. – * 10. 1. 31 Frankfurt/M. – StE. u. Prom: 54 Göttingen, Habil: 65 Köln. – WG: 54–56 Inn. Heidelberg (Matthes), 56–58 Physiol. Göttingen (Kramer), 58–63 Anästh. u. Exp. Med. Marburg u. Köln-Merheim (Eberlein, Zenker, Heberer u. Bretschneider), seit 63 Anästh. Köln-Lindenthal, seit 67 Leitg. d. AnästhAbt., seit 71 Lehrstuhlinhaber.

Boniver-Ollmann, Ulrike, Dr. med., Anästh. (83), Anästh. am AnästhInst. d. Lukaskrh., Preussenstr. 84, D-4040 Neuss; Düsseldorfer Str. 13, D-4020 Mettmann. – * 19. 1. 52 Mettmann. – StE: 79 Düsseldorf, Prom: 79 Düsseldorf. – WG: 79 Anästh. Neuss (Schlaak).

Bopp, Hans, Friedrich, Wilhelm, Dr. med., Chir. (66), Anästh. (69); Chefarzt d. AnästhAbt. am Borromäus-Hosp., Kirchstr. 61-63, D-2950 Leer; Beethovenstr. 22, D-2950 Leer, Tel: 0491/7 11 66. – * 2. 8. 28 Tübingen. – StE: 58 Heidelberg, Prom: 60 Heidelberg. – WG: Chir. Mannheim (Oberdalhoff/Fackert), Anästh. Mannheim (Fiebig), Chir. Karlsruhe (Penitschka), Inn. Karlsruhe (Böger), Anästh. Hamburg (Horatz).

Borchert, Ruth, Dr. med., Anästh. (64), Anästh. an d. Abt. f. Anästh. u. op. Intensivmedizin am Knappschaftskrh., D-4350 Recklinghausen; Gerhart Hauptmann-Str. 21, D-4350 Recklinghausen. – * 26. 2. 31 Stettin. – StE. u. Prom: 57 Mainz. – WG: 59/60 Gyn. u. Chir. Essen (Schildberg, Weber), seit 61 Anästh. Bochum (Harrfeldt), 62/63 Physiol. u. Inn. Bochum (Ulmer), 63/64 Anästh. Mainz (Frey), 69–71 Anästh. Ludwigshafen, 71–73 Leit. d. AnästhAbt. d. St. Anna-Hosp. Wanne Eickel, 74/75 Leit. d. Flugrettung Lünen, 75/79 St. Johannes-Hosp. Dortmund (Spindler/Purschke), seit 80 Knappschaftskrh. Recklinghausen (Frutschnigg/Schlimgen).

Borris, Wolfram, Dr. med., Anästh. (75), Anästh. an d. Endo-Kl., Holstenstr. 2, D-2000 Hamburg 50; Schimmelmannstr. 60, D-2000 Hamburg 70. – * 29. 4. 42. – StE: 67 Leipzig, Prom: 82 Hamburg.

Borst, Reiner, Prof. Dr. med. habil., Anästh. (74), Chefarzt d. AnästhAbt. d. Krskrh. – Akad. Lehrkrh. Univ. Ulm –, Am Kälblesrain, D-7080 Aalen; Feuerbachstr. 28, D-7080 Aalen. – * 3. 1. 40 Wiesengrund. – StE. u. Prom: 65 Tübingen, Habil: 74 Ulm. – WG: Klin. Morph. Ulm (Tonutti), Anästh. Ulm (Ahnefeld). –
BV: Anästh., Hygiene Plan Friedberg, 4. Aufl. 1985. – Intensivmedizin u. Wiederbelebung, Hygiene Plan Friedberg, 4. Aufl. 1985. –
ZV: 54 wiss. Publ. über Histochem. Untersuchg., Veränderg. d. Hautdurchblutg. bei Narkosen, Placentadurchblutg. unter Bedingg. d. Anästh. u. Hypertonie, EPH-Gestose, Notfallmed. Themen.

Boschkow, Eddy, Dr. med., Anästh. (75), Oberarzt d. Abt. für Anästh. u. Intensivmed. am Dreifaltigkeits-Krh., Bonner Str. 84, D-5047 Wesseling, Tel: 0 22 36/7 71; Eiserweg 6, D-5064 Rösrath 5 – Kleineichen, Tel: 0 22 05/8 38 88. – * 14. 8. 42 Sofia. – StE: 69 Sofia, Prom: 80 Köln.

Bosina, Elisabeth, Dr. med., Anästh. (63), leit. Anästh. am Mautner Markhof'schen Kinderspital d. Stadt, Baumgasse 75, A-1030 Wien; Novaragasse 24/13, A-1020 Wien. – * 9. 11. 28 Wien. – StE. u. Prom: 55 Wien.

Both-Rueter, Edeltraud, Dr. med., Anästh. (70), freiberufl. tätige Anästh. in Kl. am Kurpark, D-6350 Bad Nauheim, u. Frankf. Kl., Krögerstr., D-6000 Frankfurt; Am Forsthaus 8, D-6242 Kronberg. – * 11. 10. 35 Braunsberg/Ostpr. – **StE:** 62 Kiel, **Prom:** 69 Aachen. – **WG:** 65–69 Anästh. Aachen (Kalff), 69–71 Anästh.-Oberärztin Bonn, 71–80 Chefärztin d. Anästh-Abt. am Johanniter-Krh. Bonn, seit 81 freiberufl. tätig.

Bott, Aida, Dr. med., Anästh. (69), privatärztl. Tätigkeit als Anästh., Cl. St. Anna, CH-6924 Sorengo; Villaggio del sole, Cond. Acqua chiara, CH-6988 Ponte Tresa. – * 5. 7. 24. – **StE:** 56 Zürich, **Prom:** 62 Basel. – **WG:** Anästh. Basel (Hügin).

Brächter-Rother, Renate, Dr. med., Anästh. (73), Anästh.-Oberärztin am Ev. Krh., Virchowstr. 20, D-4200 Oberhausen; Striepensweg 26, D-4330 Mühlheim/R. – * 22. 3. 41. – **StE. u. Prom:** 67 Essen.

Brack, Wolf-Jügen, Dr. med., Anästh. (66), leit. Anästh. d. AnästhAbt. an d. Städt. Kl., An den Voßbergen 79/99, D-2900 Oldenburg. – * 24. 3. 33. – **StE:** 57 Hamburg, **Prom:** 58 Hamburg. – **WG:** Path. Hamburg (Krauspe), Anästh. Düsseldorf (Zindler).

Bramann, Hellmut v., Dr. med., Anästh. (66), leit. Arzt d. Havelkl. KG, ermächtigter Anästh., Gatowerstr. 191, D-1000 Berlin 20; Sigismundkorso 38, D-1000 Berlin 28. – * 8. 10. 31 Berlin. – **StE:** 60 Berlin, **Prom:** 61 Berlin. – **WG:** seit 65 Anästh., 66 Oberarzt d. Inst. f. Anästh. d. FU Berlin (Kolb), 71 leit. Arzt d. Havelkl. Berlin.

Brandt, Wilfried, Dr. med., Dipl. Phys., Anästh. (85), Funktionsoberarzt d. AnästhAbt. u. op. Intensivstat. am Krskrh., Karl-von-Hahn-Str. 120, D-7290 Freudenstadt; Karlstr. 3, D-7430 Metzingen. – * 19. 9. 50 Metzingen. – **StE. u. Prom:** 80 Tübingen. – **WG:** Anästh. Reutlingen.

Brandts, Adelheid, Dr. med., Anästh. (76), niedergel. Anästh. (Kassenärztin) in eig. Operationspraxis, Keßlerplatz 5, D-8500 Nürnberg; Imkerstr. 13, D-8500 Nürnberg. – * 16. 1. 37 Gießen. – **StE:** 69 Köln, **Prom:** 70 Köln. – **WG:** Anästh. Fürstenfeldbruck (Ertel), Nürnberg (Opderbecke, Hauth), Fürth (Röllinger). – **ZV:** Erfahrg. mit einer Anästh. Operationspraxis, Anästh. Intensivmed. 26 (1985).

Braun, Eleonore, Dr. med., Anästh. (67), Leit. d. AnästhAbt. d. Krskrh., Marxzeller-Str. 46, D-7540 Neuenbürg; Forststr. 21, D-7540 Neuenbürg-Arnbach. – * 2. 5. 36 München. – **StE:** 61 Würzburg, **Prom:** 63 München. – **WG:** 63–65 Anästh. München (Beer), 65/66 Inn. Kaiserslautern (Hartert), 66 u. 69–71 Anästh. Kaiserslautern (Kapfhammer), 66/67 Chir. Soltau (Keller), seit 71 leit. Anästh. Neuenbürg.

Braun-Heine, Angelika, Dr. med. Anästh. (81), niedergel. Anästh., tätig als Belegarzt im Krh. Werneck, Praxis: Weingartenweg 13, D-8720 Schweinfurt. – * 21. 8. 49 Iserlohn. – **StE:** 75 Würzburg, **Prom:** 76 Würzburg. – **WG:** 77–81 Anästh. Würzburg (Weis), seit 81 niedergel.

Braun, Ulrich, Prof. Dr. med., Anästh. (72), Abt.leit. am Zentr. Anästh., Klinikum d. Univ., Robert-Koch-Str. 40, D-3400 Göttingen; Wolfsgarten 11, D-3406 Bovenden 1. – * 1.10. 39 Memel/Ostpr. – **StE:** 64 Hamburg, **Prom:** 67 Hamburg, **Habil:** 74 Tübingen. – **WG:** 67 Anästh. Luzern (Fassolt), 68 Anästh. Koblenz (Lange), 69–71 Physiol. Göttingen (Bretschneider), 71–77 Anästh. Tübingen (Schorer), 78 Berufung als Prof. u. Abt.leit. am Zentr. Anästh. d. Univ. Göttingen. –
BV: Methoxyfluran: D. Coronardurchblutg., d. Sauerstoffverbrauch, d. Contractilität sowie d. Rhythmusstabilität u. d. Ischämietoleranz d. Herzens (mit Cott, Hellige, Hensel, Kettler, Knoll, Lohr, Martell u. Spieckermann), Anästh. Wiederbeleb. Bd. 80, Springer Berlin, Heidelberg, New York 1974. – D. kalorinerge Ketamineffekt am Menschen u. seine Beeinflussg. durch Muskelrelaxantien (mit Haschemian, Hempel u. Fassolt), ebd. Bd. 94, Springer Berlin, Heidelberg, New York 1975. – Wasser- u. Elektrolythaushalt, in: Lehrbuch d. Chir., Hrg. Koslowski, Irmer u. Bushe, Schattauer Stuttgart, New York 1982. – Parenterale Ernährung, in: Lehrbuch d. Chir., Hrg. Koslowski, Irmer u. Bushe. – Anschlußtherapie u. Intensivbehandlg. nach kardiopulm. Reanimation (mit Turner), Symposium über kardiopulm. u. cerebr. Reanimat., Kassel 1984, Bibliomed Melsungen (1984). –
ZV: Zur Technik des „Cava-Katheterismus" via Vena subclavia u. seinen Ergebn. bei Langzeitinfus. (mit Fassolt), Therap. Umschau 25 (1968). – Phlebograph. Untersuchg. zur Frage d. fremdkörperbedingten Thrombose beim infraclavik. Subclaviakatheter (mit Fassolt u. Teske), Anästhesist 19 (1970). – D. Einfluß von Methoxyflurane, Halothane, Dipiritramide, Barbiturat u. Ketamine auf d. Gesamtsauerstoffverbrauch d. Hundes (mit Hensel, Kettler u. Lohr), ebd. 20 (1971). – Narkoseumsatz mit u. ohne Relaxation am Beispiel von Methoxyfluran (mit Haschemian), ebd. 22 (1973). – D. Rolle von ventilator. Verteilungsstörg. bei d. späten postop. Hypoxaemie nach Oberbauchlaparotomien (mit Voigt), ebd. 27 (1978). – Dauer d. Präoxygenation bei Pat. mit regelrechter u.

gestörter Lungenfunktion (mit Hudjetz), ebd. *29* (1980). – Continuous Monitoring of Oxygen Uptake and Carbon Dioxide Elimination in Critically ill Patients (mit Turner u. Freiboth), Proc. 7th World Congr. on Anaesth., Hamburg 1980, Excerpta Medica Amsterdam, Oxford, Princeton. – Veränderg. d. Lungenfunktion nach Thoraxtrauma (mit Munz, Voigt u. Fassolt), Anästhesist *30* (1981). – Ein Verfahren zur Bestimmg. von O_2-Aufnahme u. CO_2-Abgabe aus d. Atemgasen beim beatmeten Pat. (mit Turner u. Freiboth), ebd. *31* (1982). – Metabolic and Hemodynamic Response to Hyperventilation in Patients with Headinjuries (mit Turner, Hilfiker, Wienecke u. Rama), Intensive Care Med. *10,* 127 (1984).

Bräutigam, Karl-H., Prof. Dr. med., Anästh. (57), Ärztl. Dir. d. Abt. f. Anästh. u. op. Intensivmed. am Katharinenhosp., – Akad. Lehrkrh. d. Univ. Tübingen –, Kriegsbergstr. 60, D-7000 Stuttgart; Brunnenwiesen 16, D-7000 Stuttgart 75. – * 9. 7. 24 Halle. – **StE.:** 49 Marburg, **Prom:** 52 Marburg. – **WG:** 49–52 Chir. Marburg (Mondry), 52/53 Anästh. Remscheid (Schmidt), Düsseldorf (Koss) u. London, 54 Inn. Remscheid (Hantschmann), 55 Pharmak. Bayer Wuppertal-E. (Wirth), 56–58 Anästh. Bielefeld (Koss), 59 Anästh. Chir. Univkl. Erlangen, seit 59 leit. Anästh. am Katharinen-Hosp. Stuttgart. –
BV: Anästh. in d. Lungenchir. (mit Seybold), in: Hein, Kleinschmidt u. Uehlinger, Handbuch d. Tuberkulose, Bd. III, Thieme Stuttgart 1975. – Wiederbeleb. u. Schockbehandlung, in: Brückel, Grundzüge d. Geriatrie, Urban & Schwarzenberg München, Berlin, Wien 1975. –
ZV: Zur Frage d. Behandlg. d. vorzeitigen Placenta-Lösg., Zbl. Gyn. 49 (1956). – D. Blutbank am mittl. Krh., Erg. Bluttransf. Forsch. III (1957). – Technik u. Indikat. d. Bluttransfus., Bielefelder Ärztl. Fortbildungskurse 1957. – Mod. Anästh.-Methoden in Kl. u. Prax., Z. Ärztl. Fortbild. 8 (1960). – D. Inhalationsnark. in d. amb. Prax., Dtsch. Zahnärztl. Z. 11 (1961). – Anästh. b. akutem Nierenversagen, Proc. I. Europ. Kongr. Anästh., Wien 1962. – Beitrag zur Behandlg. hämolyt. Transfusionszwischenfälle (mit Kolb), Zbl. Chir. 1963. – Behandlg. eines hämolyt. Transfusionszwischenfalls, Bibl. haemol. 20 (1965). – Stellenplang. einer AnästhAbt., Krankenhausarzt 1967. – Verlängerte Succinylapnoe als Hinweis auf eine Alkylphosphatvergiftg. (mit Seybold), Dtsch. med. Wschr. 1968. – Psychopharmaka in d. Anästh., Krankenhausarzt 1969. – D. East-Freeman Automatic vent (mit Seybold), Z. prakt. Anästh. 4 (1969). – Hyperthermie durch Allgemeinanästh. (mit Seybold), Anästhesist 1969. – Drucküberwachg. b. Respirator-Beatmg. (mit Schneider), Kongr. Ber. Biomed. Technik Stuttgart 1972. – Rüsch-Tubomat (mit Junghänel), Anästhesist 1979. – Zum Risiko v. Angiographien in lokaler u. allg. Nark. (mit V. Barth), Dtsch. med. Wschr. 1979. – D. Kontrastmittelzwischenfall u. seine Behandlg., Ergebn. d. Angiologie 22 (1980). – Techn. Sicherheit beim Betrieb v. Narkose- u. Beatmungsgeräten, 3. Round-Table-Gespräch Anästh. 1981, Anästh. Intensivmed. 23 (1982). – Wiss. Filme: „Praxis d. Anästh.": 1. Kontrollmaßnahmen; 2. D. oro-tracheale Intubat.; 3. D. Vorbereitung; 4. D. Freihaltung d. oberen Luftwege; 5. D. naso-tracheale Intubation; 6. Infusionssysteme.

Brecher, Hilger Josef, Dr. med., Anästh. (74), Chefarzt d. Abt. f. Anästh. u. Intensivmed. am St. Vincenz- u. Elisabeth-Hosp., An der Goldgrube 11, D-6500 Mainz. – * 17. 4. 39 Köln. – **StE. u. Prom:** 68 Düsseldorf. – **WG:** 79 Anästh. Düsseldorf (Zindler, Dudziak), 71 Anästh. Mainz (Frey), 72 Anästh. Pretoria, South Africa (Kok), 73 Anästh. Groote Schuur Hosp. Kapstadt (Bull), 74 Anästh. Mainz (Frey).

Bregenzer, Michael, Dr. med., Anästh., Chefarzt d. AnästhAbt. am Ev. Krh., Fritz-Wunderlich-Str. 40, D-6798 Kusel.

Brehm, Hans Heinz, Anästh. (68), Chefarzt d. AnästhAbt. am Krskrh., Winnender Str. 41, D-7050 Waiblingen, Tel: 07151/5006-339; Eichenweg 31, D-7050 Waiblingen, Tel: 07151/22328. – * 31. 5. 27 Eisenach. – **StE:** 57 Marburg. – **WG:** 57–59 Chir. Marburg, 59–64 Chir. Bünde/Westf., 64–68 Anästh. Frankfurt/M., seit 70 Chefarzt d. AnästhAbt. Krskrh. Waiblingen.

Breinl, Helmar, Dr. med., Anästh. (65), Chefarzt d. AnästhAbt. u. Ärztl. Dir. d. Krskrh. München-Pasing, Steinerweg 5, D-8000 München 60; Bassermannstr. 23, D-8000 München 60. – * 23. 1. 33 Kalsching. – **StE:** 59 München, **Prom:** 59 München. – **WG:** 62 Anästh. München (Beer).

Breithaupt, Margitta, Anästh. (72), niedergel. Anästh. (Gemeinschaftspraxis mit Frau Dr. Tomek), tätig in West-Kl. Dahlem, Schweinfurth-Str. 43–47, D-1000 Berlin 33, Hygiea-Kl., Fuggerstr. 15, D-1000 Berlin 30, Dr. Meckies, Schloßstr. 88, D-1000 Berlin 41; Lassenstr. 30, D-1000 Berlin 33. – * 19. 11. 37 Berlin. – **StE:** 68 Berlin. – **WG:** 68–72 Anästh. Berlin (J. Eckart).

Brengel, Sibylle, Anästh. (83), Anästh. an d. AnästhAbt. d. Städt. Krh., Friedrich-Engels-Str. 25, D-6750 Kaiserslautern, Tel: 0631/2031-578; Unterhammer 1, D-6751 Trippstadt. – * 13. 8. 51 Kaiserslautern. – **StE:** 78 Heidelberg. – **WG:** Anästh. seit 79 Kaiserslautern (Kapfhammer).

Breucking, Elisabeth, Dr. med., Anästh. (78), Oberärztin am Inst. f. Anästh., Klinikum Barmen, Heusnerstr. 40, D-5600 Wuppertal 2; Hütter Str. 7 a, D-5600 Wuppertal 12. – * 27. 11. 46 Leverkusen. – StE: 72 Bonn, **Prom:** 73 Bonn. – WG: 73/74 Anästh. Bonn (Roth), 75/76 Anästh. Euskirchen (Koenen), 77–81 Anästh. Ulm (Ahnefeld, Dick), seit 82 Anästh. Wuppertal (Schara).

Brinke, Gisela, Dr. med., Anästh. (74), Oberärztin d. Anästh. an d. Ruhrlandkl., Tüschener Weg 30, D-4300 Essen-Heidhausen; Hummelshagen 76, D-4300 Essen 18 (Kettwig). – * 3. 2. 42 Wels/Österreich. – StE: 67 Würzburg, **Prom:** 68 Würzburg. – WG: Anästh. Essen (Stöcker), Pharmak. Würzburg (Henschler), Anästh. Hannover (Kirchner), Radiol. Nürnberg (Zeitler), Anästh. Nürnberg (Opderbecke), Anästh. Villingen-Schwenningen (Gülke), Anästh. Ruhrlandkl. Essen-Heidhausen (Dorsch).

Brockmüller, Kay Dieter, Dr. med., Anästh. (68), niedergel. Prakt. Arzt, Schillerstr. 5, D-7265 Neubulach; Hindenburgstr. 20, D-7260 Calw. – * 9. 4. 32 Lübeck. – StE. u. **Prom:** 64 Tübingen. – WG: 64–66 Anästh. Lübeck (Levin), 66–68 Blutgruppenserol. Lübeck (Preuner), 68–74 Anästh. Tübingen (Schorer), 74–78 Chefarzt d. Zentr. AnästhAbt. d. Krskrh. Calw u. Nagold, seit 78 niedergel. prakt. Arzt in Neubulach, Mitgl. d. Konrad-Morgenroth-Ges.: anästh. tätig bei niedergel. Zahnärzten u. KieferChir., Schwerpunkt in d. Praxis: Ther. von Atemwegserkrankungen (leit. Arzt d. Neubulacher Asthma-Ther.-Zentrums). – **ZV:** 29 wiss. Publ. in Anästh. u. Blutgruppenserol., Analgosedierung.

Bronner, Bertrand Eric, Dr. med., Anästh. FMH (67), niedergel. Anästh., tätig am Hôp. Ophtalmique, CH-1004 Lausanne; les Essarts, CH-1261 Chéserex. – * 17. 9. 27 Obernai/Frankreich. – StE. u. **Prom:** 51 Lausanne. – WG: 52–56 Chir. Lausanne (Decker), 56/57 Internship, Port Chester, N.Y./USA, 57–59 Anästh. Bellevue Med. Center, New York (Rovenstine), 59–64 Anästh. Genève (Junod), 64–80 Med.-Chef Service d'anesth. Hôp. de Zône Nyon, seit 80 niedergel. Anästh. Lausanne.

Brost, Frank, Dr. med., Anästh. (72), Anästh. am Inst. f. Anästh. d. Univkl., Langenbeckstr. 1, D-6500 Mainz; Sertoriusring 115, D-6500 Mainz 21. – * 6. 2. 39 Berlin. – StE: 66 Mainz, **Prom:** 67 Mainz. – WG: Anästh. Mainz (Frey, Dick).

Bruckert, Heini, Dr. med., Anästh. FMH (81), Chefarzt d. AnästhAbt. d. Kantonsspit., CH-6110 Wolhusen; Sedelboden, CH-6110 Wolhusen. – * 21. 8. 47 Basel. – StE: 76 Basel, **Prom:** 81 Basel.

Brückner, Jürgen, Prof. Dr. med., Anästh. (69), Freie Univ. Berlin; Inst. f. Anästh. im Klinikum Westend, Spandauer Damm 130, D-1000 Berlin 19; Keithstr. 16, D-1000 Berlin 30. – * 16. 3. 37 Spremberg/Lausitz. – StE: 61 Köln, **Prom:** 63 Köln, **Habil:** 70 Berlin. – WG: 63–67 Anästh., Chir., Intensiv. Köln-Lindenthal (Eberlein, Heberer, Bonhoeffer), 67/68 Experim. Chir. Köln (Bretschneider), 68/69 Physiol. Göttingen (Bretschneider), seit 69 Inst. f. Anästh. Berlin/Westend (Eberlein). –

BV: Applic. of an automat. General Data Processing System in anaesth., in: Progr. in Anaesth. (Ed. Boulton, Bryce-Smith, Sykes, Gillett and Revell), Excerpta Medica Foundation Amsterdam 1970. – The influence of barbiturates, halothane and the combination of droperidol and fentanyl on the metabolism of high energy phosphates in the ischemic dog heart (mit Spieckermann, Eberlein, Grebe, Kübler, Lohr u. Bretschneider), in: ebd. – Vergleich. Untersuchg. über d. Einfluß versch. Narkosearten (NLA, Barbiturat-Halothan-, Aether-, Chloralose-Urethan-Narkose) auf d. Stoffwechsel d. energiereichen Phosphate im ischäm. Hundemyokard (mit Spieckermann, Braun, Grebe, Hellberg, Lohr, Eberlein u. Bretschneider) in: Neue klin. Aspekte d. NLA (Ed. Henschel), Schattauer Stuttgart, New York 1970. – Vergleich. Untersuchg. d. Wirkg. v. Natrium-Bicarbonat u. Tris-Hydroxyaminomethan (THAM) b. metabol. Acidose, in: Intensivbehandlung u. ihre Grenzen (Ed. Hutschenreuter, Wiemers), Anästh. Wiederbeleb., Bd. 55, Springer Berlin, Heidelberg, New York 1971. – Prä- u. postop. intermitt. assist. Spontanatmung – eine Meth. zur Verhütg. u. Behandlg. d. inkompl. respir. Insuffizienz nach Eingriffen im höheren Lebensalter (mit Gethmann, Haldemann u. Schmitz-Wirsig), in: Anästh. in extr. Altersklassen (Ed. Hutschenreuter, Bihler u. Fritsche), ebd., Bd. 47, 1970. – Variation d. Ischämietoleranz im exp. hämorrhag. Schock durch Barbiturate, Ketamine, Fentanyl u. Beatmg. (mit Gethmann, Patschke, Reinecke, Zohlen u. Eberlein), in: Advance in Anaesth. and Resuscitation, Avicenum Prag 1972. – Anwendg. v. Piritramid (Dipidolor) b. d. Sectio-caesarea-Anästh. (mit Schmicke u. Nikulla), in: NLA (Ed. Henschel), Schattauer Stuttgart 1972. – Vergl. Untersuchg. d. Kreislaufwirkg. v. Dehydrobenzperidol u. Phenoxybenzamin im hämorrhag. Schock (mit Reinecke, Patschke), in: ebd. – Beeinflussg. d. Hypoxie-Toleranz im hämorrhag. Schock durch Anästhetika (mit U. Brückner, Eberlein, Gethmann, Patschke u. Reinecke), in: ebd. – Dosis-Zeit-Relat. zwischen Anästh. u. Zustand d. Kindes in d. op. Geburtshilfe (mit Boden u. Schmicke), in: Perinatale Med. (Ed. Saling u. Dudenhausen), Thieme Stuttgart 1972. – Über d. Beeinflussg. d. Hypoxietoleranz im hämorrhag. Schock durch Kalium-Magnesium-Aspartat (mit Gethmann, Patschke u. Reinecke), in: Kalium-Magnesium-Aspartat (Ed. Horatz u. Rittmeyer), Medicus Berlin 1973. – Untersuchg. zur Wirkg. v. Ketamin im experim. hämorrhag. Schock (mit Patschke, Reinecke u. Tarnow), in: Ketamin, Neue Ergebnisse in Forschung u. Kl. (Ed. Gemperle, Kreuscher u. Langrehr), Anästh. Wiederbeleb. Bd. 69, Springer Berlin, Heidelberg, New York 1973. – Einfluß d. Ketamin-Anästh. auf d. Nierendurchblutg. (mit Patschke, Reinecke, Schmicke, Tarnow u. Eberlein), ebd. – ZV: Autoradiogr. Untersuchg. über d. Einfluß einer Röntgen-Ganzkörperbestrahlung auf d. Eiweißsyntheserate im Zellkern (mit Gerbaulet u. Maurer), Naturwissenschaften 48 (1961). – Autoradiogr. Untersuchg. über d. Inkorporation v. 3 H Aminosäuren im Zellkern während d. G-Phase u. d. S-Phase b. normalen u. Röntgen-bestrahlten Mäusen (mit Gerbaulet u. Maurer), Biochem. Biophys. Acta 68 (1973). – Vergleich. Untersuchg. d. prä-, intra- u. postop. Sauerstoffaufnahme u. d. Kalorienbilanz während d. postop. katabolen Phase beim Menschen (mit Franke u. Eberlein), Langenbecks Arch. klin. Chir. 316 (1966). – Plang. u. Organis. eines Anästh.-Dokumentation-Systems mit masch. Datenverarbeitung (mit Bonhoeffer u. Mertens), Anästhesist 77 (1968). – Zur Pathophysiol. langfristig beatm. Kranker (mit Bonhoeffer u. Standfuss), Langenbecks Arch. klin. Chir. 319 (1967). – Messg. d. Koronardurchblutg. mit d. Argon-Fremdgasmethode am Pat. (mit Rau, Tauchert, Eberlein u. Bretschneider), Verh. dt. Ges. f. Kreislaufforschung 34 (1968). – Vergleich. Untersuchg. d. prä-, intra- u. postop. Sauerstoffaufnahme b. Oberbauchlaparotomierten mit postop. niedrig kalorischer Ernährung, Zbl. Chir. 94 (1969). – Vergleich. Untersuchg. d. Sauerstoffaufnahme während d. NLA u. Barbiturat-Narkose beim Menschen (mit Bonhoeffer), Anästhesist 18 (1969). – Gasstoffwechsel im extrakorp. Kreislauf, Thoraxchir. 17 (1969). – Präischäm. Belastg. u. Wiederbelebungszeiten d. Herzens (mit Spieckermann, Kübler, Lohr u. Bretschneider), Verh. dt. Ges. f. Kreislaufforschung 55 (1969). – Erfahrg. mit Codierg. v. Verlaufsdaten u. ihrer elektron. Verarbeitg. im Kölner Anästh.-Dokumentation-System, Meth. Inform. Med., Suppl. VI (1969). – Physiol. Grundlagen d. Säure-Basen-Haushaltes (mit Eberlein), Med. Mitt. (Melsungen) 43 Suppl. I (1969). – Einfach. Hilfsmittel zur permanenten präcard. Auskultat. d. Herzaktion während d. Anästh., Z. prakt. Anästh. 5 (1970). – Vergleich. Untersuchg. d. Wirkg. v. Natrium-Lactat, -Acetat u. Malat b. metabol. Acidose, Anästhesist 19 (1970). – Krit. Bemerkg. zum eigenen Anästh.-Dokumentations-System (mit Bonhoeffer), Z. prakt. Anästh. 5 (1970). – Maligne Hyperpyrexie u. allg. Muskel-Rigidität unter Allg.-Narkose (mit Gethmann, Bartels u. Eberlein), ebd. – Anamnesedokumentat. in d. Anästh., Meth. Inform. Med. Suppl. V (1971). – Medikam. Beeinflussg. d. Sauerstoffschuld im progress. hämorrhag. Schock (mit U. Brückner, Gethmann, Patschke u. Reinecke), Arzneimittelforsch. 22. Beiheft (1971). – Experim. Untersuchg. zur Beeinflussg. d. Hämodynamik in tiefer Halothannark. durch Dopamin, Glucagon, Effortil, Noradrenalin u. Dextran (mit Tarnow, Eberlein, Patschke, Reinecke u. Schmikke), Anästhesist 22 (1973). – Tierexperim. Untersuchg. über d. Kreislaufwirkg. v. Ketamine u. Barbiturat in

hämorrhag. Schock (mit Patschke, Reinecke, Tarnow u. Eberlein), ebd. 21 (1972). – Probl. d. Input-Kontrolle b. Dokumentationsprojekten in d. Anästh. u. Intensivpflege, Anästh. Informat. 13 (1972). – Experim. Untersuchg. über d. Kreislaufwirkg. v. GT 1341, einem neuen Steroidanästhetikum (mit Patschke, Reinecke, Schmicke, Tarnow u. Eberlein), Anästhesist 21 (1972). – The influence of barbiturate, halothane, fentanyl-piritramide, ketamine and CT 1341 (a new steroid anaesthetic) on the uptake time and uptake volume in experimental haemorrhagic shock (mit Gethmann, Patschke, Reinecke u. Tarnow), Excerpta Medica Internat. Congr. Ser. No. 262 (1972). – Influence of the steroid anaesthetis agent CT 1341 on Hemodynamic in dogs (mit Patschke, Reinecke, Schmicke, Tarnow u. Eberlein), ebd. – Haemodynamic responses to Ethyladrinol (Effortil) during halothane induced myocardial depression in the dog (mit Tarnow, Eberlein, Patschke, Reinecke u. Schmicke), Acta anaesth. scand. 17 (1973). – Weitere Angaben fehlen.

Brunckhorst, Bodo, Dr. med., Anästh. (67), Chefarzt d. zentr. Abt. f. Anästh. u. Intensivmed. d. beiden Krskrh. Albstadt u. Balingen, Krskrh., Friedrichstr. 39, D-7470 Albstadt 1; Richard-Wagner-Str. 26, D-7470 Albstadt 1. – * 2. 2. 35 Berlin. – StE: 61 München, **Prom:** 63 Tübingen. – **WG:** 63 Anästh. Krefeld (Körner), 63/64 Inn. (Meller), 64–68 Anästh./Chir. Hamburg (Horatz/Zukschwert), seit 68 Chefarzt d. zentr. Abt. f. Anästh. u. Intensivmed. an d. Krskrh. Albstadt u. Balingen.

Bubser, Hanspeter, Dr. med., Anästh. (84), Anästh. - Oberarzt am Bwkrh., Oberer Eselsberg 40, D-7900 Ulm; Am Äule 10b, D-7916 Leibi. – * 3. 2. 51 München. – **StE:** 76 München, **Prom:** 77 München. – **WG:** 80–84 Anästh. Ulm (Bock).

Buch, Alfons, Reinhard, Dr. med., Lungenerkr. (70), Anästh. (77), 1. Oberarzt d. Anästh. Kl. d. Städt. Krankenanst. Bielefeld-Mitte, Oelmühlenstr. 26, D-4800 Bielefeld 1; Schwarzbachtal 1, D-4806 Werther. – * 8. 5. 40 Landshut. – **StE:** 65 Leipzig, **Prom:** 65 Leipzig. – **WG:** 66–73 Lungenerkr. Leipzig (Lindig), seit 73 Anästh. Städt. Krankenanst. Bielefeld-Mitte (Menzel).

Buchholz, Gunhild, Dr. med., Anästh. (73), Chefärztin d. Abt. f. Anästh. u. Intensivmedizin am Dreifaltigkeits-Krh., Bonner Str. 84, D-5047 Wesseling, Tel: 02236/771; Gartenstr. 5, D-5047 Wesseling, Tel: 02236/42476. – **StE:** 66 Köln, **Prom:** 70 Köln. – **WG:** 69 Chir. Wermelskirchen (Nabel), 69/70 Anästh. Wermelskirchen (Beetz), 70/71 Anästh. Köln-Weyertal (Reek), 72/73 Anästh. Köln-Merheim (Matthes),

73/74 Chefärztin d. AnästhAbt. St. Anna-Krh. Köln, seit 75 Chefärztin d. Anästh.- u. IntensivAbt. Dreifaltigkeits-Krh. Wesseling.

Buchholz, Ivar, Dr. med., Anästh. (71), leit. Arzt d. AnästhAbt. am Krskrh., Krankenhausstr. 2, D-2360 Bad Segeberg; Schubertweg 14, D-2360 Bad Segeberg, Tel: 045 51/8 13 13. - * 29. 9. 37 Berlin. - **StE:** 64 Berlin, **Prom:** 65 Berlin. - **WG:** 66/67 Chir. Berlin (Dohrmann), 68-71 Anästh. Berlin (Kolb).

Buchmüller, Gottfried, Dr. med., Anästh. (68), Chefarzt d. AnästhAbt. am Krh., Alte Postgasse 1, D-7798 Pfullendorf; Ringstr. 4, D-7798 Pfullendorf. - * 1. 2. 32 Köln. - **StE:** 57 Köln, **Prom:** 59 Köln. - **WG:** Anästh. 60/61 Recklinghausen, 61 Ludwigshafen, 61-63 Hamburg, 63/64 Münsterlingen/CH, 64-67 Zürich (Hossli), 67/68 Leit. d. AnästhAbt. am Kantonsspit. Münsterlingen/CH, 68/69 München (Lehmann), 69/70 Chefarzt d. AnästhAbt. am Krh. Landsberg/Lech, 70-73 Anästh.-Belegarzt am Ketteler-Krh. Offenbach, seit 73 Chefarzt d. AnästhAbt. am Krh. Pfullendorf.
BV: Klin. Erfahrg. mit d. NLA Typ II in d. Kiefer-Chir., in: Anästh. Wiederbeleb., Bd. 18, Springer Berlin, Heidelberg, New York 1966.

Buchwald, Klaus-Peter, Dr. med., Anästh. (74), Chefarzt d. Abt. f. Anästh. u. Intensivmed. d. Krh., Am Krh. 1, D-2150 Buxtehude. - * 5. 9. 38 Jauer/Schles. - **StE:** 66 Hamburg, **Prom:** 68 Hamburg. - **WG:** Anästh. (Horatz), Neurol. (Janzen), Internist. Intensivmed. (Bartelheimer), jeweils Hamburg-Eppendorf. - **BV:** Erfahrungen mit man. u. app. extrathor. Herzmassage, in: Wiederbeleb., Organersatz, Intensivmed. 8, 1971. - Kardiogener Schock, Pathogene, Kl., Prophylaxe u. Ther. d. Schockes, Steinkopff Darmstadt 1971. - Ineffektive Xylocainther. b. Rhythmusstörungen bes. Genese, Electa, Kap. 19. - D. instabile Thorax, in: Proc. ZAK Bremen 1975. -
ZV: Erfahrungen mit dem Beta-Rezeptorenblocker 303 50 172, Med. Welt 1971. - Glassplitteraspiration b. Gesichtsschädeltrauma, Anästh. prax. 12 (1976). - Kammerflimmern als Komplikat. beim Legen eines Cava-Katheters, Anästhesist 25 (1976). - D. traumat. Pneumatozele im Röntgenbild - Pathogenese u. Verlauf, RöFo 125 (1976).

Bucko, Franz, Dr. med., Anästh. (70), Leit. d. AnästhAbt. Engeriedspital, Riedweg 15, CH-3012 Bern; Thalmatt 38, CH-3037 Herrenschwanden. - * 5. 6. 33 Nove Zamky/CSSR. - **StE** u. **Prom:** 57 Bratislava/CSSR. - **WG:** Anästh. Wien (Mayrhofer), München (Beer, Doenicke).

Budja, Vlado, Dr. med., Anästh. (78), Oberarzt d. AnästhAbt. am Krskrh., Rotebergstr. 2, D-6340 Dillenburg; Schillerstr. 70, D-7100 Heilbronn. - * 26. 3. 30 Zagreb. - **StE.** u. **Prom:** 58 Zagreb. - **WG:** 59-73 Notfallmed. Zagreb (Vnuk), 73-79 Anästh. Heilbronn (Clemen), seit 79 Oberarzt d. AnästhAbt. Krskrh. Dillenburg (Jakšić).

Buechler, Klaus, Dr. med., Anästh. (79), Weinbergstr. 14, D-8820 Gunzenhausen.

Bühler, Ursula Elisabeth, Dr. med., Anästh. (64), Chefärztin d. AnästhAbt. Albertinen-Krh., Süntelstr. 11a, D-2000 Hamburg 61; Hochrad 11, D-2000 Hamburg 52. - * 28. 11. 33 Hamburg. - **StE:** 57 Hamburg, **Prom:** 58 Hamburg. - **WG:** 60 Chir. Hagen-Haspe (Scheede), 61 Schiffsärztin SS „Agamemnon", 61-63 Anästh. Krefeld (Körner), 64 Inn. Hagen-Haspe (Korte), seit 64 Chefärztin d. AnästhAbt. Albertinen-Krh.

Burchardi, Hilmar, Prof. Dr. med., Anästh. (69), Abteilungsleiter am Zentrum Anästh. d. Univ., Klinikum Göttingen, Robert-Koch-Str. 40, D-3400 Göttingen; Am Weinberge 18, D-3406 Bovenden. - * 29. 4. 37 Tondern/Dänemark. - **StE:** 62 Hamburg, **Prom:** 68 Hamburg, **Habil:** 71 Freiburg. - **WG:** 65/66 Lungenfunkt. Hamburg (Harms), 66/67 Anästh. Hamburg-Altona (Lawin), 67-70 Anästh. Freiburg (Wiemers), 70-73 Anästh. an d. Dtsch. Kl. f. Diagnostik Wiesbaden, seit 73 Abteilungsleiter am Zentrum Anästh. d. Univ. Göttingen. -
BV: Akute Notfälle, Thieme Stuttgart 1981. - Postop. Frühkomplikationen (mit Wiemers, Kern u. Günther), 2. Aufl., Thieme Stuttgart 1981. - Einfluß versch. Beatmungscharakteristika auf d. ventil. Verteilungsstörung, Kongreßber. d. Jahrestgg. d. DGAW, Hamburg 1972, Springer Berlin, Heidelberg, New York 1974. - Analysis of respiratory resistance during artificial ventilation, in: Ulmer: Atmungsregulation, Verh. Ges. Lungen- u. Atmungsforsch., Bd. 6, Bochum 1976. - Analysis of ventilatory distribution in man by Argon clearance (mit Hensel), in: ebd. - The measurement of the pulmonary diffusing capacity, in: Nair: Computers in critical care and pulmonary med., Plenum Press New York 1980. - Thrombinduz. intravas. Gerinng. am Zwergschwein, Teil I: Veränderg. d. Atemmechanik (mit Hensel), in: Weis: 25 Jahre DGAI, Springer Berlin, Heidelberg, New York 1980. - Thrombinduz. intravas. Gerinng. am Zwergschwein, Teil II: Veränderg. d. pulmon. Kapillarperfus. u. d. Diffusionskapazität (mit Stokke), in: ebd. - Thrombinduz. intravas. Gerinng. am Zwergschwein, Morpholog. Befunde (mit Rahlf u. Hensel), in: ebd. - Allgemein-Narkose, in: Vossschulte et al.: Lehrbuch d. Chir., 7. Aufl., Thieme Stuttgart 1980. - Peritonitis - Ileus - abdominelle Blutung (mit Sie-

wert), in: Lawin: Praxis d. Intensivbehandlung, 4. Aufl., Thieme Stuttgart 1981. – Störg. d. Säure-Basen-Haushaltes (mit Lawin), in: ebd. – Pathophysiol. u. Diagnostik d. Lungenfunktion, in: Benzer et al.: Anästh., Intensivther. und Reanimatologie, 5. Aufl., Springer Berlin, Heidelberg, New York 1982. – Automatic correction for the effects of changing gas viscosity in pneumotachographic measurements, in: Nair et al.: Computers in Critical Care and Pulmonary Medicine, Vol. 3, Plenum New York 1983. – Adult respiratory distress syndrome (ARDS). Experimental models with elastase and thrombin infusion in pigs, in: Hörl et al.: Proteases: Potential Role in Health and Disease, ebd. 1984. –
ZV: Zur Altersabhängigkeit d. art. Sauerstoffdrucks, Z. prakt. Anästh. 3 (1968). – Pulmon. Mikrothrombosierg. als Ursache d. respir. Insuffizienz bei Verbrauchskoagulopathie (mit Mittermayer u. Vogel), Dtsch. Med. Wschr. 95 (1970). – Zur Frage d. Ventilationsverteilg. unter Langzeitbeatmung, Pneumologie 147 (1972). – Anästh. Probl. bei Erkrankg. d. asthmat. Formenkreises, actuelle chir. 7 (1972). – Zur Problematik d. Lunge im Schock, Med. Welt 25 (1974). – Op. Eingriff bei Diabetikern, anästh. praxis 13 (1977). – Messg. d. Diffusionskapazität unter app. Beatmg., Atemwegs- u. Lungenkrankheiten 5 (1979). – Management of anuric intensive-care patients with arteriovenous hemofiltration (mit Kramer, Kaufhold, Gröne, Wigger, Rieger, Matthaei, Stokke u. Scheler), Internat. J. Artific. Organs 3 (1980). – Anästh. Gesichtspunkte bei d. amb. zahnärztl. Versorgg. zentr. behinderter Kinder (mit Larsen), Norddtsch. Zahnärzteblatt 15 (1980). – Eine einfache Methode für d. Bestimmg. d. funktionellen Residualkapazität während Beatmg. (mit Stokke u. Hensel), Anästhesist 30 (1981). – Bestimmung der pulmonalen Diffusionskapazität während Beatmung (mit Stokke, Röhrborn, Hensel, Hilfiker u. Braun), ebd. – Entwöhnen von d. künstl. Beatmung (Weaning) (mit Stokke), Diagnostik & Intensivther. 11 (1981). – Kontinuierl. arteriovenen. Hämofiltration (CAVH) (mit Stokke, Kramer, Schrader u. Gröne), Anästhesist 31 (1982). – Einfache, exakte Trennung von In- und Exspirationsgas während masch. Beatmg. (mit Stokke), ebd.

Burghardt, Jürgen, Dr. med., Anästh. (77), leit. Arzt d. AnästhAbt. d. Städt. Krankenanst., Wildeshauser Str. 92, D-2870 Delmenhorst. – * 3. 10. 43 Braunschweig. – **StE:** 70 Essen, **Prom:** 71 Hamburg. – **WG:** 71 Anästh. R. Virchow-Krh. Berlin, 72–78 Anästh. Berlin (Eberlein), seit 78 leit. Arzt d. AnästhAbt. d. Städt. Krankenanst. Delmenhorst.

Burkart, Achutaramaiah, Anästh. (76), Oberarzt d. AnästhAbt. beim Krskrh., Forststr. 9, D-3558 Frankenberg (Eder); Am Spielplatz 24, D-3558 Frankenberg (Eder). – * 22. 8. 45 Visakhapatnam/Ind. – **StE:** 69 S.V.-Univ. Indien. – **WG:** Anästh. 74–78 Lahr

(Mutter), 78/79 Castrop-Rauxel (Sulz), seit 79 Frankenberg (Wolff).

Burkat, Ulrich, Anästh., Martin-Luther-Krh., Lutherstr. 22, D-2380 Schleswig; Schulstr. 13, D-2381 Jagel.

Burkhardt, Lisemarie, Dr. med., Anästh. (75), Anästh. (Vertretg. d. Chefarzt) an d. AnästhAbt. d. Spital Neumünster, CH-8125 Zollikerberg; Ringstr. 30, CH-8126 Zümikon. – * 12. 2. 43 Zürich. – **StE. u. Prom:** 69 Zürich.

Buros, Milan, Dr. med., Anästh. (71), Chefarzt d. Abt. f. Anästh. u. Intensivtherapie am DRK- u. Freimaurer-Krh. Rissen, Suurheid 20, D-2000 Hamburg 56; König-Heinrich-Weg 135 a, D-2000 Hamburg 61. – **StE. u. Prom:** 52 Prag. – **WG:** 52–60 Chir. Bratislava (Cärsky), 60 WHO Anästh. Kopenhagen, 65 Anästh. Hamburg, 67–69 Anästh. Schweden, seit 69 Chefarzt Hamburg-Rissen.

Busch, Andreas, Dr. med., Anästh. (82), Chefarzt d. AnästhAbt. d. St.-Vinzenz-Hosp., Hammer Str. 9, D-4473 Haselünne; An der Bleiche 14, D-4473 Haselünne. – * 20. 5. 51 Wuppertal. – **StE:** 78 Bonn, **Prom:** 83 Bonn. – **WG:** Anästh. u. Intensivmedizin 78–81 Bonn (Franicevic), 81/82 Osnabrück (Hahne, Cording), 82/83 Lingen/Ems (Albers).

Busse, Jörg, Prof. Dr. med., Anästh. (72), Chefarzt d. Inst. f. Anästh., Städt. Krh., Gotenstraße 1, D-5650 Solingen 1; Drachenfelsstr. 6, D-5650 Solingen 11. – * 19. 11. 39 Weissenborn-Lüderode. – **StE. u. Prom:** 64 Marburg, **Habil:** 76 Köln. – **WG:** 67 Path. Freiburg (Zollinger, Oehlert, Sandritter), 68 Chir. Köln (Heberer), 69–72 Anästh. Köln (Bonhoeffer), 72–74 Physiol. Köln (Hirche), 74–83 Anästh. Köln (Bonhoeffer). – Karl Thomas Preis d. DGAI 1976.

Bussien, René, Dr. méd., Anästh. FMH (72), Médecin-chef Anesth., Clinique des Charmettes, Mornex 10, CH-1001 Lausanne; Tour Haldimand 5, CH-1009 Pully. – * 23. 3. 39 Monthey/Valais. – **StE:** 67 Lausanne, **Prom:** 69 Lausanne, **Habil:** 73 Lausanne. – **WG:** 70 Prix Jacques Roux de l'Université de Lausanne, 73–75 Médecin-chef anesth. Clinique de Chamblandes à Lausanne, dès 76 à la Clinique des Charmettes. – **BV:** Code des interventions diagnostiques et thérapeutiques en chir., anesth. et soins intensifs (avec J. Stutz, A. Besson, R. Berchtold et H. Ehrengruber), vol. 2, Ed. Veska, Aarau 1972. – **ZV:** Anesth. et réanimation chir. dans les hôpitaux univ. suisses, Ann. Anesth. Franç. XIV (1973). – L'ordinateur en chir., anesth. et soins intensifs. Cinq ans d'utilisation, Méd. et Hyg. 31 (1973). – Granulocytopénie aiguë après administration simultanée de gentamicine et diazépam, La Nouv. Pres. méd. 3 (1974). – L'informatique en médecine intensive. Quelques exemples d'approche européenne, Ann. Anesth. Franç. XVI (1975). – Crise d'asthme après induction avec l'alfatésine, Ann. Anal. Réa. XXXII (1975). – Deux ans d'utilisation d'un système d'évacuation des gaz et vapeurs anesthésiques hors des salles d'opération, Méd. et Hyg. 34 (1976). – Pour un protocole de narcose standardisé en Suisse, Méd. et Hyg., 34 (1976). – Médecins anesth. aujourd'hui: profession exposée? (avec J. P. Gross), Rev. méd Suis. Rom 103 (1983).

Büttner, Wolfgang, Dr. med., Anästh. (72), Oberarzt am Inst. f. Anästh. d. Marienhosp. – Ruhr-Univ. Bochum – Hölkeskampring 40, D-4690 Herne 1; Schäferstr. 76, D-4690 Herne 1. – * 2. 11. 37. – **StE:** 65 Bonn, **Prom:** 68 Bonn. – **WG:** 67/68 Anästh. Bonn (Havers), 68 Anästh. Bw. Koblenz (Lange), 69–74 Anästh. Bonn (Havers, Stöckel), 74–79 Chefarzt d. AnästhAbt. St. Petrus-Krh. Bonn u. Kinderkl. St. Augustin, seit 79 Oberarzt am Inst. f. Anästh. Marienhosp. Herne. –
BV: Coronarograph. Untersuchg. bei d. Halothanebedingten Blutdruckmessg. beim Hund (mit Hahn, Thelen u. Felix), Anästh. Wiederbeleb., Bd. 93, Springer Berlin, Heidelberg, New York 1975. – EKG-Untersuchg. zur Frage d. Blutdrucksenkung bei Hypertonikern (mit Havers), ebd., Bd. 94, 1975. – D. Anästh. bei d. Implantation eines Carotis-Sinus-Nervenstimulators (mit Havers), ebd. 1974. – Klin. ambulantes Operieren von Kindern aus anästh. Sicht, Thieme Stuttgart, New York 1985. –
ZV: Barbiturat- u. relaxantienfreie Narkose bei Herzschrittmacherpatienten, Advances in Anaesth. and Resuscitation II (1972). – Modem zur Langzeitaufnahme bio-elektr. Signale mit Hilfe handelsübl. Tonbandgeräte (mit Hahn u. Ramm), Z. prakt. Anästh. 10 (1975). – Neutralization of Heparin after Extracorporeal Circulation (mit Popov-Cenic, Müller, Kladetzky), Anaesthesia 24 (1975). – Postop. Bleeding Tendency and Changes in the Coagulation System (mit Müller et al.), Thrombosis Research 7 (1975). – Fibrinolytic Problems During Open Heart Surgery with ECC (mit Kladetzky et al.), ebd. 7 (1975). – D. Rolle d. Fluothane u. d. kontroll. Hypotension bei 652 Hüftgelenksendoprothesen (mit Knorr), Anästh. Intensivmed. 109 (1978). – Intra- u. postop. Ther. v. Störg. d. Gerinnungs- u. fibrinolyt. Potentials bei Kleinkindern nach herzchir. Eingr. mit u. ohne totalen Kreislaufstillstand in tiefer Hypothermie (mit Urban), Mschr. Kinderhk. 127 (1979). – Narkosegas-Absaugung für das Jackson-Rees-System (mit Malotki), Z. prakt. Anästh. 14 (1979). – Pract. Experiences with the Routine Application of the Intravasc. PO$_2$-Probe, Biotelemetry Patient Monitoring 6 (1979). – Sicherheitsrisiken bei Prämedikation v. Kindern mit Ketamine (mit Schlos-

ser), Anästh. Intensivmed. 157. – Erfahrg. mit kontinuierl. intravas. PO$_2$-Messg. bei beatmeten Kleinkindern, Päd. Intensivmed. II (1981). – The Regulation of the myocardial Perfusion During Different Levels of Halothane Anaesth., Anaesthesia 37 (1982). – Anästh. u. op. Konzept bei ausgedehnten urol. Eingriffen (mit Tunn u. Thieme), Intensivmed. Prax. 6 (1983). – Beziehg. zw. d. Ultraschallbild d. unteren Hohlvene u. d. zentr. Venendruck (mit Adler et al.), Akt. Gerontologie 13 (1983). – Pathophysiol. Aspekte in d. frühen postop. Phase d. Säuglings, Klin. Anaesth., Akad. ärztl. Fortbildg. Wien, 1983. – D. Orientierg. über d. zentr. Venendruck mit Hilfe d. Ultraschalluntersuchg. d. unteren Hohlvene (mit Adler), Anaesthesia 38 (1983). – Messg. d. Atemgasstromes beim Neugeborenen u. Säugling mit Hilfe eines computergestützten Meßprinzips (mit Papenfuß), ebd.

Buzello, Walter, Prof. Dr. med., Anästh. (73), C3-Prof. am Inst. f. Anästh. d. Univ., Joseph-Stelzmann-Str. 9, D-5000 Köln 41 (-Lindenthal); Krautgärten 12, D-7800 Freiburg. – * 29. 7. 39 Völklingen. – **StE:** 63 Frankfurt, **Prom:** 65 Frankfurt, **Habil:** 74 Freiburg. – **WG:** 66/67 Bw., 67/68 Pharmak. Homburg/Saar (Rummel), 68–70 Inn. Saarbrücken (Gros), 70–85 Anästh. Freiburg (Wiemers), 83 Gastprof. Texas Tech. Univ. El Paso/USA (Dal Santo), seit 85 C3-Prof. in Köln-Lindenthal. –
BV: Enzymindukt. durch Ethrane (mit Jantzen), in: Ethane, Anästh. Wiederbeleb., Bd. 84, Springer Berlin, Heidelberg, New York 1974. – Muskelrelaxantien, Thieme Stuttgart 1981. –
ZV: Mit Hübner: Hypoxie u. Blutbildg., Frankf. Z. Path. 74 (1965). – Mit Büch, Neurohr u. Rummel: Opt. Antipoden v. Methylphenobarbital, Biochem. Pharmac. 17 (1968). – Mit Büch, Grund u. Rummel: Opt. Antipoden d. Pentobarbitals, Biochem. Pharmac. 18 (1969). – Mit Wahlström u. Büch: Hexobarbital antipodes, Acta Pharmac. et toxicol. 28 (1970). – Mit Büch, Knabe u. Rummel: Optical antipodes of two N-Methylated barbiturates, J. pharmac. exper. ther. 175 (1970). – Mit Rummel, Büch u. Neurohr: Durchtritt v. Pharmaka durch Gummi u. Kunststoff, Naunyn-Schmiedebergs Arch. exp. Path. Pharmak. 262 (1969). – Mit Heymann, Krisch u. Büch: Phenacetin-and acetanilideinduced methemogolobinemia, Biochem. Pharmac. 18 (1969). – Mit Scholler u. Fritschi: Enzymindukt. u. injizierbare Narkotika, Arzneim.Forsch. 22 (1972). – Mit Scholler u. Fritschi: Enzymindukt. u. Muskelrelaxantien, ebd. – Mit Scholler u. Schöppe: Enzymindukt. mit Phenobarbital, ebd. 23 (1973). – Bestimmg. v. Pancuronium in Körperflüssigkeiten, Anästhesist 23 (1974). – Mit Jantzen u. Scholler: Einfluß v. Ethrane auf Elektro- u. Pentylentetrazol-Krampf, ebd. 24 (1975). – Stoffwechsel v. Pancuronium beim Menschen, ebd. – Mit Ruthven-Murray: Pancuronium b. anur. Pat., ebd. 25 (1976). – Mit Agoston: Pharmacokinetics of muscle relaxants, ebd. 27 (1978). – Mit Urbanyi, Spillner u. Schlosser: Eigenbluttransfus.

in d. Gefäßchir., Dtsch. med. Wschr. 104 (1979). – Mit Hoffmann u. Spillner: Pulmonale Embolektomie, Anästhesist 29 (1980). – Mit Bischoff, Kuhls u. Nöldge: The new nondepolarizing relaxant ORG NC 45, Brit. J. Anaesth. 52, suppl. 1 (1980). – Mit Nöldge: Pancuronium and vecuronium, ebd. 54 (1982). – Mit Krieg u. Schlickewei: Hazards of neostigmine, ebd. – Mit Kiss u. Leopold: Behandlg. v. Kopfschmerzen nach Spinalanästh. durch epidurale Eigenblutinjekt., Regionalanästhesie 5 (1982). – Mit Urbanyi, Spillner, Gerbl u. Schlosser: Anaerobierinfekt. in d. Gefäßchir., angio 4 (1982). – Mit Urbanyi, Spillner u. Schlosser: Tetanus in peripheral arterial occlusion, Vascular surgery 17 (1983). – Mit Krieg, Kuhls u. Schlickewei: Pancuronium and succinylcholine, Anesthesiology 59 (1983). – Mit Schluermann, Pollmächer u. Spillner: d-tubocurarine and alcuronium in hypothermic cardiopulmonary bypass, ebd. – Mit Schluermann, Schindler u. Spillner: Pancuronium and vecuronium in hypothermic cardiopulmonary bypass, ebd. 61 (1985). – Mit Nöldge u. Hinsken: Infusion of vecuronium, Brit. J. Anaesth. 56 (1984). – Mit Williams, Dozier u. Joyner: Malignant hyperthermia, Federation proceedings 43 (1984). – Mit Williams, Chandra, Watkins u. Dozier: Vecuronium and porcine malignant hyperthermia, Anesth. Analg. 64 (1985).

C

Calbay, Yildrim, Dr. med., Anästh. (77), leit. Anästh.-Arzt d. Krskrh., Eldagsen Str. 34, D-3257 Springe 1; Friedrichstr. 49, D-3257 Springe 1. – * 12. 4. 33 Adana/Türkei. – StE. u. Prom: 59 Ankara. – WG: seit 78 leit. Anästh.-Arzt Krskrh. Springe.

Canbek, Mustafa, Dr. med., Anästh. (77), Oberarzt d. Anästh. Kl. am Städt. Krh., Reckenbergerstr. 19, D-4830 Gütersloh 1; Aldehusweg 15, D-4830 Gütersloh 1. – * 1. 10. 37 Urfa/Türkei. – StE. u. Prom: 62 Ankara/Türkei. – WG: Anästh. 72–75 Paderborn (Feldmann), 73–83 Bielefeld (Menzel).

Carl, Helga, Dr. med., Anästh. (75), leit. Ärztin d. AnästhAbt. d. Krskrh., Danziger Str. 25, D-6748 Bad Bergzabern; Pfalzgrafenstr. 15a, D-6748 Bad Bergzabern. – * 28. 1. 42. – StE: 68 Gießen, Prom: 71 Ulm. – WG: 71–73 Anästh. Heidelberg (Just), 73–75 Päd. Anästh. München (König-Westhues), 75–84 Oberärztin d. AnästhAbt. d. Krskrh. Schwetzingen (Seidel).

Casanova, Giancarlo, Dr. med., Anästh. (72), Chefarzt d. Abt. f. Anästh. u. f. d. Intensivpflegestation am Ospedale della Beata Vergine, CH-6850 Mendrisio;

Via della Selva 15, CH-6850 Mendrisio. – * 27. 10. 40 Bern. – StE: 67 Zürich, Prom: 72 Zürich.

Casparis, Hermann, Dr. med., Anästh. (54), Praxis f. Akupunktur, Freie-Str. 159, CH-8032 Zürich; Zeglistr. 4, CH-8127 Forch. – * 23. 6. 20 Chur. – StE. u. Prom: 48 Zürich. – WG: 52/53 WHO-Kurs Kopenhagen, 53/54 Anästh. Univkl. Zürich (mit Hossli), seit 54 niedergel. Anästh., tätig in Zürich u. Chur, Weiterbildg. in Akupunktur in Paris, Marseille, Lyon, Hongkong, Singapur u. Taipeh.

Castillo, Jorge Nestor, Anästh. (82), leit. Arzt f. Anästh. am Kantonsspital Uri, CH-6460 Altdorf; Rue du College 4, CH-2400 Le Locle. – * 20. 10. 46 Buenos Aires. – StE: 73 Buenos Aires. – WG: 74/75 Inn. Le Locle (Bezançon), La Sagne (Cozzani), 76–78 Anästh. Hamburg (Horatz), 79–81 Anästh. Düsseldorf (Zindler), 81–83 Anästh.-Oberarzt Sursee/Schweiz (Stöckli), seit 83 leit. Arzt am Kantonsspital Uri in Altdorf.

Centmayer, Hans Herbert, Dr. med., Anästh. (81), Oberarzt d. AnästhAbt. am Krskrh., Stuttgarter Str. 56, D-7312 Kirchheim unter Teck. – * 1. 3. 47 Augsburg. – StE: 74 Würzburg, Prom: 75 Würzburg. – WG: Anästh. 76/77 Memmingen, 78 Univ. Kinderkl. München, 78/79 Inst. d. Univ. München (Peter), 79–82 Würzburg (Weis).

Champion-Blanke, Claudia-Maria, Dr. med., Anästh. FMH (82), Oberärztin am Inst. f. Anästh. d. Univspitals, CH-8091 Zürich; Götzstr. 16, CH-8006 Zürich. – * 18. 10. 49 Marburg. – StE: 75 Zürich, Prom: 79 Zürich. – WG: 76–78 Anästh. Zürich (Hossli), 79/80 KinderChir. Abt. d. Univ. Kinderspit. Zürich (Rickham), seit 80 Oberärztin am Inst. f. Anästh. Univspit. Zürich (Hossli).

Charifi Damavandi, Bahram, Dr. med., Anästh. (73), Anästh. am Krskrh., D-4990 Lübbecke-Rahden; Am Hollensiek 6, D-4990 Lübbecke. – * 28. 2. 36 Babol/ Iran. – StE: 66, Prom: 79.

Charton, Christoph, Anästh. (77), Oberarzt d. AnästhAbt. d. Krh., D-2150 Buxtehude; Dachsgang 10, D-2150 Buxtehude. – * 4. 1. 44 Prag. – StE: 72 Göttingen. – WG: Anästh. 73–75 Oldenburg (Weber), 75/76 Minden (Nolte), 76–79 Göttingen-Weende (Blaschke), 79/80 Paracelsus-Kl. Henstedt-Ulzburg (Kollegialsystem Hagenberg/Charton), seit 80 Krh. Buxtehude (Buchwald).

Charwat, Ferdinand, Dipl. Ing. Dr. med., Anästh. (62), nicht weiter berufstätig; Hochstr. 12, A-1238 Wien. - * 16. 1. 27. - **StE. u. Prom:** 53 Wien.

Chladek, François, Dr. med., Inn. (60 CSSR), Chir. (64 CSSR), Anästh. (70 Deutschland), Freipraktiz. Anästh., tätig an versch. Privatkl. in Genf, Praxis: 10, Chemin Malombré, CH-1206 Geneve; 18 Chemin des Rayes, CH-1222 Vesenaz/Genève. - * 2.2. 31 Krasensko/CSSR. - **StE. u. Prom:** 55 Brno/CSSR. - **WG:** 68-70 Anästh. Bremen (Böhmert), 71-73 Oberarzt, AnästhAbt. Kantonsspital Winterthur (Zeller), 74/75 Oberarzt, AnästhAbt. Kantonsspital Fribourg (Kolberg), 76 Eidgenöss. Arztdiplom (Univ. Zürich), seit 76 Freipraktiz. Anästh. in Genf.

Chobeiry, Abdorrahim, Dr. med., Anästh. (75), Chefarzt d. AnästhAbt. am Krskrh., Spielmannstr. 12, D-6290 Weilburg. - * 5. 2. 41 Kermanschah/Iran. - **StE. u. Prom:** 69 Wien. - **WG:** Neurochir. Mainz, Anästh. Idar-Oberstein (Zinzow, Koch), Anästh. Giessen (L'Allemand).

Chowanetz, Enne, Prim. Dr. med., Anästh. (55), Primaria, Vorstand d. Inst. f. Anästh. am Krh. Wien-Lainz, Wolkersbergenstr. 1, A-1130 Wien; Plenergasse 24, A-1180 Wien. - * 24. 10. 24 Wien. - **StE. u. Prom:** 48 Innsbruck. - **WG:** Anästh. Wien (Mayrhofer), 57 WHO-Kurs Kopenhagen, 63 1. op. Intensivpflegestat., 76 Gründung d. Anästh.-Inst. am Krh. Wien-Lainz.

Chromy, Rudolf, Dr. med., Anästh. (61), Anästh.-Oberarzt, NeurochirAbt. im Wagner-Jauregg-Krh., A-4020 Linz; Im Blumengrund 15/72, A-4020 Linz-Leonding. - * 15. 4. 26 Retz/N.Ö. - **StE. u. Prom:** 52 Wien. - **WG:** Anästh. Graz (Edlinger), Bad Ischl u. Linz.

Chrubasik, Joachim, Dr. med., Anästh. (85), wissenschaftl. Assist., Anästh. in d. Abt. Anästh. d. Univkl., Hugstetterstr. 55, D-7800 Freiburg; Schöneckstr. 13, D-7800 Freiburg. - * 17.3. 52. - **StE:** 79 Mainz, **Prom:** 80. -
BV: Möglichkeiten u. Grenzen d. Akupunktur in d. Humanmed., MC-Verlag 1979. - Kompendium d. Ohrakupunktur, ebd. 1981. - Kompendium d. Phytother., Hippokrates Stuttgart 1983. -
ZV: Peridurale Schmerzbehandlg., Z. Allg. Med. 59 (1983). - Programmierte Medikamentendosierung z. postop. Schmerzbehandlg., Dtsch. Med. Wschr. 108 (1983). - Individuelle postop. Schmerzbeh. d. kl., ext. tragbare, programmierbare Morphinpumpe, Anästhesist 32 (1983). - Epidural, on-demand, low-dose morphine infusion for postop. pain, Lancet I (1984). -

Individuelle postop. Schmerzbehandlg., Anästh. Intensivther. Notfallmed. 19 (1984). - Low-dose epidural morphine by infusion pump, Lancet I (1984). - Eignet sich 2%iges Bupivacain zur peridur. Schmerzbehandlg.?, Schmerz 1 (1984). - Low-dose infusion of morphine prevents respir. depression, Lancet I (1984). - Prelimin. invest. of portable infusion devices in outpatients with cancer pain (mit Friedrich), Pain Suppl. 2 (1984). - Epidural, on-demand infusion of morphine for postop. pain under conditions of intensive care (mit Vogel), ebd. - Cisternal CSF levels after epidur. bolus inject. of morphine and during epidur. morphine infusion in dogs, ebd. - On-demand epidur. morphine infusion, Anaesth. and Intensive Care 12 (1984). - Kein analg. Wirkverlust durch peridur. Low-Volume-Morphingabe, Anästhesist 33 (1984). - Individuelle Schmerzbehandlg. d. kontin. peridur., bedarfsgesteuerte Morphininfus., Elektromedica 52 (1984). - Morphinkonzentrat. im Serum unter bedarfsgesteuerter peridur. Morphininfus., Anästh. Intensivther. Notfallmed. 19 (1984). - Somatostatin, a potent analgesic, Lancet II (1984). - Externe Opiatdosiergeräte bei unerträgl. Krebsschmerzen, Z. Allg. Med. 61 (1985). - Kein analg. Wirkverlust d. peridur. Low-Volume-Morphingabe, Anästh. Intensivther. Notfallmed. 20 (1985). - Morphinmetabolismus bei Intensivpat. unter bedarfsgesteuerter, peridur. Morphininfus. zur postop. Schmerzbehandlg., Schweiz. Med. Wschr. 115 (1985). - Zur Durapermeabilität peridur. appliz. Somatostatins, Schmerz 1 (1985). - Peridur. Morphinapplikation: zum Risiko der Atemdepression (mit Friedrich), Schmerz (1985). - Zum Einfluß d. Injektionsvolumens peridur. Morphininjekt. auf die Morphinkonz. in d. Zisterna magna d. Hundes, Anästhesist 34 (1985). - Continuous-plus-on-demand epidural infus. of morphine for postop. pain relief by means of a small, externally worn infusion device, Anesthesiology 62 (1985). - Continuous-plus-on-demand epidural infus. for constant postop. analgesia. MASUI (Japan), 1985. - D. intraventrik. Infus. von Morphin: eine alternat. Methode zur Schmerzbehandl. bei „intractable cancer pain" (mit Weigel), Schmerz 2 (1985).

Chrudina, Jaroslav, Dr. med., Anästh. (81), Leit. Arzt d. AnästhAbt. am St. Antonius Hosp., Möllenweg 22, D-4432 Gronau; Am Schwartenkamp 115, D-4432 Gronau.

Chulamokha, Apichai, Dr. med., Anästh. (80), Oberarzt an d. AnästhAbt. d. St. Josefs-Hosp., Solmsstr. 15, D-6200 Wiesbaden; Geisbergstr. 46, D-6200 Wiesbaden. - * 8. 2. 45 Bangkok. - **StE:** 72 Mainz, **Prom:** 83 Frankfurt. - **WG:** 75-78 Anästh. Wiesbaden (Schneider), 78-80 Anästh. Frankfurt (Dudziak), seit 81 Oberarzt AnästhAbt. d. St. Josefs-Hosp. Wiesbaden (Schneider).

Ciper, Klaus-Jürgen, Dr. med., Anästh. (73), freiberufl. Anästh., tätig im Luisen-Krh., Degerstr. 8, D-4000 Düsseldorf; Robert-Stolz-Str. 21, D-4000 Düsseldorf. - * 30. 9. 37 Aachen. - StE: 64 Düsseldorf, Prom: 67 Düsseldorf. - WG: Anästh. Düsseldorf (Zindler), seit 71 Luisen-Krh. Düsseldorf.

Ciresa, Reingard, Dr. med., Anästh. (84), Anästh. am allg. Bezirkskrh., A-6130 Schwaz/Tirol; Dr. Weissgatterstr. 47, A-6130 Schwaz. - * 1. 3. 38 Hall. - StE. u. Prom: 65 Innsbruck. - WG: 69–74 Anästh. Innsbruck (Haid), seit 74 allg. Bezirkskrh. Schwaz/Tirol (Oberndorfer).

Cizgen-Akad, Ural, Anästh. (75), Oberarzt d. AnästhAbt. am Ev. Krh., Kirchfeld-Str. 40, D-4000 Düsseldorf; Liszt Str. 3, D-4040 Neuss 1. - * 19. 3. 42 Izmir/Türkei. - StE: 70 Heidelberg.

Class, Isolde, Dr. med., Anästh. (82), Anästh. am Zentr Inst. f. Anästh. d. Univ., Calwer Str. 7, D-7400 Tübingen; Quenstedtstr. 36, D-7400 Tübingen.

Clausen, Maria, Dr. med., Anästh. (74), Oberärztin an d. AnästhAbt. d. Krh. Mariahilf, Stader Str. 203 c, D-2100 Hamburg 90 (-Harburg); Am Pavillon 2, D-2100 Hamburg 90. - * 14. 5. 39 Flensburg. - StE: 66 München, Prom: 66 München. - WG: Anästh. St. Georg Hamburg (Bergmann) u. Krh. Mariahilf.

Clemen, Gunther, Dr. med., Anästh. (65), Chefarzt d. zentr. AnästhAbt., Städt. Krankenanst. Jägerhausstr., D-7100 Heilbronn; Innere Bergstr. 27, D-7101 Flein, Tel: 07131/51827. - * 27. 5. 25 Dresden. - StE: 53 Tübingen, Prom: 54 Tübingen. - WG: 54–57 Neurochir. Leipzig (Merrem), 57–58 Chir. Backnang (Landfried), 59–62 Anästh. Basel (Hügin), 62–64 Leiter d. Anästh. Ospedale Civico Lugano, 65 Anästh. Mainz (Frey), seit 65 Chefarzt d. AnästhAbt. Heilbronn. - ZV: Hämostase der diffusen Sickerblutungen bei hirnchir. Eingr., Zbl. Chir. 1956. - Behandlg. d. postop. zentr. Hyperthermie Chirurg 1957. - Kritisches zur ACTH-Therapie in d. Hirnchir., (Zbl. Chir. 1957. - Probleme der Anästh. beim Fettleibigen am Beispiel des Pickwick-Syndroms (mit Niederer), Anästhesist *10* (1961). - Blutungsvermindernde Maßnahmen bei Op. im Bereich der LWS, ebd. *11,* (1962).

Conradi, Renate, Dr. med., Anästh. (70), Oberarzt d. Abt. f. Anästh., Chir. Zentrum d. Klinikum d. Univ., Im Neuenheimer Feld 110, D-6900 Heidelberg; Am Kastanienberg 66 a, D-6903 Neckargemünd. - * 17. 9. 38 Hermannstadt. - StE: 63 Göttingen, Prom: 68 Göttingen. - WG: seit 66 Anästh. Univkl. Heidelberg (Just), seit 71 Oberarzt ebd. -

BV: Taschenbuch d. unerwünschten Arzneiwirkung, Hrg. Weger (Mitarbeit), Fischer Stuttgart, New York 1983. -
ZV: Probleme d. Intensivther. bei Pat. mit hohem Querschnittssyndrom, Z. prakt. Anästh. 9 (1974). - Eine spez. Methode d. NLA zur Elektrokoagulation des Ganglion Gasseri, ebd. 12 (1977). -
HG: Intraven. Narkose, Regionalanästh., Prämed. im Kindesalter.

Cording, Eva-Maria, Dr. med., Anästh. (77), Weg zur Neuen Welt 27, D-8700 Würzburg. - * 5.3. 44 Zwickau. - StE. u. Prom: 70 Göttingen. - WG: Anästh. 73 Eschwege (Oettel), 74/75 Hildesheim (Anter), 75–77 Würzburg (Weis).

Cording, Rüdiger, Dr. med., Anästh. (76), Chefarzt d. Abt. f. Anästh. u. op. Intensivmed. am Marienhosp., Johannisfreiheit 2-4, D-4500 Osnabrück; Humperdinckstr. 3, D-4500 Osnabrück.

Covic, Dusan, Dr. med., Arbeitsmed. (65), Anästh. (71), Chefarzt d. Fachabt. Anästh. II an d. Städt. Krankenanst., Luisenstr. 7, D-7750 Konstanz; Strandweg 19, D-7753 Allensbach. - * 20. 6. 33 Belgrad. - StE. u. Prom: 62 Belgrad.

Cramer, Erich, Dr. med., Anästh. (79), Gyn. (84), niedergel. Frauenarzt, Nesserlanderstr. 1, D-2970 Emden; Hamburger Str. 5, D-2970 Emden. - * 17. 2. 44 Aurich. - StE: 73 Hamburg, Prom: 80 Hamburg. - WG: 75–78 Anästh. Emden (Athakasehm), 78/79 Anästh. Hannover (Uter), 79–83 Gyn. Emden (Drüner), 83/84 Gyn. Wilhelmshaven (Brandau).

Crimmann-Hinze, Carmen, Dr. med., Chir. (56), Anästh. (61), nicht mehr berufstätig; Carl-Ulrichstr. 28, D-6100 Darmstadt-Eberstadt. - * 7.7. 14 Hannover. - StE: 48 Heidelberg, Prom: 51 Berlin. - WG: 49–51 Inn. Rathenow (Kohler), 52–56 Chir. Rathenow (Hinze), 57–61 Anästh. Rathenow u. Berlin-Buch (Barth), 62/63 Anästh. u. Chemie Hamburg (Lorenz, Fuehr), 64–66 Anästh. Lübeck u. Eutin, 66–79 Chefärztin d. AnästhAbt. am Krskrh. Gross-Gerau.

Criveanu, Tudor, Dr. med., Anästh. (66 Rumänien, 72 Deutschland), Chefarzt d. Anästh.- u. Intensivpflege-Abt. am St.-Johannis-Krh., Nardinistr. 30, D-6790 Landstuhl, Tel: 06371/81420; Birkenweg 8, D-6790 Landstuhl, Tel: 06371/6040. - * 18. 11. 39 Craiova/Rumänien. - StE: 62 Bukarest, Prom: 62 Bukarest. - WG: 62–64 Anästh. Bukarest (Fagarasanu), 64–67 Anästh., 67–71 Oberarzt d. Anästh. Abt. Inst. f. Onkol. Bukarest (Simionescu), 71–73 Anästh. Gießen (L'Allemand), 73–76 Oberarzt d. Abt. f. Anästh. u. Intensivmed. Ev. Krankenanst. Duisburg-Nord (Grabow), seit 76 Chefarzt d. Anästh.- u. IntensivpflegeAbt. d. St.-Johannis-Krh. Landstuhl. – **ZV:** Anästh. u. Wiederbel.-probl. bei präop. Behandlg. mit Cytostatika (mit Gurman), Chirurg *14,* 1043 (1965). – Probl. d. Anästh., die während d. Behandlg. d. Karzinoms durch Assoziation v. perop. Chimiother. u. d. Chir. erscheinen (mit Gurman), ebd. *15,* 278 (1966). – Akute Ateminsuff. nach perop. intraperit. Verabreichg. von Cytostatika (mit Gurman), Ann. Anesth. Francais *7,* 501 (1966). – Die Rolle d. Heparins in d. Vorbeugung d. phlebitischen Komplikationen nach Insertion von i. v. Kathetern (mit Gurman), ebd. 1970. – Charakt. Grundzüge d. Stat. f. Intensivther. mit onkolog. Profil (mit Gurman), Onkol. Radiol. 1966, 253. – Studium d. Todesfälle einer Intensivtherapiestation mit onkol. Profil (mit Gurman), ebd. *8,* 731 (1967). – Zur Wahl d. Anästh. verfahren bei ophtalmolog. Eingriffen (mit Grabow), Z. prakt. Anästh. 1975. – Anästh. u. Diab. mell. (mit Grabow), Anästh. Informat. *16,* 7 (1975). – Erfahrg. i. d. Akupunkturanalg. (mit Grabow), Akupunktur Theorie u. Praxis, *3* (1975). – D. komb. Akupunktur-Analgesie als Verfahren d. allg. Anästh. (mit Grabow), Anästhesist *25* (1976). – Glanduläre Streßhormone bei Strumektomie i. komb. Elektro-Akupunktur-Anästh. (mit Bellmann), ZAK Innsbruck (1979). – Regionalanästh., d. bessere Wahl bei geriatr. orthop. Pat. (mit Walther), Weltkongr. Anästh. Hamburg (1980).

Csergoe, Istvan, Dr. med., Chir. (58), Anästh. (62 Ungarn, 78 FMH Schweiz), Lungenchir. (68), Chefarzt, Bezirksspital, Spitalweg 3, CH-4143 Dornach; Missionsstr. 26, CH-4055 Basel. – * 10. 12. 29 Szeged/Ungarn. – **StE. u. Prom:** 54 Szeged/Ungarn, 77 Basel.

Csernohorszky, Vilmos, Dr. med., Anästh. (70), Chefarzt d. AnästhAbt. an d. Kliniken St. Elisabeth, Bahnhofstraße 104–107, D-8858 Neuburg/Donau; Gablonzer Straße 10, D-8858 Neuburg-Donau. – * 17. 8. 29 Budapest. – **StE:** 53 Budapest, **Prom:** 53 Budapest. – **WG:** bis 57 Chir. in Ungarn, bis 61 Anästh. in Ungarn. – **ZV:** 95 Veröffentl. in ung., dtsch., engl. u. franz. Sprache.

Cunitz, Günther, Prof. Dr. med., Anästh. (71), Leit. d. Abt. f. Anästh. u. op. Intensivther. am Knappschafts-Krh. Bochum-Langendreer, Univkl. d. Ruhr-Univ. Bochum, In der Schornau 23–25, D-4630 Bochum 7. – * 17. 11. 36 Rostock. – **StE.:** 63 Bonn, **Prom:** 64 Bonn, **Habil:** 73 Würzburg. – **WG:** 65–67 Pharmak. Bonn (Domenjoz), 67–79 Anästh. Würzburg (Weis), seit 73 Oberarzt ebd., seit 79 Leit. d. Abt. f. Anästh. u. op. Intensivther. am Knappschafts-Krh. Bochum-Langendreer, seit 83 C4-Prof. an d. Ruhr-Univ. Bochum. –

BV u. **ZV:** 25 Jahre DGAI, Anästh. Intensivmed., Bd. 130, Hrg. mit Weis, Springer Berlin, Heidelberg, New York 1980. – Anästh. f. Zahnmed., Hrg. Machtens, Thieme Stuttgart, New York 1985. – Wundheilung u. Mucopolysaccharidstoffwechsel, Med. Pharm. Exp. *16* (1967). – Untersuchg. über d. Einfluß v. Halothan auf d. sympath. Tonus (mit Kreppel u. Havers), Naunyn-Schmiedebergs Arch. Pharmak. exp. Path. *257* (1967). – Beeinflussg. reflekt. Gegenregulat. durch Halothan (mit Kreppel u. Havers), Arzneimi.-Forsch. *18* (1968). – Wirkg. v. Succus Liquiritiae auf d. Heilg. exp. Hautwunden, ebd. *18* (1968). – Einfluß v. Stickoxydul, Thiopental u. Halothan auf d. Entwicklg. v. Wattegranulomen (mit Weis u. Fritsch), ebd. *21* (1971). – Über d. Einfluß protrah. Halothan-Lachgas-Nark. auf d. Granulombildung b. d. Ratte (mit Weis), Anästhesist *20* (1971). – Vergl. Bestimmg. d. Säure-Basen-Status u. d. Blutgase aus zentralven. u. art. Blut (mit Weis u. Mandel), ebd. – Gebräuchl. Methoden z. Messg. d. Blutgase u. d. Säure-Basen-Werte, Anästh. Informat. *12* (1971). – Tierexp. Untersuchg. zur intraven. Verträglichkeit d. neuen Muskelrelaxans Pancuroniumbromid (mit Plötz), Anästhesist *20* (1971). – Respirator zur gleichzeit. künstl. Beatmg. v. vier Kleintieren (mit Weis u. Lidl), Arch. Pharmacol. *274* (1972). – Krit. O_2-Werte b. d. Intensivther. d. respirat. Insuffizienz (mit Weis), Z. prakt. Anästh. *8* (1973). – Simultaneous ventilation of small animals by way of a timecontrolled pressure generator (mit Brackebusch), Pharmacology 1974. – Untersuchg. über d. Einfluß d. Nark. auf d. HVL-NNR-System anhand v. Ascorbinsäurebestimmg. (mit Plötz u. Michel), Anästhesist 1974. – Reaktionen des Hypophysenvorderlappens u. d. sympath. Nervensystems auf Narkose u. op. Eingriff, in: Respirat., Zirkulat., Herzchir., Anästh. Wiederbeleb., Bd. 93, Springer Berlin, Heidelberg, New York 1975. – D. Einfluß v. Ethrane u. anderen Narkotika auf d. intracran. Druck, in: Inhalationsanästh. mit Ethrane, ebd., Bd. 99, 1976. – D. Wirkg. v. Enflurane (Ethrane[R]) im Vergleich zu Halothan auf d. intracran. Druck (mit Danhauser u. Gruss), Anästhesist 25 (1976). – Verhalten d. intraocul. Druckes b. d. Narkoseeinleitg. mit Etomidate u. Methohexital-Na. (mit Eichelbauer), Z. prakt. Anästh. 12 (1977). – Narkoseführg. b. langdauernden Op. – Übergang zur Intensivther., Anästh. Intensivmed. 18 (1977). – Anästh. Probleme b. d. Myasthenia gravis, in: Myasthenia gravis u. andere Störg. d. neuromusk. Synapse, Thieme Stuttgart, New York 1977. – Vergleich. Untersuchg. über d. Einfluß v. Etomidate, Thiopental u. Methohexital auf d. intracran. Druck d. Pat. (mit Danhauser u. Wickbold), Anästhesist 27 (1978). – Injektionsnarkotika – Barbiturate, Schriftenr. Narkose-Praxis 4, Farbwerke Hoechst, 1978. – Control of intracranial pressure during pediatric neurosurgery anesthesia (mit Soerensen), Child's Brain 4 (1978). – Beeinflussg. d. intracran. Druckes v. neurochir. Pat. durch Hyperventilat., positiv-negative Druckbeatmg. u. PEEP (mit Danhauser u. Gruss), Anästhesist 28 (1979). – Gesichtspunkte zur parenteralen Ernährg. v. Schädel-

Hirn-Verletzten (mit Bockhorn), Unfallheilk. 81 (1978). – Stoffwechselveränderg. u. postop. Vorgehen nach großen Tumoreingr. in d. HNO-Kl. (mit Zoder u. Brunswig), Anästh. Intensivmed. 20 (1979). – Aufgaben u. Funkt. einer Intensivbehandlungsstat. in d. HNO-Kl. (mit Naumann), Intensivbehandlg. 4 (1979). – Anaesthesia in treated myasthenia, Anaesthesia 34 (1979). – Effect of some analgesics, sedatives and i.v. anaesthetics on intracranial pressure in man, ICP, Vol. 4 (mit Gaab), Ed. Miller and Brock, Springer Berlin, Heidelberg, New York 1980. – Nark., Beatmg. u. Liquordruck, in: Cerebrospinalflüssigkeit CSF, Hrg. Dommasch u. Mertens, Thieme Stuttgart, New York 1980. – Muskuläre Erkrankg. u. Anwendg. v. Muskelrelaxanzien, in: Klin. Anästh. Intensivther., Bd. 22, Springer Berlin, Heidelberg, New York 1980. – The effects of inhalation anesthetics on intracranial pressure, in: Inhalation anesthesia, today and tomorrow. Anästh. Intensivmed., Bd. 150, ebd., 1982. – Is there still any indication for application of volatile anesthetics during induction of hypotension in neurosurgical patients? Brit. J. Anaesth. 54 (1982). – Anästh. f. d. op. Eingriff beim Schädel-Hirn-Trauma, Melsunger Med. Mitt., Bd. 54, 1982. – Gestörter pulmonaler Gasaustausch b. Pat. mit cerebralem Trauma (mit Singbartl u. Hamrouni), Anästhesist 1982. – Occurrence of intracranial hypertension and brain swelling in neuroanaesthesia (mit Singbartl u. Servet), in: Anaesthesia (6th Europ. Congr. of Anaesthesiology) 1982. – Control of intracranial pressure during intensive care (mit Servet), in: Cardiovascular measurement in anaesthesiology, Europ. Academy of Anaesthesiology, Vol. 2, Springer Berlin, Heidelberg, New York 1982. – Narkoseeinleitg. u. Durchführg. d. Anästh. b. supratentoriellen Eingriffen, in: Klin. Anästh. Intensivther., Bd. 27, ebd., 1983. – Auswahl v. Anästhetika u. Anästhesietechniken beim Schädel-Hirn-Trauma, Anästhesist 32, 1983 (Suppl.) – D. qualitative Wirkg. d. Beatmungsther./kontrollierten Hyperventilat. beim cerebralen Trauma (mit Singbartl u. Hamrouni), ebd. – Occurrence of brain swelling during anaesthesia and intensive care (mit Schregel u. Morgenroth), Brit. J. Anaesth. 56 (1984). – Beatmg. b. cerebralem Trauma (mit Singbartl), in: INA, Bd. 48, Thieme Stuttgart 1984. – Ultraschall-Doppler-Sonographie: Ein einfaches Verfahren zur Verbesserg. d. Vena-jugularis-interna-Punkt. (mit Schregel, Straub u. Ulmer), Anästhesist 34 (1985).

Curcic, Marijan, Dr. med., Anästh. (78), leit. Arzt f. Anästh. an d. Neurochir. d. Univspital, Rämistr. 100, CH-8091 Zürich.

Cvitanović-Wendelstein, Vjera, Dr. med., Anästh. (79), Anästh.-Oberärztin im Krh. Feuerbach (Chir. Kl. d. Bürgerhosp.), Stuttgart Str. 151, D-7000 Stuttgart 30; Oberer Kirchhaldenweg 54, D-7000 Stuttgart 1. – * 28. 6. 46 Zagreb. – **StE:** 73, **Prom:** 72. – **WG:** 75–79

Anästh. Stuttgart (Bräutigam), jetzt Anästh.-Oberärztin in d. Chir. Kl. Bürgerhosp., Krh. Feuerbach.

Czesla, Sigrid, Anästh., Chefärztin d. AnästhAbt. am St. Rochus-Krh., D-4939 Steinheim.

D

Dahm, Hermann, Dr. med., Anästh. (70), leit. Arzt d. AnästhAbt. am St.-Franziskus-Hosp., Dorotheenstr. 36, D-2390 Flensburg. – * 19. 3. 37 Kiel. – **StE.** u. **Prom:** 60 Kiel.

Dalcher, Peter, Dr. med., Anästh. (84), Stellvertr. Chefarzt Anästh. u. Intensivpflege am Kantonsspital, CH-4101 Bruderholz BL; Gustackerstr. 71, CH-4103 Bottmingen. – * 17. 4. 50. – **StE:** 77 Basel, **Prom:** 84 Basel. – **WG:** Anästh. Basel (Hügin, Laver, Thomson), Päd. Basel (Myron), Gyn. Basel (Gerber), Anästh. Oslo (Lilleaasen).

Dalke, Klaus G., Dr. med., Anästh. (80), Anästh. im Krskrh., D-2430 Neustadt/Holst.; Birkenweg 6, D-2430 Neustadt 2, Tel: 04561/7301. – * 2. 11. 47. – **StE:** 75 Berlin, **Prom:** 78 Berlin. – **WG:** Chir. Berlin (Rinck), Anästh. Lübeck (Eichler).

Dan-Apitz, Marie-Luise, Inn. (77), Anästh. (81), Anästh. an d. Abt. f. Anästh. u. Intensivtherapie d. St. Katharinen-Hosp., Krankenhausstr., D-5020 Frechen; Ostlandstr. 54, D-5000 Köln 40/Weiden. – * 17.11. 34 Berlin. – **StE:** 70 Köln. – **WG:** Inn. Kleve (Starck), Frechen (Werning), Anästh. Frechen (Hildebrandt).

Danhauser-Leistner, Irene, Dr. med., Anästh., Inst. f. Anästh. d. Univ., Josef-Schneider-Str. 2, D-8700 Würzburg.

Dannenberg, Gisela, Dr. med., Anästh. (73), Oberärztin an d. Abt. f. Anästh. u. Intensivmed. d. Paracelsus-Krh. Ruit, Hedelfingerstr. 166, D-7302 Ostfildern 1; Paracelsusweg 14, D-7302 Ostfildern 1. – * 28. 3. 37 Berlin. – **StE:** 67 Berlin, **Prom:** 69 Berlin. – **WG:** 68/69 Anästh. u. Intensivmed. Dresden-Friedrichstadt (Hache), 69–73 Anästh. u. Intensivmed. Berlin-Buch (Strahl), seit 74 Abt. f. Anästh. u. Intensivmed. d. Paracelsus-Krh. Ruit (Kleinert).

35

Daub, Dieter, Prof. Dr. med., Anästh. (76), leit. Oberarzt d. AnästhAbt. d. med. Fakultät an d. Rhein.-Westf. Techn. Hochschule Aachen, Klinikum, Pauwelstr., D-5100 Aachen, Tel: 0241/8088172; Laurentiusstr. 11, D-5100 Aachen, Tel: 0241/171183. - * 15. 1. 43 Kaiserslautern. - **StE:** 68 Homburg/Saar, **Prom:** 70 Homburg/Saar, **Habil:** 80 Aachen. - **WG:** 70 Anästh. Pinneberg (Adolf), 70/71 Chir. Wildbad (Rother), 71–73 Inst. f. Biomech. Köln (Groh), seit 74 Anästh. Aachen (Kalff). -
HG: Computeranwendg. in d. Medizin, Pharmakokinetik u. -dynamik von Narkosemitteln, Sportmed. u. Trainingswesen, Mathemat. Modelle in d. Medizin u. im Sport, Schmerzforschg., 48 wiss. Publik.

Daube, Ulrike, Dr. med., Anästh. (83), Anästh. an d. Krupp-Krankenanst., Kruppstr. 21, D-4300 Essen 1; Lüdemannsweg 3, D-4660 Gelsenkirchen-Buer. - **StE:** 77 Düsseldorf, **Prom:** 84 Essen.

Daugs, Gertrud, Dr. med., Anästh. (69), Anästh. im Anästhteam d. Staatsrat-v.-Fetzer-Kl., D-7000 Stuttgart 1; Birkenwaldstr. 205, D-7000 Stuttgart 1. - * 30. 8. 26 Stettin. - **StE. u. Prom:** 61 Tübingen. - **WG:** 62–66 Chir. u. Inn. Riedlingen (Knoblauch, Beck), Gyn. Tübingen (Roemer) u. Anästh. Tübingen (Bark), seit 67 Anästh. Stuttgart (Meissner).

Dautidis, Isaak, Dr. med., Anästh. FMH (72), leit. Arzt d. AnästhAbt. am Kantonsspital, CH-8750 Glarus; Adlergut 18, CH-8750 Glarus. - * 14. 10. 34 Xanthi/Griechenland. - **StE. u. Prom:** 65 Wien - **WG:** Anästh. Bern (Tschirren).

Dax, Renate, Dr. med., Anästh., niedergel. Anästh., tätig in d. Chir. Kl. Bogenhausen, Denningerstr. 44, D-8000 München 80; Wimmerstr. 12, D-8000 München 81. - * 26. 10. 24 München.

Day, Norbert, Dr. med., Anästh. (80), leit. Anästh. (im Kollegialsystem) am Krskrh. Fritz-König-Stift, Ilsenburger Str. 95, D-3388 Bad Harzburg 1; Sonnenweg 44, D-3388 Bad Harzburg 1. - * 2. 11. 45 Cochem. - **StE:** 74 Mainz, **Prom:** 82 Mainz. - **WG:** 75–80 Anästh. Limburg (Gary), 77–79 Gastarzt in Anästh. Frankfurt/M (Pflüger), seit 80 leit. Anästh. im Krskrh. Fritz-König-Stift, Bad Harzburg.

Dechering, Renate, Anästh. (79), Oberärztin an d. AnästhAbt. d. St.-Elisabeth-Hosp., Im Schloßpark 12, D-4352 Herten; Im Nonnenkamp 30, D-4352 Herten. - * 10. 5. 30 Herten. - **StE. u. Prom:** 58 Düsseldorf.

Dege-Krusch, vormals Heymer, geb. Hoffmann, Gisela, Dr. med., Anästh. (70), niedergel. Allg.-Praktikerin, Praxis: Rotenberg 8, D-6754 Otterberg. - * 16. 11. 38. - **StE. u. Prom:** 64 Bonn. - **WG:** 66/67 Physiol. Bonn, 67–70 Anästh. Mainz (Frey), 71–75 Oberärztin d. Abt. f. Anästh. d. Städt. Krankenanst. Kaiserslautern (Kapfhammer), seit 83 niedergel. als prakt. Ärztin. - **BV:** Thanatogenet. Faktoren b. Eingr. im höherem Lebensalter (mit Ahnefeld, Israng u. Halmagyi), in: Proc. ZAK Saarbrücken 1969. - Exp. u. klin. Untersuch. mit dem Muskelrelaxans Pancuronium-Bromid (Pavulon) (mit Dick, Droh, Frey u. Halmagyi), in: ebd. - D. Muskelrelaxans Pancuronium-Bromid (mit Droh, Dick, Hadjidimos, Halmagyi, Herber u. Oettel), in: Abstracts 4. Symp. Anästh. Internat. Varna/Bulgarien 1969. - Cardiac output and Central Venous Pressure under the Influence of Ketamine (mit Kreuscher u. Arbenz), in: Abstr. Internat. Symp. über vigile u. subvigile Anästh., Ostende 1969. - Exp. Untersuch. mit Pancuronium-Bromid (mit Droh u. Halmagyi), in: Abstracts 3. Europ. Kongr. f. Anästh., Prag 1970. - Anästhprobleme b. Rheumatikern (mit Menzel, Wessinghage u. Dick), in: ebd. - Eine neue Technik d. Bronchospirometrie, Verh. d. Ges. f. Lungen- u. Atmungsforsch., Bochum 1971, in: Pneumologie-Pneumonology, Bd. 147, Springer Berlin, Heidelberg, New York 1972. -
ZV: Zur Frage d. Operationsmöglichkeit v. Frakturen b. gleichzeitigem Thoraxtrauma (mit Schweikert), 32. Jahrestgg. d. Dtsch. Ges. f. Unfallheilk., Versicherungs-, Versorgungs- u. Verkehrsmed. Hamburg 1968, Hefte Unfallheilk. 1969. - Kardio-pulm. Diagnostik u. Ther. als Emboliprophylaxe in d. Unfallchir. (mit Schweikert u. Ramanzadeh), 33. Jahrestgg. d. Dtsch. Ges. f. Unfallheilk., Versicherungs-, Versorgungs- u. Verkehrsmed. Nürnberg 1969, ebd. 1970.

Dehner-Hammerschmidt, Ingrid, Dr. med., Anästh. (84), Oberarzt an d. Abt. f. Anästh. d. Krh. D-8572 Auerbach/Oberpfalz; Troppauer Str. 10, D-8560 Lauf. - * 13. 11. 51 Würzburg. - **StE:** 78 Bonn, **Prom:** 80 Bonn. - **WG:** Anästh. 78–80 Lüdenscheid, 80–83 Erlangen (Rügheimer), seit 84 Krh. Auerbach.

Deindl, Renata, Dr. med., Anästh. (69), freiberufl. tätig als Anästh. in einer Praxisgemeinschaft von Zahnärzten (Praxisgemeinschaft Dr. Leu, Dr. Markmiller, Rötzer), Bahnhofstr. 36, D-8011 Vaterstetten; Hochriss-Str. 8, D-8011 Baldham. - * 19. 8. 31 Köln. - **StE. u. Prom:** 59 München. - **WG:** Anästh. München (Lehmann).

Demmel, Eberhard Franz, Dr. med., Anästh. (69), Belegarzt an d. Paracelsus-Kl. Am Natruper Holz, D-4500 Osnabrück, Tel: 0541/64066; Prof.-Haack-Str. 11, D-4500 Osnabrück, Tel: 0541/64242. - * 20. 2. 36 Dresden. - **StE:** 63 Würzburg, **Prom:** 64

Würzburg. – **WG**: 65–69 Anästh. Bremen (Henschel), seit 70 Paracelsus-Kl. Osnabrück.

Denffer, Ingrid v., Dr. med., Anästh.; niedergel. Anästh. u. Belegärztin; Hiltensperger Str. 21, D-8000 München 40.

Denhardt, Bernd, Dr. med., Anästh., leit. Arzt d. AnästhAbt. am Marienhosp., D-4700 Hamm. – * 14. 9. 33 Halle/Westf.

Denk, Josef, Prim. Dr. med., Anästh. (67), Leiter d. Inst. f. Anästh. am Allg. öffentl. Krh., Grieskirchnerstr. 42, A-4600 Wels; Andreas Hoferstr. 17, A-4600 Wels. – * 12. 7. 35 Taufkirchen/O. Ö. – **StE.** u. **Prom**: 61 Wien. – **WG**: 64–67 Anästh. Wien (Mayrhofer).

Dennhardt, Rüdiger, Prof. Dr. med., Anästh. (76), Prof. C3, leit. Oberarzt d. Kl. f. Anästh. u. op. Intensivmed., Klinikum Steglitz d. FU Berlin, Hindenburgdamm 30, D-1000 Berlin 45; Innsbrucker Str. 20, D-1000 Berlin 62. – * 3. 5. 41. – **StE**: 66 Berlin, **Prom**: 67 Berlin, **Habil**: 78 Marburg. – **WG**: 67–73 Physiol./Angewandte Physiol. Berlin/Marburg (Gauer, Haberich), 73–80 Anästh. u. Intensivmed. Marburg (Oehmig, Lennartz), seit 78 leit. Oberarzt, seit 80 leit. Oberarzt d. Kl. f. Anästh. u. op. Intensivmed., Klinikum Berlin-Steglitz (Eyrich).
BV: D. Leber als Regulationsorgan für d. Elektrolyt- u. Wasserhaushalt, in: Exp. klin. Hepatologie, Thieme Stuttgart 1980. – Beeinflussung der Pharmakokinetik von Bupivacain durch Halothan, Valium und Ketanest, Anästh. Intensivmed. *130* (1980). – Kationenselektive Hämoanalytik mit Carrier-Membran-Disk-Elektroden, ebd. *141* (1981). – Verhalten d. Elektrolytkonzentrationen während u. nach Bluttransfus. (direkte elektrochem. Messg.) (mit Konder), ebd. *143* (1981). –
ZV: Einfluß des N. vagus auf die hepatogene Diurese (mit Haberich), Pflügers Arch. ges. Physiol. *307* (1969). – Etude sur le mécanisme osmorécepteur du foie (mit Haberich), J. Physiol. (Paris) *61* (1969). – Wirkung von ADH auf d. Wasser- u. Elektrolyttransport am Dünndarm, Pflügers Arch. ges. Physiol. *234* (1972). – Ultrafiltration of circulating blood in vivo – continuous measurement, ebd. 341 (1973). – Wirkung aktiv transportierter Zucker auf d. Na^+, K^+- u. Volumentransport, ebd. *345* (1973). – Transcutaneous pO_2-Monitoring in anaesth. (mit Huch u. Huch), Europ. J. Intens. Care Med. *2* (1976). – Ionenselektive u. elektrochemisch-enzymat. Direktmessg. am Menschen (mit Schindler u. Simon), Chimia *31* (1977). – Intestinal absorption under the influence of vasopressin, GUT *20* (1978). – Tierexp. Untersuchg. zu Metabolismus u. Verteilg. von Bupivacain, I. Methodik u. Metabolismus, Regional-Anästhesie *1* (1978), II. Ver-

teilg. u. Ausscheidg. (mit Fricke), ebd. – Kontinuierl. intraop. Meßwertregistrierg. von Na^+, K^+, Ca^{++} (mit Schindler), J. Clin. Chem. Clin. Biochem. *17* (1979). – Liquorlöslichkeit von Bupivacain, Regional-Anästhesie *3* (1980). – Kontinuierl. Kationenselekt. Direktmessg. im strömenden Blut (mit Schindler), Anästhesist *30* (1981). – Plasma-ADH-Spiegel als periop. Streßparameter I + II (mit Bormann, Weidler u. Hempelmann), Anästh. Intensivther. Notfallmed. *16* (1981). – Plasma-ADH-Spiegel unter kombin. NLA/PDA-Opiatanalgesie (mit v. Bormann, Weidler u. Hempelmann), Regional-Anästhesie *5* (1982). – Blut- u. Liquorspiegel von Bupivacain bei Spinalanästh., ebd. *6* (1983).

Dettling, Kurt Johannes, Dr. med., Anästh. (84), Anästh. am ZentrInst. f. Anästh. d. Univ., Calwer Str. 7, D-7400 Tübingen; Rostocker Str. 20, D-7407 Rottenburg 1. – * 22. 10. 49 Tübingen. – **StE**: 75 Tübingen, **Prom**: Tübingen.

Deubzer, Monika, Dr. med., Anästh. (77), Oberärztin d. Kinderanästh. am Städt. Krh. München-Schwabing, Kölner Platz, D-8000 München 40; Weinbergerstr. 99, D-8000 München 60. – * 16. 4. 44 Weiden i. d. Opf. – **StE**: 70 München, **Prom**: 74 München.

Deutschmann, Sigrid, Anästh. (72), Oberärztin d. Inst. f. Anästh. an d. Städt. Krankenanst., Lutherplatz 40, D-4150 Krefeld.

Deyk, Klaus Ewald van, Dr. med., Anästh. (81), 1. Oberarzt d. Inst. f. Anästh. u. Intensivmed. d. Stadtkl., Balger Str. 50, D-7570 Baden-Baden; Goethestr. 18, D-7570 Baden-Baden 19. – * 28. 4. 50 Duisburg. – **StE**: 75 Tübingen, **Prom**: 76 Tübingen. – **WG**: 76/77 Anästh. Calw (Brockmüller), 77 Anästh. Leonberg (Stegbauer), 77 Univ. Augenkl. Tübingen (Naumann), 77/78 Anästh. Leonberg (Stegbauer), 78–81 Anästh. Tübingen (Schorer), seit 81 Inst. f. Anästh. u. Intensivmed. d. Stadtkl. Baden-Baden (Oehmig/Junger). –
BV: Übersetzungen von: Ford, Munroe: Invasive Techniken in d. klin. Praxis, · Enke Stuttgart. – Gravenstein, Paulus: Praxis d. Patientenüberwach., · Fischer Stuttgart. – Papper, Williams: Manual d. periop. Therapie, · Enke Stuttgart. – Patil: Fiberoptische Bronchoskopie, · Fischer Stuttgart. – Optimale Füllungsdrucke nach extrakorp. Zirkulat. (mit Seybold, Hutz u. Voigt), Österr. Chir. Kongr., Wien 1980, in: Kongr.ber. Wien 1980. – Überwach. d. Myocardfunkt. mit Hilfe d. Impedanzkardiographie (mit Vontin, Leeser u. Schorer), in: Rechnergestützte Intensivpflege I, INA-Reihe, Bd. 26, Thieme Suttgart 1981. – Ther. postop. hypertoner Phasen mit Urapidil oder Nitroglycerin (mit Junger, Münch u. Kopp), Proc.

ZAK Berlin 1981. – Fettutilisation in der frühen post-traumatischen Phase (mit Hempel, Hedwig u. Heller), ebd. – Hämodynam. Untersuchg. zur exp. Lebertransplantat. am Schwein (mit Münch, Bockhorn u. Müller), ebd. – Impedanzkardiograph. Monitoring von HZV u. systol. Zeitintervallen vor u. nach kardiochir. Eingriffe (mit Vontin u. Schorer), ZAK Innsbruck 1979, in: Anästh. Intensivmed., Bd. 142, Springer Berlin, Heidelberg, New York 1981. – Optimaler (best) PEEP und intrapulmonale Gasverteilung (mit Voigt), ZAK Innsbruck 1979, in: ebd. – In-Vivo u. in-vitro Wirkg. von Etomidate auf die Pseudocholinesterase-aktivität im Serum (mit Hempel, Burr u. Heller), ZAK Innsbruck 1979, in: ebd. Bd. 141, 1981. – Nichtinvasive Erfassg. d. Myocardfunkt. (mit Vontin, Leeser, Lenz u. Schorer), ZAK Innsbruck 1979, in: ebd. – New aspects in monitoring of polytraumatisized patients in a computer assisted ICU (mit Junger, Epple, Kopp u. Schorer), Computers in Critical Care and Pulmonary Medicine, Vol. 2, Plenum Press Rotterdam 1982. – Monitoring of lung function and hemodynamics after open heart surgery by use of a computerized intensiv care system (mit Hunger, Kopp, Epple u. Schorer), ebd. – The importance of computer generated patients charts (mit Epple, Bleicher, Frey, Apitz u. Schorer), ebd. – Hämodynamik unter antihypertens. Ther. mit Urapidil (mit Junger u. Kopp), Nitroprussid-Natrium (1. Urapidil-Symp. Bad Kreuznach 1981), Excerpta Medica 1982. – Pulmonale Druck-Fluß-Beziehung bei respirator. Insuffizienz bei hypovolämisch-traumat. Schock (mit Klöss, u. Junger), Hefte Unfallheilk. Nr. 156, Springer Berlin, Heidelberg, New York 1983. – Pulmonale Druck-Fluß-Beziehung im sept. Schock (mit Klöss u. Junger), ebd. – D. Interpretat. rechnererstellter Intensivüberwachungsbögen bei polytraumatisierten Pat. (mit Weimann, Kopp, Schulze, Junger u. Epple), in: Rechnergestützte Intensivpflege II, INA-Reihe, Bd. 44, Thieme Stuttgart 1983. – Klin. Bedeutg. d. Herzfrequenzvariabilität nach cardiochir. Eingriffen (mit Junger, Epple, Münch, Kopp u. Ganz), in: ebd. – Zur thrombolyt. Ther. bei maligner Form d. Phlegmasia coerulea dolens (P.c.d.). Fallbericht (mit Rahmer, Bähr u. Heitland), Phlebol. u. Proctol. 7 (1978). – Steuerung d. linken Vorhofdruckes zur Optimierg. d. linken Ventrikelfunkt. nach extrakorp. Zirkulat. (mit Seybold-Epting, Huth, Voigt u. Hoffmeister), Chir. Forum, Dtsch. Chir. Kongr. München 1980, Langenbecks Arch. klin. Chir., Suppl. 1980. – Optimale Linksventr. Füllungsdrucke nach extrakorp. Zirkulat. (mit Seybold-Epting, Voigt u. Hoffmeister), Herz 6 (1981). – Einfluß d. linken Vorhofdruckes u. d. Herzzeitvolumens auf d. pulmonalen Gasaustausch (mit Voigt u. Seybold-Epting), Anästhesist 30 (1981). – Einschwemmg. von Spülflüssigkeit bei transurethr. Prostataresekt., Impedanzkardiograph. Untersuchg. (mit Harzmann, Schorer u. Bichler), ebd. – Systol. Zeitintervalle bei steigenden linksventr. Füllungsdrucken nach extrakorp. Zirkulat. Eine vergleichende impedanzkardiograph. Untersuchg. (mit Seybold-Epting, Voigt u. Hoffmei-

ster), ebd. – Influence of parenteral fat application on the pulmonary vascular system in man (mit Hempel, Münch, Kopp, Graf u. Epple), Intensiv Care Medicine 9 (1981). – O_2-CO_2-diagram and Iso-Shunt-lines for assesment of pulmonary gas exchange during artificial respirat. (mit Voigt u. Münch), Intensiv Care Medicine 8 (1982). – Perioperativ noninvasive recognition of the TUR-syndrome in transurethral resections (mit Harzmann, Flüchter u. Bichler), Eur. Urol. 8 (1982). – Impedanzkardiograph. Erfassung d. Spülflüssigkeitseinschwemmung bei transurethr. Resekt. (mit Harzmann u. Bichler), Med. Welt 33 (1982). – Klin. Anwendg. d. computergestützten kontinuierl. intracran. Druckmessg. (mit Münch, Rinker, Kopp u. Junger), Proc. 32. Jahrestgg. d. Dtsch. Ges. f. Neurochir. Tübingen 1981, Neurosurgery 1983. – Später Atemstillstand nach Spinalanästh. (mit Klöss u. Hempel), RegionalAnästhesie 1984 (im Druck).

Dialer, Siegfried, Dr. med., Med. Rat, Anästh. (63), Konsiliarfacharzt i. R., Diakonissen-Krh., Weißenwolffstr. 15, A-4020 Linz; Lüfteneggerstr. 8, A-4020 Linz. – * 23. 3. 16 Gmunden O. Ö. – **StE.** u. **Prom:** 39 Innsbruck. – **WG:** Anästh. Basel (Hügin), Linz (Bergmann), Wien (Mayrhofer).

Dichtl, Maria, Dr. med., Anästh. (61), seit 81 in Pension; Schillerstr. 4, A-4020 Linz. – * 3. 12. 20 Calma. – **StE.** u. **Prom:** 50 Graz. – **WG:** Anästh. Linz (Bergmann).

Dick, Wolfgang, Prof. Dr. med., Anästh. (69), Leit. d. Inst. f. Anästh. am Klinikum d. Univ., Langenbeckstr. 1, D-6500 Mainz; Carl-Orff-Str. 2, D-6500 Mainz 33. – * 31. 7. 36 Wesel. – **StE.** u. **Prom:** 63 Köln, **Habil:** 70 Mainz. – **WG:** 65–71 Anästh. Mainz (Frey), 71–82 Abt.vorsteher in d. Abt. f. Anästh. d. Univ. Ulm. –
H: Schriftenr. „Klin. Anästh. u. Intensivther.", Springer Berlin, Heidelberg, New York; Kinderanästh., ebd. 1976 u. 1978; Anaesth. Paed., Sao Paulo, Paedagogica e Universitaria 1979; Rianimazione Primaria nel Neonato, Springer Bologna 1979; Schriftenr. „Fachschwester, Fachpfleger", Springer Berlin, Heidelberg, New York; Ketamin, Perimed Erlangen 1981; „Notfallmed.", ebd; „Europ. Journal of Anesth.", Oxford; „Disastermed.", Zentrum Press Philadelphia; Obstetric Anesth. Digest, New York; Redaktionskomitee „D. Anästhesist", Springer Berlin, Heidelberg, New York. –
BV: Veränder. d. Homöostase durch d. präop. Nahrungskarenz beim Säugling (mit Halmagyi u. Hofmann), in: Anästh. in extremen Altersklassen (Hrg. Hutschenreuter, Bihler, Fritsche), Anästh. Wiederbeleb., Bd. 47, Springer Berlin, Heidelberg, New York 1970. – Untersuchg. zur Begrenzg. d. Wärmeverlustes beim Säugling während Anästh. (mit Kreuscher, Lühken), in: ebd. – Respir. Flüssigkeits- u. Wärmeverlust

d. Säuglings u. Kleinkindes b. künstl. Beatmg., in: ebd., Bd. 62, 1972. – Untersuchg. zum materno-foetalen Gasaustausch während d. Schlafgeburt mit kontroll. Beatmg. (mit Jonatha, Milewski, Traub), in: Perinatale Med. (Ed. Dudenhausen u. Saling), Bd. 4, Thieme Stuttgart 1973. – D. diaplacentare Übergang v. Ketamin b. d. Sectionark. (mit Fodor, Knoche, Milewski, Specht), in: ebd., Bd. 6. – Aspects of Humidification. Requirements and Techniques, in: Neonatal and Pediatric Ventilat., Internat. Anesth. Clinics, Little Brown and Comp. Boston/Mass 1974. – Untersuchg. zur Anwendg. v. Ethrane b. geburtshilfl. Eingriffen (mit Knoche u. Traub), in: Inhalationsanästh. mit Ethrane (Ed. Brückner), Anästh. Wiederbeleb., Bd. 99, Springer Berlin, Heidelberg, New York 1976. – Bilanzuntersuchg. zur prä-, intra- u. postop. Infusionsther. im Kindesalter (mit Hampe, Altemeyer u. Heinrich), in: Päd. Intensivmed. (Ed. Emmrich), Thieme Stuttgart 1977. – Untersuchg. zur PEEP-Beatmg. b. d. primären Reanimat. Neugeborener (mit Milewski, Lotz u. Reinecke), in: Perinatale Med. (Ed. Schmidt, Dudenhausen u. Saling), ebd. 1978. – Untersuchg. zur Anwendg. unterschiedl. Beatmungsformen b. d. prim. respir. Reanimat. Neugeborener (mit Milewski u. Loth), in: Perinatale Med., Bd. 8 (Ed. Schmidt, Dudenhausen u. Saling), ebd. 1981. – Cardiopulmonary resuscitation of newborn infants (mit Traub, Lotz, Engels u. Lindner), in: Mass spectrometry in anaesth. (Ed. Vickers u. Crul), Springer Berlin, Heidelberg, New York 1981. – Blood levels after spinal and epidural administration of morphins (mit Driessen, Kossmann u. Möller), in: ebd. – Untersuchg. zur Beeinflussg. d. Atemerregbarkeit in Relat. zur Plasmakonzentrat. nach periduraler Morphinanalgesie (mit Schleinzer, Lotz, Mehrkens u. Möller), in: Anästh. Intensivmed., Bd. 153, ebd. 1983. –
ZV: Kardiovask. Effekte d. Operationslagerg. (mit Kreuscher, Löhner, Hamacher u. Ranft), Anästhesist 16 (1967). – Klin. u. elektrophysiol. Untersuchg. d. Muskelrelaxat. mit Hexafluronium u. Succinylcholin (mit Droh u. Sollberg), ebd. 18 (1969). – Prevention of heat loss during anaesth. and operation in the newborn baby and small infant (mit Kreuscher u. Lühken), Acta anaesth. scand. 37 (1970). – Exp. u. klin. Untersuchg. mit dem Muskelrelaxans Pancuroniumbromid (mit Droh, Frey, Hadjidimos, Halmagyi, Heymer u. Oettel), Anästhesist 19 (1970). – Pseudocholinesterase-Aktivität in d. pränatsth. Phase b. chir. Pat. (mit Kreuscher, Komes u. Wenzel), ebd. – Pancuroniumbromind. Klin. Erfahrg. mit d. neuen steroidart. Muskelrelaxans (mit Droh), ebd. – Einfluß v. Dehydrobenzperidol, Fentanyl, Ketamine auf Darmmotilität b. Hundesäuglingen (mit Hofmann), ebd. – Anwendungsmöglichkeiten d. vollständigen Relaxierg. in d. päd. Intensivpflege (mit Emmerich u. Jüngst), ebd. 20 (1971). – Wirkung von Narkotika auf d. intrakard. Druckablauf (mit Hamacher, Schuckelt), Naunyn-Schmiedeberg's Arch. exp. Path. Pharmak. 243 (1972). – Untersuchg. zur intraven. Regionalanästh., I. u. II. (mit Teuteberg, Wessinghage u. Wille-

brand), Anästhesist 21 (1972). – Probleme d. Notfallversorgg. multitraumatisierter Kinder (mit Hofmann, Emmrich, Reismann u. Voth), Münch. med. Wschr. 114 (1972). – Aufbau, Funkt. d. Testrettungszentrums Ulm (mit Ahnefeld u. Schorr), Anästhesist 21 (1972). – Intraop. Überwachg. d. kindl. Herztöne mit Hilfe d. präcord. Stethoskopes, I. Exp. Untersuchg. zu d. physikal. Qualitäten versch. Stethoskopköpfe (mit Bosch), ebd. – Penthrane blood levels in mothers and newborn infants after intermittend inhalation of Ethrane during labor, Anaesth. Analg. Reanim. 1973. – Ketamin in Obstetrical Anesth. Clinical and Experimental Results (mit Borst, Fodor, Haug, Milewski u. Traub), J. Perinatal. Med. 1 (1973). – Anästh. in d. Sprechstunde, Anästhverfahren, Durchführg., Jurist. Probleme (mit Ahnefeld u. Milewski), Fortschr. Med. 92 (1974). – Proposals for standardized test of manually operated resuscitators for respiratory resuscitation (mit Ahnefeld), Resuscitation 4 (1975). – Klin. exp. Untersuchg. zur Anwendg. v. Ketamin in d. geburtshilfl. Anästh. (mit Knoche, Traub, Milewski u. Specht), Anästhesist 25 (1976). – Important clinical adaption proccesses of woman during pregnancy: Anesth. considerations (mit Ahnefeld, Milewski u. Schöch), J. Perinat. Med. 5 (1977). – Periop. Infusionsbehandlg. im Kindesalter, I. Ausgangsbedingg. u. Grundlagen (mit Altemeyer u. Schöch), II. Bilanzuntersuchg. zur prä-, intra- u. postop. Infus. v. Basislösg. (mit Hampe, Altemeyer u. Schöch), Infusionsther. 4 (1977). – Neues PEEP-Ventil, Möglichkeiten d. Anwendg. v. PEEP u. CPAP b. Handbeatmungsgeräten (mit Milewski u. Traub), Anästhesist 26 (1977). – Klin. exp. Untersuchg. zur Anwendg. v. Ethrane in d. geburtshilfl. Anästh. (mit Knoche u. Traub), ebd. – Möglichkeiten d. medikamentösen Beeinflussg. v. unerwünschten Nebenwirkg. u. Aufwachreakt. nach Ketaminanästh. (mit Knoche u. Traub), ebd. 27 (1978). – Verhalten d. intraokul. Druckes unter d. Einfluß versch. Ethranekonzentrat. b. konstanten Beatmungsbedingg. (mit Eisele, Knoche u. Milewski), ebd. – Anästh.ambulanz. Erfahrg. mit einer neuen Organisationsform d. pränarkot. Untersuchg. u. Beratg. (mit Ahnefeld, Fricke, Knoche, Milewski u. Traub), ebd. – Schmerzbehandlg. im Notfall u. in d. Notsituat., Notfallmed. 4 (1978). – Clinical investigations of the influence of various naloxone doses on the newborn (mit Knoche u. Traub), J. Perinat. Med. 6 (1978). – A new positive end-exspiratory pressure valve for manually operated artificial ventilat. (mit Milewski, Lotz u. Ahnefeld), Resuscitation 6 (1978). – Effekt v. Naloxon auf Sauerstoffaufnahme, Lungenventilat. u. Herzarbeit b. erwachsenen wachen Versuchspersonen (mit Lotz u. Traub), Anästh. Wiederbeleb. Intensivther. 13 (1978). – Bupivacain-HCL, Bupivacain-CO_2. Vergleich. Untersuch. während d. kontinuierl. Periduralanästh. in d. Geburtshilfe (mit Knoche u. Traub), Regionalanästh. 2 (1979). – Vergleich. Untersuchg. zur periop. Infusionsther. im Kindesalter (mit Altemeyer, Schöch, Breucking, Seeling, Schmitz), Infusionsther. 6 (1979). – Clinical investigations concerning the use of ethrane for cesarean section (mit Knoche u. Traub), J. Perinat. Med. 7 (1979). – The influence of Flunitrazepam on different body functions (mit Knoche, Milewski u. Schmitz), South African Med. J. 55 (1979). – The influence of different ventilatory patterns on oxygenation and gas exchange after near-drowning (mit Lotz, Milewski u. Schindewolf), Resuscitation 7 (1980). – Möglichkeiten d. prim. Beatmg. mit PEEP im Rahmen d. notfallmed. Versorgg. (mit Ahnefeld, Lotz, Milewski, Schindewolf u. Wyrwoll), Anästhesist 29 (1980). – Postop. Reaktionsfähigkeit nach Halothan- bzw. Enflurane-Nark. f. kurzdauernde op. Eingriffe (mit Driessen, Scheible u. Milewski), ebd. 30 (1981). – Klin. exp. Untersuchg. zur CO$_2$-Eliminat. mit Hilfe eines modifizierten Bain-Systems (mit Ohmann, Lotz u. Altemeyer), Anästh. Intensivther. Notfallmed. 16 (1981). – Untersuchg. zum Verhalten wichtiger metabol. Parameter in d. Peripartalperiode unter d. Einfluß d. Periduralanästh. (mit Knoche, Traub, Strecker u. Fehm), Infusionsther. 4 (1981). – Untersuchg. zur postop. Schmerzther. mit periduralen Morphingaben nach urol. Op. (mit Driessen, Kossmann u. Möller), Anästhesist 30 (1981). – Möglichkeiten u. Probleme d. postop. Schmerzbekämpfg., Anästh. Intensivmed. 22 (1981). – An experimental study of respiratory reanimation of piglets following standardized near-drowning in fresh or saltwater (mit Ohmann, Lotz, Ludes, Schindewolf u. Bowdler), Resuscitation 9 (1981). – Einfluß d. präop. Nahrungs- u. Flüssigkeitskarenz auf versch. metabol. Parameter b. geriatr. Pat. (mit Knoche u. Biebl), Infusionsther. 8 (1981). – Epidural morphine for obstetric analgesia (mit Traub u. Möller), Obstetric Anesth. Digest 2 (1982). – Untersuchg. zur Effektivität d. geburtshilfl. Periduralanästh. Teil 1: Vaginale Entbindg., Teil 2: Sectio caesarea (mit Knoche, Traub u. Maier), Regional-Anästhesie 5 (1982). – Vergleich. Untersuchg. zum Einsatz versch. Narkosesysteme in d. Kinderanästh. (mit Altemeyer, Breucking, Rintelen u. Schmitz), Anästhesist 31 (1982). – Verzögerter Einsatz v. PEEP b. d. respir. Reanimat. nach standardisiertem Beinahe-Ertrinken mit Süß- u. Salzwasser (mit Lindner u. Lotz), ebd. – Vergleich. Untersuchg. über d. Effekt d. Prämedikat. mit Choralhydrat, Rohypnol u. Taractan b. Kindern (mit Hirlinger u. Becker), ebd. – Vergleich. Untersuchg. zum prim. u. verzögerten Einsatz v. PEEP im Rahmen des Beinahe-Ertrinkens (mit Lindner u. Lotz), ebd. – Doppelblindstudie zur Effektivität d. periduralen Morphinapplikat. im Vergleich zur intraven. Morphinapplikat. in d. postop. Analgesie (mit Wollinsky, Harzenetter, Koßmann, Knoche u. Traub), ebd. – Klin. Untersuchg. zur epiduralen Morphinapplikat. in d. geburtshilfl. Analgesie (mit Traub u. Möller), Regionalanästhesie 6 (1983). – Peridurale Morphinanalgesie: Wirkg. u. Pharmakokinetik (mit Koßmann, Wollinsky, Traub, Harzenetter u. Möller), Anästhesist 32 (1983). – Peridurale Morphinanalgesie: Wirkg. u. Pharmakokinetik. Doppelblindstudie b. vag. Hysterektomien (mit Koßmann, Wollinsky, Traub, Harzenetter u. Möller), ebd. – Klin. exp. Unter-

suchg. zur postop. Infusionsanalgesie (mit Knoche, Gundlach u. Klein), ebd. – Klin. Untersuchg. zum Einfluß versch. Pharmaka auf d. kardiozirkulat. Verhalten während d. Einleitungsphase einer Intubationsnark. (mit Fösel, Becker, Engels, Mehrkens u. Taud), ebd. – Untersuchg. zur intramusk. Ketaminanalgesie b. Notfallpat. Klin.-pharmakokin. Studie (mit Hirlinger u. Knoche), ebd. – Vergleich. Untersuchg. v. Handbeatmungsgeräten. Teil II: Meßergebn. (mit Lotz, Ahnefeld, Wyrwoll u. Becker), Notfallmed. 1983. – Schmerzther., eine interdiszipl. Aufgabe (Analgetika), Wien. med. Wschr. 1983. – Clinical experimental studies of postop. infusion analagesia (mit Knoche, Gundlach u. Bowdler), Clinical Therapeuticals 5 (1983). – Etude de l'efficacité de l'analgésie obstétricale (mit Knoche, Traub u. Maier), Cah. d'Anesth. 1983. – Investigation on neonatal cardiopulmonary reanimation using an animal model (mit Traub, Lotz, Lindner u. Engels), J. Perinat. Med. 11 (1983). – Tierexp. Studie zur intrapartalen Reinigg. d. ob. Luftwege d. Neugeborenen b. mekoniumhalt. Fruchtwasser (mit Pfenniger, Brecht-Kraus, Bitter u. Hoffmann), ebd. 12 (1984). – Vergleich. Untersuchg. zur Allgemeinanästh. bzw. Periduralanästh. b. d. prim. Sectio caesarea (mit Traub, Knoche, Muck u. Kraus), Regional-Anästhesie 7 (1984). – Katheterperiduralanästh. mit Bupivacain HC1 u. Bupivacain Co$_2$ – Vergleich. Untersuchg. u. Auswirkg. d. Prämed. (mit Weindler, Koßmann, Mehrkens, Seeling u. Schwabe), ebd. – Vergleich. Untersuchg. d. Nebenwirkg. v. Morphin nach periduraler, spinaler u. intraven. Applikat. (mit Koßmann, Wollinsky, Bowdler, Mehrkens u. Böck), ebd. – Tierexp. Untersuchg. zum intrakran. Druckverhalten unter Ketaminapplikat. (mit Pfenniger, Grünert u. Lotz), Anästhesist 33 (1984). – Abdom. Kompress. u. Peep-Beatmg. während d. kardiopulm. Reanimat. (mit Lindner, Lotz u. Pfenniger), ebd. – Vergleich. klin. Untersuchg. zur parenteralen u. oralen Prämed. im Kindesalter unter bes. Berücksichtig. d. Magensaftmenge u. Azidität (mit Hirlinger, Mehrkens u. Lehmann), ebd. – Vergleich. Untersuchg. mit Handbeatmungsgeräten. Teil III: Weiterentwicklg. b. bewährten Geräten. – Ambu Mark III u. Laerdal Silicone Resuscitator – (mit Lotz), Notfallmed. 1984. – The early use of positive end expiratory pressure (PEEP) ventilation in emergency medicine, and some experiments on pigs (mit Ahnefeld, Lotz, Spilker, Milewski, Traub, Lindner u. Bowdler), Resuscitation 11 (1984). – Does geographical location influence inflow requirements of the Bain breathing system? (mit Bain, Engelsson, Glover, Pollard, Thompson, Youngberg u. Spoerl), Europ. J. Anaesth. 1 (1984). – The Analgesic Action and Respiratory Side Effects of Epidural Morphine – A Double-blind Trial on Patients undergoing vaginal Hysterectomy (mit Kossmann, Bowdler, Ahnefeld u. Harzetter), Regional-Anästhesie (1984).

Dickmann, Rainer, Dr. med., Anästh. (79), Chefarzt d. Abt. f. Anästh. u. Intensivmedizin am St. Josef-Krh., Wohlandstr. 18, D-5250 Engelskirchen; Igelweg 18, D-5250 Engelskirchen-Loope. - * 21. 8. 43 Trier. - **StE:** 70 Bonn, **Prom:** 75 Bonn. - **WG:** 71-73 Truppenarzt, Praxisvertretungen, 73/74 Experim. Chir. Bonn (Hahn), 75 Anästh. Mechernich (Freiberger), 76 Inn. Bonn (Möllers), 76-83 Anästh. Bonn (Stoeckel), seit 83 Chefarzt d. AnästhAbt. Engelskirchen.

Diederich de Paplo, Ana, Anästh. (73), Oberärztin in d. AnästhAbt. d. Schloßparkkl., Heubnerweg 2, D-1000 Berlin 19 (Charlottenburg); Wilskistr. 54 a, D-1000 Berlin 37. - * 11. 5. 37 Barcelona. - **StE:** 64 Berlin. - **WG:** Anästh. Berlin 69-71 (J. Eckardt), 71-73 (Lamprecht), 73-77 selbständ. Anästh. Rotkreuzkrh. Rittberg Berlin-Lichterfelde, 77 (Pohlhaus), seit 77 AnästhAbt. Schloßparkkl. Berlin (Ruf), seit 80 Oberärztin.

Diening, Gebhard, Dr. med., Anästh. (74), Ärztl. Dir., Chefarzt d. Abt. f. Anästh. u. op. Intensivmed. u. d. Rettungsdienstes am Marienhosp. - Akad. Lehrkrh. d. Univ. Essen -, Virchowstr. 135, D-4650 Gelsenkirchen, Tel: 0209/1723901. - **StE:** 69 Köln, **Prom:** Düsseldorf. - **WG:** Anästh. 70-72 Köln-Hohenlind (Weber), 73-76 Düsseldorf (Zindler).

Dietler, Charlotte, Dr. med., Anästh. (81), Oberärztin in Anästh. u. Intensivmed. am Kantonsspit., CH-4600 Olten; Hombergstr. 76, CH-4600 Olten. - * 47 Zürich. - **StE:** 73 Zürich, **Prom:** 76 Zürich.

Dietrich, geb. Jensen, Eleonore, Dr. med., Anästh. (59), niedergel. Anästh., Praxis: Obere Marktstr. 33/1, D-7320 Göppingen; Nördl. Ringstr. 124, D-7320 Göppingen. - * 12. 1. 14 Dortmund. - **StE:** 49 Leipzig, **Prom:** 50 Leipzig. - **WG:** 49/50 Praxis Leipzig, 50 Päd. Grimma (Berger), 50/51 Päd. (Peiper) u. Chir. (Uebermuth), 51/52 Inn. (Boenheim), 52 Gyn. (Hirschberg), 52/53 Chir. (Uebermuth) Leipzig, 53 Chir. u. Anästh. Würzburg (Wachsmuth), 53-58 Anästh. Göppingen (Jensen), 58/59 Inn. Göppingen (Damm), 62-79 Chefärztin d. AnästhAbt. Krskrh. Göppingen, seit 79 Ruhestand u. Praxis als niedergel. Anästh. in Göppingen.

Dietrich, Inge, Dr. med., Anästh. (68), Anästh.-Oberärztin am Krskrh., Achdorfer Weg 3, D-8300 Landshut, Tel: 0871/4041; Neue Bergstr. 80, D-8300 Landshut, Tel: 0871/89397. - * 14. 8. 36 Erlangen. - **StE.** u. **Prom:** 60 Erlangen. - **WG:** 70/71 leit. Anästh. Orthop. Kl. Altdorf/Nürnberg, 71-75 Chefärztin d. AnästhAbt. Krh. Mellrichstadt, 75/76 Chefärztin d. AnästhAbt. Krh. Spaichingen, 76-78 Chefarztvertret.,

78-82 Chefärztin d. AnästhAbt. Krskrh. Achdorf-Landshut, seit 82 Anästh.-Oberärztin ebd.

Dietrich, Wulf, Dr. med., Anästh. (79), Anästh. am Inst. f. Anästh. d. Dtsch. Herzzentr., Lothstr. 11, D-8000 München 2. -
BV: Hämoseparation als Autotransfusionsmethode in d. Herzchirurgie (mit Göb, Mitto und Richter), in: INA - Hämodilution u. Autotransf. in der perioperativen Phase, hrg. Lawin/Paravicini, Thieme Stuttgart, New York 1984. - Periop. Antithrombin-III-Verlauf unter extrakorp. Zirkulation in der Herzchir. (mit Schroll u. Richter), in: Hämostase bei kard. und vask. Erkrankungen, hrg. Schreiber u. Bühlmeyer, Müller & Steinicke München 1984. - Improved heparin response by substitution of antithrombin concentrate during extracorporeal circulation (mit Schroll, Göb, Barankay und Richter), European Year-Book of Anaesth. d. Europ. Akad. f. Anästh. (im Druck). -
ZV: Einfluß v. Hämodil. u. Hämosep. auf Blutverbrauch b. aortokoron. Venenbypassop. (mit Göb, Barankay u. Richter), Anästhesist *31* (1982). - Reduzierg. d. Fremdblutverbrauchs in d. Koronarchir. durch Hämoseparation u. isovoläm. Hämodilution (mit Göb, Barankay, Mitto u. Richter), ebd. *32* (1983). - Einfluß von Antithrombin-III-Konzentr. u. -Substituation auf d. Heparinverbrauch während extrakorp. Zirkulation (mit Schroll), Proc. of ZAK in Zürich 1983. - Wirkung v. AT-III-Substitution auf d. Heparinbedarf während extrakorp. Zirkulation (mit Schroll), Anästhesist *33* (1984). - The effect of haemoseparation on blood requirement during and after open heart surgery, Proc. 18. Congress of ISBT in München 1984. - Antithrombin-III-Substitution zur Optimierung d. Heparinwirkung während extrakorp. Zirkulation in d. Herzchir. (mit Schroll, Göb, Barankay und Richter), Anästhesist *33* (1984). - Reduktion homologer Bluttransfus. durch postop. Drainageblutretransfus. in d. Koronarchir. (mit Göb, Mitt, Barankay und Richter), The Thoracic and Cardiovasc. Surgeon (im Druck). - Verfahren zur Reduzierung d. Fremdblutverbrauchs in d. Herzchir. (mit Mitto, Göb und Richter), Proc. Symp. Proteolyse u. Proteinaseninhibition in der Herz- u. Gefäßchir. in Luxemburg 1984 (im Druck). - AT-III-Aktivität u. Heparinverbrauch während extrakorp. Zirkulation (mit Schroll und Richter), Proc. ebd. (im Druck). - Intraop. Autotransfusion in d. Herzchir. - Fremdbluteinsparung durch Einsatz eines Zellseparators, Z. Kardiotechnik (im Druck).

Dietz-Hecht, Antje, Dr. med., Anästh., Oberärztin d. AnästhAbt. am Krskrh., Alte Waibstadter Str. 2, D-6920 Sinsheim; Albrecht-Dürer-Str. 3, D-6920 Sinsheim. - * 22. 4. 41 Posen. - **StE:** 69, **Prom:** 70. - **WG:** 73-76 Anästh. Mannheim (Lutz), seit 77 Oberärztin AnästhAbt. Krskrh. Sinsheim (Kuhnert-Frey).

Dietzel, Otto, Dr. med., Chir. (60), Anästh. (67), Altstadtstr. 22 b, D-4670 Lünen, Tel: 02306/3809. – *25. 12. 24 Bayreuth. – **StE:** 49 Freiburg, **Prom:** 50 Freiburg. – **WG:** 56–60 Chir. Bayreuth (Weber), 60–67 Anästh. Erlangen (Rügheimer), 68–83 Chefarzt d. AnästhAbt. St. Marien-Hospital Lünen. – **ZV:** Über d. Wirkg. v. Nitriten auf d. Mitosen d. Zellen d. Ehrlich'schen Ascites-Ca. (mit Hesse u. Pirwitz), Z. ges. exp. Med. *115* (1950).

Dietzel, Werner, Prof. Dr. med., Anästh. (69), leit. Arzt d. Abt. f. Anästh. u. op. Intensivther. am Städt. Krh., Dhünnberg 60, D-5090 Leverkusen 1, Tel: 0214/3732146; Mozartstr. 28, D-5090 Leverkusen 1, Tel: 0214/52267. – *9. 6. 37 Nordenham. – **StE:** 62 Erlangen, **Prom:** 63 Erlangen, **Habil:** 70 Heidelberg. – **WG:** 64–69 Anästh. Heidelberg (Just), 68/69 Exp. Anästh. u. Physiol. Univ. of Oklahoma/USA (Massion, Himshaw), 70/71 Oberarzt d. Abt. f. Anästh. d. Univ. Heidelberg (Just), seit 71 leit. Arzt d. Abt. f. Anästh. u. op. Intensivther. am Städt. Krh. Leverkusen. – **BV:** Wirkg. d. NLA auf den venösen Rückfluß u. NLA. Spezielle Probleme. Einsatz in d. nichtoperativen Med., Hrg. Henschel, Schattauer Stuttgart 1972. – Mit Massion: Verlauf d. hämorrhag. Schocks unter NLA, in: Advances in Anaesth. and Resuscitation, Vol. I, Hrg. Hoder, Jedlicke u. Pokorny, Avicenum Czechoslovac Med. Press Prag 1972. – Änderg. d. ven. Rückflusses in Halothan- u. Cyclopropan-Anästh., in: Anästh. Wiederbeleb., Anästh., Atmung-Kreislauf, Hrg. Gemperle, Hossli u. Tschirren, Bd. 80, Springer Heidelberg, Berlin, New York 1974. – Mit Massion: Effect of Anesth. on Surgical Blood Loss, in: Effects of Blood Loss on Anesth. Requirements, Hrg. Massion, Little Brown & Co. Boston 1974, Internat. Anesth. Clinics *12,* 1974. – Art. CO_2-Spanng. u. Kapillarpermeabilität, in: Kongr.ber. Jahrestgg. d. DGAW Hamburg 1972, Springer Berlin, Heidelberg, New York 1974. – Mit v. Scheven: Desinfekt. v. Anästhzubehör mit chem. Lösg., in: Kongr.ber. d. Jahrestgg. d. DGAW Erlangen 1974, Perimed Erlangen 1975. – D. apparativen Voraussetzg. f. d. Beatmungsinhalat. u. ihre prakt. Durchführg., in: Beatmungsinhalat., Informat. Fresenius, Symp. Wuppertal 1975. – Mit Böhmert, Müller, K. Peter u. Salentin: Ergebn. einer multizentr. Studie mit Droperidol beim hypovoläm. Schock, in: Droperidol u. Fentanyl beim Schock, Ber. über d. 6. Bremer NLA-Symp., Teil II, Hrg. Henschel, Perimed Erlangen 1976. – Mit Botzenhart: D. Durchführg. d. Anästh. unter hygienischen Gesichtspunkten, in: Praxis d. klin. Hygiene in Anästh. u. Intensivpflege, INA, Bd. 9, Hrg. Just, Thieme Stuttgart 1977. – 10 Jahre klin. Erfahrg. mit Inzolen, in: D. Rolle v. Kalium-Magnesium-Aspartat in d. op. Med. u. Intensivther., in: Internat. Anästh.-Kolloq. Bremen 1976, Hrg. Henschel, Schattauer Stuttgart, New York 1977. – Möglichkeiten u. Grenzen d. Realisat. hygienischer Anforderungen aus klin. Sicht, in: Aktuelle Probleme d. Intensivbehandlg. I, Hrg. Lawin u. Morr-Strathmann, INA, Bd. 12, Thieme Stuttgart 1978. – D. Infektionsrisiko b. d. Physiother. d. Lunge, in: Tggsber. 9. Internat. Fortbildungskurs f. klin. Anästh. Wien 1979, Egermann Wien. – Mit Schlag: Klin.-hygienische Probleme beim bewußtseinsgestörten Pat., in: Klin. Hygiene u. Intensivther.-Pat., INA, Bd. 18, Hrg. Just, Thieme Stuttgart 1979. – Hygienemaßnahmen im Anästh.- u. op. Intensivther.-Bereich, in: Infektionsprophylaxe im Krh., Hrg. Burkhardt u. Steuer, ebd. 1980. – Prevention of infection in intensive care patients, in: Anaesth. Proc. of the 7th World Congr. of Anaesth., Hamburg 1980, Ed. Rügheimer u. Zindler, Excerpta Medica Amsterdam, Oxford, Princeton 1981. – Anästh. u. Intensivther., in: Hygiene u. Infektionen im Krh., Hrg. Thofern u. Botzenhart, Fischer Stuttgart, New York 1983. – Intravas., intrakran. u. epidurale Katheteranwendg., in: Hygienestatus an Intensivstat., Hrg. Europ. Komitee „Interdisz. Hospitalhygiene", mhp-Verlag Wiesbaden 1983. – Zur hygienischen Sicherheit in d. Anästh., in: D. Berufsbild d. Anästh., Hrg. Brückner u. Uter, Anästh. Intensivmed., Bd. 164, Springer Berlin, Heidelberg, New York, Tokyo 1984. – **ZV:** Mit Massion u. Hinshaw: The mechanism of histamine-induced transcapillary fluid movement, Pflügers Arch. 309 (1969). – Mit Samuelson, Guenter, Massion u. Hinshaw: The effect of changes in arterial p CO_2 on isogravimetric capillary pressure and vascular resistances, Proc. Soc. Exp. Biol Med. *131* (1969). – Mit Massion: The prophylactic effect of innovar in experimental hemorrhagic shock, Anästh. Analg. *48* (1969). – Mit Massion u. Hinshaw: Dopamine-induced changes in isogravimetric capillary pressure and arterial and venous resistances, Arzneimi.-Forsch. *20* (1970). – Mit Emerson jun. u. Massion: Peripheral vascular effects of cyclopropane and halothane in the dog, J. Pharm. Exper. Ther. *174* (1970). – Mit Simmendinger: D. metabol. Alkalose während d. Intensivbehandlg., Z. prakt. Anästh. *6* (1971). – Mit Gundlach u. Wiedemann: Untersuchg. zu einem Anästhverfahren b. intrakran. Eingriffen, ebd. – Mit v. Scheven u. Botzenhart: Klin. u. bakteriolog. Untersuchg. zur Desinfekt. v. Anästhzubehör mit chem. Lös., ebd. 9 (1974). – Infektionsprophylaxe in d. Intensivther. durch Patienten-Waschg. mit PVP-Jod, ebd. *12* (1977). – Mit v. Scheven: Desinfekt. v. Anästh.-Instrumentarium in einer Peressigsäure-Lösg., Hyg. + Med. 5 (1980). – Endotracheale Absaugg., ebd. 6 (1981). – Mit Poloczek u. Lehmann: Peridurale Analgesie mit Fentanyl in d. op. Intensivther., Anästh. Intensivther. Notfallmed. *17* (1982).

Diezel, Gabriele, Dr. med., Anästh. (79), Chefärztin d. AnästhAbt. am Krskrh., Hermann-Hesse-Str. 34, D-7130 Mühlacker; Schönblickweg 11, D-7130 Mühlacker-Lienzingen. – *7. 2. 46 Stuttgart. – **StE:** 74 Heidelberg, **Prom:** 79 Heidelberg. – **WG:** 75/76 Inn. (Nephrol.) Heidelberg (Ritz), 76–82 Anästh. Intensivmed. Heidelberg (Just).

Diltschev, Todor, Dr. med., Anästh. (82), Anästh. an d. AnästhAbt. d. Krh. Zehlendorf, örtl. Bereich Heckeshorn, Am Großen Wannsee 80, D-1000 Berlin 39; Klopstockstr. 1–3, D-1000 Berlin 21. – *2. 1. 47 Sofia. – StE. u. Prom: 74 Sofia. – WG: 76/77 Anästh. Sofia (Jordanov), 78–81 Anästh. Berlin (Henneberg), 81–83 Anästh. Berlin (Pithis).

Dimai, Werner, Dr. med., Anästh. (75), Oberarzt, AnästhAbt. f. Herz- u. große GefäßOp., am Inst. f. Anästh., UnivSpital CH-8091 Zürich; Bodenacherstr. 82, CH-8121 Benglen. – *22. 4. 43 Villach. – StE. u. Prom: 61 Innsbruck.

Dimski, Christian, Dr. med., Anästh. (75), Chefarzt d. Abt. f. Anästh. u. op. Intensivmedizin am Marienhosp., Randebrockstr. 70, D-4250 Bottrop; Theodor-Storm-Str. 5, D-4250 Bottrop. – *6. 7. 42 Danzig. – StE. u. Prom: 70.

Dineiger, Bernd, Dr. med., Anästh. (83), Oberarzt d. AnästhAbt. d. Städt. Krh., Söllnerstr. 16, D-8440 Weiden; Parsifalweg 4, D-8480 Weiden. – *19. 2. 51 Weiden. – StE. u. Prom: 78 Erlangen.

Dinkel, Hans-Peter, Dr. med., Anästh., Anästh. am Inst. f. Anästh. d. Chir. Univkl., Im Neuenheimer Feld 110, D-6900 Heidelberg. – *29. 5. 48.

Dischreit, Beate, Dr. med., Anästh. (75), Oberärztin d. AnästhAbt. d. Krh. Rummelsberg, Postfach 60, D-8501 Schwarzenbruck; Bozener Str. 8, D-8501 Schwarzenbruck. – *10. 4. 45 Schwabach. – StE. u. Prom: 70 Erlangen. – WG: Anästh. 71–73 Amberg (Bialek), 73/74 Fürth (Röllinger), 75–77 Erlangen (Rügheimer), seit 77 Oberärztin d. AnästhAbt. d. Krh. Rummelsberg (Auffermann).

Dittmann, Martin, PrivDoz. Dr. med., Anästh. (80), Chefarzt d. Abt. Anästh./Intensivmed. am Krskrh., Meisenhartweg 14, D-7880 Bad Säckingen. – StE: 68 Berlin, Prom: 69 Berlin, Habil: 80 Basel. –
BV: Thorakale Epiduralanalgesie, Springer 1982. – Mit Gigon, Lango u. Grötzinger: Über d. pulmonale Toleranz v. Sojabohnenölemuls., in: Hartmann u. Berger (Hrg.), Parenterale Ernährung, Huber Bern 1972. – Mit Gauer, Rüegger u. Wolff: Erfahrg. mit Flunitrazepam b. langzeitbeatmeten Pat. mit bes. Berücksichtigg. d. hämodynam. Auswirkg., in: Symp.: Bisherige Erfahrg. mit Rohypnol (Flunitrazepam) in d. Anästh. u. Intensivther., Basel 1975, Hoffmann-La Roche & Co. Basel 1976. – Mit Wolff, Claudi u. Pochon: Früherkenng. v. Gasaustauschstörg., Symp. 2. Internat. Kongr. f. Notfallchir., Zürich 1975, in: Kongr.ber., Bd.

2, Perimed Erlangen 1976. – Mit Keller u. Wolff: Epidural analgesia for the treatment of multiple rib fractures, in: Abstr. Sixth World Congr. of Anesth., Mexico City, Excerpta Medica Amsterdam 1976. – Mit Turner u. Wolff: Trajna Visoka Epiduralna Analgezija (EA) Kod Pacijenata Sa Serijskim Prijelomom Rebara, Kongr.bd.: III. Kongres anesteziologa Jugoslavije, Bled 1977, II. Knjiga – V. tema 1977. – Mit Turner u. Wolff: Primjena Volumen-Kontroliranog Umjetnog Disanja (IPPV) Sa PEEP-om Te Spontano Disanje Sa CPAP i PEEP-om (PEEP-Weaner®) Kod Opsezne Torakalne Povrede Sa Kontuzijom Pluca i Povredom Plucnog Parenhima, ebd. – Nichtinvasive Methoden zur Beurteilg. d. Kreislaufs b. Schwerkranken, ZAK, Genf 1977, in: Méd. et Hyg. 1979. – Mit Wolff, Frede, Buchmann, Skarvan u. Rittmann: Hämodynam. Veränderg., in: ARDS, Symp. d. Schweiz. Ges. f. Intensivmed. (Hrg. Wolff, Keller u. Suter), Springer Berlin, Heidelberg, New York 1980. – Mit Wolff, Lehmann, Steenblock, Harder u. Dalquen: D. akute respir. Insuffizienz (ARI) u. d. adult respiratory distress syndrome (ARDS), in: ebd. – Mit Wolff, Frede, Buchmann, Skarvan u. Rittmann: Hämodynam. Veränderg., in: ARDS – Akutes Atemnotsyndrom d. Erwachsenen (Hrg. Wolff, Keller u. Suter), ebd. 1980. – Mit Wolff, Lehmann, Steenblock, Harder u. Dalquen: D. akute respir. Insuffizienz (ARI) u. d. Adult Respiratory Distress Syndrome (ARDS), in: ebd. – Thorakale Epiduralanalgesie (TEA), Leitfaden f. Anästh./Intensivschwestern u. Ärzte, ebd. 1982. – Mit Steenblock u. Stadler: Ausbildg. am Dept. Chir. d. Univ. Basel im Hinblick auf d. Führg. einer kleinen chir. Abt. – Theorie u. Praxis, in: Entwicklg. in d. Chir., Hrg. Morscher, Harder, Rutishauser u. Frede, Schwabe & Co. Basel 1983. – Bes. Aspekte d. Lagerg. zur rükkenmarksnahen Lokalanästh. aus d. Sicht d. Anästh., in: Proc. 2. Internat. Kongr. f. Krankenpflege im Operationsdienst, Mannheim 1984. – Mit Renkl: Redukt. d. postspinalen Kopfschmerzes nach Benutzung v. Spinalkanülen 29 G versus 26 G – ein prospektiver Vergleich, in: Proc. DAK Wiesbaden 1984. – Mit Steiner u. Richter: D. Management d. protrahierten Geburt durch Katheter-Peridural-Anästh., in: Proc. 11. Dtsch. Kongr. f. Perinatale Med. Berlin 1984, Thieme Stuttgart. –
ZV: Mit Ferstl u. Wolff: Epidural analgesia for the treatment of multiple ribfractures, Europ. J. Intensive Care Med. 1 (1975). – Mit Pochon, Claudi u. Wolff: Epiduralanästh. b. Behandlg. v. Rippenserienfrakturen, Helv. chir. Acta 42 (1975). – Mit Steenblock, Claudi u. Wolff: Peritoneallavage beim stumpfen Bauchtrauma, ebd. 44 (1977). – Mit Lehmann, Pochon u. Wolff: Neue Technik d. Spontanatmung mit positiv endexspir. Druck (PEEP) beim Erwachsenen, Intensivmed. 14 (1977). – Mit Pike u. Wolff: The Basle PEEP-Weaner – A Versatile Device for Respiratory Assistance, Anaesthesia 32 (1977). – Mit Frede u. Wolff: A useful step in weaning adults from ventilation: spontaneous breathing with CPAP and PEEP. Haemodynamic performance and gas exchange, In-

tensive Care Med. *3* (1977). – Mit Wolff, Anderes u. Anderes: Prevention of postoperative pulmonary complications by peroperative ventilation with PEEP and spontaneous breathing with CPAP and PEEP for three postoperative hours, ebd. – Mit Skarvan, Lehmann u. Wolff: D. Dilatat. d. Trachea b. naso-trachealer Langzeitintubat. mit „high volume – low pressure"-Cuff: eine techn. Komplikat., Schweiz. med. Wschr. *107* (1977). – Mit Frede, Stulz, Laffer, Lehmann u. Wolff: D. Bestimmg. d. momentanen Frank-Starlingschen Kurve am Schwerkranken: ihre Interpretat. u. ther. Verlagerg., ebd. – Mit Lehmann, Frede u. Wolff: Postop. thorakale Epiduralanästh. zur Ermöglichg. d. Frühextubat. b. polytraumatisierten Pat. mit Rippenserienfrakturen, ebd. – Mit Keller u. Wolff: A Rational for Epidural Analgesia in the Treatment of Multiple Ribfractures, Intensive Care Med. *4* (1978). – Mit Wolff, Rüedi, Buchmann u. Allgöwer: Koordinat. v. Chir. u. Intensivmed. zur Vermeidg. d. posttraumat. respir. Insuffizienz, Hefte Unfallheilk. *81* (1978). – Mit Wolff u. Frede: Klin. Versorgg. d. Polytraumatisierten: Indikationsprioritäten u. Therapieplan, Chirurg *49*(1978). – Treatment of flail injury of the chest, Anaesthesia *33* (1978). – Mit C. u. U. Anderes, Gasser, Turner, Brennwald, Keller, Ferstl u. Wolff: Postoperative Spontaneous Breathing with CPAP to Normalize Late Postop. Oxygenation, Intensive Care Med. *5* (1979). – Mit Perruchoud, Heitz, Herzog u. Wolff: Thorakale Epiduralanalgesie b. Rippenserienfrakturen: Lungenfunktionelle Spätresultate b. 65 Pat., Atmungs- u. Lungenkrankh. *6* (1980). – Mit Steenblock u. Allgöwer: The new concept for respiratory assistance on normal surgical wards with CPAP (turbo-peep-weaner), im Druck. – Mit Perruchoud, Ferstl, Gasser, Herzog u. Wolff: Lungfunction measurements late after thoracic trauma and flail chest, im Druck. – Grundlagen u. Anwendg. v. kontinuierlich-positivem Atemwegsdruck (turbo-peep-weaner), Videofilm (1979). – Mit Steenblock, Kränzlin u. Wolff: Thorakale Epiduralanalgesie (TEA) oder kontroll. Beatmg. in d. Behandlg. v. Pat. mit Rippenserienfrakturen, Langenbecks Arch. klin. Chir. *353*. – Mit Steenblock u. Gerber: Thorakale Epiduralanalgesie (TEA) zur postop. Schmerzbehandlg., Ther. Umschau *37*(1980). – Mit Buchmann: Film „Kontinuierl. pos. Atemwegsdruck auf allg. Pflegestat.", 98. Kongr. Dtsch. Ges. f. Chir. München 1981. – Mit Steenblock, Wolff u. Allgöwer: Respiratory Assistance on Surgical Wards with Continuous Positive Airway Pressure (Turbo-PEEP-Weaner), Amer. J. Surg. 142 (1981). – Mit Steenblock, Kränzlin u. Wolff: Epidural Analgesia or Mechanical Ventilation for Multiple Rib Fractures? Intensive Care Med. 8 (1982). – Mit Frede u. Boenicke: Prophylaxe u. Ther. d. respir. Insuffizienz Schwerverletzter b. Primär- u. Sekundäreinsätzen d. Rettungshelikopters, Notfallmed. *6* (1982). – Mit Wolff u. Langenstein: Instabiler Thorax – konservative Behandlg., Hefte Unfallheilk. 158 (1982).

Djajasaputra, Hindra, Dr. med., Anästh. (83), Oberarzt d. AnästhAbt. am Krskrh., Krankenhausstr. 6, D-8393 Freyung; Geyersbergerstr. 20, D-8393 Freyung. – * 10. 6. 48 Jakarta. – StE: 75 Hamburg, **Prom:** 83 Göttingen. – **WG:** 77 Inn. Wuppertal (Messmann), 78–80 Anästh. Wuppertal-Barmen (Schara), 80–83 Anästh. Göttingen (Kettler), seit 83 Oberarzt d. AnästhAbt. am Krskrh. Freyung-Grafenau.

Djuric, Dragan, Dr. med., Anästh. (68), Chefarzt der Abt. f. Anästh. am St. Johannes-Krh., Wilhelm-Busch-Str. 9, D-5210 Troisdorf-Sieglar; Flachtenstraße 6, D-5210 Troisdorf-Sieglar. – * 21. 4. 25 Subotica/Jugoslawien. – StE: 58 Beograd, **Prom:** 59 Beograd. – **WG:** 58–62 Beograd (Palanka), 62–64 Waidhofen (Thaya), 64/65 Klagenfurt, 65–69 Anästh. Hildesheim (Ruchatz-Anter), 69–71 leit. Anästh. KrsKrh. Schotten, 71/72 Chefarzt d. Anästh. Abt. Krh. Überlingen, seit 72 Chefarzt d. Abt. f. Anästh. am St. Johannes-Krh. Troisdorf-Sieglar.

Dobbelstein, Haldis, Dr. med., Anästh. (74), Oberärztin d. AnästhAbt. am DreifaltigkeitsKrh., Aachener Str. 445, D-5000 Köln 41; Landgrafenstr. 5, D-5000 Köln 41. – * 20. 5. 42 Essen. – StE: 67 München, **Prom:** 69 München. – **WG:** 68 Chir. Kirchhellen, 68 Inn. Berlin, 69 Inn. München, 69 Chir. Indersdorf, 70–74 Anästh. Köln-Lindenthal (Bonhoeffer), seit 74 Oberärztin d. AnästhAbt., Dreifaltigkeits-Krh. Köln (Weigand). –
BV: 46 Intubationsnark. unter Anwendg. von Fluothane bei einem zweijähr. Kind mit Oesophagusstenose (mit Weigand), in: 20 Jahre Fluothane, hrg. Kirchner, Schriftenr. Anästh. Intensivmed., Bd. 109, Springer Berlin, Heidelberg, New York 1978. – Unsere Erfahrg. mit Mehrfachnarkosen unter Berücksichtigg. von Halothane u. Leber-Affektionen (mit Weigand), in: 25 Jahre DGAI, hrg. Weis u. Cunitz, Schriftenr. Anästh. Intensivmed., Bd. 130, Springer Berlin, Heidelberg, New York 1980.

Dobberstein, Ingrit, Dr. med., Anästh. (72), Chefärztin d. Abt. f. Anästh. u. Intensivmedizin am Ev. Krh., Im Flur, D-6798 Kusel; Burgweg 16, D-6798 Kusel 2. – * 25. 3. 37 Freiburg. – StE: 62 Freiburg, **Prom:** 64 Freiburg. – **WG:** 64–69 Chir. Freiburg (Krauss), 70 Anästh. Freiburg (Wiemers), 71–73 Anästh. Kaiserslautern (Kapfhammer), seit 73 Anästh. Ev. Krh. Kusel.

Dobroschke, Günter, Dr. med., Anästh. (58), niedergel. Anästh., tätig im Krh. Bethesda Zollernring 26, D-7900 Ulm; Neunkirchenweg 74/1, D-7900 Ulm. – * 11.5. 22 Breslau. – StE: 51 München, **Prom:** 55 München. – **WG:** 52–55 Chir. u. Anästh. München (E. K. Frey, Zürn), 55 Päd. München (Wiskott), 55/56 Psych. München (Kolle), 56–58 Anästh. Ulm (Läufer), seit 59 Anästh. Ulm.

Doehn, Manfred, Prof. Dr. med., Anästh. (70), Chefarzt d. Abt. f. Anästh. d. Städt. Krh., Ostmerheimerstr. 200, D-5000 Köln-Merheim, Tel. 02 21/89 07 28 64. – * 28. 9. 38. – **StE:** 64 Hamburg, **Prom:** 70 Hamburg, **Habil:** 76 Hamburg. – **WG:** 66/67 Inn./Kreislaufphysiol. Hamburg (Gadermann, Jores), 67/68 Bwkrh. (Urol.) Hamburg (Körner), 68–83 Anästh. Hamburg (Horatz, Schulte am Esch), seit 83 Chefarzt d. Abt. f. Anästh. Städt. Krh. Köln-Merheim. –
BV: D. Wert v. Blutvolumenbestimmg. b. akutem u. chron. Blutverlust (mit Giebel), Med. Mitt. *44,* Bibliomed Melsungen 1970. – Hämodynam. u. metabol. Untersuchg. b. zerebr. Kreislaufstillstand (mit Rödiger u. Langbehn), in: Verh. dtsch. Ges. Kreisl.-Forsch., Bd. 39, Gehirnkreislauf, hrg. Thauer u. Pleschka, Steinkopff Darmstadt 1973. – Nebenwirkg. b. d. Behandlg. d. metabol. Alkalose mit Cl-Ionen, in: DGAW, Jahrestgg. Hamburg 1972, hrg. Lawin u. Morr-Strathmann, Springer Berlin, Heidelberg, New York 1974. – Early postoperative gastrointestinal bleeding: diagnostic approach and therapeutic strategy (mit Rehner u. Soehendra), Kongr.ber., PrePrinted Papers, Fourth Asian & Australasian Congr. of Anaesth., Singapore 1974, Lee Foundat. Singapore 1974. – Kombinierte Hirnkreislauf- u. Nierenuntersuchg. mit ^{99m}Tc-DTPA b. potent. Nierenspendern (mit Hupe, Montz, Otto, Höhne u. Pfeiffer), in: Jahresber. d. Ges. f. Nuclearmed. 1975. – D. Wirkg. v. Dopamin auf d. Hämodynamik am Kreislaufmodell d. hirntoten Hundes (mit Rödiger, Bleese u. Jungck), in: Dopamin, Arbeitstgg. über d. klin. Anwendg., Berlin 1974, hrg. Schröder, Schattauer Stuttgart, New York 1975. – Untersuch. zur Hämodynamik nach Reanimat. (mit Rödiger u. Rüsch), in: DGAW, Jahrestgg. Erlangen 1974, hrg. Rügheimer, perimed Erlangen 1975. – D. Verhalten d. Blutvolumens vor oder nach Hirntod (mit Rödiger, Henning u. Jungck), in: Neurogener Schock, 1. Günzburger Gespräch 1975, hrg. Schmidt u. Potthoff, Schattauer Stuttgart, New York 1976. – Beobachtg. zur Frage d. neurogenen Lungenödems b. hirntoten Hunden (mit Weber, Jungck, Rödiger u. Bleese), in: ebd. – D. Hirntod – ein Schockmodell? (mit Rödiger, Jungck u. Bleese), in: ebd. – Postop. Probleme nach Ösophagusop. (mit Ekkert, Farthmann, Horatz, Schreiber u. Spielhoff), in: Tggsber. ZAK Bremen, 1975. – D. instabile Thorax – Probleme d. Langzeitbeatmg. – (mit Buchwald u. Horatz), in: ebd. – Endoskop. Behandlungshilfen beim postop. Ileus (mit Soehendra u. Rehner), in: Postop. Komplikat., Prophylaxe u. Ther., hrg. Pichlmayr, Springer Berlin, Heidelberg, New York 1976. – Postop. Störg. d. Lungenfunkt. (mit Rodewald, Harms, Pokar u. Rödiger), in: ebd. – D. Wechselwirkg. v. künstl. Beatmg. u. Lungenflüssigkeit (mit Horatz u. Rödiger), in: Volumenregulat. u. Flüssigkeitslunge, hrg. Eckert, Thieme Stuttgart 1976. – Fluid volume control and lymphatics in lung contusion in rat and men (mit Eckert, Eichen u. Wagenknecht), in: Tggsber. The post-congr. meeting of lymphology, Hiroshima 1976. – Psych. Dekompensat. nach Prämedikat. mit Thalamonal (mit Bessert u. Stute), in: Tggsber. d. Jahrestgg. d. DGAW, Lübeck-Travemünde 1976. – D. Wert transthorak. elektr. Impedanzmessg. f. d. frühzeit. Erkenng. intrapulm. Flüssigkeitsansammlg. (mit Rödiger u. Grossner), in: ebd. – Metabol. Komplikat. d. parenteralen Ernährg. (mit Müchler u. Wulfhorst), in: Tggsber. ZAK Genf 1977. – D. Einfluß d. respirat. Azidose auf d. hydrochyl. Pankreasfunkt. d. Ratte (mit Rödiger, Grossner u. Klöppel), in: ebd. – Untersuch. zur negativ inotropen Wirkg. v. Ketanest (mit Rödiger, Jungck u. Weber), in: ebd. – Thymectomy in myasthenia gravis: pre- and postop. treatment (mit Janzen, Farthmann u. Lachenmayer), in: Tggsber. d. Internat. Symp. on Endocrinology in anaesth. and surgery, Ed. Stoeckel u. Oyama, Bonn 1978, Springer Berlin, Heidelberg, New York 1980. – Hämodynam. Veränderg. b. portocavalen Shuntop. u. b. d. Ösophagusvarizenverödg. (mit Rödiger, Soehendra u. Bause-Apel), in: Tggsber. d. Jahrestgg. d. DGAI, Würzburg 1978. – Zentr. Einflüsse b. d. Hämodynamik während d. isovoläm. Hämodilut. (mit Rödiger, Schöntag u. Shamlo), in: ebd. – Probleme d. Relaparotomie nach abdom. Eingr. (mit Schreiber u. Eichfuss), in: Tggsber.: Intensivmed. b. gastroenterolog. Erkrankg., Akad. d. Wissenschaften in Mainz, 1979, Kap. 6: Spez. Probl. d. Abdominalchir. b. Ileus u. Peritonitis, hrg. Schönborn, Neher, Schuster u. Mangold), Thieme Stuttgart, New York 1980. – Nierenfunktionsstörg. b. Sepsis (mit Augustin, Bode, Bischoff u. Melderis), in: D. sept. Pat. auf d. Intensivstat., hrg. Farthmann u. Horatz, Bibliomed Melsungen 1980. – Vergleich d. Wirkg. v. Dopamin u. Dobutamin auf d. Hämodynamik u. d. Gasaustausch b. Lebercirrhotikern (mit Rödiger u. Soehendra), in: Tggsber. d. Internat. Symp. Dobutamin, München 1979, hrg. Bleifeld, Gattiker, Schaper u. Brade, Urban & Schwarzenberg München, Wien, Baltimore 1980. – D. Lungenfunkt. nach Sklerosierungsther. blutender Ösophagusvarizen (mit Soehendra, Bause-Apel u. Rödiger), in: Tggsber. d. 3. Kongr. d. Griech. Ges. f. Anästh., Thessaloniki 1979. – Behandlg. v. potentiellen Organspendern (mit Rödiger, Weber, Chalaris u. Karbe), in: ebd. – D. Einfluß zentralnerv. Regulat. während kontroll. Blutdrucksenkg. mit Na-Nitroprussid (mit Kotsianou, Weber u. Rödiger), in: ZAK 1979, Bd. 4: HerzKreislauf-Atmung, hrg. Haid u. Mitterschiffthaler, Springer Berlin, Heidelberg, New York 1981. – D. Verhalten d. atemabhäng. Blutdruckschwankg. in Relat. zum zirkulierenden Blutvolumen (mit Bause, Bause-Apel u. Rödiger), in: ebd. – Untersuchg. zur Irreversibilität einer metabol. Azidose (mit Shamlo, Schöntag u. Bause), in: ebd., Bd. 5: Intensivmed., Notfallmed. – D. Einfluß zentralnerv. Regulat. auf hämodynam. Parameter b. d. respirat. Azidose (mit Reimer, Rödiger u. Weber), in: ebd. – D. Hämodynamik während d. Behandlg. einer metabol. Azidose mit Tham u. Natriumbikarbonat (mit Rödiger), in: ebd. – D. Nierenfunkt. b. respirat. Azidose vor u. nach Hirntod (mit Heilmann, Augustin u. Rödiger), in: ebd. – Veränderg. d. Aminosäurenhomöostase b. respirat. Azidose

(mit Chalaris, Schöntag u. Troll), in: Tggsber. d. 7. Weltkongr. f. Anästh., Hamburg 1980. – D. positive Flüssigkeitsbilanz als Hilfe f. d. Frühdiagnose b. Anastomoseninsuffizienz nach Oberbauch-Op. (mit Bause-Apel u. Horatz), in: ebd. – Ein Beitrag zur klin. Relevanz materieller Verunreinigg. in Infusionslösg. (mit Beck, Janzen u. Schmiegelow), in: Tggsber. d. ZAK 1981, Berlin. – Kreislaufwirkg. nach geringen Fentanyldosen b. Intensivpat. (mit Bause u. Beck), in: ebd. – Ergebn. hämodynam. Untersuchg. nach Sklerosierg. v. Ösophagusvarizen (mit Rödiger, Soehendra u. Bause-Apel), in: Portale Hypertension, hrg. Paquet, Denck u. Berchthold, Karger Basel 1982. – Kontinuierl. Pumpen-getriebene Ultrafiltrat. b. Nierenversagen (mit Bischoff), in: Arterio-venöse Hämofiltrat., hrg. Kramer, Vandenhoeck & Ruprecht Göttingen, Zürich 1982. – Veränderg. d. Aminosäurenhomöostase b. respirat. Azidose (mit Schwartau, Troll u. Chalaris), in: Ber.bd. Parenterale Ernährung, Dtsch-Skand. Symp., Dubrovnik 1982, Zuckschwerdt München (im Druck). – Anästh. (mit Horatz), in: Chir. im Wandel d. Zeit 1945–1983, hrg. Schreiber u. Carstensen, Springer Berlin, Heidelberg, New York 1983. – Hyperlactataemia as a hidden metabolic disturbance during and after abdominal surgery (mit Pfeiffer), in: Third Asean Congr. of Anesth. (Abstracts), Bangkok 1983. – D. Aminosäurenmuster b. d. schw. Glukoseverwertungsstörg. (mit Troll u. Schöntag), in: Tggsber. d. ZAK 1983, Zürich. –

ZV: Anästh. Aspekte zur malignen Hyperthermie, Urologe B 13 (1973). – Intubationsnark. in d. Zahnmed.? Zahnärztl. Prax. 24 (1973). – Nebenwirkg. b. d. Ther. d. metabol. Alkalose mit Aminosäurenhydrochloriden u. HCl: Auswirkg. auf d. Serum-Kalium-Spiegel (mit Jungck), Anästhesist 23 (1974). – Versuche zur Reaktionsbereitschaft d. renalen Leucinaminopeptidasen, Experimental studies on the reactivity of renal leucinaminopeptidase (mit Hartmann), Urol. Res. 2 (1975). – Indikat. zur Ther. mit Proteinasenhemmern in d. Chir. – Eine klin. u. tierexp. Studie – (mit Eckert u. Riesner), Med. Welt 25 (1974). – D. Ther. d. akuten Ösophagusvarizenblutg. (mit Eckert, Soehendra, Farthmann u. Becker), Med. Welt 26 (1975). – Zur Problematik d. Erkenng. u. Behandlg. v. potent. Organspendern (mit Horatz u. Rödiger), Urologe B 15 (1975). – Konservative Ileusther.: endoskop. Behandlungshilfen (mit Rehner, Soehendra u. Wehling), Dtsch. med. Wschr. 100 (1975). – D. Einfluß v. Methämoglobin b. d. Messg. d. Sauerstoffsättigg. d. Vollblutes mit dem AO-Oxymeter (mit Rödiger u. Weber), Z. prakt. Anästh. 10 (1975). – Morphologie u. Röntgenbild d. Rattenlunge b. d. exp. Lungenkontus. (mit Eckert, Frommhold u. Riesner), Langenbecks Arch. klin. Chir. Suppl. Chir. Forum 1975. – Zur Klassifizierg. v. Mitralvitien nach klin. u. hämodynam. Gesichtspunkten (mit Rödiger, Antweiler, Harms, Kitzing, Lehmann u. Polonius), Thoraxchir. 23 (1975). – Aminosäuren in d. Lymphe d. Duct. thoracicus als Verlaufsuntersuchg. am Hund (mit Schlosser, Regler u. Koch), Dtsch. Tierärztl. Wschr. 84 (1977). – Retro-peritoneales Hämatom d. Mehrfachverletzten (mit Eckert, Jungbluth, Straaten u. Wagenknecht), akt. chir. 11 (1976). – Pulmonary contusion of the rat for the investigation of histomorphological and pharmacological questions (mit Eckert, Pfeifer u. Eichen), (im Druck). – D. Effekt v. hochdos. Cortisongabe im sept. Schock (mit Grossner u. Wagenknecht), 1. Internat. Symp. über sept. Schock, Wien 1976, Praxis-Kurier 14 (1976). – Blutige art. Langzeitdruckmessg. über d. Art. temporalis superfic. (mit Bause u. Grossner), Z. prakt. Anästh. 13 (1978). – Herz- u. Kreislaufstillstand durch Hyperkaliämie nach Gabe d. Muskelrelaxans Imbretil (R) (mit Bause-Apel u. Rödiger), ebd. – Pankreassaft u. Stressulcus d. Ratte (mit Schumpelick u. Grossner), Langenbecks Arch. klin. Chir. 344 (1977). – D. Rolle d. respirat. Azidose b. d. Entstehg. einer akuten Pankreatitis (mit Grossner, Klöppel u. Rödiger), Z. prakt. Anästh. 13 (1978). – Kaliumsubstitut. b. parenteraler Ernährg. (mit Dörner, Spielhoff u. Schöntag), Med. Welt 29 (1978). – Intragastr. Gallensäuren u. Lysolecithin b. klin. Stressulkus-Gefährdg. (mit Schumpelick, Begemann, Bandomer u. Grossner), Dtsch. med. Wschr. 103 (1978). – Fiberendoskop. Ösophagusvarizenverödg. (mit Soehendra, Reynders-Frederix, Bützow u. Erbe), ebd. 104 (1979). – Mikrobiolog. Befunde aus d. intraop. gewonnenen Gallensaft u. ihre klin. Bedeutg. (mit Schöntag, Grossner u. Hoffmann), chir. praxis 26 (1979/80). – Blutlaktatspiegel nach großen Oberbaucheingr. (mit Pfeiffer, Kessler u. Horatz), Med. Welt 30 (1979). – Zur Bedeutg. laborchem. Parameter f. d. Diagnostik d. Mesenterialinfarktes (mit Schlosser, Rehner u. Mau), Langenbecks Arch. klin. Chir. 350 (1980). – Lactatazidose b. Thiaminmangel (mit Schwartau u. Bause), Klin. Wschr. 59 (1981). – Metabol. Azidose durch Thiaminmangel (mit Schwartau), Anästhesist 30 (1981). – Zur Pathophysiol. d. Atmg. u. d. Kreislaufs b. Tod durch obstrukt. Asphyxie (mit Brinkmann, Püschel u. Bause), Z. Rechtsmed. 87 (1981). – Aminosäurenstoffwechselstörg. b. einem Pat. mit gesichertem Thiaminmangel (mit Jürgens u. Schwartau), Infusionsther. 9 (1982). – Alkoholinduzierte Lactatazidose b. Thiaminmangel (mit Schwartau), Z. Rechtsmed. 89 (1982). – Multimat – Ein neues Gerät zur Erleichterg. d. Infusionsther. (mit Westphal), Anästh. Intensivther. Notfallmed. 17 (1982). – Glucoseinduz. Hyperlactatämien b. Thiaminmangel (mit Schwartau u. Bause), ebd. 18 (1983). – Zur Ursache pulm. Störg. nach Sklerosierungsther. (mit Volquardsen-Braeger, Soehendra, Rödiger u. Lierse). ebd. – D. Applikat. v. vasoaktiven Substanzen über d. Infusionsgerät Multimat (mit Westphal u. Rehpenning), Intensivmed. 20 (1983). – Ein Beitrag zur Problematik d. akzidentellen Gefäßpunkt. in d. Periduralanästh. (mit Beck u. Brassow), Regional-Anästhesie 6 (1983). – Fehler u. Gefahren b. amb. Nark. (mit Jungck), 100. Kongr. d. Dtsch. Ges. f. Chir., Berlin 1983, Langenbecks Arch. klin. Chir. (im Druck). – The influence of an angiotensin II antagonist, Saralasin, given before donor nephrectomy, on kidney function after transplantation. A controlled prospective study (mit Huland, Bause u. Clausen), Transplantation *36* (1983). – D. unerkannte hohe Querschnitt als Ursache eines Herzkreislaufstillstandes (mit Bause, Beck u. Jungck), Notfallmed. *10* (1984). – Vorstellg. einer Einführhilfe f. d. nasale Intubat. (mit Doehn, Hörmann, Bause u. Rockemann), (im Druck).

Doenicke, Alfred, Prof. Dr. med., Anästh. (61), Leit. d. Inst. f. Anästh. d. Univ., Ber. Polikl., Pettenkoferstr. 8 a, D-8000 München 2; Hartstr. 80, D-8034 Germering. – * 18. 8. 28 Göttingen. – **StE.** u. **Prom:** 54 Erlangen, **Habil:** 64 München. – **WG:** 54/55 Chir. Miltenberg (Galm), 55–59 Anästh. u. Chir. Würzburg (F. Becker bzw. Wachsmuth), 59/60 Anästh. u. Chir. Hannover (Knepper), 60 Pharmak. Hannover (H. H. Frey), 60/61 Inn. Hannover (Tischendorf), seit 61 Leit. d. AnästhAbt. d. Chir. Univ. Polikl. München. – **H:** Der Anästhesist; Sertürner Workshop. – **BV:** Kombin. v. Arzneimitteln u. Alkohol unter verkehrsmed. Sicht, Actes I Congr. De L'Assoc. Intern. de Med. des Accid. et du Traff., Rom 1963. – Amplitudes and evoked responses in the EEG in humans during sleep and anesth. (mit Kugler), Progr. Brain Research, Vol. 68, Elsevier Publish. Comp. Amsterdam 1965. – Exp. Untersuchg. über d. Ultrakurznark. B 1420 mit Serumcholinesterasebestimmg., EEG u. Kreislaufanalysen (mit Gürtner, Kugler, Schellenberger u. Spieß), Propanidid-Symp., Springer Berlin, Heidelberg, New York 1965. – Vergl. Serumcholinesteraseaktivitätsbestimmg. nach Barbituratnark. u. Neuroleptanalg., in: II. Bremer Symp. Neuroleptanalg., ebd. 1965. – Untersuchg. nach Barbituratmedik. u. zusätzl. Alkoholgenuß im 24 Std.-Verlauf (mit Kugler), Probl. d. Verkehrsmed., Enke Stuttgart 1965. – Über d. Wert komb. psychodiagn. Tests zur Erfassg. einer Leistungsminderg. nach Gaben versch. Arzneimittel (Librium, Bellergal, Omca) (mit Post), ebd. 1966. – Pseudocholinesterasen, Biochemie, Genetik, Kl. (mit Goedde u. Altland), Springer Berlin, Heidelberg, New York 1966. – Klin. u. tierexp. Untersuchg. zur Leberbelastg. nach NLA (mit Schellenberger u. Gürtner), Anästh. Wiederbeleb. Bd. 18, ebd. 1966. – EEG-Untersuchg. b. Ketamine u. Methohexital (mit Kugler, Laub u. Kleinert), ebd., Bd. 40 (1969). – Ein Leistungsvergleich nach Ketamine u. Methohexital (mit Kugler, Emmert, Laub u. Kleinert), ebd. – Enzephalose u. Analg. im klin. Exp. mit EEG-Kontr. (mit Kugler), in: Ketamin, ebd., Bd. 69 (1973). – Biochem. u. Pharmak. d. Histaminfreisetzg. durch i. v. Narkosemittel u. Muskelrelaxantien (mit Kugler), ebd., Bd. 74 (1973). – Nachweis v. Histaminfreisetzg. b. hypotens. Reakt. nach Propanidid u. ihre Prophylaxe u. Ther. mit Corticosteroiden, ebd., Bd. 74 (1973). – NLA b. Leberkranken, ebd. 1974. – Terat. Schäden durch Narkotika, ebd. 1974. – Erfahrg. in d. Behandlg. v. Schlafstörg. im Alter – v. Standpunkt d. Anästh., Thieme Stuttgart 1966. – Erfahrg. mit d. NLA langdauernder Op. an Leberkranken (mit Schellenberger u. Gürt-

ner), in: NLA, Kl. u. Fortschr., Schattauer Stuttgart 1967. – Anästh. b. Oberbaucheingr., in: Magenchir., Springer Berlin, Heidelberg, New York 1968. – Pharmak. d. Muskelrelaxantien, in: Lehrbuch d. Anästh. u. Wiederbeleb., 2. Aufl., hrg. Frey, Hügin u. Mayrhofer, ebd. 1971. – Pseudocholinesterasen, in: Handbuch f. Inn. Med., Bd. VII (1974). – Wirkg. u. Nebenwirkg. v. Anästhmitteln u. Adjuvantien auf Mutter u. Kind (mit Heinrich, Böll, Pausch, Walter u. Haehl), in: Anästh. in d. Gyn. u. Geburtsh., Schattauer Stuttgart 1974. – Propanidid, in: new i.v. anaesthetic agents, Proc., Europ. Congr. Anästh., Madrid 1974. – D. NLA, in: D. NLA. Bilanz einer Methode, Thieme Stuttgart 1975. – Mit Heinrich, Böll, Pausch, Walter u. Haehl: Teratogene Schäden durch Narkotika, Anästh. Wiederbeleb., Springer Berlin, Heidelberg, New York 1975. – Pharmakokinetik d. Narkotika b. Mutter u. Kind, Perimed Erlangen 1975. – Mit Kugler: Wirkg. d. Ethrane auf d. zentr. Nervensystem, Schattauer Stuttgart 1975. – Mit Kugler, Praetorius u. Grote: Welche Vorteile bietet Etomidate zur Einleitg. einer Neuroleptanästh., einer Inhalationsanästh. u. zur Ambulanzanästh.? Internat. Fortbildungskurs f. Anästh., Proc., Wien 1975. – Mit Grote, Hauck, Lindström, Bauer u. Kugler: Untersuchg. zur Metabolisierg. v. Halothan u. Ethrane am Menschen mit u. ohne Vorbehandlg. v. Phenobarbital, Anästh. Wiederbeleb., Bd. 99, Springer Berlin, Heidelberg, New York 1975. – Mit Grote, Auer u. Rattenhuber: Veränderg. des Elektrolythaushaltes nach Anästh. u. mögl. Beeinflussg. durch Inzolen, Kalium-Magnesium-Zink-Aspartat, 15. Kolloq., Frankfurt 1975. – Mit Grote: Pharmak. Effekte u. Wechselwirkg. v. Prämedikat. u. Narkosemitteln auf d. Atmg., Klin. Anästh. Intensivther., Bd. 12, Springer Berlin, Heidelberg, New York 1976. – Klin. Pharmak., in: Lehrbuch d. Anästh., Reanimat. u. Intensivther., Springer Berlin, Heidelberg, New York 1977. – Intraven. Anästh., in: ebd. – Inhalationsanästhetika, in: ebd. – Lokalanästhetika, in: ebd. – Mit Grote: Muskelrelaxantien, in: ebd. – Mit Grote: Muskelerkrankg. u. Relaxantien, in: ebd. – Histaminfreisetzg. nach Pharmaka, in: ebd. – Mit Grote: Maligne Hyperthermie, in: ebd. – Mit Härtel, Büttner u. Kropp: Anästh. f. endoskopisch-diagnost. Eingriffe unter bes. Berücksichtig. v. Etomidate, 8. Internat. Fortbildungskurs f. klin. Anästh., Wien 1977. – Mit Mannes: Protein Binding of Etomidate, Anästh. Wiederbeleb., Bd. 106, Springer Berlin, Heidelberg, New York 1977. – Mit Haehl: Teratogenicity of Etomidate, ebd. – Etomidate, a new hypnotic agent for intravenous application, ebd. – Mit Kugler u. Laub: The EEG after Etomidate, ebd. – Mit Spiess, Grote u. Aranoji: Clinical experience with Etomidate in diagnostical interventions and operations of short duration, ebd. – Etomidate as „A new drug in intravenous anaesth." (conclusion), ebd. – Mit Kugler, Suttmann, Laub, Speth u. Woeller: Einfluß v. Flunitrazepam auf Verhalten u. Psyche, Klin. Anästh. Intensivther., Bd. 17, Springer Berlin, Heidelberg, New York 1978. – Mit Lorenz: Histaminlieberierg. durch Flunitrazepam, ebd. – Mit Suttmann u. Sohler: D. Einfluß

v. Flunitrazepam u. Lormetazepam auf d. Blutgase, ebd. – Mit Lorenz: Anaphylactoid reactions and histamine release by intravenous drugs used in surgery and anaesth. Adverse Response to intravenous drugs, Academic Press 1978. – Mit Suttmann: Leitfaden f. klin.-exp. Untersuchg. zur Prüfg. v. Benzodiazepin-Derivaten f. anästh. Zwecke an Probanden u. Pat., in: Lormetazepam, hrg. Doenicke u. Ott, Anästh. Intensivmed., Bd. 133, Springer Berlin, Heidelberg, New York 1980. – Mit Kugler, Suttmann, Laub, Speth u. Woeller: Ein Vergleich d. hypnot. Effekte v. Flunitrazepam u. Lormetazepam, in: ebd. – Mit Suttmann, Sohler u. Hiebl: Blutgasveränderg. nach Gabe v. Lormetazepam in Kombinat. mit Etomidat, in: ebd. – Mit Hug, Dittmann u. Wittschier: Blutgasveränderg. nach Diazepam oder Lormetazepam u. Flunitrazepam in Kombinat. mit Etomidat, in: ebd. – Mit Kugler, Laub, Dittmann u. Hug: Lormetazepam zur Prämedikat. b. Etomidatnarkosen, verglichen mit Diazepam, in: ebd. – Mit Lorenz, Dittmann u. Hug: Histaminfreisetzg. nach Diazepam/Lormetazepam in Kombinat. mit Etomidat, in: ebd. – Mit Ott, Grethlein, Suttmann, Haaser, Koch, Härtel u. Harlass: Lormetazepam zur abendl. Prämedikat. anhand v. Fallsammlungen, in: ebd. – Mit Ott, Hemmerlin, Kugler, Suttmann, Tesch u. Sträßner: Amnestische Begleitwirkg. nach i.v. Gabe v. Lormetazepam u. Flunitrazepam, in: ebd. – Pseudoallergic reactions due to histamine release during intraven. anaesth. PAR. Pseudo-Allergic Reactions, Involvement of Drugs and Chemicals, Vol. 1 (1980). – Mit Ott, Abreß, Fischl, Hemmerling u. Fichte: Nighttime sedative effects of oral Lormetazepam and Pentobarbital in pre-op. patients, in: Fourth Europ. Congr. on Sleep Research, Tirgu-Mures, Karger Basel 1980. – H_1- u. H_2-Rezeptoren – Wirksame Agonisten u. Antagonisten (Pharmakother. d. Allergie), in: 25 Jahre DGAI, hrg. Weis u. Cunitz, Anästh. Intensivmed., Bd. 130, Springer Berlin, Heidelberg, New York 1980. – Anästh. in d. Magenchir., in: Nichtresezierende Ulcuschir., hrg. Bauer, Springer Berlin, Heidelberg, New York 1980. – Mit Grote: Möglichkeiten d. Wirkungsbeeinflussg. v. Relaxantien, in: Muskelrelaxantien, Klin. Anästh. Intensivther., Bd. 22, 1980. – Mit Löffler, Baumann, Suttmann, Kugler u. Laub: Anästh. b. Op. extrakran. Karotisstenosen, in: Karotischir., hrg. Karobath u. Redtenbacher, Witzstrock Baden-Baden, Köln, New York 1981. – Mit Lorenz, Schöning, Karges u. Schmal: Incidence and mechanisms of adverse reactions to polypeptides in man and dog, Developments in Biological Standardization, Vol. 48, Karger Basel 1981. – Mit Kugler, Suttmann, Ulsamer u. Ott: Modern trends in the investigation of psychotropic drugs, in: Anästh.: Proc. 7th World Congr., Ed. Rügheimer u. Zindler, Excerpta Medica 70, 1981. – Mit Kugler, Suttmann, Ott u. Grote: New Benzodiazepines, in: ebd. – Mit Suttmann: The use of intraven. hypnotics in the induction phase of NLA, in: ebd. – Spez. Nebenwirkg. d. i.v. Narkotika (Porphyrie, Hyperpyrexie, Gefäßschäden, Histamin), in: Die intraven. Narkose, hrg. Ahnefeld, Klin. Anästh. Intensivmed., Bd. 23, Springer Berlin, Heidelberg, New York 1981. – Mit Lorenz, Schöning u. Neugebauer: The role of histamine in adverse reactions to intraven. agents. Adverse Reactions of Anaesthtic drugs, Ed. Thronton, Elsevier North Holland Biomedical Press 1981. – Etomidate, in: Hypnomidate u. Analgetika, hrg. Bergmann, Maudrich Wien, München, Bern 1981. – Mit Lorenz: Anaphylactoid reactions following administration of plasma substitutes in man. Prevention of this side-effect of Hemaccel by praemedication with H_1- and H_2-receptor antagonists, Natisnila Univerzitetna tiskarna v ljubljani, Naklada 500, 1981. – Mit Grote, Kugler u. Donner: Pharmakodynam. Wirkg. u. Nebenwirkg. eines neuen Benzodiazepin-Derivates am Menschen, in: ZAK 79, proc. 3, Innsbruck 1979, hrg. Haid u. Mitterschiffthaler, Anästh. Intensivmed., Bd. 141, Springer Berlin, Heidelberg, New York 1981. – Mit Grote, Suttmann, Kugler, Laub, Schwarz u. Bauer: Klin. exp. Untersuchg. mit dem neuen i.v. Hypnotikum Ro 21-3981 (Midazolam), in: ebd. – Immunolog. Aspekte in d. Anästh. (Einführung), in: ebd. – Mit v. Specht, Brendel, Grote u. Mioska: D. Einfluß v. Halothan u. Neuroleptanästh. auf d. T-Zell-Funkt. gesunder Probanden, in: ebd. – Immunolog. Aspekte in d. Anästh., Zusammenfassg., in: ebd. – Etomidat, Propanidid, Gammahydroxybuttersäure, in: D. intraven. Nark., hrg. Ahnefeld, Klin. Anästh. Intensivther., Bd. 23, Springer Berlin, Heidelberg, New York 1981. – Mit Suttmann, Blazejewicz, Blahs u. Ebentheuer: Ein Beitrag zur Anwendung intraven. Anästhetika in d. postop. Sedierg. u. Analgesie, in: ebd. – Mit Kugler, Suttmann, Bretz, Haegler u. Wörschhauser: Ausblick über weitere Entwicklg. v. i.v. Hypnotika, in ebd. – Mit Grote: Benzodiazepine, in: ebd. – Mit Duka: Etomidate and other new induction agents, in: Developments in drugs used in anaesth., Ed. Spierdijk, Feldman, Mattie and Stanley, Boerhave Series 23, 1981. – D. Pharmak. versch. Narkosemittel im Hinblick auf d. Aufwachphase. Intraven. Anästhetik (Hypnotika u. Sedativa), in: Klin. Anästh. Intensivmed., Bd. 24, Springer Berlin, Heidelberg, New York 1982. – Wirkg. u. Nebenwirkg. d. Plasmasubstitute, Interdiszipl. Forum, Dtsch. Ärztebl. 1982. – Mit Koenig: Vorwort zu Immunologie in Anästh. u. Intensivmed., Springer Berlin, Heidelberg, New York, Tokyo 1983. – Mit v. Specht, Suttmann, Bretz u. Brendel: Untersuchg. zur Mitogenstimulat. peripherer Lymphozyten v. Pat. unter Halothannark., Immunologie in Anästh. u. Intensivmed., Eine krit. Bestandsaufnahme, in: Immunologie in Anästh. u. Intensivmed., hrg. Doenicke u. Koenig, Springer Berlin, Heidelberg, New York, Tokyo 1983. – Mit Suttmann, Mioska, Grote u. Bretz: D. Einfluß v. Experimentalnark. auf humorale Immunparameter, in: ebd. – Mit Dorow, Suttmann, Gräf, Grote, Bretz, Sarafoff u. Ott: Einfluß versch. Narkosemethoden auf hormonelle Parameter u. auf d. sympathonervale System, in: ebd. – Geleitwort zur Reprintausgabe: Friedrich Wilhelm Sertürner, d. Entdecker des Morphiums, Springer Berlin, Heidelberg, New York, Tokyo 1983. – Mit

Suttmann, Bretz, Mioska u. Straka: Einfluß d. Narkose auf humorale Parameter, in: Immunologie in d. Anästh. u. Intensivmed. Eine Standortbestimmung, hrg. Doenicke u. Steinbereithner, Maudrich Wien, München, Bern 1983. – Modern Trends in the Investigation of New Hypnotics in Anaesth. Psychopharmacology, Suppl I, Ed. Hindmarch, Ott u. Roth, Springer Berlin, Heidelberg, New York 1984. – Mit Lorenz, Röher u. Ohmann: Histamin Release in Anaesth. and Surgery: A New Method to Evaluate its Clinical Significance with Several Types of Causal Relationship, Clinics in Anaesth. 2, 1984. – Mit Suttmann, Bauer, Loos, Ebentheuer u. Schneider: D. Wirkg. v. Midazolam auf d. Atmung, in: Midazolam in d. Anästh., Hrg. Götz, Ed. Roche 1984. – Benzodiazepin-Rezeptoren, in: ebd. – Bedeutg. v. Vigilanzveränderg. in d. Anästh., in: Vigilanz, ihre Bestimmung u. Beeinflussung, Hrg. Kugler u. Leutner, Ed. Roche 1984. – Mit Suttmann, Kugler u. Krismair: Vigilanz u. CO_2-Antwort nach Gabe v. Alfentanil u. Fentanyl, in: Alfentanil, ein neues, ultrakurzwirkendes Opioid, Urban & Schwarzenberg München, Wien, Baltimore 1985. – Mit Lorenz, Duka u. Käding: Histaminfreisetzung nach Fentanyl oder Alfentanil, in: ebd. – Mit Lorenz: Einführung, in: Histamin u. Histamin-Rezeptor-Antagonisten, Hrg. Doenicke u. Lorenz, Springer Berlin, Heidelberg, New York, Tokyo 1985. – Mit Lorenz: Histaminfreisetzung durch Arzneimittel, Allg. Überblick, in: ebd. – Mit Lorenz, Suttmann, Duka, Bretz u. Schmal: Alfentanil/Fentanyl. Histaminfreisetzg. u. Katecholamine, in: ebd. – Mit Lorenz, Schmal, Neugebauer, Schöning u. Rohner: Histaminbestimmungsmethoden, in: ebd. – Mit Lorenz, Schöning, Röher, Ohmann, Grote u. Schmal: Prospektive Studien mit Histamin-H_1- und H_2-Rezeptor-Antagonisten, in: ebd. – Anwendg. v. H_1- u. H_2-Rezeptor-Antagonisten in Anästh. u. Chir. – Eine multizentrische Studie, in: ebd. – Mit Enins u. Lorenz: Histamine release in Anesth. and surgery: A systematic approach to risk in the perioperative period, Intern Anesth. Clinics 23, Little, Brown & Company Boston 1985. –

ZV: Untersuchg. über d. Magnesiumhaushalt b. Op., insbes. b. Behandlg. d. Op.schockes mit Prednisolon u. Vit. C., Anästhesist 10(1961). – Cholinesterase in d. Chir. (mit Holle), Ergebn. Chir. Orthop. 43 (1961). – Quantit. Bedeutg. d. Desulfurierg. im Stoffwechsel v. Thiobarbit. (mit H. H. Frey), Naunyn-Schmiedebergs Arch. exp. Path. 241(1961). – Quantit. Bedeutg. d. Desulfurierg. im Stoffwechsel v. Thiobarbit. (mit H. H. Frey u. Jaeger), Med. exp. (Basel) 4(1961). – Konzentration eines Thiobarbit. im Serum während d. ersten 24 Std. nach i.v. verabreichter Kurznark. (mit H. H. Frey u. Jaeger), Arzneim.-Forsch. 11 (1961). – D. Grundgedanke d. Oberschenkelamput. nach Callander unter bes. Berücksichtigg. einer Modif. d. Originalmethode, Zbl. Chir. 86(1961). – Beitr. zur Frage d. Verkehrsfähigkeit nach amb. durchgeführten i.v. Kurznark. (mit H. H. Frey), Anästhesist 11 (1962). – Prakt. Bedeutg. d. Plasmacholinesterasebestimmg. u. ihres atyp. Verhaltens gegenüber Succinylcholin (mit Holle u. H. H. Frey), ebd. – L'importance pract. des dosages de la cholinesterase plasm. et de l'etude de ses effects atyp. a l'egard de la succinylcholine (mit Holle u. H. H. Frey), Cah. d'Anesth. 9(1962). – D. Verhalten d. Leberfunkt. im postop. Schock (mit Holle), Fortschr. Med. 80(1962). – Komplik. nach Estil-Nark. (mit Spieß u. Gürtner), Anästhesist 11(1962). – D. Verhalten einiger Leberfunkt. u. d. Elektrolythaushaltes beim postop. Schockereignis, Langenbecks Arch. klin. Chir. 301 (1962). – Beeinträchtig. d. Verkehrssicherheit durch Barbiturat-Medik. u. durch d. Komb. Barbiturat/Alkohol, Arzneim.-Forsch. 12(1962). – D. Rolle d. Muskelrelaxantien in d. Ambulanznark., Therapiewoche 12 (1962). – Krit. Betrachtg. über einen Fall ohne Serumcholinesterase, Proc. Europ. Kongr. Anästh. Wien 1962. – Zusammenhänge zw. Serumcholineserase u. Leber (mit Gürtner u. Kreutzberg), ebd. – Kasuist. Beitr. zum familiären Vorkommen v. Serumcholinesterase-Variant., ebd. – Neuroleptanalg. b. Risikofällen im Alter (mit Spieß u. Gürtner), ebd. – Serum Cholinesterase Anenzymia (mit Gürtner, Kreutzberg, Remes, Spieß u. Steinbereithner), Acta anaesth. scand. 7(1963). – Comparat. studies on cholinesterase activity in serum and liver cells (mit Gürtner u. Kreutzberg), ebd. 7 (1963). – Prüfg. d. Verkehrssicherheit nach d. Kombin. Fluphenazin-Dihydrochlorid u. Alkohol (mit Sigmund), Arzneim.-Forsch. 14(1964). – NLA Erfahrg. über Typ I, II u. deren Kombinationen (mit Gürtner u. Spieß), Anästhesist 13 (1964). – D. Erholungszeit nach Nark. mit Droperidol u. Fentanyl (mit Kugler), Arzneim.-Forsch. 15 (1965). – Verkehrsgefährdg. durch Narkotika in d. Prax., Niedergel. Arzt 14(1965). – Bedeutg. physik.-chem. Faktoren für d. versch. Wirkungsablauf b. Thiobarbituratnarkose, Naunyn-Schmiedebergs Arch. exp. Path. 250 (1965). – The postnarc. recovery time of the brain function with Fentanyl and Droperidol (mit Kugler, Schellenberger u. Gürtner), Proc. III World Congr. Anaesth., Sao Paulo (1964). – The use of EEG to measure recovery time after i.v. anaesth. (mit Kugler, Schellenberger u. Gürtner), Brit. J. Anaesth. 38 (1966). – Barbiturat u. NLA u. ihre Nebenwirkg. (mit Kugler), Zbl. Neurol. Psychiatr. (1964). – Exp. Untersuchg. über d. Hemmg. d. Säuresekretion d. Magens (mit Holle), Langenbecks Arch. klin. Chir. 313(1965). – Diagn. Wert d. Serumcholinesterasebestimmung (mit Schmidinger), Med. Klin. 60 (1965). – Serumcholinesterase. Eine krit. Gegenüberstellg. zweier Bestimmungsmethoden (mit Schmidinger), Z. klin. Chem. 4 (1966). – Nark. Wirkg. d. Propanidid im klin. Exp. (mit Kugler), Med. Klin. 61 (1966). – Evaluation of recovery and „street fitness" by EEG and psychodiagn. tests after anaesth. (mit Kugler u. Laub), Canad. Anesth. Soc. J. 14(1967). – Exp. studies of the breakdown of Epontol. – Determ. of propanidid in human serum (mit Krumey, Kugler u. Klempa), Brit. J. Anaesth. 40 (1968). – La prévention de l'insuff. respir. postanesth. par les méthodes de narcoses controllée (mit Kugler), Rev. neurol. 117(1967). – Mod. Komb.narkose (mit Spieß), Z.

Doenicke

prakt. Anästh. *3*(1968). – EEG-Untersuchungen während Epontol-Methoxyflurane-Narkose (mit Kugler u. Laub), ebd. – EEG u. elektr. Stille b. Notfällen (mit Kugler, Laub u. Manz), Münch. Med. Wschr. *110* (1968). – General anaesth. (fluothane) con induccion libre de barbiturices, La Semana Midica *132*(1968). – Propanidid and Diazepam for the induction of i.v. drip Procaine anaesth. (mit Parada u. Kugler), Proc. 4. World Congr. Anaesth., London (1968). – Studies of Epontol, Brit. J. Anaesth. *40*(1968). – Suxameth. and Serumcholinesterase (mit Schmidinger u. Krumey), ebd. – Histaminfreisetzg. u. Magensaftsekretion nach Propanidid (mit Lorenz, Halbach, Krumey u. Werle), Klin. Wschr. *47*(1969). – Gen. Pharmacology of barbiturats, Acta anaesth. scand. (Suppl.) *17*(1965). – General Pharmac. of barbiturats, ebd. – Analyses of the blood circul. after administration of propanidid (mit Spieß), ebd. – Street fitness after Anaesth. on outpatients, ebd. – Electrical brain function during emergence time after methohexital and propanidid anesth. (mit Kugler), ebd. – Hirnfunktion u. psychodiagn. Untersuchg. nach i.v. Kurznark. u. Alkoholbelastg. (mit Kugler, Spann, Liebhardt u. Kleinert), Anästhesist *15*(1966). – Nark. mit einer barbituratfreien Einleitg., Ber. über 2750 Anästh. unter bes. Berücksichtigung d. Ambulanznarkose (mit Spieß u. Schellenberg), Münch. Med. Wschr. *108* (1966). – Klin. Anwendg. d. Muskelrelaxantien, Acta Anaesth. scand. (Suppl.) *25* (1966). – Verlängerte Apnoe nach Succinyldicholin, ebd. – Evaluation of recovery and street fitness by psychodiagnostic tests and EEG (mit Kugler), ebd. – Wie kann d. Grad d. Relaxation klin. erfaßt werden?, Z. prakt. Anästh. *1* (1966). – Arzneimittel, Alkohol u. Verkehrstüchtigkeit (mit Kleinert), Med. Kl. *62*(1967). – Methodik u. Vorteile einer neuart. Narkoseeinleitg., Ther. Ber. *39* (1967). – Neuere Aspekte zum Abbau v. Succinylcholin, 3. Int. Fortbildungskurs f. klin. Anästh., Wien. Med. Akad. *11* (1967). – Bandspeicherg. u. automat. Analyse v. EEG-Kurven b. Schlaf u. Narkose (mit Kugler, Lösel u. Spiegel), Elektromed., Sonderausgabe (1969). – Influence of Aprotinin (Trasylol) on the action of Suxamethonium (mit Gesing, Krumey u. Schmidinger), Brit. J. Anaesth. *42*(1970), *44*(1972). – Retrograde amnesia in exp. Anaesth. – A contribution to memory theories (mit Kugler u. Laub), EEG, clin. Neurophysiol. *27* (1969). – Wissenswertes über d. Pharmak. heute gebräuchl. Narkotika, Anästh. Praxis *5* (1970). – Entwicklungstendenzen in d. Anästh. u. Reanimat., Ärztl. Fortbildg. *20* (1970). – Histamine-release in man by propanidid (epontol®), gelatine (haemaccel®), histalog. Pentastrin and insulin (mit Lorenz, Feifel, Messner, Meyer, Benesch, Barth, Kusche, Hutzel u. Werle), Naunyn-Schmiedebergs Arch. exp. Path. Pharmak. *266* (1970). – Histaminfreisetzg. u. anaphylaktoide Reakt. b. i.v. Nark., Biochem. u. klin. Aspekte (mit Lorenz), Anästhesist *19* (1970). – Propanidid zur Einleitg. d. NLA (mit Schmidinger), ebd. – Donnes interessantes sur la pharmacologie des anesthesiques intraveineux actuellement d'un usage courant, Arx Medici *V*(1970). – On the spezies specifity of the histamine release from mastcell stores by cremophor (mit Lorenz, Meyer, Schmal, Reimann, Hutzel u. Werle), Naunyn-Schmiedebergs Arch. exp. Path. Pharmak. *269*(1971). – Histaminfreisetzg. als Ursache hypotens. Reaktionen b. Narkose mit Propanidid (mit Lorenz, Meyer, Reiman u. Werle), ebd. *270*(1971). – Contrôle EEG au cours des l'anesth. Recherches électrobiologiques sur le „hang over" avec contribution sur l'insuffisance respiratoire (mit Kugler), Rev. EEG Neurophysiol. *1* (1971). – Allerg. Kontaktekzem durch Propanidid b. einem Anästh. (mit Bandmann), Berufsdermatosen *19* (1971). – Nark. im Schock (mit Kalmar), Ther. Ber. (1972). – Histamine release in man, dog and pig: problems of its determ. and evalat. under var. pharmac. and clin. conditions (mit Lorenz, Schmal, Reimann, Tauber, Uhlig, Mann, Barth, Kusche, Seidel, Hamelmann u. Werle), J. Pharmac. Paris *3*(1972). – An improved method for the determination of histamine release in man: its applic. in studies with propanidid and thiopentone (mit Lorenz, Meyer, Reimann, Kusche, Barth, Gesing, Hutzel u. Weissenbacher), Europ. J. Pharmac. *19* (1972). – A sens. and spec. method for the determ. of histamine in human whole blood and plasma (mit Lorenz, Reimann, Barth, Kusche, Meyer u. Hutzel), Z. Physiol. Chem. *353* (1972). – Terat. effect of Halothane in fetal rats (mit Wittmann), Paris Proc. (1972). – Histamine release in man by propanidid and thiopentone. A new method for plasma histamine determ. (mit Lorenz, Barth, Kusche, Meyer, Reimann, Gesing, Weissenbacher u. Hutzel), Brit. J. Anaesth. *44* (1972). – EEG-Analysen b. Nark. u. im Schlaf (mit Kugler, Lösel u. Mann), Proc. V. Symp. Anaesth. Internat. in Dresden, Berlin 1973. – Abhängigkeit d. Hirnfunkt. v. d. Injekt.geschwindigkeit einiger Narkotika (mit Kugler u. Slawik), ebd. – EEG u. mot. Aktivitätsformen unter d. Nark. (mit Kugler u. Laub), ebd. – Verlauf v. Thiopental-Nark. mit Centrophenoxon (mit Kugler u. Hartel), Arzneim.-Forsch. *23*(1973). – Klin.-exp. Untersuchg. mit Propanidid (mit Kugler, Kalmar, Bezecny, Laub, Schmidinger u. Slawik), Anästhesist *22*(1973). – Hirnfunktion u. Toleranzbreite nach Etomidate, einem neuen barbituratfreien i.v. appl. Hypnotikum (mit Kugler, Penzel, Laub, Kalmar, Killian u. Bezecny), ebd. – Blutgasanalysen nach Propanidid, Etomidate u. Methohexital (mit Wagner u. Beetz), ebd. – Abort.Wirkg. v. Halothane (mit Wittmann, Heinrich u. Pautsche), ebd. *23* (1974). – Kreislaufverhalten u. Myokardfunktion nach Etomidate, Propanidid, Methohexital (mit Gabanyi, Lemke u. Schürk-Bulich), ebd. *23*(1974). – Histaminfreisetzg. beim Menschen u. Streßulcus-Pathogenese (mit Seidel, Lorenz, Mann, Uhlig u. Rohde), Z. Gastroenterologie *11*(1973). – Histamine Release in Man and Acute Gastroduodenal-Ulcera (mit Seidel, Lorenz, Mann u. Uhlig), Brit. J. Surg. 60 (1973). – Plasma histamine determ. in man and dog following the infusion of plasma substitutes: models for histamine release under pathophys. condit. (mit Lorenz, Reimann, Thermann, Tauber,

Schmal, Dormann, Hensel, Hemelmann u. Werle), Agents and Actions *3* (1973). – Histamine Release after i.v. Appl. of Short-Acting Hypnotics: A Comparison of Etomidate, Althesin (CT 1341) and Propanidid (mit Lorenz, Beigl, Bezecny, Uhlig, Kalmar, Praetoris u. Mann), Brit. J. Anaesth. *45* (1973). – Klin.-exp. Untersuchg. u. klin. Erfahrg.ber. über ein neues i.v. app. Narkotikum, Proc. 6. Int. Fortbildungskurs f. Anästh. Wien, 1973. – Vigilanzbestimmg. nach DL-Propiramfumarat. Vergleiche mit Promethazin, Placebo, Alkohol (mit Kugler, Wittmann, Konrad u. Laub), Arzneim.-Forsch. *24* (1974). – Psychoexp. Leistungsvergleiche unter Einfluß d. Analg. Propiramfumarat (mit Feist u. Kugler), ebd. – Elevated plasma histamine concentr. in surgery: Causes and clinical significance (mit Lorenz, Seidel, Tauber, Reimann, Uhlig, Mann, Dormann, Schmal, Häfner u. Hamelmann), Klin. Wschr. *52* (1974). – Prüfg. eines Kurznark., Exp. Untersuchg. u. klin. Ergebn., Ärztl. Prax. *26* (1974). – Mit Kugler, Lorenz u. Wagner: Etomidate, a new i.v. hypnotic agent – clinical-exp. studies, Acta anaesth. Belg. 25 (1974). – Zwischen Intensivmed. u. Pharmak., Ärztl. Prax. 26 (1974). – Mit Wolfram u. Zöllner: D. essent. Fettsäuren in d. Cholesterinestern d. Serums vor u. in d. Tagen nach einer Magenop., Infusionsther. 1 (1974). – Mit Lorenz, Freund, Schmal, Dormann, Praetorius u. Schürk-Bulich: Plasmahistaminspiegel beim Menschen nach rascher Infus. v. Hydroxyäthylstärke: Ein Beitrag zur Frage allerg. oder anaphylaktoider Reaktionen nach Gabe eines neuen Plasmasubstituts, Anästhesist 24 (1975). – Mit Thermann, Messmer, Hamelmann, Reimann u. Lorenz: Histaminfreisetzg. beim Menschen durch Plasmasubstitute auf Gelantine- u. Dextranbasis: Ursache d. anaphylaktoiden Reaktionen in d. Kl.?, Langenbecks Arch. klin. Chir. Suppl. Chir. Forum 436 (1975). – Mit Kugler u. Laub: Metabolisch-toxisch verursachte amnest. Episoden, Münch. Med. Wschr. 117 (1975). – Mit Wittmann, Heinrich u. Pausch: L'Effet abortif de l'halothane, Anesth., Analgésie, Réanimation 32 (1975). – Beeinflussg. d. Straßenfähigkeit durch d. Prämedikat. u. versch. Anästhetika, Zbl. Chir. 101 (1976). – Mit Kampik, Praetorius u. Schmid: Veränderg. blutchem. Parameter unter d. Einfluß v. Akupunktur b. gesunden Versuchspersonen, Anästhesist 25 (1976). – Mit Lorenz: Etude de l'histaminémie in vivo pendant l'anesth., Ann. Anesth. Franc. 17 (1976). – Mit Kampik, Praetorius, Pitterling, Göb u. Matusczyk: Elektro-Stimulations-Anästh. in d. Abdominalchir. unter bes. Berücksichtigg. d. selekt. proximalen Vagotomie, Anästhesist 25 (1976). – Mit Holle, Loeweneck u. Bauer: D. nichtresezierende Chir. d. Gastroduodenalulkus, Münch. Med. Wschr. 118 (1976). – Mit Gruenwaldt, Scheer u. Fink: Vergleichende Untersuchg. zur Pharmakokinetik v. Sisomicin u. Gentamicin, Infection 4, Suppl. (1976). – Mit Gruenwaldt, Pütter u. Scheer: Untersuchg. zur Pharmakokinetik versch. Sisomicin-Dosen, ebd. – Mit Lorenz: Interférences entre libération d'histamine et médicaments utilisés en anesth. Prophylaxie et traitment des accidents d'histamino-li-

bération. Ann. Anesth. Franc. 17 (1976). – Mit Kropp: Anaesth. and the reticuloendothelial system: comparison of halothane-nitrous oxide and neuroleptanalgesia, Brit. J. Anaesth. 48 (1976). – Histaminfreisetzg. nach Infus. v. Plasmasubstituten: Mit einem Beitrag zu möglichen anaphylaktoiden Reakt. in d. Kl., Kl.-Arzt 3 (1976). – Mit Lorenz, Messmer, Reimann, Thermann, Lahn, Berr, Schmal, Dormann, Regenfuss u. Hamelmann: Histamin release in human subjects by modified gelatin (Haemaccel®) and dextran: Explanation for anaphylactoid reactions observed under clin. conditions, Brit. J. Anaesth. 48 (1976). – Mit Kampik, Bauer, Suttmann, Brunner, Göb, Kugler u. Holle: Analgésie par électrostimulation (AES) pour les interventions abdominals hauts, Cah. D'Anesth. 25 (1977). – Mit Grote u. Lorenz: Blood and blood substitutes, Brit. J. Anaesth. 49 (1977). – Zur Pharmakodynamik einiger Hypno-Analgetika (Editorial), Anästhesist 26 (1977). – Mit Kugler, Grote, Laub u. Dick: D. hypnot. Wirkg. v. Fentanyl u. Sufentanil. Ein Elektroencephalograph. Vergleich, ebd. – Ein neuer Trend? (Editorial), ebd. – Mit Lorenz, Dittmann, Hug u. Schwarz: Anaphylaktoide Reakt. nach Applikat. v. Blutersatzmitteln beim Menschen. Verhinderg. dieser Nebenwirkg. v. Haemaccel durch Prämedikation mit H_1- u. H_2-Rezeptorantagonisten, ebd. – Mit Witte, Nau, Fuhrhop u. Grote: Quantitative analysis of trifluoracetic acid in body fluids of patients treated with halothane, Chrom. 143 (1977). – Mit Kugler u. Grote: Pourquoi induire une neurolept-analgésic à l'aide d'un hypnotique? Cah. D'Anest. 26 (1977). – Mit Kugler: Classification des Hypno-Analgésiques, Rev. EEG Neurophysiol. 7 (1977). – Mit Bauer u. Holle: Kasuist. Mitteilg. über Möglichkeiten d. Prophylaxe u. Ther. gastrointest. Blutg. mit Cimetidin oder Somatostatin b. Schwerstkranken, Anästhesist 26 (1977). – Mit Lorenz: Etude Comparative d L'Histaminolibération Après Administration de Produits Anesth. de Curarisants et de Substituts du Plasma Chez L'Homme, Ann. Anesth. Franc. 18 (1977). – Mit Kugler: Über d. mögl. epileptogene Wirkg. u. Klassifikat. v. Narkotika, Erlanger Anästhseminare 1 (1977). – Mit Lorenz, Reimann, Schmal, Schwarz u. Dormann: Anaphylactoid reactions and histamine release by plasma substitutes: A randomized controlled trial in human subjects and in dogs, Agents Actions 8 (1978). – Mit Grote, Kugler u. Gutzeit: Einfluß v. Doxapram auf eine fentanylinduzierte Atempress. beim Menschen, Anästhesist 27 (1978). – Mit Hug, Kugler, Zimmermann u. Laub: D. Wirkg. v. Naloxon u. Levallorphan nach Fentanyl auf Blutgase, EEG u. psychodiagnost. Tests, ebd. – Mit Schmidt, Engel u. Bauer: D. Einfluß v. Domperidon u. Metoclopramid auf d. Antrummotilität, ebd. – Mit Lorenz: Histamine release in clinical conditions, Mount Sinai Medicine 45 (1978). – Mit Lorenz u. Hug: Histamine et Etomidate, Ann. Anesth. Franc. 21 (1978). – Etomidate (Editorial), Anästhesist 27 (1978). – Mit Kugler, Hug, Spatz u. Zimmermann: D. Einfluß d. Morphinantagonisten Naloxon auf d. Fentanylwirkg., Arzneim.-Forsch./Drug. Res. 28

(1978). – Mit Kugler, Kropp, Laub u. Kalbfleisch: Dosiswirkungsbeziehg. v. Lormetazepam nach intraven. Injekt., Anästhesist 28 (1979). – Mit Ott, Abreß, Fischl, Hemmerling u. Fichte: Lormetazepam b. präop. Schlafstörg., ebd. – Mit Lorenz, Neugebauer, Schwarz, Schmal u. Schöning: Definition of histamine release in human subjects and experimental animals using plasma histamine determination in the whole individual, Agents Actions 9 (1979). – Mit Dittmann-Keßler, Sramota u. Beyer: Etomidate u. Succinyldicholin. Relaxationsdauer u. Pseudocholinesteraseaktivität im Serum, Anästhesist 29 (1980). – Mit Lorenz, Schöning u. Mamorski: 2. Histamin Release: H_1- u. H_2-Receptor Antagonists for Premedication in Anaesth. and Surgery. A Critical View Based on Randomized Clin. Trials with Haemaccel and Various Antiallergic Drugs, Agents Actions 10 (1980). – Mit Bauer u. Riegel: Untersuchg. zum Einfluß d. Elektroakupunktur auf d. basale u. stimulierte Magensekretion, Therapiewoche 30 (1980). – Mit Grote: Klin. Anwendg. depolarisierender Relaxantien, Erlanger Anästhseminare 3 (1980). – Mit Grote, Kugler, Suttmann u. Laub: Midazolam Dosisfindung mit Hilfe des EEG, Anästhesist 29 (1980). – Mit Kugler, Suttmann, Grote u. Donner: Midazolam: Abhängigkeit d. Schlaftiefe v. Injektionszeit u. Dosis, ebd. – D. Wert eines intraven. Hypnotikums in d. Einleitungsphase d. NLA, Erlanger Anästhseminare 6 (1981). – Mit Grote, Kugler, Suttmann, Laub, Ott, Fichte u. Zwisler: D. antagonist. Wirkg. v. Physostigmin auf d. Sedierg. durch Lormetazepam, Anästhesist 30 (1981). – Mit Grote, Kugler, Suttmann u. Loos: Intramusk. Applikat. v. Midazolam, Arzneim.-Forsch./Drug Res. 31, II (1981). – Mit Grote, Suttmann, Graf. v. Specht, Ott, Sarafoff u. Bretz: Effects of halothane on the immunological system in healthy volunteers, Clin. Res. Rev. 1 (1981). – Mit Löffler, Kugler, Suttmann u. Grote: Plasma concentration an EEG after various regimens of Etomidate, Brit. J. Anaesth. 54 (1982). – Mit Lorenz, Schmal, Schult, Lang, Ohmann, Weber, Kapp u. Lüben: Histamine release and hypotensive reactions in dogs by solubilizing agents and fatty acids: Analysis of various components in cremophor EL and development of a compound with reduced toxicity, Agents Actions 12 (1982). – Mit Lorenz, Schöning, Grote, Ohmann u. Neugebauer: Definition and classification of the histamine release response to drugs in anaesth. and surgery: studies in the conscious human subject, Klin. Wschr. 60 (1982). – Mit Lorenz: Histamine release in anaesth. and surgery. Premedication with H_1- and H_2-Receptor Antagonists: Indication, benefits and possible problems, ebd. – Mit Schöning u. Lorenz: Prophylaxis of anaphylactoid reactions to a polypeptidal plasma substitude by H_1- plus H_2-Receptor antagonists: Synopsis of three randomized controlled trials, ebd. – Mit Suttmann, Kugler, Kapp u. Wolf: Pilot study of a benzodiazepine antagonist, Brit. J. Anaesth. 54 (1982). – Editorial. Zum 200. Geburtstag v. Friedrich Wilhelm Adam Sertürner, Anästhesist 32 (1983). – Mit Ulsamer, Ott u. Suttmann: Praeop. Anxiolyse mit Lormetazepam. Ein Modell zur Angstmessung, ebd. – Mit Suttmann, Kapp, Kugler u. Ebentheuer: Zur Wirkg. d. Benzodiazepin-Antagonisten Ro 15-1788, ebd. 33 (1984). – Mit Lorenz, Röher, Lennartz, Fischer, Thermann, Largiader, Neugebauer u. Watkins: Systemic and Local Changes of Histamine Concentrations in Plasma and wound Exudates in the Post-Op. Period, Clin. Res. Rev. 4 (1984). – Verunsichert eine Cortisolstory d. Anästh.? Anästhesist 33 (1984). – Mit Duka u. Suttmann: Venous Reactions Following Etomidate, Brit. J. Anaesth. 56 (1984). – Mit Wischhöfer u. Reis: B. verstauchtem Gelenk Antiphlogistika lokal anwenden, Ärztl. Prax. 36 (1984). – Mit Engelhardt, Suttmann, Küpper, Braun u. Müller: D. Einfluß v. Etomidat u. Thiopental auf ACTH- u. Cortisolspiegel im Serum. Eine prospekt. kontroll. Vergleichsuntersuchg. an gesunden Probanden, Anästhesist 33 (1984). – Mit Lorenz u. Röher: Senken Histamin-Antagonisten d. Operationsrisiko? Ärztl. Prax. 36 (1984). – Nicht nur Etomidat verändert d. Cortisolkonzentration. Erwiderung auf Bemerkungen v. R. Stuttmann, ebd. – Mit B. Allolio, Anästhesist 34 (1985). – Mit Klotz, Duka u. Dorow: Flunitrazepam and lormetazepam do not affect the pharmacokinetics of the benzodiazepine antagonist Ro 15-1788, Brit. J. clin. Pharmac. 19 (1985). – Mit Schöning u. Lorenz: Histamin-H_1-plusH_2-Rezeptoren-Blockade als ergänzendes Prämedikationsprinzip in d. elekt. Chir., Schweiz. Rundschau Med. (PRAXIS) 74 (1985). – Mit Duka u. Höhe: Is a histaminergic mechanism involved in opiate stimulated growth hormone release? Proc., Brit., Pharmacol., Soc., Univ. Wales, Cardiff (1985). – Mit Lorenz: Histaminolibération induite par les produits anesth. ou leurs solvants: spécifique ou non spécifique? Ann. Fr. Anesth. Réanim. 4 (1985). – Mit Lorenz: Anti H_1- and anti H_2-premedication, ebd. – Mit Engelhardt, Suttmann u. Müller: Erwiderungen auf d. Bemerkungen v. U. Börner et al., Anästhesist 34 (1985). – Mit Höhe, Duka u. Matussek: Dose-dependent influence of fentanyl on prolactin, growth hormone and mood, Neuro-Peptide 5 (1985). – Benzodiazepinska anestezija – napredak u anesteziji? Anaesth. Jugoslavica XI 4 (1985). – Mit Lorenz: H_1- and H_2-Blockade: A prophylactic principle in anaesth. and surgery against histamine – release responses of any degree of severily: part I.+ II, New England Regional. Allergy Proc. 6 (1985).

Doepke, Elisabeth, Dr. med., Chir. (70), Anästh. (77), Chefärztin d. Anästh.- u. IntensivAbt. am Krh. „Maria-Hilf", Klosterstr. 2, D-5010 Bergheim/Erft; Ahornweg 10, D-5010 Bergheim/Erft. – * 23.7. 35 Bergheim/Erft. – **StE. u. Prom:** 63 Köln, **WG:** Chir. Bergheim (Piert), Anästh. Köln (Bonhoeffer), seit 77 Chefärztin d. Anästh.- u. IntensivAbt. Krh. „Maria-Hilf" Bergheim.

Dohmen, Peter Michael, Dr. med., Anästh. (76), Chefarzt d. Abt. f. Anästh. u. Intensivmedizin am St. Augustinus-Krh., Renkerstr. 45, D-5160 Düren-Lendersdorf; Auf dem Schildchen 21, D-5166 Kreuzau-Boich. – * 28. 4. 45. – **StE:** 69 Heidelberg, **Prom:** 72 Heidelberg. – **WG:** 71/72 Anästh. Düren (Krause), 72–74 Bw. (Fliegerarzt), 74/75 Anästh. Düren (Krause), 75/76 Oberarzt am St. Elisabeth-Krh. Bonn (Vollmar), 76–79 Oberarzt an d. gemeins. AnästhAbt. St. Augustinus-Krh. Düren-Lendersdorf u. d. Krankenanst. Düren (Krause), seit 80 Chefarzt d. Abt. f. Anästh. u. Intensivmedizin St. Augustinus-Krh. Düren-Lendersdorf.

Döhmen, Sigrid, Dr. med., Anästh. (75), Oberärztin d. AnästhAbt. am St. Marien-Hosp., Hospitalstr. 44, D-5160 Düren – Birkesdorf; Karl-Arnold-Str. 60, D-5160 Düren. – * 18. 10. 42. – **StE:** 68 Bonn, **Prom:** 70 Bonn.

Dohna, Sophie, Gräfin zu, Dr. med., Anästh. (77), Oberärztin d. AnästhAbt. d. Elisabeth-Krh., Crangerstr. 226, D-4650 Gelsenkirchen-Buer-Erle; Auf dem Schollbruch 34, D-4650 Gelsenkirchen-Horst. – * 16. 12. 40 Eckersdorf. – **StE:** 71 Münster, **Prom:** 73 Münster. – **WG:** 73–81 Anästh. u. Intensivmedizin Koblenz (Gött), seit 81 Anästh. Gelsenkirchen-Buer-Erle (Spoden).

Dohr, geb. Dauß, Ingeborg, Dr. med., Anästh. (68), Chefärztin d. AnästhAbt. d. Krskrh. Bleekerstr. 3–5, D-2082 Uetersen; Neelsenstr. 9, D-2082 Uetersen. – * 28. 3. 38 Stettin. – **StE:** 62 Rostock, **Prom:** 63 Rostock, 75 Facultas docendi Univ. Rostock. – **WG:** 63–64 Allgemeinärztl. Tätigkeit im Landambul. Krakow, 64–79 Anästh. Rostock (Benad), 79 Anästh. Schwäbisch Hall (Meisel), seit 79 AnästhAbt. Krskrh. Uetersen. –
BV: Anästhprobl. in d. Schwangerschaft, in: Erkrankungen während d. Schwangerschaft, hrg. Kyank u. Gülzow, Thieme Leipzig 1979. –
ZV: Blutgasanalysen in d. op. geriatr. Gyn., Zbl. Gyn. *98* (1976). – Vergl. von Propanidid u. Etomidate zur Einleitg. d. Allgemeinanästh. bei Sectio caesarea, Anästh. u. Reanimat. *4* (1979). – Sectio-Narkoseeinleitg. gesunder Spätschwangerer mit Ketamine – Stoffwechsel- und Blutgasanalysen, Zbl. Gyn. 1979. – Erste Erfahrungen mit d. kontinuierl. intraven. Tranquhypalgesie in d. Geburtshilfe, Zschr. Anästh. u. Reanimat. *4* (1979). – 10 weitere wiss. Publ. –
HG: Anästh. in d. Gyn. u. Geburtsh.

Dokter, Heide, Dr. med., Anästh. (69), Oberärztin d. AnästhAbt. an d. Städt. Kl., Krh. Düsseldorf-Benrath, Urdenbacher Allee 83, D-4000 Düsseldorf 13; Heinrich Heine-Str. 59, D-4006 Erkrath 2. – * 3. 9. 36 Hannover. – **StE:** 60 Düsseldorf, **Prom:** 65 Düsseldorf. – **WG:** 63–68 Ev. Krh. Düsseldorf: Inn. (Bühler), Chir. (Forßmann), Anästh. (Funke), 68–72 Anästh. Düsseldorf (Zindler).

Dolecek, Pavel, Dr. med., Anästh. (68 CSSR, 70 Deutschland), Chefarzt d. Anästh.- u. IntensivAbt. an d. Knappschafts-Kl. d. Bundesknappschaft Bochum, In der Humes, D-6625 Püttlingen; Am Stehlsberg 3, D-6601 Riegelsberg. – * 27. 1. 40 Brünn. – **StE.** u. **Prom:** 63. – **WG:** 63–69 Inn. u. Anästh. CSSR.

Dolfen, Horst, Anästh. (70), Anästh. in d. AnästhAbt. d. Ev. Krh., Waldstr. 73, D-5300 Bonn 2; Nachtigallenstr. 5, D-5300 Bonn 2. – * 18. 6. 29 Oldenburg. – **StE:** 63 München. – **WG:** 64–69 Anästh. Bonn (Havers), 70–73 Anästh. Bundesknappsch.-Krh. Bardenberg (Soldju), seit 73 Anästh. Bonn (Menzel).

Dölp, Reiner, Prof. Dr. med., Anästh. (73), Chefarzt d. Kl. f. Anästh. d. Städt. Kl., Pacelliallee 4, D-6400 Fulda; An der Liede 19, D-6415 Petersberg 1. – * 15. 8. 39 Jena. – **StE.** u. **Prom:** 67 Mainz, **Habil:** 75 Ulm. – **WG:** 68–80 Anästh. Ulm (Ahnefeld), Studienaufenthalte in den USA, seit 80 Chefarzt d. Kl. f. Anästh. an d. Städt. Kl. Fulda. –
BV: Basis d. parenter. u. enter. Ernährg., Zuckschwerdt München 1982. – Manual d. Anästh., Kohlhammer Stuttgart 1984. –
ZV: Ausscheidg. d. C-17-Ketosteroide im Gebirge u. an d. See, Z. angew. Bäder- u. Klimaheilk. 15 (1968). – Das Testrettungszentrum in Ulm als Modell für d. Aufbau eines koordinierten Rettungssystems, Z. Allgemeinmed. 49 (1973). – Grundsätze d. Wasser- u. Elektrolytsubstitut. in d. Infusionsther., Infusionsther. 1 (1973). – Bestimmg. d. Aminosäuren im Plasma – Fortschritte in d. Säulenchromatographie, Med. Technik 93 (1973). – Cardiopulmonary resuscitation techniques, Resuscitation 3 (1975). – Stoffwechselverhalten u. Verwertung parenter. zugeführter Kohlenhydrate in d. postop. Phase, Infusionsther. 2 (1975). – Clinical studies on free amino acids in plasma and urine, Intensive Care Med. 3 (1977). – Klin. Untersuchg. über d. Konzentrat. freier Aminosäuren im Plasma u. Urin im Postaggressionsstoffwechsel, Infusionsther. 5 (1978). – Sicherg. d. postop. Proteinbestandes. Klin. Untersuchg. zur peripherven. Ernährg., ebd. 7 (1980). – Enter. Ernährungstherapie, Untersuchg. mit neuen Techniken u. Nährgemischen, ebd. 8 (1981). – Kardiale u. zerebr. Reanimation: Welche Maßnahmen müssen neu überdacht werden? Notfallmed. 8 (1982). – Methoden der mechan. Herzwiederbelebung, Dtsch. med. Wschr. 108 (1983). – Herz-Lungen-Wiederbelebung durch Laien: ja oder nein? Notfallmed. 10 (1984).

Dombrowski, Brigitte, Dr. med., Anästh. (71), Oberärztin f. Anästh. am Ev. Amalie Sieveking-Krh., Haselkamp 33, D-2000 Hamburg 67; Geschw. Scholl-Str. 77, D-2000 Hamburg 20. – StE: 64 Frankfurt, **Prom:** 65 Frankfurt.

Domschky-Lucas, Sigrid, Dr. med., Anästh. (72), Obermed.Rat d. LVA Rheinprovinz, Vertrauensärztl. Dienststelle, Jakorden-Str. 10, D-5000 Köln 1; Orchideenweg 28, D-5000 Köln 90. – * 21. 6. 40 Breslau. – StE. u. **Prom:** 65 Leipzig. – **WG:** 67/68 Anästh. Wermelskirchen (Betz), 68–73 Anästh. Köln-Porz (Rümmele), 74–81 Anästh.-Belegärztin St. Josef-Krh. Köln-Porz.

Donner, Jürgen, Anästh. (75), niedergel. Anästh., tätig im Krh. Bethanien, Im Prüfling 25, D-6000 Frankfurt; Mühlgasse 28, D-6000 Frankfurt 90. – * 2. 9. 39 Königsberg. – StE: 69 Hamburg. – **WG:** Chir. Frankfurt (Banzer), Anästh. Frankfurt (Flerow u. Pflüger).

Döring, Ruth, Dr. med., Anästh. (64), Anästh. in freier Praxis; Tulpenstr. 5, D-7142 Marbach. – * 23. 2. 22 Schwedt/Oder. – StE: 49 Heidelberg, **Prom:** 50 Heidelberg.

Dormann, Peter, Dr. med., Anästh. (79), Oberarzt d. Inst. f. Anästh., Städt. Klinikum, Flurstr. 17, D-8500 Nürnberg 90.

Dörr, Friedrich, Anästh. (80), Oberarzt d. Zentr. AnästhAbt. d. Städt. Krankenanst., Rösebeckstr. 15, D-3000 Hannover; Gerstenstiege 9, D-3006 Großburgwedel. – * 3. 12. 49 Schwäbisch Hall. – StE: 75 Hannover. – **WG:** Anästh. 76/77 Cuxhaven (Koch), seit 77 Hannover (Uter).

Dörrenhaus, Axel, Dr. med., Anästh. (76), leit. Arzt d. Anästh. am Städt. Krh., Am Schloßbichl 7, D-8122 Penzberg. – * 6. 3. 42. – StE: 69 Düsseldorf, **Prom:** 70 Düsseldorf. –
ZV: Morph., Histochem. u. Experim. Untersuchg. an d. Parafollik. Zellen d. Schilddrüse (mit Köhler u. Luciano), Z. Zellforsch. 112 (1971). – The aortic arch barorecept or response to static and dynamic stretches in an isolated aorta-depressor nerve preparation of cats in vitro (mit Wiecken u. Arndt), J. Physiol. 252 (1975).

Dorsch, Johanna, Dr. med., Med. Dir., Anästh. (72), Abt.-Leit. in Ruhrlandkl., Tüschener Weg 40, D-4300 Essen 16 (Heidhausen). – StE: 66 Münster, **Prom:** 71 Münster. – **WG:** 70/71 Inn. u. Physiol. Bochum (Ulmer), 68–70 u. 71/72 Abt. f. Anästh. Univkl. Essen (Stöcker), 73–81 Oberärztin ebd., seit 81 Abt.-Leit.

Dortmann, Claus, Dr. med., Anästh. (67), Chefarzt d. Abt. f. Anästh. u. Intensivmed. am St. Nikolaus-Stiftshosp., Hindenburgwall 1, D-5470 Andernach; Konrad-Adenauer-Allee 25, D-5470 Andernach. – * 24. 7. 34 Münster. – StE: 61 Bonn, **Prom:** 62 Bonn. – **WG:** 63 Chir. Bochum (Rüther), 64 Physiol., Inn. Bochum (Ulmer), 65 Chir. Neuwied (Dünzen), 65–71 Anästh. Mainz (Frey), 71/72 Chefarzt d. AnästhAbt. d. Johanna-Etienne-Krh. Neuss, seit 73 Chefarzt d. AnästhAbt. d. Stiftshosp. z. Hl. Nikolaus Andernach. –
BV: Morphinart. Analgetica u. ihre Antagonisten, in: Anästh. Wiederbeleb., Bd. 25, Springer Berlin, Heidelberg, New York 1968. – Erfahrg. b. d. Behandlg. v. 300 akut Alkoholvergifteten (mit Fischer, Halmágyi, Israng u. Lustenberger), ebd. Bd. 45, 1969. –
ZV: Cinq années d'expérience d'une équipe de secours d'urgence (mit Droh u. Frey), Cah. d'Anaesth. *17* (1969). – Le transport du malades par hélicoptère (mit Droh u. Frey), ebd. – Hubschraubertransport v. Notfallpat. (mit Droh), Anästhesist *19* (1970). – Mainzer Notarztwagen. Vierjahresber. (mit Droh, Frey, Wiebecke u. Wilken), ebd. *19* (1970). – Proc. musc.-Jochbein-Synostose als Folge einer postthyphösen Osteomyelitis (mit Gärtner u. Selle), Zahnärztl. Welt *79* (1970). – Bronchoskopie: Beatmung mit einem Injektionssystem (mit Gerbershagen, Theissing u. Giesecke), Anästhesist *20* (1971). – Comparison of the Ventilating and Injection Bronchoscopes (mit Gerbershagen u. Lee), Anesthesiology *38* (1973). – Einrichtg. u. Bedeutg. d. Mainzer Notarztwagens (mit Frey u. Rheindorf), Med. Technik 1971. – Weitere Angaben fehlen.

Dragan, Martha, Dr. med., Anästh. (69 Rumänien, 75 Österreich), Fachanästh. im LKH, Carinagasse 45–47, A-6800 Feldkirch; Bahnhofstr. 33, A-6800 Feldkirch. – * 21. 8. 37 Jassi/Rum. – StE. u. **Prom:** 60 Jassi (Rumän.).

Draxler, Volker, UnivDoz. Dr. med., Anästh. (76), Bereichsführender Oberarzt an d. Kl. f. Anästh. u. Allg. Intensivmed., Spitalgasse 23, A-1090 Wien; Weimarer Str. 77, A-1190 Wien. – * 16. 6. 43 Budweis. – StE. u. **Prom:** 70 Wien, **Habil:** 82 Wien. – **WG:** Anästh. an d. Kl. f. Anästh. u. Allg. Intensivmed. d. Univ. Wien (Mayrhofer). –
BV: Beiträge zum Lehrb.: Intensivstation, -pflege, -ther., 2. Aufl., Hrg. Steinbereithner u. Bergmann. –
HG: Kontroll. Drucksenkung, Pulmonaliskreislauf, Anästhführg. unter Jet-Ventilat. b. mikrolaryngoskop. Eingr.

Drechsel, Ulrich, Dr. med., Anästh. (69), Anästh. im interdiszipl. Team an d. Dtsch. Kl. f. Diagnostik, Aukammallee 33, D-6200 Wiesbaden; Sophienstr. 3, D-6200 Wiesbaden. – * 18. 1. 37 Wernburg. – StE: 62

Hamburg, **Prom:** 64 Gießen. – **WG:** 64/65 Intensivmedizin, Hôpital Claude-Bernard Paris (Mollaret), 65–68 Anästh. Düsseldorf (Zindler), 69 Physiol. Düsseldorf (Lochner), 69/70 Anästh. München (Lehmann), seit 70 DKD Wiesbaden. –
BV: Analgetika, Aesopus 1985. –
ZV: Publ. u. a. über Analgetikawirkg. u. Behandlg. chron. Schmerzkranker (wirbelsäulenabhängige Schmerzen, myofasciale Schmerzen, Neurolytica, Blockadetechniken).

Drechsler, Hans Jürgen, Dr. med., Anästh. (74), Oberarzt am Inst. f. Anästh. u. Leit. d. op. Intensivstat. an d. Städt. Krankenanst., Lutherplatz 40, D-4150 Krefeld; Hasenheide 35 a, D-4154 Tönisvorst 1. – * 24. 8. 42. – **StE:** 69 Bonn, **Prom:** 84 Düsseldorf. – **WG:** 70/71 Anästh. Gummersbach (Hohmann), seit 71 Anästh. Krefeld (Körner, Harke). –
BV: In: Handbuch d. Unf.Chir. (Hrg. Braun): Verbrennungskrankh. (mit Schoar), 1979. – In: Kontrolle d. Plasmaspiegel von Pharmaka (Hrg. Sommer): Tobramycin u. Gentamycin in d. op. Intensivmed. (mit Glaubitt), Thieme Stuttgart 1980. –
ZV: Therapeutic monitoring of aminoglycoside antibiotics in plasma by radioimmunoassay (mit Glaubitt u. Knoch), Nuclear Medicine Communicatons, Vol. 3 (1982). – Corynebakterien der JK-Gruppe als Sepsiserreger (mit Wirsing u. König, Wichmann u. Finger), Klin. Wschr. 60 (1982). – Clinical Significance of Resistant Corynebacteria Group JK (mit Finger, Wirsing v. König, Wichmann u. Becker-Boost), Lancet, March 5 (1983). – Therapeutic drug monitoring by radioimmunoassay: determination of aminoglycoside antibiotics and vancomycin in plasma (mit Glaubitt, Knoch u. Siefarikas), Nuklearmedizin, Europ. Nuclear Med. Congr. Helsinki 1984. – Antibiot. Ther. bei Pat. mit immunol. Abwehrschwäche (mit Wirsing v. König, Becker, Thomas u. Finger), Immun. Infekt. 13 (1985). – Pharmakokinetik nach hochdos. u. diskontinuierl. intraven. Gabe von Azlocillin 1985 (im Druck). –
HG: Infektionen u. Antibiotikaeinsatz auf d. op. Intensivstat.

Drechsler, Henning, Dr. med., Anästh. (68), Chefarzt d. Abt. f. Anästh. einschl. op. Intensivmed. am Wenckebach-Krh. Berlin-Tempelhof, Wenckebachstr. 23, D-1000 Berlin 42; Theodor-Francke-Str. 6, D-1000 Berlin 42. – * 20. 1. 34 Berlin. – **StE:** 60 Berlin, **Prom:** 68 Berlin. – **WG:** 62/63 Path. Berlin-Spandau (Roth), 63/64 Chir. Berlin-Spandau (Peplau), 64–69 Anästh. Berlin-Steglitz (Kolb), 69/70 Oberarzt d. AnästhGruppe Wenckebach-Krh., seit 70 Chefarzt d. Abt. f. Anästh. u. op. Intensivmed. ebd.

Dreichlinger, Tiberius, Dr. med., Anästh. (75), Chefarzt d. AnästhAbt. d. Krh. „St. Elisabeth", Kurfürstenstr. 22, D-5170 Jülich; Staudenweg 8, D-5170 Jülich. – * 27. 9. 36 Lugosch/Rumänien. – **StE.** u. **Prom:** 60 Temeschburg/Rumänien. – **WG:** 64–67 Anästh. Temeschburg u. Bukarest (Litarczek), 67–73 Chefarzt d. Abt. f. Anästh. u. Intensivtherapie, Krskrh. Reschitz/Rumänien, 74–80 Oberarzt d. AnästhAbt., Rotes Kreuz-Krh. Bremen (Barth), seit 80 Chefarzt d. AnästhAbt., Krh. „St. Elisabeth" Jülich.

Dreisz, Ines, Dr. med., Anästh. (78), Anästh.-Oberärztin am St. Vincentius-Krh., Holzstr. 4 a, D-6720 Speyer; Ringelsgasse 24, D-6907 Nussloch. – * 28. 10. 42 Waldheim. – **StE:** 69 Marburg, **Prom:** 79 Heidelberg. – **WG:** Psychiatr. Wiesloch (Hoffmann-Steudtner), Inn. Speyer (Danner), Anästh. Speyer (Essmann), Anästh. Mannheim (Lutz).

Driesch, Christa v. den, Anästh., Oberärztin an d. Abt. f. Anästh. u. Intensivther. d. Krh. St. Elisabethstift, Große Str. 54, D-2845 Damme 1; Roggenkamp 16, D-2845 Damme 1. – * 7. 5. 33 Münster.

Driessen, Albert, Dr. med., Anästh. (80), Chefarzt d. Abt. f. Anästh. u. Intensivmed. d. St. Lukas-Kl. Solingen-Ohligs, Schwanenstr. 132, D-5650 Solingen 11; Am Kuckesberg 48, D-5657 Haan. – * 1. 9. 47 Kleve. – **StE:** 73 Düsseldorf, **Prom:** 74 Düsseldorf. – **WG:** 74/75 Stabsarzt bei d. Bw., 76/77 Anästh. Krefeld, 78–80 Anästh. Univ. Ulm, seit 81 Chefarzt d. AnästhAbt. d. St. Lukas-Kl. Solingen-Ohligs. –
ZV: Prospekt. Untersuch. zum Pathomechanismus d. postspinalen Kopfschmerzes an einem ausgewählten Krankengut (mit Mauer u. a.), Regional-Anästhesie 3 (1980). – Postop. Reaktionsfähigkeit nach Halothan- bzw. Enflurane-Narkose für kurzdauernde op. Eingr. (mit Scheible, Dick u. Milewski), Anästhesist 30 (1981). – Untersuchg. zur postop. Schmerzther. mit periduralen Morphin-Gaben nach urolog. Op. (mit Kossmann, Dick u. Möller), ebd. – Vergl. Untersuchg. zur postop. Schmerzbehandlung nach vag. Hysterektomien (mit Gorgass u. Glocke), Anästh. Intensivmed. 25 (1984).

Dröge, Heidrun, Dr. med., Anästh. (72), Chefärztin d. Abt. f. Anästh. u. Intensivtherapie am Ev. Krh., Schützenstr. 9, D-5840 Schwerte 1, Tel: 02304/18034; Zum Kellerbach 24 a, D-5840 Schwerte 6. – * 29. 1. 39 Hamburg. – **StE:** 64 Göttingen, **Prom:** 66 Göttingen. – **WG:** 67–69 Chir. Beversen (Zell), 69 Inn. Beversen (Taubner), 70/71 u. 72–76 Anästh. Dortmund (Bock), 72 Blutspendedienst Dortmund (Haase), seit 76 Chefärztin d. AnästhAbt. Ev. Krh. Schwerte.

Droh, Roland, Dr. med., Anästh. (66), Chefarzt d. AnästhAbt. am Krh. f. Sportverletzte, Paulmannshöherstr. 17, D-5880 Lüdenscheid/Hellersen; Paracelsusstr. 43, D-5880 Lüdenscheid/Hellersen. – * 28. 5. 32 Heidelberg. – **StE.** u. **Prom:** 59 Heidelberg. – **WG:** Chir. Mainz (Kümmerle), 63–66 Anästh., 66–70 Oberarzt am Inst. f. Anästh. d. Univkl. Mainz (Frey), 70–72 Chefarzt d. Inst. f. Anästh. d. Städt. Kl. Osnabrück, seit 72 Chefarzt d. Anästh., Krh. f. Sportverletzte Lüdenscheid/Hellersen. –
BV: Elektronarkose, in: Lehrb. d. Anästh., Reanim. u. Intensivther., Hrg. Frey, Hügin, Mayrhofer, Springer Berlin, Heidelberg, New York, 2. Aufl. 1971. – Clinical Significance of recent research results, in: Proc. 6th World Congr. of Anaesth., Mexico 1976, McNeil Laboratories Inc. Fort Washington. – Über Veränderg. d. Skelettmuskeltonus u. d. Atmg. durch Anästhetika, in: Anästh., Wiederbeleb., Intensivbehandlg., Wiss. Informat. Fresenius-Stiftg. 1978. – Closed Circuit Anesth. (mit Spintge), in: Workshop, Univ. Med. School, Hirosaki/Jap. 1982. – D. Überlegenheit d. geschlossenen Kreissystems (mit Spintge), in: Proc. DAK Wiesbaden 1982. – Preoperative Preparation With Anxiolytic Music (mit Spintge), in: Proc. 6th Europ. Congr. of Anesth., London 1982. – Mit Oyama, Sato, Kudo u. Spintge: Effect of anxiolytic music on endocrine function in surgical patients; Mit Oyama, Hatano, Sato, Kudo u. Spintge: Endocrine effect of anxiolytic music in dental patients; Mit Kamin, Kamin u. Spintge: Endokrinolog. Wirksamkeit anxiolyt. Musik u. psycholog. Operationsvorbereitung; Mit Spintge: Periop. Befinden mit anxiolyt. Musik u. Rohypnol b. 1910 Spinalanästh.; in: Angst, Schmerz u. Musik in d. Anästh., Hrg. mit Spintge, Ed. Roche, Grenzach 1983. – Psychophysiol. anxiolyt. Musik (mit Spintge), in: 4. Wehrmed. Symp. Füssen 1984. – Anaesth.-Innovations In Management, Hrg. mit Erdmann u. Spintge, Springer Berlin, Heidelberg, New York, Tokyo 1985. – A view in retrospect and propect of Closed Circuit Systems, in: ebd. – First Clinical experience with the Narcocon® in completely computerized on-demand Closed-Circuit-Ventilation (mit Spintge), in: ebd. – D. geschlossene Narkose-Kreissystem, I. Internat. Symp. for Innovations in Management and Technik and Pharmac., Lüdenscheid 1983, Springer Berlin, Heidelberg, New York, Tokyo 1985. – Aufbruch zur mod. Anästh. (Anaesth. Essays of it's History) (Hrg.), ebd. 1985. –
ZV: Anästh. Fortschr. in d. Kinder- u. Erwachsenen-KieferChir., Dtsch. zahnärztl. Z. *21* (1966). – Kuhn-Tubus, Anästhesist *14* (1965). – Untersuchg. d. Diallylnor-Toxiferin am Herz-Lungen-Präparat u. am spontan schlag. isol. Vorhof d. Meerschweinchens (mit Horst), ebd. – Hämodynam. bedingte Gefährdg. d. Hirnkreisl. b. d. LA (mit Sollberg), ebd. *15* (1966). – Wirkg. v. Succinylbischolin u. Succinylmonocholin auf d. isol. Herz (mit Horst u. Kuhn), ebd. *16* (1967). – Schlafentbindung (mit Kohler u. Kuhn), ebd. – Kuhnsche Kinderbesteck, verbess. Narkose- u. Beatmungsgerät f. Säugl. u. Kleinkinder, ebd. – Elektrophys. Un-

tersuchg. über d. muskelrelax. Wirkg. d. Methoxyfluran (Penthrane) (mit Sollberg u. Gottwald), ebd. *17* (1968). – Wirkg. v. Acetylcholin auf d. isol. Herz, Beitrg. z. Aufklärg. d. Wirkungsmechanismus v. Succinylbischolin am menschl. Herzen, ebd. – Einfluß v. Suxamethonium auf d. Herzinsuff. nach Barbituraten (Thiopenthal u. Hexobarbital-Na), ebd. – Wirkg. d. Muskelrelaxans Imbretil auf d. isol. Herz (mit Horst), ebd. *18* (1969). – Elektro-Narkose setzt sich noch nicht durch (mit Frey), Umschau Wissensch. u. Technik, H. 5, 1968. – Mod. Anästhverfahren, Med. Klin. *63* (1968). – Richtlinien f. d. Anwendg. d. Allg.anästh. in d. ambul. Praxis einer zahnärztl. Kl. (mit Kirsch), Dtsch. zahnärztl. Z. *23* (1968). – Verletzg. d. Trachealschleimhaut durch unphys. geformte Trachealkanülen (mit Droh), Anästhesist 18 (1969). – Klin. u. elektrophys. Untersuchg. d. Muskelrelax. mit Hexafluorenium u. Succinylcholin (mit Dick u. Sollber), ebd. – Ber. XIII. rassegna intern. del film scient. didatt. in Padua, ebd. – Indikat. d. Tracheotomie b. kieferchir. Eingr. (mit Selle u. G. Droh), Dtsch. zahnärztl. Z. *24* (1969). – Etude clin. d'un nouveau relaxant muscul.: Pancuronium (mit Dick), Cah. Anesth. *17* (1969). – Effects cardiovasc. des relaxants muscul. (mit Schoewe u. Dick), ebd. – Cinq années d'èxperience d'une èquipe de secours dùrgence (mit Dortmann u. Frey), ebd. – Transport des malades par helicoptère (mit Dortmann), ebd. – Influencia Da Succinilcolina Sobre A Reducao Do Debito Cardiaco, Apa Injecao De Barbituratos, Rev. Bras. Anest. *19* (1969). – Überblick über d. Herz-Kreislauf-Reakt. d. gebräuchl. Muskelrelax. (mit Schoewe, Dick u. Horst), Anästhesist *19* (1970). – Pancuroniumbromid (klin. Erfahrg.) (mit Dick), ebd. – Hubschraubertransport v. Notfallpat. (mit Dortmann), ebd. – Mainzer Notarztwagen, Vierjahresber. (mit Dortmann, Frey, Wilken u. Wiebecke), ebd. – Herz-Kreislauf-Verhalten b. Pancuroniumbromid, Alloferin u. Curare (mit Erdmann, Schellhaass u. Metzger), anästh. praxis *6* (1971). – Grundsätzl. Erwägg. zur künstl. Beatmg., ebd. *8* (1973). – Grundsätzl. Erwägg. zur Infusionsther. (mit Tetzlaff), ebd. – Kompensat. d. kard. Barbituratinsuffizienz durch Succinylmonocholin (mit Horst, Kleinschmidt u. Schoewe), Anästhesist (im Druck). – Grundsätzl. Erwägg. zur künstl. Beatmg. im kl. Krh., intern. prax. *13* (1973). – Grundsätzl. Erwägg. zur Infusionsther. im kl. Krh. (mit Tetzlaff), ebd. – D. Intensivther. b. KieferChir. Pat. (mit Dortmann), Dtsch. zahnärztl. Z. – Ein Patientenfragebogen zur Rationalisierg. d. anästh. Befunderhebg., anästh. prax. *10* (1975). – D. geschlossene Narkose-Kreissystem, ebd. *11* (1975). – D. geschlossene Kreissystem – Eine diskreditierte Konzept. d. Vergangenheit, durch Innovat. d. Methode d. Wahl – (mit Rothmann), Anästhesist 26 (1977). – D. Aufwachraum, Organisat. u. Ausstattg., anästh. prax. *13* (1977). – Organisat. d. kontinuierl. Periduralanästh. (mit Heiderhoff), ebd. – Regionalanästh., ebd. *14* (1977/78). – Anästh. wichtige Laborwerte u. Untersuchungsbefunde in einem standardisierten Arztbrief (mit Rothmann), Anästh. Intensivmed. *20* (1979). – D.

präop. Angst (mit Spintge), Intensivmed. Prax. 4 (1981). – Anxiolyt. Musik in d. Operationsvorbereitg. (mit Spintge), Musik u. Med. 2 (1981). – Häufigkeit u. Inhalt präop. Angst in einem sportmed. Patientengut (mit Spintge), Dtsch. Z. Sportmed. 1982. – Practical experience with more than 60000 closed circuit anesth. traditional and future implications of the closed circuit concept (mit Rolly u. Schepp), Acta Anaesth. Belg. 1985.

Drüge, Heribert-Paul, Dr. med., Chir. (59), Anästh. (64), Chefarzt d. AnästhAbt. d. St. Johannes-Hosp., An der Abtei 7–11, D-4100 Duisburg 11; Reichenberger-Str. 39, D-4100 Duisburg 11. – * 4.7.25 Gelsenkirchen. – **StE:** 52 Bonn, **Prom:** 52 Bonn. – **WG:** 52/53 Path. Gelsenkirchen (Gerstell), 53/54 Inn. Gelsenkirchen (Kollmeier), 54–61 Chir. Düren (Kraft), 61–64 Anästh. Bonn (Havers).

Dudziak, Rafael, Prof. Dr. med., Anästh. (64), Dir. d. Zentr. d. Anästh. u. Wiederbeleb. (ZAW); Leit. d. Abt. f. Klin. Anästh. d. Univ., Klinikum d. Univ., Theodor-Stern-Kai 7, D-6000 Frankfurt a. M. 70, Tel: 069/6301-5998 od. -7698; Lerchesbergring 17, D-6000 Frankfurt a. M. 70. – * 6.2.35 Posen. – **StE:** 57 Posen, **Prom:** 64 Düsseldorf, **Habil:** 66 Düsseldorf. – **WG:** Inn. u. Chir. Posen u. Berlin, Physiol. u. Anästh. Düsseldorf (Lochner u. Zindler), seit 73 Leit. d. Abt. f. Anästh. d. ZAW d. Univ.-Klinikums Frankfurt a. M. – **BV:** Lehrbuch der Anästh., Schattauer Stuttgart 1980, 1982, 1985. –
ZV: 128 wiss. Publ. aus d. Gebiet d. klin. u. exp. Anästh.

Düffel, Annelies v., Dr. med., Anästh. (77), Oberärztin d. Abt. f. Anästh. u. Intensivpflege am Pius-Hosp., Georgstr. 12, D-2900 Oldenburg.

Dulce, Maja, Dr. med., Anästh. (79), Betriebsärztin Hotel Intercontinental, Budapester-Str., D-1000 Berlin 30; Marchandstr. 9, D-1000 Berlin 46. – * 2.8.42 Crimmitschau. – **StE:** 70 Berlin, **Prom:** 72 Berlin. – **WG:** 72 u. 74/75 Chir. u. Anästh. Berlin (Diederich, Männel), 73/74 Blutplasmastat. Berlin (freiberufl.), 75–77 Anästh. Lungenkl. Berlin-Heckeshorn (Schüler), 77/78 Anästh. Krh. Berlin-Neukölln (Zadeck), 78–84 freiberufl. tätig als Anästh. u. seit 78 als Betriebsärztin in Berlin.

Dunkel, Hans-Jürgen, Dr. med., Anästh. (74), Chefarzt f. Anästh. u. Intensivmedizin am Ev. Fliedner-Krh., Theodor-Fliedner-Str. 12, D-6680 Neunkirchen; Niederbexbacher Str. 1, D-6654 Kirkel 1. – * 6.9.39 Berlin. – **StE:** 66 Berlin, **Prom:** 70 Ulm. – **WG:** 68/69 Inn. Sonthofen (Garmann), 69/70 Path.

Ulm (Beneke), 70–74 Anästh. Homburg (Hutschenreuther), seit 74 im Ev. Fliedern-Krh. Neunkirchen.

Durst, Vesna, Anästh. (66), Chefärztin d. AnästhAbt. am St. Antonius-Krh., Schillerstr. 23, D-5000 Köln 51; Franzstr. 71, D-5000 Köln 41. – * 20.6.31 Zagreb. – **StE. u. Prom:** 57 Zagreb. – **WG:** 59–62 Traumat. Zagreb (Grujic), 62–66 Anästh. Wuppertal-Barmen (Schara), seit 66 St. Antonius-Krh.

Dzambasovic, Dusan, Dr. med., Anästh. (65 Jugoslawien, 70 Deutschland), Chir. (72 Deutschland, 80 Jugoslawien), Chefarzt d. AnästhAbt. im Städt. Krh., Pettenkoferstr. 10, D-6780 Pirmasens; Lemberger Str. 250, D-6780 Pirmasens. – * 1.2.32 Prahovo/Jugoslawien. – **StE. u. Prom:** 58 Belgrad. – **WG:** 60–62 Allg. Praxis Jugosl., 62–65 Anästh. Belgrad (Radojkovic), 66 Chefarzt Anästh. Belgrad, 66–71 Chir. Stuttgart-Feuerbach (Schaaff, Scheibe), 72 Anästh. ebd. (Götz), seit 72 Anästh. Städt. Krh. Pirmasens. –
ZV: Erfahrg. mit Intubationsnark. bei Laryngektomien. Srpski arhiv, Belgrad 1965.

Dzikowski, Udo-Olaf, Dr. med., Anästh. (67), Chefarzt d. AnästhAbt. d. Städt.Krh. – Akad. Lehrkrh. d. Univ. Heidelberg –, Riedstr. 12, D-7120 Bietigheim-Bissingen, Tel: 07142/79440; Posener Str. 81, D-7120 Bietigheim-Bissingen, Tel: 07142/79284. – * 19.12.36 Leipzig. – **StE:** 60 Erlangen, **Prom:** 61 Erlangen. – **WG:** 63/64 Inn. Bietigheim, 64–66 Anästh. Ludwigsburg (Ehmann), 66 Anästh. Schillerhöhe, 66/67 Chir. Ludwigsburg, 67/68 Oberarzt d. Zentr. AnästhAbt. im Krskrh. Ludwigsburg (Ehmann), 69/70 Chefarzt d. AnästhAbt. d. Fürst-Karl-LKH. Sigmaringen, seit 70 Chefarzt d. AnästhAbt. d. Städt.Krh. Bietigheim-Bissingen.

E

Ebeling, Jürgen, Dr. med., Anästh. (82), Chefarzt d. AnästhAbt. am St. Elisabeth-Krh., D-6782 Rodalben; Ringstr. 1, D-6784 Thaleischweiler. – * 10.4.53 Stolberg/Rhld. – **StE:** 77 Aachen, **Prom:** 78 Aachen. – **WG:** 78/79 Anästh. Freiburg (Wiemers), 79/80 Anästh. Bad Zwischenahn, 80–84 Anästh. Tübingen (Schorer).

Eberbach, Thomas, Dr. med., Anästh. (81), niedergel. Arzt, amb. Narkosen u. Schmerzsprechstunde, Albertstr. 19, D-4500 Osnabrück.

Eberlein, Hans-Joachim, Prof. Dr. med., Anästh. (58), Geschäftsführ. Dir. u. AbtLeit. Klin. Anästh. Inst. f. Anästh., Klinikum Charlottenburg d. FU, Spandauer Damm 130, D-1000 Berlin 19; Angerburger Allee 37, D-1000 Berlin 19. – * 20. 8. 19 Frankfurt/M. – StE: 51 Frankfurt, **Prom:** 52 Frankfurt, **Habil:** 65 Köln. – v. Langenbeck-Preis d. Dtsch. Ges. f. Chir. 1966.

Eberlein, Norbert, Dr. med., Anästh. (81), Oberarzt d. AnästhAbt. d. St. Johannis-Krh., Nardinistr. 30, D-6790 Landstuhl; Sonnenstr. 17, D-6790 Landstuhl. – * 18. 11. 49. – StE. u. **Prom:** 75 Heidelberg/Mannheim. – **WG:** Anästh. 75–81 Neustadt (Neumann), 82 Anästh.-Oberarzt Ev. Krh. Bad Dürkheim (Schwarz), seit 83 Anästh.-Oberarzt St. Johannis-Krh. Landstuhl (Criveanu).

Echtner, Alexander, Dr. med., Anästh. (80), ermächt. Anästh. (Praxisgemeinschaft mit Demmel u. Geldmacher) an d. Paracelsus-Kl., Am Natruper Holz 69, D-4500 Osnabrück; Artilleriestr. 2, D-4500 Osnabrück. – * 9. 6. 48 Fulda. – StE: 74 Hamburg, **Prom:** 75 Hamburg. – **WG:** Anästh. 76–79 Würzburg (Treutlein), 79/80 Aschaffenburg (Schneider), 80–83 Rheine (Heuler), seit 83 Paracelsus-Kl. Osnabrück.

Eckardt, Christine, Dr. med., Anästh. (82), Anästh. an d. AnästhAbt. d. Allg. Krh. Altona, Paul-Ehrlichstr. 1, D-2000 Hamburg 50; Winckelmannstr. 7, D-2000 Hamburg 52. – * 23. 2. 53 Braunschweig. – StE: 77 Berlin, **Prom:** 79 Berlin. – **WG:** seit 78 Anästh. Hamburg (Herden).

Eckart, Joachim, Prof. Dr. med., Inn. (63), Anästh. (66), Chefarzt d. Inst. f. Anästh. u. op. Intensivmed. am Zentralklinikum, Stenglinstr. 2, D-8900 Augsburg; Eichendorffstr. 14, D-8902 Neusäss 1 (Westheim), Tel: 0821/482770. – * 30. 1. 28 Bad Kreuznach. – StE: 56 Berlin, **Prom:** 65 Berlin, **Habil:** 72 Berlin. – **WG:** 64–72 Anästh. u. Oberarzt, Abt. f. Anästh. d. FU Berlin, Klinikum Westend (Kolb), 72/73 Oberarzt, Inst. f. Anästh. TU München, Krh. Rechts d. Isar (Kolb), seit 74 Leit. d. Inst. f. Anästh. u. op. Intensivmed., Zentralklinikum Augsburg. –
BV: Grundlagen u. neue Aspekte d. parenteralen u. Sondenernährung, INA, Bd. 13, Thieme Stuttgart 1978. – Fette als Kalorienspender, in: Schlimgen, Müller u. Kalff (Hrg.), Infus., Transfus., enterale u. parenterale Ernährg., perimed Erlangen 1981. – Fett in d. parenteralen Ernährung, Bd. 1, Zuckschwerdt München 1981; Bd. 2, 1982. – Klin. Ernährung, Bd. 3, Grundlagen u. Praxis d. Ernährungsther., ebd. 1980. – Klin. Ernährung, Bd. 7, D. Energiebedarf u. seine Deckung, ebd. 1982. – Fettstoffwechsel u. parenterale Fettapplikat. b. d. Sepsis (mit Wolfram), in: Sepsis unter bes. Berücksichtigg. d. Ernährungsprobleme – Bei-

träge zur Infusionsther. u. klin. Ernährg. 10 (Hrg.), Karger Basel 1983. – Beiträge zur Intensiv- u. Notfallmed. 2, krit. Bewertg. akt. Therapiemaßnahmen in d. Intensivmed., Karger Basel 1984. –
ZV: Verwertg. v. Kohlenhydraten u. Fett in d. postop. Phase (mit Adolph), Akt. Ernährung 4 (1979). – Fat emulsions containing medium chain triglycerides in parenteral nutrition of intensiv care patients (mit Adolph, v. d. Mühlen u. Naab), IPEN 4 (1980). – Störungen des Lipoprotein- u. Fettsäurenstoffwechsels b. Schwerverletzten (mit Wolfram u. Zöllner), Klin. Wschr. 58 (1980). – Flüssigkeitszufuhr u. parenterale Ernährg. beim Beatmungspat. (mit Adolph), Akt. Ernährung 6 (1981). – Elektrolytbedarf während parenteraler Ernährg., Anästh. Intensivmed. 9 (1981). – Aktueller Stand d. parenteralen Ernährung mit Fettemuls. (mit Neeser u. Wolfram), Infusionsther. 10 (1983). – D. essent. Fettsäuren im Plasma v. Schwerverletzten unter d. Einfluß d. parenteralen Ernährg. (mit Wolfram), Klin. Wschr. 61 (1983).

Eckert, Erich, Anästh. (69), Prakt. Arzt, Bellstr. 1, D-4152 Kempen; Berliner Allee 27, D-4152 Kempen. – * 30. 4. 36 Köln. – StE: 61 Köln. – **WG:** 64/65 Anästh. Herford (Starck), 65–67 Urol. Köln (Werner), 68–71 Anästh. Krefeld (Körner), 71–80 Chefarzt d. AnästhAbt. am Hosp. zum Hl. Geist, Kempen, seit 80 Prakt. Arzt in Kempen.

Eckes, Charlotte, Dr. med., Anästh. (73), Oberärztin am Inst. f. Anästh. d. Städt. Krankenanst. Lutherplatz 40, D-4150 Krefeld, Raiffeisenstr. 30, D-4100 Duisburg 25. – * 14. 2. 31 Duisburg. – StE: 66 Düsseldorf, **Prom:** 67 Düsseldorf. – **WG:** 68/69 Inn. Duisburg-Huckingen (Ervenich), 69–72 Anästh. Duisburg (Möllerfeld), seit 72 Anästh. Krefeld (Körner), seit 73 Oberärztin im Inst. f. Anästh., Städt. Krankenanst. Krefeld (Körner).

Eckle, Andreas, Dr. med., Anästh. (79), Chefarzt d. AnästhAbt. am Krskrh., D-7118 Künzelsau; Am Brückenberg 14, D-7118 Künzelsau. – * 8. 4. 48 Geislingen. – StE: 74 Würzburg, **Prom:** 75 Würzburg. – **WG:** Anästh. 75/76 Würzburg (Treutlein), 76/77 Bochum-Langendreer (Chraska), 77–85 Schwäbisch Hall (Meisel).

Eckstein, Karl-Ludwig, Dr. med., F.A.C.A. (71), D.A.B.A. (74), Anästh. (74), D.E.A.A. (85), Chefarzt d. AnästhAbt. d. Krskrh., Dalkinger Str. 8–12, D-7090 Ellwangen/Jagst, Tel: 0 79 61/8 81-2 95/6; Karl-Stirner-Str. 55, D-7090 Ellwangen, Tel: 0 79 61/27 37. – * 2. 12. 40 Nürnberg. – StE.: 67 Tübingen, 70 u. 71 USA, **Prom:** 67 Tübingen. – **WG:** Anästh. 70–72 Albert Einstein Coll. of Med., Yeshiva Univ., Bronx, N.Y.C./USA (Orkin), 73–75 Ulm (Ahnefeld u. Dick), seit 75 Chefarzt d. AnästhAbt. am Krskrh. Ellwangen. –

BV: Ethrane; neue Ergebn. in Forsch. u. Kl., Symp. 1975, Hrg. Kreuscher, Schattauer Stuttgart, New York 1975. – Ethrane in d. Geburtshilfe (mit Dick, Knoche u. Traub), in: Wirkg. u. Nebenwirkg. d. Muskelrelaxantien; Anästh. in extr. Altersklassen: Im Kindesalter u. beim geriatr. Pat.; Vorbereitg. u. Assistenz b. d. Durchführg. v. diagnost. u. ther. Nervenblockaden; Operationsbedingte Störg. im Rahmen d. anästh. Nachbehandlg.; Informat. u. Aufklärg. d. Pat. über anästh. Maßnahmen u. ihre Komplikationsmöglichkeiten; Praktisch wichtige Größen d. Lungenventilat.; D. Methoden d. künstl. Beatmg.; D. Bedeutg. d. Blutvolumens u. d. Blutvolumenzusammensetzg. f. d. Durchblutg. d. Organe; Ernährg. d. Pat. in d. Intensivmed.; in: Referatesammlg. zum theoret. Unterricht f. Fachschwester/Pfleger Anästh. u. Intensivmed., Hrg. Borst, 3. Aufl., Fresenius Stiftg. 1981. – Klin. Erprobg. v. CO$_2$-Bupivacain (mit Vicente-Eckstein, Steiner u. Missler), in: Lokalanästh., Klin. Anästh. Intensivmed., Bd. 18, Hrg. Ahnefeld, Bergmann, Burri, Dick, Halmágyi, Hossli u. Rügheimer, Springer Berlin, Heidelberg, New York 1978. – Ausgewählte Fälle zur zentr. Wirkg. v. Physostigmin (mit Vicente-Eckstein), in: D. zentralcholinerg. Syndrom: Physostigmin in d. Anästh. u. Intensivmed., INA, Bd. 35, Hrg. Stoeckel, Thieme Stuttgart, New York 1982. –

ZV: Herzarrhythmie während d. Geburt (mit Marx), Anästhesist 22 (1973). – Placental Transmission and Maternal and Neonatal Elimination of Fluroxene (mit Marx u. Halevy), Anesth. Analg. 52 (1973). – Uterine Rupture during Extradural Blockade (mit Oberlander u. Marx), Canad. Anaesth. Soc. J. 20 (1973). – Aortocaval Compress. and Uterine Displacement (mit Marx), Anesthesiology 40 (1974). – Generalisierter Krampfanfall während d. Narkoseeinleitg. einer NLA (mit Dick u. Ahnefeld), Anästhesist 26 (1977). – Klin. Erprobg. v. Bupivacain-CO$_2$ (mit Vicente-Eckstein, Steiner u. Mißler), Regional-Anästhesie 1 (1978). – Erfahrungen mit hyperbaren Bupivacain-Lösg. in d. Spinalanästh. (mit Vicente-Eckstein u. Steiner), ebd. – Sulla$^{(R)}$19-Narkosegerät mit Ausstattg. v. 2 Vaporen$^{(R)}$ (Brief an d. Hrg.), Anästhesist 27 (1978). – Fallber. zur zentr. Wirkg. v. Physostigmin (mit Vicente-Eckstein), ebd. 29 (1980). – Klin. Gesichtspunkte zur intraven. Regionalanästh. (I.V.R.A.) (mit Rogacev, Grahovac u. Vicente-Eckstein), Regional-Anästhesie 4 (1981). – Prospektiv vergleichende Studie postspin. Kopfschmerzen b. jungen Pat. (< 51 J.) (mit Rogacev, Vicente-Eckstein u. Grahovac), ebd. 5 (1982). – Prospektive Studie über d. Einfluß versch. Zubereitg. v. 1%igen Mepivacainlösg. ohne Konservierungsmittel (mit Mader), ebd. 6(1983). – Spitzenblutspiegel v. Mepivacain nach intraven. Regionalanästh. (I.V.R.A.) b. Verwendg. unterschiedl. Konzentrat. (mit Rogacev, Grahovac u. Vicente-Eckstein), ebd.

Eder, Christoph, Dr. univ. med., Anästh. (82), Oberarzt am Inst. f. Anästh., Univkl., A-6020 Innsbruck.

Edlinger, Erich, Dr. med. univ., Prim., Anästh. (54), Leit. d. landschaftl. AnästhAbt. im LKH, Auenbruggerplatz 1, A-8036 Graz; Walter-Flex-Weg 11, A-8010 Graz. – * 10. 2. 20 St. Blasen/Steiermark. – **StE.** u. **Prom:** 45 Innsbruck. – **WG:** 45/46 InfektKrankh. Wien (Zikowsky), 46 Urol. Wien (Übelhör), 46–48 Path., Bakt. u. Serol. St. Pölten (Köberle), 49/50 Chir. St. Pölten (Ebner), 50 u. 53 Anästh. Wien (Mayrhofer), 51–53 Inn. u. Päd. St. Pölten (Bodart, Ossoinig), 54/55 Anästh. Kopenhagen (WHO-Trainings Centre), 55 Anästh. Cardiff (Mushin), Oxford (Macintosh), Newcastle (Pask), Edinburgh (Gillies), London (Woolmer), seit 58 Leit. d. AnästhAbt. in Graz. –

BV: Mod. Schmerzausschaltung, in: Orator-Köle, Allg. Chir., J. A. Barth München, 20./21. Aufl. 1961, 22./23. Aufl. 1967. – Schmerzausschaltung in Allgemeinanästh., in: Trauner, Zahnärztl. Chir., Urban & Schwarzenberg München, Berlin, Wien, 5. Aufl. 1972. – Anwendg. v. Ketamin in d. Augenheilkunde bei extrabulb. Eingr. im Kindesalter, in: Ketamin, Schriftenr. Anästh. Wiederbeleb., Bd. 69, Springer Berlin, Heidelberg, New York 1973. – Anästh. f. Op. Schwestern, in: Kronberger, Kurzes Lehrbuch f. Op. Schwestern, Enke Stuttgart, 1. Aufl. 1974, 2. Aufl. 1982. – Anästh., in: Heberer, Köle, Tscherne, Chir., Springer Berlin, Heidelberg, New York, 1. Aufl. 1977, 2. Aufl. 1979, 3. Aufl. 1980, 4. Aufl. (mit K. van Ackern) 1983. –

ZV: Z. Path. u. Kl. d. Darmperforationen, Festschr.: Die neue Prosektur, St. Pölten 1949. – Peridural Anaesth., WHO Trainings Centre, Kopenhagen 1955. – Direkte Wirkg. d. Curare auf d. ZNS, Wien. med. Wschr. *1959.* – Ursachen u. Verhütg. d. Erstickg. durch äuß. Einflüsse v. Standpunkt d. Anästh. (mit Frey u. Hauenschild), Dtsch. Zschr. gerichtl. Med. *1961.* – Sofortmaßnahmen b. Atemstörg., Wien. med. Wschr. *1963.* – Z. Prämedik. in d. Kinderanästh., Anästhesist *12* (1963). – Nil nocere: Tod eines Kindes durch Divinylätheranästh. (mit Maurer), Wien. med. Wschr. (1968). – Halbseitenspinalanästh. bei Risikofällen in d. Unf.Chir. (mit Worsche), Acta Chir. Austriaca (1969).

Eggenhofer, Erich, Dr. med., Oberrat, Anästh. (62), Oberarzt an d. Univkl f. Anästh., Anichstr. 35, A-6020 Innsbruck; Eichhof 16, A-6020 Innsbruck. – * 4. 4. 25 Innsbruck. – **StE.** u. **Prom:** 54 Innsbruck.

Ehehalt, Volker, Prof. Dr. med., Anästh. (73), Chefarzt d. AnästhAbt. am Krskrh. Gießen in Lich, Goethestr., D-6302 Lich 1; Zum Wingert 12, 6302 Lich 1. – * 7. 10. 39 Hildesheim. – **StE.** u. **Prom:** 67 Heidelberg, **Habil:** 76 Gießen.

Ehlers, Jutta, Dr. med., Anästh. (69), 1. Oberarzt d. AnästhAbt. am Krskrh., D-7480 Sigmaringen; Wildensteinweg 4, D-7480 Sigmaringen. - * 10. 8. 35 Berlin. - **StE:** 59 Heidelberg, **Prom:** 62 Heidelberg. - **WG:** 71-74 Anästh. Oberarzt am Inst. f. Anästh. u. Reanimation Mannheim (Lutz), 75-77 Oberarzt am Inst. f. Anästh. Ev. Krh. Mülheim/Ruhr (Müller), seit 78 1. Oberarzt d. AnästhAbt. d. Krskrh. Sigmaringen.

Ehmann, Walter, Dr. med., Lungenkrankh. (56), Anästh. (59), Chefarzt d. Abt. f. Anästh. u. Intensivmed. am Krh., Posilipostr. 49, D-7140 Ludwigsburg; Erlachhofstr. 1.4, D-7140 Ludwigsburg. - * 6. 8. 21 Berlin. - **StE. u. Prom:** 48 München. - **WG:** 48/49 Inn. Hof (Mohr), 49-58 Versorgg.-Krh. Berchtesgaden: Lungenkrankh. (Habicht), Allg.- u. Thorax-Chir. (Artmann), 51 Blutspendewes. Salzburg (Domanig), Anästh. Salzburg (Feurstein), 54/55 Lungenfunkt. Davos (Scherrer) u. Zürich (Rossier, Bühlmann), 55/56 Inn. Bad Reichenhall (Junge), 58-60 Anästh. u. Leit. d. Lungenfunktionslabor im Sanat. Schillerhöhe d. LVA Württ. Gerlingen-Stuttgart, seit 60 Chefarzt d. AnästhAbt. am Krh. Ludwigsburg.

Ehrenthal, Klaus, Dr. med., Anästh. (70), Allgemeinmedizin (80), Arzt für Allgemeinmedizin in eigener Praxis, Salzstr. 22, D-6450 Hanau 1; Rheinauerstr. 12, D-6450 Hanau 1. - * 16. 10. 36 Oppeln. - **StE:** 63 Göttingen, **Prom:** 74 Göttingen. - **WG:** 66 Inn. Celle (Erlemann), 66-69 Anästh. Bremen (Schweder), 69/70 Anästh. München (Beer), 71-75 Leit. d. AnästhAbt. d. Kinderkrh. Walddörfer Hamburg, 76/77 Oberarzt AnästhAbt. St. Vincenz-Krh. Hanau (Göbel), seit 77 niedergel. als prakt. Arzt in Hanau.

Ehrlicher, Helmut, Dr. med., Anästh. (73), Chefarzt d. AnästhAbt. am Krskrh., Bad Wörishofer Str. 44, D-8948 Mindelheim; Leipziger Str. 22, D-8948 Mindelheim. - * 25. 5. 39 Coburg. - **StE:** 65 Erlangen, **Prom:** 74 Mainz. - **WG:** Anästh. Kaiserslautern (Kapfhammer).

Ehrnsperger, Helga, Dr. med., Anästh. (79), 1. Oberärztin d. AnästhAbt. d. Städt. Krh., Robert-Koch-Str. 1, D-8300 Landshut; Weingartenweg 43, D-8300 Landshut. - * 19. 1. 48 München. - **StE. u. Prom:** 74 München. - **WG:** 75-78 Anästh. Landshut, 78/79 Anästh. München-Großhadern, seit 79 Oberärztin d. AnästhAbt. d. Städt. Krh. Landshut.

Eiblmayr, Heide, Dr. med., Anästh. (72), Oberärztin f. Anästh. u. Intensivmed. (Schwerpunkte: Perinatologie, Schmerzther. bei Carcinompat.) an d. Landesfrauenkl., Lederergasse 47, A-4020 Linz; Blütenstr. 23/A, 7/64, A-4040 Linz. - * 8. 10. 40 Wels/O.Ö. -
StE. u. **Prom:** 69 Wien. - **WG:** 72-77 Anästh. u. Intensivmed. Linz (Bergmann), seit 77 Anästh. Landesfrauenkl. Linz.

Eichler, Fried, Dr. med., Anästh. (81), Anästh.-Oberarzt an d. Städt. Krankenanst. Köln-Merheim, Ostmerheimer Str. 200, D-5000 Köln 91; Adalbertstr. 16, D-5000 Köln 91. - * 30. 5. 49 Lübbecke. - **StE:** 74 Bonn, **Prom:** 78 Bonn. - **WG:** 75/76 Bw. Bonn (Busse), 76-81 Anästh. Köln-Merheim (Matthes), seit 80 Anästh.-Oberarzt Köln-Merheim (Matthes, Doehn).

Eichler, Johannes, (DGPh) Prof. Dr. med., Anästh. (59), Dir. d. Inst. f. Anästh. d. Med. Hochschule, Ratzeburger Allee 160, D-2400 Lübeck 1; Narzissenweg 3, D-2406 Stockelsdorf. - * 19. 4. 20 Gelenau/Erzgeb. - **StE. u. Prom:** 52 Kiel, **Habil:** 65 Kiel. - **WG:** 52-54 Chir. Kiel (Wanke), 54/55 Chir. Bad Segeberg (Zehrer), 55-57 Anästh. Kiel (Marquardt), 57/58 Pharmak. Kiel (Behrens), 58-63 Anästh. Kiel, 60-63 leit. Anästh. d. Chir. Univkl. Kiel, seit 64 Leit. d. zentr. AnästhAbt. d. Med. Hochschule Lübeck, seit 70 Dir. d. Inst. f. Anästh. ebd. -
BV: Anästh. in d. kl. Chir., in: Kleine Chir., hrg. Eufinger, Urban & Schwarzenberg Berlin, München, 1. Aufl. 1961, 2. Aufl. 1963, 3. Aufl. 1965, 4. Aufl. 1969, 5. Aufl. 1974, 6. Aufl. 1978, span. Aufl. 1965. - Plasmaexpander als Liquorersatz, in: Schock u. Plasmaexpander, hrg. Horatz u. Frey, Springer Berlin, Göttingen, Heidelberg 1964. - Zulassg. v. Hubschrauberlandeplätzen an Krankenanst. als Präventivmaßnahmen in d. Notfallmed., in: Anästh. Wiederbeleb., Bd. 15, Springer Berlin, Heidelberg, New York 1966. - Erfahrg. mit d. Magendialyse (mit Teubner), in: Anästh. u. Nierenfunkt., ebd., Bd. 36, 1969. - Atemspende oder man. Wiederbeleb. b. Ertrunkenen? Jahrb. d. DLRG 1966/67, Landesverband Schlesw.-Holst. - Manuelle Wiederbeleb. oder Atemspende b. Ertrunkenen? Dräger Lübeck 1967. - The Effect of Plasma Substitutes on Coagulation (mit Stephan), Mod. Gelatins as Plasma Substitutes, Bibl. haemat., Nr. 33, Karger Basel, New York 1969. - The Behaviour of Clinical Standard Values after Infusions of Plasma Substitutes (mit Stephan), ebd., Nr. 33, 1969. - Telemetrie des Belastungs-EKG beim Sportflug (mit Lobsien), in: Biotelemetrie, Thieme Stuttgart 1970. - Induction of Anaesth. in Children with Propanidid (mit z. Nieden), in: Progr. in Anaesth., Exc. Med. Amsterdam 1970. - Anästh. im Säuglings- u. Kindesalter, in: Op. im Kindesalter, hrg. Kunz, Thieme Stuttgart 1973. - Zwischenfälle b. Säuglings- u. Kindernark., in: Intra- u. postop. Zwischenfälle, hrg. Brandt, Nissen u. Kunz, Bd. 4, Thieme Stuttgart 1974. - Kompendium d. Anästh., Fischer Stuttgart, 1. Aufl. 1974, 2. Aufl. 1979, 3. Aufl. 1985; Volk u. Gesundheit Berlin 1974. - Grundlagen d. apparat. Beatmg., Fischer Stuttgart, 1. Aufl. 1976, 2. Aufl. 1985. - D. Halothangehalt im Blut u. in d. Ausatemluft v. Anästh. - Ein Beitrag zur

Bestimmg. d. max. Arbeitsplatzkonzentrat. (mit Hanf u. Pribilla), Anästh. Wiederbeleb., Bd. 24, Springer Berlin, Heidelberg, New York 1975. –
ZV: Erfahrg. mit Laxans-Supp. in d. Chir. (mit Meyer-Burgdorff), Med. Klin. 49 (1954). – Akust. u. graph. Kontrolle d. Herzfrequenz b. Operat. (mit Benthe), Chirurg 29 (1958). – Gerät z. Unterstützg. d. Kreislauf-Dauerkontrolle (mit Benthe), Medizinal-Markt 1958. – Gedanken über d. wiss. Film, Ärztl. Mitt. 44 (1959). – Universalstativ f. Op.-Aufnahmen, Arzt an d. Kamera, Medizinal-Markt 1959. – Thrombendarteriektomie d. Art. carotis, D. med. Bild 3 (1960). – Herstellg. v. chir. Lehrfilmen mit Mitteln d. ärztl. Filmamateurs, Arzt an d. Kamera/Acta medicotechn. 9 (1961). – Prämed. b. Kindernark. mit Polamidon „C" (mit Lentz), Bruns' Beitr. klin. Chir. 203 (1961). – Sicherheitsgurte in Kfz., Zbl. Verkehrsmed. 1961. – Indikat. u. Durchführg. ther. Hypothermie, Chirurg 33 (1962). – Kontinuierl. Herzfrequenzregistr. in d. Chir., Anästhesist 11 (1962). – Liquorersatz b. chron. subdur. Hämatom mit Unterdruck, 12 (1963). – Verbesserg. d. Transportes Schwerverletzter, Zbl. Verkehrsmed. 1963. – Z. Frage: Lehrfilm u. Fernsehen im chir. Unterricht, Arzt an d. Kamera, Acta medicotechn. 11 (1963). – Klin. u. tierexperim. Untersuchg. mit einem kreislaufanalept. Aminoalkyltheophyllin (Akrinor) in Normo- u. Hypothermie (mit Stephan), Anästhesist 13 (1964). – Ther. Hypothermie (Übersicht), Schlesw.-Holst. Ärzteblatt 19 (1966). – Haltbarkeit kl. Plastikbehälter beim Abwurf aus dem Flugzeug, Zbl. Verkehrsmed. 12 (1966). – Anwendg. eines neuen Kurznarkotikums in Kl. u. Polikl., act. chir. 1 (1966). – Vergl. Untersuchg. nach Infus. v. Plasmaexpandern (mit Stephan), Münch. Med. Wschr. 109 (1967). – Aufgaben u. Methoden d. mod. Anästh., Mat. Med. Nordmark XIX/3 (1967). – Elektrokrampfbehandlg. in Kurznarkose mit Epontol (mit Böhme), Therapiewoche 17 (1967). – Anwendungsmöglichk. eines Telemetriesystems, Z. prakt. Anästh. 2 (1967). – Erste Nahaufnahmekamera f. d. Op.momentphotographie, Leitz-Mitteil. IV (1967). – Nahaufnahmekameras f. d. Med. Photographie, Acta Medicotechnica – Medizinal-Markt 15 (1967). – Prinzipien d. künstl. Beatmung (I), ebd. 16 (1968). – Techn. Prinzipien d. künstl. Beatmung (II) – Beatmungsgeräte, ebd. 17 (1969). – Desinfekt. v. Narkosegeräten (mit Henkel), Anästhesist 17 (1968). – Ist d. versehentl. intraart. Injektion vermeidbar?, ebd. – Epontolnarkose zur Einleitg. d. NLA (mit Kukulinus), Z. prakt. Anästh. 3 (1968). – Forderg. d. mod. Med. an d. Transportsanitäter, Schlesw.-Holst. Ärzteblatt 21 (1968). – Transportprobleme b. Schwerkranken u. Schwerverletzten unter bes. Berücksichtigg. d. Hubschraubertransportes, Hefte Unfallheilk. 99 (1969). – Ärztl. Maßnahmen am Unfallort, Berliner Ärztekammer 6 (1969). – Verhalt. biolog. Konstanten b. exp. Überwärmg. (mit Hutschenreuter u. Rosenbladt), Anästhesist 18 (1969). – Erfahrg. im Lufttransport Schwerkranker u. Schwerverletzter, Zbl. Verkehrsmed. 15 (1969). – Haltbarkeitsprüfg. v. Haemaccel in Plastikbehältern, ebd. – Organisat. u. Ausbildg.

f. Erste Hilfe u. Rettungswesen in d. Bundesrepublik Deutschland, Interrescue-Information 1 (1969). – Op.fotografie u. Aufnahmen v. Op.präparaten, Foto-Prisma (1970). – Arzneimittel im Rahmen d. mod. Anästh., Krankenhausapotheke 22 (1972). – Aufnahmevermögen v. Halothanfiltern (mit Kukulinus u. Naumann), Anästh. Informat. 13 (1972). – Schreib- u. Zeichenversuch zur Beurteilg. d. Abklingens d. nark. Wirkg. (mit Suchenwirth u. Seibeld), Arzneimittel-Forsch. 22 (1972). – Mod. audio-visuelle Verfahren in Unterricht u. Weiterbildg., Med. Technik 92 (1972). – Diapositive im med.-wiss. Vortrag, Dtsch. Ärzteblatt 69 (1972). – Demonstration getönter Dia. unter Berücksichtigg. d. Purkinje'schen Phänomens, Med. Technik 92 (1972). – Biochem. Reakt. auf Schnellinfus. v. Volumenersatzlösg. (mit Lobsien u. Möller), Z. prakt. Anästh. 8 (1973). – Anästh. im Greisenalter (mit Braun u. Lobsien), Schlesw.-Holst. Ärzteblatt 6 (1973). – Telemetriesysteme u. ihre Anwendungsmögl. in d. Med. (mit Lobsien u. Pohlert), Telemetrie d. Herz u. Atemfrequenz b. Führern v. Segel- u. Motorsportflugzeugen unter versch. Flugbedingg. (mit Lobsien u. Pohlert), Zbl. Verkehrsmed. (1974). – Beeinflussg. biolog. Konstanten durch Schnellinfus. v. Volumenersatzmitteln (mit Lobsien, Möller u. Stephan), Anästh. Informat. 7 (1974). – D. Halothangehalt im Blut u. in d. Ausatemluft v. Anästh. (mit Hanf u. Pribilla), ebd. – Med. Problematik d. Hubschraubereinsatzes, Ärztl. Prax. XXVIII (1976). – D. Entwicklg. d. Anästh. im norddeutschen Raum (mit Paul u. Rudolph), Anästh. Informat. 9 (1976). – Gefahren d. Infusionsther., Ärztl. Prax. XXXI (1979). – Humanes Sterben – auch im Krh.? Schweiz. Ärztezeitg. Bulletin des méd. suisses 60 (1979). – Anästh. u. Operationssaal-Hygiene (mit Ohgke, Milinski u. Beckert), Anästhesist 32 (1983). – The Anaesth. Role in Operating Room-Hygiene (mit Ohgke, Milinski u. Beckert), Zbl. Bakt. Hyg., I. Abt. Orig. B 178 (1983). – Med.-wiss. Filme: Unterbindg. d. Art. coeliaca nach Wanke (mit Wanke). – Resekt. eines thorak. Grenzstranges v. ventral (mit Wanke). – Ligatur d. Duct. Botalli (mit Wanke). – Op. eines Epithelkörperchen-Adenoms (mit Wanke). – Appendektomie (mit Eufinger). – Gastrektomie nach Seo-Longmire (mit Eufinger), registr. im Cancer Film Guide, U.S.Dept. of Health, Educat. and Welfare. – Operation einer Beckenvenensperre (mit Eufinger). – Transsphenoidale Radiogold-Implant. in d. Hypophyse nach K. H. Bauer (mit Diethelm u. Bues), (Silb. Medaille b. d. Internat. Med. Filmfestsp. Cannes 1959), registr. im Cancer Film Guide u. im Neurosurg. a. Sens. Disease Film Guide, U.S.Dept. of Health, Educat. a. Welfare. – Op. einer lumb. Bandscheibe (mit Junge). – Halsrippenop. (mit Junge). – Turmschädelop. nach Wanke (mit Bues). – Op. eines parasagit. Meningeoms (mit Bues). – Thrombendarteriektomie d. Art. carotis (mit Bues). – Op. einer Trichterbrust nach Brunner, Modifik. nach Wanke (mit Alnor). – Op. einer Dupuytr. Kontraktur (mit Alnor). – Auszugsnaht b. Strecksehnenverletzg. (mit Alnor). – Aortenplastik mit Teflonprothese (mit Meyer-

Burgdorff). - Akust. u. graph. Kontrolle d. Herzfrequenz (mit Benthe). - Schädeldachplastik (mit Rudschies). - D. Kieler Knochenspan (mit Bauermeister). - Klippel-Trenaunay-Syndrom (mit Werner u. Hennsge). - Ohnhänder im Alltag. - Kontroll. Hypothermie. - Rundnagel nach Lezius-Herzer (mit Teubner). - Amp. eines Unterschenkels nach Kendrick (mit Remé). - Radikalop. d. Elephanthiasis d. äuß. männl. Genitale (mit Kirschner). - Op. einer Sigma-Strahlenstenose (mit Remé). - Resekt. eines Chondroms d. Beckenschaufel (mit Remé). - Harnleiterersatz aus Dünndarm (mit Remé). - Op. d. Rektum - Prolaps nach Sudeck (mit Remé).

Eilenberger, Karl, Dr. med. univ., Anästh. (83), Assist. am Unfallkrh. Lorenz Böhler, Donaueschingenstr. 13, A-1200 Wien; Promenadegasse 47/1/5, A-1170 Wien. - * 16. 8. 52 Wien. - **StE.** u. **Prom:** 77 Wien. - **WG:** 80-83 Anästh. u. Intensivmed. Wien (Mayrhofer), 83/84 Oberarzt am Krh. d. „Göttlichen Heilandes" in Wien, seit 84 Assist. im Lorenz Böhler Unfallkrh. Wien. -
ZV: Endobronch. Beatmg. bei d. transthorak. endoskop. Sympathektomie (mit Lackner, Funovics u. Porges), Anästh. Intensivther. Notfallmed. 1983.

Ejeilat, Shibli, Dr. med., Anästh. (75), Chefarzt d. Anästh.- u. IntensivAbt. am Marienhosp. Borghorst, Mauritiusstr. 6, D-4430 Steinburt-Borghorst; Schulstr. 7, D-4430 Steinfurt. - * 16. 5. 36 Madaba/Jord. - **StE:** 64 Münster, **Prom:** 65 Münster.

Ekardt, Mechthild, Dr. med., Anästh. (67), Anästh. an d. AnästhAbt. d. Krh. Neukölln, Örtl. Bereich Mariendorfer Weg, Rudower Str. 56, D-1000 Berlin 47; Waldsassener Str. 26, D-1000 Berlin 48. - * 7. 4. 37 Berlin. - **StE:** 60 Berlin, **Prom:** 70 Berlin. - **WG:** 63-81 Anästh. u. Intensivtherapie Berlin-Buch (Strahl), seit 69 Oberarzt ebd., seit 81 Anästh. Berlin Neukölln.

El Bayati, Munthir, Anästh. (81), Oberarzt d. AnästhAbt. am Marienhosp., D-5860 Iserlohn-Letmathe; Weststr. 62, D-5860 Iserlohn. - * 10. 3. 32 Bagdad. - **StE:** 72 Erfurt.

El-Desouky, Moussa, Dr. med., Anästh., leit. Arzt d. Anästh. am Kantonsspit., CH-6300 Zug; Huobweg 23, CH-6330 Cham. - * 21. 8. 38 Ismailia/Ägypten. - **StE.** u. **Prom:** 68 Innsbruck. - **WG:** Anästh. Luzern (Binkert).

El-Kharboutly, Esmat, Anästh. (77), Chefarzt d. AnästhAbt. am St. Marienhosp. Orsoy, Rheinbergerstr. 375, D-4134 Rheinberg 3; Auf dem Berg 1 a, D-4134 Rheinberg 3. - * 24. 10. 29 Cairo. - **StE:** 57 Cairo (Dtsch. Approb. 80). - **WG:** Anästh. Minden (Nolte).

El-Makawi, Mostafa, Dr. med., Anästh. (76), Chefarzt d. AnästhAbt. u. Intensivmedizin am BG-Unfallkrh., Bergedorfer Str. 10, D-2050 Hamburg 80, Tel: 040/739611; Bergedorfer Str. 10, D-2050 Hamburg 80. - * 1. 10. 39 Kairo. - **StE:** 64 Kairo, **Prom:** 66 Kairo. - **WG:** Anästh. 66-68 Kairo, 68/69 Nuneaton/ England, 69/70 Bishops, Stortford/England, 70-73 Portsmouth/England, 73-75 Marl, 75/76 Gütersloh, seit 77 BG-Unfallkrh. Hamburg. -
ZV: Contin. intraven. infus. in children as a sole agent for long surg. Procedures on the Extremities, Excerpta med. 1980.

El-Nowein, Hassan, Anästh. (76), Oberarzt d. AnästhAbt. am LKH, A-6800 Feldkirch.

Elchlepp, Fritz, Dr. med., Anästh. (73), Oberarzt d. AnästhAbt. d. Krskrh. Freising u. Moosburg, Mainburgerstr. 29, D-8050 Freising. - * 22. 7. 40 München. - **StE.** u. **Prom:** 66 München.

Eleftheriadis, Sawas, Dr. med., Anästh. (81), Klin. Oberarzt d. Inst. f. Anästh., Med. Hochschule, Ratzeburger Allee 160, D-2400 Lübeck; Kalkbrennerstr. 30, D-2400 Lübeck. - * 4. 2. 51 Kavala/Griechenland. - **StE:** 76 Thessaloniki, **Prom:** 82 Lübeck. - **WG:** seit 77 Inst. f. Anästh., Med. Hochschule Lübeck (Eichler).

Elger, Joachim, Dr. med., Anästh. (76), Oberarzt an d. Abt. f. Anästh. u. Intensivtherapie am Krh. Ev. Stift St. Martin, Johannes-Müller-Str., D-5400 Koblenz; Schlierbachstr. 63, D-5423 Braubach. - * 17.7. 45 Neustadt a. T. - **StE:** 71 Jena, **Prom:** 71 Jena. - **WG:** 71-76 Anästh. Greiz, Leipzig, Berlin-Buch, Bad Berka, Gera, 76-82 Anästh. Greiz, seit 78 Oberarzt Anästh.Krskrh. Greiz, 82/83 Inst. f. Anästh. Med. Hochschule Hannover, seit 83 Oberarzt Ev. Stift St. Martin Koblenz.

Ellerbrock, Uwe, Dr. med., Anästh. (79), Oberarzt d. Inst. f. Anästh. d. Städt. Kl., Natruper Tor Wall 1, D-4500 Osnabrück; Joh. Seb. Bachstr. 15, D-4500 Osnabrück. - * 20. 8. 46 Halberstadt. - **StE:** 73 Münster, **Prom:** 74 Münster. - **WG:** Anästh. bis 76 Bwkrh. Osnabrück (Zils), seit 76 Städt. Kl. Osnabrück (Kreuscher), seit 79 Oberarzt ebd. -
ZV: Regional- u. Allgemeinanästh., Abgrenzg. d. Indikat., diagnostik u. intensivther. 5 (1980). - Katheter-Periduralanästh. in Kombinat. mit einer Intubationsnark. - eine Alternative in d. Anästh., ebd. 11 (1983). -

Transkutane Nervenstimulation als Alternative bzw. Ergänz. von Nervenblockaden, Schmerz 2 (1982). – Neurolog. Komplikationen beim Legen eines V. jug. int. Kathethers, Anästhesist 33 (1984).

Ellinger, Reinhard, Dr. med., Anästh. (84), Oberarzt an d. AnästhAbt. d. Paracelsus-Krh. Ruit, Hedelfinger Str. 166, D-7302 Ostfildern 1; Aichelbergstr. 11, D-7302 Ostfildern 4 (Kemnat). – * 30. 8. 46 Erfurt. – **StE. u. Prom:** 75 Freiburg.

Emmert, Klaus D., Dr. med., Anästh. (70), Chefarzt d. AnästhAbt. am Krskrh., Friesener Str. 41, D-8640 Kronach, Tel. 09261/9661.

Engels, Klaus, Dr. med., Anästh. (83), Oberarzt an d. AnästhAbt. d. Krh. St. Joseph-Stift, Schwachhauser Heerstr. 54, D-2800 Bremen 1; Katzbachstr. 35, – * 7. 5. 51 Saig/Schwarzwald. – **StE. u. Prom:** 75 München. – **WG:** 78–83 Anästh. Ulm (Ahnefeld, Dick), seit 83 Anästh.-Oberarzt St. Joseph-Stift Bremen (Fischer). –
ZV: Einfluß verschied. Pharmaka auf d. kardiozirk. Verhalten während d. Einleitungsphase einer Intubationsnarkose (mit Fösel, Becker, Dick, Mehrkens u. Taud), Anästhesist 32 (1983). – Akuter Bandscheibenvorfall (mit Klein), Notfallmed. 1983. – Contusio cerebri, ebd. 1983. – Aneurysmat. Subarachnoidalblutung (mit Klein), ebd. 1984.

Enzenbach, Robert, Prof. Dr. med., Anästh. (57), Vorst. d. Abt. f. Anästh. u. Wiederbeleb., spez. f. Neurochir. d. Univkl. Großhadern, Marchioninistr. 15, D-8000 München 70, Tel. 089/7095-3400/01; Jahnstr. 27, D-8032 Gräfelfing. – * 15. 6. 27 München. – **StE:** 51 München, **Prom:** 53 München, **Habil:** 63 München. – **WG:** 51–53 Chir. München (E. K. Frey), 53–63 Anästh. München (Zürn, Beer), 64 Leit. d. AnästhAbt. d. Städt. Krankenanst. Wiesbaden, seit 65 Vorst. d. Abt. f. Anästh. u. Wiederbeleb., spez. f. Neurochir. beim Inst. f. Anästh. d. Univ. München, Kl. Großhadern. –
BV: Hämodynamik b. pharmak. Ganglienblockade, in: Kreislaufmessungen, Banaschewsky Gräfelfing 1963. – The estimation of cerebral metabolites for the purpose of assessing the results of treatment on cerebral edema (mit Schmiedek u. Baethmann), in: Proc. German Soc. for Neurosurgery 1971. – Intra- and postop. Complications in Cerebello-Potine Angle Tumors and their Relation to the Patients Position, Type of Ventilation and Cranial Nerve Lesion (mit Swozil, v. Meer, Jaumann u. Schmidt), Ed. Schürmann, Brock, Reulen u. Voth, Springer Berlin, Heidelberg, New York 1973. – Risk and prognosis of the geriatric patient in neuroanaesth. (mit Lührmann, Mammitzsch u. Swozil), in: Proc. 7th World Congr. of Anaesth. Hamburg 1980. – Haemodynamic variations and pulmonary gas exchange in the sitting position and with PEEP-ventilation (mit Murr), in: ebd. – Untersuchg. zur Katabolie b. Pat. nach Hirntumorop. mit kompliziertem postop. Verlauf (mit Seibt u. Murr), in: Kongr.bd. ZAK Berlin 1981. – Aufgaben d. Anästh. b. d. op. Versorgg. v. Schädel-Hirn-Trauma u. Mehrfachverletzg. (mit Mammitzsch), Mels. Med. Mitt., Bd. 54, Bibliomed Melsungen 1982. – Effects of high-dose barbiturate treatment for cerebral protektion on cardiac output (mit Murr, Taeger u. Schmiedek), Proc. Europ. Congr. of Anesth. London 1982. – Periop. Beatmg. b. neurochir. Op. (mit Murr), in: Kongr.ber. Internat. Symp. Münster 1983, ebd. 1984. – Postop. Komplikat. in d. Neurochir. (mit Fahlbusch, Murr u. Ringel), Kongr.ber. 3. Internat. Symp. über akt. Probleme d. Notfallmed. u. Intensivther. München 1982, Thieme Stuttgart, New York 1984. –
ZV: Zur Frage d. Wiederbeleb. d. Herzens durch Elektroschock (mit Zürn), Chirurg 1954. – D. thyreotox. Krise u. ihre Ther. unter Berücksichtigg. d. Winterschlafbehandlg. (mit Hohmann), Langenbecks Arch. klin. Chir. 288 (1958). – Möglichkeiten u. Grenzen d. selektiven Hirnkühlg. (mit Brendel u. Messmer), ebd. 302 (1963). – Probleme d. isolierten Hirnkühlg. u. tiefen Gesamtkörperkühlg. (mit Brendel u. Messmer), ebd. 304 (1963). – Elektrolytes, Fluids and Energy Metabolism in Human cerebral edema (mit Reulen, Medzihradsky, Marguth u. Brendel), Arch. Neurology 21 (1969). – Pathophysiol. d. traumat. Hirnödems, Befunde u. Hypothesen (mit Baethmann, Brendel u. Koczorek), Dtsch. med. Wschr. 1970. – Quantitative and regional effects of micro-neurosurgical extraintracranial vascular anastomoses in patients with cerebral ischemia (mit Gratzl, Steinhoff u. Schmiedek), Europ. Surg. Res. 6, Suppl. (1974). – Möglichkeiten d. postnark. Verlaufskontrolle mit d. Massenspektrometer (mit Zeiner), Anästh. Intensivmed. 1979.

Erb, Thomas, Anästh. (84), Anästh. in d. AnästhAbt. d. Städt. Krh., Dhünnberg 60, D-5090 Leverkusen 1; In der Tent 2, D-5060 Bergisch Gladbach 2. – * 21. 5. 52 Trier. – **StE:** 78 Köln. – **WG:** 78/79 Anästh. Köln-Holweide (Walter), 79–81 Inn. Langenfeld-Richrath (Zylka), seit 81 Anästh. Leverkusen (Dietzel).

Erbs, Ingrid, Dr. med., Akad. Rat, Anästh. (78), Anästh. m. Oberarztfunktion am Klinikum Essen, Hufelandstr. 55, D-4300 Essen; Untere Fuhr 23, D-4300 Essen. – * 3. 5. 45 Essen. – **StE:** 71, **Prom:** 72. – **WG:** 74/75 Anästh. Essen (Peic), seit 75 Anästh. Essen (Stöcker).

Erdeljac, Zdravko, Anästh. (78), leit. Anästh. am Krskrh., Gartenstr. 21, D-7180 Crailsheim; Sülzbachstr. 21, D-7180 Crailsheim. – **StE. u. Prom:** 71 Zagreb. – **WG:** 71–74 Allg.med. Duga Resa/Jugosl., 74–78 Anästh. Schwäbisch Hall (Meisel).

Erdmann, Klaus, Dr. med., Anästh. (81), Anästh. (Cardioanästh.) am Inst. f. Anästh. d. Klinikum d. Univ., Langenbeck-Str. 1, D-6500 Mainz; Heidesheimer Str. 45 A, D-6500 Mainz. - * 26. 2. 49 Zwickau. - StE: 74 Mainz, **Prom:** 75 Mainz. - **WG:** 75/76 Bw., seit 77 Anästh. Mainz (Frey/Dick). -
ZV: versch. wiss. Publ. -
HG: Computer in d. Anästh., Monitoring in d. Anästh., Cardioanästh., Elektrostimulationsanästh., Lungenfunktionsdiagnostik.

Ergün, Mahmut, Dr. med., Anästh. (67), Chefarzt d. AnästhAbt. d. Krh. St. Josefstift, Kanonenstr. 8, D-3100 Celle. - * 7. 5. 30. - StE: 60 Istanbul, **Prom:** 65 Göttingen. - **WG:** 62 Infektionskl. Ankara, 62–64 Chir. Itzehoe (Loose), 65–67 Anästh. Göttingen (Stoffregen), 67 Lungenfunkt. Göttingen (Koncz), 67 Inn. Göttingen (Creutzfeldt), 68–72 Chefarzt d. AnästhAbt. d. Vereinskrh. Hann.-Münden, 74–78 Chefarzt d. Anästh.- u. Intensiv-PflegeAbt. Krskrh. Soltau, seit 79 Chefarzt d. AnästhAbt. Krh. St. Josefstift Celle.

Erhan, Gültekin, Dr. med., Chir. (73), Anästh. (79), Chefarzt d. AnästhAbt. am Marien-Hosp., Marienstr. 6, D-5609 Huckeswagen; Im Siebenborn 71, D-5272 Wipperfürth. - * 23. 6. 37 Ankara. - StE: 61 Ankara.

Ernst, Günther, Chir. (77), Anästh. (82), Anästh. (im Kollegialsystem) am Krskrh., Robert-Koch-Str., D-7967 Bad Waldsee; Ulrichstr. 24, D-7060 Schorndorf. - * 12. 10. 40 Hausach/Baden. - StE: 70 Erlangen. - **WG:** 70–78 Chir. Schorndorf (Richter), Anästh. 78/79 Schorndorf (Katic), 80–83 Göppingen (Milewski), seit 83 Anästh. im Kollegialsystem am Krskrh. Bad Waldsee.

Eroes, Anna, Dr. med., Anästh. Facharzt an d. Heilanst., A-2535 Alland; Ferdinandsgasse 15/1/10, A-2340 Moedling. - **StE. u. Prom:** 59 Wien. - **WG:** Anästh. 63–68 Wien, 69 Harlow, Essex, 70/71 Wien, 71–82 Reha-Zentrum Weyer, O.Ö.

Ertl, Doris, Dr. med., Anästh. (83), Anästh. am Krskrh., München-Pasing, Steinerweg 5, D-8000 München 60; Egenhofenstr. 18, D-8033 Planegg. - * 24. 1. 52 Amberg. - **StE. u. Prom:** 77. - **WG:** 78/79 Chir. Rotthalmünster (Löffler), 79–81 Anästh. München (Schlagintweit), seit 81 Anästh. München-Pasing (Breinl).

Eschrich, Lore, Dr. med., Anästh. (76), Psychother. (84), niedergel. Ärztin - Schmerztherapie u. Psychotherapie - Schmerzforschung in d. Gesellschaft zur Erforschg. akut. u. chron. Schmerzzustände m. b. H. - Lehrtätigkeit in d. Münchner AG für Psychoanalyse M. A. P. -, Rheinstr. 37/I, D-8000 München 40 (Schwabing), Tel: 0 89/39 47 77. -
BV: Über die Notwendigkeit einer Schmerzanalyse, und: Sympathikusblockaden in der Praxis, in: Ther. chron. Schmerzzustände in d. Praxis, Hrg. Pongratz, Kliniktaschenbuch, Springer Berlin, Heidelberg, New York, Tokyo 1985.

Esser, Birgit, Dr. med., Anästh. (74), leit. Anästh.-Oberärztin im St. Johannes-Hosp., Hospitalstr. 6–10, D-5800 Hagen Boele; Hacheney 9, D-5850 Hohenlimburg. - * 20. 7. 42 Hohenlimburg. - StE. u. **Prom:** 69 Erlangen. - **WG:** Anästh. Nürnberg (Opderbecke) u. Hagen (Stoffregen).

Essmann, Friedrich, Dr. med., Anästh. (71), Chefarzt d. AnästhAbt. u. Intensivstation am St. Vincentius-Krh., Holzstr. 4 a, D-6720 Speyer.

Esters, Bruno, Dr. med., Anästh. (82), Oberarzt d. Abt. f. Anästh. am St. Marien-Hosp., Altstadtstr. 23, D-4670 Lünen; Schorrlemmerskamp 8, D-4670 Lünen. - * 12. 10. 46 Krefeld. - StE: 74 Würzburg, **Prom:** 80 Würzburg. - **WG:** 78–83 Anästh. Ansbach (Kipka), seit 83 Oberarzt AnästhAbt. St. Marien-Hosp. Lünen (Vollmar).

Etienne, Albert, Anästh. (71 Belgien, FMH 85), Anästh. am Hôpital de Zone de Nyon, CH-1260 Nyon; 58, Route de l'Etraz, CH-1260 Nyon. - * 7. 12. 42. - StE: 67 Belgien, 84 Genève.

Eulefeld, Folkert, Dr. med., Anästh. (68), leit. Arzt d. Abt. f. Anästh. u. op. Intensivmedizin am Stadtkrh., Sauerbruchstr. 7, D-3180 Wolfsburg 1; Leiblstr. 4, D-3180 Wolfsburg 1. - * 11.3. 34 Bergisch-Gladbach. - StE: 60 Köln, **Prom:** 61 Köln. - **WG:** 63/64 Path. Köln (Schümmelfeder), 64–68 Anästh. Köln-Merheim (Matthes), 68/69 Oberarzt d. AnästhAbt. Krh. Porz/Rhein (Rümmele), 69–73 Chefarzt AnästhAbt. DRK Krankenanst. Wesermünde in Bremerhaven, seit 73 leit. Arzt d. Anästh. Stadtkrh. Wolfsburg.

Eversmann, Christiane, Dr. med., Akad. Rätin, Anästh. (84), Anästh. am Inst. f. Anästh., Univ. München, Klinikum Großhadern, Marchioninistr., D-8000 München 70; Giselastr. 27, D-8000 München 40. - * 21. 9. 46 München. - StE: 78 München, **Prom:** 79 München.

Eversmann, Hans-Gerd, Dr. med., Anästh. (77), leit. Arzt d. Abt. f. Anästh. am St. Marien-Krh., Wüllener Str. 101, D-4422 Ahaus. – * 7. 2. 44 Heiden. – **StE:** 71 Aachen, **Prom:** 77 Aachen.

Eyck, Christa van, Dr. med., Anästh. (66), leit. Anästh. d. DRK-Kl. Josefinenheim, Kl. f. Orthop. u. Handchir., Lilienmattstr. 5, D-7570 Baden-Baden; Hebelweg 10, D-7570 Baden-Baden. – * 5. 2. 28 Bonn. – **StE.** u. **Prom:** 59 Bonn. – **WG:** 61–66 Anästh. Bonn (Gött), Basel (Hügin), Stuttgart (Bräutigam), Karlsruhe (Merkel), 66–78 Oberärztin d. Zentr. AnästhAbt. d. Vincentius-Krh. Karlsruhe (Pascht), seit 79 leit. Anästh. in d. DRK-Kl. Baden-Baden.

Eyrich, Klaus, Prof. Dr. med. habil., Anästh. (64), leit. u. geschäftsführ. Dir. d. Kl. f. Anästh. u. op. Intensivmed., Klinikum Steglitz d. FU, Hindenburgdamm 30, D-1000 Berlin 45; Spechtstr. 13, D-1000 Berlin 33. – * 10. 1. 28 Tübingen. – **StE.** u. **Prom:** 54 Freiburg, **Habil:** 69 Freiburg. – **WG:** 56/57 Chir. Stuttgart (Schempp), 57–59 Path. Hamburg (Heine), 59 Schiffsarzt Hamburg-Südamerika, 59/60 Inn. Heilbronn (Kibler), 60 Chir. Stuttgart (Schempp), 61 Chir. Freiburg (Krauss), 61–68 Anästh. Freiburg (Wiemers), 68/69 Anästh. Ludwigshafen-Oggersheim, 69–78 Anästh. Würzburg (Weis). –
HG: Tetanus, Intensivmedizin, Verbrennungskrankheit, Parenterale Ernährung, Modernes Monitoring. –
BV u. **ZV:** mehr als 100 wiss. Publ.

Eyrich, Rosemarie, Dr. med., Anästh. (65), Gutachtenarchiv der DGAI, Spechtstr. 13, D-1000 Berlin 33. – * 30. 12. 30 Hirschberg. – **StE.** u. **Prom:** 56 Freiburg. – **WG:** 59–64 Anästh. Freiburg (Wiemers), Chir. Freiburg (Krauss), Inn. Freiburg (Heilmeyer).

F

Faber du Faur, Jutta v., Dr. med., Anästh. (81), Oberärztin d. AnästhAbt. am Dominikus-Krh., Kurhausstr. 30–34, D-1000 Berlin 28; Gollanczstr. 19, D-1000 Berlin 28. – * 14. 12. 41 Heidelberg. – **StE:** 66 Heidelberg, **Prom:** 70 Heidelberg. – **WG:** 72–80 Anästh. Berlin (Eberlein).

Fabian-Pittroff, Heidi, Dr. med., Anästh. (83), leit. Anästh. an d. Orthop. Krankenanst., Vulpius Kl., D-6927 Bad Rappenau; Heidelberger Str. 41, D-6901 Gaiberg. – * 1. 6. 51 Hannover. – **StE.** u. **Prom:** 77 Würzburg. – **WG:** Anästh. Krefeld (Körner), Frankfurt (Gürtner), Mannheim (Lutz).

Fabius, Adelheid, Dr. med., Anästh. (75), Oberärztin d. AnästhAbt. an d. BG-Unfallkl. Frankfurt am Main, Friedberger Landstr. 430, D-6000 Frankfurt am Main 60. – * 25. 9. 43 Frankfurt/Main.

Fahle, Wolfgang, Prof. Dr. med., Anästh. (72), Chefarzt d. Zentr. f. Anästh. am Krskrh., D-6430 Bad Hersfeld; Lüderitzstr. 14, D-6430 Bad Hersfeld. – * 2. 2. 43 Berlin. – **StE:** 67 Berlin, **Prom:** 68 Berlin, **Habil:** 80 Berlin. – **WG:** 68 Chir. Halbusleben (Hill), 69–72 Anästh. u. Intensivtherapie Charité Berlin (Schädlich), 72–80 Leiter d. Zentr. AnästhAbt. St. Hedwig-Krh. Berlin, 81–83 Anästh. u. Intensivtherapie Marburg (Lennartz).

Faist, Karola, Dr. med., Anästh. (80), Anästh. am Inst. f. Anästh. d. Univ., Klinikum Großhadern, Marchioninistr. 15, D-8000 München 70; Am Stoppelfeld 4 b, D-8000 München 70. – * 1. 9. 48 Gelsenkirchen. – **StE:** 73 Würzburg, **Prom:** 78 Würzburg. – **WG:** Anästh. 75–78 Würzburg (Treutlein), 78 Starnberg (Schulte-Steinberg), seit 78 München, Klinikum Großhadern (Peter).

Falay, Savas, Dr. med., Anästh FMH (75), Chefarzt d. AnästhAbt. am Spital, CH-2610 St. Imier; Cité Fourchaux 2, CH-2610 St. Imier. – * 17. 7. 40 Istanbul. – **StE.** u. **Prom:** 65 Ankara. – **WG:** 66/67 Anästh. Ankara (Kiratli), 67/68 Chir. Ankara (Sinav), 69–71 Gyn.-Anästh. Corlu, 72/73 Anästh. Lahr (Mutter), 73–78 Anästh. Biel (De Gasparo), 79/80 Anästh. an d. Spitälern Schiers, Summiswald, Wattwil u. Samaden, 80–84 Anästh. Uznach (Petrow). –
BV: Postop. Morphin-Analgesie nach axill. Plexus brachialis-Blockade, Springer 1983.

Falk, Konrad, Dr. med., Anästh. (84), Oberarzt d. AnästhAbt. d. Städt. Kl., Möncheberstr., D-3500 Kassel; Gartenweg 10, D-3501 Ahnatal. – * 3. 6. 50 Marburg. – **StE:** 76 Heidelberg, **Prom:** 77 Heidelberg. – **WG:** 78/79 Anästh. Mannheim (Lutz), 80 Anästh. Kassel (Zinganell), 81 Inn. Kassel (Hackethal), seit 82 Anästh. Kassel (Zinganell).

Falke, Konrad, Prof. Dr. med., Anästh. (72), Inst. f. Anästh. d. Univkl., Moorenstr. 5, D-4000 Düsseldorf. – * 18. 8. 39 Grüna. – **StE.** u. **Prom:** 64 München, **Habil:** 76 Düsseldorf. – **WG:** Anästh. München (Enzenbach), Boston (Beecher), Hamburg (Lawin) u. Düsseldorf (Zindler). –
BV: Lung Biology in Health and Disease (mit Zapol), in: Pathophysiology and Therapy of Acute Respiratory Failure, Bd. 22, M. Dekker-Verlag 1985. –
ZV: Publ. über Beatmg. u. Behandlg. d. akuten Lungenversagens mit pos.-endexpir. Druck u. mit extrakorp. Gasaustausch.

Fall, Astrid, Dr. med., Anästh., Oberarzt am Inst. f. Anästh. d. Univ. Graz, A-8036 LKH Graz; Alberstr. 10, A-8036 Graz. – * 27. 2. 45 St. Sebastian/Maria Zell. – **StE. u. Prom:** 76.

Farkas, Béla, Prim. Dr. med., Anästh. (72), Leiter d. Inst. f. Anästh. d. LKH, A-8852 Stolzalpe. – * 3. 4. 36 Zalaegerszeg/Ungarn. – **StE. u. Prom:** 65 Graz. – **WG:** Anästh. Graz (Edlinger).

Farrokhzad, Soruschjar, Dr. med., Anästh. (75), Chefarzt d. AnästhAbt. am Hosp. zum Hl. Geist, Heilig-Geist-Str. 2, D-5800 Hagen 7; Brockenbergstr. 35, D-5820 Gevelsberg. – * 2. 2. 33 Kerman/Iran. – **WG:** 61–64 Dermat. Giessen + Göttingen, 64–69 Praxis Teheran, 70–72 Anästh. Teheran, 73/74 Anästh. Neuss, 74/75 Anästh. Duisburg-Huckarde, seit 75 Anästh. Hosp. z. Hl. Geist Hagen 7.

Fassl, Elisabeth, Dr. med., Anästh. (70), Anästh. am Orthop. Krh. Stadt Wien-Gersthof, Wielenmansgasse 28, A-1180 Wien; Lackiererg. 7/9, A-1090 Wien. – * 29. 9. 36 Wien. – **StE. u. Prom:** 64 Wien. – **WG:** 64–70 Anästh. Wien.

Fassolt, Alfred, Dr. med., Anästh. (Österreich 59, Schweiz FMH 73), Chefarzt d. AnästhAbt. am Kantonsspital, CH-5400 Baden; Feldstr. 25 a, CH-5442 Fislisbach. – * 2. 6. 26 Hörbranz/Österreich. – **StE. u. Prom:** 53 Wien. – **WG:** 54–59 Anästh. Wien (Kucher). – **ZV:** 50 wiss. Publik.

Faulhaber, geb. Remacle, Beatrix, Dr. med., Anästh. (74), Oberärztin d. AnästhAbt. am St. Franziskushosp., Schönsteinstr. 63, D-5000 Köln 30; Hohenzollernring 94, D-5000 Köln 1. – * 28. 3. 43 Berlin. – **StE:** 67 Düsseldorf, **Prom:** 68 Düsseldorf. – **WG:** 70 Gyn. (Rüther), 70–72 Anästh. Traunstein (Stenkhoff), 72–74 Anästh. Nürnberg (Opderbecke), seit 74 AnästhAbt. St. Franziskushosp. Köln (Forro). – **BV:** Handbuch d. Physikal. Ther., Bd. II, 1, Fischer Stuttgart 1971.

Faust, Gotlinde, Dr. med., Anästh. (78), Oberärztin d. AnästhAbt. am Krh., Ringstr. 45, D-5200 Siegburg; Stettiner Str. 14, D-5205 St. Augustin 1. – * 25. 3. 48 Fulda. – **StE:** 73 Frankfurt/M., **Prom:** 79 Frankfurt/M. – **WG:** 74/75 Anästh. Frankfurt/Höchst (Herbst), seit 76 Anästh. Krh. Siegburg (Ziemann), seit 78 Oberärztin ebd.

Faust, Hans-Georg, Dr. med., Anästh. (80), leit. Arzt (im Kollegialsystem) f. Anästh. am Krskrh. Fritz-König-Stift, Ilsenburger Str. 95, D-3388 Bad Harzburg 1. – * 14. 3. 48 Hofheim. – **StE:** 73 Frankfurt/M., **Prom:** 76 Frankfurt/M.

Faust, Winfried, Dr. med., Anästh. (73), Chefarzt d. AnästhAbt. am Städt. Krh., Schwarzwaldstr 40, D-7860 Schopfheim, Tel: 07622/3951; Amselweg 24, D-7860 Schopfheim. – * 2. 10. 39 Darmstadt. – **StE:** 66 Mainz, **Prom:** 67 Mainz. – **WG:** 69 Anästh. Mainz (Frey), 70 Bw in Stade u. Hamburg, 71 Anästh. Pretoria/Südafrika (Kok), 72 Anästh. Kapstadt/Südafrika (Bull), 73 Anästh. Mainz (Frey), seit 74 Chefarzt d. AnästhAbt. Städt. Krh. Schopfheim. – **BV:** Anwend. von Nefopam in d. postop. Periode, in: Nefopam, ein neuartiges Analgetikum, Fischer Stuttgart 1979. – **ZV:** Nichtmedikamentöse Schmerzther., Zschr. Lymphologie 6 (1982).

Fechner, Rainer, Dr. med., Anästh. (69), Oberarzt am Inst. f. Anästh. d. Univkl. d. Saarlandes, leit. Notarzt, D-6650 Homburg/Saar; Theodor-Storm-Str. 3, D-6650 Homburg 12. – * 30. 1. 39 Leipzig. – **StE. u. Prom:** 64 Leipzig. – **WG:** 64/65 Inn. (Hofmann), Chir. (Schreckenbach), HNO (Hornig) Borna, 65/66 Betriebspolikl. Böhlen (Meister), 66–74 Anästh. Rostock-Südstadt (Weicker), seit 74 Inst. f. Anästh. d. Univkl. Homburg/Saar (Hutschenreuter). – **ZV:** 28 wiss. Publ.

Fechner, Regina, Dr. med., Anästh. (71), Fachärztin im Kollegialsystem am Krskrh. in D-6114 Groß-Umstadt; Wingertsweg 6, D-6114 Groß-Umstadt. – * 5. 12. 38. – **StE:** 65 Frankfurt, **Prom:** 73 Frankfurt.

Feddersen, Renate, Dr. med., Anästh. (64), Anästh. in d. Endo-Kl., Holstenstr. 2, D-2000 Hamburg 50; Heidkampsweg 17, D-2087 Bönningstedt. – * 10. 2. 32 Hamburg. – **StE. u. Prom:** 57 Heidelberg.

Feist, Hanns-Wolfgang, Dr. med., Anästh. (75), Chefarzt f. Anästh. u. Intensivmed. am Krskrh., Arnulfstr., D-8495 Roding; Am Weinberg 22, D-8490 Cham-Untertraubenbach. – * 3. 12. 42 Posen. – **StE:** 68 München, **Prom:** 70 München. – **WG:** 70–72 Anästh. München (Doenicke), 72–75 Anästh. München (Beer), 75–77 Anästh. München (Finsterer, Peter), seit 77 Chefarzt d. Anästh.- u. IntensivAbt. am Krskrh. Roding.

Feldmann, Beate, Dr. med., Anästh. (74), Anästh. – Tätigkeit im Maingau-Krh., Scheffelstr. 2, D-6000 Frankfurt 1; Raffaelstr. 9, D-6074 Rödermark, Tel: 06074/90357. – * 2. 4. 38 Hanau.

Feldmann, Elisabeth, Dr. med., Anästh. (66), Chefärztin d. AnästhAbt. am St. Vincenz-Krh., Am Busdorf 2-4 a, D-4790 Paderborn. – * 7. 4. 28 Niedersynderstedt. – **StE.** u. **Prom:** 59 Göttingen.

Felix, Sigrid, Dr. med., Anästh. (74), Anästh. in d. AnästhAbt. d. Städt. Krankenanst., Lutherplatz 40, D-4150 Krefeld; Rabenweg 26, D-4156 Willich 3. – * 13. 1. 43 Jena. – **StE:** 68 Bonn, **Prom:** 70 Bonn. – **WG:** 70 Gyn. Zweibrücken (Roedel), 70–72 Anästh. Frankfurt (Pflüger), seit 72 Anästh. Krefeld (Körner/Harke).

Fellmer, Fritz, Dr. med., Anästh. (76), Oberarzt d. AnästhAbt. d. Ev. Waldkrh. Spandau, Stadtrandstr. 555, D-1000 Berlin 20; Konstanzer Str. 56, D-1000 Berlin 31. – * 21. 3. 44. – **StE.** u. **Prom:** 72 Berlin.

Fernandes, Justiniano, Dr. med., leit. Med. Dir., Anästh. (66), Chefarzt d. Anästh.- u. IntensivpflegeAbt. am Krskrh. – Akad. Lehrkrh. d. Univ. Bonn –, D-5220 Waldbröl; Margartenanger 24, D-5220 Waldbröl. – * 29. 8. 33 Goa/Portug. Indien. – **StE:** 60 Goa, 62 (Rigorosum) Coimbra/Portug., **Prom:** 76 Bonn. – **WG:** 60 Inn. (Mehta) u. Path. (Purandare) Bombay/Indien, 60–62 Physiol. (Gouveia Monteiro) u. Inn. (Trincão) Coinbra/Portugal, 63 Chir. Almada/Portug. (Santos), 63/64 Chir. Wipperfürth (Zorn), 64–67 Anästh. Remscheid (Schenk), seit 67 leit. Anästh., Krskrh. Waldbröl.

Feurstein, Volkmar, Hofrat Univ. Prof. Dr. med., Anästh. (52), Vorstand d. Abt. f. Anästh. u. Dir. d. Landeskrankenanst. (St. Johann Spit.), Müllner Hauptstr., A-5020 Salzburg; Nr. 427, A-5084 Grossgmain. – * 20. 4. 21 Bregenz. – **StE.** u. **Prom:** 45 Innsbruck, **Habil:** 65 Innsbruck. –
H: Anästh. u. Kohlenhydratstoffwechsel, Springer Berlin, Heidelberg, New York 1969. – Anästh. u. Nierenfunktion, ebd. 1969. – D. Störg. d. Säure-Basen-Haushaltes, ebd. 1969. –
BV: Grundlagen u. Ergebn. d. Venendruckmessg. zur Prüfg. d. zirkul. Blutvolumens, Schriftenr. Anästh. Wiederbeleb., Bd. 7, Springer Berlin, Heidelberg, New York 1965. – Die i. v. Narkose, in: Lehrbuch d. Anästh., Reanimat. u. Intensivther., hrg. Benzer, Frey, Hügin u. Mayrhofer, Springer Berlin, Heidelberg, New York, 1. Aufl. 1955, 2. Aufl. 1971, 3. Aufl. 1972, 4. Aufl. 1977 u. 5. Aufl. 1982.

Février, Daniel, Dr. med., Anästh. FMH (79), Chefarzt d. Abt. f. Anästh. u. Intensivmed. am Kantonsspital, CH-4101 Bruderholz; Im Kirsgarten 3 a, CH-4106 Therwil. – * 22. 4. 45 Solothurn. – **StE:** 71 Bern, **Prom:** 75 Bern.

Figge, Hasko, Anästh. (82), Oberarzt an d. AnästhAbt. d. Elisabeth-Krh., Elisabethstr., D-8440 Straubing; Untere Dorfstr. 15, D-8441 Alterhofen, Tel: 09421/40389. – * 28. 12. 46 Korbach. – **StE:** 75 Marburg.

Filzwieser, Gottfried, Dr. med., Anästh. (84), leit. Anästh. am LKH, A-8530 Deutschlandsberg; Föhrenweg 11, A-8530 Deutschlandsberg. – * 15. 3. 51 Graz. – **StE.** u. **Prom:** 77 Graz.

Fink, Günther, Dr. med., Anästh. (80), Chefarzt f. Anästh. (im Kollegialsystem mit Dr. Tichy) am Ev. Krh., Emmeramsplatz 11, D-8400 Regensburg; Gotenstr. 4a, D-8411 Kareth. – * 24. 4. 48 Nürnberg. – **StE:** 74 München, **Prom:** 75 München. – **WG:** 75–77 Chir. Regensburg (Gresser), 77–81 Anästh. Regensburg (Manz), seit 82 Chefarzt f. Anästh. am Ev. Krh. Regensburg (Tichy).

Fischer, Carl-Heinz, Dr. med., Anästh. (68), Chefarzt d. Abt. f. Anästh. am Krh. St. Joseph-Stift, Schwachhauser Heerstr. 54, D-2800 Bremen 1, Tel: 0421/3406220; Joseph-Haydn-Str. 7, D-2800 Bremen 1, Tel: 0421/342585. – * 29. 1. 37 Papenburg/Ems. – **StE:** 61 Göttingen, **Prom:** 65 Göttingen. – **WG:** 64–68 Anästh. Hamburg (Horatz).

Fischer, Klaus-Dieter, Dr. med., Anästh. (74), Chefarzt d. AnästhAbt. d. Krskrh., Goethestr. 9, D-8740 Bad Neustadt/Saale; Am Wacholderrain 2, D-8741 Leutershausen. – * 29. 9. 37 Worbis/Thüringen. – **StE:** 64 Würzburg, **Prom:** 67 Würzburg. – **WG:** 64–66 Hyg. Würzburg (Sonnenschein, Seeliger), 66 Inn. Bad Neustadt (Habermann), 66–71 Chir. Bad Neustadt (Bocklet), 71–74 Anästh. Würzburg (Weis), seit 74 Chefarzt d. AnästhAbt. d. Krskrh. Bad Neustadt/S. –
ZV: Z. bakteriol. Nachweis v. Krankheitserregern im ström. Blut mit Hilfe v. polyanetholsulfosaurem Natrium (Liquoid), Blut *17* (1968).

Fischer, Martin Volker, Dr. med. habil., Anästh. (80), Leit. d. Sektion Schmerzzentrum u. Anästh. Ambulanz d. Abt. f. Anästh., Chir. Univkl., Im Neuenheimer Feld 110, D-6900 Heidelberg; Sickingenstr. 20, D-6900 Heidelberg. – * 22. 12. 49 Marburg. – **StE:** 75 Heidelberg, **Prom:** 77 Heidelberg, **Habil:** 84 Heidelberg. – **WG:** seit 76 Abt. f. Anästh. d. Univ. Heidelberg (Just). –

BV: Beziehg. zwischen Akupunkturbehandlungserfolg u. Persönlichkeitsstruktur d. Pat. – Untersuchg. mit dem FPI u. GTS –, in: Schmerzbehandlung, Epidurale Opiatanalgesie, Hrg. Brückner, Springer, Berlin, Heidelberg, New York 1982. – Verhalten von Kortisol, Renin-Angiotensin u. anderer Streßparameter bei Op. in ESA nach d. Heidelberger Methode, in: ebd. – Nouvelle méthode d'anesth. par électrostimulation. Evaluation après 1000 intervention. Ars Medici, Revue International de Ther. Pratique, Mons (Belgique) 1983. –

ZV: D. Elektrostimulationsanästh. u. ihre klin. Anwendg., Prakt. Anästh. 14 (1979). – Acupuncture – a therapeutic concept in the treatment of painful conditions and functional disorders, Acupuncture & Electrother. Research 1984.

Fischer, Peter Ferdinand, Dr. med., Akad. Dir., Anästh. (63), Funktionsoberarzt am Inst. f. Anästh. d. Univkl., Langenbeckstr. 1, D-6500 Mainz; Südring 355, D-6500 Mainz. – * 5. 7. 23 Heldenbergen. – **StE:** 55 Mainz, **Prom:** 56 Mainz. – **WG:** 57–59 Physiol. Chem. Mainz (Lang), 59–60 Päd. Heidelberg (Bamberger), 62–63 Neurochir. (Schürmann), 60–62 u. seit 63 Anästh. (Frey/Dick). –

BV: Langfristige parent. Ernährung neurochir. Pat. (mit Dietz), in: Anästh. Wiederbeleb., Bd. 6, Springer Berlin, Heidelberg, New York 1966. – Klin. Erfahr. mit d. Vena Cava-Katheter (mit Dietz u. Halmágyi), in: ebd., Bd. 13, 1966. – Regional cerebral blood flow in cases of brain tumor (mit Brock, Hadjidimos, Schürmann u. Ellger), in: Cerebral blood flow, Clinical and experimental results, Springer Berlin, Heidelberg, New York 1969. – Correlations between rCBF, angiography, EEG and scanning in brain tumors (mit Hadjidimos, Brock, Hass, Dietz, Wolf, Ellger u. Schürmann), in: ebd. – The effects of hyperventilation on regional cerebral blood flow. On the role of changes in intracran. pressure and tissue perfusion pressure for shifts in rCBF distribution (mit Brock, Hadjidimos, Deruaz, Dietz, Kohlmeyer, Pöll u. Schürmann), in: Cerebral vascular diseases, Grune and Stratton New York, London 1970. – Peroperative rCBV, local tissue water content and local tissue lactate in brain tumors. Relation to perop. and postop. rCBF measurements (mit Hadjidimos, Reulen, Brock, Deruaz, Brost, Samii u. Schürmann), in: Brain and blood flow, Pitman London 1971. – Anwendung der NLA bei d. Elektrokoagulation d. Ganglion Gasseri (mit Israng), in: Neue klin. Aspekte d. NLA, Schattauer Stuttgart, New York 1970. – Restitution of vasomotor autoregulation by hypocapnia in brain tumors (mit Hadjidimos u. Reulen), in: Advances in Neurosurgery, Springer Berlin, Heidelberg, New York 1975. – Unerwünschte Nebenwirkg. nach d. Infus. handelsübl. Plasmasubstitute (mit Schöning), in: Arzneither. Fortschritte, Fehler und Gefahren, Fischer Stuttgart, New York 1979. – D. anaphylakt. Schock (mit Schöning), in: Der Schock und seine Behandlung, Fischer Stutt-

gart, New York 1982. – Erkenng. u. Verhüt. von Luftembolien während neurochir. Eingriffe in sitzender Position (mit Hey, Reinery, Steingass u. Knorre), in: Klin. Anästh. u. Intensivther. Springer Berlin, Heidelberg, New York 1983. –

ZV: Über Wirkungsunterschiede nach Injekt. v. Barbituraten, Thiobarbituraten u. eines Phenoxyessigsäureamids in d. Art. femoralis d. Ratte (mit Weis), Anästhesist 11 (1962). – Über den Einfluß vegetativ wirksam. Pharmaka auf d. Folgen d. Injekt. von Thiopental in d. Art. femoralis d. Ratte (mit Weis), Klin. Wschr. 40 (1962). – Exp. Kreislaufuntersuchg. u. Klin. Erfahrg. mit zwei Theophyllin-Derivaten (mit Weis), Anästhesist 14 (1965). – Über die Anwendg. d. Vena Cava-Katheters aus klin. u. path.-anat. Sicht (mit Reichelt u. Dietz), Acta Neurochir. XIII (1965). – The effects of dexamethasone on rCBF and cerebral vasomotor response in brain tumors (mit Hadjidimos, Steingass, Reulen u. Schürmann), Europ. Neurol. 10 (1973). – Hormonelle Veränderg. während d. Elektrokoagulation d. Ganglion Gasseri in NLA u. ihre Beeinflussg. durch einen Betarezeptorenblocker (mit Knitza, Olbermann u. Bäßler), Anästhesist 27 (1978). – Pain-induced alterations in the individual non-esterified fatty acids in serum (mit Knitza u. Clasen), Pain 6 (1979). – D. Infusionszwischenfall nach künstl. Plasmasubstituten im Meldekollektiv d. Arzneimittelkommission. Medizinstatist. Problematik, Prophylaxe u. Soforttther. (mit Ahnefeld, Frey, Kilian u. Schöning), Anästhesist 28 (1979).

Fischer-Runte, Gisela, Dr. med., Anästh. (74), Anästh. am Krskrh., D-3250 Hameln; Leuchtzacken 3, D-3250 Hameln 8. – * 28. 9. 41. – **StE:** 68 Homburg/Saar, **Prom:** 69 Homburg/Saar. – **WG:** 70–74 Anästh. Gießen (L'Allemand).

Fischer, Salome, Anästh. FMH (84), Oberarzt an d. AnästhAbt. d. Kantonsspital, CH-6000 Luzern; Talrain 45, CH-6043 Adligenswil. – * 19. 8. 45 Pratteln. – **StE:** 72 Basel. – **WG:** Anästh. 76–78 Luzern (Binkert), 78/79 Zürich (Frey), 79–81 Zürich (Hossli), seit 82 Luzern (Binkert).

Fischer, Therese, Dr. med., Anästh. (74), prakt. Ärztin, Soinstr. 2, D-8204 Brannenburg. – **StE.** u. **Prom:** 68 München.

Fischer, Thomas, Dr. med., Anästh. (74), Arbeitsmed. (84), niedergel. Arzt f. Anästh., Praxis: Hint. Metzgergasse 2, D-8990 Lindau; Heldenweg 4, D-8990 Lindau. – * 4. 7. 43 Lindau. – **StE:** 68 München, **Prom:** 75 München. – **WG:** 69–73 Anästh. München (Lehmann, Kolb), 74–83 Anästh. Lindau, seit 84 niedergel., als Anästh. tätig in St. Elisabethenhaus Lindau u. Krh. Oberstaufen.

Fischer, Winfried, Dr. med., Anästh. (78), Chefarzt d. Abt. f. Anästh. u. op. Intensivmed. am St. Elisabeth-Hosp., Große Str. 41, D-4530 Ibbenbüren 1; Schulstr. 60, D-4530 Ibbenbüren 1. - * 8. 7. 46. - **StE:** 72 Göttingen, **Prom:** 79 Freiburg.

Fitzal, Sylvia, Univ. Doz. Dr. med., Anästh. (73), Oberärztin an d. allg. chir. Abt. d. Kl. f. Anästh. u. Allg. Intensivmed., Spitalgasse 23, A-1090 Wien; Messerschmidtgasse 48, A-1180 Wien. - * 8. 12. 42 Wien. - **StE. u. Prom:** 66 Wien, **Habil:** 84 Wien. - **WG:** seit 69 Kl. f. Anästh. u. Allg. Intensivmed. Wien (Mayrhofer), seit 77 Oberarzt im Funktionsbereich d. II. Chir. Univkl., 79/80 Exp. Anästh. d. Kl. (Steinbereithner). **H:** Lehrbuch d. Anästh., Reanimation u. Intensivther., Springer Berlin, Heidelberg, New York, 4. Aufl. 1977, 5. Aufl. 1982. - Intensivstation, -pflege, -ther. 2. Aufl., Thieme Stuttgart, New York 1984. - **BV:** Pharmacodynamics of ORG NC 45 (Norcuron™) in children (mit Semsroth), in: Mortality in Anaesth., Ed. Vickers and Lunn, Proc. Europ. Academy of Anaesth. 1982, Springer Berlin, Heidelberg, New York 1983. - Inhalationsanästhetika u. Myokardfunktion -pharmakodynam. u. pharmakokinet. Untersuch., in: Beiträge zur Anästh. u. Intensivmed., Bd. 4, Hrg.: Steinbereithner u. Bergmann, Maudrich Wien, München, Bern 1984. - **ZV:** Vergleich zweier Prämedikationsmethoden: Psych., sedative u. somat. Reaktionen (mit Knapp-Groll, Ilias, Scherzer u. Tonczar), Anästhesist 28 (1979). - Kardiovaskul. Effekte zweier synthet. Enkephalinanaloga b. intrakoronarer Verabreichung am Hund (mit Gilly, Pauser, Zimpfer u. Steinbereithner), ebd. 29 (1980). - Cardiovasc. effects of N-allyl clonidine (ST 567, alinidine): a substance with specific bradycardiac action during neuroleptanaesth. in humans (mit Zimpfer), Clin. Pharmac. Ther. Toxicol. 9 (1982). - Neuromuskul. u. kardiovaskul. Effekte von Duador, einem neuen kurz wirksamen nicht depolarisierenden Muskelrelaxans (mit Ilias, Schwarz, Foldes u. Steinbereithner), Anästhesist 31 (1982). - Prämed. mit Flunitrazepam, Lormetazepam oder Pethidin-Promethazin (mit Groll-Knapp, Länger u. Riegler), ebd. 32 (1983). - Comparative investigations on the cardiovascular effects of ORG NC 45 and pancuronium in dogs (mit Gilly u. Ilias), Brit. J. Anaesth. 55: 641-646.

Flach, Andreas, o. Prof., Chir. (52), Anästh. (54), o. Prof. f. KinderChir., Ärztl. Dir. d. Abt. f. KinderChir. d. Univkl., Calwerstr. 7, D-7400 Tübingen; Haußerstr. 39, D-7400 Tübingen. - * 4. 7. 21 Beyharting. - **StE. u. Prom:** 44 Tübingen, **Habil:** 61 Tübingen. - **WG:** 45-51 Chir. u. Inn. Kiel (Anschütz, Wancke, Reinwein, Dietheim), 51-56 Chir. u. Anästh. Neumünster (Griessmann), seit 56 Chir. Tübingen (Dick), seit 66 Leit. d. KinderChir. Abt. Tübingen. - **BV u. ZV:** Zahlreiche wiss. Publ. über chir. u. anästh. Themen.

Flach, Karlheinz, Dr. med., Orthop. (64), Anästh. (68), niedergel. Anästh., Praxis: Hinterm Graben 16, D-2050 Hamburg-Bergedorf. - **WG:** seit 76 niedergel. - **HG:** Chirother., Physikal. Ther., Neural-Ther., D-Arzt f. Berufsgenossenschaften.

Fleige, Hans-Reinhard, Dr. med., Anästh. (77), 1. Oberarzt d. Zentr. AnästhAbt. am St. Markus-Krh., Wilhelm-Epsteinstr. 2, D-6000 Frankfurt/M. 50; D-6380 Bad Homburg v. d. H. - * 8. 11. 43 Eltville. - **StE:** 72 Frankfurt/M., **Prom:** 82 Frankfurt/M. - **WG:** seit 73 Anästh. Frankfurt (Kronschwitz).

Fleischner, Iris, Dr. med., Anästh. (76), Niedergel. Anästh., Praxis: Miesbacher Str. 11, D-8164 Hausham, tätig im Knappschaftskrh. Hausham; Davidfeld 5 a, D-8162 Schliersee 2. - * 3. 9. 45 Göggingen. - **StE. u. Prom:** 71 München. - **WG:** Anästh. München (Pankofer, Kolb), Hamburg (Buros), seit 79 niedergel. Anästh.

Flerow, Wladimir, Dr. med., Anästh. (68), Chefarzt d. AnästhAbt. am St. Elisabethen-Krh. Ginnheimer Str. 3, D-6000 Frankfurt 90; Birkenweg 2, D-6236 Eschborn. - * 21. 12. 21 Glinitz. - **StE:** 53 Frankfurt, **Prom:** 58 Frankfurt. - **ZV:** EKG-Untersuchg. bei Narkoseeinleitg. mit Thiopental u. Propanidid (mit Pflüger), Med. Welt 19 (1968). - Vergleich d. Erfahrg. mit Halothan-Narkose u. Neurolept-Analgesie in einem mittelgroßen Krh. (mit Donner), Anästh. Informat. (1972). - Prostigmin als Antidot beim Dualblock, 1978.

Flöter, Leena, Anästh. (79), niedergel. in eigener Praxis, Praxis für Schmerztherapie, Roßmarkt 23, D-6000 Frankfurt am Main 1, Tel: 069/28 88 24; Frankfurter Str. 56, D-6242 Kronberg 1, Tel: 06173/2433. - * 20. 1. 41 Hausjärvi/Finnland. - **StE:** 68 Mainz. - **WG:** 71/72 Anästh. München (Tremel), 72/73 Kinderanästh. Berlin (Hasse), 73-76 Anästh. Berlin (Henneberg), 78/79 Anästh. Erlenbach (Lehmann/Flöter), seit 82 niedergel. in eigener Praxis für Schmerztherapie.

Flöter, Thomas, Dr. med., Anästh. (75), niedergel. in eigener Praxis, Praxis für Schmerztherapie, Roßmarkt 23, D-6000 Frankfurt am Main 1, Tel: 069/28 88 24; Frankfurter Str. 56, D-6242 Kronberg 1, Tel: 06173/2433. - * 24. 1. 42 Berlin. - **StE. u. Prom:** 67 Mainz. - **WG:** 70/71 Allgemeinmedizin, Kolari/Finnland (selbständig), 71/72 Anästh. München (Lehmann), 72/73 KinderChir. Berlin (Hasse), 73/74 Anästh. Berlin (Henneberg), 74/75 Anästh. Zentralkrh. Kajaani/Finnland (Pöntinen), 75/76 Anästh.

Berlin (Richter), 76–81 Anästh. Erlenbach (Flöter/ Lehmann), seit 82 niedergel. eigene Praxis für Schmerztherapie. –
H: Zeitschr.: Schmerztherapeut. Kolloquium, PMI-Verlag Frankfurt. –
BV: Regionalanästh. (mit Niesel u. Panhaus), Fischer Stuttgart, New York 1985. –
ZV: D. Wiederbelebg. d. Atmung – welche Methoden eignen sich f. d. Anwendg. durch Laien (mit Nolte u. Dudeck), Münch. med. Wschr. *108* (1966). – D. Wiederbelebg. d. Atmg. – Erlernbarkeit d. Beatmungsmethoden (mit Nolte u. Dudeck), ebd. – Bericht über eine versehentl. intraart. Methohexitalinjektion (mit Bauer-Ehnes u. Lehmann), Anästh. Inf. *13* (1972). – Die Anästhambulanz, Wiss. Informat., Fresenius-Stiftg. *2/*1981. – Die Erlenbacher Schmerzambulanz, ebd. – Methoden der Ther. des Brustschmerzes – Behandlung mit Lokalanästh., Ther.-Woche *32* (1982). – Pain Management by Contralateral Local Anaesth., Acupuncture & Electro-Therapeutics Research, Internat. J *8* (1983). – Schmerztherapie in d. kassenärztl. Versorgg., Schmerz *3* (1984). – Ambulante Anästh. u. Schmerztherapie, ebd. *4* (1984). – Tryptophan erhöht die Schmerzschwelle, Ärztl. Praxis *37* (1985). – Ther. akut. u. chron. Schmerzzustände, Münch. med. Wschr. *127* (1985).

Fodor, László, Dr. med., Anästh. (73), Allgemeinmed. (76), Naturheilverfahren (79), Arzt f. Allgemeinmed., Praxis: Schulgasse 7 a, D-8393 Freyung; D-8392 Atzesberg 8. – * 1. 3. 39 Budapest. – **StE:** 66 Freiburg, **Prom:** 69 Freiburg. – **WG:** 68 Anästh. Detmold (Mottschall), 71 Anästh. Ulm (Ahnefeld), 73–75 Chefarzt d. AnästhAbt. Elisabeth-Krh. Rheydt, seit 76 niedergel. als Arzt f. Allgemeinmed. –
BV: D. Einfluß op. Maßnahmen auf d. Zinkstoffwechsel (mit Eschner, Zentai u. Ahnefeld), Kalium-Magnesium-Aspartat (m. Beiträgen zur metabol. Bedeutung des Zinks), Hrg. Hutschenreuter 1972. – D. Einfluß d. Langzeitintensivther. auf d. Zinkstoffwechsel (mit Zentai u. Ahnefeld), Elektrolyte u. Spurenelemente in d. Intensivmed., de Gruyter 1974. – Sauerstofftther. – Leitfaden für die Praxis, Hippokrates Stuttgart 1984. –
ZV: Neue Hämometer für d. Praxis (mit Boroviczény), Med. Welt 11 (1965). – Klin. Erfahrg. mit einem neuen Mukolytikum in d. Intensivther., Therapiewoche 20 (1970). – Bedeutg. d. präop. Laborbefunde f. d. Anästh., Med. Welt 21 (1970). – Verlängerte Alloferinwirkg. bei Hyperbilirubinämie, Anästh. prax. 6 (1971). – Eine einfache u. preisgünstige Inhalationsmethode f. tracheotomierte Pat., Mschr. Unfallheilk. 74 (1971). – D. klin. Bedeutg. d. Zinkmangelsyndroms (mit Eschner, Dick u. Ahnefeld), Anästhesist 21 (1972). – Op. bedingter Zinkverlust als limitierender Faktor im Zellstoffwechsel (mit Dölp, Eschner u. Ahnefeld), ebd. 22 (1973). – D. Bedeutg. d. Spurenelemente am Beispiel des Zinks (mit Ahnefeld u. Dölp), II. Intern. Symp. über parenterale Ernährung, Erlangen, 1973.

Infusionsther., Sonderheft 2, 1974. – Untersuchg. über d. glukokortikoide Steuerung d. Zinkstoffwechsels (mit Fazekas u. Ahnefeld), ebd. 3 (1975). – D. ambulante O$_2$-Inhalationsther. hilft u. erspart oft die Klinikeinweisung, Ärztl. Praxis 76 (1981). – Sauerstoff-Regenerationsther. bei chronisch-obstruktiven Lungenerkrankungen, Ärztezschr. f. Naturheilverf. 11 (1982).

Foitzik, Heinz, Dr. med., Anästh. (69), Chefarzt d. Inst. f. Anästh. u. op. Intensivmed. am Diakoniekrh., Elise-Averdieck-Str. 17, D-2720 Rotenburg/Wümme, Tel: 04261/772321; Appelhorn 15, D-2720 Rotenburg/W., Tel: 04261/82264. – * 16. 5. 36 Radlin/ Oberschles. – **StE:** 60 Hamburg, **Prom:** 69 Frankfurt. – **WG:** 63–74 Anästh. u. Oberarzt d. AnästhAbt. am Allg. Krh. Hamburg-Altona (Lawin), seit 74 Chefarzt d. Inst. f. Anästh. u. op. Intensivmed. am Diakoniekrh. Rotenburg/W. –
BV: Schlaf-Apnoe-Syndrom (Pickwick-Syndrom) (mit Lawin), Atemther. (mit Lawin), in: Praxis d. Intensivbehandlg., Hrg. Lawin, 5. Aufl., Thieme Stuttgart (im Druck). – Störungen d. Hämostase (mit Lawin), in: Anästh., Intensivmed. u. Reanimatologie, Hrg. Benzer, Frey, Hügin, Mayrhofer, 5. Aufl., Springer Berlin, Heidelberg, New York 1982.

Folwaczny, Hermann, Dr. med., Anästh. (77), leit. Arzt d. AnästhAbt. am Stadtkrh., Cuno Niggl Str., D-8220 Traunstein; Jahnstr. 10, D-8220 Traunstein. – * 1. 12. 42 Bad Hersfeld. – **StE:** 68 München, **Prom:** 69 München. – **WG:** 70 Anästh. Erding, 70–72 ärztl. Entwicklungshelfer, Odienné (Elfenbeinküste), 73–76 Anästh. München, seit 77 leit. Abt.-Arzt Traunstein.

Forner, Peter, Dr. med., Anästh. (70), Chefarzt d. Anästh. u. op. Intensivmed. am Bethlehem-Krh., Steinfeldstr. 5, D-5190 Stolberg; Am Bayerhaus 4, D-5100 Aachen.

Foroughi-Esfahani, Sadegh, Anästh. (81), Anästh., im Ev. Krh. Lütgendortmund, Volksgartenstr. 40, D-4600 Dortmund 72; Am Sumpf 22, 4600 Dortmund 50. – * 20. 3. 49 Esfahan/Iran. – **StE:** 75 FU Berlin. – **WG:** 77–83 Anästh. Städt. Krh. Ingolstadt (Bihler), 83/84 Anästh. Elisabeth-Krh. Dortmund./Kollegialsystem, seit 84 Anästh. Ev. Krh. Dortmund-Lütgend. (Bake).

Forro, Istvan, Dr. med., Anästh. (63 Ungarn, 72 Deutschland), Chefarzt d. AnästhAbt. u. Interdiszipl. Intensiv-Stat. am St. Franziskus-Hosp., Schönsteinstr. 63, D-5000 Köln 30. – * 15. 3. 32. – **StE. u. Prom:** 57 Szeged/Ungarn.

Forster, Brigitte, Dr. med., Anästh. (76), niedergel. Anästh. in München-Schwabing, tätig in d. DeckerKl.; Am Koglerberg 10, D-8022 München-Grünwald. - * 29. 8. 41 Bad Oeynhausen. - **StE:** 67 München, **Prom:** 70 München. - **WG:** Chir. Bad Reichenhall, Anästh. Augsburg und München, seit 82 niedergel. in München.

Förster, Edith, Dr. med., Anästh. (74), Anästh. in d. Abt. f. Anästh. u. Intensivbehandlung am Stadt- u. Krskrh., Strüther Berg 7, D-8800 Ansbach; Schreibmüller Str. 16, D-8800 Ansbach. - * 3. 7. 42 Ansbach. - **StE:** 67 Erlangen, **Prom:** 68 Erlangen.

Förster, Harald, Dr. med., Anästh. (73), Oberarzt d. Abt. f. Anästh. u. Intensivbehandlung am Stadt- u. Krskrh., Strüther Berg 7, D-8800 Ansbach; Schreibmüller Str. 16, D-8800 Ansbach. - * 9. 4. 39 Coburg. - **StE:** 64 Erlangen, **Prom:** 67 Erlangen.

Forster, Maria, Dr. med., Päd. (65), Anästh. (72), Anästh. in d. AnästhAbt. d Krskrh., Traubenweg 3, D-8420 Kelheim; Roter Brachweg 89, D-8400 Regensburg. - * 11. 10. 27 Gleitsmühle/Oberpfalz. - **StE. u. Prom:** 55 München.

Fösel, Thomas, Dr. med., Anästh. (81), Oberarzt im Zentr. f. Anästh. d. Univ. Steinhövelstr. 7, D-7900 Ulm; Marienstr. 20, D-7916 Nersingen. - * 7. 4. 50 München. - **StE:** 75 Würzburg, **Prom:** 77 Würzburg. - **WG:** Anästh. 77/78 Bwkrh. Amberg, seit 78 Ulm.

Fournell, Rainer, Anästh. (81), Anästh. an d. Abt. f. Anästh. u. Intensivmed. in d. Diakonie-Anst., Ringstr. 58-60, D-6550 Bad Kreuznach; Thornerstr. 3, D-6550 Bad Kreuznach, Tel: 0671/68110. - * 7. 5. 44 Wesel. - **StE:** 75 Mainz. - **WG:** 74/75 Inn. Bad Kreuznach (v. Kügelgen), 76/77 Stabsarzt Bw., seit 77 Anästh. Bad Kreuznach (Emmes).

Frank, Bernhard, Dr. med., Anästh. (76), Chefarzt d. AnästhAbt. d. Kl. St. Hedwig, Steinmetzstr. 1-3, D-8400 Regensburg; Am Kohlenschacht 56, D-8403 Bad Abbach. - * 11. 5. 44 Arnstorf. - **StE. u. Prom:** 71 München. - **WG:** 72-76 Anästh. Regensburg (Manz).

Frank, Hermann, Anästh. (75), Chefarzt d. AnästhAbt. am Krs.- u. Stadtkrh., Steinstr. 22, D-3430 Witzenhausen, Tel: 05542/5040; Sudetenstr. 13 A, D-3430 Witzenhausen. - **StE:** 69 Hamburg. - **WG:** Anästh. 71-73 Pinneberg (Adolf), 73-75 Hamburg-Altona (Lawin), seit 75 Chefarzt d. AnästhAbt., Krs.- u. Stadtkrh. Witzenhausen.

Franz, Brigitte, Dr. med., Anästh. (68), beamt. Ärztin b. Min. f. Verteidigung, Kreiswehrersatzamt, Sophienterrasse, D-2000 Hamburg 13; Eggersallee 16, D-2000 Hamburg 50. - * 22. 12. 32 Brandenburg. - **StE. u. Prom:** 57 Marburg. - **WG:** 2 J. Rotating Internship u. Residency USA, 64-66 Anästh. Mainz (Frey), 66/67 Chir. Israel. Krh. Hamburg, 67/68 Inn. Hamburg-Harburg, 68-72 Anästh. Hamburg, 72-79 Kassenpraxis (Anästh.), seit 80 Min. f. Verteidigung.

Franzkewitsch, Hans, Dr. med., Anästh. (68), Chefarzt d. Kl. f. Anästh. u. op. Intensivmed., Ärztl. Dir. d. Krh. d. LKH. Peine, Virchowstr. 8 h, D-3150 Peine; Maschweg 35, D-3150 Peine. - * 1. 10. 32 Kowno. - **StE. u. Prom:** 61 Graz. - **WG:** 64 Inn. Salzgitter (Lindner), 64/65 Chir. Salzgitter (Trompke), 65/66 Anästh. Salzgitter (Kittel), 66 Anästh. Göttingen (Stoffregen), 67 Anästh. Salzgitter (Kittel), 67/68 Pharmak. Braunschweig (Weigmann), 68 Anästh. Salzgitter (Kittel), seit 69 Anästh. Peine, Chefarzt d. AnästhAbt.

Freiberger, Kurt-Udo, Dr. med., Anästh. (73), Chefarzt d. AnästhAbt. u. op. Intensivpflegestat. am Krskrh. Lehrkrh. d. Univ. Bonn, Stiftsweg 18, D-5353 Mechernich, Tel: 02443/17283-17285; Im Steinrausch 31, D-5353 Mechernich, Tel: 02443/3440. - * 18. 12. 38 Saarbrücken. - **StE:** 67 Bonn, **Prom:** 68 Bonn. - **WG:** 68/69 Gyn. Essen (Dolff), 70-73 Anästh. Bonn (Havers), seit 73 Chefarzt d. AnästhAbt. u. op. Intensivpflegestat. d. Krskrh. Mechernich.
BV: Maligne Hyperthermie, eine gefürchtete Kompl. d. Halothannark. morph. Befunde u. pathogenet. Betrachtg. (mit Gulotta u. Rommelsheim), in: 20 Jahre Fluothane, hrg. Kirchner, Anästh. u. Intensivmed., Bd. 109, Springer Berlin, Heidelberg, New York 1978. -
ZV: Zur Wahl d. Anästhverfahrens b. d. bilat. Nephrektomie u. d. Nierentransplant. (mit Boldt), Wiederbeleb. u. Organersatz 5 (1968). - D. Pulmonalkreislauf bei Lungenblähg., D. Wirkg. d. Atemwegsobstrukt. (mit Felix, Havers u. a.), Fortschr. auf d. Gebiet d. Röntgenstrahlen u. Nuklearmed. 111 (1969). - Techn. Verbesserg. d. Parazervikalblockade u. krit. Stellungnahme auf Grund unserer Erfahrg. (mit Dolff, Franke u. Tillmann), Geburtsh. Frauenheilk. 30 (1979). - Niereninsuffizienz u. Narkose (mit Havers), Wiederbelebg. u. Organersatz, Intensivmed. 8 (1971). - Zur Anästh. bei dringl. Op. anurischer Pat. (mit Havers, Koenen u. Siedeck), Dtsch. med. Wschr. 96 (1971). - Katecholaminspiegel bei längeren gyn. Eingr. unter Methoxyflurannark. (mit Koenen, Havers u. Hack), Z. prakt. Anästh. 1972. - Zur Allg.-ästh. bei Niereninsuff. Ein Rückblick auf fünf Jahre (mit Havers u. Kozuschek), Wiederbelebg. u. Organersatz, Intensivmed. 11 (1974). - Venentransplantat. nach Shunt-Komplikat. bei Dialysepat. (mit Kozuschek, Siedeck u. Strombach), ebd. 10 (1973). - Z. Problem d. Streßreakt. in d. unmittelb. postop. Phase (mit

Hack, Schulte am Esch u. Havers), Fortschr. Med. 93 (1975). – Verhalten d. Harnkatecholamine bei d. Kombinationsnark. mit Halothan-Thalamonal (mit Hack u. Havers), Anästhesist 24 (1975). – Ber. über zwei Fälle von maligner Hyperthermie mit unterschiedl. Verlauf (mit Menzel, Gulotta u. Helapap), Z. prakt. Anästh. 10 (1975). – Spez. Anästhprobl. bei d. op. Skoliosebehandlung nach Harrington (mit Hack, Schrauderbach, Rommelsheim u. Picht), ebd. 11 (1976).

Freischütz, Günther, Dr. med., Anästh. (66), Med. Dir., Pharma-Industrie, Forschung u. Entwicklung, Prokurist in d. Firmen Woelm Pharma GmbH & Co., Max Woelm Str. 1, D-3440 Eschwege, u. Armour Pharma GmbH & Co. KG, Max Woelm Str. 1, D-3440 Eschwege; Pfaffenweg 1, D-3440 Eschwege. – * 25. 6. 34 Peking. – **StE. u. Prom:** 59 München. – **WG:** 61/62 Gyn. München (Bickenbach), 62–65 Anästh. München (Kornhas), 65–67 Anästh. München (Beer), 67–72 Chefarzt d. zentr. AnästhAbt. u. Intensivstat. am Krh. „Bergmannsheil" Gelsenkirchen-Buer, 72–80 Chefarzt d. zentr. AnästhAbt. u. Intensivstat. an d. Paracelsus-Kl. d. Stadt Marl, seit 80 in d. Industrie.

Freitag, Michael, Dr. med., Anästh. (79), Chefarzt d. AnästhAbt. d. Hosp. zum Hl. Geist, Niederstadtstr. 2, D-5407 Boppard 1; Auf der Zeil 27, D-5407 Boppard 1. – * 10. 10. 44 Stuttgart. – **StE:** 74 Düsseldorf, **Prom:** 79 Düsseldorf.

Frey, Günter, Dr. med., Anästh. (79), Anästh. an d. Abt. f. Anästh. u. Intensivmed., Oberer Eselsberg 40, Postfach 12 20, D-7900 Ulm. – * 1. 4. 48 Heidelberg. – **StE:** 73 Heidelberg. – **WG:** seit 75 Anästh. Ulm (Ahnefeld, Dick). –
BV: Erstversorgung bei Ertrinkungsunfällen (mit Jost), in: Atemstörungen im Rettungsdienst. Interdisziplinäre Aspekte (Notfallmedizin: Band 6), hrg. Schildberg u. de Pay, Perimed Erlangen 1982. – Organisat. Anforderungen an einen Notarztdienst, in: Prakt. Notfallmedizin 1. Rettungsdienst: Konzepte – Kontroversen, hrg. Engelhardt, W. de Gruyter Berlin, New York 1983. – Hyperbare Oxygenation in d. Intensivtherapie, in: Praxis d. Intensivbehandlung, hrg. Lawin, 5. Aufl. Thieme Stuttgart 1985. –
ZV: Erstversorgung bei Ertrinkungsunfällen (mit Gorgass), Notfallmedizin 5 (1979). – Risikogeburt – werdende Mutter besser gleich in ein perinatologisches Zentrum verlegen (mit Töllner u. Altemeyer), ebd. 8 (1982). – Indikation zur hyperbaren Sauerstofftherapie bei gasbildenen Infektionen, Therapiewoche 33 (1983).

Frey, Pius, Dr. med., Anästh. (68), Chefarzt d. Inst. f. Anästh. u. Reanimation, Stadtspital Triemli, CH-8063 Zürich; Seestr. 105, CH-8802 Kilchberg. – * 30. 4. 34 Basel. – **StE:** 62 Zürich, **Prom:** 64 Zürich. – **WG:** 63 Chir. Luzern (Lehner), 64 Anästh. Luzern (Fassolt), 65 Inn. Zürich, Pulmonologie (Bühlmann), 66–70 Inst. f. Anästh. d. Univ. Zürich (Hossli), seit 68 Oberarzt, spez. f. Traumat. u. traumat. Intensivmed., seit 70 Chefarzt d. Inst. f. Anästh. am Stadtspit. Triemli Zürich. –
H: Grundlagen 2 d. Intensivbehandlung, Huber Bern 1984. –
BV: Theoriekurs II für Anästhschwestern und -pfleger (Coautor), Juris Druck + Verlag AG Zürich 1977. – Grundlagen 1 d. Anästh. u. Intensivbehandlung (Coautor), Huber Bern 1983. – Der Hyperoxygenationstest mit Hilfe der kontinuierl. intraart. pO_2-Messung (mit Haldemann u. Silberschmidt), in: Kolloquium in Zürich, Hrg. Hossli, Thieme Stuttgart 1983. – D. Verhütg. d. posttraumat. Atemnotsyndroms d. Erwachsenen (ARDS) mit Hilfe d. kontinuierl. intravasalen pO_2-Messg. (mit Silberschmidt), in: ebd. –
ZV: Effect of Dextran on Blood Volume and Interactions with Volume Regulatory Systems (mit Haldemann, Schaer, Spring, Gebauer u. Hossli), Intens. Care Med. 5 (1979). – Respirator. Insuffizienz u. Operabilität, Schweiz. med. Wschr. 109 (1979). – 3%-Dextran-70/Ringerlactat als primärer Volumenersatz, Volumenwirkungen bei normo- und hypovolämen Individuen (mit Schaer, Haldemann, Spring, Gebauer u. Hossli), ebd. 109 (1979). – Wirkg. von Ethrane auf d. Kreislaufgrößen geriatr. Pat. (mit Haldemann, Schmidt, Hossli u. Schaer), Anästhesist 24 (1975). – D. Todesursachen bei schweren Unfällen, Chir. Univkl. Zürich, 1961–1971 (mit Heinz, Eberle, Ganzoni u. Baltensweiler), Helv. chir. Acta 39 (1972). – Saturation and desaturation with N^2 and He at 4 atm (mit Bühlmann u. Keller), J. Appl. Physiol., Vol. 23, (1967). – Zur Pharmakokinetik von Diallyl-nor-toxiferin beim Menschen (mit Raaflaub), Arzneim.-Forsch. (Drug Res.) 22 (1972). – Anästh. bei respirator. Notfällen, Anästh. Informat. 14 (1973). – Die Narkoseführung beim Thoraxverletzten, Symposium Kassel 1981, in: Das Thoraxtrauma, Mels. Med. Mitt., Bd. 53/1981. – Continuous pCO_2 Monitoring by Means of Skin Surface Sensors: The Influence of Various Sensor Temperatures and First Clinical Experiences (mit H. u. P. Ruh), Intensive Care Med. 7 (1981). – D. kontinuierl. Überwachung d. Blutgase beim Erwachsenen (mit H. u. P. Ruh), Schweiz. med. Wschr. 112 (1982).

Frey-Welker, Ursula, Dr. med., Anästh. (72), Chefärztin d. AnästhAbt. d. Krskrh. – Akad. Lehrkrh. Univ. Frankfurt-, Herzbachweg 14 A–C, D-6460 Gelnhausen; Obermarkt 9, D-6460 Gelnhausen. – * 30.8. 36 Darmstadt. – **StE:** 61 Gießen, **Prom:** 69 Bern. – **WG:** Anästh. 64–68 St. Gallen (Kern), 68/69 Göteburg (Dhunér), 69–72 leit. Anästh. Kanton. Krh. Walenstadt SG u. Kl. f. Rheumatat. Valens SG, seit 72 Chefärztin d. AnästhAbt. d. Krskrh. Gelnhausen.

Freye, Enno, PrivDoz. Dr. med. habil., Anästh. (73), Leit. d. Abt. zentr. Diagnostik, Univkl., Hufelandstr. 55, D-4300 Essen 1; Naegelestr. 16, D-4000 Düsseldorf 1. – * 10.4. 41 Berlin. – **StE:** 67 Erlangen, **Prom:** 67 Erlangen, **Habil:** 79 Düsseldorf. – **WG:** 69–71 u. 73/74 Anästh. Göttingen (Stoffregen), 71–73 Presbyterian Hosp., Dept. of Cardiovasc. Surgery, San Francisco (Gerbode), 74/75 Max-Planck-Inst. f. Exp. Med. Abt. Biochem. Pharmak. Göttingen (Vogt), 67–80 Anästh. Düsseldorf (Zindler). –
BV: Opiatrezeptoren im Gehirn, Perimed 1982. – Opioide u. ihre Antagonisten in d. Anästh., Perimed 1984. –
ZV: 60 wiss. Publ. in dtsch. u. ausländ. Fachzeitschr.: Pharmak. u. zentr. Wirkeffekte d. Opioide u. ihren Antagonisten, Einsatz d. Opioide in d. Anästh., d. Beurteilg. zentr. Wirkeffekte (EEG, SEP) während d. Narkose.

Frick, Jürgen, Dr. med., Lungenkrankh. (54), Anästh. (67), Transfusionsmed. (79), leit. Arzt d. Anästh.-, op. Intensiv- u. TransfusionsmedAbt. am Krh., Robert-Koch-Str. 2, D-2210 Itzehoe; Ahornweg 15, D-2210 Itzehoe. – * 9. 8. 21 Eberswalde. – **StE:** 45 Hamburg, **Prom:** 45 Kiel. – **WG:** 45–47 Allg. Arzt, 48–50 Inn. Salzgitter (SZ) Lebenstedt (Liersch), 50–65 Lungenheilk. SZ-Salder, SZ-Ringelheim, Seesen (Schneider/Schmidt), 65–67 Anästh. Göttingen (Stoffregen), seit 67 leit. Arzt in Itzehoe.

Fricke, Hella, Dr. med., Anästh. (71), nicht mehr tätig; Escher Weg 11, D-6600 Saarbrücken 1. – * 7. 2. 39 Mainz. – **StE:** 67 Mainz, **Prom:** 75 Mainz.

Friedrich, Eckart, Dr. med., Anästh. (77), Chefarzt d. Anästh.- u. IntensivAbt. Krskrh., Weinbergweg 40, D-8542 Roth b. Nürnberg; Berliner Str. 27, D-8800 Ansbach. – * 7.4. 44 Würzburg. – **StE. u. Prom:** 71 Erlangen. – **WG:** 72–74 Chir. Nördlingen (Schwabe), 74–77 Anästh. Ansbach (Kipka), 77–84 Anästh.-Oberarzt Ansbach (Kipka), seit 85 Chefarzt d. Anästh.- u. IntensivAbt. Krskrh. Roth.

Fritsche, Paul, Prof. Dr. med. habil., Anästh. (62), Wiss. Rat u. Prof. C 3 am Inst. f. Anästh. d. Univkl., D-6650 Homburg/Saar; Am Gedünner 17 a, D-6650 Homburg/Saar. – * 27. 11. 24 Rottleberode. – **StE:** 52 Philosoph. Fak. Halle, 56 Med. Halle, **Prom:** 57 Halle, **Habil:** 72 Homburg/Saar. – **WG:** 58–64 Anästh. Halle (Martin), 64–67 Leit. d. AnästhAbt. d. Med. Akad. Dresden, 67/68 Anästh. Mainz (Frey), 68/69 Anästh. Göttingen, seit 69 Inst. f. Anästh. d. Univkl. Homburg/Saar (Hutschenreuter). –
BV: Anästh. in d. Geriatrie, in: Anaesth. ‚66‘, Hrg. Meyer, Ges. f. Anästh. u. Reanimat. DDR, Proc. Berlin 1967. – Anästh. in extr. Altersklassen (mit Hutschenreuter u. Bihler), Anästh. Wiederbeleb. Bd. 47, Springer Berlin, Heidelberg, New York 1970. – Anat. d. Respirationstraktes, Risiko einer Anästh., Grenzsituat. d. Anästh. u. Wiederbeleb., Verhältnis Patient – Anästh., in: Lehrb. f. Anästh., Reanimat. u. Intensivther., Hrg. Frey, Hügin u. Mayrhofer, Springer Berlin, Heidelberg, New York, 3. Aufl. 1972. – Beeinflussg. v. Nebenwirkg. d. Succinylcholins durch Inzolen, in: K-Mg-Aspartat mit Beiträgen zur metabolischen Bedeutg. d. Zinks, Hrg. Hutschenreuter, Werksverlag Alsbach 1972. – Respirat. Notsituat. in d. HNO, Proc. XIII. Gemeins. Tgg. Dtsch., Schweiz u. Östr. Ges. f. Anästh. u. Wiederbeleb. Linz 1973. – Tonsillektomie u. Nark., ebd. – D. psych. Betreug. d. Pat. auf d. Intensivstat., Jahrestgg. d. Dtsch. Ges. f. Anästh. u. Wiederbeleb., Erlangen 1974 (Kongr.ber.), perimed Erlangen 1975. – D. Anwendg. d. Psychopharmaka, in: Psych. Führg. am Krankenbett, Hrg. Frey, Gerbershagen u. Müller, Fischer Stuttgart, New York 1976. – D. Pat. als Mensch oder Objekt, Lebensverlängerung bis zum letzten Atemzug, in: Suizid u. Euthanasie, Hrg. Eser, Enke Stuttgart 1976. – Aufgaben d. Anästh. in d. Unf.Chir., Teil II: Anästh. Probleme (mit Hutschenreuter), in: Chir. d. Gegenwart, Bd. IVa. Hrg. Zenker, Deucher u. Schink, Urban u. Schwarzenberg München, Wien, Baltimore 1977. – Mit Goulon, Eser, Braun u. Riquet: D. Recht auf einen menschenwürdigen Tod? Rechtsstaat in d. Bewährg., Bd. 3, Müller Heidelberg, Karlsruhe 1977. – D. ethische Relevanz d. Leben-Tod-Problematik in med. Sicht u. (mit Fischer u. Pribilla) Definit. d. Todes, Feststellg. d. Todes u. Bestimmg. d. Todeszeitpunktes aus ärztl. u. jurist. Sicht, in: Sterbehilfe oder Wie weit reicht d. ärztliche Behandlungspflicht? Hrg. Eid u. Frey, Grünewald Mainz 1978. – Verzicht auf. Ther.? Kongr.-ber. (Bd. II) d. 5. Weltkongr. f. Med. Recht in Gent. – Besonderheiten d. Anästh. in d. HNO, in: 25 Jahre DGAI. Hrg. Weis u. Cunitz, Anästh. Wiederbeleb., Bd. 130, Springer Berlin, Heidelberg, New York 1980. – D. Beeinflussg. v. Atmungsparametern durch d. Diazepam-Kombinationsnark., in: ebd. – Risks of anaesth. in postop. bleedings after adenotonsillectomy, in: Abstracts 7th World Congr. of Anaesth., Hrg. Rügheimer, Wawersik u. Zindler, Internat. Congr. Series Nr. 533, Excerpta Medica Amsterdam, Oxford, Princeton 1980. – Severe complications of long-term intubat., in: Abstracts 7th World Congr. of Anaesth., ebd. – Eth. Aspekte in ihrer Bedeutg. f. d. Ausmaß v. Diagnostik u. Ther., World Ass. for Med. Law, Reports I, Gent. – Anästh. b. d. op. Ther. v. Larynx u. Trachealstenosen, in: Intubat., Tracheotomie u. bronchiopulm. Infekt., Hrg. Rügheimer, Springer Berlin, Heidelberg, New York, Tokyo 1983. – Verzicht auf Machbares – Grenzen des Erlaubten in d. Med., in: Grenzen d. Machbaren, Schriften d. Ärzterates d. Bistums Essen, Bd. 17 (1984). – Grenzbereich zwischen Leben u. Tod. Klin., jurist. u. ethische Probleme, 2. Aufl., Thieme Stuttgart 1979; in japan. Sprache: Tokio 1985. –
ZV: Begriffsbestimmg. u. Ursach. v. Menopauseblutg. an Hand v. histol. Ergebn., Zbl. Gyn. *80* (1958).

– D. traumat. Chylothorax, Bruns' Beitr. klin. Chir. *199* (1959). – Retrospekt. u. prospekt. Beurteilg. d. Bronchial-Ca., ebd. – Rehabilit. d. Tbc.-kranken nach Lungenresekt., ebd. – Mittellappen-Lingula-Syndrom, Langenbecks Arch. klin. Chir. *299* (1962). – Erfahrg. mit d. pulm. Embolektomie, Bruns' Beitr. klin. Chir. *205* (1962). – Pulm. Embolektomie, Zbl. Chir. *87* (1962). – Entlastg. d. li. Herzens durch extrakorp. Kreislauf, Wiss. Z. Univ. Halle-Wittenberg Math. Nat. XI/1 (1962). – Blutverlust u. Blutersatz, Dtsch. Gesundh.-Wes. *18* (1963). – Aufgaben d. Anästh. b. Op. mit d. Herz-Lungen-Maschine (mit Martin, Baust u. Schmidt), Zbl. Chir. *89* (1964). – Entwicklg. d. Anästh.-Verfahren an d. Chir. Univkl. Halle v. 1921–1963 (mit Martin, Baust, Schmidt, Phillip u. Vogler), ebd. *89* (1964). – Metabol. Alkalose b. chir. Komplikat., ebd. *92* (1967). – Zur Risiko-Anästh. in d. Gyn., Sympos. Internat. Anästh. Budapest 218 (1963). – Halothan-Nark. in d. Ophthal., ebd. – Tierexperim. Untersuchg. zur Milzverlagerg. in d. Thorax b. port. Hochdruck, Bruns' Beitr. klin. Chir. *213* (1965). – Wiederbeleb. am Unfallort u. auf d. Transport, Münch. med. Wschr. *42* (1967). – Konfliktsituat. in d. heutigen Med., Z. Laryngol. Rhinol. *47* (1968). – Mainzer Notarztwagen, Informat. d. Johannes-Gutenberg-Univ. Mainz 1968. – Einfaches Nark.verfahren b. d. Seiffertschen Stützautoskopie, HNO *16* (1968). – Anästh.Probl. d. Stenosen d. Luftwege, Arch. Ohr.-, Nas.- u. Kehlk.-Heilk. *199* (1971). – Kardiovask. Wirkg. v. Alloferin während Valium-Kombinations- u. Halothan-Nark., Anästhesist *21* (1972). – Verantwortg. im Grenzbereich zw. Leben u. Tod, Klin. Päd. *184* (1972). – Möglichkeiten d. Entstehungsmechanismen v. Nebenwirkg. d. Succinylcholins, Z. prakt. Anästh. *8* (1973). – Anästh.-Probl. b. Eingr. an d. Trachea, anästh. prax. *8* (1973). – Mitarbeit d. Anästh. b. Notfällen in d. HNO, Z. Laryng. Rhinol. *52* (1973). – Tracheotomie oder Langzeitintubation? HNO *21* (1973). – Bewußtlosigkeit – Ätiologie u. diagn. Differenzierung, diagnostik *6* (1973). – Notfall-Anästh. in d. HNO, Anästh. Informat. *14* (1973). – Prophylakt. Maßnahmen zur Vermeidg. v. Zwischenfällen in d. HNO (aus d. Sicht d. Anästh.), Arch. Ohr.-, Nas.- u. Kehlk.-Heilk. *205* (1973). – Fortsetzg. d. Ther. mit allen Mitteln u. Konsequenzen? HNO 23 (1975). – D. Valium-Kombinationsnark. im Kindesalter, Anästh. Informat. 17 (1976). – Langzeitintubat. in d. Intensivther., Arch. Ohren-, Nasen- u. Kehlkopfheilk. 210 (1975). – D. Risiko einer Allgemeinnark., Anästh. Informat. 17 (1976). – Anaphylakt. Schock, Saarl. Ärztebl. 30 (1977). – Anästhverfahren b. diagnost. u. ther. endoskop. Eingriffen im Hals-Nasen-Ohren-Bereich, HNO 25 (1977). – Fehler u. Gefahren d. Narkosebeatmg., Anästh. Informat. 18 (1977). – Langzeitintubat., Z. prakt. Anästh. 12 (1977) (mit Racenberg). – Erfahrg. in d. Behandlg. v. Kindern mit Pseudocroup, Laryng. Rhinol. 57 (1978) (mit Schöndorf). – Sorgfaltspflicht u. Zwischenfallsther., Anästh. Intensivmed. 20 (1979). – Sterbehilfe aus d. Sicht d. Anästh., Saarl. Ärztebl. 33 (1980). – Untersuchg. zur Atemdepress. nach Diazepam-Kombina-

tionsnark., Anästh. Intensivther. Notfallmed. 16 (1981). – Spez. Aspekte d. Anästh. b. schw. Verletzg. d. ob. Respirationstraktes, Z. KinderChir. 33, Suppl. 140 (1981). – In memoriam Prof. Dr. Karl-Heinz Martin, Anästhesist 30 (1981). – Adeno-Tonsillektomie-Nachblutg. aus d. Sicht d. Anästh., HNO 29 (1981). – Angeborene inn. Laryngocele d. Neugeborenen, pädiat. prax. 28 (1983) (mit Wolff, G. Ziegler u. Schöndorf). – D. hypovoläm. Hypotonieform u. ihre Ther., Z. Allg.-Med. 59 (1983). – Risikosteigerg. durch path. Veränderg. im ob. Respirationstrakt, Saarl. Ärztebl. 37 (1984). – Besonderheiten d. Anästh. im Gesichtsschädelbereich, Anästh. Intensivmed. 26 (1985). –
HG: Anästhprobleme im Kopfbereich, insbes. b. Eingr. in d. HNO, Schwierige Intubat., Notfallmed., Schockprobleme, Grenzfragen d. heutigen Med.: klin., jurist. u. eth. Aspekte, Interdisz. Gespräche.

Fritschi, Johann, Dr. med., Anästh. (83), Anästh. an d. AnästhAbt. d. Städt. Krh., Arthur-Gruber-Str. 70, D-7032 Sindelfingen; Wolfsbergstr. 3, D-7033 Herrenberg-Kayh. – *9. 3. 52 Hildrizhausen. – **StE:** 78 Tübingen, **Prom:** 80 Tübingen.

Fritz, Karl-Wilhelm, Dr. med., Anästh. (79), Anästh. am Inst. f. Anästh. d. Med. Hochschule, Abt. I, Konstantz-Gutschow-Str. 8, D-3000 Hannover; Über dem Dorfe 13, D-3007 Lenthe. – *22. 5. 45 Battenberg. – **StE:** 73 Gießen, **Prom:** 75 Gießen. – **WG:** Anästh. Gießen, Chefarzt im Kollegialsystem Anästh.-Zentr. Unterallgäu Memmingen, seit 81 Hannover. –
ZV: 100 wiss. Publ. (bei 70 als Erst-Autor).

Fröhlich, Hannelore, Anästh. (84), Anästh. an d. AnästhAbt. d. Krh., Ringstr. 49, D-5200 Siegburg; Bahnhofstr. 37, D-5205 St. Augustin-Meindorf. – *23. 2. 51 Zwickau. – **StE:** 79 Bonn. – **WG:** 79–83 Anästh. Bonn (Stöckel), 83 St. Augustin, seit 84 Siegburg.

Frohn, Ursula, Dr. med., Anästh. (75), Anästh. in d. Abt. Anästh. d. BG-Unfallkl., Rosenauer Weg 95, D-7400 Tübingen; Aspenweg 5, D-7408 Tübingen-Wankheim. – *12. 9. 39 Berlin. – **StE:** 64 Freiburg, **Prom:** 65 Freiburg. – **WG:** Anästh. Aachen (Kalff).

Fuhren, Peter, Dr. med., Anästh. (74), Chefarzt d. Abt. f. Anästh. u. op. Intensivmed. am Krskrh., Im Stillen 1–4, D-8970 Immenstadt; Michael-Beer-Str. 9, D-8963 Waltenhofen 2. – *1. 6. 39 Essen. – **StE:** 66 Essen, **Prom:** 67 Essen. – **WG:** 69/70 Stabsarzt Bw., 70 Chir. Essen, 71–73 AnästhAbt. Ludwigsburg, 73–77 Anästh.-Oberarzt an d. AnästhAbt. St. Josefskrh. Essen-Kupferdreh, seit 77 Chefarzt d. AnästhAbt. am Krskrh. Immenstadt.

Funke, Lena-Adelheid, Dr. med., Chir. (56), Anästh. (58), Chefarzt d. AnästhAbt. d. Ev. Krh., Kirchfeldstr. 40, D-4000 Düsseldorf 1; Zonser Str. 5, D-4040 Neuß-Uedesheim. – * 24. 10. 20 Schönberg/Braunschw. – **StE:** 45 Würzburg, **Prom:** 57 Würzburg. – **WG:** 48–56 Chir., Gyn., Päd. Schöningen, 56–58 Anästh. Würzburg, seit 58 Anästh. Ev. Krh. Düsseldorf, seit 63 Chefarzt d. AnästhAbt. ebd. –
ZV: Verkürzung d. Suxamethoniumapnoe durch Akrinor, Anästhesist 1964. – Hygienische Probleme d. IntensivAbt., Diakonie-Schwestern 1969.

G

Gabriel, Werner, Prof. Dr. med., Akad. Rat, Obermed. Rat, Anästh. (59), HNO (63), Dir. d. Allg. AnästhAbt. am Zentralkrh. Bremen Nord, Hammersbecker Str. 228, D-2820 Bremen 70, Tel. 0421/6597513; Bockhorner Weg 141 c, D-2820 Bremen 71. – * 9. 4. 27 Neustettin/Pom. – **StE.** u. **Prom:** 54 Bonn, **Habil:** 72 Bonn. – **WG:** 54/55 Anästh. Bonn (Dietmann), 55 Brit. Council London, 56–59 Anästh. Köln-Merheim (Oehmig, Eberlein), Physiol. Köln (Mies), 59–74 Leit. d. AnästhAbt. d. Univ. HNO-Kl. Bonn, 74 Oberarzt im Inst. f. Anästh. Univ. Bonn (Stöckel). –
BV: Anästh. im Kopf- u. Halsbereich, in: Atlas f. Kopf- u. Halschir., Hrg. Naumann, Thieme Stuttgart. –
ZV: Zusätzl. veget. Dämpfg. bei d. Prämedikation, Z. Laryng. 40(1961). – Ein Beitrag z. Nark.überwachg. b. oto-rhino-laryngol. Eingriffen, Arch. Ohr.-, Nas.-, Kehlk.-Heilk. 178 (1961). – Endoskop. Eingriffe im Larynx in kombin. Nark. mit Wechseldruckbeatmg. (mit Langenbeck u. Gabriel), ebd. 180 (1962). – Nark. bei otolog. Halseingriffen, ebd. 182 (1963). – Endolaryng. Granulome nach endotrach. Intub. (mit Holinger), ebd. 183 (1964). – D. heut. Anästhverfahren in d. hals-nasen-ohrenärztl. Praxis u. d. Beherrschg. von Zwischenfällen, HNO-Wegweiser 12 (1964). – Herzstillstand bei Adenotomie (mit Maurer), ebd. 13 (1965). – Erfahrg. b. Eingr. im Larynx mit Vollnarkose u. Wechseldruckbeatmung durch dünnen geblockten Tubus, Arch. Ohr.-, Nas.- u. Kehlk.-Heilk. 1965. – Notfallsop. im HNO-Bereich, ebd. 187 (1966). – The use of silastic in the treatment of unilateral cord paralysis (mit Donnelan, Maurizi u. Holinger), Annals Otol. Rhin. Laryng. 75 (1966). – Untersuchg. zur Heliumsprache (mit Schlöndorff, Tegtmeier u. Wilmanns), Z. Laryng. Rhinol. 45(1966). – Narkose u. Beatmg. bei endolaryng. Eingr., Z. prakt. Anästh. 2 (1967). – Beitrag zur op. Epipharynxdiagnostik, Arch. Ohr.-, Nas.- u. Kehlk.-Heilk. 188 (1967). – HNO-Beitrag zur Ther. d. Mononucleose, HNO (Berl.) 16 (1968). – Mikro-Op. im Nasen-Rachenraum (Farbfilm 10 Min.), Arch. Ohr.-, Nas.- u. Kehlk.-Heilk. 191 (1968). – Unmittelbare Dokumentation endoskop.

Befunde (mit Reuter), Z. Laryng. Rhinol. 48 (1969). – Endoskop. Sofortbilddokumentation mit Polaroid-Fotografie im HNO-Fach (mit Reuter), ebd. 50 (1971). – Über 10 000 Anästh. bei Tonsillektomien u. Adenotomien, klin. Bericht, ebd. 50 (1971). – Weitere Angaben fehlen.

Gagel, Kurt, Dr. med., Anästh. (74), Chefarzt d. Abt. f. Anästh. u. Intensivmedizin d. Ev. Krh. Wesel, Schermbecker Landstr. 88, D-4230 Wesel; Rosenheimshof 17, D-4230 Wesel. – * 9. 12. 41 Frankfurt/Main. – **StE:** 67 Homburg/Saar, **Prom:** 70 Münster.

Gamp, Rolf, Dr. med., Anästh. (72), Adjunkt im Kantonsärztl. Dienst Dept. d. Gesundheitswesens d. Kantons Aargau, Telli-Hochaus, CH-5004 Aarau; Bachstr. 131, CH-5000 Aarau. – * 9. 1. 37 Basel. – **StE:** 62 Basel, **Prom:** 65 Basel.

Ganu, Dhondu, Dr. med., Anästh. (76), Oberarzt d. AnästhAbt. am Nordwestkrh., Steinbacher Hohl 2–26, D-6000 Frankfurt; Philipp Wasserburg Str. 33, D-6500 Mainz-Gonsenheim. – * 6. 10. 32 Sakharapa/Bombay. – **StE.** u. **Prom:** 70 Mainz. – **WG:** 71 Chir. Lübeck (Remé), 72 Chir. Bad Kreuznach (Mannsfeld), 72 Chir. Orange Memorial Hosp., Florida, 73 Anästh. Wiesbaden (Schneider), 73–77 Anästh. Frankfurt (Pflüger), 77–79 Anästh. Mainz (Frey), seit 80 2. Oberarzt d. AnästhAbt., Nordwestkrh. Frankfurt (Pflüger).

Gardaz, Jean-Patrice, Dr. méd., Anästh. (83), Chef de Cl. scientifique, Inst. Univ. d'Anesth., Hôp. Cantonal, CH-1211 Geneve 4.

Garstka, Gudrun, Dr. med., Akad. Oberrätin, Anästh. (70), Oberärztin am Inst. f. Anästh. d. Univ., Sigmund-Freud-Str. 25, D-5300 Bonn 1; Gierenweg 15, D-5300 Bonn 1. – * 18. 8. 38 Berlin. – **StE:** 63 Bonn, **Prom:** 64 Bonn. – **WG:** Anästh. 67/68 Herford (Starck), 68–72 Bonn (Havers), seit 73 Inst. f. Anästh. d. Univ. Bonn (Stoeckel). –
BV: Klin. Erfahrungsbericht über splenoren. Anastomosen bei Pat. mit intra- u. prähepat. Block u. Pfortaderhochdruck in NLA, in: Neue klin. Aspekte der NLA, Hrg. Henschel, Schattauer Stuttgart 1972. – Katheter-Periduralanästh. u. Intub. mit kontroll. Beatmg. beim Risiko-Pat., in: 25 Jahre DGAI, hrg. Weis u. Cunitz, Anästh. Intensivmed., Bd. 130, Springer Berlin, Heidelberg, New York 1980. – Creatine Kinase Isoenzymes, Clinical Results: Perinatal Period (mit Chemnitz, Schlehbusch, Schmidt, Nevermann, Lobers u. Schneider), Ed. Lang, Springer Berlin, Heidelberg, New York 1981. –
ZV: Kl. d. Mediastinalemphysems, Anästh. Inform.

14 (1973). – Anwendg. von nichtdepol. Langzeitrelax. bei Sectio caesarea, Arch. Gyn. 214 (1973). – Schwangerschaftskomplikat. b. Anästh., Geburtsh. u. Frauenheilk. 35 (1975). – D. Einfluß d. Nark. auf d. postop. Verhalten v. Leberenzymen u. Eiweißfrakt. (mit Schlehbusch u. Harnack), Fortschr. Med. 95 (1977). – Diaplazentarer Transfer von Lokalanästhetika, Z. prakt. Anästh. 13 (1978). – D. postop. Verhalten v. Leberenzymen u. Bilirubin nach verschied. Narkoseverfahren, ebd. 14 (1979). – D. Lungenfunkt. d. Schwangeren u. ihre Bedeutung f. d. Narkoseventilat. d. Kaiserschnittpat., Anästh. Intensivther. Notfallmed. 17 (1982). – Biochem. Befunde bei Gestose-Pat. mit Lungenkomplikat. (mit Schlehbusch, Rommelsheim, Grünn u. Stoeckel), ebd. 18 (1983). – Erfahrg. mit kombin. Kath.-Periduralanästh. u. Lachgas-Sauerstoff-Beatmg. bei d. Risiko-Pat. in Gyn. u. Geburtshilfe, ebd. 19 (1984).

Gary, Klaus, Dr. med., Anästh. (67), Chefarzt d. AnästhAbt. am St. Vincenz-Krh., Auf dem Schafsberg, D-6250 Limburg; Assmannstr. 6, D-6250 Limburg. – * 1. 9. 34 Eisleben. – **StE:** 60 Berlin, **Prom:** 61 Berlin. – **WG:** 63/64 Chir. Stuttgart (Fischer), 63/64 Anästh. Stuttgart (Bräutigam), 65/66 Lungenfunkt. Bochum (Ulmer), 66/68 Anästh. Mainz (Frey), seit 68 Chefarzt d. AnästhAbt. d. St. Vincenz-Krh. Limburg. – **ZV:** Untersuchg. über d. antituss. Wirkg. von Oxolamincitrat (mit Ulmer), Arzneim.-Forsch. (Drug Res.) 17 (1967). – Intrapleur. Druckschwankg. bei d. Messg. d. 1-Sekundenwertes u. bei körperl. Arbeit – (Zur Problematik d. 1-Sekundenwertes) (mit Ulmer), Beitr. Klin. Tuberk. 134 (1967). – D. funktionell. Spätergebn. beim unspez. Pleuraempyem unter Berücksichtigg. d. jeweil. Therapieform (mit Kempf u. Richter), Fortschr. Med. 86 (1968). – D. Behandlg. d. Hypoxie mit verschied. Methoden zur Wiederbelebg. d. Atmg. (mit Nolte u. Dudeck), Symp. über akute Elementargefährdung u. Wiederbeleb., Mainz 1967. – Sofortmaßnahmen bei schw. Thoraxverletzg. (mit Kempf), Fortschr. Med. 87 (1969).

Gasser, J. Conrad, Dr. med., Anästh. FMH (77), Kl. Hirslanden CH-8029 Zürich. – * 3. 11. 43 Zürich. – **StE. u. Prom:** 71 Zürich.

Gattiker, Ruth, Prof. Dr. med., Anästh. (65), Leit. Anästh. am Inst. f. Anästh. d. Univspitals, Rämistr. 100, CH-8091 Zürich. – * 22. 5. 23 Zürich. – **StE:** 52 Zürich, **Prom:** 52 Lausanne. – **WG:** 52–54 Hist.-embryolog. Inst. d. Univ. Lausanne (Bucher), 54–56 Chir. u. Gyn. Zürich (Lüscher bzw. Reist), 56–58 Anästh. Zürich (Hossli), 58/59 Inn. Zollikerberg-Zürich (Koller), seit 59 Oberarzt an d. AnästhAbt. Zürich (Hossli), 61 Anästh. Stockholm (Norlander), 63/64 Anästh. Mayo-Clinic Rochester, Minn., USA (Faulconer). – **BV:** Anästh. in d. Herzchir., Huber Bern, Stuttgart,

Wien 1971. – Grundlagen d. Anästh. I. Teil (mit Kreienbühl), Juris Zürich 1972. – **ZV:** Beatmgsmethod. f. d. Erste Hilfe (mit Hossli), Schweiz. med. Wschr. 88 (1958). – Tracheotomie u. reflekt. Herzstillst. (mit Tschirren), Pract. otorhino-laryng. (Basel) 21 (1959). – Fettembolie (mit Hossli), Anästhesist 9 (1960). – Benign postoperative intrahepatic Cholestasis (mit Schmid, Hefti, Kistler, Senning), New Engl. J. Med. 272 (1965). – Halothane and hepatic ven. oxygen levels in man (mit Sessler, Lundborg u. Swan) (1966). – Weitere Angaben fehlen.

Gauch, Dietbert, Dr. med., Anästh. (72), Chefarzt d. Kl. f. Anästh. u. op. Intensivmed. am Krskrh., Bergstr. 30, D-3170 Gifhorn; Heisterkamp 20, D-3170 Gifhorn. – * 24. 1. 37 Leipzig. – **StE. u. Prom:** 66 Kiel. – **WG:** 66 Chir. Gehrden (Mühlig), 67 Inn. u. Gyn. Peine (Liebau u. Rabe), 68 Anästh. Hannover (Kirchner), Chir. (Kirsch), Card. (Harmjanz), Pulmol. (Fabel). – **BV:** Kontinuierl. Messg. d. art. PO₂ beim Neugeborenen unter Luft u. Sauerstoffatmung (mit Beutnagel u. Fabel), in: Perinat. Med., Bd. III, Thieme Stuttgart 1972. – **ZV:** Verlauf d. Gehirndurchblutung d. Hundes unter steig. Dosen v. Thiopental-Natrium (mit Pichlmayr et al.), Anästhesist 20 (1971). – Blutgase u. Säure-Basen-Haushalt v. norm. Neugeborenen am ersten Lebenstag (mit Beutnagel u. Fabel), Geburtsh. Gyn. 175 (1971). – Tierexp. Untersuchg. über Durchblutung, Gefäßwiderstand u. Sauerstoffaufnahme d. Gehirns unter Succinylbischolin u. N,N'-Diallylnortoxiferin (mit Pichlmayr et al.), Anästhesist 22 (1973). – Gehirndurchblutung-Stoffwechsel u. Autoregulation d. Hundes unter d. Wirkg. v. Piritramid (mit Pichlmayr et al.), ebd. – Tierexp. Untersuchg. über d. Wirkg. v. Dehydrobenzperidol auf Durchblutung, Stoffwechsel u. Autoregulation des Gehirns (mit Pichlmayr et al.), ebd. – Art. PO₂ beim Neugeborenen in d. ersten Lebensminuten (mit Beutnagel u. Fabel), Z. Geburtsh. Perinat. 176 (1972).

Gauer, Barbara, Dr. med., Anästh. (75), Anästh. in d. AnästhAbt. d. Heinrich-Lanz-Krh., Feldbergstr., D-6800 Mannheim; Max-Reger-Str. 33, D-6900 Heidelberg. – * 5. 2. 41 Marl, Krs. Recklinghausen. – **StE. u. Prom:** 68 Heidelberg. – **WG:** 70/71 Inn. Speyer (Danner), 71 Inn. Weinheim (Schwarz), 72–82 Anästh. Mannheim (Lutz), seit 83 Anästh. Heinrich-Lanz-Krh. Mannheim.

Gauer, Manfred, Dr. med., Anästh. (73), Dermat. (78), niedergel. Dermat., Praxis: Pfaffplatz 10, D-6750 Kaiserslautern; Kieferberg 54, D-6750 Kaiserslautern 27. – * 5. 7. 39 Berlin. – **StE:** 68 Erlangen, **Prom:** 69 Erlangen. – **WG:** 70–75 Anästh. Kaiserslautern (Kapfhammer), 75–78 Dermat. Ludwigshafen (Brehm), seit 79 niedergel. Dermat. in Kaiserslautern.

Gautschi, Bernardo, Dr. med., Anästh. (81), Chefarzt d. Abt. f. Anästh. am Regionalspital, CH-3600 Thun. – * 29. 10. 45 Zürich. – **StE:** 73 Bern, **Prom:** 80 Bern. – **WG:** Anästh. Bern (Tschirren), Perinat. Bern (v. Muralt), Kinderanästh. Zürich (Dangel), Anästh. Bern (Derron), Herzanästh. Zürich (Gattiker), Kinderchir. Bern (Bettex), leit. Arzt d. Anästh. am Kantonspit. Uri, jetzt Regionalspit. Thun.

Gebauer, Elke, Dr. med., Anästh. (68), Allgemeinmed. (85), Ärztin f. Allgemeinmed., Praxis: Laakstr. 18, D-4670 Lünen; St. Gottfriedstr. 5, D-4714 Selm-Cappenberg. – * 9. 1. 37. – **StE. u. Prom:** 61 München. – **WG:** Anästh. Hamburg (Horatz).

Gebert, Eckhard, Dr. med., Anästh. (74), Chefarzt d. AnästhAbt. mit Intensivstation am Krh. Maria Hilf, Dahlienweg 3–5, D-5483 Bad Neuenahr-Ahrweiler, Tel: 0 26 41/83-2 50; Rosenstr. 32, D-5485 Sinzig-Bad Bodendorf, Tel: 0 26 42/4 13 64. – * 18. 9. 39 Berlin. – **StE:** 66 Freiburg, **Prom:** 68 Freiburg. – **WG:** 68–70 Physiol. Köln (Schneider, Hirsch), 70 Inn. – Nuklearmed. Freiburg (Gerock, Hoffmann), 70–77 Anästh. Freiburg (Wiemers), 77 Stadtkrh. Singen (Läufer), Krskrh. Uelzen, 77–80 Anästh. Nürnberg (Opderbekke), seit 80 Chefarzt d. AnästhAbt. Krh. Maria Hilf. – **HG:** Muskelrelax, Jetventil., Beatmg., Periduralanästh.

Geertz, Sabine, Dr. med., Anästh. (74), z. Zt. nicht tätig; Saarstr. 39 E, D-3180 Wolfsburg 1. – * 18. 1. 44 Rostock. – **StE. u. Prom:** 69 Rostock. – **WG:** 69–75 Anästh. u. Intensivther. Wismar (Tamme).

Geib-Pietsch, Barbara, Dr. med., Anästh. (71), leit. Ärztin d. AnästhAbt. am St. Elisabeth Krh., Martin-Heydem-Str. 32, D-5130 Geilenkirchen; Albrecht-Dürer-Str. 8, D-5138 Heinsberg-Oberbruch. – * 31. 5. 38 Leipzig. – **StE:** 62 Göttingen, **Prom:** 63 Göttingen. – **WG:** 65–67 Chir. Bergheim (Piert), 67–71 Anästh. Düren (Krause), 71–74 Oberärztin in Düren, seit 74 Leitung d. AnästhAbt. am St. Elisabeth Krh. Geilenkirchen.

Geiger, Klaus, Prof. Dr. med., Anästh. (74), leit. Oberarzt u. Stellvertret. Dir. d. Inst. f. Anästh. u. Reanimat. an d. Fak. f. Klin. Med. Mannheim d. Univ. Heidelberg, Theodor-Kutzer-Ufer, D-6800 Mannheim 1; Waldblick 7, D-6906 Leimen 2. – * 19. 11. 40 Bamberg. – **STE:** 66 Tübingen, **Prom:** 67 Tübingen, **Habil:** 79 Heidelberg. – **WG:** 68–71 Anästh. Basel (Hügin), 72/73 Op. Intensivmed. Basel (Allgöwer), 73–77 Anästh. Beth Israel Hosp. Boston (Hedley-Whyte), 73–77 Instructor in Anaesth., Harvard Med. School Boston, 75 Federation Licensing Examination (Ame-rik. Approb.) Boston, seit 77 Anästh. Mannheim (Lutz). –

H: European advances in Intensive care, IAC, Little, Brown and Co. Boston, Mass./USA 1983. – **BV:** Respiratory exchange values (mit Laasberg u. Hedley-Whyte), in: Human Health and Disease, Ed. Altmann and Katz, Biological Handbooks II, FASEB, Bethesda, Maryland 1977. – The influence of upper and lower abdominal surgery on postoperative liver enzyme changes and protein metabolism during total parenteral nutrition (mit Georgieff, Bratsch, Lutz, Haux u. Frey), in: Recent Advances in Clinical Nutrition, Vol. I, Ed. Howard and Baird Libbey London 1981. – Hämodynamische Veränderungen in der Lungenstrombahn bei Sepsis (mit Bethke, Nebel, Vins u. Lutz), in: Anästh. Intensivmed., Ed. Haid u. Mitterschiffthaler, Bd. 143, Springer Berlin, Heidelberg, New York 1981. – Problems with equipment in oxygen ther. (mit Hedley-Whyte), in: Internat. Anesth. Clinics, Vol. 20, Ed. Rendell-Baker, Little Brown Boston 1982. – Differential lung ventilation, in: ebd., Vol. 21, Ed. Geiger, 1983. – Trauma specific nutritional support ther. (mit Georgieff), in: ebd., Vol. 21, Ed. Geiger, 1983. – Respiratory Distress (mit Lisbon, Hall, Malhotra u. May), in: Emergency Med., Ed. May, John Wiley and Sons, Inc. Publishers New York 1984. – Anästh. Praxis, hrg. Lutz, Springer Berlin, Heidelberg, New York 1984. – Pre- and postop. considerations (mit Hedley-Whyte), in: Bronchial asthma, mechanisms and therapeutics, 2nd Ed., Weiss, Segal and Stein, Little Brown Boston 1985. – Clinical application of computer systems in critical care (mit Lutz), in: Computers in Critical Care and Pulmonary Med., Ed. Osswald, Springer Berlin, Heidelberg, New York 1985. –

ZV: D. Einfluß eines verlängerten Inspiriums bei Beatmg. wegen respirat. Insuffizienz (mit Wolff), Thoraxchir. 21 (1973). – Neue Aspekte d. Beatmungstechnik (mit Wolff u. Nosbaum), Therwoche 24 (1974). – Unterschiedl. Reakt. von Kapazitäts- u. Widerstandsgefäßen d. Katze auf Katecholamine (mit Müller), Z. Kardiol. 63 (1974). – Fate of aerosolized L-dipalmitoyl lecithin in the rat (mit Gallagher, Hedley-Whyte, Warsow u. Merrill), Physiol. 17 (1974). – Cellular distribution and clearance of aerosolized dipalmitoyl lecithin (mit Gallagher and Hedley-Whyte), J. Appl. Physiol. 39 (1975). – Distribution of 9-10-^{3}H) dipalmitoyl lecithin (DPL) in rat lung (mit Easton, Gallagher and Hedley-Whyte), Physiologist 20 (1977). – Lecithin synthesis of isolated type II alveolar cellsduring phagocytosis (mit Lynch, Gallagher, Easton and Hedley-Whyte), Fed. Proc. 37 (1978). – Weaning vom Respirator, Z. prakt. Anästh. 13 (1978). – Hämodynam. Veränderg. während künstl. Beatmg. mit u. ohne positiv endexspir. Druck bei respirat. Insuffizienz, ebd. 13 (1978). – Postop. liver enzyme changes and protein metabolism – comparison of upper and lower abdominal surgery (mit Georgieff, Bratsch u. Lutz), J.P.E.N. 3 (1979). – Carbohydrate-, electrolyte-, nitrogen- and waterbalance postoperatively – differences

77

between pre- and postop. beginning of total parenteral nutrition (mit Georgieff, Bethke u. Lutz), ebd. 3 (1979). – D. postop. Verhalten leberspezif. Enzyme u. d. Proteinstoffwechsels nach unterschiedl. intraabdom. Eingr. u. Ernährungsregimen (mit Georgieff, Bethke, Bratsch, Haux, Storz, Raute, Barth u. Lutz), Ernährung 4 (1980). – Depressed phagocytic activity of leucocytes during increased phospholipid metabolism of type II alveolar cells (mit Lynch and Hedley-Whyte), Fed. Proc. 39 (1980). – Unterschiede im postop. Stoffwechselverhalten bei prä- u. postop. Beginn d. totalen parenteral. Ernährg. – II. Mitt. (mit Georgieff, Kattermann, Storz, Bethke u. Lutz), Z. Ernährungswiss. 19 (1980). – Lung uptake of dipalmitoyl lecithin and ultrastructural distribution (mit Easton, Gallagher and Hedley-Whyte), J. Ultrastruct. Res. – Atemwegsdruck und sein Einfluß auf andere Organe, Anästh. Intensivmed. 25 (1984). – Krit. Wertg. d. Beatmg. mit PEEP bei einseit. Lungenerkrankungen, Intensiv- und Notfallmed. Karger Basel 1984.

Geisler, Monika, Dr. med., Anästh. (70), niedergel. Anästh., tätig in d. Privkl. Dr. Haas, Richard Wagner Str. 19, D-8000 München 2; Wasserturmstr. 9, D-8000 München 82. – * 13. 5. 34 Berlin. – **StE:** 58 Bonn, **Prom:** 59 Bonn. – **WG:** Anästh. Bonn, München, Mayo Clinic Rochester, Minn.

Geisweid, Gisela, Dr. med., Anästh. (79), Oberärztin, AnästhAbt. St. Franziskus-Hosp., Kiskerstr. 26, D-4800 Bielefeld 1.

Geldmacher, Horst, Dr. med., Anästh. (73), ermächtigter Anästh. in d. Paracelsus-Kl., Am Natruper Holz 69, D-4500 Osnabrück; Vorderhall 2, D-4500 Osnabrück. – * 31. 10. 38 Witten. – **StE:** 67 Hamburg, **Prom:** 72 Hamburg.

Gemperle, Marcel, Prof. Dr. méd., Anästh. FMH (62), Directeur du Dépt. d'Anesth., Hôp. cantonal univ. de Genève, CH-1211 Geneve 4; F-74160 Bossey. – * 21. 3. 30 Müllheim/Suisse. – **StE:** 56 Zürich, **Prom:** 62 Zürich, **Habil:** 68 Genève. – **WG:** Assistanat et chef de clinica à l'Inst. univ. d'Anesth. Zürich (Hossli) et Médecine interne Zürich (Rossier). – H: Collaborateur à „Der Anästhesist", „Anästh. u. Intensivmed." (Springer Berlin, Heidelberg, New York, Tokyo) et à „Infusionsther." (Karger Basel, New York). – **BV:** La neuroleptanalgésie, Huber Bern 1970. – **ZV:** Plus que 120 publ.

Gencel, Sabri Altay, Anästh. (Türkei 73, Deutschland 78), Chefarzt d. AnästhAbt. am Krskrh., Bleekerstr. 3–5, D-2082 Uetersen; Reeperbahn 7, D-2082 Uetersen. – * 1. 4. 43 Eskisehir/Türkei. – **StE:** 68.

Genswein, Rudolf, Dr. med., Anästh. (71), Oberarzt d. AnästhAbt. d. Krskrh. am Plattenwald, D-7107 Bad Friedrichshall; Schafgrube 10, D-7107 Bad Friedrichshall. – * 20. 5. 37 Konstanz.

Gerber, Ernst, Dr. med., Anästh. (74), Chefarzt d. Allg. AnästhAbt. d. Krskrh., Kanzmattstr. 2, D-7640 Kehl am Rhein; Dr. Rosenthal-Weg 18, D-7640 Kehl. – * 20. 2. 37 Kiel. – **StE:** 68 Frankfurt/M., **Prom:** 68 Frankfurt/M. – **WG:** 69/70 Unf.Chir. Frankfurt/M. (Junghanns), 70/71 Anästh. Offenburg (Langer), 71–74 Anästh. Offenburg (Hassenstein), 74–76 Oberarzt d. Allg. AnästhAbt. Krskrh. Offenburg (Hassenstein), seit 76 Chefarzt d. Allg. Anästh Abt. Krskrh. Kehl.

Gerber, Heinrich, Dr. med., Anästh. (82), Anästh.-Oberarzt an d. Städt. Krankenanst., Hirschlandstr. 97, D-7300 Eßlingen; Paul-Gerhardt-Str. 3, D-7300 Eßlingen. – * 10. 3. 46 Hindelang. – **StE:** 75 Heidelberg, **Prom:** 77 Heidelberg.

Gerber, Helmut Richard, Dr. med., Anästh. (74 Amer. Board of Anesth., 76 Deutschland), Stellvertret. Vorsteher d. Dept. Anästh. am Kantonsspit., Univ. Basel, CH-4031 Basel; Glaserbergstr. 45, CH-4056 Basel. – * 26. 12. 41 Kirchheim/Teck. – **StE:** 67 Tübingen, **Prom:** 71 Tübingen.

Gerbershagen, Hans-Ulrich, Prof. Dr. med., Anästh. (70), Dir. d. Mainzer Schmerzzentrums, Auf d. Steig 14–16, D-6500 Mainz, Tel: 06131/83 80; Kakteenweg 6, D-6500 Mainz-Finten. – * 12. 11. 37 Siegen. – **StE:** 62 Marburg, **Prom:** 63 Marburg, **Habil:** 72 Mainz.

Gerig, Hansjörg, Dr. med., Anästh. FMH (80), leit. Arzt am Inst. f. Anästh. (Kern) d. Kantonsspital, CH-9007 St. Gallen.

Gerigk, Volker, Dr. med., Anästh. (75), Oberarzt an d. Kl. f. Anästh. u. op. Intensivmedizin d. Krh. d. Landkrs. Peine, Virchowstr. 8, D-3150 Peine; Eichendorffstr. 18, D-3150 Peine. – * 15. 4. 40 Peine. – **StE:** 69 Göttingen, **Prom:** 70 Aachen.

Gerstein, Jutta, Dr. med., Anästh. (75), Anästh.-Oberärztin an d. BG-Unfallkl., Rosenauer Weg 95, D-7400 Tübingen; Dornäckerweg 59, D-7400 Tübingen. – * 23. 8. 44 Tübingen. – StE. u. Prom: 69 Tübingen. – WG: Anästh. 71–73 Tübingen (Clauberg), 73/74 Reutlingen (Seybold), seit 74 Anästh.-Oberärztin d. BG-Unfallkl. Tübingen (Clauberg). –
ZV: Unfallchir. beim alten Menschen aus anästh. Sicht (mit Clauberg), act. traumatol. 1971. – Ergebnisse mit der intraven. Regionalanäsz. u. d. Plexusanäsz. zur Schmerzausschaltung an d. oberen Extremität (mit Clauberg u. Nufer), ebd. 1977. – Intensivther. bei ateminsuff. Tetraplegikern (mit Clauberg), Therapiewoche 23 (1973). – Langzeiterfahrungen mit der Plexus-Anäsz. (mit Hofmann-v. Bandel, Kleber-Baumann u. Clauberg), act. Traumatolog. 1984.

Gesing, Herbert, Dr. med., Anästh. (73), Chefarzt d. AnäszAbt. am Krskrh., Gartenstr. 21, D-7180 Crailsheim; Krebsbrückle 8, D-7180 Crailsheim. – * 27. 4. 41 Gießen. – StE: 67 Hamburg, Prom: 70 München. – WG: 73/74 Leit. d. Referats Anäsz. ICI-Pharma, Plankstadt, 74/75 Oberarzt d. Anäsz Abt. Schwäb. Hall einschl. Krskrh. Crailsheim, seit 76 Chefarzt in d. AnäszAbt. d. Krskrh. Crailsheim.

Geusau, Ferdinand, Dr. med., Anästh. (62), Primararzt d. AnäszAbt. d. Krh. d. Barmh. Brüder, Kajetanerpl. 1, A-5020 Salzburg; Eschenbachgasse 25, A-5020 Salzburg. – * 18. 8. 23 Salzburg. – StE. u. Prom: 54 Innsbruck. – WG: 59–62 Anäsz. Graz (Edlinger).

Geyr, Petra v., Dr. med., Anästh. (80), selbst. Anäsz., Blitzweg 11/13, D-3550 Marburg; Zum Elnhäuser Grund 14, D-3550 Marburg. – * 2. 10. 49 Bad Sooden-Allendorf. – StE. u. Prom: 74 Marburg. – WG: 75/76 Anäsz. Frankenberg (Wolff), 76–84 Anäsz. Marburg (Lennartz).

Ghamarian, Djalil, Dr. med., Anästh. (74), Anästh.-Oberarzt am Unfallkrh., Blumauerplatz 1, A-4020 Linz; Langothstr. 7, A-4020 Linz. – * 21. 3. 38 Mesched/Iran. – StE. u. Prom: 66 Innsbruck. – WG: 70 Anäsz. Linz (Bergmann).

Ghazwinian, Rafat, Dr. med., Anästh. (74), 1. Oberarzt an d. Abt. f. Anäsz. u. Intensivmedizin am Krskrh., Dr. Geldmacher Str. 20, D-4047 Dormagen 1; Elsa-Brandström-Str. 19, D-4047 Dormagen 1. – * 29. 7. 41 Teheran. – StE. u. Prom: 68 Wien. – WG: 71–74 Anäsz. Düsseldorf (Zindler), 74–80 Leit. Arzt f. Anäsz. u. Intensivmedizin am Herzzentrum Teheran, seit 80 1. Oberarzt f. Anäsz. u. Intensivmedizin am Krskrh. Dormagen (Siepmann).

Gherbali, Ivrii, Dr. med., Anästh. (67 Rumänien, 81 Deutschland); Zollernstr. 40, D-4600 Dortmund 70. – * 15. 9. 36. – StE. u. Prom: 60 Bukarest. –
HG: Akupunktur, Schmerzther., Laserbestrahl.

Gho, Paul, Dr. med., Chefarzt d. AnäszAbt. am St.-Vinzenz Hosp., St. Vinzenz-Str. 1, D-4840 Rheda-Wiedenbrück; Krumholz-Str. 8, D-4840 Rheda-Wiedenbrück. – * 22. 2. 41 Indonesien. – StE: 67 Düsseldorf, Prom: 71 Düsseldorf.

Gies, Bernhard, Dr. med., Anästh. (75), leit. Arzt d. AnäszAbt. am Ev. Elisabeth-Krh., Theobaldstr. 12, D-5500 Trier; Kreuzflur 18 a, D-5500 Trier. – * 18. 6. 39 Saarbrücken. – StE. u. Prom: 66 Freiburg. – WG: 68 Klin. Psychiatrie/Max-Planck-Inst. München, 69 Exp. Neurophysiol./Max-Planck-Inst. München u. Mailand, 70/71 Intensivstat. d. Neurochir. Gießen, 71–74 u. 75–77 Anäsz. Freiburg (Wiemers), 74/75 Anäsz. Karolinska-Krh. Stockholm (Norlander), 77 Oberarzt AnäszAbt. Chiemsee-Kl. Prien, seit 78 leit. Arzt AnäszAbt. Ev. Elisabeth-Krh. Trier. –
BV: D. EEG bei Probanden-Nark. u. kontinuierl. EEG-Frequenz-Analyse (EISA) während Op. unter Ethrane (mit Scholler u. Gerking), in: Ethrane, hrg. Lawin u. Beer, Anäsz. u. Wiederbeleb., Bd. 84 (1974). – Narkose-EEG und kontinuierl. EEG-Frequenz-Analyse (EISA) bei NLA-, Halothane- und Ethrane-Narkosen (mit Scholler u. Wiemers), in: Anäsz. und ZNS, hrg. Bergmann u. Blauhut, Anäsz. u. Wiederbeleb., Bd. 90, Springer Berlin, Heidelberg, New York 1975.

Gilhofer, Christiana, Dr. med., Anästh. (81), Oberarzt am Inst. f. Anäsz. d. Landeskinderkrh., Krankenhausstr. 26, A-4020 Linz; Weingartshofstr. 16, A-4020 Linz. – * 31. 8. 46 Linz. – StE. u. Prom: 74 Innsbruck.

Gilly, geb. Festner, Theodora, Dr. med., Anästh. (56), Oberarzt an d. AnäszAbt. d. Kaiser-Franz-Josef-Spitals d. Stadt Wien, Kundratstr. 3, A-1100 Wien; Schönbrunnerstr. 249/14, A-1120 Wien. – * 16. 9. 24 St. Georgen. – StE. u. Prom: 50 Wien. – WG: Anäsz. Wien (Mohelsky, Mayrhofer).

Gilsbach, Elvira, Anästh. (78), Anäsz. (Funktionsleit.) in d. HNO-Univkl., Hugstetter Str., D-7800 Freiburg; Kandelstr. 18, D-7801 Umkirch. – * 16. 3. 45 Kaiserslautern. – StE: 70 Homburg/Saar. – WG: 72/73 Gyn. Neunkirchen (Loskant), 73–76 Anäsz. Gießen (L'Allemand), seit 76 Anäsz. Freiburg (Wiemers).

Gitinaward, Reza, Prim., Dr. med., Anästh., leit. Anästh. am Krh., A-2410 Hainburg/Donau; Brunnenstr. 4/11, A-2410 Hainburg/D. – * 1. 7. 41 Teheran. – StE. u. Prom: 71 Wien. – WG: 76–79 Anästh. Wien (Mayrhofer).

Glausch-Wild, Monika, Dr. med., Anästh. (78), Anästh.-Oberärztin an d. Berufsgenossenschaftl. Unfallkl., Prof. Küntscherstr. 8, D-8110 Murnau; Brunnenanger 17, D-8110 Murnau-Riedhausen. – * 15. 1. 47 Berlin. – StE. u. Prom: 73 Berlin. – WG: 74 Chir. Hof (Dressler), 74/75 Anästh. Offenbach (Langer), 75–77 Anästh. Hanau (Hennes), seit 77 Anästh. Murnau (Mühlbauer).

Gloeckner, Reiner-Joachim, Dr. med., Anästh. (77), leit. Arzt d. AnästhAbt. am Städt. Krh., Lautenthaler Str. 99, D-3370 Seesen; Uhlandstr. 17, D-3370 Seesen. – * 23. 3. 42 Berlin. – StE: 70 Kiel, Prom: 72 Kiel. – WG: 71–73 Chir. Eckernförde (Seyler), Anästh. 73–75 Rendsburg (Tiedemann), 75–77 Eckernförde (Rieter). –
ZV: Kehlkopfatresie – selt. Intubationshindernis bei Säuglingsreanimation, Intensivmed. prax. 2 (1980). – Erfahrg. mit d. ESA in d. Bauchchir., anästh. prax. 14 (1977/78).

Glowacki, Elzbieta, Anästh. (84), Oberärztin an d. AnästhAbt. d. St. Marien-Hosp., Mühlenstr. 5–9, D-4650 Gelsenkirchen-Buer; Siepen-Str. 1a, D-4650 Gelsenkirchen-Buer. – * 28. 6. 51 Stettin. – StE: 75 Posen. – WG: Anästh. Herten (Langer), seit 84 Oberärztin AnästhAbt. St. Marien-Hosp. Gelsenkirchen-Buer (Tudosie).

Glowienka, Barbara, Dr. med., Anästh. (78), Störmerweg 14, D-2057 Reinbek, Tel. 040/7225308. – * 14. 11. 45. – StE. u. Prom: 71 Hamburg.

Göb, Erwin A., Dr. med., Anästh. (79), Anästh. am Inst. f. Anästh. d. Dtsch. Herzzentr., Lothstr. 11, D-8000 München 2; Herzog-Maximilian-Weg 42, D-8011 Kirchheim. – * 15. 11. 46 Schweinfurt. – StE: 72 Würzburg, Prom: 76 München. – WG: Anästh. 74–78 München (Doenicke), seit 78 Dtsch. Herzzentr. München (Richter). –
ZV: Treatment of hypertension in coronary bypass surgery – clinical experience with urapidil (mit Barankay u. Richter), Arzneim.-Forsch./Drug Res. 31 (1981). – Control of hypertension during cardiopulmonary bypass with urapidil and phentolamine (mit Barankay u. Richter), ebd. 31 (1981). – D. Anwendg. d. kombin. Elektrostimulations-Analgesie-Verfahrens in d. Herzchir. (mit Richter), SÄB 10 (1981). – Hämodyn. Wirkg. d. Anästheinleitg. m. Midazolam-Fenta-

nyl b. Pat. m. koron. Herzerkrankg. – Bolus oder Perfusorapplik.? (mit Barankay, Späth u. Richter), Anästhesist 31 (1982). – Haemodynamics and myocardial oxygen demand using various combinations of midazolam, ketamine and fentanyl for coronary artery bypass surgery (mit Barankay, Späth u. Richter), Anaesth., Summaries (1982). – Induction and maintenance of anaesth. with midazolam-fentanyl-ketamine in pat. with coron. art. disease – study on haemodynamics and myocardial oxygen demand (mit Barankay, Späth u. Richter), ebd. (1982). – Hämodyn. orientierte Dosisfindg. für Midazolam-Fentanyl bei koronarchir. Eingr. (mit Barankay u. Richter), Anästhesist 32 (1983). – Erfahrg. mit einem neuen EEG-Spektralanalysator in d. Herzanästh. (mit Barankay, Späth, Dietrich, Kunkel u. Richter), 2. Internat. Symp. Erlangen, Mai 1984 (im Druck).

Göbel, Ernst A., Dr. med., Anästh. (74), Chefarzt d. Abt. f. Anästh. u. op. Intensivmed. d. Städt. Krankenanst., Dr.-Ottmar-Kohler-Str. 2, D-6580 Idar-Oberstein, Tel: 06781/661; Heideweg 17, D-6580 Idar-Oberstein, Tel: 06781/28313. – * 23. 12. 40 Bildstock/Saar. – StE: 67 Mainz, Prom: 73 Hamburg. – WG: 69–72 Anästh. Bremerhaven (Warncke), 72/73 Marine-Sanitätsstaffel Bremerhaven, 73–79 Anästh. Koblenz (Gött), seit 79 Chefarzt d. Anästh. d. Städt. Krankenanst. Idar-Oberstein. –
ZV: Diagnose: Akute, erworbene Gerinnungsstörg. ohne großes Labor u. ihre Therapie, Anästhesist 25 (1976). – Anästh. Gesichtspunkte bei d. Katheterembolisation zur permanenten Okklusion d. Nierenarterie (mit Gött u. a.), Anästhesist 27 (1978). – Kreislaufstillstand, Ursache, Diagnose, Sofortmaßnahmen, Z. Alt. Med. 55 (1979). – Tetracyclininduzierte Ateminsuffizienz, Münch. Med. Wschr. 123 (1981).

Godenschweger, Ingrid, Dr. med., Anästh. (76), Anästh. an d. Zentr. AnästhAbt. d. Krskrh. Osterode am Harz, Dr. Hermannes-Weg 1, D-3420 Herzberg am Harz; Quellenweg 15, D-3360 Osterode am Harz. – * 3. 9. 43 Berlin. – StE: 70 Berlin, Prom: 73 Berlin. – WG: 71–75 Anästh. Pasewalk (Knape), 75–79 Oberärztin, AnästhAbt. Marien-Hosp. Herne (Arlt), 79–82 Anästh. Krskrh. Osterholz-Scharmbeck (Horn), seit 84 Anästh. Krskrh. Osterode. –
ZV: Unverträglichkeitsreakt. nach Infus. kolloid. Volumen-Ersatzmittel während d. Nark., Fortschr. Med. 96 (1978).

Goedecke, Rainer, Dr. med., Anästh. (76), niedergel. Anästh. in Gemeinschaftspraxis – eig. op. Zentrum, Schmerztherapie –, Emmeransstr. 9, D-6500 Mainz; Albanusstr. 49, D-6500 Mainz-Bretzenheim. – 30. 5. 41 Trier. – StE: 69 Mainz, Prom: 73 Mainz. – WG: 71/72 Chir., 73–83 Anästh. Mainz (Frey), seit 83 niedergel. Anästh.

Goeke, Hildburg, Dr. med., Anästh. (75), Oberärztin an d. AnästhAbt. d. Stadtkrh., Jakob-Henle-Str. 1, D-8510 Fürth; Luzernenweg 2, D-8521 Spardorf. - * 30. 8. 41 Pethau/Zittau. - StE: 67 Erlangen, **Prom:** 67 Erlangen. - **WG:** 69-71 Chir. Erlangen (Hegemann), seit 71 Anästh. Stadtkrh. Fürth (Röllinger).

Goette, Albert, Dr. med., Anästh. (82), 1. Oberarzt d. AnästhAbt. am St. Vincenz Krh., Am Busdorf 2-4a, D-4790 Paderborn; Augsburger Weg 102, D-4790 Paderborn. - * 27. 4. 47 Höxter. - StE: 76 Göttingen, **Prom:** 80 Göttingen. - **WG:** 77 Urol. Höxter (Embach), 77-81 Anästh. Minden (Nolte), seit 81 1. Oberarzt d. AnästhAbt. St. Vincenz Krh. Paderborn (Feldmann u. Kathke).

Goetz, Elisabeth, Dr. med., Anästh. (61), im Ruhestand; Friedberger Landstr. 307, D-6000 Frankfurt 60. - * 23. 7. 20. - StE. u. **Prom:** 50 Frankfurt.

Goharian, Gholam-Reza, Dr. med., Chir. (68), Anästh. (73), Chefarzt d. Abt. f. Anästh. u. Intensivmed. am Christl. Krh., D-4750 Quakenbrück; Brookstr. 5, D-4572 Essen/Oldenburg. - * 23. 5. 35 Meche/Iran. - StE. u. **Prom:** 60 München. - **WG:** 62-68 Chir. Stuttgart, 68-70 Chir.-Oberarzt in Waldniel, 70-74 Assist. u. Oberarzt in d. AnästhAbt. d. Lukaskrh. Neuss, 74-78 Oberarzt d. AnästhAbt. d. Marien-Hosp. Aachen, seit 78 Chefarzt d. Abt. f. Anästh. u. Intensivmed. im Christl. Krh. Quakenbrück.

Gohla, Juliane, Dr. med., Anästh. (73), leit. Anästh. am Städt. Krh., Krankenhausstr., D-5138 Heinsberg. - StE: 65 Düsseldorf, **Prom:** 68 Düsseldorf. - **WG:** u. a. Anästh. Aachen (Kalff).

Goldenfeld, Ludwig, Dr. med., Päd. (63 UdSSR), Anästh. (72 UdSSR, 78 Deutschland), leit. Arzt d. AnästhAbt. am Krskrh., Emser Str. 29, D-6208 Bad Schwalbach; Adolfsecker Weg 47, D-6208 Bad Schwalbach. - * 26.10. 36 Lustdorf bei Odessa/UdSSR. - StE: 63 Lwow (Lemberg), **Prom:** 84 Mainz.

Gombotz, Hans, Dr. med., Anästh. (81), Anästh. in Herzanästh. am Inst. f. Anästh. d. LKH, A-8010 Graz; Klosterwiesgasse 67/22, A-8010 Graz. - * 23. 10. 48 Feldbach. - StE. u. **Prom:** 74.

Göpfert, Wolfgang, Anästh. (76), Chefarzt d. Anästh. am Krskrh., Am Greinberg 25, D-8703 Ochsenfurt. - * 9. 3. 40 Wertheim/Main. - StE: 69 Münster.

Gorfinkel, Mark, Dr. med., Anästh. (68 UdSSR, 79 Deutschland), Oberarzt d. AnästhAbt. am St. Elisabethen-Krh., Ginnheimer Str. 3, D-6000 Frankfurt; Marbachweg 322, D-6000 Frankfurt. - * 6. 9. 36 Dsersinsk. - StE: 60 Minsk, **Prom:** 70 Minsk. - **WG:** 60-63 Gyn. Narowlja/UdSSR (Dunajewskij), Anästh. 63-72 Minsk/UdSSR (Kljawsunik), 72-74 Tzrifin/Israel (Halpern), 74-76 Tel-Aviv (Hirsch), seit 76 Frankfurt (Flerow). -
HG: Ateminsuffizienz.

Gorgaß, Bodo, Dr. med., Anästh. (75), Chefarzt d. Abt. Anästh. u. Intensivmedizin an d. St. Lukas-Kl., Schwanenstr. 132, D-5650 Solingen-Ohligs; Beethovenstr. 60, D-5657 Haan. - * 19. 10. 40 Wiesbaden. - StE: 69 Hamburg, **Prom:** 70 Hamburg. - **WG:** 70-79 Anästh. Bwkrh./Univ. Ulm (Ahnefeld). -
BV: Der Rettungssanitäter (mit Ahnefeld), Springer Berlin, Heidelberg, New York 1980. -
ZV: Zahlr. Publ. über Probl. des Rettungswesens, der Notfall- und Katastrophenmedizin, der Aus- und Fortbildung von Rettungssanitätern.

Göroglu, Muharrem, Dr. med., Chir. (68), Anästh. (70), 1. Oberarzt d. AnästhAbt. am St. Bernward-Krh., Treibe-Str. 9, D-3200 Hildesheim; Am Probsteihof 35, D-3200 Hildesheim. - * 10. 8. 30 Türkei. - StE. u. **Prom:** 58 Istanbul. - **WG:** 61-63 Chir. Bremen-Nord (Scheringer), 63/64 Chir. Celle (Dralle), 64/65 Anästh. Celle (Sickel), 65/66 Unfall.Chir. Celle (Probsthain), 66-68 Chir. Salzgitter (Ostapovicz), 68-71 Anästh. Hannover (Uter), seit 74 Anästh. Hildesheim.

Gorzedowski, Wieslaw, Anästh. (67), Chir. (71), Anästh. an d. Abt. f. Anästh. u. Intensivmedizin am Dreieichkrh., D-6070 Langen; Röntgenstr. 13, D-6070 Langen. - * 13. 1. 33 Wojciechow. - StE: 62.

Gösseln, Hans-Henning v., Dr. med., Anästh. (75), Oberarzt d. zentr. AnästhAbt. d. Städt. Kl. d. Landeshauptstadt Hannover (Krh. Siloah), Rösebeckstr. 15, D-3000 Hannover; Gartenhof 15, D-3005 Hemmingen 1. - * 13. 11. 45 Hannover. - StE: 70 Göttingen, **Prom:** 71 Göttingen. - **WG:** 71-73 Anästh. Hannover (Suhayda), 73-75 Anästh. Hannover (Kirchner), seit 76 Anästh. Zentr. AnästhAbt. Städt. Kl. Hannover (Uter), seit 77 Anästh.-Oberarzt im Krh. Nordstadt.

Gossow, Ursula, geb. Muser, Dr. med., Anästh. (66), Fachanästh. an d. Semmelweis-Frauenkl., Bastien-Gasse, A-1180 Wien; Salmannsdorfer-Str. 4, A-1190 Wien. - * 11.12. 37 Engen. - StE: 61 Freiburg, **Prom:** 66 Freiburg. - **WG:** 64/65 Chir. Köln-Lindenthal (Heberer), 65-67 Anästh. Köln-Lindenthal (Eberlein), 68 Pharmak. Freiburg (Hahn), 69-72 Anästh.

Freiburg (Wiemers), 73–77 Belegärztin f. Anästh., Kinderkrh. St. Hedwig Freiburg, seit 84 Fachanästh. i. d. Semmelweis-Frauenkl. Wien.

Goth, Hans-Henning, Dr. med., Anästh. (71), leit. Oberarzt d. AnästhAbt. Holwede- u. Celler Straße d. Städt. Klinikums, Celler Str. 38, D-3300 Braunschweig; Wiener Str. 2, D-3300 Braunschweig. – * 23. 5. 37 Braunschweig. – **StE:** 64 Kiel, **Prom:** 73 Kiel. – **WG:** 66–68 Anästh. Braunschweig (Müller), 68/69 Chir. Braunschweig (Alnor), seit 69 Anästh. Braunschweig (Bickel).

Gött, Ulrich, Prof. Dr. med., Anästh. (59), Chefarzt d. Anästh. u. Intensivmed. am Städt. Krh. Kemperhof, Akad. Lehrkrh. d. Univ. Mainz, D-5400 Koblenz; Winningerstr. 41 a, D-5400 Koblenz-Metternich, Tel: 0261/22372. – * 18. 10. 23 München. – **StE. u. Prom:** 51 Bonn, **Habil:** 64 Bonn. – **WG:** 51–54 Chir. Bonn (v. Redwitz, Gütgemann), 54/55 Anästh. Basel (Hügin), 55–59 Anästh. Bonn, 59–69 Leit. d. AnästhAbt. d. Neurochir. Kl. Bonn, seit 69 Chefarzt d. Anästh. u. Intensivmed. am Städt. Krh. Kemperhof, Koblenz. – **BV:** Spez. Probl. d. Anästh. in d. Neurochir., in: Lehrbuch d. Anästh. u. Wiederbelebung, hrg. Frey, Hügin u. Mayrhofer, Springer Berlin, Heidelberg, New York 2.–5. Aufl. 1971, 72, 77 u. 82. – Intraven. Fettinfusionen, in: Parent. u. Sonderernährung 11, Steinkopff Darmstadt 1962. – Klin., radiol. u. anästh. Aspekte d. Hirntodes bei traumat. Hirnschädigg. u. intrakran. Drucksteigerungen (mit Wappenschmidt u. Wüllenweber), in: Der Hirntod, Thieme Stuttgart 1969. – Zentr. Atemstillstand, eine ärztliche Konfliktsituation, in: Fortschr. auf dem Gebiet der Neurochir., Hippokrates Stuttgart 1970. – Plasmakatecholaminveränderungen bei versch. Anästhtechniken (mit H. Klensch), in: Neue klin. Aspekte der NLA, Schattauer Stuttgart, New York 1970. – Auswirkg. hyperbarer O_2-Beatmung beim Hirnoedem und bei Hirngefäßprozessen, in: Diagnostik u. Ther. der zerebralen Gefäßverschlüsse, Thieme Stuttgart 1971. – **ZV:** Maßnahmen z. Wiederbelebg. durch d. prakt. Arzt u. im kleinen Krh., Landarzt *34* (1958) u. Saarländ. Ärzteblatt 1958. – Curarsierg. u. Dauerbeatmg. z. Behandlg. d. schweren Tetanus, Ärztl. Wschr. *13* (1959). – Einige Bemerkg. z. Prognose d. Tetanus (mit Indahl), Langenbecks Arch. klin. Chir. *288*(1958). – Z. Anästh. mit Cyclohexylaminen, Anästhesist *9*(1960). – Kreislaufuntersuchung. unter d. Bedingg. v. Narkose u. künstl. Blutdrucksenkg. (mit Klensch), ebd. *10* (1961). – Kreislaufanalysen b. künstl. Hypothermie (mit Klensch u. Felderhoff), Pflügers Arch. Physiol. *272*(1960), Anästhesist *10*(1961). – Ballistograph. Untersuchg. am anästh. Menschen, Proc. 2nd Europ. Symposion Ballistography, 1961. – Erfahrg. mit parenteral. Fettzufuhr, Chirurg *33*(1962). – Erfahrg. mit Harnstoff als hirndrucksenk. Substanz (mit Grote u. Wüllenweber), Langenbecks Arch. klin. Chir. *299*

(1962). – Neuroleptanalg. bei neurochir. Indikationen, Proc. 1. Europ. Kongr. Anästh., Wien 1962. – Möglichkeiten extrakorp. Hirndurchströmg. f. d. Neurochir., Proc. 1. Europ. Kongr. Anästh., Wien 1962. – Klin. Erfahrg. mit d. selekt. tiefen Hirnhypothermie, Proc. Boerhaave Cursussen, Leiden 1963. – The interpretat. of Ballistocardiograms of patients in hypothermia (mit Josenhans), Proc. V. ann. meeting Canad. Fed. Biological, Quebec 1962. – Experiences with extracorp. select. brain hypothermia (mit Röttgen), Excerpta med. *60*(1963). – Methodik u. Erfahrg. mit d. selekt. extrakorp. Hirnkühlung für neurochir. Op., Fortschr. Med. *83* (1965). – Behandlg. d. posttraumat. Hirnoedems, anästh. prax. *4*(1966). – Circulatory reactions during and after intracran. op. and their relation to the serum catecholamine levels, Excerpta med. Internat. Congr. series No. 242 (1970). – Liquor-Adrenalin und -Noradrenalin im Operationsstreß (mit Klensch), Klin. Wschr. *48*(1970). – Besonderheiten d. Anästh. in d. Neurochir., anästh. prax. *6* (1971). – Kasuistik d. enterogenen, nichttraumat. Gasoedeminfektionen durch Clostridium septicum (mit Werner u. Rintelen), Z. med. Mikrobio. u. Immunol. *156*(1971).

Gottfried-Pöschl, Margot, Dr. med., Anästh. (82), Anästh. an d. Zentr. AnästhAbt. d. St. Markuskrh., Wilh.-Epstein-Str. 2, D-6000 Frankfurt/M. 50; Lorsbacher Str. 20 B, D-6234 Hattersheim. – * 30. 8. 50 Illertissen. – **StE:** 75 Mainz, **Prom:** 81 Mainz. – **WG:** 77/78 Inn. Warstein (Rother), seit 78 Anästh. Frankfurt (Kronschwitz).

Gottschalk, Karin, Dr. med., Anästh. (74), Chefärztin f. Anästh. u. Intensivmedizin an d. Kl., Kurt-Lindemann-Weg 10, D-7145 Markgröningen.

Gottschall, Volkmar, Dr. med., Anästh. (71), Chefarzt d. AnästhAbt. am Städt. Krh., Spitalstr. 25, D-7850 Lörrach.

Götz, Dagobert, Dr. med., Anästh. (79), Chefarzt d. AnästhAbt. am Krskrh., Dingolshäuser Str. 5, D-8723 Gerolzhofen, Tel: 09382/6010; Berliner Str. 83, D-8323 Gerolzhofen, Tel. 09382/6343. – * 22. 12. 46 Bad Kissingen. – **StE:** 72 Würzburg, **Prom:** 73 Würzburg. – **WG:** 73/74 Bw., 75–80 Anästh. Würzburg (Weis), seit 80 Chefarzt d. AnästhAbt. Krskrh. Gerolzhofen.

Götz, Eberhard, Prof. Dr. med., Anästh. (71), Ärztl. Dir. d. Inst. f. Anästh. d. Städt. Kl., – Akad. Lehrkrh. d. Univ. Frankfurt –, Grafenstr. 9, D-6100 Darmstadt; Am Steinernen Kreuz 3, D-6100 Darmstadt 13. – * 11. 5. 38 Darmstadt. – **StE:** 63 Tübingen, **Prom:** 64

Tübingen, **Habil:** 75 München. - **WG:** 66 Anästh. Tübingen (Clauberg), 66-68 Chir. Kinderkrh. an d. Lachnerstr. München (Lutz), 69-76 Anästh. München (Beer), 76-81 Anästh. Münster (Lawin), seit 81 Dir. d. Inst. f. Anästh., Städt. Kl. Darmstadt. - **BV:** Stoffwechselwirkg. v. Ethrane u. Halothan in d. Leber, Anästh. Wiederbeleb., Bd. 84, Springer Berlin, Heidelberg, New York 1974. - Kohlehydrate während Intensivbehandlung, INA, Bd. 17, Thieme Stuttgart 1980. - Anästh. b. kardiochir. Eingriffen, Thieme Stuttgart 1978. - Streßläsionen im Magen-Darm-Trakt, ebd. 1981. - Intraven. Nark. u. Langzeitsedierg., ebd. 1982. - Midazolam in d. Anästh., Ed. Roche Grenzach 1984. - **ZV:** Pentose-Phosphat-Zyklus u. Glykolyse in Erythrozyten (mit Burger, Wagner u. Ueleke), Naunyn-Schmiedebergs Arch. exp. Path. Pharmak. 256 (1967). - Basisdokumentat. f. Nark., Anästh. Informat. 13 (1972). - Herzinsuffizienz, Herzinfarkt, Herzrhythmusstörg. u. Hochdruckkrankheit ebd. - Transfusionshepatitis, Ärztl. Praxis 25 (1973) (mit Schäfer u. Thoma). - Wirkg. v. Fentanyl, Droperidol u. Etomidate in d. Leber, Anästhesist 23 (1974). - Stoffwechselwirkg. halogenierter Kohlenwasserstoffe, Fortschr. Med. 93 (1975). - Wirkg. v. Halothan auf d. Fructosestoffwechsel, Infusionsther. 2 (1975). - Autotransfusion, Z. prakt. Anästh. 11 (1976) (mit Feist, Warth, Baumann u. Becker). - Streßulcus, ebd. 13 (1978) (mit Berndt, Schönleben u. Langhans). - Arbeitsplatz d. Anästh., Medizintechnik 100 (1980). - Osmother. mit Sorbit u. Mannit, Akt. Chir. 15 (1980). - Kugelberg-Welanader-Syndrom, Anästh. Intensivmed. Notfallmed. 15 (1980) (mit Bogosyan). - Hyperkalzämisches Koma, Anästh. 29 (1980) (mit Paravicini u. Loew). - Fettembolie, Act. Anaesth. Belgica 31 (1980) Suppl. (mit Hartenauer). - Diabetes mellitus, diagnostik u. Intensivther. 1 (1982) (mit Puchstein, Dormann u. Thermann).

Götz, Hertha, Dr. med., Anästh. (59), nicht mehr berufstätig; Urbanstr. 104 a, D-7000 Stuttgart 1. - * 11. 11. 17 Pfalzgrafenweiler. - **StE:** 44 Gießen, **Prom:** 59 Tübingen. - **WG:** 56/57 Chir. Tübingen (Dick), 57/58 u. 59 Anästh. Tübingen (Bark), 58 Anästh. Zürich (Hossli), 59 Pharmak. Tübingen (Kiese), 60-82 Leit. d. AnästhAbt. am Krh. Feuerbach, Chir. Kl. d. Bürgerhosp. Stuttgart.

Götz, Stephanie, Dr. med., Anästh. (72), Oberarzt d. Abt. f. Anästh. u. Intensivmedizin am Ev. Lutherkrh., Hellweg 100, D-4300 Essen 14; Holsteinanger 109, D-4300 Essen 15. - * 18. 6. 39 Mönchengladbach.

Gozon, Franz, Dr. med., Anästh. (65), frei niedergel. Anästh., tätig an d. St. Anna-Kl., CH-6000 Luzern; Buggenacher 25, CH-6043 Adligenswil. - * 22. 12. 30 Budapest. - **StE.** u. **Prom:** 55. - **WG:** 57/58 Gyn. Zürich (Held), 58-68 Anästh. Basel (Hügin), 61/62 Anästh. London, seit 68 frei praktiz. Anästh. Luzern. - **BV:** Akutes Abdomen u. Anästh., in: Anästh. Wiederbeleb., Bd. 15, Springer Berlin, Heidelberg, New York 1966. - Störg. d. Säure-Basen-Haushaltes, in: ebd., Bd. 35, 1969. - **ZV:** Verhütg. v. Aspirat. b. geburtshilfl. Eingriffen, Gyn. 1964. - Problèmes posés à l'anesthésiologiste par l'abdomen aigu, Méd. et Hyg. *23* (1965). - Bekämpfg. d. Aspirationsgefahr b. dringl. Op. in Narkose, chir. prax. *9*(1965). - Ist eine Prämedikat. vor amb. Eingr. notwendig?, Z. prakt. Anästh. *2* (1967). - Anästh.-Probl. b. diff. Peritonitis u. Darmverschluß, Anästhesist *16*(1967). - Ursache u. Behandlg. d. Spastizität nach Halothan-Narkosen, ebd. *18* (1969). - Anaesthetic aspects of kidney transplantation in man, Proc. Anaesth. Weltkongr. London 1968.

Grabow, Lutz, Prof. Dr., Anästh. (65), Chefarzt d. zentr. Abt. f. Anästh. u. Intensivmed. an d. Ev. u. Johanniter Krankenanst. Duisburg-Nord/Oberhausen, Mecklenburger Str. 37, D-4100 Duisburg 11. - * 15. 11. 33 Berlin. - **StE.** u. **Prom:** 58, **Habil:** 70 Gießen. - **WG:** 60 Chir. Gießen (Vossschulte), 62/63 Angewandte u. Arbeitsphysiol. Marburg (Lübbers), 63-72 Anästh. Gießen (L'Allemand), seit 72 Chefarzt in Duisburg. - **BV:** Vergl. blutgasanalyt. Untersuch. zw. Halothane-Nark. u. Neuroleptanalgesien, in: Anästh. Wiederbeleb. Bd. 9, Springer Berlin, Heidelberg, New York 1964. - D. Anwendung d. Neuroleptanalgesie in d. Herzchir., in: Anästh. Wiederbeleb., Bd. 18, ebd. 1966. - Leistungspsycholog. Untersuchg. d. Hirnfunkt. nach NLA u. Halothanenark. (mit Zelinka, Schlemmer, Ehehalt u. Sachs), V. Bremer Symp. über d. NLA, Schattauer Stuttgart 1972. - Lehrb. Anästh. u. Intensivpflege, Fischer Stuttgart 1979. - Hirnfunkt. unter d. Einfluß d. Allg. Anästh., ebd. 1981. - Postop. Intensivther., ebd. 1983. - Das Elfte Gebot, (im Druck) 1985. - **ZV:** über 120 wiss. Publ., u. a. Zur Durchführung von prä- u. postop. Stickstoffbilanzen zur Eiweißstoffwechselkontrolle (mit Schultis), Langenbecks Arch. klin. Chir., Bd. 300 (1962). - Zur Frage d. Zuverlässigkeit von präop. Vorhersagen für d. postop. verbleibende Lungenfunkt. (mit Wassner), Beitr. d. Klin. Tuberk. 127 (1963). - Zur Durchführg. von Blutgasanalysen in Normo- und Hypothermie, Anästhesist 13 (1965). - Lungenfunkt. u. Operabilität, Med. Welt 1965. - Eine Elektrodenanordnung zur schnellen Blutgasanalyse, Anästhesist 15 (1966). - D. Einfluß von Veränderg. auf H$^+$-Ionenkonzentrat. auf d. Kreislauf, ebd. 15 (1966). - Über d. Bedeutg. spiromet. Untersuchg. vor Hirnop. und ihre therapeut. Konsequenz in d. postop. Phase (mit Seeger u. Bauer), ebd. 16 (1967). - Säurebasenverhältn. im art. Blut u. im Liquor cerebrospin. nach chir. Eingriffen, ebd. 16 (1967). - D. kombin. Akupunktur-Analgesie als Verfahren d. allg. Anästh. (mit Criveanu), ebd. 25 (1976). - Elektrohypalgesie, Z. prakt. Anästh. 12 (1977). - Erweiterte Indikat. zur kontroll. Beatmg. (mit Bammel, Beneicke u. Hirsch), 13 (1978). – Zur Intensivbehandlg. d. myasthenischen Krise (mit Wilmsen), Intensivmed. 15 (1978). – Postop. Opiategebrauch u. Persönlichkeitsfaktoren d. Pat. (mit Schubert u. Pyhel), Anästhesist 29 (1980). – D. funktionelle Schmerz u. seine Beziehg. zur Persönlichkeit d. Pat. (mit Eysenck u. Pyhel), ebd. 29 (1980). – Einfluß von Halothane-Anästh. (HAL), Neuroleptanalgesie (NLA) u. Elektrohypalgesie (EHA) auf die Vigilanz unter Berücksichtigg. d. Persönlichkeitsfaktoren E (Extraversion), P (Psychotizismus) und N (Neurotizismus) (mit Eysenck u. Pyhel), ebd. 29 (1980). – Veränderg. d. hirnelektr. Aktivität unter d. Einfluß d. allg. Anästh. (mit Pyhel), ebd. 29 (1980). – D. neurometr. Analyse von Hirnfunkt. in d. allg. Anästh., ebd. 30 (1981). – Schmerzbehandlg. durch intraop. epidurale Opiatapplikation bei Eingr. an d. Wirbelsäule (mit Kremer, Stannigel u. Wesierski), Anästh., Intensivmed., Notfallmed. 17 (1982). – D. Zuverlässigkeit d. Lungenfunktionsanalyse für d. Prognose d. postop. Lungenfunkt. u. d. postop. Verlaufs nach Lungenop., Intensivbehandlung 2 (1982). – Zur Kooperation von Psychologie u. Anästh. in d. Intensivmed., Anästh., Intensivmed., Notfallmed. 17 (1982). – Postop. Schmerzen – einflußnehmende Faktoren (mit Roebruck u. Stannigel), intensivmed. prax. 6 (1983). – D. krit. Einsatz von Desinfektionsmitteln u. Antibiotika in d. Intensivther. (mit Wartensleben u. Gössling), Intensivbehandlung 9 (1984).

Graeser, Wolfgang, Dr. med., Anästh. (75), Chefarzt d. Abt. f. Anästh. u. Intensivpflege am Krh. Bethanien, Virchow-Str. 4, D-4600 Dortmund 30, Tel: 0231/41833; Goldfasanenweg 10, D-4600 Dortmund-Buchholz 30, Tel: 02304/67360. – * 12. 9. 43 Bad Langensalza. – **StE:** 70 Freiburg, **Prom:** 75 Münster. – **WG:** 70 Anästh. u. op. Intensivmed. Dortmund (Wunsch), seit 77 Chefarzt am Krh. „Bethanien" Dortmund. –
ZV: Zur Thrombo-Embolieprophylaxe bei hüftgelenksnahen Ostheosynthesen u. totalem Gelenkersatz (mit Freick, Hollmann, Drvendzija). Zbl. Chir. 1979.

Grahovac, Zeljko, Anästh. (77), Oberarzt d. Anästh. d. Krskrh., Dalkingerstr. D-7090 Ellwangen; Rindelbacher Str. 19, D-7090 Ellwangen. – * 1. 9. 47 Zagreb/Jugosl. – **StE. u. Prom:** 72/73 Zagreb. – **WG:** 73–76 Rottweil (Sljus), 76–78 Aalen (Borst), seit 78 Ellwangen (Eckstein). –
ZV: Klin. Gesichtspunkte z. intraven. Regionalanästh. (mit Eckstein, Rogačev u. Vicente-Eckstein), Regional-Anästhesie 4 (1981). – Prospektiv vergl. Studie postspin. Kopfschmerzen bei jungen Patienten (mit Eckstein, Rogačev u. Vicente-Eckstein), ebd. 5 (1982). – Spitzenblutspiegel von Mepivacain nach intraven. Regionalanästh. bei Verwendg. unterschiedl. Konzentrationen (mit Eckstein, Rogačev, Grahovac u. Vicente-Eckstein), ebd. 6 (1983).

Gramlich, Bernd, Dr. med., Anästh. (85), Oberarzt d. AnästhAbt. d. Städt. Krh. Kemperhof, Koblenzer Str. 115–155, D-5400 Koblenz; Glismuotstr. 12, D-5400 Koblenz. – * 26. 6. 53 Mannheim. – **StE. u. Prom:** 79 Mainz. – **WG:** 80–82 Anästh. BwZentrkrh. Koblenz (Lange), seit 83 AnästhAbt. d. Städt. Krh. Kemperhof Koblenz (Gött).

Gramm, Hans-Joachim, Anästh. (84), Oberarzt in d. Kl. f. Anästh. u. op. Intensivmed., Klinikum Steglitz d. FU Berlin, Hindenburgdamm 30, D-1000 Berlin 45; Mariannenstr. 32, D-1000 Berlin 36. – * 15. 11. 49 Gröditz. – **StE:** 76 Berlin. – **WG:** seit 79 Anästh. u. op. Intensivmed., Klinikum Berlin-Steglitz (Eyrich), 83 Klin. Pharmak. Berlin (Kewitz). –
BV: Anästh. bei Säuglingen u. Kleinkindern unter 1 Jahr. Probleme u. Komplikationshäufigkeit bei 4200 Nark. unter bes. Berücksichtigg. d. Herzstillstände (mit Link), in: Kinderanästh., hrg. Brückner, Springer Berlin, Heidelberg, New York 1983. – Veränderg. d. Arzneimittelmetabolismus bei Intensivpat. (mit Heinemeyer et al.), in: Notwendiges u. nützl. Messen in Anästh. u. Intensivmed., hrg. Rügheimer, Springer Berlin, Heidelberg, New York, Tokyo 1985. –
ZV: Delayed elimination of metamizol (Novalgin®) in intensive care pat. with acute renal failure (mit Heinemeyer, Roots u. Dennhardt), Naunyn-Schmiedebergs Arch. Pharmac., Vol. 324, Suppl. (1983). – D. respiratorgesteuerte intermitt. Pleuradrainage – eine Methode zur Behandlg. lebensbedrohl. bronchopleuraler Fisteln (mit Frücht et al.), Anästhesist 33 (1984).

Graser, Helene, Dr. med., Anästh. (67), Chefärztin d. AnästhAbt. am Friedrich-Zimmer-Krh., Schloßstr. 20, D-6348 Herborn, Tel: 02772/40061. – * 14. 6. 32. – **StE:** 58 Dresden, **Prom:** 60 Dresden.

Grawert, Hertha v., Dr. med., Anästh. (73), Anästh.-Oberarzt an d. Kinderkl. d. Stadt Köln, Amsterdamer Str. 59, D-5000 Köln 60; Im Eulenflug 37 d, D-5093 Burscheid. – * 6. 5. 36 Bernkastel-Kues. – **StE:** 67 Köln, **Prom:** 71 Köln.

Greeske, Michael, Dr. med., Anästh., niedergel. Anästh., Praxis: Lehrerstr. 47, D-4100 Duisburg 11; Auf dem Bremmenkamp 35, D-4100 Duisburg 74, Tel: 02841/8400.

Gregor-Reinhardt, Elena, Dr. med., Anästh. (77), Anästh. an d. Praxiskl. Rennbahn f. Orthop. u. Sportmed., St. Jakobs-Str. 106, CH-4132 Muttenz; Hackbergstr. 38, CH-4125 Riehen. – * 23. 3. 38 B. Bystrica/CSSR. – **StE. u. Prom:** 62 Palacky Univ. Olomouc. – **WG:** 72–75 Anästh. Lörrach (Gottschall), 76/77 Anästh. Freiburg (Wiemers), 77–80 Anästh.

Lörrach (Maiwald-Doll), 80–82 Anästh. Kinderspital Basel (Bauer).

Greiffenhagen, Martin, Dr. med., Anästh. (71), leit. Arzt d. Abt. f. Anästh. u. op. Intensivtherapie am St. Clemens-Hosp., D-4170 Geldern 1, Tel: 02831/390.470/471; Haagscher Weg 29, D-4170 Geldern 1. – * 1. 7. 37 Braunschweig. – **StE:** 64 Kiel, **Prom:** 65 Kiel. – **WG:** 66–72 Anästh. Bremen (Henschel), 71/72 Oberarzt d. AnästhAbt. Zentrkrh. Jürgenstr. Bremen (Henschel), seit 72 leit. Arzt in Geldern.

Grema, Achim Lucian, Dr. med., Anästh. (77 Rumänien, 79 Deutschland), Anästh.-Oberarzt am Theresienkrh., Josef-Braun-Ufer 9, D-6800 Mannheim 1; Wallstadter Str. 52, D-6800 Mannheim 51. – * 17. 6. 45 Rumänien. – **StE. u. Prom:** 70 Temeschburg.

Griebler, Theodora, Dr. med., Anästh. (56), Anästh.-Primarärztin am Landeskinderkrh., A-4020 Linz; Prandtauerstr. 5, A-4040 Linz. – * 1. 8. 23 Peuerbach, O.Ö. – **StE. u. Prom:** 49 Graz. – **WG:** Anästh. Linz (Bergmann).

Grimm, Herbert, PrivDoz. Dr. med., Anästh. (60), Oberarzt am Inst. f. Anästh. d. Univ. Erlangen-Nürnberg, Maximiliansplatz, D-8520 Erlangen; Im Winkel 6, D-8521 Rathsberg. – * 16. 8. 27 Nürnberg. – **StE:** 51 Erlangen, **Prom:** 55 Erlangen, **Habil:** 81 Erlangen. – **WG:** 52–66 Chir. Erlangen (Goetze, Denecke, Hegemann), Urol. (Thiermann), Neurochir. (Schiefer) u. Anästh. (Rügheimer), seit 66 Oberarzt d. Inst. f. Anästh. d. Univ. Erlangen-Nürnberg (Rügheimer). – **BV:** Der Vena-Cava-Katheter, in: Anästh. Wiederbeleb., Bd. 54, hrg. Burri u. Gasser, Springer Berlin, Heidelberg, New York 1971. – Kipptischuntersuchg. mit Propanidid (mit Bachmann), in: Intraven. Nark. mit Propanidid, Anästh. Wiederbeleb., Bd. 74, ebd. 1973. – Herzrhythmusstörg. in d. Einleitungsphase versch. Narkosemethoden (mit Kaysser), Kongr.-Ber. d. DGAW, Perimed Erlangen 1974. – Pflegerische Maßnahmen bei intub. u. tracheotom. Pat. (mit Götz u. Tiefel), in: Intubation, Tracheotomie und bronchopulmonale Infektion, hrg. Rügheimer, Springer Berlin, Heidelberg, New York 1983. – **ZV:** Kl. u. Ther. d. Ileus (mit Hegemann), Internist. Prax. 1 (1961). – Ileus (mit Hegemann), Chir. Prax. I (1961). – Kl. u. Ther. d. Ileus (mit Hegemann), Tägl. Prax. 2 (1961). – Bekämpfg. von Atem- und Kreislaufinsuffizienz nach Unfällen, Med. Klin. 8 (1963). – Kalt- oder Warmtransfusion beim hämorrhag. Schock (mit Rügheimer), Bibl. haemat. 20 (1965). – D. Ateminsuffizienz als häufige Ursache postop. Psychosen, Langenbecks Arch. klin. Chir. 319 (1967). – Beseitigg. von paroxymalen Rhythmusstörungen d. Herzens durch intraven. Kurznarkose (mit Bachmann, Graf u. Heynen), Dtsch. med. Wschr. 92 (1967). – D. Kurznarkose bei d. Kardioversion (mit Hamer), Fortschr. Med. 88 (1970). – Inhalationsther. am Krankenbett. Chir. u. anästh. Probleme (mit Rügheimer), Med. Kl. 66 (1971). – Anästh. in d. Zahn- u. Kieferheilkunde (mit Schmidbauer), Z. prakt. Anästh. 6 (1971). – D. gestörte Atemfunkt. als Narkoserisiko, Anästh. Informat. 13 (1972). – D. Punkt. d. Vena jug. int., ein neuer Zugang zur V. cava sup. (mit Heitmann u. Gasser), Anästh. Informat. 14 (1973). – Anästhprobleme bei Krankheiten d. ob. Luftwege (mit Volkholz), Atemwegs- u. Lungenkrankh. 4 (1978). – Wiederherstellung u. Erhaltung d. Vitalfunktionen. Leben retten – Information für das Sanitäts- u. Rettungswesen, Bayer. Rotes Kreuz (1979). – Erstmaßnahmen am Unfallort aus d. Sicht d. Anästh., Fortschr. Med. 1982. – Notfall-Ausrüstung, Notfall-Medikamente, Notfall-Maßnahmen aus d. Sicht d. Anästh., ebd. 1983. – Ursachen, Diagnostik u. Ther. respirat. Störungen. Leben retten – Information für das Sanitäts- u. Rettungswesen, Bayer. Rotes Kreuz 1984.

Gringmuth-Dallmer, Hans, Dr. med., Anästh. (68), leit. Arzt d. AnästhAbt. d. Ev. Krh. Huyssens-Stiftung, Henricistr. 92, D-4300 Essen 1; Schubertstr. 41, D-4300 Essen 1. – * 4. 7. 39 Magdeburg. – **StE:** 63 Berlin, **Prom:** 64 Berlin. – **WG:** 64–68 Anästh. Magdeburg (Wilken, Röse), 69–73 leit. Anästh. d. St. Barbara-Krh. Halle, 73/74 leit. Anästh. d. Paul-Gerhardt-Stift Wittenberg, seit 75 leit. Arzt d. AnästhAbt. Ev. Krh. Huyssens-Stiftung Essen.

Groh, Marianne, Dr. med., Anästh. (75), Oberärztin d. AnästhAbt. d. Städt. Krh. D-6740 Landau; Bodelschwinghstr. 11, D-6740 Landau. – * 3. 11. 38. – **StE:** 65 Homburg/Saar, **Prom:** 69 Homburg/Saar. – **WG:** 70–75 Anästh. Homburg/Saar (Hutschenreuter).

Grohmann, geb. Voß, Barbara, Dr. med., Anästh. (74), Oberarzt, Krankenhaus d. Stadt Wien-Lainz, Wolkersbergenstraße 1, A-1130 Wien; Lindauer Gasse 3, A-1238 Wien-Mauer, Tel: 0222/8824632. – * 7. 9. 38 Neuruppin. – **StE:** 62 Hamburg, **Prom:** 64 Hamburg, 65 Nostrifikation Wien. – **WG:** 65–69, 73–74 Turnus im Krankenhaus der Stadt Wien-Lainz, 69–73 Anästh. Wien (Mayrhofer), seit 74 Anästh. im Krankenhaus der Stadt Wien-Lainz.

Gromotke, Reinhold, Dr. med., Anästh. (65), Dir. Arzt d. Anästh. am Städt. Krh., Berlin-Wilmersdorf; Miquelstr. 60, D-1000 Berlin 33. – * 13. 1. 30 Nordhausen. – **StE:** 57 Berlin, **Prom:** 57 Freiburg. – **WG:** 57 Inn. Berlin (v. Kress), 58–66 Univ. Frauenkl. (v. Mikulicz, Lax), 65 Anästh. FU Berlin (Kolb), seit 66 Dir. Arzt d. Anästh. am Städt. Krh. Berlin-Wilmersdorf.

Gromzik, geb. Stuper, Margrit, Anästh. (77), Oberärztin d. AnästhAbt. am Ev. Krh., Hindenburgstr., D-4980 Bünde; Flachskamp 38, D-4980 Bünde 12. – * 27. 1. 45 Bad Pyrmont. – StE: 69 Göttingen. – WG: Anästh. 71 Detmold (Mottschall), 72–75 Korbach (Sattar), 75–77 Hildesheim (Anter), seit 77 Oberärztin d. AnästhAbt. am Ev. Krh. Bünde (Mühlich).

Groß, Helfried, Anästh. (71), Oberarzt d. zentr. AnästhAbt. d. Städt. Kl., Mönchbergstr. 41–43, D-3500 Kassel; Dilichweg 6, 3500 Kassel. – * 8. 12. 36 Flensburg. – StE: 64 München. – WG: 66–68 Anästh. Kassel (Zinganell), 68 Chir. Kassel (Rotthoff), 69 Physiol. Göttingen (Schödel), 70 Inn. Kassel (Heinecker), seit 70 Anästh. Kassel (Zinganell).

Großerichter, Bernhard, Dr. med., Anästh. (81), Chefarzt d. Abt. f. Anästh. u. op. Intensivmedizin am St. Christophorus-Krh., Goetheweg 34, D-4712 Werne, Tel: 023 89/70 33; Johann-Gottfried-Herder-Str. 36, D-4712 Werne, Tel: 023 89/53 12 89. – * 3. 4. 47 Herbern. – StE: 75 Hamburg, Prom: 81 Hamburg. – WG: 76–81 Anästh. Hamburg (Herden), 81/82 leit. Arzt d. Abt. f. Anästh. u. op. Intensivmedizin, Paracelsus-Kl., Wilstedter Str., D-2359 Henstedt-Ulzburg 3, seit 82 Chefarzt d. Abt. f. Anästh. u. op. Intensivmedizin, St. Christophorus-Krh. Werne.

Grosskraumbach, Frieder, Dr. med., Anästh. (74), prakt. Arzt, freier Mitarb. in Anästh. Städt. Krh. Versmold, Berliner Str. 51, D-4830 Gütersloh 1; Kahlertstr. 16, D-4830 Gütersloh 1. – * 21. 10. 40 Oberhausen. – StE: 67 Berlin, Prom: 73 Münster. – WG: Anästh. Gütersloh, 75 Niederlassung als prakt. Arzt.

Grosspeter-Bertele, Christa, Dr. med., Anästh. (73), freie Mitarbeiterin (in Gemeinschaftspraxis), an d. Chir.-Orthop. Kl. Dr. Bertele KG, Mozartstr. 2, D-7900 Ulm; Lichtensteinstr. 9/1, D-7900 Ulm. – StE. u. Prom: 63 München. – WG: 70–73 Anästh. München (Beer).

Gruca, Maciej, Anästh. (82), 1. Oberarzt d. Anästh.- u. IntensivAbt. Huyssens-Stiftung Ev. Krh., Henricistr. 92, D-4300 Essen 1; Spinolastr. 8, D-4300 Essen 1, Tel: 02 01/54 00 81. – * 28. 8. 45 Koscierzyna/Polen. – StE: 74 Gdansk/Polen. – WG: 74/75 Chir. Gdansk (Wajda), 75/76 Anästh. Frankfurt-Höchst (Herbst), 76/77 Anästh. Gdansk (Lewinski), 77–83 Anästh. Essen (Schiera), seit 83 Anästh. Essen (Gingmuth-Dallmar).

Gruhl, Diethard W., Dr. med., Anästh. FMH (80), Allgemeinpraxis, rue de la Dîme 80, CH-2000 Neuchâtel. – * 6. 3. 34. – StE: 57 Hamburg, 80 Genf, Prom: 58 Hamburg. – WG: 64–66 Anästh. Basel (Hügin), 66/67 Anästh. Genf (Gemperle).

Grüninger, Bernard, Dr. med., Anästh. (64), Chefarzt Hôp. de la Ville, Rue de Chasseral 20, CH-2300 Chaux-de-Fonds. – StE: 54 Basel, Prom: 56 Basel. – HG: Schockprobleme in der Geburtshilfe, Neuroleptanalgesie und -anästh.

Grütter, Heyneke, Anästh. (75), niedergel. Anästh., Greitheweg 8 A, D-3000 Hannover 71. – * 28. 1. 36 Hannover. – StE: 64 Kiel. – WG: 67 Gyn. Bad Segeberg (Herrnberger), 68–70 Anästh. Kiel (Fischer), 71 Anästh. Göttingen (Stoffregen), 72–85 Leiter d. AnästhAbt. Annastift Hannover.

Guertner, Thomas, Prof. Dr. med., Anästh. (65), Chefarzt d. Abt. f. Anästh. u. Intensivmed., BG-Unfall-Kl., Friedberger Landstr. 430, D-6000 Frankfurt/M.; An der Wolfweide 19, D-6000 Frankfurt/M., Tel. 0 69/54 95 52. – * 5. 5. 30 Koppenbach. – StE. u. Prom: 56 München, Habil: 66 München. – WG: Inn. München (Meyer, Seitz), Chir. u. Gyn. Ingolstadt (Maul), Physiol. München (Wagner), Path. München (Singer), Anästh. München (Doenicke, Beer) u. Wien (Mayrhofer), 68 Chefarzt d. AnästhAbt. Krh. d. Barmherzigen Brüder in Regensburg, seit 69 Chefarzt d. Abt. f. Anästh. u. Intensivmed. d. BG-Unfallklinik Frankfurt/M. –
BV: Beeinträchtigg. d. Cholinesterase-Akt. d. Leber d. intraop. Durchblut.stör., in: Leber, Haut u. Skelett, Hrg. Wannagat, Thieme Stuttgart 1964. – Beitrag mit Doenicke et al., in: D. i. v. Kurznark. mit Epontol, Hrg. Horatz, Frey u. Zindler, Springer Berlin, Heidelberg, New York 1965. – Klin. u. experim. Untersuchg. z. Leberbelastung nach NLA (mit Doenicke u. Schellenberger), in: Schriftenr. Anästh. Wiederbeleb., Bd. 18, Springer Berlin, Heidelberg, New York 1966. – Einfluß d. NLA auf d. Leberfunktion in Anästh. u. Wiederbelebung, ebd. – Leberbelastung durch mod. Narkotika im Tierexp. (mit Kreutzberg), in: Leber u. Milz, Hrg. Wannagat, Thieme Stuttgart 1967. – Magen u. Leber, in: Spez. Magenchir., Hrg. Holle, Springer Berlin, Heidelberg, New York 1968. – Prakt. Erfahrg. mit Gamma-Hydroxibuttersäure in Kombination mit Ketamine i. d. Unfallchir., in: Schriftenr. Anästh. Wiederbel., Bd. 68, Springer Berlin, Heidelberg, New York 1973. – Erfahrg. mit Ketamine in d. Traumat. (mit Erdelyi u. Sommerlad), in: ebd., Bd. 69, 1973. –
ZV: Komplik. nach Estil-Nark., Anästhesist 11, 293 (1962). – Krit. Betrachtg. über einen Fall ohne Serumcholinesterase, Proc. 1. Europ. Kongr. Anästh., Wien 1962. – Zus.hänge zw. Serumcholinesterase u. Leber, ebd. – Neuroleptanalg. b. Risikofällen im Alter, ebd. –

Kasuist. Beitr. zum famil. Vorkommen v. Serumcholinesterase-Variant., ebd. – Serum-Cholinesterase Anenzymia, Acta anaesth. scand. *7,* 59 (1963). – Comparat. studies on cholinesterase activity in serum and liver cells, ebd. *7,* 69 (1963). – Neuroleptanalg. Erfahrg. über Typ I, II u. deren Kombinat., Anästhesist *13,* 183 (1964). – Morph. Veränderg. d. Leber b. tumor. u. ulcer. Magenerkrankg., Langenbecks Arch. klin. Chir. 308, 927 (1964). – Ulcus ventr. b. medik. Pseudohyperparathyreoidismus durch AT 10, Med. Klin. *59,* 1267 (1964). – Z. op. Behandlg. d. Enteritis region. d. Duodenum, Chirurg *35,* 558 (1964). – Effects of Halothane and other anaesth. agents on rat liver, Proc. III. World Congr. Anesth., Sao Paulo. – The postnark. recovery time of the brain funct. with Fentanyl and Droperidol, ebd. – Über neu. Erkenntn. d. Hepatol. u. ihre Bedeutg. f. d. Leberdiagn. in d. Chir., Langenbecks Arch. klin. Chir. *309,* 224 (1965). – D. Erholg.zeit n. Nark. mit Droperidol u. Fentanyl, Arzneimittel-Forsch. *15,* 269 (1965). – The use of Electroencephalographie to measure recovery time after intravenous anaesth. (mit Doenicke, Kugler u. Schellenberger), Brit. J. anaesth. *38,* 580 (1966). – Postop. Behandlg. chir. Lebererkrankg. (mit Schellenberger, Hart u. Lick), Chirurg *37,* 244 (1966). – Tierexp. Untersuchg. z. Leberbelastg. nach Propanidid-Narkosen, Proc. 2. Europ. Kongr. f. Anaesth. in Kopenhagen (1966). – Über Differenzierung u. Herkunft d. Serumcholinesterase d. Menschen, Fortschr. d. Med. *85,* 471 (1967). – Enzymdiagnostik u. -Ther. in d. Chir., Med. Mschr. *21,* 489 (1967). – N. vagus u. cholergisches System am Magen d. Menschen (mit Kreutzberg u. Holle), Münch. med. Wschr. *109,* 1763 (1967). – Sekret. Funktion d. Magens n. Injektion von Histamin, Gastrin u. synthetischem Tetrapeptid in den großen Kreislauf u. i. d. Pfortader (mit Lick, Welsch, Hart, Brückner u. Balser), Z. Gastroenterologie *5,* 7 (1967). – Enzymhistochem. Untersuchg. über d. parasympath. Innervation d. menschl. Magens (mit Kreutzberg u. Holle), Proc. 22. Kongr. d. Societé Internat. de Chir. Wien (1967). – Prakt. Erfahrg. mit einer mod. Kombinationsnarkose (mit Prasch, Förtig et al.), Med. Klin. *64,* 621 (1969). – Erfahrg. mit Ketamine in d. Unfall-Chir. (mit Basel u. Eitenmüller), Proc. 3. Europ. Kongr. f. Anästh. Prag (1970). – Respir. u. zirkulat. Reanimation, Der kraftfahrende Arzt *5,* 16 (1972). – Hyperbare Sauerstoffbehandlung (Übersicht u. eigene Erfahrungen), Hess. Ärzteblatt (1972). – Anästh. Probl. u. Erfahrg. bei Wirbelsäulenaufrichtungsop. d. Morbus Bechterew, Arch. orthop. UnfallChir. *73,* 229 (1972). – Klin. Erfahrg. über intraop. Herz- u. Kreislaufbelastung durch Implantation von Polymethylmethakrylaten, Proc. 1. Internat. Kongr. f. Prothesentechnik u. funkt. Rehabilitation, Wien (1973). – Weitere Angaben fehlen.

Guggenberger, Eva, Anästh. (80), Anästh. im Inst. f. Anästh. d. Univ., Calwer Str. 7, D-7400 Tübingen; Ursrainer Ring 60, D-7400 Tübingen. – * 13. 10. 48 Ludwigsburg. – **StE:** 74 Bonn. – **WG:** Anästh. 75–77 Stuttgart (Hoffmeister), 77–80 u. seit 82 Tübingen (Schorer), 80–82 Anästh.-Oberärztin Goldenbühl-Krh. Villingen (Kühne).

Guggenberger, Heinz, Dr. med., Anästh. (83), Ass.-Arzt, Anästh. im Inst. f. Anästh. d. Univ., Calwer Str. 7, D-7400 Tübingen. – * 22. 7. 53. – **StE. u. Prom:** 78 Tübingen. – **WG:** Anästh. Tübingen (Schorer). – **ZV:** ATP or SNP for intraoperative controlled hypotension? An experimental study on CBF and extracellular ion homeostasis (mit Heuser u. Morris), Brit. J. Anaesth. 56 (1984). – Cerebral blood flow and extracellular ion homeostasis during hypervolemic hemodilution (mit Heuser u. Seboldt), ebd. 56 (1984). – Ionic changes in brain ischemia and alterations produced by drugs (mit Heuser), ebd. 57 (1985).

Guggenbühl, Heidi, Dr. med., Anästh. (72), Chefärztin f. Anästh. am Spital Grenchen, Jurastr. 105, CH-2540 Grenchen. – * 18. 8. 27 Zofingen. – **StE:** 54 Basel, **Prom:** 56 Basel. – **WG:** 70–72 Oberärztin f. Anästh. im Kantonsspital Solothurn (Meyer).

Guidini, Arnaldo, Dr. med., Anästh. (71), Chefarzt d. AnästhAbt. d. Ospedale Civico, CH-6900 Lugano; via San Lorenzo 7, CH-6900 Lugano. – * 19. 11. 32 Lugano. – **StE. u. Prom:** 74 Pavia. – **WG:** Anästh. Zürich (Hossli) u. Luzern (Binkert).

Güler, Aykut, Dr. med., Anästh. (72), Oberarzt d. AnästhAbt. d. Ev. Krh., D-4520 Melle; Neuero Masch 31, D-4520 Melle 1. – * 1. 12. 36 Türkei. – **StE. u. Prom:** 61 Istanbul. – **WG:** 67–69 Chir. Saarbrücken, Anästh. 69–72 Hamburg-Heidberg (Lorenz), 72–79 Stadthagen (Dzang), 79–81 Emmerich (Loers), 81–83 Brilon (Döring), seit 83 Anästh. Oberarzt in Melle (Osinga).

Gülke, Christian, Dr. med., Anästh. (69), Chefarzt d. zentr. AnästhAbt. d. Städt. Krankenanst., Voehrenbacherstr. 23–25, D-7730 Villingen-Schwenningen; Anton Hops-Str. 2, D-7730 Villingen-Schwenningen. – * 27. 12. 37 Weimar. – **StE. u. Prom:** 62 Heidelberg. – **WG:** 62–64 Inn. Arolsen (Ziegler, Figge), 64 Gyn. Karlsruhe (Lug), 75 Inn. Speyer (Schneider), 66–72 Anästh. Nürnberg (Opderbecke), seit 72 Chefarzt d. AnästhAbt. d. Städt. Krankenanst. Villingen-Schwenningen.

Gumpenberger, Herbert, Dr. med., Anästh. (75), leit. Arzt (Primararzt) d. AnästhAbt. d. Krh. d. Stadt, A-6845 Hohenems; Bahnhofstr. 1, A-6845 Hohenems. – * 15. 9. 43 Freundorf. – **StE. u. Prom:** 68 Wien. – **WG:** Anästh. Münsterlingen u. Zürich.

Günter, Paul, Dr. med., Anästh., Chefarzt d. AnästhAbt. d. Regionalspitals, CH-3800 Interlaken; Hubel, CH-3805 Goldswil b. Interlaken. – *30. 5. 43. – **StE:** 68 Bern, **Prom:** 69 Bern. –
BV: Kleines Vademecum d. Anästh., Huber Bern 1973, 1983.

Günther, Gisela, Dr. med., Anästh. (76), Oberarzt d. AnästhAbt. am Katharinenhosp., Kriegsbergstr. 60, D-7000 Stuttgart 1; Drosselweg 9, D-7016 Gerlingen.

Günther, Klaus, Dr. med., Anästh. (76), freiberufl. Tätigkeit als Arzt; Flintweg 10, D-3000 Hannover 91. – *26. 10. 41 Würzburg. – **StE:** 70 Homburg/Saar, **Prom:** 71 Homburg/Saar. – **WG:** 72 klin. Chemie Düsseldorf (Rick), Anästh. 72/73 Neuss (Dortmann), 73 Andernach (Dortmann), 74 Mainz (Frey), 75/76 Frankfurt (Dudziak), 77/78 Chefarzt d. AnästhAbt. Ketteler-Krh. Offenbach, 80 Gründung d. Schmerzkl. Bad Kissingen u. Chefarzt.

Gürkan, H. Cahit, Dr. med., Anästh., Anästh. am Krskrh., D-3588 Homberg/Efze; Lessingstr. 7, D-6108 Weiterstadt 2. – *2. 6. 27 Adapazari/Türkei. – **StE. u. Prom:** 56 Istanbul. – **WG:** 60–62 Biochem. Istanbul, 62–65 Labor Istanbul, 65–67 Heilstätte Schotten, 68–71 Heilstätte Am Buchholz, 71–74 Anästh. Ziegenhain, 74–75 Anästh. Kassel (Zinganell), seit 75 Krskrh. Homberg.

Gürkan, Muzaffer, Dr. med., Anästh. (76), Oberarzt d. Abt. f. Anästh. u. Intensivtherapie am Dreifaltigkeits-Hosp., Klosterstr. 31, D-4780 Lippstadt; Klusetor 7, D-4780 Lippstadt. – *24. 9. 21 Adapazari/Türkei. – **StE:** 50 Istanbul, **Prom:** 50 Istanbul.

Gürster, Gudrun, Dr. med., Anästh. (77), Vertrauensärztin bei d. LVA Niederbayern-Oberpfalz Landshut, Vertrauensärztl. Dienststelle, Detterstr. 2, D-8360 Deggendorf; Eidsberg 16, D-8351 Grafling. – *7. 1. 43 Eger. – **StE:** 70 Erlangen, **Prom:** 76 Erlangen. – **WG:** 71–73 Chir. Erlangen (Hegemann), 73–77 Anästh. Erlangen (Rügheimer), 77/78 Oberärztin in d. Abt. f. Anästh. Krh. Deggendorf, 78–83 Oberärztin in d. Abt. f. Anästh. Krh. Passau, seit 84 Vertrauensärztin bei d. LVA Niederbayern-Oberpfalz Landshut.

Guse, Hans-Georg, Dr. med., Anästh. (79), Oberarzt d. AnästhAbt. am Zentralkrh. links d. Weser, Senator-Wessling-Str. 1, D-2800 Bremen; Elsasser Str. 16, D-2800 Bremen 1, Tel: 0421/344238. – *2. 10. 45 Lübbecke/Westf. – **StE:** 72 Marburg, **Prom:** 74 Gießen.

Gutscher, Gerhard, Dr. med., Anästh. (85), Anästh. am Inst. f. Anästh. d. Städt. Kl., Grafenstr. 9, D-6100 Darmstadt; Herrngartenstr. 37, D-6100 Darmstadt. – *2. 2. 52 Darmstadt. – **StE. u. Prom:** 79 Heidelberg. – **WG:** Anästh. 80–82 Heidelberg (Just), seit 82 Darmstadt (Götz).

Gutzeit, Maria, Dr. med., Anästh. (81), niedergel. Anästh., tätig als Belegärztin an d. Augenkl. Dr. Hoffmann, Dr. Tams, Wolfenbütteler Str. 82, D-3300 Braunschweig; Wilhelmitorwall 17, D-3300 Braunschweig. – *18. 9. 47 Herrsching. – **StE:** 71 Bialystok/Polen, **Prom:** 77 München. – **WG:** 72–74 Anästh. Genf (Gemperle), 75–77 Anästh. München (Doenikke), 79–81 Anästh. Kiel (Wawersik), seit 82 niedergel., tätig als Belegärztin.

Gysi, Theo, Dr. med., Anästh. FMH (76), Chefarzt d. AnästhAbt. am Regionalspital, CH-3800 Interlaken. – **StE:** 69 Bern, **Prom:** 74 Bern. –
BV: Kleines Vademecum-Anästh. (mit Günter). Huber Bern, Stuttgart, Wien 1972 u 1982.

Gysi-von Arx, Christine, Dr. med., Anästh. FMH (81), (Eggweg 22, CH-3065 Bolligen), Wildermettweg 53, CH-3006 Bern. – *30. 8. 48 Unterseen. – **StE:** 74 Bern, **Prom:** 74 Basel.

H

Haag, Hanns-Wilhelm, Anästh. (62), niedergel. Anästh. im DRK-Krh., Hainstr. 71/73, D-3560 Biedenkopf/Lahn, Tel: 06461/77242; Untere Haferstr. 3, D-3560 Biedenkopf/Lahn, Tel: 06461/8515 u. Goethestr. 10, D-6076 Rödermark, Tel: 06074/98517. – *14. 7. 22. – **StE:** 52 München. – **WG:** 57–79 Anästh. Heidelberg (Frey), 60 Pharmak. Frankfurt (Holtz), 59/60 Inn. Frankfurt (Hürthle), 60 Anästh. Mainz (Frey), 62–76 Chefarzt d. AnästhAbt. am Krh. Sachsenhausen Frankfurt, 76–80 Chefarzt d. AnästhAbt., Krskrh. Friedberg/Hessen, seit 80 niedergel. Anästh. im DRK-Krh. Biedenkopf.

Haagen, Christian, Dr. med., Anästh. (65), Chefarzt d. AnästhAbt. an d. Baumann-Kl./Kl. f. Orthop. u. Unf.Chir., Alexanderstr. 5, D-7000 Stuttgart 1; Sprollstr. 85, D-7000 Stuttgart-Hoffeld. – *13. 7. 30 Zwickau. – **StE:** 57 Kiel, **Prom:** 64 Kiel. – **WG:** Anästh. Kiel (Eichler), Erlangen (Rügheimer), 66–70 Oberarzt an d. AnästhAbt. Katharinenhosp. Stuttgart (Bräutigam).

Haar, Christoph de, Anästh. (76), Chefarzt d. AnästhAbt. d. Krskrh. Krankenhausstr. 1, D-8263 Burghausen; Stadtplatz 95/96, D-8263 Burghausen. – * 8.1.43 Düsseldorf. – **StE:** 71 München.

Habenicht, Edgar Gabriel Hans, Dr. med., Anästh. (67 Rumänien, 79 Deutschland), Oberarzt d. AnästhAbt. am St. Vincentius-Krh., Steinhäuserstr. 18, D-7500 Karlsruhe; Lenzstr. 4, D-7500 Karlsruhe 1. – * 10.4.36 Temeschburg/Rumänien. – **StE. u. Prom:** 60 Temeschburg/Rumänien. – **WG:** 67–78 Leiter d. AnästhAbt. d. KinderChir. Kl. Temeschburg/Rumänien, seit 78 Anästh. St. Vincentius-Krh. Karlsruhe, seit 79 Oberarzt d. AnästhAbt. im St. Vincentius-Krh. Karlsruhe. –
BV: Alimentatia parenterala in starile catabolice (Co-Autor), Ed. Litera Bukarest 1979.

Hach-Speer, Adelheid, Dr. med., Anästh. (73), Chefärztin d. AnästhAbt. am Krskrh., Locksteinstr. 16, D-8240 Berchtesgaden. – * 12.2.39 Achern. – **StE:** 66 Freiburg, **Prom:** 71 Freiburg. – **WG:** 69 Chir. Freising (Dannegger), 70 Anästh. München (Harder), 73 Anästh. Krems/Donau (Marsoner), seit 76 Anästh. Berchtesgaden.

Hack, Guido, Prof. Dr. med., apl. Prof. d. Univ. Bonn, Anästh. (74), Chefarzt d. Inst. f. Anästh. d. Städt. Krh., Akad. Lehrkrh. d. Univ. Freiburg, Virchowstr. 10, D-7700 Singen; Virchowstr. 13, D-7700 Singen. – * 12.12.41 Bonn. – **StE. u. Prom:** 67 Bonn, **Habil:** 78 Bonn. – **WG:** 68 Unfallchir. Linz (Böhler), 69/70 Pharmak. Bonn (Domenjoz), 70–74 Anästh. Bonn (Havers), 74–83 Anästh. Bonn (Stoeckel). –
BV: D. kombin. Periduralanästh. u. ihre Indikat. (mit Havers, Vollmar u. Etzel), in: Anästh. Intensivmed., Bd. 94, Hrg. Bergmann u. Blauhut, Springer Berlin, Heidelberg, New York 1975. – Verfahren d. Schmerzausschaltg. in d. Chir. unter bes. Berücksichtigg. d. Zahnmed., in: Allg. Chir. f. Zahnmediziner, Hrg. Paquet u. Savic, ebd. 1978. – Zellpharmak. Untersuchg. über d. Mechanismus d. Wirkg. u. Nebenwirkg. v. Lokal- u. Inhalationsanästh. (mit Karzel, Stein, Twieg, Härtel u. Panthong), Westdeutscher Verlag Opladen 1979. – Zum Einfluß v. Periduralanästh. u. Op. auf d. Renin-Angiotensin-Aldosteron-System (mit Marx, Witassek u. Vetter), in: Regionalanästh./Anästh. Intensivmed., Bd. 124, Hrg. Zindler u. Wüst, Springer Berlin, Heidelberg, New York 1980. – Endocrinology in anesthesia and surgery (mit Stoeckel u. Oyama), ebd., Bd. 132, 1980. – Heparinabbau u. Aktivitätssteigerung d. Faktors VIII b. Herzlungenmaschinen. Anwendg. sowie erforderl. Behandlg. d. gesteigerten Fibrinolyse vor, während u. nach d. Op. (mit Popov-Cenic, Noe, Schlemminger u. Dankworth), in: Fibrinogen, Fibrin u. Fibrinkleber – Nebenwirkg. d. Ther. mit Gerinnungsfaktorenkonzentraten, Schattauer Stutt-

gart 1980. – Zur Frage d. Einflusses einer Enfluranaänsth. auf d. intra- u. postop. Verhalten d. Plasma-Renin-Aktivität sowie v. Plasma-Cortisol (mit Pless u. Vetter), in: Prä- u. postop. Verlauf – Allgemeinanästh., Anästh. Intensivmed., Bd. 139, Springer Berlin, Heidelberg, New York 1981. – Zur Frage d. Aktivität u. Renin-Angiotensin-Systems vor, während u. nach gefäßchir. Eingr. im aorto-iliaco-femoralen Bereich unter Periduralanästh. (mit Glänzer, Dickmann, Kramer u. Reismann), in: ebd. Bd. 148, 1983. – Effects of anesthesia and surgery on renin-angiotensinsystem, in: Actualités endocriniennes en anesthésie-réanimation Hrg. Cousines, Scherpereel et al., Librarie Arnette Paris 1983. – In-vitro Untersuchg. zum Einfluß einiger Lokalanästh. auf d. Zellwachstum – Beitrag zum Mechanismus lokaler Nebenwirkg. (mit Karzel), in: Neue Aspekte d. Regionalanästh., Anästh. Intensivmed., Bd. 158, Hrg. Wüst u. Zindler, Springer Berlin, Heidelberg, New York, Tokyo 1984. – Plasma-Cortisol u. -hGH unter versch. Fentanyldosierg. (mit Schüttler, Lauven u. Stoeckel), ebd. (im Druck). – Vorbereitg. u. Durchführg. d. Anästh. b. Funktionsstörg. u. Nebennierenrinde, in: D. Risikopat. in d. Anästh.-Stoffwechselstörg., Hrg. Ahnefeld u. Kilian, Springer Berlin, Heidelberg, New York, Tokyo 1985. **ZV:** Zellvolumen u. Volumenverteilg. b. einem permanent in vitro in Suspensionsform wachsenden Stamm v. Ehrlich-Ascites-Tumorzellen (mit Karzel), Arzneim.-Forsch. *22* (1972). – Einfluß einiger Antiphlogistika auf d. Zellvolumen u. d. Volumenverteilg. in vitro wachsender Ehrlich-Ascites-Tumorzellen (mit Karzel), ebd. *24* (1974). – Zum Problem d. Streßreakt. in d. unmittelbaren postop. Phase (mit Freiberger, Schulte am Esch u. Havers), Fortschr. Med. *93* (1975). – Verhalten d. Harnkatecholamine b. d. Kombinationsnark. mit Halothan-Thalamonal (mit Freiberger u. Havers), Anästhesist *24* (1975). – Respiratorbehandlg. als Beginn d. postop. Rehabilitation nach großen chir. Eingr. (mit Rommelsheim), Z. prakt. Anästh. *11* (1976). – Spez. Anästh.probl. b. d. op. Skoliosebehandlg. nach Harrington (mit Schraudebach, Rommelsheim, Freiberger u. Picht), ebd. *11* (1976). – Bronchospasmus unter Enfluran-Anästh. (mit Rommelsheim, Pless u. Stoeckel), ebd. *11* (1976). – Endokrine Erkrankg.: Anästh. u. Dauermedikation (mit Stoeckel), Diagnostik Intensivther. H. *1* (1980). – Erste Erfahrg. mit rückenmarksnahen Regionalanästhesietechniken b. Hämophiliepat. (mit Hofmann, Brackmann, Stoeckel u. Pichotka), Anästh. Intensivther. Notfallmed. *15* (1980). – Verhalten d. Renin-Angiotensin-Aldosteron-Systems u. d. Cortisol-Sekretion vor, während u. nach Enfluranaänsth. b. orthop. Eingr. (mit Pless u. Vetter), ebd. *15* (1980). – Suspensionskulturen v. Ehrlich-Ascitestumorzellen als Arbeitsmodell zum Nachweis zelltox. Anästhetikawirkg. (mit Karzel), Anästhesist *30* (1981). – Vergleich. in-vitro-Untersuchg. zur Frage potent. zelltox. Wirkg. v. Halothan, Enfluran, Isofluran u. Methoxyfluran (mit Karzel, Panthong u. Stein), ebd. *30* (1981). – Benzodiazepine zur Prämedikation, Regional- u. Allge-

Hackl

meinanästh. (mit Stoeckel), Anästh. Intensivther. Notfallmed. *16* (1981). – Aprotinin b. Op. am offenen Herzen (mit Kirchhoff, Popov-Cenic, Kulzer, Schlemminger u. Pipho), Med. Welt *34* (1983). – Anästh. u. Renin-Angiotensin-Aldosteron-System, ebd. *34* (1983). – Actions of inhalation anaesthetics in cytostatic concentrations upon cellular protein and DNA content of Ehrlich-ascites-tumor-cells in vitro (mit Panthong u. Karzel), J. Med. Ass. Thailand *66* (1983). – D. Renin-Angiotensin-System unter extrakorp. Zirkulat. während Herzklappenop. (mit Heck u. Wikenhöfer), Anästhesist *32* (1983).

Hackl, Johann Michael, UnivDoz. Dr. med., Anästh. (76), leit. Oberarzt d. Intensivstation d. Kl. f. Anästh. d. Univ., Anichstr. 35, A-6020 Innsbruck; Prof. Fickerweg 24, A-6080 Igls. – * 21. 4. 43 Prien. – **StE. u. Prom:** 70 Innsbruck, **Habil:** 80 Innsbruck. – **WG:** Anästh. Innsbruck (Haid). –
BV: Handbuch d. Infusionstherapie u. klin. Ernährung, Karger 1975.

Hadjidimos, geb. Ellger, Marlis, Dr. med., Anästh., AnästhAbt. d. Chir. Kl. d. Bürgerhosp., Krh. Feuerbach, Stuttgarter Str. 151, D-7000 Stuttgart 30; Stoßäckerstr. 108, D-7000 Stuttgart 80 (Vaihingen). – * 1. 3. 39. – **StE:** 66 Mainz, **Prom:** 67 Mainz. – **WG:** Anästh. Mainz (Frey). –
ZV: Local blood circulat. of the brain and vasc. reactivity in intracran. vasc. diseases. Studies with 16 detectors according to the isotope clearance method (mit Brock, Hadjidimos, A., Kohlmeyer u. Schürmann), Radiologe 9 (1969). – On the clin. determinat. of local cerebral perfus. following the use of intraart. isotope clearance technic (mit Brock, Hadjidimos, A., Schürmann u. Fischer), Dtsch. med. Wschr. 94 (1969). – The modificat. of acidity of the stomach by surgery and anesth. (mit Halmagyi), Anästhesist 16 (1967).

Haghchenas, Nectara Corinna, Dr. med., Anästh. (80), Oberärztin d. AnästhAbt., Krh. Marienhof, Rudolf-Virchow-Str. 7, D-5400 Koblenz; Rheinzollstr. 6, D-5400 Koblenz. – * 19. 4. 43 Radauti/Rumänien. – **StE. u. Prom:** 68 Bukarest. – **WG:** 69–74 Päd. Rumänien, 74–77 Anästh. Offenbach (Langer), 77 Päd. Darmstadt-Eberstadt, 78–80 Anästh. Frankfurt (Pflüger), seit 81 Anästh. Koblenz (Martinstetter).

Hahn, Rudolf, Chir. (71), Anästh. (76), leit. Arzt d. AnästhAbt. am Franziskus-Krh., Laarmannstr. 14–20, D-4300 Essen 11; Leggewiesstr. 65, D-4300 Essen 11. – * 19. 6. 36 Slav. Brod/Jugosl. – **StE. u. Prom:** 62 Zagreb. – **WG:** 62–71 Chir. Zagreb (Jusbasic), 71–76 Anästh. Moers (Khorssand).

Hahne, Volker, Dr. med., Anästh. (72), Anästh.-Chefarzt am Marienhosp., D-4500 Osnabrück.

Haid, Bruno Clemens, Univ. Prof. Dr. med., Chir. (49), F.A.C.A. (51), Anästh. (54), Diplomate Amer. Board Anesth. (59), Vorstand d. Kl. f. Anästh., Univkl. f. Anästh., Anichstr. 35, A-6020 Innsbruck; Miniparadies Prof. Haid (mit Rehabilitationszentrum u. Hotel „Wurmkogel") an der Timmeljochstr., Hochgurgl/ Österr. – * 2. 5. 15 Ötz. – **StE. u. Prom:** 41 Innsbruck, **Habil:** 55 Innsbruck. – **WG:** 41–43 Chir. Innsbruck (Breitner), 43–45 Lazarett, 45–49 Chir. Innsbruck (Breitner), 49–51 Anästh. State Univ. Iowa, USA (Cullen), seit 51 Leit. d. AnästhAbt. d. Chir. Univkl. Innsbruck, 55 Anästh. London (Brit. Council), 59 Univ. Prof. u. Vorst. d. Inst. f. Anästh. d. Univ. Innsbruck. –
BV: Mitarbeit am: Lehrbuch d. Anästh., hrg. Frey, Hügin, Mayrhofer, Springer Berlin, Göttingen, Heidelberg 1955. – Mitarbeit an: Chir. Operationslehre, hrg. Breitner, Urban u. Schwarzenberg Berlin, München. – Mitarbeit an: Notfälle in d. Inn., hrg. Halhuber, ebd. – Organisat. d. Anästh.wesens für Katastrophensituat. (Panel-Diskuss.), in: Anästh. u. Notfallmed., Schriftenr. Anästh. Wiederbel., Bd. 15, Springer Berlin, Heidelberg, New York 1966. – Besonderheit d. Prämedikat. vor Op. wegen akut. Abdomens, ebd. – Spez. Anästhprobl. bei Pat. mit akutem Abdomen u. stärker eingeschränkter Lungenfunkt., ebd. – Möglichk. d. Helikopters im Rettungswesen, ebd. – Ausschaltg. d. Asphyxiegefahr bei frühzeit. Trachealkanülenwechsel, Acta Anästh. Scandinavia, Proc. 2. Europ. Kongr. Anästh., II, Copenhagen 1966. – Tetanusther. mittels 3–5 Wo. dauernd. Fluothan-Lachgas-Anästh., ebd. – Prakt. Method. für Anästh. u. Wiederbeleb. (Einführg. in d. Anästh. Prax.), in: Breitner, Chir. Op.-Lehre, Urban u. Schwarzenberg München 1967. – Zentraleuropäischer Anästhkongreß 1979, Bd. 1: Prä- u. postop. Verlauf, Allgemeinanästh., Bd. 2: Regionalanästh., Perinatol., Elektrostimulationsanalg., Bd. 3: Exp. Anästh., Monitoring, Immunol., Bd. 4: Herz, Kreislauf, Atmung, Bd. 5: Intensivmed., Notfallmed., Springer Berlin, Heidelberg, New York 1980. – Mod. Narkoseverfahren, in: Breitner, Chir. Operationslehre, Bd. 1, Urban u. Schwarzenberg Berlin, München (1955). – Mod. Wiederbelebungsverfahren in d. Med. Praxis, in: Notfälle in d. Inn., 5. Aufl., hrg. Halhuber u. Kirchmair, ebd. 1962. – D. alte u. d. neue Reanimationszentrale mit Wach- u. Intensivpflegestat. d. Inst. f. Anästh. d. Univkl. Innsbruck, Ber. d. Jahrestgg. 1979, Verein d. Ärztl. Dir. u. Primärärzte Österreichs, Demeter-Verlag. – Behandlg. am Notfallort u. während d. Transportes i. Hochgebirge, Mobile Intensive Care Units, Anaesth. and Resuscitation, Vol. 95 (1976). – Gezielte Drainage bei Thorax-Lungenverletzg. mit Hämato- oder/und Pneumothorax: X. Symp. Schloß Korb Missian-Eppan (Südtirol) 1981, Bibliomed. Melsungen 1982. – Diagnosegerecht gezielte, risikofreie Thorax-Pleura-Drainagen, Unfallheilkunde, Springer Berlin, Heidelberg, New York 1984. –

ZV: Selt. Wint.sportverletzg., Mschr. Unfallheilk. *51* (1944). – Luxat. d. med. Meniskus in d. Fossa intercondyl. mit Einklemmg. d. Haut im med. Gelenkspalt, Wien, klin. Wschr. 60 (1948). – Hydrocele test. perf., Zbl. Chir. 74 (1949). – Beobachtg. einer neu. Form d. Os intermetat., Z. Orthop. 80 (1951). – Effects of procaine amide on card. irregular. during cyclopropane anesth. (mit Morris), Anesthesiology *12* (1952). – Laborat. and clin. observat. on the effect of regitin (C-7337) of card. irregular. during cyclopropane anesth. (mit Morris, Chung Sang Yein u. White), J. Pharmac. exp. Ther. *106* (1952). – Erfahrg. mit d. „künstl. Blutdrucksenkg.", Anästhesist *2* (1953). – D. Cyclopropannark., ebd. *2*(1953). – 593 Anästh. in gesteuert. Blutdrucksenkg., Langenbecks Arch. klin. Chir. *276* (1953). – Klin. u. „Low Pressure" mit bes. Berücksichtigg. von EKG-Veränderg., Anästhesist *3* (1954). – Mod. Nark.-verfahren z. Ermöglichg. oder Erleichterg. v. Augenop. im Kindesalter, Klin. Mbl. Augenheilk. 124 (1954). – D. „monomer." Spinalanästh., Dtsch. med. J. 5 (1954). – Intraven. Anästh. mit Thiopental „Sanabo", Wien. med. Wschr. *104*(1954). – Aus d. Prax. d. Anästh., Pyramide 4 (1954). – D. Sauger als chir. Instrument, Münch. med. Wschr. 364 (1955). – Anästh. u. Wiederbeleb., Forsch. und Forscher d. Tirol. Ärzteschule 1955. – Nark.-tiefe u. „Low Pressure", Langenbecks Arch. klin. Chir. *279*(1954). – Wiederbelebg. im Rahmen d. Anästh. (Prof. Breitner zum 70. Geb.-Tag), Bruns' Betr. klin. Chir. *190* (1955). – Tödl. Skiverletzg. im Einzugsgeb. d. Chir. Univkl. Innsbruck (1944–1954), Arch. Orthop. 47 (1955). – Observat. of card. rhythm. during ethyl chloride anest. in the dog, Curr. Res. Anesth. Analg. *33*(1954). – Thiopental u. Narkothion „Sanabo" z. rekt. Basisnark., Wien. med. Wschr. 105 (1955). – Erste Hilfe b. Asphyx. durch Ertrink., Erdross. u. Erhäng., Therapiewoche *6* (1955/56). – 4 year experiences with induced Hypotens. Anesth., Proc. World Congr. Anesth., Scheveningen, 1955. – Erfahrg. mit d. op. Behandlg. d. akut. Herzstillst., Anästhesist 6 (1957). – Ber. über d. gem. Tgg. d. Öst., Schweiz u. Dtsch. Ges. f. Anästh., Wien 1957, Eröffngs.ansprache d. Präs., ebd. 6 (1957). – Erleichterg. d. Anästh. mit künstl. Hypotonie durch Rauwolfia-Methonium-Präp., ebd. *7* (1958). – Bluttransf. b. norm. Blutvol., ebd. 7 (1958). – Z. Linkshäufigk. d. Skiverletzg., Sportärztl. Praxis 1958. – 8 Tetanusfälle innerh. eines Jahr. (2 davon geheilt entl.), Anästhesist *7* (1958). – Religiös-sittl. Fragen betr. d. Wiederbeleb., ebd. *7* (1958). – Fortschr. in d. Behandlg. d. Wundstarrkrampf., Langenbecks Arch. klin. Chir. *290* (1958). – Z. Anästh. in d. Allg.-praxis, Landarzt *34*(1958). – D. Sicherh.-bindg. b. Rennläuf., Sportärztl. Praxis 1959. – Anästh.-probl. b. Radikalop. d. Kopf- u. Halsreg. (mit Boyan), Langenbecks Arch. klin. Chir. *291* (1959). – D. mod. Tetanusther., Ärztl. Praxis *XI* (1959). – Probl. d. mod. Tetanusther. (Erfahrg. über 14 eig. Fälle), Arzneim.-Forsch. *9*(1959). – Fortschr. in d. Ther. d. Stat. epilept. (mit Prokop), Wien. med. Wschr. *109* (1959). – Schmerzlinderg. nach Pall.-op., Landarzt 35 (1959). – Surg. aspects of pain relief, Iowa Medical Press 1950. – The influence of procaine amide („Pronestyl"-Squibb) on epinephrine induced cardiac irregular. during cyclopropane anesth., Iowa Medical Press 1951. – Einige prakt. Beispiele zu d. „Religiös-sittl. Probl., betr. d. Wiederbeleb.", Pyramide, Naturwiss. Zschr., Innsbruck 1960. – Richard v. Foregger, Anästhesist 9 (1960). – Vom „Nark.-tod" u. „Wiederbeleb.", ebd. *9* (1960). – D. bewußtl. Kranke in d. Sicht d. Anästh., Hippokrates *31* (1960). – D. card.-zirkul. Wiederbeleb., Literat.-Dienst Roche 29 (1961). – Über d. dringl. Anwendg. künstl. Atm. u. künstl. Kreisl., Mschr. Ohrenheilk. *96*(1962). – Zum Blutflüssigk.- u. Elektrolyt-Ersatz v. Standpunkt d. Anästh., Österr. Elektrolyt-Symposium 1962, Mels. med. pharmaz. Mitt. *1962.* – Asphyx.-Bekämpfg., Mitt. Österr. Sanit.-Verwalt. *43* (1962). – Über d. Neubau d. Inst. f. Anästh. d. Univ. Innsbruck, Proc. I. Europ. Kongr. f. Anästh., Wien 1962. – Mod. Wiederbeleb.maßnahmen in d. tägl. Praxis (unter Berücksichtigg. d. künstl. Atmg. u. d. künstl. Kreisl.), Österr. Mh. ärztl. Fortbild. 1962. – D. postop. Tracheotomie, ihre Indikat. u. Durchführg., Klin. Med. 1962. – Ärztl. Obsorge an Olymp. Kampfstätten, Image, Med. Photo-Dokument. Roche *7* (1963). – Z. Sicherh. im Skilauf (Schiärztl. Ratschläge z. Vermeidg. v. Unfällen), Univ.-Almanach, Innsbruck 1964. – Wiederbeleb.maßnahmen. in d. Prax., Landarzt *40*(1964). – D. ärztl. Betreug. u. d. Sanitätseinsatz während d. IX. Olymp. Wintersp. Innsbruck 1964, Offiz. Ber. d. IX. Olymp. Wintersp. 1964. – Le service médical et les Unités sanitaires pendant les IXe Jeux Olymp. d'hiver 1964 à Innsbruck, Bull. Med. du Ski, Fédérat. Francaise de Ski 1964. – Z. Wiederbelebg. b. Lawinenkatastr., Med. Welt *1964.* – D. med. Vorkehrg. für d. Olymp. Wintersp. 1964 in Innsbruck, ebd. 1964. – Med. u. IX. Olymp. Wintersp., Aktuelle Med., Münch. med. Wschr. 106 (1964). – Ärztl. Betreug. b. d. IX. Olymp. Wintersp. 1964 in Innsbruck, ebd. – Ärztl. Rückschau auf d. IX. Olymp. Wintersp. 1964 in Innsbruck, Med. Welt 1964. – Z. ärztl. Betreug. unserer Skirennläufer, Sportarzt u. Sportmed. 1964. – Medical treatment at the Winter Olympics, Med. News (N. Y.) *115*(1964). – Medical service during the Winter Olympic Games 1964 – Innsbruck, Austria, Anesth. Analg. *44*(1965). – Ärztl. Hilfe b. Lawinenkatastr., Therapiewoche *15*(1965). – Medical Service During the Winter Olympic Games 1964 – Innsbruck, Austria, Anesth. and Analg. 44 (1965). – Respirat. u. zirkul. Wiederbeleb., Roche Wiss. Dienst, 1965. – Planung eines Inst. f. Anästh. an einer Uni. (Räuml. Plang. bei einem Neubau), Krharzt *5* (1967). – Use of Halothane and Nitrous-oxide Anaesth. in the treatment of Tetanus, Anaesthesia 22 (1967). – Einf. Methode zur Ausschaltg. d. Asphyxiegefahr bei frühzeit. dringenden Trachealkanülenwechsel, Mschr. Ohrenheilk. Laryngo-Rhin. *101* (1967). – Äther-Chloräthyl-Vinydan-Nark. in d. Ambulanz, Langenbecks Arch. klin. Chir. *319* (1967). – 3–5 Wochen andauernde Fluothane-Lachgas-Anästh. zur Behandlg. eines schw. Tetanus, Z. prakt. Anästh. *3* (1968). – Spez. Klimatisierung. d.

Atemluft für Langzeitbeatmg., ebd. – Abschlußber. über d. ärztl. Betreug. u. d. Sanitätseinsatz bei d. IX. Olymp. Winterspielen 1964 in Innsbruck, Forschg. u. Forscher d. Tiroler Ärzteschule *VI* (1966). – Anästh. im höh. Lebensalter, Landarzt *44* (1968). – Kumulierg. d. Alloferins, Anästhesist *18* (1969). – Neubau d. Chir. Univkl., d. Zentralröntgeninst. u. d. UnivInst. f. Anästh. in Innsbruck (Festschrift 1968). – „Vivant Professores" (Lehrer d. Med. Fak. im Jubiläumsjahr 1968). – Lehrkanzel u. Inst. f. Anästh., Forsch. zur Innsbr. Univgeschichte *VII*/2 (1968). – Resp. Störg. intra op., Symp. über d. Bedeutg. u. Ther. v. Störg. d. Säure-Basenhaushaltes i. d. klin. Praxis u. d. Peritonealdialyse, Schloß Korb, 1968, Mels. Med. Mitt. *43,* Suppl. I (1969). – Typ. Fehler bei d. Erstversorgg., X. Wiss. Tgg. d. Österr. Ges. für Tbc u. Lungenerkrankg., Wien 1969, Pneumonologie *143* (1970). – Wiederbeleb.: Wann, wo u. wie? Landarzt *47* (1971). – Allg. Wiederbelebungsmaßn., Ärztl. Praxis *XXIV* (1972). – Medical Care at Winter Olympic Games, Logistics, JAMA *221* (1972). – Rationalisierg. in d. Anästh. u. Intensivpflege an Univkl., Kongr. Ber. 12. Tgg. d. Österr. Ges. f. Chir. mit d. assoz. Fachges., Innsbruck 1971. – Situat. d. Apalliker, ebd. – Rettungswesen in Österr. mit bes. Berücksichtigg. d. Luftrettg., Münch. Med. Wschr. *114* (1972). – Lawinenhohlsonde mit Heißluftkompressor, Ärztl. Praxis XXV (1973). – Mod. Wiederbelebungsmaßnahmen, Landarzt *49* (1973). – Zur erweiterten Ersten Hilfe und Wiederbelebung im Hochgebirge, Wissenschaftl. Informat. Fresenius, Beiheft 3 (1973). – Anästhverfahren in d. Geburtshilfe, Ärztl. Praxis XXVII. – 111 Tetanusfälle in 18 Jahren, Münch. med. Wschr. 117 (1975). – D. Reanimat. unter schwersten Beding. im Hochgebirge, Schweiz. Z. Militär- u. Katastrophenmed. 52 (1975). – Fatal Complication from Swallowed Denture Following Prolonged Endotracheal Intubation: A Case Report. Anesth. and Analgesia, 55 (1976). – Aktuelle Berichte, klin. Kurzbericht über die 4. Internat. Konferenz über Tetanus (Dakar/Senegal 1975), Z. prakt. Anästh. 12 (1976). – Our results with 111 tetanus patients treated from 1956–1974, Proc. of the fourth internat. conference on tetanus 6.–12. 4. 1975, Dakar/Senegal. – Wundstarrkrampf: Behandlung mit Tetanus-Antitoxin human intravenös, Münch. med. Wschr. 120 (1978). – Erfolgreiche Behandlung eines Kältetraumas, Notfallmed. 4 (1978). – Hólégkompresszor és üreges szonda különleges betemettetéses lavinabalesetekhez (kivonat), VI. Nemzetközi Mentóórvosi Kongresszus, Budapest 1973, Majus 9–12. – A sürgós thoracotomia mint ma is hatásos segédeljárás az acut szivmegállás leküzdésére, EKG és defibrillator hiánya esetén (kivonat), VI. Nemzetközi Mentóórvosi Kongresszus, Budapest 1973, Majus 9–12. – Teilanalysen aufgrund d. ersten Zehnjahresstatistik d. Kl. f. Anästh. Innsbruck, Österr. Krankenhaus-Z. 22 (1981). – Le Développement des secours aériens dans les alpes autrichiennes, Conv. Méd. 1984.

Haider, Wolfram, Univ. Prof. Dr. med., Anästh. (70), Chir. (78), Leit. d. herzchir. Anästh. u. Intensivmed. d. Univkl. f. Anästh. u. allg. Intensivmed., Spitalgasse 23, A-1090 Wien. – * 25. 5. 37 Dresden. – **StE.** u. **Prom:** 62 Wien, **Habil:** 76 Wien. – **WG:** 62–66 Chir., Anästh. Mistelbach (Bsteh, Herold), seit 67 Kl. f. Anästh. u. allg. Intensivmed., Univ. Wien (Mayrhofer), Intensivstat. I. Chir. Kl. (Kucher †, Steinbereithner), Intensivstat. II. Chir. Kl. (Benzer). –
BV: Infusionstherapie u. klin. Ernährg. Karger. – Lehrbuchbeiträge in: Anästh., Intensivmedizin und Reanimatologie. Springer 1982 – Intensiv-Station, -Pflege, -Therapie. Thieme 1984. –
ZV: Metabolic changes in the course of severe acute brain damage. Europ. J. Intens. Care Med. 1, 19, 1975 – Zum Teilersatz des Herzens (mit Fasching, Deutsch et al.). Langenbecks Arch. klin. Chir., Forumband, S. 93, 1975 – Prävent. von Streßwirkg. durch metabol. Beeinflussg. d. Energiestoffwechsels am Modell d. extrakorporalen Zirkulat., Wien. klin. Wschr. 87, Suppl 36., 1975 – Massive Insulinzufuhr als Therapie im kardiog. Schock. Intensivmedizin 17, 159, 1980 – Vergleich Betrachtg. von Hämodynamik u. Energiestoffwechsel im Schock, Anästhesist 30 (1981). – D. Stoffwechsel im Schock u. seine ther. Beeinflußbarkeit, Die Naturwissenschaften 68 (1981). – Preventive insulin administration for myocardial protection in cardiac surgery, Anesthesiology 60 (1984). – Improvement of cardiac preservation by preoperative high insulin supply, J. Thorac. Cardiovasc. Surg. 88 (1984).

Haidinger-Smat, Karoline, Dr. med., Anästh. (78), Oberärztin an d. AnästhAbt. d. Krh. d. Elisabethinen, Fadingerstr. 1, A-4020 Linz; Wolfauerstr. 31, A-4040 Linz. – * 27. 8. 46 Kirchberg b. Linz. – **StE.** u. **Prom:** 71 Innsbruck.

Haindl, Rainer, Prim. Dr. med., Anästh. (70), Leit. d. Abt. f. Anästh. am Allg. Bez.-Krh., Bahnhofstr. 10, A-6380 St. Johann; Leharweg 14, A-6380 St. Johann. – * 18. 12. 44 Innsbruck. – **StE.** u. **Prom:** 70 Innsbruck.

Hake, Barbara v., Dr. med., Anästh. (75), niedergel. Anästh. u. Belegärztin, Andreaswall 4, D-2810 Verden; Am Dreieck 31, D-2816 Armsen-Kirchlinteln. – * 23. 6. 43 Zürich. – **StE.** u. **Prom:** 68 Marburg. – **WG:** 70/71 Chir. Lilienthal/Bremen (Habben), 71/72 Chir. Bremen (Blanke), 72–75 Anästh. Bremen (Henschel).

Hake, Jürgen-Michael, Dr. med., Anästh. (77), leit. Arzt d. Abt. f. Anästh. u. op. Intensivmed. am Krskrh., Karl-von-Hahn-Str. 120, D-7290 Freudenstadt; Karl-von-Hahn-Str. 120, D-7290 Freudenstadt. – * 26. 6. 41 Hamburg. – **StE:** 71 Hamburg, **Prom:** 75 Hamburg. – **WG:** 72–74 AnästhAbt. BwKrh. Hamburg (Klaucke), 74–77 Anästh. Hamburg (Horatz), 77–82 leit. Arzt d.

AnästhAbt. BwKrh. Osnabrück, seit 83 leit. Arzt d. Abt. f. op. Intensivmed. am Krskrh. Freudenstadt, seit 84 leit. Arzt d. Abt. f. Anästh. u. op. Intensivmed. am Krskrh. Freudenstadt.

Halbgewachs, Heidrun, Dr. med., Anästh. (78), niedergel. als prakt. Ärztin – Ermächtigung zur Schmerztherapie, Bretzfelder Str. 16, D-7000 Stuttgart 40; Dürer-Str. 3, D-7014 Kornwestheim. – * 5. 9. 48 Schliersee/Obb. – **StE:** 73 Mainz, **Prom:** 74 Mainz. – **WG:** 74/75 Anästh. Neustadt/Wstr. (Neumann), 76–78 Anästh. Esslingen (Zeller), 78–82 Oberarzt Esslingen, 82/83 Oberarzt Goldenbühl-Villingen, 84 Praxisvertretung, seither in eigener Praxis.

Halmágyi, Miklós Pál Béla, Prof. Dr. med., Anästh. (66), Abt. Vorsteher im Inst. f. Anästh. d. Klinikum d. Univ., Langenbeckstr. 1, D-6500 Mainz; Schillerstr. 19, D-6501 Budenheim. – * 17. 12. 33 Budapest. – **StE. u. Prom:** 59 Heidelberg, **Habil:** 68 Mainz. – **WG:** seit 61 Inst. f. Anästh. Univ. Mainz, seit 69 Oberarzt, seit 71 Abt. Vorsteher ebd. –
BV: Parenterale Ernährg. (Bd. 6, Anästh. Wiederbeleb., hrg. Frey, Kern u. Mayrhofer) (mit Frey u. Lang), Springer Berlin, Heidelberg, New York 1966. – Infusionsther. (mit Frey u. Lang), Bd. 13, ebd. – Erfahrg. mit d. parenteralen Ernährg. in d. Operationsvor- u. -nachbehandlg. (mit Frey), in: Parenterale Ernährung, Springer Berlin, Heidelberg, New York 1966. – Exp. Untersuchg. mit kolloidalen Volumenersatzlösungen (mit Überla), in: Infusionsther., ebd. 1966. – Klin. Erfahrungen mit dem Vena-Cava-Katheter (mit Fischer u. Dietz), in: ebd. – D. Einfl. d. Osmotherapeutica auf d. Blutvol. (mit Ahnefeld), in: Anästh. Notfallmed., ebd. 1966. – Diagn. Möglichk. d. direkten Blutvolumenbestimmg. im Rahmen d. Intensivther. (mit Ahnefeld), in: Probl. d. Intensivbehandlg., ebd. – Mod. emergency care during ambulance transport to the hospital (mit Ahnefeld), in: Proc. 2. Congr. Internat. Ass. for Accident and Traffic Med., Skanetryck AB Malmö 1966. – Diagnosis and observat. of card. emergencies (mit Ahnefeld u. Nolte), in: ebd. – Ein einfach. Gerät zur Diff.diagn. d. Herzstillstandes, in: Acta Anaesth. Scand., Suppl. XXIV 1966. – Lumbale Grenzstrangblockade zur Beurteilg. d. Wirkungsdauer v. Lokalanästhetica (mit Ahnefeld u. Nolte), in: ebd., Suppl. XXIII 1966. – Blutgasanalyse b. Verwendg. einfach. Halothanverdampfer (mit Ahnefeld u. Nolte), in: ebd. – Requirements of space and equipment in the ambulance (mit Ahnefeld u. Nolte), in: ebd., Suppl. XXIX 1968. – Möglichk. d. Schockbehandlg. unter Feldverhältn. (mit Ahnefeld), in: Wiederbeleb. u. Anästh., Wehr u. Wissen Darmstadt 1967. – Bedeutg. d. klin. Vollbilanzierg. b. d. parent. Ernährg., in: Fortschr. d. parent. Ernährg., Pallas Locham b. München 1967. – Hypoxie, Grundlagen u. Klin. (mit Frey, Lang u. Thews), in: Anästh. Wiederbel., Bd. 30, Springer Berlin, Heidelberg, New York

1969. – Kohlenhydrate in d. dringl. Infusionsther. (mit Frey u. Lang), in: ebd., Bd. 31, 1968. – Venendruckmessg. (mit Allgöwer u. Frey), in: ebd., Bd. 34, 1969. – Auswahl d. Kohlenhydrate zur i.v. Anwendg. in d. intra- u. postop. Phase (mit Israng), in: Kohlenhydrate in d. dringl. Infusionsther., Springer Berlin, Heidelberg, New York 1968. – Respir. Störg. d. Säure-Basen-Gleichgewichtes in d. op. Med., in: Störg. d. Säure-Basen-Haushaltes, ebd. 1969. – Postop. metabol. Störg. als Folge einer Routinether. (mit Ahnefeld), in: ebd. – pH-Wert u. Pufferkapazität kolloid. u. kristalloid. Infusionslösg. (mit Ahnefeld u. Albertz), in: ebd. – Räuml. Gliederg. u. app. Ausrüstg. v. Intensivbehandlungseinheiten (mit Ahnefeld), in: Planung, Organisation u. Einrichtungen v. Intensivbehandlungseinheiten am Krh., ebd. 1969. – Carbohydrates and Polypols for Energy Supply of the Surgical Patient, in: Metabolism, Physiologiy and Clinical Use Pentoses and Pentitols, Springer Berlin, Heidelberg, New York 1969. – Vergiftg., Erkenng., Verhütg. u. Behandlg. (mit Frey, Lang u. Oettel), in: Anästh. Wiederbel., Bd. 45, ebd. 1970. – Erfahrg. mit d. Behandlg. v. 300 akut Alkoholvergifteten (mit Dortmann, Fischer, Israng u. Lustenberger), in: ebd. – Erfahrg. beim Transport Vergifteter mit d. Mainzer Notarztwagen (mit Ahnefeld, Droh, Nolte u. Wiebecke), in: ebd. – Veränderg. d. Wasser- u. Elektrolythaushaltes durch Osmotherapeutica, ebd., Bd. 46, 1970. – Intensivther. beim sept. Schock (mit Ahnefeld), ebd., Bd. 50, 1970. – Probl. d. Langzeiternährg. in d. Intensivther., in: Fortschr. d. Parent. Ernährg., Thieme Stuttgart 1970. – Verhalten d. Blutungszeit, Gerinnungszeit u. Thrombozytenzahl b. d. Langzeiternährg. mit Fettinfusionen, in: ebd. – Veränderg. d. Homoiostase durch präop. Nahrungskarenz beim Säugling (mit Dick u. Hofmann), in: Anästh. in d. extr. Altersklassen, Springer Berlin, Heidelberg, New York 1970. – Thanatogenet. Faktoren b. Eingr. im höh. Lebensalter (mit Ahnefeld, Israng u. Heymer), in: ebd. – Prinzipien d. Intensivther., in: Lehrb. d. Anästh. u. Wiederbeleb., hrg. Frey, Hügin u. Mayrhofer, 2. Aufl., Springer Berlin, Heidelberg, New York 1971. – Behandlg. d. Tetanuskrankheit mit Relaxantien u. künstl. Beatmg., in: ebd. – Diagn. u. Überwachg. in d. Intensivther., in: ebd. – Infusion v. Volumenersatzmitteln, in: ebd. – Sauerstoffther., in: ebd. – Physiol. u. Pathophysiol. d. Wasser-Elektrolyt-Haushaltes, in: ebd. – Ausbildg. v. Anästhesieschwestern u. -pflegern (mit Valerius), in: ebd. – Infusionsther., in: ebd. – Prakt. Anwendg. d. bilanz. parent. Ernährg. in d. Intensivther., in: Bilanzierte Ernährg. in d. Ther., Thieme Stuttgart 1971. – Untersuchg. zum Xylitumsatz, in: Xylit in d. Infusionsther., Steinkopff Darmstadt 1971. – Stoffwechsel, Pathophysiol. Grundlagen d. Intensivther. (mit Lang u. Frey), in: Anästh. Wiederbel., Bd. 58, Springer Berlin, Heidelberg, New York 1972. – Homoiostase, Wiederherstellg. u. Aufrechterhaltg. (mit Ahnefeld), ebd., Bd. 60, 1972. – Akute Volumen- u. Substitutionsther. mit Blut, Blutbestandteilen, Plasmaersatz u. Elektrolyten (mit Ahnefeld u. Burri), in: Klin. Anästh., Bd. 1, Lehmanns München

1972. – Anästh. im Kindesalter (mit Ahnefeld, Burri u. Dick), ebd., Bd. 2, 1972. – Grundprinzipien d. Aufrechterhaltg. u. Wiederherstellg. d. Homoiostase, in: Homoiostase, Wiederherstellg. u. Aufrechterhaltg., Springer Berlin, Heidelberg, New York 1972. – Diagn. Fragen in d. Reihenfolge d. Dringlichkeit, in: ebd. – Ursachen d. intravas. Hypovolämie, in: ebd. – Klin.-ther. Möglichk. durch d. Infusionsther., in: ebd. – Diagn. Maßnahmen, Methoden u. Geräte, in: ebd. – Wichtigsten diagn. Fragen b. d. Beurteilg. vital. Funkt., in: ebd. – Anästh. beim Phaeochromocytom (mit Dick u. Kreuscher), in: Anästh. b. Eingr. an endokrinen Organen u. b. Herzrhythmusstörg., Springer Berlin, Heidelberg, New York 1972. – Selekt. Anwendg. v. Blut u. Blutbestandteilen, in: Akute Volumen- u. Substitutionsther. mit Blut, Blutbestandteilen, Plasmaersatz u. Elektrolyten, Lehmanns München 1972. – New Drugs and Methods in Intensive Therapy, in: Anaesthesiology, Exc. Medica Amsterdam/Amer. Elsevier Publ. New York 1973. – The Fate of Commonly Utilized Infusions During Surgery, in: ebd. – Training of Nurses in Anesth., in: ebd. – I.v. Substitutionsther. mit kalorienspend. Substanzen b. d. Behandlg. v. traumat. Pat. d. Intensivther., in: Bausteine d. parent. Ernährg., Enke Stuttgart 1973. – Anästh. u. Wiederbeleb. b. Säuglingen u. Kleinkindern (mit Ahnefeld), in: Anästh. Wiederbel., Bd. 71, Springer Berlin, Heidelberg, New York 1973. – Diagn. u. Korrektur d. Störg. im Wasser-Elektrolyt-Haushalt (mit Brost), in: Infusionsther. I – D. Elektrolyt-, Wasser- u. Säure-Basen-Haushalt, Lehmanns München 1973. – Spez. Gesichtspunkte d. Korrektur b. op. u. traumat. Pat., in: ebd. – Infusionsther. I (mit Ahnefeld, Burri u. Dick), in: Klin. Anästh., Bd. 3, ebd. 1973. – Examensfragen Intensivbehandlg., in: Examensfragen Anästh., Reanimat., Intensivbehandlg., Springer Berlin, Heidelberg, New York 1974. – Anästh. im Alter (mit Ahnefeld), in: Anästh. Wiederbel., Bd. 83, ebd. 1974. – Grundlagen d. Intensivther. im Alter (mit Lang u. Frey), ebd., Bd. 86, 1974. – Notfallversorgg. in d. Gyn. (mit Ahnefeld), ebd., Bd. 87, 1974. – Maßnahmen d. anästh. Vor- u. Nachbehandlg. zur Verbesserg. d. Lungenfunkt. b. Alterspat. (mit Gerbershagen u. Teuteberg), in: ebd. 1974. – Klin. Erfahrg. mit d. Beatmungsinhalation b. Pat. d. op. Med. (mit Brost, Gerbershagen, Sauer u. Teuteberg), in: ebd. 1974. – Anästh. in d. Gyn. (mit Ahnefeld, Burri u. Dick), in: Klin. Anästh., Bd. 4, Lehmanns München 1974. – Indikat. zur Intensivther. nach gyn. Eingr., in: ebd. 1974. – Mikrozirkulat. (mit Ahnefeld, Burri u. Dick), Bd. 5 d. Klin. Anästh., Springer Berlin, Heidelberg, New York 1974. – Grundlagen d. postop. Ernährg. (mit Ahnefeld, Burri u. Dick), Bd. 6, ebd. – Weiterbildg. 1 – Richtlinien-Lehrplan-Organisation – (mit Ahnefeld, Dick u. Valerius), in: Bd. 1 d. Schriftenr.: Fachschwester/Fachpfleger Anästh. – Intensivmed., ebd. 1975. – Weiterbildg. 2 – Prakt. Unterweisg. Intensivbehandlungsstat. – Intensivpflege – (mit Valerius), in: ebd., Bd. 2. – Parenterale Ernährg. (mit Ahnefeld, Burri u. Dick), Bd. 7 d. Klin. Anästh., Springer Berlin, Heidel-

berg, New York 1975. – Prophylaxe u. Ther. bakt. Infekt. (mit Ahnefeld, Burri u. Dick), Bd. 8, ebd. – Indikat., Wirkg. u. Nebenwirkg. kolloidaler Volumenersatzmittel (mit Ahnefeld, Bergmann, Burri, Dick u. Rügheimer), Bd. 9, ebd. – Notfallmed. (mit Ahnefeld, Bergmann, Burri, Dick u. Rügheimer), Bd. 10, ebd. 1976. – Parenteral Nutrition (mit Ahnefeld, Burri u. Dick), Springer Berlin, Heidelberg, New York 1976. – Weiterbildg. 3 – Prakt. Unterweisg. Punkt.-Injekt.-Infus.-Transfus.-Gefäßkatheter (mit Valerius), Bd. 3 d. Fachschwester/Fachpfleger Anästh. – Intensivmed., ebd. – D. Risikopat. in d. Anästh.: 1. Herz-Kreislauf-System (mit Ahnefeld, Bergmann, Burri, Dick u. Rügheimer), Bd. 11 d. Klin. Anästh. Intensivther., Springer Berlin, Heidelberg, New York 1976. – D. Risikopat. in d. Anästh.: 2. Respirat. Störg. (mit Ahnefeld, Bergmann, Burri, Dick u. Rügheimer), Bd. 12, ebd. – Fortschritte in d. parenteralen Ernährg. (mit Ahnefeld, Bergmann, Burri, Dick u. Rügheimer), Bd. 13, ebd. 1977. – Infusionslösg. Techn. Probleme in d. Herstellg. u. Anwendg. (mit Ahnefeld, Bergmann, Burri, Dick u. Rügheimer), Bd. 14, ebd. – Wasser-, Elektrolyt- u. Säuren-Basen-Haushalt (mit Ahnefeld, Bergmann, Burri, Dick u. Rügheimer), Bd. 15, ebd. – Grundlagen d. Ernährungsbehandlg. im Kindesalter (mit Ahnefeld, Bergmann, Burri, Dick u. Rügheimer), Bd. 16, ebd. 1978. – Rohypnol (Flunitrazepam). Pharmak. Grundlagen – Klin. Anwendg. (mit Ahnefeld, Bergmann, Burri, Dick, Hossli u. Rügheimer), Bd. 17, ebd. – Lokalanästh. (mit Ahnefeld, Bergmann, Burri, Dick, Hossli u. Rügheimer), Bd. 18, ebd. – D. bewußtlose Pat. (mit Ahnefeld, Bergmann, Burri, Dick, Hossli u. Rügheimer), Bd. 19, ebd. 1979. – Akutes Lungenversagen (mit Ahnefeld, Bergmann, Burri, Dick, Hossli u. Rügheimer), Bd. 20, ebd. – Weiterbildg. 4 – Prakt. Unterweisg. Sonde – Drainage – Katheter – Endoskopie (mit Valerius), Bd. 4 d. Fachschwester/Fachpfleger Anästh. – Intensivmed., ebd. 1980. – Ther. mit Blutkomponenten (mit Ahnefeld, Bergmann, Burri, Dick, Hossli u. Rügheimer), Bd. 21 d. Klin. Anästh. Intensivther., ebd. – Muskelrelaxanzien (mit Ahnefeld, Bergmann, Burri, Dick, Hossli u. Rügheimer), Bd. 22, ebd. – Intravenöse Nark. (mit Ahnefeld, Bergmann, Dick, Doenicke u. Rügheimer), Bd. 23, ebd. 1981. – Aufwachphase – Aufwachstat. Eine anästh. Aufgabe (mit Ahnefeld, Bergmann, Burri, Dick, Hossli u. Rügheimer), Bd. 24, ebd. 1982. – Weiterbildg. 5 – Prakt. Unterweisg. – Atmungsgymnastik – Handhabg. d. Vernebler – Atmungskontrolle (mit Schmidt-Wyk u. Valerius), Bd. 5, d. Fachschwester/Fachpfleger Anästh. Intensivmed., Springer Berlin, Heidelberg, New York 1982. – D. Verbrennungskrankheit. Entstehg., Verlauf u. Ther. (mit Ahnefeld, Bergmann, Burri, Dick, Hettich, Hossli, Koslowski, Mehrkens u. Rügheimer), Bd. 25 d. Klin. Anästh. Intensivther., ebd. 1982. – Narkosebeatmg. im Kindesalter (mit Ahnefeld, Altemeyer, Bergmann, Burri, Dick, Hossli u. Rügheimer), Bd. 26 d. Klin. Anästh. Intensivther., Springer Berlin, Heidelberg, New York, Tokyo 1983. – Anästh. in d. Neurochir. (mit Ahnefeld,

Bergmann, Burri, Dick, Hossli, Reulen u. Rügheimer), Bd. 27, ebd. – D. Risikopat. in d. Anästh., 3. Stoffwechselstörg. (mit Beyer u. Schuster), Bd. 28, ebd. 1984. – Beeinflussg. d. Atemtechnik durch kaltes Ultraschallaerosol (mit Gerbershagen u. Mohr), in: Kongr.ber. d. Jahrestgg. d. DGAW, Hamburg 1972, Springer Berlin, Heidelberg, New York 1974. – Störg. d. Lungenfunkt. durch Aspirat., in: Internat. Arbeitstgg. Pneumonie, Stille u. Timmler Mannheim 1974. – Bedarf u. Verwertg. v. Kohlenhydraten u. Alkohol (mit Bickel), in: Infusionsther. II: Parenterale Ernährg., Bd. 7 d. Klin. Anästh. Intensivther., Springer Berlin, Heidelberg, New York 1975. – Dosiergs.- u. Anwendungsrichtlinien d. intraven. Zufuhr v. Nährstoffen in d. präop. Phase (mit Lange) in: ebd. – Requirement and utilization of carbohydrates and alcohol (mit Bickel), in: Parenteral Nutrition, Springer Berlin, Heidelberg, New York 1976. – Guidelines for the Dosage and Applicat. of the Intraven. Provision of Nutrient Substances in the Pre-Op. Period (mit Lange) in: ebd. – Wasser, Elektrolyt- u. Säure-Basen-Haushalt einschl. Nierenfunkt., in: Notfallmed., Bd. 10 d. Klin. Anästh. Intensivther., Springer Berlin, Heidelberg, New York 1976. – Wasser-, Elektrolyt-, Säure- u. Basen-Haushalt; Infus. v. Volumenersatzmitteln; Infusionsther.; Allg. pflegerische Maßnahmen (mit Valerius); D. Ausbildg. v. Anästhesieschwestern u. -Pflegern (mit Valerius), in: Lehrb. d. Anästh., Reanimat. u. Intensivther., 4. Aufl., Springer Berlin, Heidelberg, New York 1977. – Parenteral nutrition in trauma, in: Current Concepts in Parenteral Nutrition (Hrg. Greep, Soeters, Wesdorp, Phaf u. Fischer), Martinus Nijhoff Med. Div. Den Haag 1977. – Volumenwirkg. u. Verweildauer v. versch. kolloid-osmot. Infusionslösg., in: Erlanger Anästh. Seminare (Hrg. Rügheimer), Med. Media Analyse Bubenreuth 1978. – Besonderheiten d. Intensivbehandlg. b. komatösen Pat. in d. op. Med., in: D. bewußtlose Pat., Bd. 19 d. Klin. Anästh. Intensivther. (Hrg. Ahnefeld, Bergmann, Burri, Dick, Halmágyi, Hossli u. Rügheimer), Springer Berlin, Heidelberg, New York 1979. – Zur Verweildauer kolloid-osmot. Infus., in: Beiträge zu Infusionsther.: Infusionsther. b. Volumenmangel u. b. rheolog. Indikat. (Hrg. Fekl u. Reissigl), Symp. Schloß Korb 1978, Karger Basel, München, Paris, London, New York, Sydney 1979. – Balance Studies of Severely ill Traumatized Patients During intraven. Therapy by Nutrients, in: Acta Chir. Scand. Suppl. 494 (Hrg. Schuberth), 1979. – D. Ausbildg. v. Fachschwestern u. -pflegern f. Anästh. u. Intensivpflege (mit Valerius); Wasser-, Elektrolyt- u. Säure-Basen-Haushalt; Infusionsther.; in: Lehrb. d. Anästh., Intensivmed. u. Reanimat., Hrg. Benzer, Frey, Hügin u. Mayrhofer, 5. Aufl., Springer Berlin, Heidelberg, New York 1982. – Infusionsther. in d. frühen postop. Phase, in: Aufwachphase – Aufwachstat. eine anästh. Aufgabe, Bd. 24 d. Klin. Anästh. Intensivther., Hrg. Ahnefeld, Bergmann, Burri, Dick, Hossli u. Rügheimer, Springer Berlin, Heidelberg, New York 1982. – Flüssigkeitsbedarf u. Flüssigkeitsregulat. in d. periop. Phase, in: Infus.,

Transfus., enterale u. parenterale Ernährg., Hrg. Schlimgen, Müller u. Klaff, Perimed Erlangen 1982. – D. hämorrhag. u. hypovoläm. Schock, in: D. Schock u. seine Behandlg., Hrg. Frey u. Stosseck, Fischer Stuttgart, New York 1982. – The Behaviour of Blood Glucose Level Using Polyole in Carbohydrate Mixtures and Amino Acids for Parenteral Nutrition in Severly Ill Patients, in: Nutrisi Parenteral, Hrg. Puruhito, Airlangga Univ. Press, 1983. –

ZV: Acetylcholin content of the brain in traumatic shock (mit Kovách u. Fonyó), Acta Physiol. Acad. Scient. Hung. *13* (1958). – Erkenng., Verhütg. u. Behandlg. d. Schocks in d. op. Fächern (mit Ahnefeld u. Frey), Internist *3* (1962). – D. Behandlg. d. akut. Alkoholvergiftung (mit Bonner, Madjidi u. Rapp), Ärztebl. Rheinl.-Pfalz *16* (1963). – D. Blutvolumenbestimmung. mit radioakt. Isotopen z. Verhütg. v. Irrtümern in d. Anzeigestellg. z. Bluttransfus. u. Infus. v. Blutersatzmitteln (mit Ahnefeld u. Frey), Bibl. haemat. *16* (1963). – Veränderungen d. Atemfunkt. durch Op. im Bereich d. Oberbauches (mit Buchwald, Schuppli u. Weis), Chirurg *34* (1963). – Z. Morphologie d. Essigsäurevergiftg. (mit Müller-Marienburg u. Rosse), Dtsch. Z. f. gerichtl. Med. *55* (1964). – Infus.-therap. u. parent. Ernährung b. chir. Pat. (mit Ahnefeld, Frey u. Kreuscher), Dtsch. med. Wschr. *89* (1964). – Untersuchg. z. Bewertg. kolloidal. Volumenersatzmittel (mit Ahnefeld u. Überla), Anästhesist *14* (1965). – D. Stellg. d. Diallylnor-toxiferin in d. Gruppe d. Relaxant. (mit Ahnefeld), ebd. *15* (1966). – Exp. u. klin. Untersuchg. über Alloferin – ein Relaxans v. depol.-hemmenden Typ (mit Ahnefeld u. Frey), ebd. – Intra- u. postop. Infus.ther. mit xylithalt. Lösg. (mit Lang u. Frey), Münch. med. Wschr. *108* (1966). – Vasopressoren u. Vasodilatoren im traumat. u. hypovoläm. Schock, Klin. Med. 1967. – Ergebn. d. oral. Langzeitbehandlg. v. Schweinen mit 2,6-Bis(diäthanolamino)-4,8-dipiperidino-5,4-d-pyrimidin vor u. nach Coronarocclus. (mit Hempel, Ockenga, Richter, Wernitsch u. Zeitler), Arzneimi.-Forsch. 1967. – Beeinflussg. d. Säureverhältn. d. Magens durch Op. u. Anästh., Anästhesist *16* (1967). – Exp. Untersuchg. zur Überlebenszeit nach stufenweiser Einengg. d. linken Coronararterie b. mit Persantin[R] vorbehand. Schweinen (mit Wernitsch, Richter u. Zeitler), Thoraxchir. 1967. – Bedeutg. d. Entwicklg. intercoronar. Kollateralen f. d. Myocard (mit Wernitsch, Richter u. Zeitler), ebd. 1967. – Empfehl. f. d. Anwendg. v. Aminosäuren, Fetten u. Kohlehydraten zur parent. Ernährg. (mit Bäßler, Bansi, Berg, Beisbarth, Dolif, Erdmann, Fekl, Förster, Gaeser, Hahn, Heller, Heyns, Jürgens, Kümmell, Lang, Leonhäuser, Schultis, Söling, Wachtel, Wiethoff u. Wolf), Med. u. Ernährg. 1967. – Empfehlg. zur kompl. parent. Ernährg. (mit Bansi, Bäßler, Beisbarth, Berg, Demling, Dolif, Erdmann, Fekl, Geser, Hahn, Hartl, Heidenreich, Heller, Jürgens, Jung, Lahann, Lang, Leis, Schnell, Schuchardt, Schultis u. Wolf), ebd. 1968. – Empfehlg. zur parent. Ernährg. (mit Bäßler, Berg, Beisbarth, Burri, Demling, Dolif, Erdmann, Fekl, Förster, Heidenreich, Heller, Jürgens,

Lang, Opderbecke, Schnell, Schultis u. Wolf), ebd. 1970. – Lebensrett. Sofortmaßnahmen (mit Ahnefeld, Frey, Lutzki u. Nolte), Ciba Symp. 16 (1968). – Resuscitation (mit Ahnefeld, Frey u. Nolte), Canad. Anaesth. Soc. J. 1968. – Intensivther. b. Schock u. Kollaps (mit Ahnefeld u. Frey), Hefte Unfallheilk. 99 (1968). – Wiederbeleb. b. Kreislaufstillstand (mit Ahnefeld u. Frey), Verh. Dtsch. Ges. Inn. Med. 74 (1968). – Premiers secours et réanimation sur lex lieux de l'accident et pendant le transport (mit Ahnefeld, Frey u. Nolte), Cah. d'Anaesth. 1968. – I.v. Ernährg. in d. op. Gyn., Gyn. 1 (1968). – Ursachen u. Ther. d. Herzstillstandes (mit Ahnefeld u. Frey), ebd. – Bedeutg. d. Ringer-Laktat-Lösung f. d. Schockther. unter bes. Berücksichtigg. d. Verbrennungsschocks (mit Ahnefeld u. Frey), Jahresbull. Schutzkomm. Bundesminist. d. Inn. 1968. – Wiederbeleb. b. Störg. d. Wasser- u. Elektrolythaushaltes, Phys. Med. Rehabil. 10 (1969). – Akut. Elementargefährdg. d. Lebens (mit Ahnefeld u. Frey), ebd. – Frage d. Tetanusprophylaxe (mit Frey, Israng u. Oettel), Anästhesist 18 (1969). – Intensivther. d. akut. respirat. Insuff. (mit Frey u. Israng), Internist 10 (1969). – Respir. u. zirk. Reanimat. (mit Ahnefeld u. Frey), Med. Prisma 1969. – Erfolge u. Komplikat. d. Intensivther. b. d. Behandlg. d. Tetanuskrankheit, Langenbecks Arch. klin. Chir. 325 (1969). – Les pertes d'eau et d'électrolytes provoquées par les diurétiques osmotiques, Cah. d'Anaesth. 17 (1969). – Reposicao volemica em emergencias, Revista Bras. Anest. 19 (1969). – Infusionsther. in d. op. Urol., Akt. Urol. 1 (1970). – Exp. u. klin. Untersuchg. mit d. Muskelrelaxans Pancuroniumbromid (mit Dick, Droh, Frey, Hadjidimos, Heymer u. Oettel), Anästhesist 19 (1970). – Noteingr. in d. Homoiostase, Langenbecks Arch. klin. Chir. 327 (1970). – Notfall-Labor einer Intensivther.-Einheit, diagnostik 1 (1971). – Definit. d. Notfallpat. aus thanatogenet. Sicht, Therapiewoche 24 (1974). – Ursachen u. Ther. d. Störg. d. Wasser- u. Elektrolythaushaltes in d. Praxis, ebd. – Bilanz. Substitutionsther. durch Infus. (Elektrolyte, Aminosäuren u. Energieträger) b. schwerkranken, traumat. Pat., Infusionsther. 1 (1974). – Zur Rolle d. Anästh.-Fachschwester in d. Zukunft, Anästh. Informat. 15 (1974). – Zur Entwicklg. einer Weiterbildungsordng. zur Fachschwester/zum Fachpfleger f. Anästh. u. Intensivmed. (mit Ahnefeld u. Dick), ebd. 16 (1975). – D. Eignung v. Nicht-Glukose-Kohlehydraten f. d. parenterale Ernährg. (mit Ahnefeld, Dick, Dölp u. Milewski, Bäßler, Bauer, Berg u. Matzkies, Bergmann, Bessert u. Horatz, Dietze u. Mehnert, Dudziak, Förster, Geser, Grunst, Heidland u. Kult, Heller, Kuhlmann, Lutz u. Peter, Paulini, Pech u. Rittmeyer), Infusionsther. 2 (1975). – Metabolic Rate of Carbohydrate and their Metabolic Effects during Infusion of Carbohydrate-Mixture in Severely ill Traumatized Pat., La Settimana Medica 63 (1975). – Energy Sources in Parenteral Nutrit. for Traumatized Pat., Ber. Internat. Symp. on Parenteral Nutrition, Jakarta 1975, Kalman Book Service Jakarta 1976. – Energy Requirement and Supply in Catabolic Pat., Nutr. Metab. 20 ,

(Suppl. 1) (1976). – Tracheotomie oder endotrach. Intubat. zur Langzeitbehandlg. (mit Brost u. Kleemann), diagnostik u. intensivther. 5 (1980). – Zur Frage d. intravas. Volumenwirkg. v. intraven. verabreichter 40%-iger Sorbitlösg. (mit Kleemann, Brost u. Müller-Suur), Anästhesist 29 (1980). – Erwiderg. zu d. Bemerkg. v. Finsterer „Zur Frage d. intravas. Volumenwirkg. v. intraven. verabreichter 40%iger Sorbitlösung" (mit Kleemann, Brost u. Müller-Suur), ebd. 30 (1981). – Erfahrg. mit d. Allgemeinanästh. zur Zahnsanierg. cerebral geschädigter Kinder – Versuch einer krit. Wertg. aus anästh. Sicht (mit Kleemann, Wahlmann u. Kuleszynski), Dtsch. zahnärztl. Z. 36 (1981). – Bedeutg. d. Weiterbildg. Fachkrankenpflege aus ärztl. Sicht, Mitteilg. d. Dtsch. u. Östr. Ges. f. internist. Intensivmed. 4 (1981). – Zur Bewertg. d. kolloidalen Volumenersatzmittels 6% HÄS 40/0,5, Anästhesist 33 (1984). – Zur Frage d. intravas. Volumenwirkg. v. intraven. verabreichter 40%iger Sorbitlösg., ebd. – DIA-SERIE: Fachschwester/Fachpfleger – Diaserie – Slides II: Punktion-Injektion-Infusion-Transfusion-Gefäßkatheter, Springer Berlin, Heidelberg, New York 1979.

Hamer, Philipp, Dr. med., Anästh. (71), Chefarzt d. Kl. f. Anästh. u. op. Intensivmed. am Waldkrh. St. Marien, Rathsberger Str. 57, D-8520 Erlangen, Tel: 09131/8221. – Rathsberger Str. 42, D-8520 Erlangen. – * 27. 1. 34 Petkum/Ostfriesland. – **StE. u. Prom:** 60 Heidelberg. – **WG:** 62–66 Inn. Leer/Ostfriesl. (Petersen), 67–77 Anästh. Erlangen (Rügheimer). –
HG: Intensivmed./Beatmg., Anästh. bei Herzkranken, Anästh. in d. Geriatrie, Intermed. Aspekte in d. Anästh. –
BV: Physikal. Grundlagen d. Inhalationsther. (mit Rügheimer), in: Kongreßber. Jahrestgg. d. DGAW, Hamburg 1972, Hrg. Lawin u. Morr-Strathmann, Springer Berlin, Heidelberg, New York. – D. Neuroleptanalgesie in d. AltersChir. (mit Heitmann), in: NLA-Workshop, Bad Reichenhall, 1974, Thieme Stuttgart 1975. – D. Neuroleptanalgesie in d. Herz-Chir. (mit Heitmann), ebd. – Probl. d. Anästh.-Einleitung bei Pat. für Op. mit extrakorp. Kreislauf (unter bes. Berücksichtigung d. Hämodynamik) (mit Heitmann), Bericht über d. 6. Internat. Bremer Neuroleptanalgesie-Symp. 1974, Hrg. W. F. Henschel, Perimed Erlangen. – Atemther., Kongreßber. Jahrestgg. d. DGAW, Erlangen 1974, Hrg. Rügheimer, Perimed Erlangen. – Narkoseführung in d. CoronarChir., ebd. – Allg. u. spez. Maßnahmen zur Verhütg. u. Beseitigg. d. postop. Atelektase, Workshop 1976 Bad Reichenhall, in: Ahnefeld, Der Risikopat. in d. Anästh., Klin. Anästh. Intensivther., Bd. 12, Springer Berlin, Heidelberg, New York. – Funkt. u. path.-anatom. Lungenveränderg. infolge falscher Beatmungstechniken, 6. Internat. Fortbildungskurs f. klin. Anästh., Homburg/Saar 1976. – Zugangswege d. zentr. Venenkatheters, in: Zentr. Venenkatheter, Perimed Erlangen 1985. –

ZV: Farmerlunge (mit Petersen), Dtsch. med. Wschr. 90 (1965). – Kurznarkose bei Kardioversion (mit Grimm), Fortschr. Med. 88 (1970). – Das Senium als Narkoserisiko, Anästh. Informat. 14 (1973). – Möglichkeiten u. Grenzen d. Neuroleptanalgesie (mit Heitmann), Fortbildungstgg. f. klin. Anästh. München 1974, Anästh. Informat. 16 (1975). – D. Versorg. d. alten Menschen vor u. nach op. Eingriffen, Die Schwester/Der Pfleger 22 (1983).

Hammami Hauasli, Gassan, Dr. med., Chir. (72), Anästh. (74), Chefarzt d. Anästh.- u. Intensivabt. am DRK-Krh., Hansteinstr. 29, D-3500 Kassel. – * 21. 8. 37. – **StE:** 65 Marburg, **Prom:** 66 Marburg.

Hammerschmidt, Willy, Dr. med., Anästh. (81), leit. Arzt d. Abt. f. Anästh. u. Intensivmed. d. Kl. Dr. Erler (freigemeinnütz. GmbH), Kontumazgarten 4–18, D-8500 Nürnberg 80; Troppauer Str. 10, D-8560 Lauf a. d. Pegnitz. – * 6. 2. 50 Nürnberg. – **StE. u. Prom:** 75 Erlangen-Nürnberg. – **WG:** 76/77 Chir. Theresienkrh. Nürnberg, 77–79 Anästh. Krh. Martha-Maria Nürnberg, 79–81 Anästh. Erlangen (Rügheimer), seit 81 leit. Anästh.-Arzt Kl. Dr. Erler, Nürnberg. – **BV:** Aspekte zur Katastrophenmed., in: Abstracts 2. Nürnb. Notfallsymp. (Hrg.: Blümel/Eppinger/Hammerschmidt), Stumpf u. Kossendey Edewecht 1983. – Unfälle beim Transport gefährl. Güter, in: Analysen, Berichte, Ergebn., 5. Rettungskongr. d. DRK, DRK-Schriftenreihe Nr. 59. – Komplikat. d. endotrach. Intubat., in: Abstracts 3. Nürnbg. Notfallsymp. (Hrg.: Blümel/Hammerschmidt), Stumpf u. Kossendey (im Druck). – **ZV:** D. Einsatz d. Rettungsdienstes beim Strahlenunf., in: Leben retten 2/1981. – Med. Hilfe bei Strahlenunf. u. Strahlenkatastrophen (mit Enzmann) Anästh. Intensivmed. 24 (1983).

Hampel, Ekkehard, Dr. med., Anästh. (74), leit. Arzt d. Abt. f. Anästh. am Krskrh. d. Krs. Plön, D-2308 Preetz. – * 9. 9. 40. – **StE:** 68 Bonn, **Prom:** 69 Bonn. – **WG:** 70–75 Anästh. u. Intensivtherapie Neuß (Schlaak), 75–81 niedergel. Anästh. in München, 81/82 Chefarzt d. Abt. f. Anästh. u. Intensivtherapie am Krskrh. Wittmund, seit 82 leit. Arzt d. Abt. f. Anästh. am Krskrh. d. Krs. Plön, Preetz.

Hampl, Ruth, Dr. med., Anästh. (71), Anästh. am Merian-Iselin-Spital, Föhrenstr. 2, CH-4054 Basel; Bachlettenstr. 41, CH-4054 Basel. – * 27.6. 40 Leipzig. – **StE. u. Prom:** 64 Innsbruck. – **WG:** 68–70 Anästh. Innsbruck (Haid), 70–74 Anästh. Basel (Hügin), 74–78 Oberärztin d. AnästhAbt. Kantonsspital Olten (Stefanicki), seit 79 Anästh. am Merian-Iselin-Spital Basel.

Hanadi, Taufik, Dr. med., Anästh. (78), Oberarzt in d. AnästhAbt. d. Ev. Fliedner-Krh., D-6680 Neunkirchen/Saar; Max-Braun-Str. 41, D-5580 Neunkirchen/Saar. – * 24.10. 47 Sendi/Aleppo. – **StE.** u. **Prom:** 72 Damaskus.

Hankemeier, Ulrich Bernd, Dr. med., Anästh. (78), Oberarzt in Schmerztherapie u. Klin. Anästh. am Marienhosp. (Ruhr-Univ. Bochum), Hölkeskampring 40, D-4690 Herne 1; Kirchstr. 67, D-4690 Herne 1. – * 29. 8. 45 Brake. – **StE:** 72 Köln, **Prom:** 84 Bochum. – **WG:** Anästh. 74/75 Herford (Starck), 75–78 Osnabrück (Kreuscher), 80 Norden (Berkovic), seit 80 Marienhosp. Herne (Arlt). – **BV:** Sympathikusblockaden, in: Regionalanästh. (Co-Autor), Fischer Stuttgart 1985.

Hansen, Elwa, Dr. med., Anästh. (64), Anästh. am Israel. Krh. u. am Diakonissen-Krh. D-2000 Hamburg, niedergel. prakt. Ärztin, Schwerpunkt Naturheilverfahren, in Annaberger Str. 133, D-5300 Bonn 2 – Bad Godesberg. – * 24.3. 22 Hamburg. – **StE:** 55 Berlin, **Prom:** 56 Berlin. – **WG:** Chir. Hamburg, Pharmak. Erlangen, seit 70 Anästh. Hamburg.

Happle, Renate, Dr. med., Anästh. (73), Oberärztin an d. AnästhAbt. d. St. Elisabeth-Kl., D-6630 Saarlouis; Von-Galhau-Str. 2, D-6634 Wallerfangen. – * 6. 12. 41 Freiburg. – **StE:** 66 Freiburg, **Prom:** 66 Freiburg. – **WG:** 69–73 Anästh. Freiburg (Wiemers), seit 74 AnästhAbt. St. Elisabeth-Kl. Saarlouis (Meyer).

Härb, Gertraud, Prim. Dr. med., Anästh. (61), Leit. d. AnästhAbt. d. Orthop. Spit., Speisingerstr. 109, A-1130 Wien; Auhofstr. 214, A-1130 Wien. – * 28. 3. 29 Wien. – **StE. u. Prom:** 54 Wien. – **WG:** Anästh. Wien (Mayrhofer).

Harbarth, Paule, Dr. med., Anästh. (80), Oberärztin i. d. AnästhAbt. am Krskrh., D-8970 Immenstadt; Am Reiserhof 4, D-8970 Bühl/Immenstadt. – **StE:** 65 Bordeaux, **Prom:** 67. – **WG:** Inn. Obersdorf, Chir. Immenstadt, Anästh. Kempten, Immenstadt.

Harder, Hans Joachim, Dr. med., Anästh. (55), im Ruhestand; v. Riezler-Weg 12, D-8193 Münsing-Ambach. – * 11. 3. 19 Wilhelmshaven. – **StE. u. Prom:** 45 Berlin. – **WG:** 48–51 Gyn. u. Chir. Berlin (Stickel bzw. Heim), 51/52 Resid. Anaesth. Boston, Mass. (Beecher), 53–56 leit. Anästh. i. R.-Virchow-Krh. Berlin, 56/57 Anästh. Düsseldorf (Zindler), seit 57 leit. Anästh. i. Krh. München-Schwabing, 65–84 Chefarzt d. AnästhAbt u. d. Blutdepots am Städt. Krh. München-Schwabing, Akad. Lehrkrh. d. Univ. München, seit 84 im Ruhestand. –

BV: Sicherheit im mod. Operationstrakt (Installat., leitfähiger Fußboden, lüftungstechn. Maßnahmen), in: Handbuch für d. neuen Krhbau, hrg. Vogler u. Hassenpflug, 2. überarb. u. erw. Aufl., Urban & Schwarzenberg München, Berlin 1962. – Techn. Sicherheitsprobleme im Operationstrakt, Springer Berlin, Heidelberg, New York 1965. – Techn. Sicherheitsprobl. im Operationstrakt, Tubus-Maßstab (gemessene/errechnete DIN-Standard-Maße f. Kinder u. Erwachsene, Falttafel), in: Lehrbuch d. Anästh. u. Wiederbeleb., (ab 2. Aufl.) Springer Berlin, Heidelberg, New York 1980. –
ZV: Nor-Ephedrin in d. Nark., Dtsch. Med. J. 2 (1951). – D. „Potenz. Narkose" u. ihre Beziehg. zum Narkotikumverbrauch u. Operationsschock, Chirurg 25 (1954). – D. Sicherheit im mod. Operationsraum (Übersichtsreferat), Das Krh. 47 (1955). – D. Entwicklg. u. gegenwärtige Technik d. Narkose-Methoden u. -Geräte, Medizinal-Markt 3 (1955). – Leitungsanästh. u. fachgerechte Instrumente, ebd. – Narkosegeräte in internat. vergleich. Sicht, ebd. 4 (1956). – D. Verhütg. von Herz-Rhythmusstörungen bei d. Intubat. in Cyclopropan-Nark., Anästhesist 5 (1956). – Leitfähiger Gummi/Ein Beitrag zur Sicherheit im mod. Operationsraum, Das Krh. 49 (1957). – Über d. Notwendigkeit eines Aufwachraumes am Operationssaal/Seine Einrichtung u. seine Funkt., ebd., 50 (1958). – Narkosemeth. für Op. bei Säuglingen u. Kleinkindern, Chirurg 29 (1958). – Klimaanlagen im mod. Op.raum, Gesundheits-Ingenieur 79 (1958). – Unilat. lumb. Spinalanästh. mit hyperbarer Lösg., Anästhesist 8 (1959). – Sicherheit im mod. Operationstrakt, ebd. 9 (1960). – Fremdkörperaspirat. im Kindesalter (mit Weiner), päd. praxis 3 (1964) u. tägl. praxis 5 (1964). – Über d. Unentbehrlichkeit eines Morphin-Antagonisten in Kl. u. Praxis, Münch. Med. Wschr. 106 (1964). – Morphin-Antagonisten, quantum et quando? (mit Leutner), Anästhesist 15 (1966). – Nil nocere! Überdosierg. von Morphin-Antagonisten, Münch. Med. Wschr. 108 (1966). – Prakt. Sicherheitsfragen im Operationstrakt, I. *Teil 1:* Chem. u. techn., insbes. Narkoseunglücksfälle, anästh. prax. 1 (1966), II. Elektr. u. elektromed. Unglücksfälle, ebd. – Ther. mit Morphin-Antagonisten, intern. prax. 7 (1967), pract. internista 3 (1967), päd. prax. 7 (1968), práct. pedátrica 3 (1968), tägl. praxis 8 (1967), anästh. prax. 3 (1968), práct. anesth. 2 (1968). – Besteht eine Gefährdung d. Anästh. durch jahrelange Halothan-Inhalat. bei Narkosedurchführung?, Z. prakt. Anästh. 6 (1971). – Tracheo-bronchiale Lavage, Pathophysiol. – Methodik – Indikat. – Ergebn., Anästhesist 21 (1972). – Brand- u. Explosionsgefahren im Anästh.- u. Operationsbereich (insbes. mit „nicht-zündfähigen" Stoffen), Z. prakt. Anästh. 10 (1975). – D. akute Verlegg. d. Atemwege, Monatskurse f. d. ärztl. Fortbild. 25 (1975). – Schutz d. Pat. gegen elektr. Gefährdg., Elektrotechn. Zschr. 28 (1976). – Gefahr d. unsachgemäßen Schmerzmittelanwendg., insbes. bei unklaren intra-abdom. u. -thorak. Befunden, Wiss. Informat. Fresenius, Beih. 2 (1977). – Notfallsituat. im Krhbe-

reich (Internat. Symp., Abt. Anästh. a. d. TH Aachen), Notfallmed. 5 (1980). – Unfälle u. Unfallmöglichkeiten beim Einsatz med. Geräte am Beispiel d. HF-Chir. (Fachtgg. d. Krhtechnik Hannover: Medizintechn. Geräte im Krh.), Tggsband. – D. Behandlg. d. Migraine blanche u. ophthalmique mit Blockaden d. Ganglion cervicale sup. – eine pos. Studie über 84 Pat., Anästhesist/Regional-Anästhesie 4 (1981). – Anästh. bei Pat. mit Long-QT-Syndrom (mit Weiner), Anästh., Intensivther., Notfallmed. – *Mitarbeit an (med.) Normen u. Vorschriften:* DIN 1946 – Lüftungstechn. Anlagen: Blatt 4 – Lüftung in Krankenanst.; VDE 0107 – Bestimmungen für d. Errichten u. Instandsetzen elektr. Anlagen in med. genutzten Räumen; DNA/VDE 752.1 – „Diagnostik", 752.2 – „Ther., Chir. u. Endoskopie"; IEC/TC62 – „Electr. Equipment in Medical Practice" (Internat. Elektrotech. Comm./CENELCON): pilot paper.

Hariri, Bahman, Anästh. (74), leit. Arzt d. AnästhAbt. am Katharinen-Hosp., Bahnstr. 26, D-4156 Willich 1; Kruse Boom 4, D-4156 Willich 1. – * 19. 11. 38 Kermanshah/Iran. – **StE:** 69 Erlangen.

Harler, Brigitte, Dr. med., Anästh. (74), Chefärztin f. Anästh. u. postop. Intensivtherapie am St. Johannes-Hosp., Kölnstr. 54, D-5300 Bonn 1, Tel: 02 28/70 11. – * 10. 12. 41. – **StE:** 68 Bonn, **Prom:** 77 Bonn. – **WG:** 68/69 Inn. Bonn (Heymer), 69 Radiol. Bonn (Thurn), 69 Chir. Bonn (Gütgemann), 70–77 Anästh. Bonn (Havers).

Harrfeldt, Hans-Peter, PrivDoz. Dr. med., Chir. (58), Anästh. (59), Unf.Chir. (72), Chefarzt d. Zentr. AnästhAbt. d. BG-Krankenanst. Bergmannsheil – Univkl. –, Hunscheidtstr. 1, D-4630 Bochum 1. – * 17. 6. 21 Kassel. – **StE:** 50 München, **Prom:** 50 München, **Habil:** 78 Bochum. – **WG:** 51 Phthis. München (Brauer), Path. München (Hueck), 52 Phthis. Davos (Düggeli), Inn. München (Bingold), 53–62 Chir. u. Anästh. Bergmannsheil Bochum (Bürkle de la Camp), 54 Anästh. München (Zürn), 58 Pharmak. Düsseldorf (Hahn), seit 59 Oberarzt d. AnästhAbt., 63 leit. Arzt, 65 Chefarzt d. Zentr. AnästhAbt.

Hart, Willi, Dr. med., Anästh. (71), Chefarzt d. AnästhAbt. u. Leiter d. Intensivpflegestation am Krh. d. Ev. Diakonissenanst., Hilgardstr. 26, D-6720 Speyer; Am Egelsee 6, D-6720 Speyer. – * 2. 6. 34 Ludwigshafen. – **StE:** 61 Heidelberg, **Prom:** 61 Heidelberg. – **WG:** Neurol. Mannheim (Kieser), 64–67 Arzt f. Allgemeinmedizin Heiligenstein/Pfalz, 67–70 Anästh. Heidelberg (Just), 70 leit. Anästh. Krskrh. Bad Mergentheim, seit 71 Chefarzt f. Anästh. Diakonissenkrh. Speyer. –

ZV: (4 wiss. Publ.).

Hartling, Hans-Dieter, Anästh. (85), Assist. an d. AnästhAbt. d. Stadtkrh., Starkenburgring 66, D-6050 Offenbach; Stauffenbergstr. 1, D-6050 Offenbach. – * 17. 9. 47 Offenbach. – **StE:** 79 Frankfurt/M. – **WG:** seit 80 Anästh. Offenbach (Langer).

Hartmann, Hans-Wolfgang, Dr. med., Anästh. (74), Chefarzt d. Abt. f. Anästh. u. Intensivpflege am Städt. Krh., Spitalstr. 4, D-8550 Forchheim; Birkensteig 23, D-8550 Forchheim. – * 15. 5. 41 Bayreuth. – **StE:** 69 Erlangen, **Prom:** 76 Erlangen. – **WG:** Anästh. 70–72 Bayreuth, 73 Berlin (Urban-Krh.), 73/74 Erlangen.

Hartmuth, Jakob, Dr. med., Anästh. (70), niedergel. in: Hauptstr. 18, D-8441 Rattenberg. – * 24. 5. 34. – **StE.** u. **Prom:** 62 München. – **WG:** Anästh. Starnberg u. Erlangen, seit 73 niedergel.

Hartung, Erhard, Dr. univ. med., Anästh. (75), Oberarzt am Inst. f. Anästh. d. Univ., Moorenstr. 5, D-4000 Düsseldorf; Bretonenstr. 8, D-4005 Meerbusch 1. – * 14. 1. 43 Innsbruck. – **StE.** u. **Prom:** 66 Innsbruck. – **WG:** 69/70 Anästh. Berlin (Eberlein), seit 71 Anästh. Düsseldorf (Zindler). –
BV: Zur Pathogenese d. akuten Nierenversagens (mit Reinhardt, Wieloch u. Simoneit), Pathogenese, Kl., Prophylaxe u. Ther. d. Schocks, Suppl. 2 zu Wiederbelebung, Organersatz und Intensivmed., Steinkopff Darmstadt 1971. – D. Impedanz-Kardiographie (thorakale Plethysmographie), eine neue, nicht invasive Methode zur Beurteilg. d. Herzleistung (mit Purschke, Henning, Brucker, Wüst u. Zindler), Anästh. Wiederbeleb., Bd. 93 Springer Berlin, Heidelberg, New York 1975. – Impedanzkardiographie: Theorie u. Methode, in: Neue kontinuierliche Methoden zur Überwachung der Herz-Kreislauf-Funktion, Hrg. Zindler u. Purschke, Thieme Stuttgart 1976. – Impedanzkardiographie: Vergleichsmessg. beim Menschen, in: ebd. – Versehentl. Halothan-Intoxikat. (mit Dehnen), Anästh. Intensivmed., Bd. 109, Springer Berlin, Heidelberg, New York 1977. – Schlagvolumenbestimmg. mit d. Impedanzkardiographie – Vergleichsmessg. nach kardiochir. Eingriffen (mit Segeth), in: Impedanz-Kardiographie: Grundlagen, Anwendungen und Grenzen der Methode, Hrg. Lang, Kessel u. Weikel, Christian M. Silinsky Verlag 1978. – Impedanzkardiographie und Herzzeitintervalle (mit Segeth), in: ebd. – Gefahren in der Procainther. und ihre Akutbehandlung (mit Heuler), in: Neuralther. nach Huneke, Hrg. Dosch, Bd. 5, 1978. – Grenzen d. Med. während Op. mit Hilfe d. extrakorp. Zirkulat. (mit Dehnen-Seipel u. Heuler), Anästh. Intensivmed., Bd. 143, Springer Berlin, Heidelberg, New York 1982. – Anästh. Erfahrungsbericht über Noteingriffe, die mit Hilfe der ex-

trakorp. Zirkulat. durchgeführt werden (mit Girbig u. Dehnen-Seipel), ebd. – Buprenorphin als Monoanästhetikum und in Kombination mit Bupivacain zur kontinuierlichen Epiduralanästh. (mit Haag, Louis u. Freye), Anästh. Wiederbeleb., Bd. 158, Springer Berlin, Heidelberg, New York 1983. – Nalbuphin antagonisiert EEG-Veränderg. u. hebt d. Beeinträchtig. d. Empfindlichkeit d. CO_2-Antwortkurve nach Fentanyl-Narkose auf (mit Freye u. Charvat), perimed Erlangen 1984 – Im Druck. – Opioide und ihre Antagonisten in der Anästh., perimed Erlangen 1984. – Alfentanil, Urban & Schwarzenberg Berlin, München 1985. –
ZV: Wirkg. von Naloxone (Narcan®) auf Kreislauf u. Atmg. nach Neuroleptanästh. f. neurochir. Op. (mit Huse u. Nadjmabadi), Anästhesist 23 (1974). – Monitoring of cardiac function by impedence cardiography during and after heart surgery (mit Nadjmabadi u. Zindler), Excerpta Med. Internat. Congr. Series 347 (1974). – Neue Aspekte zur Caisson-Krankheit (mit Becker), Nervenarzt 46 (1975). – Fentanyl in the fourth cerebral ventricle causes respiratory depression in the anaesthetized but not in the awake dog (mit Freye), Acta anaesth. scand. 25 (1981). – Perfusion of the fourth cerebral ventricle with the synthetic opioid peptide FK 33-824, induces dose-related bradycardia and naloxone-reversible respiratory depression in the awake dog (mit Freye u. Schenk), Pharmac. 25 (1982). – Naloxone induces excitation of the cardiovascular system and a rise in myocardial oxygen consumption in fentanyl and meperidine-anaesth. dogs (mit Freye), Acta anaesth. belg. 33 (1982). – Enflurane in cardiac surgery (mit Freye u. Dehnen-Seipel), ebd. – Buprenorphin in d. peridural. Leitungsanästh. – eine vergleich. Untersuchg. mit u. ohne Bupivacain (mit Louis, Freye u. Haag), Anästh., Intensivther., Notfallmed. 17 (1982). – Naloxon-resistente EEG-Verlangsamung, bedingt durch das synthet. Opioid-Peptid FK 33-824 im IV. Hirnventrikel d. Hundes (mit Freye u. Schenk), EEG – EMG 13 (1982). – Prevention of late Fentanyl-induced respiratory depression after the injection of opiate antagonists Naltrexone and S-20682: comparison with naloxone (mit Freye u. Kaliebe), Brit. J. Anaesth. 55 (1983). – Effects of three narcotic antagonists (Naltrexone, Diprenorphine, and S-20682) on blood pressure, heart rate and electrical cortical activity (mit Freye u. Schenk), Pharmac. 26 (1983). – Naloxone reverses the hypnotic effect and the depressed baroreceptor reflex of halothane anaesthesia in the dog (mit Freye u. Schenk), Canad. anaesth. soc. J. 30 (1983). – Eine neue Substanzgruppe von Opioiden (mit Freye u. Schenk), Anästh. Intensivmed. (1983). – Tifluadom (RC 5103) induces suppression and latency changes on somatosensory evoked potentials which are reversed by opioid antagonists (mit Freye u. Schenk), Life Sciences 33, Suppl. 1 (1983). – Bremazocine: an opiate that induces sedation and analgesia without respiratory depression (mit Freye u. Schenk), Anesth. Analg. 62 (1983). – Alfentanil-Etomidat im Vergleich zu Methohexital-Halothan bei Abrasionen (mit Milutino-

vic), Anästhesist 32 (1983). – Alfentanil zur Angiographie beim spontan atmenden Pat. (mit Rausch), ebd. – Alfentanil: Analgesie, Atmung, Vigilanz u. Plasmaspiegel (mit Freye), ebd. – Serielle Power-Spektral-Analyse von Pat. unter Alfentanil-Etomidat-Anästh. (mit Freye, Klatte u. Abel), ebd. – Kurze gyn. Op. u. diagn. Eingr. am Kniegelenk in Alfentanil-Etomidat-Narkose (mit Haag, Klatte, Milutinovic u. Abel), ebd. – Vergl. Wirkg. von Alfentanil u. Fentanyl auf d. Mechanik d. isol. Papillarmuskels, ebd. – Plasma levels of alfentanil and etomidate in patients and their relation to compressed power spectral analysis of the EEG (mit Freye, Klatte u. Abel), Acta anaesth. belg. 34 (1983). – Pharmacokinetic data-analysis of Alfentanil after multiple injections and Etomidateinfusion in patients undergoing orthop. surgery (mit Richter, Klatte, Abel, Freye u. Haag), Int. J. Clin. Pharm. Ther. Tox. 22 (1984) – Im Druck. – Nalbuphine reverses fentanyl-related EEG-changes in men (mit Freye u. Segeth), Acta anaesth. belg. 35 (1984). – Somatosensorisch-evoz. Potentiale unter Alfentanil (mit Freye u. Segeth), Anästhesist 33 (1984). – Nalbuphin antagonisiert EEG-Veränderungen und hebt die Beeinträchtigung der ventilatorischen CO_2-Antwort nach Fentanylnarkose auf (mit Freye u. Segeth), ebd.

Hartung, Hans-Joachim, Dr. med. habil., Anästh. (81), Oberarzt am Inst. f. Anästh. d. Klinkum Mannheim d. Univ. Heidelberg, Theodor-Kutzer-Ufer 1, D-6800 Mannheim 1; Brühlerweg 70, D-6831 Plankstadt. – * 16. 7. 49 München. – **StE. u. Prom:** 75 Heidelberg, **Habil:** 85 Heidelberg. – **WG:** Anästh. Mannheim (Lutz). –
BV: Erfahrg. mit d. Langzeitplexusanästh. in d. plast. u. Retransplantationschir. (mit Klose, Nebel u. Schwarz), in: Anästh. Intensivmed., Bd. 37, Springer Berlin, Heidelberg, New York 1980. – Verhalten d. freien Fettsäuren bei d. Primärversorg. von Femurfrakturen durch Marknagelg. in d. prä-, intra- und postop. Phase (mit Osswald, Spier u. Klose), in: Bergmann (Hrg.) Bd. 139, ebd. 1981. – Data Recording and Presentation in the Department for Anesth. and Reanimation (mit Osswald, Böhner u. Lutz), in: Lindberg u. Reichertz, (Ed.): Lecture Notes in Medical Informatics, Vol. 11, Springer Berlin, Heidelberg, New York 1981. – Technik d. supraclavic. Plexusanästh. in: Regionalanästh. (Hrg. ASTRA Chemicals GmbH), Fischer Stuttgart, New York 1981. – Wirkg. u. Nebenwirkg. d. morphininduz. Peridural-Analgesie in d. Geburtshilfe (mit Wiest, Hettenbach, Osswald u. Klose), in: Neue Aspekte in d. Regionalanästh. III, Ed. Wüst u. Zindler, Bd. 158, Springer Berlin, Heidelberg, New York 1983. – Anleitungen zur anästh. Praxis, Bergmann Verlag 1984. – Anwendungsgebiete d. Computertechnologie in Anästh. u. Intensivmed., Springer Berlin, Heidelberg, New York, Tokyo 1985. –
ZV: Tierexp. Untersuch. zur Volumenwirksamkeit von Hydroxyäthylstärke 40000 beim akuten hämo-

rrhag. Schock d. Hundes (mit Klose u. Lutz), Infusionsther. 6 (1979). – Erfahrg. mit d. nasotrach. Intubat. bei d. Erstversorgung Gesichts- und Halsverbrannter (mit Osswald u. Vossmann), Anästh. Intensivther. Notfallmed. 15 (1980). – D. Beeinflussg. d. Plasmaetidocainspiegel durch Sedativa nach supraclavic. Plexusanästh. (mit Osswald u. Abel), Regional-Anästhesie 3 (1980). – Anästh. Risiko u. präop. Vorbereitung (mit Klose u. Lutz), Med. ÄRP 7 (1980). – Problematik d. Fettemboliesyndroms beim Polytrauma (mit Osswald, Seifert u. Kopp), Akt. Traumatol. 10 (1980). – Häufigkeit d. Nebenwirkg. bei 4042 Plexusanästh.: Eine computergestützte Auswertg. (mit Osswald, Tolksdorf, Bender u. Lutz), Anästh. Intensivther. Notfallmed. 17 (1982). – Computergestützte Auswertg. intraop. Komplikat. während Intubationsnark., Spinal- u. Periduralanästh. (mit Osswald u. Lutz), Anästhesist 31 (1982). – Entwicklg. u. Einsatz eines computergestützt erstellten Anästhprotokolls (mit Bender, Osswald, Lutz u. Olsson), ebd. 32 (1983). – Kreislaufkomplikat. bei Hypertonikern während d. periop. Phase (mit Osswald, Roller u. Lutz), Anästh. Intensivther. Notfallmed. 18 (1983).

Hartung, Maria, Dr. med., Anästh. (74), Freie Mitarb. (Anästh.) im Hüttenhosp., Am Marksbach 28, D-4600 Dortmund 30; Ziethenstr. 22, D-4600 Dortmund 1. – * 30. 12. 39 Rüthen/Möhne. – **StE:** 67 Würzburg, **Prom:** 68 Würzburg. – **WG:** 70–74 Anästh. u. Intensivmed. Dortmund-Brackel (Wunsch), seit 74 freiberufl. tätig im Hüttenhosp. Dortmund-Hörde.

Hartych, Karl, Dr. med., Anästh., Chefarzt d. AnästhAbt. am Albertinenkrh., Robert-Koch-Str. 1, D-4503 Dissen.

Harzl, Christian, Dr. med. univ., Anästh. (79), Oberarzt an d. landschaftl. AnästhAbt. im LKH, Auenbruggerplatz 1, A-8036 Graz; Fischeraustr. 55/44, A-8051 Graz. – * 13. 4. 39 Gralla/Leibnitz. – **StE. u. Prom:** 73 Graz. – **WG:** 75/76 Inn., Päd., Dermat. Mürzzuschlag (Lang), seit 76 Anästh. Graz (Edlinger).

Hasse-Furger, Elisabeth, Dr. med., Anästh. (76 Deutschland, 82 FMH Schweiz), Oberärztin an d. Abt. f. Anästh. am Kantonsspital Bruderholz, CH-4103 Bottmingen.

Hassenstein, Jürgen, Dr. med., Anästh. (67), Chefarzt d. AnästhAbt. u. op. Intensivmedizin am Krskrh., Ebertplatz 12, D-7600 Offenburg; Beethovenstr. 2, D-7600 Offenburg. – * 30. 1. 35 Halle/Saale. – **StE:** 60 Freiburg, **Prom:** 65 Freiburg. – **WG:** 63/64 Unf.-Chir. Itzehoe (Loose), 64–71 Anästh. Salzgitter (Kittel) u. Göttingen (Stoffregen), 67 Oberarzt d. zentr. An-

ästhAbt. Salzgitter, seit 71 Chefarzt d. Abt. f. Anästh. u. Intensivmedizin Krskrh. Offenburg. –
ZV: D. krit. Fall: Tracheo-ösophag. Fistel b. Langzeitintub. eines polytraumat. Pat. mit Schocklunge (mit Schmitt-Köppler), Z. prakt. Anästh. 1977. – Path.-anat. Untersuchg. bei d. respirat. Insuff. durch Schock (mit Riede, Mittermayer, Bensing u. Sandritter), Intensivmed. 14/1977. – Is Shock-Induced Lung Fibroisis Reversible? (mit Mittermayer u. Riede), Path. Res. Pract. 1978. – D. Blutgas-Austauschschranke in menschl. Schocklungen (mit Riede, Joachim u.a.), ebd. – D. traumat. Aortenruptur bei Polytrauma (mit Schöll), Z. prakt. Anästh. 1978. – Path.-anat. Untersuchg. bei d. respirat. Insuffizienz durch Schock (mit Riede u.a.), Intensivmedizin 15/1978. – Casus docet – Schocklunge, Hoechst AG 1979 – Zur Frage d. Reversibilität d. schockinduz. Lungenfibrose (mit Riede, Mittermayer u. Sandritter), Anästh. Intensivther. Notfallmed. 1980.

Hauch, Ingrid, Dr. med., Anästh. (74), Oberärztin an d. AnästhAbt. d. Ev. Krh., Denisstr. 1, D-6660 Zweibrükken; Landstuhler Str. 65, D-6660 Zweibrücken. – * 10. 2. 42 Ansbach. – **StE.** u. **Prom:** 69 Homburg/ Saar. – **WG:** Anästh. Homburg/Saar (Hutschenreuter).

Hauck, Wolfgang, Dr. med., Anästh. (69), Chefarzt d. Anästh.- u. IntensivpflegeAbt. am St. Joseph-Krh. I, Bäumerplan 24, D-1000 Berlin 42, Tel: 030/78 82 23 84.

Hauenschild, Eberhard, Dr. med., Anästh. (62), Chefarzt d. Abt. f. Anästh. u. Intensivmed. am Städt. Krh., Bremervörder Str. 111, D-2160 Stade; Vogelsang 16, D-2160 Stade. – * 3. 9. 28 Plauen. – **StE:** 55 Berlin, **Prom:** 58 Berlin. – **WG:** 55 Chir. Stade (v. Brandes), 57 Inn. Stade (Schmidt), 59 Anästh. Mainz (Frey), 63 Anästh.-Gyn. Frankfurt (Käser). –
ZV: Elektromyogr. Untersuchg., Anästhesist 10 (1961). – Ursachen u. Verhütg. d. Erstickg., Dtsch. Z. gericht. Med. 51 (1961). – Halothan in d. Allg.-Anästh., Zbl. Chir. 86 (1961). – Klin. Erfahrg. mit Ro 4-3816, Anästhesist 11 (1962). – Halothan als allein. Narkosemittel b. Spontanatmg., ebd. 11 (1962). – Prophyl. d. postop. Erbrechens, ebd. 12 (1963). – 700 Kaiserschnittnarkosen, ebd. 21 (1972). – Leitungsbetäubg., Schlesw.-Holst. Ärzteblatt 25 (1972). – 8800 Nark. am hängenden Kopf, ebd. 25 (1972). – 8800 Narkosen für Adenotomien u. Tonsillektomien mit azeotropem Gemisch, Anästh. Informat. 13 (1972). – Anwendg. von Sofra-Tüll zur Pflege des Tracheostomas b. Beatmungspatienten (mit Schaps), Med. Welt 24 (1973). – Anästh. Versorgg. im Verbundsystem, Anästh. Informat. 15 (1974). – Erfahrg. mit d. Nierenexplantation außerhalb v. Transplantationszentren (mit Geister, Simon), Chir. Prax. 24 (1978). – Wann d.

Intensivmediziner aufgeben muß, Ärztl. Prax. 32 (1980). – D. Verantwortg. d. Anästh. in d. Intensivmed., Fortschr. Med. 98 (1980). – Umfrage über d. Situation in d. AnästhAbt. d. Bundesrepublik, Anästh. Intensivmed. 25 (1984).

Hauger, Robert, Dr. med., Anästh. (69), Chefarzt d. AnästhAbt. am Marien-Hosp., Zeise 4, D-5100 Aachen; II. Rote-Haag-Weg 42, D-5100 Aachen. – * 27. 4. 36 Neustadt/Schw. – **StE:** 61 Gießen, **Prom:** 63 Gießen. – **WG:** 64 Anästh. Düsseldorf (Zindler).

Hauke, Heidi, Dr. med., Anästh. (75), Belegarzt am Krh. St. Josef, D-8938 Buchloe; Am Vogelherd 23, D-8950 Kaufbeuren. – * 28. 3. 44 Düsseldorf. – **StE.** u. **Prom:** 68 München. – **WG:** 70–75 Anästh. Aachen (Kalff).

Haun, Christoph, Anästh. (80), Oberarzt an d. AnästhAbt. d. Kl. d. Fr. Hansestadt Bremen, Zentralkrh. St. Jürgenstr., Funktionsbereich Kinderanästh., Friedrich-Karl-Str., D-2800 Bremen 1; Nettelbeckstr. 33, D-2800 Bremen 1. – * 12. 2. 50 Oberhausen. – **StE:** 74 Marburg. – **WG:** Anästh. 76–78 Bremen (Böhmert), 78/79 Hamburg-Altona (Herden), seit 79 Bremen (Henschel). –
BV: Respir. Notfälle bei Intensivpat., in: Notfallsituationen bei d. Intensivbehandlg., Zukschwerdt München 1982.

Häuschen, Heinrich-Wilhelm, Dr. med., Chir. (59), Anästh. (72), Chefarzt d. Anästh. am Rotes Kreuz-Krh., Hardtstr. 55, D-5600 Wuppertal 1; Zum Tal 66a, D-5600 Wuppertal 12. – * 11.2. 26 Wuppertal-Elberfeld. – **StE:** 52 Bonn, **Prom:** 52 Bonn.

Hausdörfer, Jürgen, Prof. Dr. med., Anästh., Leiter d. AnästhAbt. III (Klinikum Süd) d. Med. Hochschule, Konstanty-Gutschow-Str. 8, D-3000 Hannover 61.

Hauser, Sigrid, Dr. med., Anästh. (77), Oberärztin d. AnästhAbt. d. Städt. Krh. München-Bogenhausen, Englschalkingerstr. 77, D-8000 München 81; Platanenstr. 130, D-8028 Taufkirchen. – * 24.4. 44 Römerstadt. – **StE.** u. **Prom:** 70 Erlangen.

Häusler, Anneliese, Dr. Univ. Med., Anästh. (76), Anästh. in d. AnästhAbt. d. A. ö. Bezirkskrh., Milserstr. 10, A-6060 Hall/Tirol; Am Kreuz 257, A-6073 Sistrans/Tirol. – * 3. 9. 43 Innsbruck. – **StE.** u. **Prom:** 69 Innsbruck. – **WG:** Anästh. Innsbruck (Haid).

Hausmann, Dieter, Dr. med., Anästh. (82), Oberarzt am Inst. f. Anästh. d. Univ., Sigmund-Freud-Str. 25, D-5300 Bonn 1 (Venusberg); Köhlstr. 54, D-5300 Bonn 1 (Brüser Berg). – * 21. 1. 50 Bonn. – **StE:** 75 Bonn, **Prom:** 76 Bonn. –
HG: Enterale u. Parenterale Ernährg. traumatolog. Intensivpat.

Haußer, Johann, Dr. med., Anästh. (81), Oberarzt am Inst. f. Anästh. d. Städt. Klinikum, Flurstr., D-8500 Nürnberg 90. – * 22. 11. 49. – **StE. u. Prom:** 75 Erlangen.

Havrland, Lumir Franz, Dr. med. Univ., Anästh. (ČSSR 75, Deutschland 81), Chefarzt d. AnästhAbt. am Krskrh., Högenauer Weg 5, D-8898 Schrobenhausen; Voltastr. 26, D-8510 Fürth. – * 10. 4. 46 Ostrava – Vítkovice/ČSSR. – **StE. u. Prom:** 70 Olmütz/ČSSR.

Heese, Rainer, Dr. med., Anästh. (83), Oberarzt d. Anästh.- u. Intensiv-Abt. an d. Knappschafts-Kl. d. Bundesknappschaft Bochum, In der Humes, D-6625 Püttlingen; St. Ingberter Str. 29, D-6600 Saarbrücken. – * 2. 12. 53. – **StE:** 78 Homburg/Saar, **Prom:** 79 Homburg/Saar. – **WG:** Anästh. Püttlingen (Schreiber/Dolecek).

Heger, Hans Egon, Dr. med., Anästh. (68), Chefarzt d. AnästhAbt. d. Ev. Krh., Virchowstr. 20, D-4200 Oberhausen 1; Bottenbruch 47, D-4330 Mülheim. – * 3. 1. 32 Oberhausen. – **StE. u. Prom:** 58 Düsseldorf. – **WG:** 60 Inn. Oberhausen (Wild), 61–65 Chir. Oberhausen (Christians), 65–68 Anästh. u. Pharmak. Essen (Stöcker, Schürmann).

Heid, Käthe, Dr. med., Anästh. (77), niedergel. Anästh., tätig im Marienhosp., Martinspfad 72, D-6100 Darmstadt; Am Elfengrund 67, D-6100 Darmstadt-Eberstadt. – * 15. 4. 40 Berlin. – **StE:** 65 Berlin, **Prom:** 68 Heidelberg. – **WG:** 70/71 Anästh. Darmstadt, 71–76 Notärztin NAW d. DRK Darmstadt, 73–77 Anästh. Darmstadt (Götz), seit 77 niedergel. Kassenärztin f. Anästh. in Darmstadt. –
ZV: Erste Hilfe b. Notfällen u. Unfällen – Ein programmiertes Repetitorium f. Ärzte – Herzkreislaufstillstand, plötzl. Atemnot, Lungenödem, Hess. Ärztebl. 38/1977. – Astmabronch. Anfall, Status astmaticus, exp. Dyspnoe, Hyperventilationstetanie, ebd. – Ertrinken, Beinahe Ertrinken, Frakturen, ebd. – Brustkorbverletzg., Schädelhirntrauma, ebd. – Verbrennung, Stromunfälle, ebd. – Kardiogener Schock, Herzinfarkt, ebd. – Hypotonie-Kreislaufkollaps-Ohnmacht, Hochdruckkrise, ebd. – Adams-Stokes-Anfall, kurzfrist. Herzstillstand, Unklare Bewußtlosigkeit, ebd. 1978. – Bauchverletzg., ebd. – Plötzl.

Geburt, ebd. – Erfahrgsber. über 1100 Nark. mit Tramadol, Anästhesist *33* (1984).

Heide, Hans-Joachim von der, Dr. med., Anästh. (81), Anästh. am Inst. f. Anästh. d. Univ. Sigmund-Freud-Str. 25, D-5300 Bonn-Venusberg; Eckertstr. 12, D-5000 Köln 41. – * 5. 2. 49 Bremerhaven. – **StE:** 76 Köln, **Prom:** 77 Köln. – **WG:** 77–82 Anästh. u. op. Intensivmedizin Wolfsburg (Eulefeld), seit 82 Anästh. Bonn (Stoeckel).

Heidemann-Kanert, Barbara, Dr. med., Anästh. (72), Transfusmed. (80), Chefarzt d. AnästhAbt. d. Krskrh. am Plattenwald, D-7107 Bad Friedrichshall, Tel: 07136/2 70-3 61. – * 15. 2. 40 Neiße. – **StE:** 64 Hamburg, **Prom:** 65 Hamburg. – **WG:** 65–67 Chir. (Bockschatz), Inn. (Stohlmann) Gronau-Seine, Gyn. Wolfratshausen (Kornhaas), Päd. Krefeld (Kosenow), 67–69 Inn. (Stodtmeister) u. Bakteriol. (Diezel) Pforzheim, 69–77 Oberarzt d. Anästh. Abt. Städt. Krankenanst. Karlsruhe (Merkel), seit 77 Chefarzt d. Anästh. Abt. Krskrh. am Plattenwald Bad Friedrichshall.

Heiderhoff, Ulrich, Dr. med., Anästh., Chefarzt d. AnästhAbt. am Krh. St. Josef – Akad. Lehrkrh. d. Univ. Düsseldorf –, Bergstr. 6–12, D-5600 Wuppertal 1. – * 12. 5. 39. – **StE:** 66 Freiburg, **Prom:** 71. –
ZV: Organis. d. kontinuierl. Periduralanästh. (mit R. Droh), anästh. prax. 13 (1977).

Heidsieck, Cordt Hinrich, Dr. med., Anästh. (77), Allgemeinmed. (80), Arbeitsmed. (84), Arzt f. Allgemeinmed. in einer Schwerpunktpraxis f. Schmerztherapie, Osterstr. 146, D-2000 Hamburg 20. – **StE:** 71 Berlin, **Prom:** 72 Kiel. – **WG:** Anästh. Berlin-Steglitz u. Distrikt-Krh. Lulea/Schweden.

Heim, Elisabeth, Dr. med., Anästh. (79), Anästh. am Dr. O. Gessler Krh., Jägerstr., D-8998 Lindenberg; Altmannweg 11, D-8998 Lindenberg. – * 16. 5. 45 Kempten. – **StE. u. Prom:** München. – **WG:** Anästh. München (Zierl).

Heimer, Dieter, Dr. med., Anästh. (78), Oberarzt d. AnästhAbt. am Krskrh., Alb.-Schweitzer-Str. 10, D-6120 Erbach; Kisslichweg 20, D-6120 Erbach. – * 25. 5. 44 Gross-Umstadt. – **StE. u. Prom:** 71 Mainz. – **WG:** 73–74 Inn. Erbach (Kopp), 74/75 Chir. Erbach (Regel), 75–77 Anästh. Erbach (Keller), 78 Anästh. Frankfurt (Dudziak).

Heindel, Wolfgang, Dr. med., Anästh. (78), Chefarzt d. Anästh. am Krskrh., Karl-Gareis-Str. 31, D-8374 Viechtach, Tel: 09942/20264; Karl-Gareis-Str. 20, D-8374 Viechtach. – * 16. 6. 46 Ansbach. – **StE:** 71 Erlangen, **Prom:** 71 Erlangen.

Heine, Peter R., Dr. med., Pharmak. (77), Anästh. (80), Teilgebiet: Klin. Pharmak. (80), Oberarzt an d. Kl. f. Anästh. u. op. Intensivmed., Klinikum Steglitz d. FU Berlin, Hindenburgdamm 30, D-1000 Berlin 45; Nienkemperstr. 46 A, D-1000 Berlin 37. – * 22. 6. 40 St. Pölten. – **StE:** 69 Kiel, **Prom:** 70 Zürich. – **WG:** 70 Allgemeinmed. Saarbrücken (Wagner), 71 Path. Saarbrücken (Herzog), 71–76 Klin. Pharmak. Berlin (Kewitz), 76–78 Anästh. Berlin (Henneberg), 78 Anästh. Berlin (Hövener), seit 78 Anästh. Berlin (Eyrich). –
ZV: Dose-response relationships of tolbutamide and glibenclamide in diabetes mellitus (mit Kewitz u. Schnapperelle), Europ. J. clin. Pharmac. 7 (1974). – Influence of sulphonylureas on elimination and efficacy of phenprocoumol in diabetic patients (mit Kewitz u. Wiegboldt), ebd. 10 (1976).

Heinrich, Wolfgang, Dr. med., Anästh. (74), Leit. Arzt d. AnästhAbt. am StadtKrh., Eppenreuther Str. 9, D-8670 Hof (Saale); Schollenteichstraße 45, D-8670 Hof (Saale). – * 21. 7. 40 Bielefeld. – **StE:** 68 Göttingen, **Prom:** 68 Göttingen. – **WG:** 70–75 Anästh. Bielefeld (Menzel), seit 75 Leit. Arzt d. AnästhAbt. Hof. –
ZV: Entladg. – afferent. Katzen-Flexormuskelspindeln mit fusimotor. Innerv. bei repetierender Reizung von Ventralwurzelfilamenten (mit Barrios, Haase u. Schlegel), Pflügers Arch. ges. Physiol. *290* (1966). – Fusiomotorische Alpha-Reflexe an prätibialen Flexorenspindeln der Katze (mit Barrios u. Haase), ebd. *296* (1967).

Heinz, Jutta, Dr. med., Anästh. (78), Anästh. an d. Abt. f. Anästh. u. op. Intensivtherapie d. Städt. Krh., Dhünnberg 60, D-5090 Leverkusen; Imbacher Weg 127, D-5090 Leverkusen 3. – * 8. 10. 46 Düsseldorf. – **StE:** 71 Düsseldorf, **Prom:** 71 Düsseldorf.

Heinze, Wilhelm, Dr. med., Anästh. (59), Chefarzt d. AnästhAbt. am St. Franziskus-Hosp., Kiskerstr. 26, D-4800 Bielefeld 1, Tel: 0521/589280; Virchowstr. 1 a, D-4800 Bielefeld 1, Tel: 0521/15942. – * 14. 5. 27 Gelsenkirchen. – **StE. u. Prom:** 54 Düsseldorf. – **WG:** 54/55 Chir. Büren (Schulte), 55–59 Anästh. Bielefeld (Koss, Bräutigam), 57 Inn. Bielefeld (Lampen), 57 Pharmak. Asta Bielefeld-Brackwede (Brock), 58 Pharmak. Bayer Wuppertal-Elberfeld (Wirth), seit 59 Leit. d. AnästhAbt. d. St. Franziskus-Hosp. Bielefeld, seit 61 Chefarzt d. AnästhAbt. ebd. –
BV: Ergebn. d. klin. Prüfung v. Propanidid in mittl. Krh., in: D. i.v. Kurznarkose m. Propanidid, Hrg. Ho-

ratz, Frey u. Zindler, Anästh. Wiederbeleb., Bd. 4, Springer Berlin, Heidelberg, New York 1965. – Langzeitnarkose mit Propanidid (mit Schara), in: I.v. Narkose mit Propanidid, ebd., Bd. 74 (1970). –
ZV: Erfahrungen m. Evipan zur Nark.-Einl. f. HNO-Op., HNO-Wegw. 1963. – Erfahrg. mit Dolo-Buscopan b. d. Behandlg. d. postop. Schmerzes, Med. Mschr. 1965. – Levismon, ein neues Spasmo-Analgeticum (mit Till), Wien. Med. Wschr. 1967. – Klin. Erfahrg. b. d. Anwendg. v. Dolo-Adamon z. Behandlg. d. postop. Schmerzes, Krankenhausarzt 1968. – Erfahrg. mit d. Aurikuloelektrostimulationsanästh. (mit Miedauer), Dtsch. Z. f. Akup. 22 (1979). – D. Aurikuloelektrostimulationsanästh. u. ihre klin. Anwendung (mit Türeci), D. Akupunkturarzt/Aurikulotherapeut 9 (1982). – Klin. Erfahrg. mit d. Aurikuloelektrostimulationsanästh. (AESA) u. ihr Einsatz b. Risikopat., ebd. 11 (1984).

Heinzelmann, Friedrich, Dr. med., Anästh. FMH (64), Chefarzt d. Inst. f. Anästh. am Stadtspital Waid, CH-8037 Zürich; Sonneggstr. 75, CH-8006 Zürich. – * 25. 1. 25 Degersheim SG. – **StE. u. Prom:** 53 Basel. – **WG:** 53/54 Physiol. Chem. Basel (Bernhard), 53 Card. Utrecht (van Nieuwenhuizen), 55–61 Chir. Basel (Merke, Nissen), 62–64 Anästh. Zürich (Hossli), 64 Leit. d. AnästhAbt. Neuchâtel. –
ZV: Einsatzerfahrungen mit dem Zürcher „Kardiomobil" (mit Kreienbühl, Baumann, Frey, Möhr u. Steinbrunn), Anaesth. and Resuscitation, Vol. 95 (1976). – Respirat. Komplikat. bei Pankreatitis acuta (mit Baumann, Akovbiantz u. Danczkay), Helv. chir. Acta 44 (1977).

Heinzl, Herwig, Dr. med., Anästh. (82), Leit. Arzt d. AnästhAbt. d. Kantonales Krh., CH-9472 Grabs; CH-9470 Werdenberg. – * 4. 1. 45 Bludenz. – **StE. u. Prom:** 71 Innsbruck.

Heipertz, Wolfram, Dr. med. Dipl. Psych., Anästh. (82), Dipl. Psych. (83), Anästh. am ZentrInst. f. Anästh. d. Univ., Calwer Str. 7, D-7400 Tübingen; Heinrichsweg 2, D-7400 Tübingen. – * 4. 8. 47 Homberg/ Bez. Kassel. – **StE:** 73 Tübingen, **Prom:** 75 Tübingen. – **WG:** seit 75 Anästh. Tübingen (Schorer).

Hellwig, Brigitte, Dr. med., Anästh. (74), Anästh. an d. AnästhAbt. d. Städt. Krh., Friedrich-Engels-Str. 25, D-6750 Kaiserslautern, Tel: 0631/20 31-5 78; Hussongstr. 33, D-6750 Kaiserslautern. – * 18. 7. 40 Worms. – **StE:** 66 Bonn, **Prom:** 67 Bonn. – **WG:** 68/69 Neurol. u. Psychiatr. Mainz (Schneider), 69–75 Anästh. Kassel (Zinganell), 76 Anästh. Ludwigsburg (Ehmann), 77/78 Anästh. Münster (Lawin), 78/79 Gastärztin Anästh. Minden u. Bremen, 79 Anästh. Kassel (Schäfer), 80/81 Anästh. Hess. Lichtenau

(Sudhoff), seit 81 Anästh. Kaiserslautern (Kapfhammer).

Helms, Uwe, Prof. Dr. med., Anästh. (74), Chefarzt d. Abt. f. Anästh. u. interop. Intensivmedizin am Städt. Krh., Robert-Koch-Str. 1, D-8300 Landshut; Am Achdorfer Feld 5, D-8300 Landshut. - * 3. 3. 39 Berlin. - **StE:** 68 München, **Prom:** 72 München, **Habil:** 78 Hannover. - **WG:** 70–80 Anästh. Med. Hochschule Hannover (Kirchner), seit 80 Landshut.

Hemerka, Gertrud, Dr. med., Anästh. (68), als Anästh. freiberufl. tätig, Ordination: Hutweidengasse 13, A-1190 Wien; Blaasstr. 5, A-1190 Wien. - * 3. 11. 24. - **StE. u. Prom:** 51 Wien.

Hempel, Volker, Prof. Dr. med., Anästh. (74), Geschäftsführ. Oberarzt am Zentr.-Inst. f. Anästh. d. Univ., Calwer Str. 7, D-7400 Tübingen; Albstr. 17, D-7400 Tübingen 9. - * 19. 4. 43 Leipzig. - **StE.:** 68 Tübingen, **Prom:** 69 Zürich, **Habil:** 77 Tübingen. - **WG:** seit 70 Anästh. Tübingen (Schorer), 73–75 Toxik. Tübingen (Remmer). -
BV: Mit Rickart: Akute u. chron. Wirkg. v. Halothan auf d. endoplasmat. Reticulum d. Leberzelle, in: Anästh. Wiederbeleb., Bd. 109, Hrg. Kirchner, Springer Berlin, Heidelberg, New York 1978. - Mit Köster: Untersuchg. d. Lipidperoxidat. b. Halothan- u. Enfluran-Inhalat. am Labortier mit Hilfe d. Äthanbildg., in: Anästh. Wiederbeleb., Bd. 130, ebd. 1980. - Reanimat. (mit Voigt), Kohlhammer Stuttgart 1980. - Mit Remmer, May u. Diaz de Torranzo: Halothane-Associated Hepatitis, in: Role of Lipid Peroxidation. Drug Reactions and The Liver, Ed. Davis, Tredger u. Williams, Pitman Medical London 1981. - Mit Wollmann u. Schorer: Blutersatz in Chir. u. Notfallmed., in: Klin. Transfusionsmed., Hrg. Schneider u. Schorer, Chemie Weinheim 1982. - Pathophysiol. d. akuten Blutverlustes, in: ebd. - Regionalanästh. an Arm, Schulter u. Hand (mit Baur), Urban & Schwarzenberg, München 1982. - Schmerzambulanz (mit Koßmann), Perimed Erlangen 1984. -
ZV: Mit Remmer: In vitro and in vivo studies on irreversible binding of halothane metabolites to proteins, Experientia 31 (1975). - Mit v. Kügelgen u. Remmer: D. Einfluß flüchtiger Narkosemittel auf d. Fremdstoffabbau d. Leber, Anästhesist 24 (1975). - Mit Metzger, Unseld u. Schorer: D. Einfluß d. Hydroxyäthylstärke auf Kreislauf u. Nierenfunkt. b. hypovoläm. Pat., ebd. - Mit Weyer: Hämofiltrat. zur Behandlg. d. akuten Nierenversagens, Z. prakt. Anästh. 13 (1978). - Laryngoskop mit Saugg., ebd. 14 (1979). - Mit May, Frank, Remmer u. Köster: Isobutene formation during halothane anaesthesia in man, Brit. J. Anaesth. 52 (1980). - Mit v. Finck u. Baumgärtner: A longitudinal supraclavicular approach to the brachial plexus for the insertion of plastic cannulas, Anesth.

Analg. 60 (1981). - Mit Heller u. Graf: Parenter. Ernährg. beim Polytrauma - Vergleich zwischen einem fettfreien u. einem fetthalt. Ernährungsregime, Infusionsther. 8 (1981). - Mit Hofmann u. Gundling: Sakralanästh. zu kinderurol. Eingr., Z. KinderChir. 35 (1982). - Mit Krebs: Eine neue Kombinationsnadel f. d. hohe axilläre Plexusanästh., Anästh. Intensivmed. 25 (1984). - Mit Krebs: Mepivacain zur axill. Plexusanästh.: Vergleich zw. Mepivacain-CO₂ u. -HCl, Regional-Anästhesie 8 (1985).

Hempelmann, Gunter, Prof. Dr. med., Anästh. (72), Leit. d. Abt. f. Anästh. u. op. Intensivmed. d. Klinikums d. Univ., Klinikstr. 29, D-6300 Gießen, Tel: 06 41/7 02-35 05 bzw. 35 04; Birkenweg 46, D-6301 Wettenberg 3, Tel: 06 41/8 24 45. - * 19. 5. 40 Elmshorn. - **StE. u. Prom:** 66 Erlangen, **Habil:** 73 Hannover. - **WG:** 67/68 Anästh. Helsinki (Telivuo), 68–78 Inst. f. Anästh. d. Med. Hochschule Hannover (Kirchner), 72 Hosp. for sick children, Great Ormond Str., London, 74 Methodist Hosp. u. St. Luke's Hosp., Houston/USA, 78 Ernennung zum H-4-Prof. Anästh. d. Univ. Gießen, Leit. d. Abt. f. Anästh. u. op. Intensivmed. d. Klinikums. -
BV: Mit Kettler, Holzhäuser, W. Hempelmann, Hensel, Karliczek u. Kirchner: Kombinationsnark. mit Piritramid (Dipidolor) am Menschen, in: NLA, Bd. II, hrg. Henschel, Schattauer Stuttgart 1972. - Mit Hartmann u. Fabel: Fortlaufende Sauerstoffpartialdruckmessg. mit einer polarograph. Mikromethode während d. NLA-Einleitg. u. -Ausleitung, in: ebd. - Mit Lehmann u. Wettengel: Energieumsatz u. Hämodynamik unter d. Geburt, in: Saling u. Schulte: Perinatale Med., Thieme Stuttgart 1972. - Mit W. Hempelmann, Kahlstrof u. Piepenbrock: Über d. Einsatz v. CT 1341 als Kurznarkotikum, in: Lawin u. Morr-Strathmann: Jahrestg. 1972 d. DGAW, Springer Berlin, Heidelberg, New York 1974. - Mit Helms, Rumpf u. Karliczek: Beeinflussg. d. Hämodynamik u. Nierenfunkt. durch Glucagon in d. Frühphase nach herzchir. Eingriffen, in: ebd. - Mit Helms, Waldhausen, Walter u. Dalichau: Hämodynam. Veränderg. durch CT 1341 b. herzchir. Eingr., in: ebd. - Mit Piepenbrock u. Borst: Veränderg. hämodynam. Parameter in d. postop. Frühphase nach herzchir. Eingriffen, in: ebd. - Mit Hartmann, Gille, Fabel u. Dickmann: Blutgasanalyt. u. hämodynam. Untersuchg. beim Einsatz eines Herz-Lungen-Rettungsgerätes, in: ebd. - Mit Waldhausen, Helms u. Piepenbrock: Hämodynam. Veränderg. durch Morphinnarkosen. Über d. Anwendg. hoher Morphindosen b. herzchir. Eingriffen, in: ebd. - Mit Karliczek: Kreislaufwirkg. einer NLA mit Piritramid (Dipidolor) b. herzchir. Eingr., in: Anästh. Wiederbeleb., Bd. 80, Springer Berlin, Heidelberg, New York 1974. - Mit Hartmann u. Fabel: Fortlaufende Messg. d. art. Sauerstoffdruckes. Anwendungsmöglichkeiten u. Beispiele aus d. Anästh., in: ebd. - Mit Helms, Ziai, Piepenbrock u. Westermann: Veränderg. hämodynam. Parameter durch Droperi-

dol b. herzchir. Pat., in: Bergmann u. Blauhut: Respiration, Zirkulation, Herzchir., Anästh. Wiederbeleb., Bd. 93, Springer Berlin, Heidelberg, New York 1975. – Mit Leitz u. W. Hempelmann: Probleme d. Sauerstoffversorgung b. herzchir. Eingriffen in extrakorp. Zirkulat. sowie b. Langzeitperfus. mit Landé-Edwards Membranoxygenatoren, in: ebd. – Mit Piepenbrock, Karliczek u. Leitz: Kreislaufveränderg. nach Mitralklappenersatz, in: ebd. – Mit Piepenbrock u. Karliczek: Hämodynamik sowie selektive Gefäßwirkg. von Dopamin b. Pat. während herzchir. Eingriffe, in: Schröder: Dopamin, Schattauer Stuttgart, New York 1975. – Mit Piepenbrock u. de Caleya: Untersuchg. über d. Beeinflussg. v. Kreislaufparametern durch Dopamin in d. postop. Frühphase nach Herzop. unter bes. Berücksichtigg. d. Herzzeitvolumens sowie d. peripheren Durchblutg., in: ebd. – Mit Karliczek u. Piepenbrock: Hämodynam. Untersuchg. b. über 100 herzchir. Pat. unter Verwendg. v. 10 versch. Narkoseverfahren, in: Rügheimer: DGAW Jahrestgg. 1974, Kongreßband, Perimed Erlangen 1975. – Mit Piepenbrock u. Karliczek: Intensivmed. Überwachg. v. herzchir. Pat. unter bes. Berücksichtigg. d. HZV-Messg. b. Pat. mit Aortenklappenersatz (n = 39) u. Mitralklappenersatz (n = 38), in: ebd. – Mit Piepenbrock u. Karliczek: Über d. Anwendg. positiv inotrop wirkender Medikamente in d. postop. Frühphase nach herzchir. Eingriffen unter bes. Berücksichtigg. v. Dopamin u. Glucagon, in: ebd. – Adäquate Überwachung des Kreislaufs, in: ebd. – Mit Oelert u. Karliczek: Anästh. Erfahrg. b. herzchir. Eingriffen im Neugeborenen- u. Säuglingsalter unter Anwendg. v. tiefer Hypothermie u. Kreislaufstillstand, in: ebd. – Mit Karliczek, Piepenbrock u. Oelert: Vergleich. Untersuchg. über d. Herz-Kreislaufwirkg. v. Halothan, Methoxyfluran, Enflurane u. Fluroxene, in: Henschel: ZAK 1975, Kongr.ber., Perimed Erlangen 1975. – Mit Piepenbrock, Karliczek u. W. Hempelmann: Linksventr. Hämodynamik u. selektive Gefäßwirkg. nach Gabe v. versch. Kurznarkotika bzw. Hypnotica, in: ebd. – Mit Weber, Karliczek u. Piepenbrock: Ketamin b. herzchir. Eingriffen. Beitrag zur Hämodynamik, in: ebd. – Mit Piepenbrock, Karliczek u. Weber: Beeinflussg. d. Hämodynamik durch Calciumchlorid, Calciumglukonat, Euphyllin u. Glucagon b. herzchir. Pat., in: ebd. – Mit Karliczek u. Oelert: Hämodynam. Nebenwirkg. durch Protaminhydrochlorid nach Eingriffen in extrakorp. Zirkulat., in: ebd. – Mit Karliczek, Piepenbrock u. Dragojevic: Kreislaufverhalten herzchir. Pat. unter kurzzeitiger Blutdrucksenkg. durch Nitroprussidnatrium, in: ebd. – Mit de Caleya, de Marées u. Sippel: Untersuchg. zur Beeinflussg. d. peripheren Durchblutg. u. Venenkapazität durch Spinalanästh., in: ebd. – Mit Karliczek, Piepenbrock u. Dalichau: D. intraven. Verabreichg. v. Nitroglycerin: Ein Beitrag zur Hämodynamik, in: ebd. – Mit Piepenbrock, Karliczek u. Dalichau: Hochdos. Corticosteroidgabe: Unmittelbare Beeinflussg. d. Hämodynamik b. Pat. mit ‚low cardiac output‘, in: ebd. – Mit Hempelmann, Oster, Piepenbrock u. Karliczek: Etomidate b.

myokardial vorgeschädigten Pat.: Blutgasanalyt. u. hämodynam. Untersuchungen, in: Henschel: Probleme d. intraven. Anästh., Perimed Erlangen 1976. – Mit Piepenbrock u. Karliczek: Intraven. Gabe v. Nitroglycerin während u. nach herzchir. Eingriffen b. Pat. mit coronaren Erkrankungen, in: Zindler u. Purschke: Coronarinsuffizienz. Pathophysiol. u. Anästhprobleme b. d. Coronarchir., Anästh. Wiederbeleb., Bd. 102, Springer Berlin, Heidelberg, New York 1977. – Mit Stosseck: Möglichkeiten u. Grenzen d. fortlaufenden Sauerstoffpartialdruckmessg. im Blut (p_aO_2) sowie transcutan ($tcpO_2$), in: Zindler u. Purschke: Neue Methoden zur kontinuierl. Überwachg. d. Herz-Kreislauf-Funkt., Thieme Stuttgart 1976. – Mit Piepenbrock: Intra- a. postop. monitoring of cardiocirculatory function in pediatric and adult cardiosurgical patients, in: Wiechmann: Anaesth. for open-heart surgery, Little, Brown & Co. Boston, Mass. 1976. – Mit Piepenbrock, Ringe u. Weber: A comparative hemodynamic investigation in patients with myocardial disease, using sulfentanil (R 30730), fentanyl, pethidine, morphine and flunitrazepam, in: Lecron: Morphiniques et morphinoides, Anaesth. et réanimation pratique 6, Ed. de la Soc. d'Anesth. de Charleroi, Belgique 1976. – Mit Piepenbrock, Karliczek u. Helms: Über d. Einsatz v. Dehydrobenzperidol (DHB) u. Hydergin in d. postop. Phase zur Prophylaxe v. Schockzuständen, in: Henschel: Droperidol u. Fentanyl beim Schock, Perimed Erlangen 1976. – Mit Dausch u. Müller: Augeninnendruck u. Kammerwasserbildung b. offenen Herzop. in NLA, in: Henschel: Techn. Neuerungen in Anästh. u. Intensivpflege, Perimed Erlangen 1976. – Mit Piepenbrock u. Weber: Vergleichende hämodynam. Untersuchg. mit Dipidolor u. Fentanyl, in: ebd. – Mit Grosse, Piepenbrock u. Müller: Dolantin u. Dolantin Spezial – hämodynam. Auswirkg. am myocardgeschädigten Pat., in: ebd. – Mit Weber, Piepenbrock u. Frerk: Hämodynam. Untersuchg. mit Morphin b. myocardial vorgeschädigten Pat. während herzchir. Eingriffe, in: ebd. – Mit Piepenbrock, Ringe u. Weber: Herz-Kreislaufwirkg. v. Fentatienil (R 30730), einem neuen stark wirksamen Analgetikum, in: ebd. – Mit Schaps, Hoffmann-Lundgren u. Bockhorn: Anästh. Gesichtspunkte b. d. Lebertransplantat., in: ebd. – Mit Stosseck: D. transcutane Sauerstoffpartialdruckmessg. in d. Anästh., in: ebd. – Mit Piepenbrock, Volkholz u. Frank: Zur positiv inotropen Wirkg. v. Aldactone® (Kaliumcanrenoat), in: ebd. – Mit Weber, Piepenbrock u. Seitz: Vergleichende hämodynam. Untersuchg. mit Rohypnol – einem neuen Hypnotikum – u. Diazepam b. herzchir. Eingriffen, in: ebd. – Mit Trentz, Schaps, Piepenbrock, Kolbow, Oestern, Sturm, Trentz u. Wannske: Hämodynam. Verlaufskontrollen nach schwerem Polytrauma, in: ebd. – Mit Piepenbrock u. Weber: Hämodynam. Nebeneffekte nach Naloxone (Narcan®), in: ebd. – Mit Piepenbrock: Hämodynamik nach Antagonisierg. v. hohen Dosen Fentanyl mit Naloxone, ZAK 1977, Kongr.ber., Médicine et Hygiéne Genf 1979. – Mit O. A. Trentz, Schaps, Piepenbrock, Kol-

bow, Oestern, Sturm, O. Trentz u. Wannske: Serial hemodynamics up to seven days in patients with severe
polytrauma, in: Shoemaker u. Tavares: Current topics
in critical care medicine, Karger Basel 1977. – Mit
Oestern, O. Trentz, Kolbow, Sturm, Wannske, O. A.
Trentz, Schaps u. Piepenbrock: Pulmonary changes
and shock ther. in multiple trauma, in: ebd. – Mit
Oster, Piepenbrock u. Karliczek: Hemodynamic effects of Etomidate – a new hypnotic – in patients with
myocardial insufficiency, in: Doenicke: Etomidate,
Anästh. Wiederbeleb., Springer Berlin, Heidelberg,
New York 1977. – Mit W. Hempelmann u. Piepenbrock: A comparative study of blood gases and hemodynamics using the new hypnotic etomidate, CT 1341,
methohexitone, propanidid, and thiopentone, in: ebd.
– Mit Piepenbrock: Dopamin in d. Herzchir., in:
Hossli, Gattiker u. Haldemann: Dopamin, Thieme
Stuttgart 1977. – Mit Piepenbrock: Hämodynamik
nach Dopamin b. herzchir. Pat., in: Frey: Renale u.
cardiovasc. Wirkg. v. Dopamin, Wiss. Informat., Fresenius Stiftg. 1 (1978). – Mit Karliczek u. Piepenbrock:
Vergleichende Untersuchg. über d. Herz-Kreislaufwirkg. v. Halothan b. Eingriffen in d. Herzchir., in:
Kirchner: 20 Jahre Fluothane, Springer Berlin, Heidelberg, New York 1978. – Apparative Überwachg. b.
cardio-chir. Eingriffen u. ihre qualitative Beurteilg.,
in: Götz u. Lawin: Anästh. b. cardio-chir. Eingriffen,
Thieme Stuttgart 1978. – Mit Piepenbrock: Möglichkeiten medikamentöser Vasodilatat. b. cardio-chir.
Eingriffen, in: ebd. – Mit Piepenbrock: Vergleichende
Ergebn. d. Vasodilatat. mit Nitroglycerin u. Nitroprussidnatrium aus anästh. Sicht. 2. Nipruss-Arbeits-
seminar, Perimed Erlangen 1978. – Mit Piepenbrock:
Hämodynamik unter Morphinderivaten, in: ZAK
1977, Kongr.ber., Médicine et Hygiéne Genf 1979. –
Möglichkeiten d. Überwachg. d. Herzminutenvolumens aus dem Druckverlauf in d. Aorta, in: ebd. – Mit
Piepenbrock u. W. Hempelmann: Blutgasanalyt. u.
hämodynam. Veränderg. unter Anwendg. v. Etomidate, in: ebd. – Mit Seitz u. Piepenbrock: Ergebn. hämodynam. Untersuchg. mit d. Benzodiazepinderivaten
Flunitrazepam (Rohypnol) u. Diazepam (Valium), in:
ebd. – Mit Burdelski u. Huchzermeyer: Sedierg. u.
Anästh. b. endoskop. Eingriffen im Kindesalter, in:
Kali-Chemie Pharma (Hrg.): Gastrointestinale Endoskopie im Kindesalter, D. gastroenterologische Reihe,
Bd. 10, 1979. – Mit Piepenbrock: Myocardial protection and postoperative care with vasodilator ther. (nitrates), in: Roskamm u. Schmuziger: Coronary heart
surgery – a rehabilitation measure, Springer Berlin,
Heidelberg, New York 1979. – Mit Schaps: Steroid
anaesthetics with special reference to Althesin, in:
Briggs u. Corbin: Advances in steroid biochemistry
and pharmacology, Academic Press London 1979. –
Mit Oestern, Piepenbrock, O. u. O. A. Trentz u. Kolbow: Hämodynamik im posttraumatischen Verlauf.
Ergebnisse einer klinischen Schockstudie, in:
Mayrhofer-Krammel, Schlag u. Stoeckel: Akutes pro-
gressives Lungenversagen, Thieme Stuttgart 1979. –
Mit O. Trentz: D. traumat. Schock, in: Frey u. Stos-

seck. – Mit Schleussner u. Piepenbrock: Katecholamine in d. Anästh., 9. Internat. Fortbildungskurs f.
klin. Anästh., Tggsber., Egermann Wien 1979. – Mit
O. Trentz, Schneider, O. A. Trentz, Oestern u. Schaps:
Erweiterte prognostische Aspekte beim polytraumatisierten Pat. durch cardiopulmonale Diagnostik, in:
Lawin u. Wendt: Aktuelle Probleme d. Intensivbehandlung, II., Thieme Stuttgart 1980. – Mit Piepenbrock: Möglichkeiten d. kontroll. Hypotens. unter Berücksichtigg. d. Hämodynamik, in: Rügheimer: Erlanger Anästh.-Seminare 4, 1980. – Mit Börner:
Instandhaltungsprobleme aus d. Sicht d. Arztes. Sicherheit medizintechn. Geräte im Krh., Hrg. Hermes,
Bibliomed Melsungen 1981. – Mit Müller, O. A. u. O.
Trentz: Intensivther. Polytraumatisierter, in: Protea-
sen-Antiproteasen in d. Kl., Excerpta Medica Amsterdam 1981. – Mit Müller, O. A. u. O. Trentz: Intensive
care of patients with multiple injuries, in: ebd. – Mit
Stoyanov u. Müller: Preparation for anesth. and sur-
gery of the aged patient with circulatory disease, An-
aesth. Proc. of the 7th World Congr. of Anaesthesiolo-
gists, Hamburg 1980, ebd. – Mit Schleussner u.
Hempelmann: Management of hypertension during
and after anesth., Anaesth. Proc. of the 7th World
Congr. of Anaesthesiologists, Hamburg 1980, ebd. –
Mit Müller, Brähler u. Stoyanov: Wirkg. v. Tramadol
(Tramal®) auf Hämodynamik u. Atmung, in: Schmidt,
Tramal in d. Anästh., präop., intraop., postop., Hrg.
Grünenthal GmbH 1981. – Mit Müller: Systemische
Analgesie in d. Geburtshilfe, Wiss. Informat., Freseni-
us-Stiftg., H. 2 1981. – Mit Müller: Vollnarkose in d.
Geburtshilfe – Vergleich zur Periduralanästh., in: An-
ästh. in d. Geburtshilfe, Hrg. Zenz u. Weitzel, Springer
Berlin, Heidelberg, New York 1981. – Mit Müller,
Brähler u. Stoyanov: Peridurale Opiatanalgesie in d.
Geburtshilfe, in: ebd. – Mit Börner, Müller u. Stoya-
nov: Liquor- u. Gewebeverträglichkeit d. rücken-
marksnahen Opiate, in: Epidurale Opiatanalgesie,
Hrg. mit Müller, Bibliomed Melsungen 1981. – Mit
Brähler u. Müller: Peridurale Opiate in d. Geburtshilfe, in: ebd. – Mit Rieder, Müller, Klug, Kling, Lüben u.
Stoyanov: Neurol. Untersuchungsbefunde b. periduraler Opiatgabe, in: ebd. – Mit Müller, Börner u.
Stoyanov: Periop. Analgesie durch peridurale Opiatgabe, in: ebd. – Mit Stoyanov, Müller u. Börner: Peridurale Opiatgabe b. chron. Schmerzen, in: ebd. – Mit
Vogelsberger, Müller u. Börner: Peridurale Opiatanalgesie b. Thoraxtrauma, in: ebd. – Mit Weidler, v. Bormann, Konder, Scheld u. Höge: Verhalten v. Elektrolyten, Spurenelementen u. Plasma-Aminosäuren während extrakorp. Zirkulat., in: Spurenelemente,
Symp.-Band, Schattauer Stuttgart 1982. – Mit Biscoping: Anästh. Maßnahmen b. lebensbedrohl. Gefäßverletzg., in: Anästh., Wiederbel., Intensivbehandlg.,
Wiss. Informat. Fresenius-Stiftg., H. 2, 1983. – Mit
Weidler: Intravenous use of benzodiazepines,
Kongr.ber., III. World Congr. of Biological Psychia-
try, Stockholm 1981, Ed. Costa: The Benzodiazepines: From Molecular Biology to Clinical Practice, Raven Press New York 1983. – Mit Müller, Börner, Gips

u. Stoyanov: Intraop. peridurale Opiatanalgesie. Neue Aspekte in d. Regionalanästh., Anästh. Intensivmed., Bd. 158, Springer Berlin, Heidelberg, New York 1983. – Mit Kling u. Russ: Indications for Cerebral Protection, in: Brain Protection, Hrg. Wiedemann u. Hoyer, Springer Berlin, Heidelberg, New York, Tokyo 1983. – Mit Müller u. Brähler: Anästh. Aspekte b. d. Risikoabgrenzg. vor geburtshilfl.-gyn. Eingriffen, in: Gießener Gyn. Fortbildung 1983, Hrg. Künzel, Springer Berlin, Heidelberg, New York, Tokyo 1984. – Mit Müller, Börner u. Stoyanov: Peridurale Opiatanalgesie, Schriftenr. ‚Frankfurter Schmerzkonferenz‘, Hrg. Gross, Schmitt, Thomalske, Fischer Stuttgart 1984. – Mit Müller, Vogelsberger, Worm, Aigner, Elies u. Herget: Kontinuierl. peridurale Opiatapplikation mit einer implantierten Pumpe: Indikationsstellg. u. Betreug. d. Pat., Wiss. Informat., Fresenius-Stiftg., H. 2, 1984. –

ZV: Mit Bachmann u. Grohmann: D. Blutdruckregelg. b. Kranken mit angeborenen u. erworbenen Angio-Kardiopathien, Arch. Kreisl.-Forsch. 49 (1966). – Mit Walter, Hundeshagen u. Borst: Transmural Revascularisation of the Left Ventricle, Europ. Surg. Res. 2 (1970). – Mit W. Hempelmann: Erfahrg. mit dem neuen Engström Respirator ER 300, Anästh. Prax. 5 (1970). – Mit W. Hempelmann: Experiencia con el nuevo Engström Respirator ER 300, Practica anesth. 2 (1970). – Mit Walter, Hundeshagen u. Borst: Blutflußmessg. im ischäm. Myocard u. nach Ausführg. einer Revascularisationsmethode mit Hilfe v. Rubidium-86, Ges. Nuclearmed. Mitt. 12 (1970). – Mit Wettengel, Fabel u. Hartmann: Zentrale Hämodynamik u. Gasaustausch unter Ergometerbelastg. b. Kranken mit obstrukt. Bronchitis, Verh. Dtsch. Ges. Inn. 77 (1971). – Mit Hartmann, Fabel, Leitz u. Nolte: Tracheobronchiales Absaugen als Problem d. Intensivbehandlung. Fortlaufende pO_2-Messung mit einer polarograph. Mikromethode während versch. tracheobronch. Absaugmanöver, Z. Prakt. Anästh. 1971. – Mit Kettler, Holzhäuser, W. Hempelmann, Hensel, Karliczek u. Kirchner: Kombinat. v. Piritramid u. N_2O – ein neues Narkoseverfahren, Teil II: Untersuchg. am Menschen, ebd. – Mit Hartmann, Fabel, Leitz u. Nolte: Tracheobronch. Absaugen als Problem d. Intensivbehandlung, Langenbecks Arch. klin. Chir. 329 (1971). – Mit Hartmann, Reichelt u. W. Hempelmann: Hypoxiegefahr während Propanididnark., Anästhesist 21 (1972). – Mit Karliczek, Helms u. W. Hempelmann: Akute hämodynam. Veränderg. durch tracheobronch. Absaugen, Z. Kreisl.-Forsch. 61 (1972). – Mit Helms, W. Hempelmann u. Karliczek: Veränderg. wichtiger Kreislaufparameter durch tracheobronch. Absaugen, Langenbecks Arch. klin. Chir., Suppl. Chir. Forum 427 (1972). – Mit Hartmann u. Fabel: Leckbeatmung – zur Vermeidung v. hypox. Komplikationen während d. tracheobronch. Absaugens, Pneumonologie 147 (1972). – Mit Leitz u. Borst: Postop. Hämodynamik nach Mitralklappenersatz, Thoraxchir. 20 (1972). – Mit Karliczek, Helms u. Rumpf: Hämodynam. Wirkg. v. Glucagon nach herz-

chir. Eingriffen, Anästhesist 21 (1972). – Mit W. Hempelmann, Kahlstrof u. Piepenbrock: Erfahrg. mit dem neuen Steroid-Anästhetikum CT 1341, ebd. (1973). – Mit Helms, Waldhausen, Dalichau, Walter u. Piepenbrock: Kreislaufuntersuchg. über CT 1341 b. Pat. mit angeborenen u. erworbenen Herzfehlern, ebd. – Mit Ardalan, Piepenbrock, Helms u. Westermann: Hemodynamic effects of intermittent glucagon injections following cardiac surgery, The Israel Soc. of Anaesthesiologists, Kongreßband (1973). – Mit Ardalan, Piepenbrock, Helms u. Westermann: Über d. Wirkg. intermittierender Glucagon-Gaben auf d. Kreislauf in d. postop. Frühphase nach herzchir. Eingriffen, Z. Kardiol. 6 (1974). – Mit W. Hempelmann u. Piepenbrock: Vergleichende Untersuchg. über fortlaufende art. pO_2-Messg. u. Kreislaufkontrollen b. Kurznark. mit CT 1341, Methohexital, Propanidid u. Thiobarbiturat, Langenbecks Arch. klin. Chir., Suppl., 309 (1973). – Mit Leitz u. Walter: Extrakorp. Oxygenierung. Erfahrg. mit dem Landé-Edwards-Membranoxygenator b. fünf Langzeitperfusionen, Thoraxchir. 21 (1973). – Mit W. Hempelmann, Dragojevic u. Hartmann: Fortlaufende art. pO_2-Messg. während bronchoskop. Untersuchg. in Vollnark., Münch. med. Wschr. 49 (1973). – Mit Hartmann, Gille, Fabel u. Dickmann: Untersuchg. zur Reanimat. mit einem Herz-Lungen-Rettungsgerät, Intensivmed. 3 (1974). – Mit Piepenbrock u. Dragojevic: Intensivmed. Überwachg. v. Pat. nach Herzop. unter bes. Berücksichtigg. d. Herzzeitvolumens, Z. prakt. Anästh. 4 (1974). – Mit W. Hempelmann u. Leitz: Untersuchg. zur Oxygenierg. während extrakorp. Zirkulat., Anästhesist 23 (1974). – Mit Leitz u. W. Hempelmann: Fortlaufende art. pO_2-Messg. während extrakorp. Oxygenierung b. Pat. mit schwersten Lungenschädigg., ebd. – Mit Piepenbrock, Helms, Karliczek u. Ardalan: Ther. mit positiv inotrop wirkenden Substanzen unter bes. Berücksichtigg. v. Glucagon u. Dopamin, Anästh. Informat. 5 (1974). – Mit Piepenbrock, Karliczek u. Borst: Serienmessg. v. Kreislaufparametern in d. Frühphase nach Aortenklappenersatz, Langenbecks Arch. klin. Chir., Suppl. (1974). – Mit Piepenbrock, Schäfer u. Walter: Hämodynamik nach Dopamin b. herzchir. Pat., ebd. – Mit Dalichau, Waertel, Borst, Oelert, Dragojevic u. Walter: Spätergebn. nach Mitralklappenersatz unter Verwendg. d. „low-profile"-Modells v. Starr-Edwards, Thoraxchir. 22 (1974). – Mit Walter, Oelert u. Borst: Indikat. zum Re-Aortenklappenersatz infolge schw. Hämolyse durch Defekte am Kunststoffüberzug, ebd. – Anästh. Probleme b. herzchir. Eingriffen, Niedersächs. Ärztebl. 8 (1974). – Mit Karliczek, Piepenbrock u. Büter: D. Beeinflussg. d. Hämodynamik durch Enflurane b. myokardial vorgeschädigten Pat., Anästhesist 23 (1974). – Mit Karliczek u. Piepenbrock: Hemodynamic changes of Enflurane in open cardiac surgery, Acta Anaesth. Belgica 25 (1974). – Mit Piepenbrock: Influence of Althesin and Etomidate on blood gases (continuous pO_2-monitoring) and hemodynamics in man, ebd. – Mit Walter, Borst, Dalichau u. Oelert: Überzugsdefekt u. Hämolyse nach Starr-Edwards-Klappenersatz in Aortenposition, Langenbecks Arch. klin. Chir. 337 (1974). – Mit Leitz, Oestern, Heinz u. Borst: Tierexp. Untersuchg. zur Frage d. Langzeitperfus. mit dem LANDÉ-EDWARDS-Membranoxygenator, Acta chir. Austr., Kongr.bd. (1974). – Mit Helms, Ziai u. Piepenbrock: Untersuchg. über d. Beeinflussg. v. Herz-Kreislaufparametern durch Droperidol (Dehydrobenzperidol) b. Pat. mit vorgeschädigtem Myokard, Z. prakt. Anästh. 9 (1974). – Mit Piepenbrock u. de Caleya: Beeinflussg. v. Kreislaufparamtern durch Dopamin in d. Frühphase nach Herzop., Med. Welt 26 (1975). – Mit Piepenbrock u. Karliczek: Hemodynamics, blood volume, blood gases, and electrolytes in patients before and after aortic valve replacement, Acta anaesth. Belg. 26 (1975). – Mit W. Hempelmann, Piepenbrock, Oster u. Karliczek: D. Beeinflussg. d. Blutgase u. Hämodynamik durch Etomidate b. myokardial vorgeschädigten Pat., Anästhesist 23 (1974). – Mit Karliczek, Piepenbrock u. Dragojevic: Blutdrucksenkg. durch Nitroprussidnatrium. Hämodynam. Untersuchg. b. herzchir. Pat., Thoraxchir., Sonderheft 1 (1976). – Mit de Marées, de Caleya u. Sippel: D. Einfluß d. Spinalanästh. auf d. periphere Hämodynamik, Z. Kardiol. 65 (1976). – Mit Piepenbrock u. Westermann: Massive doses of methylprednisolone (30 mg/kg) in man: Immediate hemodynamic effects in „low output" state. Europ. J. Intensive Care Med. 3 (1977). – Mit Dausch u. Müller: Untersuchg. über d. Abhängigkeit d. Augeninnendruckregulation vom allg. Kreislauf, Kopfkl. 1 (1976). – Mit Piepenbrock: Herzrhythmusstörg. während d. Narkose. Anästh. Informat. 6 (1976). – Mit Schaps u. Hauenschild: Maligne Hyperthermie. Ein Ber. über 3 Fälle, Anästh. Prax. 12 (1976). – Mit Piepenbrock, Volkholz u. Oelert: Über d. kard. u. selekt. Gefäßwirkg. v. Canrenoat-K (Aldactone pro injectione) b. herzchir. Pat., Z. prakt. Anästh. 12 (1977). – Mit O. A. u. O. Trentz, Oestern, Piepenbrock u. Sturm: Monitoring cardiopulmonaler Parameter nach schwerem Polytrauma, ebd. – Mit Piepenbrock u. Peters: Veränderg. d. Hämodynamik, d. Herzinotropie u. d. myokard. Sauerstoffverbrauchs nach Antagonisierung v. hohen Dosen Fentanyl mit Naloxone, ebd. – Mit Seitz u. Piepenbrock: Zur kardiovasc. Wirkg. v. Flunitrazepam (Rohypnol®, RO-5-4200), Anästhesist 26 (1977). – Mit Seitz u. Piepenbrock: Kombinat. v. Etomidate u. Fentanyl: Ein Beitrag zu Hämodynamik, Inotropie, myokardialem Sauerstoffverbrauch u. selekt. Gefäßwirkg., ebd. – Mit O. A. u. O. Trentz, Oestern, Piepenbrock u. Wannske: Herz-Kreislaufparameter nach schwerem Polytrauma, Langenbecks Arch. klin. Chir., Suppl. Chir. Forum (1977). – Mit Piepenbrock, Seitz u. Karliczek: Changes in hemodynamic parameters, inotropic state, and myocardial oxygen consumption due to intravenous application of nitroglycerin, J. Thorac. Cardiovasc. Surg. 73 (1977). – Mit Blank u. Brinke: Versehentl. intraart. Injektion, Anästh. Prax. 13 (1977); Tägl. Prax. 18 (1977). – Mit Dausch u. O. Trentz: Untersuchg. d. Augeninnendruckregulation in Abhängigkeit v. d. Hämodynamik polytraumatisierter Pat., Z. prakt. Anästh. 12 (1977). – Mit Oelert, Frank, Stegmann, Dragojevic, Borst, Piepenbrock, Lumer, Bernsau u. Kallfelz: Intrakard. Korrektur angeborener Herzfehler b. 104 Säuglingen, Thoraxchir. 25 (1977). – Mit Piepenbrock, Gaudszuhn u. Oelert: Zur kard. u. vask. Wirkg. v. Furosemid, Dtsch. Med. Wschr. 46 (1977). – Mit Oestern, O. u. O. A. Trentz, Kolbow, Sturm u. Tscherne: Schockbedingte cardio-respir. u. metabol. Frühveränderg. nach schwerem Polytrauma, Akt. Traumat. 7 (1977). – Mit Piepenbrock: Ther. mit positiv inotropen Substanzen unter bes. Berücksichtigg. v. Dopamin, Anästh. Informat. 10 (1977). – Mit Piepenbrock: Möglichkeiten d. medikamentösen Vasodilatation unter bes. Berücksichtigg. v. Nitroprussid-Natrium. Anästh. Informat. 19 (1978). – Mit O. u. O. A. Trentz, Oestern, Kolbow, Sturm u. Tscherne: Kriterien f. d. Operabilität v. Polytraumatisierten, Unfallheilk. 81 (1978). – Mit Oestern, O. u. O. A. Trentz, Kolbow u. Donay: Prädiktiver Wert metabol. Profile b. Polytraumen, Langenbecks Arch. klin. Chir., Suppl. Chir. Forum (1978). – Mit Seitz u. Piepenbrock: Diazepam (Valium): Ein Beitrag zu Hämodynamik, myokardialem Sauerstoffverbrauch u. Gefäßeffekt, Anästhesist 27 (1978). – Mit Schaps u. Pichlmayr: Zur orthotopen Lebertransplantat. aus anästh. Sicht, ebd. – Mit Piepenbrock, Frerk u. Schleussner: Beeinflussg. v. Herz-Kreislaufparametern durch Calcium-Glukonat u. Calcium-Chlorid, ebd. – Mit Frerk u. Schleussner: Beeinflussg. v. Herz-Kreislaufparametern durch Aminophyllin (Euphyllin), Z. prakt. Anästh. 13 (1978). – Mit Seitz, Piepenbrock u. Schleussner: Vergleichende Untersuchg. zu kard. u. extrakard. Effekten des neuen Analgetikums Sulfentanil (R 30730) u. Fentanyl, ebd. – Mit Burdelski u. Huchzermeyer: Anästh. Gesichtspunkte b. endoskop. Untersuchg. im Kindesalter, Z. Kinderchir., Suppl., 27 (1979). – Mit Piepenbrock, Schwarz u. Oelert: Extrarenale Effekte v. Canrenoat-Kalium – hämodynam. Untersuchg. unter Narkosebedingg. b. herzchir. Pat., Anästhesist 28 (1979). – Mit O. u. O. A. Trentz, Barthels, Oestern u. Kolbow: Coagulation and fibrinolysis in multiple trauma after early heparinizing, Advances in Shock Research 2 (1979). – Mit Oestern, O. u. O. A. Trentz, Kolbow u. Wannske: Early cardiorespiratory prognostic patterns in multiple trauma patients, ebd. – Mit Oestern, Bartels u. Trentz: Hämodynam. u. elektronenopt. Lungenfrühveränderg. im traumat. Schock, H. Unfallheilk. 138 (1979). – Mit Piepenbrock, Reichelt u. Stegmann: Hämodynam. u. selekt. vask. Effekte v. Dobutamin während u. nach herzchir. Eingriffen, Anästhesist 28 (1979). – Mit Oestern, Bartels, O. u. O. A. Trentz u. Sturm: Intercellular functions of the lung in traumatic shock, Circulatory Shock 6 (1979). – Mit O. A. u. O. Trentz, Sturm, Oestern u. Mellmann: Hemodynamics and pulmonary gas exchange in radiographically observed posttraumatic lung edema, ebd. – Mit Sturm, Lewis, O. Trentz, Oestern u. Tscherne: Cardiopulmonary parameters and prognosis after severe multiple trauma, The Journal of Trauma 19 (1979). – Mit

Piepenbrock, Reichelt, Brackertz u. Hetzer: Hemodynamic effects of dobutamine and epinephrine in patients during coronary surgery, Thorac. cardiovasc. Surgeon 27 (1979). – Mit O. A. u. O. Trentz, Mellmann u. Oestern: Hämodynamik u. pulmonaler Gasaustausch b. radiologisch beobachteten posttraumat. Lungenödemen, Anästhesist 29 (1980). – Mit Schleussner: Anästh. Gesichtspunkte b. intraokul. Eingriffen unter Berücksichtigg. d. Implantat. intraokularer Linsen, Advances in Ophthal. 41 (1980). – Mit Neuhof, Heinemann u. Hehrlein: The continuous computing of oxygen consumption during extracorporeal circulation in heart surgery, Intensive Care Med. 6 (1980). – Mit O. A. u. O. Trentz, Mellmann, Stender u. Oestern: Hämodynamik, Gasaustausch u. radiolog. Lungenbefunde b. Mehrfachverletzten mit stumpfem Thoraxtrauma, Anästhesist 29 (1980). – Mit Reichelt, Piepenbrock, Schleussner u. Stegmann: D. Wirkg. v. Dihydroergotamin auf Herz u. Kreislauf d. Menschen unter NLA, ebd. – Mit Börner, Müller u. Stoyanov: Epidurale Opiatanalgesie (EOA). Gewebe- u. Liquorverträglichkeit d. Opiate, ebd. – Mit Müller, Börner u. Stoyanov: Intraop. peridurale Opiatanalgesie, ebd. – Mit Schleussner: D. periop. Versorgg. d. koronarchir. Pat. aus anästh. Sicht, Klinikarzt 9 (1980). – Mit Mellmann, O. A. u. O. Trentz u. Stender: Lungenveränderg. b. polytraumatisierten Pat. Ein Vergleich zw. Röntgenbefund u. Hämodynamik, Anästh. Intensivmed. 130 (1980). – Mit Piepenbrock, Reichelt u. Schleussner: Kreislaufstabilisierung durch Dihydroergotamin? Kardiovask. Untersuchg. in Narkose, ebd. – Mit Schaps, Reichelt u. Piepenbrock: Kombinat. v. Ketamin u. Droperidol (DHBP): Hämodynam. Untersuchg. b. myokardial vorgeschädigten Pat., ebd. – Mit Piepenbrock, Reichelt u. Stegmann: Kardiale u. direkte vask. Wirkg. v. Dobutamin, ebd. – Mit O. A. u. O. Trentz, Oestern, Hüsch u. Ernst: Veränderg. kardiopulmonaler Parameter b. Polytraumatisierten. Vergleichende Untersuchg. b. primär u. sekundär versorgten Pat., ebd. – Mit Schleussner, Schmidt, Kramer u. Scheld: Kardiovask. Wirkg. v. Midazolam (RO 21-3981), einem neuen wasserlösl. Benzodiazepin, ebd. 141 (1981). – Mit Reichelt, Piepenbrock u. Oelert: D. Wirkg. v. Akrinor auf d. extrathorakalen Kapazitätsgefäße während extrakorp. Zirkulat. u. d. ventrikuläre Hämodynamik am Menschen unter Narkosebedingg., Anästhesist 29 (1980). – Mit Seitz, Schleussner u. Piepenbrock: Klin. Untersuchg. zur Herzkreislaufwirkg. v. Morphin, ebd. 30 (1981). – Mit Seitz, Schleussner u. Piepenbrock: Vergleichende klin. Untersuchg. zu Herzkreislauf-Effekten v. Piritramid (Dipidolor) u. Fentanyl, ebd. – Mit Fritz u. Mottner: Vergleichende Untersuchg. mit einem neuen transportablen Lungenfunktionsgerät, Intensivmed. prax. 3 (1981). – Mit Lüben, Rieder u. Zierski: Hämodynam. Untersuchg. v. Labetalol zur intraop. Ther. hypertoner Krisen in d. Chir. cerebraler Aneurysmen, Anästh. Intensivther. Notfallmed. 16 (1981). – Mit Stoyanov u. Müller: Präop. Vorbereitg. alter Pat. mit cardiovask. Erkrankg. aus anästh. Sicht, Akt. Gerontologie 11 (1981). – Mit Mellmann, O. A. u. O. Trentz, Stender u. Oestern: Röntgenolog. Lungenveränderg. b. polytraumatisierten Pat. während Dauerbeatmg., Unfallchir. 7 (1981). – Mit O. A. u. O. Trentz, Müller, H.-J. Oestern u. Sturm: Behandlg. d. polytraumatischen Schocks, ebd. – Mit Müller, Brähler, Stoyanov u. Börner: Peridurales Morphin als Adjuvans d. geburtshilfl. Periduralanästh., Anästhesist 30, Regional-Anästhesie 4 (1981). – Mit Börner: Ther. d. Lungenödems (Therap. Umfrage), Med. Welt 32 (1981). – Mit Müller: Morphin u. Naloxon, Dtsch. Med. Wschr. 13 (1981). – Mit Müller, Schleussner, Stoyanov u. Kling: Hämodynam. Wirkg. u. Charakteristika d. Narkoseeinleitung mit Midazolam, Arzneim.-Forsch./Drug. Res. 31 (1981). – Mit Schleussner, Kramer, Heinrich, Mulch u. Hehrlein: Cardiovascular effects of Prostacyclin (PGI$_2$) in man, The Thoracic and Cardiovasc. Surgeon, Suppl. 1981. – Mit Müller, Börner, Stoyanov u. Gleumes: Peridurale Opiatapplikat. b. malignombedingten chron. Schmerzen, Anästh. Intensivther. Notfallmed. 16 (1981). – Mit Müller, Stoyanov u. Brähler: Intraop. u. postop. Effekte v. Tramadol auf Kreisl. u. Atmg., Anästhesist (im Druck). – Mit Lüben, Schlomann u. Klug: Hämodynam. Wirkg. v. hohen Dosen Etomidat zur cerebralen Protekt., Intensivmed. Prax. 4 (1981). – Mit Weidler, v. Bormann, Lennartz u. Dennhardt: Plasma-ADH-Spiegel als periop. Streßparameter. I. Mitt., Anästh. Intensivther. Notfallmed. 16 (1981). – Mit v. Bormann, Weidler, Dennhardt, Frings u. Lennartz: Plasma-ADH-Spiegel als periop. Streßparameter. II. Mitt., ebd. – Mit Stoyanov u. Müller: Traitement des douleurs chroniques. Utilisation des morphiniques par la voie péridurale, Anesth. Analgesie Rean. 38 (1981). – Mit Börner: Probleme d. unmittelbaren postop. Intensivbehandlg. zur Vermeidg. d. intestinal induzierten Schocks u. seiner Folgen, Med. Welt 32 (1981). – Mit Fritz u. Riethmüller: Vergleichende hämodynam. Untersuchg. mit Mexiletine u. Lidocain b. Pat. mit koronarer Herzerkrankg. nach aorto-koronarem Bypass, Anästhesist 30 (1981). – Mit Stoyanov, Müller u. Börner: L'intérêt des dérivés morphiniques par voie péridurale en per et post-opératoire, Ann. Anesth. Franc. 4 (1981). – Mit Lüben, Patschke, Völker u. Zierski: Hämodynam. Untersuchg. zur kontrollierten Hypotens. mit Nitroprussidnatrium unter Betarezeptorenblockade, Anästh. Intensivmed. 142 (1981). – Mit Piepenbrock, Schaps, Reichelt u. Oster: Vergleich hämodynam. Effekte d. Katecholamine Adrenalin, Orciprenalin, Dopamin u. Dobutamin b. koronarchir. Pat., ebd. – Mit Schaps u. Pichlmayr: Veränderg. kardio-pulmonaler Parameter b. klin. orthotopen Lebertransplantat., ebd. – Mit O. A. u. O. Trentz, Mellmann, Stender u. Oestern: Lungenveränderg. mehrfachverletzter Pat. mit Thoraxtrauma: Hämodynamik, Gasaustausch u. Röntgenbefunde, ebd. 143 (1981). – Mit Schleussner, Kramer, Müller u. Scheld: Kardiale u. vask. Effekte v. Midazolam während d. Narkoseeinleitg. sowie vor u. während d. extrakorp. Zirkulat. b. koronarchir. Pat., Arzneim.-Forsch./Drug. Res. 31 (1981). – Mit Salomon:

Erste Maßnahmen gegen Schocklunge, Selecta 7 (1982). - Mit v. Bormann, Weidler, R. Dennhard u. Frings: Plasma-ADH-Spiegel unter komb. NLA - Periduraler Opiat-Analgesie, Anästhesist/Regional-Anästhesie 5 (1982). - Mit Lüben u. Klug: Möglichkeiten d. Hirnprotekt. unter bes. Berücksichtigg. v. Etomidat (Hypnomidate), Notfallmed. 8 (1982). - Mit Seitz, Piepenbrock, Meixner, Schaps u. Schleussner: Dosisabhängige hämodynam. Effekte v. Fentanyl b. herzchir. Pat., Anästhesist 31 (1982). - Mit Stoyanov, Müller u. Börner: Einfluß unterschiedl. Vorinjekt. auf unerwünschte Begleiterscheing. d. Succinylcholinblocks, ebd. - Mit v. Bormann, Frings, Weidler u. Dennhardt: Postop. Schmerzther. durch peridurale Gabe v. Fentanyl, Klinikarzt 11 (1982). - Mit Biscoping u. Aigner: Erfahrg. mit einer kontinuierl. Plexus-Anästh. d. Armes nach Melanomperfus., Anästhesist/Regional-Anästhesie 5 (1982). - Mit Kramer, Stoyanov, Komeriner, Kling u. Walter: Wirkg. v. Buprenorphin (Temgesic®) auf Kreislauf u. Atmg., Med. Welt 33 (1982). - Mit Weidler, v. Bormann, Kramer u. Scheld: Veränderg. d. Plasma-ADH-Spiegels unter NLA u. extrakorp. Zirkulat., ebd. - Mit v. Bormann, Weidler u. Höge: Benzodiazepine in d. Anästh., ebd. - Mit Stoyanov: Prämedikat., Anästh. u. postop. Phase b. Hypertonikern u. Pat. mit koronarer Herzerkrankg., ebd. - Mit Lüben: Improved deep controlled hypotension in aneurysmal surgery, Acta Neurochir. 60 (1982). - Mit v. Bormann, Weidler u. Scheld: Antidiuret. Hormon u. Schock, Anästh. Intensivther. Notfallmed. 17 (1982). - Mit Kling, Lüben u. v. Bormann: Cerebral Protection in Neurosurgery, Cardiac Surgery and following Cardiac Arrest, J. Cerebral Blood Flow an Metabolism 2, Suppl. 1 (1982). - Mit Russ u. Lüben: D. Einfluß d. NLA auf d. visuelle evozierte Potential (VEP) d. Menschen, Anästhesist 31 (1982). - Mit Weidler u. v. Bormann: Parenterale Ernährung mit bes. Berücksichtigg. d. Aminosäurenstoffwechsels, Med. Welt 33 (1982). - Mit Börner: Beeinflussg. d. Immunsystems durch anästh. u. chir. Maßnahmen, Infusionsther. 9, Sonderband (1982). - Mit Weidler, v. Bormann, Seim, Sturm u. Schwanen: Modifizierte NLA mit Buprenorphin, Anästh. Intensivther. Notfallmed. 17 (1982). - Mit v. Bormann, Weidler, Frings u. Scheld: Postop. Pain-therapy and Endocrine Metabolic Stress Response, Japanese Ann. of Thoracic Surgery 2 (1982). - Mit Müller, Stoyanov u. Brähler: Hämodynam. u. respirat. Effekte v. Tramadol b. Lachgas-Sauerstoff-Beatmg. u. in d. postop. Phase, Anästhesist 31 (1982). - Mit Weidler, v. Bormann u. Scheld: Plasma-ADH-levels - a reliable stress parameter? Rhinsho Kyobu Geka 2 (1982). - Mit Biscoping: Anästh. Maßnahmen b. lebensbedrohl. Gefäßverletzg., Klinikarzt 12 (1983). - Mit Börner u. Müller: Evaluierg. eines neuen Gerätes zur Natrium- u. Kaliumbestimmg. mittels ionenselekt. Elektroden, Anästh. Intensivther. Notfallmed. 18 (1983). - Mit v. Bormann, Weidler u. Dennhardt: Anästhverfahren u. postop. ADH-Sekret., Anästhesist 32 (1983). - Mit Weidler, v. Bormann, Dennhardt u. Lennartz: D. Ein-

fluß d. NLA auf op. induzierte Freisetzg. v. antidiuret. Hormon, ebd. - Mit Weidler, v. Bormann, Biscoping, Aigner, Tonn u. Krahl: Veränderg. d. Plasmaaminosäuren während u. nach isol. Leberperfus. beim Menschen, Infusionsther. 10 (1983). - Mit v. Bormann, Weidler, Dennhardt, Sturm u. Scheld: Influence of Epidural Fentanyl on Stress-Induced Elevation of Plasma Vasopression (ADH) after Surgery, Anesth. Analg. 62 (1983). - Mit v. Bormann, Weidler u. Kling: Intubationsnark. (kombinierte Opiatanalgesie) plus modifiz. Periduralanästh. u. endokrine Streß-Reaktion, Anästhesist/Regional-Anästhesie 6 (1983). - Mit Salomon: Anästh. b. Nierenexplantat., Intensivmed. prax. 6 (1983). - Mit Börner: Pathophysiol. d. Thoraxverletzg., Unfallchir. 9 (1983). - Mit Weidler: Entwicklg. u. Tendenz auf dem Gebiet d. Anästh. u. Intensivmed., Krankenhausarzt 56 (1983). - Mit Börner: Intensivmed. Wirklichkeit u. humanitärer Anspruch - eine komplexe ärztl. Aufgabe, ebd. - Mit Kramer, Kling, Walter u. v. Bormann: Alfentanil, ein neues kurzwirkendes Opioid. Hämodynam. u. respirat. Aspekte, Anästhesist 32 (1983). - Mit v. Bormann, Scheld, Podzuweit, Kling, Weidler u. Mulch: D. Einfluß v. Aspartatverbindg. auf biochem. Kenngrößen d. myocard. Energiestoffwechsels beim Menschen, Herz 8 (1983). - Mit Müller, Vogelsberger, Aigner u. Herget: Kontinuierl. peridurale Opiatapplikat. mit einer implantierten Pumpe: Implantationstechnik u. erste Ergebn., Anästhesist/Regional-Anästhesie 6 (1983). - Mit Biscoping, Ahlbrecht u. Salomon: pH u. Pufferkapazität d. Liquors nach Spinalanästh., ebd. - Mit Weidler u. v. Bormann: Kontinuierl. Überwachg. v. Stoffwechselgrößen b. Intensivpat., Med. Welt 34 (1983). - Mit Kling, v. Bormann, Scheld u. Kramer: Hämodynam. Veränderg. nach Injekt. v. Lormetazepam unter Prämedikations- u. Narkosebedingg. b. koronarchir. Pat., Anästh. Intensivther. Notfallmed. 18 (1983). - Mit Müller, Gerlach, Vogelsberger, Börner u. Stoyanov: Grundlagen d. rückenmarksnahen Opiatanalgesie, Anästh. Wiederbeleb. Intensivbehandlg. 4 (1983). - Mit Müller, Vogelsberger, Gerlach, Aigner u. Schäfer: Implantationstechnik eines Systems zur kontinuierl. periduralen Opiatanalgesie, ebd. - Mit Krumholz, Müller u. Gerlach: Ein Fall v. anaphylaktoider Reakt. nach Gabe v. Etomidate, Anästhesist 33 (1984). - Mit Russ u. Krumholz: Visuell evozierte Potentiale (VEPs) in Anästh. u. Intensivmed., ebd. - Mit Weidler, v. Bormann, Schäfer, Brähler u. Salomon: Tetanus- eine intensivther. Aufgabe (Fallber.), Klinikarzt 13 (1984). - Mit Kramer, Schleussner, Schmidt, Heinrich u. Walter: Haemodynamik u. Compliance-Änderg. d. extrathor. Kapazitätssystem nach Prostacyclin (PGI₂), Herz 9 (1984), Praxiskurier 31 (1984). - Mit Russ u. Kling: Effect of hypothermia on visual evoked potentials (VEP) in humans, Anesthesiology 61 (1984). - Mit Börner u. Müller: The Influence of Anticoagulation on Acid-Base Status and Blood Gas Analysis, Acta Anaesthesiol. Scand. 28 (1984). - Mit Weidler u. v. Bormann: Über d. Einfluß v. Sepsis u. kontinuierl. Hämofiltrat. (CAVH) auf d. Plasmaaminosäuren, Med. Welt 35 (1984). – Mit Biscoping u. Salomon: Plasmaspiegel nach lumbaler Periduralanästh. mit Bupivacain 0,75%, Anästhesist/Regionalanästhesie 7 (1984). – Mit Krumholz, Müller, Gerlach u. Russ: Anästh. Erfahrg. mit einer Alfentanil-Bolus-Technik, Anästhesist 33 (1984). – Mit Biscoping: Eine einfache u. schnelle Methode zur Bestimmg. d. Lidocain-Konzentrat. im Plasma, Diagnostik & Intensivmed. 9 (1984). – Mit Weidler, v. Bormann, Muhrer, Kothe, Höge u. Boldt: Über d. Einfluß d. postop. parenteralen Ernährg. auf d. Proteinstoffwechsel kardiochir. Pat. Eine Vergleichsstudie, Infusionsther. 11 (1984). – Mit Stoyanov, Müller u. Lobisch: Hämodynam. Wirkg. b. Antagonisierg. d. neuromuskulären Blockade: Atropin-Pyridostigmin versus Ipratropiumbromid-Pyridostigmin, Anästhesist 33 (1984). – Mit Russ, Krumholz u. Kling: Somatosensorisch evozierte Potentiale unter hochdos. Barbituratther., Intensivbehandlg. 9 (1984). – Mit Schäfer, v. Bormann, Höge u. Weidler: Sequentielles Pacing nach cardiopulmonalem Bypass (CPB), Anästh. Intensivther. Notfallmed. 19 (1984). – Mit Müller, Brähler, I. u. H. Gerlach u. Becker: Diagnost. u. prognost. Bedeutg. hämodynam. u. respirat. Parameter b. venöser Luftembolie, Anästhesist 33 (1984). – Mit Müller, Aigner, Worm, Lobisch u. Brähler: Langzeiterfahrg. mit d. kontinuierl. periduralen Opiatanalgesie mittels implantierter Pumpe, ebd. – Mit Biscoping, v. Bormann, Boldt u. Kling: Plasmaspiegel v. Lidocain nach intraop. Beolusinjektion u. Infus. b. Herzinsuffizienz, Anästh. Intensivther. Notfallmed. 19 (1984). – Mit Biscoping u. Seidlmeyer: Vergl. Untersuchg. b. oraler u. intramusk. Prämedikat. v. Kindern, Anästh. Intensivmed. 8 (1984).

Hempelmann, Wiltrud, Dr. med., Anästh. (75), Birkenweg 46, D-6301 Wettenberg 3, Tel: 06 41/8 24 45. – * 16. 9. 39 Berlin. – **StE.** u. **Prom:** 66 München. – **WG:** 69–75 Anästh. Hannover (Kirchner).

Hengesbach-Schroeder, Brigitte, Dr. med., Anästh. (79), Attaché à Dépt. D'Anesth. Hôp. Necker – Enfants Malades, 149, Rue de Sevres, F-75015 Paris; Robert-Koch-Str. 32, D-5000 Köln 41. – * 22. 1. 47 Mühlhausen. – **StE:** 72 Köln, **Prom:** 75 Köln. – **WG:** Anästh. 74–77 Köln-Merheim (Matthes), 77–78 Münster (Lawin), 78–84 Köln (Bonhoeffer). –
ZV: Ausbreitg. u. Wirkg. von 0,5%igem Bupivacain nach subarach. Applikation, Med. Welt 1977.

Hengst, Thomas, Anästh. (78), freiberufl. tätig in: Kl. am Viktoriapark, Methfesselstr. 21, D-1000 Berlin 61. – * 17. 12. 44 Zwickau. – **StE:** 72 Berlin. – **WG:** 73–79 Anästh. Berlin (Drechsler), 79–82 Anästh.-Oberarzt am Krh. Berlin-Moabit (Richter).

Henneberg, Ulrich, Prof. Dr. med., Anästh. (63), Leit. d. Abt. f. Anästh. u. op. Intensivmed. am Krh. Am Urban, Dieffenbachstr. 1, D-1000 Berlin 61; Fontanestr. 13 a, D-1000 Berlin 33. – * 28. 7. 27 Schloßberg/Ostpr. – **StE.** u. **Prom:** 55 Heidelberg, **Habil:** 67 Berlin. – **WG:** 56/57 Physiol. Heidelberg (Schäfer), 57–60 Thorax-Chir. Heidelberg-Rohrbach (Gaubatz), 60/61 Inn. Berlin-Wannsee, 61–72 Anästh. FU Berlin (Just, Kolb), 72–78 Geschäftsführ. Dir. d. Inst. f. Anästh. Kl. Steglitz d. FU Berlin, seit 78 Chefarzt d. Abt. f. Anästh. u. op. Intensivmed. Krh. Am Urban, Berlin. –
H: Infusionsther., S. Karger München-Germering (1973–79). –
BV: Allg. Anästh. (mit Frey u. Kolb), in: Handbuch f. plast. Chir., hrg. Gabka, de Gruyter Stuttgart 1965. – Kontr. d. Ventilat. in d. Neugeborenen- u. Säuglingsanästh., Springer Berlin, Heidelberg, New York 1968. – Spurenelemente u. Elektrolyte in d. Intensivmed., de Gruyter Berlin 1974. –
ZV: ca. 80 wiss. Publ.,
HG: Säuglings- u. Kinderanästh., Ventilationskontrolle, Kapnometrie, Infusionsther., parenter. Ernährg., Antibiotika-Ther., sept. Schock, Regionalanästh., Indikat. u. Komplikat. d. Cava-Katheters, Regulat. d. Niederdrucksystems, Langzeitintubat., Grenzen d. Intensivmed.

Hennecke, Mechthild, Dr. med., Anästh. (69), leit. Ärztin d. AnästhAbt. am Marienkrh., D-4000 Düsseldorf-Kaiserswerth; Laubachstr. 17, D-4000 Düsseldorf 12. – * 7.9. 35 Schwäbisch Gmünd. – **StE.** u. **Prom:** 60 Homburg/Saar. – **WG:** Anästh. Krefeld (Körner) u. Düsseldorf (Zindler).

Hennequin, Wilhelmine Charlotte, Anästh. FMH (65), niedergel. Ärztin in Allg.-Praxis, Sälistr. 11, CH-4800 Zofingen; Döbeligut 3, CH-4665 Oftringen 2. – **StE:** 57 Utrecht, 73 Zürich. – **WG:** Anästh. Münster/TG.

Hennes, Hans Hermann, Dr. med., Anästh. (62), Dir. d. Inst. f. Anästh. u. op. Intensivmed. am Stadtkrh., Leimenstr. 20, D-6450 Hanau; Wöhlerstr. 1, D-6450 Hanau. – * 22. 8. 30 Wuppertal. – **StE:** 56 Mainz, **Prom:** 59 Mainz. – **WG:** 58 Chir. Speyer (Hilsmann), 59 Inn. Heidelberg (Beck), 59/60 Chir. Mainz (Brandt), 60–64 Anästh. Mainz (Frey), 62 Physiol Mainz (Schriewer), 63 Anästh. Chur/Schweiz (Allgöwer), 64 Chefarzt d. AnästhAbt. d. Städt. Krh. Kaiserslautern, seit 65 Chefarzt d. Inst. f. Anästh. u. op. Intensivmed. am Stadtkrh. Hanau. –
ZV: 40 wiss. Publ. vorwiegend auf dem Gebiet d. Inhalations- u. Kinderanästh.

Henschel, Walter F., Prof. Dr. med., Anästh. (61), Chefarzt d. AnästhAbt., Ärztl. Dir. d. Zentrkrh. St.-Jürgen-Str. d. Kl. d. Freien Hansestadt, D-2800

Bremen, Tel: 0421/4975227, -5316; Max-von-Laue-Str. 21, D-2870 Delmenhorst, Tel: 04221/3225. – * 11. 1. 26 Weimar. – StE: 53 Berlin, **Prom:** 54 Jena. – **WG:** 55/56 Chir. u. Anästh. Berlin-Buch, 56–61 Anästh. Berlin (Just), 59/60 Physiol. FU Berlin (Fischer), seit 61 Chefarzt d. allg. AnästhAbt. Bremen. – **H:** Schriftenr. Anästh. u. Wiederbeleb., Springer Berlin, Heidelberg, New York. – **BV:** D. NLA, Hrg., Anästh. Wiederbeleb., Springer Berlin, Heidelberg, New York 1965. – Kreislaufuntersuchg. während d. Propanidid-Kurznark. (mit Buhr), in: I.v. Kurznarkose mit Propanidid, Anästh. Wiederbeleb., hrg. Horatz, Frey u. Zindler, Bd. 4, ebd. – Einrichtg. u. Aufgaben d. Bremer Notarztwagens (mit N. Plaß), in: Anästh. u. Notfallmed., hrg. Hutschenreuter, ebd., Bd. 15, 1966. – Pharmak. u. Technik d. NLA, in: Fortschr. d. NLA, hrg. Gemperle, ebd., Bd. 18, 1966. – Zur Erhöhg. d. cerebr. Hypoxie-Toleranz unter NLA (mit Schütz), in: ebd. – Klin. Beobachtg. mit Ketamine unter bes. Berücksichtigg. v. Kreislauf u. Atmg. (mit Böhmert), in: Ketamine, hrg. Kreuscher, ebd., Bd. 40, 1969. – Zur Anwendg. v. Psychopharmaka in d. Anästh., in: HAASE, Ther. mit Psychopharmaka u. and. psychotropen Medikamenten, 2. Aufl., Düsseldorf 1969. – Besonderh. d. NLA im Greisenalter (mit Geldmacher), in: Anästh. in ext. Altersklassen, hrg. Hutschenreuter, Anästh. Wiederbeleb., Bd. 47, Springer Berlin, Heidelberg, New York 1970. – Probl. b. d. Plang., Organisat. u. Funkt. v. AnästhAbt., Pflaum München 1968. – NLA – Klin. u. Fortschr., Schattauer Stuttgart 1967. – Neue klin. Aspekte d. NLA unter bes. Berücksichtigg. method. Varianten, ebd. 1970. – Postop. Schmerzbekämpfg., ebd. 1972. – NLA – spez. Probl., Einsatz in d. nicht-op. Med., ebd. 1972. – D. NLA, in: Lehrb. d. Anästh., Reanimat. u. Intensivther., hrg. Frey, Hügin u. Mayrhofer, Springer Berlin, Heidelberg, New York 1971 (2. Aufl.), 1973 (3. Aufl.). – Neuroleptanalgesia today: Background, standard, technique and clin. possibilities in NLA, hrg. Ojama, Little Brown and Co. Boston 1973. – NLA for neurosurg. procedures during childhood (mit Demmel), in: Progr. in anaesth., Proc. 4th World Congr. Anaesth., Excerpta medica Amsterdam 1970. – Clin. tests with a new long-acting analg. (mit Buhr u. Fernandez), in: ebd. – Klin. Beobachtg. b. Op. f. frühe Re-Op. (mit Meisel), in: Advances in anaesth. and resusc., Proc. 3rd Europ. Congr. Anesth., Prag 1973. – NLA-Methode d. Wahl b. langdauernden Eingr.? (mit Geldmacher), in: ebd. – D. Anwendg. starker Analgetica in d. Anästh., in: Frey u. Wieck, Schmerzther. heute, Aesopus Mailand, München, Lugano 1974. – D. klass. Form d. NLA einschl. Prämed., in: D. NLA – Bilanz einer Methode, hrg. Rügheimer u. Heitmann, Thieme Stuttgart 1975. – Schädigg. d. Anästhpersonals durch Narkosegase u. -dämpfe, hrg. mit Lehmann, Springer Berlin, Heidelberg, New York 1975. – Probl. d. intraven. Anästh., Hrg., perimed Erlangen 1976. – Droperidol u. Fentanyl beim Schock, Hrg., ebd. 1976. – D. Rolle v. Kalium-Magnesium-Aspartat in d. op. Med. u. Intensivther., Hrg., Schattauer Stutt-

gart, New York 1977. – Development and Variations of Neuroleptanalgesia, in: Proc. VII. Weltkongr. f. Anästh., Hamburg 1980. – D. Krankenhausmed. d. 80er Jahre, in: 11. Dtsch. Krankenhaustag München, Kohlhammer Köln, Stuttgart, Berlin, Mainz 1981. – Notfallsituat. b. d. Intensivbehandlg., Hrg., Zuckschwerdt München, Bern, Wien 1982. – Klin. Primärversorgg. Polytraumatisierter, Hrg., ebd. 1983. – Infektionsprobl. in d. Intensivther., Hrg., ebd. 1984. – Probl. d. Alterschir. aus d. Sicht d. Anästh., in: Probl. d. Alterschir., hrg. Braun, Thieme Stuttgart, New York 1984. – Klin. Aspekte d. künstl. Beatmg., Hrg., Zuckschwerdt München, Bern, Wien 1985. – Allgemeinanästh. b. ophthal. Op. (mit Matthes), in: Allg. u. spez. Operationslehre, Hrg. Zenker, Heberer u. Pichlmayr, Bd. IV/1: Augenärztl. Op., hrg. Mackensen u. Neubauer, Springer Berlin, Heidelberg, New York, Tokyo 1985. –

ZV: Handgangrän nach intraart. Bluttransfus. in d. Art. rad., Zbl. Chir. *79* (1954). – Experim. Untersuchg. z. Frage d. Wirkg. v. Ultraschall auf aerobe Sporenbildner (mit Hofmann), Wiss. Z. Univ. Jena *4* (1954–55). – Klin. Erfahrg. mit Pholedrin-isis in d. Chir., Dtsch. Gesundh.-Wes. *10* (1955). – Z. i.v. Kurznark. in d. chir. Sprechstunde, Zbl. Chir. *80* (1955). – Z. Frage d. postop. Gallengangsspülg., ebd. *81* (1956). – Z. Prophyl. u. Bekämpfg. d. postnark. Erbrechens, Chirurg *28* (1957). – Z. Anwendg. d. neuart. i.v. Kurznarkotik. G 29505 (Phenoxyessigsäureamid-Verbindg.) b. poliklin. Eingr. (mit Just), Anästhesist *6* (1957). – Weit. Untersuchg. z. i.v. Kurznark. in chir. Kl. u. Polikl., Medizinische *1957*. – Postop. u. posttraumat. Indikat. d. kontroll. Hypothermie (mit Just), Anästhesist *6* (1957), Chirurg *28* (1957). – Elektrocardiogr. Kontr. d. Herzaktion b. cardiovasc. Eingr. in kontroll. Hypothermie (mit Just, Koch u. Schmutzler), ebd. *28* (1957). – Postop. u. posttraumat. Indikat. z. künstl. Beatmg. u. Tracheotomie, Berl. Med. *10* (1959). – D. Bedeutg. d. Plasmaexpanders f. d. mod. Nark., Anästhesist *8* (1959). – Bakteriol. Probl. b. d. mod. Apparat-Nark. (mit Hollmann u. Just), Chirurg *30* (1959). – Ursachen, Gefahren u. Verhütg. d. postop. Hypoventil., Anästhesist *9* (1960). – Z. Typisierg. v. Einh. z. Kontr. perop. Vitalfunkt., Medizinalmarkt *1960*. – Bakteriol. Probl. b. d. Anwendg. d. mod. Apparat-Nark. (mit Just), Anästhesist *9* (1960). – Z. Zentralisat. in einer allg. Op.-Abt., Medizinalmarkt *1960*. – D. Hypothermie in d. Behandlg. d. frisch. Schädel-Hirntraumen, Hefte Unfallheilk. *62* (1959). – Indikat. z. Anwendg. v. Plasma-Expandern b. Op.-Schock, Erg. Bluttransfus.-forsch. V, Bibl. haematol. Fasc. *11* (1960). – Z. postop. Hyperthermie im Kindesalter (mit Hecker), Langenbecks Arch. klin. Chir. *296* (1960). – D. Rolle d. kontroll. Hypothermie b. d. Behandlg. d. schw. Schädel-Hirnverletzg., Zbl. Chir. *86* (1961). – Früherkenng. u. Vorbeugg. d. postop. Hyperventilat., ebd. *86* (1961). – Eisanästh. (mit Nüßgen), Med. Bild-Dienst (La Roache) *1* (1961). – Estil, ein neuart. Barb.-säurefrei, intraven. Kurznarkot. (mit Just, Nüßgen u. Paul), Chirurg *32* (1961). – Erfahrg. b. d.

Allg.-anästh. f. plast. Op. im Kopf-u. Kieferber., Ästhet. Med. *11* (1962). – D. allg. AnästhAbt. als Funk.-form, Acta medico-technica *4* (1962). – D. Wachstat. als Funk.-form mit min.-optim. Ausstattg. (mit Böhmert), Acta medico-technica *5* (1962). – Allg. Voraussetzg. f. d. Funkt.-fähigk. einer Wachstat. (mit Böhmert), Proc. I. Europ. Kongr. Anästh., Wien 1962. – Probl. vor, während u. nach allg. Anästh. im Greisenalter, ebd. – Principes et technique de la NLA, Proc. 13. Kongr. Francaise d'Anaesth. 1963. – D. anästh. Einrichtg. d. neuen Zentr.-Kl. in Bremen (mit Böhmert), Acta medicotechnica *9* (1963). – Drei Jahre allg. AnästhAbt. d. Städt. Krankenanst. Bremen, Bremer Ärztebl. *5* (1964). – Erfahrg. mit d. NLA, ebd. – 50 Jahre Forschg., Fortschr. u. Technik d. Anästh., Acta medicotechnica *1* (1965). – Ärztl. Erstversorgg. am Unfallort (mit Sieber), Bremer Ärztebl. *2* (1965). – Beitr. z. Behandlg. bedrohl. Herz-, Kreisl.- u. Atemstörg. in d. HNO (mit Schloßhauer), HNO Wegweiser 1965. – D. NLA als Anästh.-verfahren f. Ileus-Op. (mit Böhmert u. Richter), Zbl. Chir. *90* (1965). – Funkt. u. Ausrüstg. d. Bremer Notarztwagens, Acta medicotechnica 1965. – D. neue „Maquet"-Op.-Tisch im chir. Pat. – Kreissystem (mit Schütz), ebd. – Anästh. im Greisenalter (mit Demmel), Brem. Ärzteblatt *19* (1966). – Allg. Problematik d. amb. Nark., ebd. – Einrichtg., Organisat. u. Aufgaben d. Intensivpflegeeinheit d. Allg. AnästhAbt. d. Städt. Krankenanst., Zentrkrh. St. Jürgenstr. (mit Demmel), ebd. *20* (1967). – Klin. Beobachtg. mit Diallyl-Nor-Toxiferin (mit Drost u. Böhmert), Anästhesist *15* (1966). – Endotrach. Intub. u. ihre Bedeutg. f. d. allg. Chir. (mit Pfeiffer), Z. prakt. Anästh. *1* (1966). – I.v. Narkose (mit Peters), ebd. *3* (1968). – D. NLA, Landarzt *42* (1966). – Lokalanästh., Dtsch. Z. Krankenpflege *152* (1967). – Lebensbedrohl. Zwischenfälle in d. Praxis, Grundsätze d. zirkul. u. respir. Wiederbeleb., Prakt. Arzt *768* (1970). – Postop. Schmerzbekämpfg., Mels. Med. Mitt. *44* (1970). – Dringl. anästh. Aufgaben b. Noteingr. im Erwachsenen- u. Greisenalter, Langenbecks Arch. klin. Chir. *327* (1970). – Sedierg. u. Schmerzbekämpfg. in d. Intensivbehandlg., ebd. *332* (1972). – D. NLA heute, Aktuelle Chir. *6* (1971). – Traumat. Schock u. seine Behandlg., Wiss. Informat. Fresenius *61* (1971). – Probl. b. d. postop. Schmerzbekämpfg., Z. prakt. Anästh. *7* (1972). – D. Zukunft d. Anästh., Anästh. Informat. *15* (1974). – Risiken d. Regionalanästh., ebd. *17* (1976). – Fentanyl u. Sulfentanyl im elektroencephalograph. Vergleich (mit Kubitzki, Freund u. Schoppenhorst), Anästhesist *26* (1977). – Risiken u. Komplikat. d. Regionalanästh., ihre Verhütg. u. Behandlg., Langenbecks Arch. klin. Chir. *345* (1977). – Entwicklung d. intravenösen Nark., Anästh. Informat. 18 (1978). – Intravenous anesth. (mit Kljućar), Acta anaesth. Belg. 31 (1980). – Abendl. Prämed. mit Dikaliumchloracetat in d. Anästh. – Doppelblindstudie gegen Diazepam u. Placebo (mit Skubella u. Franzke), Anästh. Intensivther. Notfallmed. *16* (1981). – Infusionsbehandlg. am Notfallort (mit Heyns), Monatskurse ärztl. Fortb. *32* (1982).

Hensel, Ingo, Prof. Dr. med., Anästh. (78), Zentr. Anästh. d. Univ., Robert-Koch-Str. 40, D-3400 Göttingen; Bramwaldstr. 26, D-3400 Göttingen. – * 10. 12. 38 Halberstadt. – StE: 69 Köln, **Prom:** 70 Göttingen, **Habil:** 74 (Physiol.), 81 (Anästh.) Göttingen. – **WG:** 70–75 Physiol. (Lehrstuhl I) Göttingen (Bretschneider), seit 75 Anästh. Göttingen (Kettler). –
BV: Akute Notfälle, Thieme Stuttgart 1981. – Thrombininduzierte intravasale Gerinnung am Zwergschwein als Modell zur Schocklunge (mit Hensel, Burchardi, Stokke, Hallecker, Jörck, Turner, Weber u. Wencker), Veränderg. d. Atemmechanik u. d. ventilator. Verteilung, Schriftenr. Anästh. u. Intensivmed., Bd. 130, Springer Berlin, Heidelberg, New York 1980.
ZV: Pitot-Rohr-Katheter für die fortlaufende Messung d. Koronar- u. Nierendurchblutung im Tierexp. (mit Bretschneider), Arch. Kreisl.-Forsch. 62 (1970). – D. Wirkung von 1.4-Bis 3-(3,4,5,-trimethoxybenzoloxy)-propyl-perhydro – 1,4-diazepin-dihydrochlorid auf Herzstoffwechsel, Haemodynamik, Koronar- u. Nierendurchblutg. (mit Bretschneider, Kettler, Knoll, Kochsiek, Reploh, Spiekermann u. Tauchert), Arzneimittel-Forsch. 22 (1972). – Tierexp. Untersuchungen zur Frage d. Katecholaminaktivität unter Ketaminnarkose (mit Braun, Kettler, Knoll, Martel, Paschen u. Bretschneider), Anästh. Wiederbeleb. 69 (1973). – D. Einfluß d. Herzmechanik auf Koronardurchblotung, Habilitationsschrift, Göttingen 1973. – Analysis of Ventilatory Distribution in Man by Argon Clearance (mit Burchardi, Gerl u. Schier), Atmungsregulation 6 (1976).

Henzl, Ingeborg, Dr. med., Anästh. (81), Anästh. an d. AnästhAbt. d. Allg. öffentl. LKH, Weyprechtstr. 12, A-2340 Mödling; Donaustr. 32, A-2344 Maria Enzersdorf/Südstadt. – * 18. 8. 38 Wien. – StE. u. Prom: 64 Wien. – **WG:** Anästh. Wien (Mayrhofer).

Hepting, Wolfgang, Dr. med., Chir. (61), Anästh. (67), Oberarzt (leit. AbtArzt) im Anästh.-Team Prof. Dr. M. Meissner, Zweite Dtsch. Schmerzkl., Zeppelinstr. 105, D-7000 Stuttgart 1; Bubenhaldenstr. 51, D-7000 Stuttgart 30. – * 10. 2. 28 Stuttgart. – StE. u. Prom: 57 Tübingen. – **WG:** 53–64 Chir. Stuttgart-Feuerbach (Schaaff), 64–67 Anästh. Stuttgart (Bräutigam), 67–72 Chefarzt d. AnästhAbt. d. Diakonie-Krh. Schwäbisch Hall.

Herber, Rita, Dr. med., Anästh. (74), Oberarzt am Inst. f. Anästh. d. Krh., Ringstr. 49, D-5200 Siegburg; Blankenbacherstr. 3, D-5330 Königswinter 21. – * 16. 12. 39 Camberg. – StE: 65 Marburg, **Prom:** 67 Marburg.

Herbst, Hilmar, Dr. med., Anästh. (64), Chefarzt d. zentr. AnästhAbt. (mit Notarztwagen) am Städt. Krh., Gotenstr. 6–8, D-6230 Frankfurt/M.-Höchst, Tel:

113

069/310071; Schlesienstr. 9, D-6231 Schwalbach/
Ts., Tel: 06196/3408. – * 24. 9. 31 Chemnitz. – **StE.** u.
Prom: 57 Erlangen. – **WG:** 59/60 Chir. Heilbronn
(Usadel), 61–64 Anästh. Erlangen (Rügheimer), seit
64 Chefarzt d. zentr. AnästhAbt. Ffm.-Höchst. –
BV: Der Rettungssanitäter, Hippokrates Stuttgart,
1. Aufl. 1978, 2. Aufl. 1981. –
ZV: Eine einfache Anordng. zum Trocknen v. Volu-
metern, Anästhesist 15 (1966). – D. zentr. AnästhAbt.
in einem Schwerpunktkrh., Medizinalmarkt/Acta
Medicotechnica 8 (1966). – Erfahrg. mit d. SIRE-
CUST A, Elektromedica 2 (1967). – Erfahrg. mit eini-
gen techn. Neuerungen im Operationssaal, Anäsahe-
sist 16 (1967). – Techn. Anregg. f. Verbesserg. im
Operationsbereich, Medizinalmarkt/Acta Medicotechnica 3 (1969). – D. neue Maquet - Operationstisch
aus d. Sicht d. Anästh., ebd. 5 (1969). – Diskussions-
beitrag zum Notarztwagen, Anästh. Informat. 13
(1972). – Aufgaben u. Probl. beim Betrieb eines Notarztwagens, Z. prakt. Anästh. 8 (1973). – Möglichkeiten d. Gasübermittlung im Operationssaal, medita
1972. – Wirtschaftlichkeit versch. Desinfektionsver-
fahren f. Anästh.Zubehör, Z. prakt. Anästh. 10 (1975).
– Ein neues Gerät zum Absaugen u. zur Vermeidg. v.
Aspiration, Dtsch. Rotes Kreuz (Zentralorgan des
DRK) 1978. – Grundforderungen f. d. Ausstattung d.
Notarztwagens, Anästh. Intensivmed. 1981.

Herden, Hans-Nikolaus, Dr. med., Anästh. (66), Chef-
arzt d. AnästhAbt. am Allg. Krh. Altona, Paul-Ehr-
lich-Str. 1, D-2000 Hamburg 50; Schöner Blick 1 a,
D-2000 Hamburg 55. – * 16. 4. 35 Forst. – **StE:** 59
Hamburg, **Prom:** 66 Hamburg. – **WG:** 61/62 Anästh.
Hamburg (Horatz), 62–66 Anästh. am Allg. Krh. Alto-
na Hamburg (Lawin), 66–77 1. Oberarzt d. Anästh-
Abt. ebd., seit 77 Chefarzt ebd. –
BV: Anästhfibel (mit Lawin), Thieme Stuttgart 1973. –
Mitarbeit in: Lawin, Praxis d. Intensivbehandlg.,
1.–3. Aufl., Thieme Stuttgart 1968, 1971, 1975. –
ZV: Erste klin. Erfahrg. mit Cefoxitin auf einer inter-
dizipl. Intensivstat. (mit Freitag u. Lukow), Infektion
7, Suppl. 1 (1979). – Kreislaufwirkg. v. Metoprolol b.
Schädel-Hirn-Verletzten (mit Fuchs u. Welter), Dtsch.
med. Wschr. 105 (1980). – Kreislaufuntersuchg. unter
art. Hypotension mit Nitroglycerin (mit Welter u.
Fuchs), Anästhesist 29 (1980). – Etappenlavage-Ther.
b. diffuser Peritonitis (mit Teichmann, Eggert u. Welter), Chirurg 53 (1982). – Kontrollierte Hypotension
mit Metoprolol u. NPN (mit Welter u. Fuchs), Anästhesist 32 (1983). – Kombinationsther. mit Cefoxitin u.
Azlocillin im Bereich d. op. Intensivmed. (mit Welter
u. Wittmann), Klinikarzt 12 (1983). – Intensivther. d.
diff. eitr. Peritonitis, Chirurg 56 (1985).

Herget, Horst Ferdinand, Prof. Dr. med. Dr. med.
dent., Anästh. (74), Leit. d. selbständigen Funktions-
ber. Schmerzther. an d. Abt. f. Anästh. u. op. Intensivmed. am Klinikum d. Univ., Klinikstr. 29, D-6300 Gie-

ßen; Grüninger Str. 12, D-6301 Pohlheim 1 –
Watzenborn-Steinberg. – * 28. 3. 29 Frickhofen, Krs.
Limburg. – **StE:** 54 Zahnmed. Frankfurt, 67 Med.
Gießen, **Prom:** 55 Zahnmed. Frankfurt, 69 Med. Gie-
ßen; 74 Prof. einer Univ. – **WG:** seit 55 zahnärztl.-kie-
ferchir. u. pharmak. tätig, seit 70 wiss. Assistent, seit 73
Oberarzt, seit 74 Prof. u. 1. Oberarzt an d. Abt. f. An-
ästh. (L'Allemand) am Klinikum d. Univ. Gießen u.
Leit. d. Schmerzambulanz an d. Abt. f. Anästh., 76–78
kommiss. Leit. d. Abt. f. Anästh. u. Intensivmed. am
Klinikum Gießen, seit 81 Leit. d. selbständigen Funk-
tionsber. Schmerzther. an d. Abt. f. Anästh. Univ. Gießen. –
BV: Grundsätzliches zu Zeichen u. Pigmenten in d.
Iris u. deren physiol. Zusammenhänge, Hrg. Wiss.
Abt. d. Pascoe Pharmazeut. Präparate GmbH Gießen,
1. Aufl. 1972. – Schmerzther. mit Akupunktur, in:
Lehrbuch d. Chir., Hrg. Vosschulte, Kümmerle u. a.,
7. Aufl, Thieme Stuttgart 1978. – Schmerzbeseitigg.
durch Akupunktur (Kopf-Hals-Nackenbereich), Hrg.
K. Deppert, Darmstadt 1978. – Neuro- u. Phytother.
schmerzhafter, funktioneller Erkrankg., Bd. 1, Hrg.
Wiss. Abt. d. Pascoe Pharmazeut. Präparate GmbH
Gießen, 1. Aufl. 1979. – Neuro- u. Phytother. schmerz-
hafter, funktioneller Erkrankg., Bd. 2, ebd. 1984. – D.
Akupunktur in d. klin. Anästh. – Akupunktur zur An-
algesie, (im Druck). –
ZV: 55–72 ca. 60 wiss. Publ. (in Zahnheilk., Kiefer-
Chir. u. Pharmak.), seit 72 ca. 120 wiss. Publ. (in An-
ästh., Elektrostimulationsanalg. u. Schmerzther.).

Hering, Rolf, Dr. med., Inn. (73), Anästh. (77), leit.
Arzt d. AnästhAbt. am Krskrh., D-3520 Hofgeismar;
Höhenweg 12, D-3520 Hofgeismar. – * 30. 10. 37 Marburg. – **StE:** 65 Marburg, **Prom:** 65 Marburg. – **WG:**
67–69 Päd. Würzburg (Ströder), 69–71 Inn. Würzburg
(Wollheim), 71–73 Inn. Bremen (Potjan), 73–75 Anästh. Bremen (Henschel), seit 76 leit. Arzt d. AnästhAbt. d. Krskrh. Hofgeismar.

Hermann, Veronika, Dr. med., Anästh. (Österreich 77,
Deutschland 79) Anästh. am Unfallkrh., Dr. Fr. Rehrl-
platz 5, A-5020 Salzburg; Fischbachstr. 18, A-5020
Salzburg. – * 13.7. 45 Admont. – **StE.** u. **Prom:** 70
Graz. – **WG:** Anästh. Freising (Zistl).

Hermes, Fathi, Dr. med., Anästh., Chefarzt d. Abt. f.
Anästh. u. Intensivmedizin am Johanniter-Krh., Jo-
hanniter-Str. 1, D-3212 Gronau/Leine; Johanniter-
Str. 1, D-3212 Gronau/Leine. – * 18. 4. 38 Ägypten. –
StE: 65 Erlangen, **Prom:** 68 Erlangen.

Herrmann, Günter, Dr. med., Anästh. (75), Chefarzt d.
Abt. f. Anästh. u. Intensivmedizin am Stadtkrh. –
Akad. Lehrkrh. d. Univ. Mainz –, Gabriel-von-Seidl-
Str. 31, D-6520 Worms; Wildstr. 22, D-6520 Worms 24.

– * 9. 1. 42 Flonheim/Rhh. – StE: 67 Mainz, **Prom:** 72 Mainz. – **WG:** 70 Chir. Worms (Wustmann), 70/71 Truppenarzt Bw, 71/72 Anästh., BwZentrkrh. Koblenz (Lange), 72–75 Anästh. Mannheim (Lutz), seit 75 Chefarzt d. Abt. f. Anästh. u. Intensivmedizin am Stadtkrh. Worms.

Hery, Maria, Dr. med., Anästh. (73), Oberärztin d. AnästhAbt. am Krh. Hetzelstift, Stiftstr. 10, D-6730 Neustadt/Weinstraße; Bergstr. 12, D-6730 Neustadt/Weinstraße. – * 19. 2. 43 Zweibrücken. – StE: 68 Homburg/Saar, **Prom:** 69 Homburg/Saar. – **WG:** Anästh. Hetzelstift Neustadt (Neumann) u. Ludwigsburg (Ehmann).

Herzog, Elfi, Dr. med., Anästh. (81), Oberärztin f. Anästh. in d. Chir. Kl. Dr. Rinecker, Isartalstr. 82, D-8000 München 70; Preysingstr. 4, D-8000 München. – * 10. 4. 52 Radebeul. – StE: 74 Leipzig, **Prom:** 82 München. – **WG:** 76/77 Anästh. Hamburg-Heidberg, 77–81 Anästh. München (Peter), seit 81 Anästh.-Oberärztin Chir. Kl. Dr. Rinecker München.

Herzum, Wolfgang, Dr. med., Anästh. (79), Chefarzt d. AnästhAbt. am Krskrh., Bayerwald Ring 17, D-8380 Landau, Tel: 099 51/7 51; Dr. Aicherstr., D-8380 Landau/Isar.

Heß, Herbert, Dr. med., Anästh. (74), 1. Oberarzt Zentr. AnästhAbt. Ev. und Kath. Krh. D-4300 Essen-Werden 16; Gyrenkampstr. 1, D-4300 Essen-Werden 16. – * 7. 1. 40 Herford. – StE: 68 Düsseldorf, **Prom:** 70 Düsseldorf.

Heß, Johannes, Dr. med., Anästh. (79), Chefarzt d. AnästhAbt. am St. Johannis-Stift, Reumont Str. 28, D-4790 Paderborn; Am Glockenbusch 22, D-4790 Paderborn-Elsen. – * 12. 1. 45 Bad Nauheim. – StE: 72 Würzburg, **Prom:** 75 Würzburg. – **WG:** 75–79 Anästh. Würzburg (Weis).

Hesslenberg, Rita-Renate, Dr. med., Anästh. (70), Chefärztin d. Kl. f. Anästh. u. op. Intensivmedizin d. Kl. St. Antonius, Carnaperstr. 48, D-5600 Wuppertal 2; Röpkestr. 6, D-5600 Wuppertal 1. – * 17. 6. 37. – **StE. u. Prom:** 62 München.

Heßler, Otto, Dr. med., Leit. Med. Dir., Anästh. (63), Chefarzt d. Inst. f. Anästh. u. Intensivmed. am Leopoldina-Krh., Gustav-Adolf-Str. 8, D-8720 Schweinfurt, Tel: 097 21 / 52 22 40; Elsa-Brändström-Str. 59, D-8720 Schweinfurt, Tel: 097 21/3 11 88. – * 31. 12. 21 Würzburg. – StE: 52 Würzburg, **Prom:** 54 Würzburg. –

WG: 52–54 Inn. Würzburg (Wollheim), 54/55 Krh. Lohr/Main (Braun), 55–57 Anat. Würzburg (Neubert), 57 Anästh. Würzburg (Becker, Rehder, Weis), 68–70 Leit. d. AnästhAbt. am Juliusspital Würzburg, seit 70 Chefarzt d. Inst. f. Anästh. u. Intensivmed. d. Leopoldina-Krh. d. Stadt Schweinfurt. –
BV: Tracheotomie (mit Rehder), in: Traumat. in d. chir. Praxis, Springer Berlin, Heidelberg, New York 1965. – Wiederbelebung (mit Rehder), in: ebd. –
ZV: Idiopath. Spontanpneumothorax u. seine Behandlg., Chirurg *31* (1960). – Langdauernde künstl. Beatmung b. Thorax- u. Schädel-Hirn-Traumen (mit Rehder), Anästhesist *13* (1964). – Physiol. Untersuchg. während u. nach tiefer Hypothermie u. extrakorp. Zirkulation (mit Rehder), ebd. – Bestimmg. v. pH u. PCO_2 zur Beurteilg. d. Ventilation b. Maskenbeatmg. in Bauchlage (mit Rehder), ebd. – Urine excretion of bromide in patients anesthetized with halothane (mit Stier, Alter, Rehder), Anesth. and Analgesia *43* (1964). – Throaxtrauma u. künstl. Beatmg. (mit Rehder), Thoraxchir. u. Vaskul. Chir. *12* (1964). – A tracheostomy cannula for speaking during artificial respiration (mit Rehder u. Carweth), Anesthesiology *25* (1964). – Einfluß d. haemorrhag. Hypotension auf d. Gasaustausch in d. Lunge während künstl. Beatmg. (mit Rehder, Teichert), Thor. u. Vask. Chir. *13* (1965). – Pulmonary gas exchange after hemorrhage during intermittent pos. pressure breathing (mit Rehder, Teichert, Carweth), Anesthesia Analgesia *44* (1965). – Quantitative Gaschromatographie zur Bestimmung v. Halothan, CO_2 u. O_2 in Gasgemischen (mit Rehder, Forbes, Großmann), Anästhesist *15* (1966). – Crushed chest injury and artificial ventilation (mit Carweth, Rehder, Viereck), Dis. Chest *50* (1966). – Halothane biotransformation in man: A quantitative study (mit Rehder, Forbes, Alter, Stier), Anesthesiology *28* (1967).

Heukamp, Heinrich, Dr. med., Anästh. (68), Chefarzt d. Abt. f. Anästh. u. Intensivmed. am Dreifaltigkeits-Hospital, Klosterstr. 31, D-4780 Lippstadt, Tel: 029 41/75 82 15; Gorch-Fock-Str. 19, D-4780 Lippstadt, Tel: 029 41/6 02 50. – * 26. 7. 33 Brochterbeck/Krs. Tecklenburg. – StE: 61 Würzburg, **Prom:** 62 Würzburg. – **WG:** 64 Chir. Fulda (Reitter), 65/66 Anästh. Fulda (Kläring), 67 Inn. Gießen (Lasch), 67/68 Anästh. Gießen (L'Allemand), seit 68 Chefarzt d. AnästhAbt. d. Dreifaltigkeits-Hosp. Lippstadt.

Heuler, Rolf, Dr. med., Anästh. (77), Chefarzt d. Abt. f. Anästh. am Mathias-Spital, Frankenburgstr. 31, D-4440 Rheine; Carl-Orff-Str. 9, D-4440 Rheine. – * 14. 6. 45 Versmold/Westfalen. – StE: 72 Bonn, **Prom:** 74 Bonn. – **WG:** 74–76 BwZentrkrh. Koblenz, 76–79 Anästh. Düsseldorf (Zindler).

Heuser, Dieter, Prof. Dr. med., Anästh. (81), Oberarzt am Zentralinst. f. Anästh. d. Univ., Calwer Str. 7, D-7400 Tübingen; Rammertstr. 3, D-7400 Tübingen 3. - * 18. 9. 43 Kassel. - StE: 69 Marburg, **Prom:** 69 Tübingen, **Habil:** 77 (Physiol.), 83 (Anästh.) Tübingen. - WG: 70-77 Physiol. Tübingen (Betz), seit 77 Anästh. Tübingen (Schorer). -
BV: Pathophysiol. and Pharmacother. of Cerebrovascular Disorders, Ed. (mit Betz, Grote u. Wüllenweber), Witzstrock Baden-Baden, Köln, New York 1980. - Möglichkeiten u. Grenzen cerebraler Protektion; Versuch einer Bestandsaufnahme, in: Anästh. Intensivmed. 23 (1982). - Controlled Hypotension in Neuroanaesth., Ed. (mit McDowall u. Hempel), Plenum Press London, New York 1985. - Ionic Changes in Brain Ischaemia and Alterations produced by Drugs (mit Guggenberger), Brit. J. Anaesth. 57 (1985). - Relationship between cerebral blood flow changes and cortical extracellular fluid pH during cerebral metabolic depression induced by Althesin (mit McDowall, Okuda, Jones u. Wadon), Brit. J. Anaesth. 51 (1982). - Cerebral Cortical Extracellular Fluid H^+ and K^+ Activities during Hypotension in Cats (mit Morris, McDowall, Hashiba u. Myers), Anesthesiology 59 (1983).

Heuser, Manfred, Dr. med., Anästh. (80), Anästh. an d. AnästhAbt. d. Stadtkrh., Jakob-Henle-Str. 1, D-8510 Fürth; Hintere Str. 90b, D-8510 Fürth. - * 28. 7. 44 Frankfurt/Oder. - StE: 73 Würzburg, **Prom:** 74 Würzburg. - WG: 75-77 Inn. Hammelburg (Ehlert), 75 Landarztpraxis Prichsenstadt (v. Waeber), seit 77 Anästh. Fürth (Röllinger).

Heyde, Gisela, Dr. med., Anästh. (73), Akad. O'Rätin am Inst. f. Anästh. - Innenstadt - d. Univ., Nußbaumstr. 20, D-8000 München 2; Franz-Josef-Str. 19, D-8000 München 40. - * 23. 8. 39 Dresden. - StE: 65 München, **Prom:** 66 München. - WG: seit 68 Inst. f. Anästh. d. Univ. München (vormals Beer).

Heyden, Monica, Dr. med., Anästh. (78), Oberärztin an d. AnästhAbt. d. Krskrh., Engelstr. 39, D-7550 Rastatt; Ludwig-Wilhelm-Str. 9, D-7550 Rastatt. - * 24. 8. 45 Rheinberg. - StE: 73 Bonn, **Prom:** 77 Bonn. - WG: 75/76 Anästh. Bad Godesberg (Menzel), 77/78 Anästh. Ulm (Ahnefeld), 79-82 Oberärztin AnästhAbt. Krskrh. Weissenhorn (Völck), 83/84 Chefärztin AnästhAbt. Krskrh. Weissenhorn, seit 84 Oberärztin AnästhAbt. Krskrh. Rastatt (Zink).

Hickl, Gabriele, Dr. med., Anästh. (61), nicht berufstätig. - Fährhausstr. 17, D-2000 Hamburg 76. - * 21. 6. 30 Berlin. - StE: 55 Erlangen, **Prom:** 56 Erlangen. - WG: 56/57 Inn. Erlangen (Henning), 57-61 Chir. u. Anästh. München (Maurer u. Lehmann).

Hild, Jürgen, Dr. med., Anästh. (79), Chefarzt d. AnästhAbt. d. St. Elisabeth-Krh., Am Niedertor 4, D-6418 Hünfeld; Im Grund 6, D-6418 Hünfeld. - * 25. 9. 45 Fulda. - StE: 72 Würzburg, **Prom:** 73. - WG: 75-77 Anästh. Fulda (Erbe), 77-83 Anästh. Würzburg (Weis).

Hildebrand, Fatemeh, Dr. med., Anästh. (74), Oberärztin d. zentr. AnästhAbt. d. Krskrh. Eutin u. Neustadt in Holstein, Krskrh. Eutin, Janusstr. 22, D-2420 Eutin; Quitschenbarg 2, D-2420 Eutin. - * 3. 7. 37. - StE: 67 Heidelberg, **Prom:** 73 Mannheim/Heidelberg. - WG: 71-75 Anästh. Mannheim (Lutz).

Hildebrand, Per-Olaf, Dr. med., Anästh. (74), Chefarzt d. zentr. AnästhAbt. d. Krskrh. Eutin u. Neustadt in Holstein, Krskrh. Eutin, Janusstr. 22, D-2420 Eutin; Quitschenbarg 2, D-2420 Eutin. - * 27. 9. 38. - StE: 67 Heidelberg, **Prom:** 72 Mannheim/Heidelberg. - WG: 71-75 Anästh. Mannheim (Lutz).

Hildebrandt, Jan, Dr. med. Anästh. (74), Leit. d. Schmerzambulanz im Zentr. f. Anästh. d. Univ., Robert Koch-Str. 40, D-3400 Göttingen; Richard Zsigmondy-Weg 11, D-3400 Göttingen. - * 25. 7. 40 Stolzenau. - StE: 68 Göttingen, **Prom:** 69 Göttingen. - WG: 70 Inn. Hoya, 71-76 Anästh. Göttingen, 77 Neurol. Göttingen, seit 77 Zentr. Anästh. Univ. Göttingen. -
ZV: D. perkut. zervikale Facettdenervation (mit Argyrakis), Manuelle Medizin 21 (1983). - Vascular compression of the C2 and C3 roots - yet another cause of chronic intermittent hemicrania? (mit Jansen), Cephalgia 4 (1984).

Hildebrandt, Ursula, Dr. med., Anästh. (74), Chefärztin d. Abt. f. Anästh. u. Intensivmedizin am St. Katharinen-Hosp., Kapellenstr. 1-5, D-5020 Frechen; Amsterdamerstr. 93, D-5014 Kerpen. - * 28. 10. 40 Nürnberg. - StE: 67 Erlangen, **Prom:** 67 Erlangen. - WG: 70-74 Anästh. Nürnberg (Opderbecke), 74-76 Oberärztin d. Anästh. am St. Katharinen-Hosp. Frechen (Winkler), seit 76 Chefärztin d. Abt. f. Anästh. u. Intensivmedizin.

Hildebrandt, Wolfgang, Dr. med., Anästh. (70), Oberarzt d. AnästhAbt. am Krskrh., Kösliner Str. 12, D-3380 Goslar; Marktkirchhof 1, D-3380 Goslar. - * 25. 6. 30 Goslar. - StE: 58 Göttingen, **Prom:** 59 Göttingen.

Hillebrand, Regina, Dr. med., Anästh. (71), Chefärztin d. Abt. f. Anästh. u. Intensivmed. am Herz Jesu Krh., D-5434 Dernbach; Wölfchesbitzstr. 9, D-5430 Montabaur. - * 7. 9. 29 Aachen. - StE: 55 Marburg, **Prom:** 62

Bonn. - **WG:** 55/56 Chir. Eitorf/Sieg (Niewöhner), 56-58 Chir. Simmern (Hillebrand), 58/59 Anästh. Bonn (Havers), 59-63 Path. Bonn (Hamperl), 63/64 Inn. Aachen (Weicker), 65-71 Anästh. Bonn (Havers), 71/72 Anästh. u. Chir. Simmern (Rau), seit 72 Chefärztin d. AnästhAbt. Herz Jesu Krh. Dernbach.

Hillenbrand, Frank, Dr. med., Anästh. (74), Chefarzt d. Anästh. u. Intensivmed. am Krskrh., Röntgenstr. 20, D-7270 Nagold. - * 30. 6. 39 Tübingen. - **StE:** 66 Freiburg, **Prom:** 69 Tübingen. - **WG:** 69/70 Physiol. Tübingen (Brecht), 70/71 Bw, 71-74 Anästh. Tübingen (Schorer), 74-77 Anästh.-Oberarzt Krskrh. Donaueschingen (Unseld), seit 78 Chefarzt Krskrh. Nagold. -
ZV: D. Einfluß d. K$^+$- und Cl$^-$-Ionen sowie d. osmot. Drucks auf d. Membranpotential von Arterien d. musk. Typs (mit Gebert), Ärztl. Forsch. 25. - Behandlg. einer Gallefistel mit Somatostatin, Chirurg 53 (1982).

Hillscher, Christian, Dr. med., Anästh. (76), Chefarzt d. Abt. f. Anästh. d. Städt. Krh., Marienhosp., D-5760 Arnsberg 2; Elsbergstr. 31, D-5760 Arnsberg 2/Rumbeck. - * 8. 10. 37 Berlin. - **StE:** 67 Münster, **Prom:** 80 Essen. - **WG:** 71-73 Anästh. Essen (Candas), 73/74 Transfusionsmed. Essen (Luboldt), 74-81 Anästh. Essen (Stöcker), seit 82 Leit. Arzt f. Anästh. am Städt. Krh.-Marienhosp.-Arnsberg 2.

Hilmes, Horst P., Anästh. (74), Chefarzt d. AnästhAbt. am Marienkrh., Marburger Str. 85, D-3500 Kassel; Vor der Warte 47, D-3501 Nieste. - * 13. 11. 40 Kassel. - **StE:** 67 Marburg. - **WG:** 70 Anästh. Kassel (Zinganell).

Himmler, Hannes, Dr. med., Anästh. (74), Chefarzt d. AnästhAbt. am Krskrh., D-8458 Sulzbach-Rosenberg; Krankenhausstr. 9, D-8458 Sulzbach-Rosenberg. - * 13.9. 41 Nürnberg.

Hinseler, Klaus, Dr. med., Anästh. (65), Chefarzt d. AnästhAbt. d. St. Josef-Krh., Robert-Koch-Str. 18, D-5657 Haan; Schumannstr. 14, D-5657 Haan. - * 25. 5. 31 Düsseldorf. - **StE:** 59 Düsseldorf, **Prom:** 60 Düsseldorf. - **WG:** 59/60 Chir. Düsseldorf, 61 Neurol. Düsseldorf, 63 Silikose-Forschungsinst. Bochum (Ulmer), 62-66 Anästh. Düsseldorf (Zindler), seit 66 Chefarzt d. AnästhAbt. St. Josef-Krh. Haan.

Hiotakis, Konstantin, Univ. Prof. Dr. med., Anästh. (74), 1. Oberarzt d. Inst. f. Anästh. d. Univ. Graz, LKH, A-8036 Graz; Eckertstraße 115, A-8020 Graz, Tel: 03 16/5 32 45. - * 13. 1. 35 Thessaloniki/Griechenl. - **StE.** u. **Prom:** 68 Graz, **Habil.:** 78 Graz.

Hirschauer, Manfred, Dr. med., Anästh. (71), Chefarzt d. Zentr. f. Anästh. am Caritaskrh. u. Krskrh., Uhlandstr. 7, D-6990 Bad Mergentheim; Waldstr. 20, D-6990 Bad Mergentheim.

Hochweller, Elke, Dr. med., Anästh. (74), Allgemeinmed. (81), niedergel. Allgemeinärztin, Praxis: Goethestr. 77, D-2000 Wedel; Planckstr. 8, D-2000 Wedel.

Hodzovic, Robert, Dr. med., Anästh. (78), Chefarzt d. Abt. f. Anästh., Intensivmed. u. Schmerzther. am Verbands-Krh., Dr. Möller-Str. 15, D-5830 Schwelm; Gustav-Freytag-Str. 9, D-4006 Erkrath/Düsseldorf. - * 24. 5. 42 N. Pazar/Jugosl. - **StE.** u. **Prom:** 66 Belgrad.

Hoeckle, Walter, Dr. med., Anästh. (70), Chefarzt d. AnästhAbt. am Luisenhospital, Boxgraben 99, D-5100 Aachen; Hainbuchenweg 10, D-5100 Aachen. - * 4. 1. 38 Asunción/Paraguay. - **StE:** 62 Asunción/Paraguay, **Prom:** 62 ebda. - **WG:** 63-67 Frauenklinik Bonn-Venusberg, 67-71 Anästh. Aachen (Kalff), seit 71 Chefarzt am Luisenhosp. Aachen.

Hoeft, Hans-Joachim, Anästh. (75), Chefarzt d. AnästhAbt. am Städt. Krh., Uhlandstr. 2, D-7238 Oberndorf; König-Wilhelm-Str. 7, D-7238 Oberndorf. - * 27. 11. 43 Allenstein/Ostpr. - **StE:** 70 Göttingen. - **WG:** 72-78 Anästh. Göttingen (Stoffregen), 78/79 leit. Arzt d. AnästhAbt. im St. Martini Krh. Duderstadt, seit 79 Chefarzt d. AnästhAbt. Städt. Krh. Oberndorf a. N.

Hofbaur, Ulrich, Prim. Dr. med., Anästh. (65), Leit. d. AnästhAbt. am Sanatorium Hera, Löblichgasse 14, A-1090 Wien; Riglergasse 8/8, A-1180 Wien. - * 22. 11. 30 Windischgarsten/O.Ö. - **StE.** u. **Prom:** 57 Wien.

Hofer, Elmar, Dr. med., Anästh. (84), Anästh. an d. Univklinik f. Anästh., Anichstr. 35, A-6020 Innsbruck; Innrain 33/3, A-6020 Innsbruck. - * 18. 7. 51 Zell/Ziller. - **StE.** u. **Prom:** 75.

Höffer von Loewenfeld, York, Dr. med., Anästh. (79), Chefarzt f. Anästh. am Krskrh., Krankenhausstr. 2, D-8090 Wasserburg am Inn; Brunhuberstr. 92, D-8090 Wasserburg am Inn. - * 13. 1. 45 Hirschberg. - **StE:** 73 München, **Prom:** 79 München. - **WG:** 75/79 Anästh. München (Kolb), seit 79 Chefarzt f. Anästh., Krskrh. Wasserburg.

Hoffmann, Angelica, Dr. med., Anästh. (75), Assist. an d. AnästhAbt. d. Allg. Krh. für d. Stadt Hagen, Buscheystr. 15 a, D-5800 Hagen; Haus Heide 12, D-5884 Halver. - * 27. 2. 41 Mannheim. - **StE.** u. **Prom:** 66 München. - **WG:** 70 Anästh. Bergmannsheil Bochum (Harrfeldt), seit 71 Anästh. Allg. Krh. Hagen (Sobiesky, Kuntze).

Hoffmann, Fritz, Dr. med., Anästh. (76), Chefarzt d. AnästhAbt. am Städt. Krh., Carl-Roth-Str. 1, D-6980 Wertheim; Salon de Provence-Ring 31, D-6980 Wertheim. - * 6. 7. 39 Wegenstedt. - **StE:** 71 Mainz, **Prom:** 73 Mainz. - **WG:** 72 Anästh. Uelzen (Deichel), 72 Anästh. Bad Kissingen (Kästner), 72/73 Anästh. Aschaffenburg (Schneider), 73–76 Anästh. Mainz (Frey), 76/77 Anästh. Leonberg (Stegbauer), seit 77 Anästh. Wertheim.

Hoffmann, Gabriele, Dr. med. Anästh. (80), niedergel. Anästh. in e. Gemeinschaftspraxis, Emmeranstr. 9, D-6500 Mainz; Steinritsch 14, D-6501 Klein-Winterheim. - * 12. 8. 49 Landau. - **StE:** 75 Mainz, **Prom:** 75 Mainz. - **WG:** 76–80 Anästh. Mainz (Frey), 80–83 Funktionsoberärztin am Inst. f. Anästh. (Schmerzkl.) ebd.

Hoffmann, Peter, Dr. med., Anästh. (76), 1. Oberarzt d. Abt. f. Anästh. d. Städt. Kl., Klinikzentrum Nord, Münsterstr. 240, D-4600 Dortmund 1; Goerderlerstr. 18, D-4600 Dortmund-Kirchhörde. - * 20. 2. 48 Göttingen. - **StE.** u. **Prom:** 72 Hannover. - **WG:** 72/73 Anästh. Mülheim/Ruhr (Neumann), 74–76 Anästh. Osnabrück (Kreuscher), 77/78 Anästh. Hannover (Kirchner), 78–80 1. Oberarzt am Inst. f. Anästh. d. Städt. Krh. Solingen (O. Meyer), seit 81 1. Oberarzt an d. Abt. f. Anästh. d. Städt. Kl. Dortmund (Bock). - **BV:** Vergleich. Untersuchg. zw. Katheter-Periduralanästh. (KPD) u. KPD + NLA b. ausgedehnten abdominalchir. Eingriffen, Kongreßband ZAK 1981, in: Anästh. Intensivmed., Bd. 148, Springer Berlin, Heidelberg, New York 1982. - Einsatzmöglichkeiten einer Etomidat-Infusion in d. Intensivmed., Kongreßband ZAK 1981, in: ebd. - Kurznarkose mit Alfentanil u. Etomidat, Tagungsband DAK 1982 in: ebd., Bd. 161, 1984. - **ZV:** Fortral®/Hypnomidate®, ein intraven. Narkoseverfahren unter Spontanatmung v. Raumluft (mit Schockenhoff u. Plantiko), Anästh., Intensivther., Notfallmed. 15 (1980). - Blutgasanalyt. Untersuchg. unter Kurznarkose mit Fentanyl u. Etomidat (mit Schockenhoff u. Plantiko), Anästhesist 29 (1980). - Probleme in d. Behandlg. schwerer Intoxikat. durch phosphororgan. Insektizide (mit Schockenhoff u. Bredt), Notfallmed. 6 (1980). - Gyn. Kurznark. mit Fortral® u. Hypnomidate® unter Spontanatmg. v. Raumluft (mit Schockenhoff), Geburtsh. Frauenheilk. 40 (1980). - Postspinal. Kopfschmerz - ein Problem d. verwendeten Lokalanästhetikums? (mit Schockenhoff), Anästh., Intensivther., Notfallmed. 15 (1980). - Intravenous short narcosis in geriatric patients - A comparative study of etomidate with various analgesics (mit Schockenhoff u. Plantiko), Acta Anaesth. Belg. 31 (1980). - D. Obturatorius-Reflex u. seine Ausschaltg. durch gezielte Blockade (mit Meyer), Regional-Anästhesie 3 (1980). - Radiolog. Diagnostik unter Anästh. mit Pentazocin/Etomidat (mit Schockenhoff), Anästhesist 30 (1981). - Eine neue Technik zur Blockade d. Obturatorius-Reflexes (mit Schockenhoff), Regional-Anästhesie 4 (1981). - D. Wirkg. d. Etomidat-Infusions-Anästh. in Kombinat. mit Fentanyl-Stickoxydul auf d. Kreislaufverhalten (mit Schockenhoff), Anästh., Intensivther. Notfallmed. 16 (1981). - D. Etomidat-Infusions-Anästh., I: Kreislauf- u. blutgasanalyt. Befunde in d. postop. Phase, Anästhesist 30 (1981), II: Einfluß auf versch. Laborparameter, ebd. 31 (1982). - Ther. d. Alkohol-Entzugdelirs mit einem neuen Hypnotikum (mit Schockenhoff u. Franz), Fortschr. Med. 11 (1982). - D. Gabe v. Etomidat zur Langzeitsedierg. (mit Schockenhoff), Anästhesist 31 (1982). - Contusio cordis - eine nicht seltene Komplikation b. Thoraxtrauma (mit Schockenhoff), Notfallmed. 9 (1983). - Axilläre Blokkade d. Plex. axillaris im Kindesalter (mit Schockenhoff u. Wagner), Regional-Anästhesie 6 (1983). - Etomidat als antikonvulsive Substanz (mit Schockenhoff), Anästhesist 33 (1984). - D. Einsatz v. Alfentanil zur Anästh. b. kurzen Eingr. (mit Schockenhoff), ebd. - Messerstichverletzg. im Halsbereich, Notfallmed. 10 (1984). - D. Einsatz eines neuen Doppellumen-Katheters im Rahmen d. Intensivmed. (mit Schockenhoff u. Koch), Infusionsther. 11 (1984). - Peridurale Opiat-Analgesie (mit Schockenhoff), Urologe (B) 24 (1984). - Etomidat als Medikament in d. Notfallmed. (mit Schockenhoff), Fortschr. Med. 44 (1984). - Amrinon beim katecholaminrefraktären Herzversagen im sept. Schock, Anästhesist 34 (1985) - Im Druck.

Hoffmann, Rainer, Dr. med., Anästh. (77), Oberarzt d. AnästhAbt. am Katharinenhosp., Kriegsbergstr. 60, D-7000 Stuttgart 1; Wolfschlugener Str. 16, D-7000 Stuttgart 70. - * 12. 10. 45 Flensburg. - **StE:** 71 Marburg, **Prom:** 74 Marburg. - **WG:** Anästh. 72–74 Marburg (Oehmig), 74–76 Gießen (Prinzhorn), 76–78 Marburg (Lennartz), seit 78 Anästh.-Oberarzt Katharinenhosp. Stuttgart (Bräutigam).

Hoffmann-v. Bandel, Jutta, Dr. med., Anästh. (75), Oberärztin d. AnästhAbt. d. BG-Unfallkl., Rosenauer Weg 95, D-7400 Tübingen; Lichtenberger Weg 1, D-7400 Tübingen. - * 27. 2. 29 Lychen/Uckermark. - **StE:** 56 Tübingen, **Prom:** 59 Tübingen. - **WG:** 58/59 Inn. Rottweil (Wankmüller), 59/60 Chir. Tübingen (Dick), 60/61 u. 62 Anästh. Tübingen (Bark), 61 Toxikol. Tübingen (Pulewka), seit 73 Anästh. Tübingen (Clauberg), seit 81 Anästh.-Oberärztin BG-Unfallkl. Tübingen (Clauberg).

Hoflehner, Günther, Dr. med., Prim., Wirkl. Hofrat, Anästh. (56), Leit. d. Inst. f. Anästh. mit Blutzentrale u. Schmerzambulanz am LKH, Sierningerstr. 170, A-4400 Steyr; Haratzmüllerstr. 31, A-4400 Steyr. – *28. 10. 22. – **StE.** u. **Prom:** 48 Graz. – **WG:** 48–51 Turnus-Ausb. Linz, u.a. Anästh. (Bergmann), seit 51 leit. Anästh. am LKH Steyr, 55 Anästh. Wien (Mayrhofer), 56–58 zentr. Labor. allg. Krh. Linz. – **BV:** D. Bedeutung des Carcinoidsyndroms f. d. Anästh., in: Anästh. Wiederbeleb., Bd. 56, Springer Berlin, Heidelberg, New York 1972. – **ZV:** Indik. u. prakt. Anwendungsmöglichk. v. Lysthenon, Zbl. Chir. *77*(1952). – D. Nark.beatmgsbronchoskopie (mit Mündnich), Anästhesist *2*(1953). – Z. Frage d. Intub.nark. b. d. Strumektomie (mit Mandl), Wien. med. Wschr. *104*(1954). – Oxymetrie u. EKG b. d. Beatmgsbronchoskopie, Langenbecks Arch. klin. Chir. *279*(1954). – Nark.bedingte Hirnschäden u. deren Folgen, Curr. Res. Anaesth. Analg. (1954). – Gezielte u. ungezielte Infus.ther., Nutr. et Dieta (Basel) *3*, Suppl. (1961). – D. totale Bronchospasmus als Nark.problem, Proc. 1. Europ. Kongr. Anästh., Wien 1962. – Akut. Kreislaufstillstand, Wien. med. Wschr. *118* (1968). – Erfahrg. über d. parent. Anwendg. d. Broncholytikums Bromhexine, ebd. 120 (1970). – D. intraart. Fehlinj. v. Narkotika, 1. Internat. Congr. of Anest. Balatonfüred, Kongreßber. – Intensivmed. Behandlg. v. Verbrenng., 19. Tgg. d. Östr. Ges. f. Chir., Kongreßber. 1978. – D. gestationsbedingte Trophoblasterkrankung als mögliche Ursache ein cardioresp. Notfallsit., Wien. Med. Wschr. 19 (1981). – Ösophagusverschlußtubus, eine neue Methode zur Notfallbeatmung, Wien. Med. Wschr. 12 (1984). – Intensivmed. Behandlung des Stat. asthmat., 18. Jahrestgg. d. Östr. Ges. f. Lungenerkrankungen (1985), Kongreßber. (im Druck).

Höfmann, Ursula, Dr. med., Anästh. (76), Stadtmedizinaloberrätin im Gesundheitsamt, Hohe Str. 28, D-7000 Stuttgart; Sonnenbühl 24, D-7000 Stuttgart 70. – * 15. 11. 41. – **StE:** 69 Kiel, **Prom:** 70 Kiel. – **WG:** Anästh. Stuttgart (Bräutigam).

Hofmeister, Ilse, Dr. med., F.A.C.A. (55), Anästh. (56), Chefarzt d. AnästhAbt. am Marienhosp., Böheimstr. 37, D-7000 Stuttgart 1; Steinpilzweg 42, D-7000 Stuttgart 70. – * Stuttgart. – **StE:** 48 Tübingen, **Prom:** 49 Tübingen. – **WG:** 50/51 Inn. Stuttgart (Scharpff), 51–53 Chir. Stuttgart (Reichle), 53/54 Anästh. Georgetown Univ., Washington, D.C. (Mc Dermott), 54/55 Anästh. Gen. Hosp. Tacoma (Wash.) (Bonica), 55/56 Anästh. Children's Med. Center Boston (Mass.) (Smith), seit 56 Anästh. am Marienhosp. in Stuttgart. – **ZV:** Über d. Anwendg. v. Truxal zur Nark.vorbereitg., Therapiewoche 13 (1963). – Eine neue Methode zur Abgasfilterg. beim Kuhn'schen Syst. (mit Tschelebiew), Anästh. Informat. 15. – Eine seltene Form d. Atemwegsverlegg. b. Intub.nark. (mit Tschelebiew u.

Wolff), Z. prakt. Anästh. 10. – Somsanit, eine Hilfe f. schwierige Intub. (mit Lübbe), Med. Welt 27. – Routine-Lungenfunkt.prüfg. in d. Anästh. (mit Tschelebiew), Technik in d. Med. 7. – Klin. Erfahrg. mit Methohexital-Na-Infusionsnark. (mit Tschelebiew u. Guggenberger), Z. prakt. Anästh. 12. – Ketamin mit seinen analg. Eigenschaften in Kombinat.-Nark. (mit Wahl), Anästh. Intensivmed. 10. – Heilsame Poesie, Dtsch. Apotheker 33. – Pulsfrequenzmessg. mit einem neuen Rezeptor, acta medicotech. 29. – Hochfrequenzsonograph. Untersuchg. d. periph. Blutströmungsverhaltens währ. d. Anästh. (mit Mauser u. Dircks), Anästh. Intensivther. Notfallmed. 17. – Dichtkunst als Ther., Dtsch. Apotheker 35.

Hoge, Friedrich, Anästh. (84), Oberarzt an d. Anästh. Kl. d. Städt.Krankenanst. Bielefeld Mitte, Oelmühlenstr. 26, D-4800 Bielefeld 1; Husumerstr. 119 a, D-4800 Bielefeld 16. – * 13. 12. 53 Lengerich. – **StE:** 79 Münster. – **WG:** 79/80 Anästh. Bielefeld (Menzel), 81 Anästh. Detmold (Mottschall), seit 81 Anästh. Bielefeld (Menzel).

Hohmann, Gerhard, Dr. med., Anästh. (56), Chefarzt f. AnästhAbt. am Krh. Oberberg Nord, Brückenstr. 54, D-5270 Gummersbach; Moltkestr. 25, D-5270 Gummersbach. – * 14. 6. 20 Berlin. – **StE:** 50 Berlin, **Prom:** 51. – **WG:** 52–56 leit. Anästh. Städt. Krh. Berlin-Reinickendorf, 56–61 leit. Anästh. Städt. Krh. Berlin-Neukölln, seit 62 Oberarzt, seit 65 Chefarzt d. AnästhAbt. in Gummersbach. – **ZV:** Erfahrg. mit einer Macrodex-Xylocain-Plombe z. Periduralanästh., Chirurg 25 (1954). – Erfolgr. Behandlg. einer schw. Schlafmittelvergiftg. durch Kombinat. analept. u. Hypoxie-vermeid. Ther., Dtsch. med. J. 6 (1955). – Erfahrg. mit Xylocain in d. Spinalanästh., Anästhesist 4 (1955). – Verteilg. von Macrodexlösg. im Periduralraum, ebd. – Langanhalt. Succi.-wirkg., Chirurg 26 (1955), Erwiderg. ebd. 27 (1956). – Kreisl.-wirkg. einer Macrod.-Lidocain-Noradr.-lösg. in d. Periduralanästh., Anästhesist 5 (1956). – Xylocain in d. chir. Praxis, Ther. d. Gegenw. 95 (1956). – Erfahrg. mit Thiogenal, Anästhesist 5 (1956). – Medikam. Beeinflussung d. Succ.-spaltg. (Papierchromatogr. Untersuch.), ebd. – Kreislaufanalysen b. Verwendg. v. Dextran während op. Eingr., Berl. Med. 8 (1957). – Erfahrg. mit Divinylaether, Ther. d. Gegenw. 96 (1957). – Anästh. in d. Unfallhk., Berl. Med. 8 (1957). – Lidocain i. v. in d. Nark., Anästhesist 6 (1957). – Unterstützg. d. veget. Dämpfg. in d. Thoraxchir. durch intraven. Lidocain, Berl. Med. 8 (1957). – Basisnark. mit Hydroxydion, ebd. – Analysen v. Kreisl. u. Atmg. b. d. Einleitg. v. Nark. mit Hydroxydion, Anästhesist 7 (1958). – Betrachtg. über Nark.-beatmgs.geräte, Berl. Med. 9 (1958). – Z. Injekt.-technik d. Hydroxydion, ebd. – Weit. Untersuchg. über d. Kreisl.-wirkg. d. Hydroxydion in d. Einleitgs.phase d. Nark., Anästhesist 7 (1958). – Fehl.

u. Gefahr. b. automat. Narkosebeatmg. (mit Stoffre-gen), ebd. – Neue Möglichk. postop. Schmerzbe-kämpfg., Ther. d. Gegenw. *98* (1959). – Hydroxydion, Berl. Med. *10* (1959). – Erste Erfahrg. mit Fluothane, Bruns' Beitr. klin. Chir. *198* (1959). – Fluothane-An-ästh. unter kontroll. automat. Beatmg., Berl. Med. *10* (1959). – Morphin-Daptazol in d. postop. Schmerzbe-kämpfg., Berl. Med. *10* (1959). – Plasmaexpander während d. Periduralanästh., Anästhesist *8* (1959). – Fluothane-Anästh., Berl. Med. *10* (1959), *11* (1960). – Indikat. für d. Anwendg. v. Halothane in d. Anästh., Berl. Med. *11* (1960). – D. Grubengasinterferom. in d. Fluothane-Anästh., Zeiss-Mitt. *2* (1960). – Tausend Halothane-Anästh. mit einem einf. Verdampfer, Zbl. Chir. *85* (1950). – Krit. d. Halothane-Anästh., Anäs-thesist *9* (1960). – Anästh. Technik u. Verfahr. 1951–1960, Krharzt *34* (1961). – Betrachtg. über d. Kreislaufwirkg. versch. Beatmgs.meth., Berl. Med. *12* (1961). – Halothane in d. Neurochir., Zbl. Neurochir. *22* (1961). – Klin. Ventilatortest, Zbl. Chir. *86* (1961). – Schaltg. d. Elemente in Nark.-apparaten, Krharzt *35* (1962). – Erste Erfahrg. mit Methoxyflurane, Berl. Med. *13* (1962). – Prakt. Verwendgs.möglichk. v. Ne-benwirkg. d. Fluothane, ebd. – Säure-Basenverhalten in d. Anästh., Krharzt *36* (1963). – Anästh. in d. Neuro-chir., Berl. Med. *47* (1963). – Anästh. Praxis 1962, Krharzt *36* (1963). – Säure-Basenverhalten b. chir. Kranken, ebd. – Ein neu. Muskelrelaxans (Diallylnor-toxiferin), Berl. Med. *21* (1963). – Säure-Basenverhal-ten in d. Anästh., 4. Mitt.: Posthypervent. hypokapn. Respirat., Krharzt *36* (1963); *37* (1964). – Kasuist. Beitr. z. Anästh. in d. Unfallhk., 1. Mitt. – Traumat. Zwerchfellhernie; Berl. Med. *32* (1964), 2. Mitt. – Fett-embolie, ebd. – Mitt. über Säure-Basenverhalten, Krharzt *37* (1964). – Untersuchg. über d. Kreislauf-wirkg. in d. Einleitungsphase von Kombin.-Nark., ebd. *38* (1965). – Neuroleptanalg., Berl. Med. 1965, 546. – Die kleine Stadt und ihr Anästh., Fortschrittl. Krh. 1966. – 10 Jahre Verwendung v. Dextromoramid in der Anästh. u. Wiederbeleb., Z. prakt. Anästh. *3* (1968). – Suizid mit Penthrane, Briefe an den Heraus-geber, Anästhesist *21* (1972). – Über eine Verwen-dungsmöglichkeit von Ketamin bei Risikopatienten, Z. prakt. Anästh. *14* (1973). – Aspirationsgefahr, Brief an den Herausgeber, Anästhesist 28 (1979). – Glycero-pyrolat (Robinul), Brief an den Herausgeber, ebd. 33 (1984).

Höhne, Ivana, Dr. med., Anästh. (73), Oberärztin d. AnästhAbt. am Ev. Krh. Bethanien, Hugo-Fuchs-Al-lee 3, D-5860 Iserlohn; Wolfskoben 2, D-5860 Iser-lohn. – * 3. 1. 41 Osijek/Jugosl. – **StE.** u. **Prom:** 65 Za-greb. – **WG:** 66–68 Anästh., 68–70 Allg.-Med., 70–72 Anästh. Gelsenkirchen (Freischütz), 73 Anästh. Essen (Janda), 74/75 Anästh. Wuppertal (Stümper), seit 76 Anästh. Iserlohn (Weber).

Höllmüller, Ernst, Dr. med., Anästh. (73), prakt. Arzt, Praxis: Hauptstr. 98, CH-9434 Au; Berneckerstr. 2, CH-9434 Au. – * 3. 3. 41 Winterthur. – **StE:** 67 Zürich, **Prom:** 73 Zürich. – **WG:** 67–71 Anästh. St. Gallen (Kern), 71/72 Inn. St. Gallen (Wegmann, Reutter), 72–74 Anästh. Basel (Hügin), 74/75 Anästh. Krh. Sa-nitas Kilchberg ZH.

Höllmüller, Friedrich, Dr. med., Anästh. (75), Chefarzt d. AnästhAbt. am Krskrh. D-3520 Hofgeismar, Tel: 0 56 71/8 11; Höhenweg 10, D-3520 Hofgeismar, Tel: 0 56 71/12 04. – * 24. 10. 42 Landshut. – **StE:** 68 Mün-chen, **Prom:** 70 München. – **WG:** 70/71 Anästh. Landshut (Hocke), 72/73 Anästh. Bremen (Hen-schel), 75 Oberarzt ebd., seit 76 Chefarzt d. An-ästhAbt. im Krskrh. Hofgeismar.

Holna, Vera, MUDr., Anästh. (76 CSSR, 83 Deutsch-land), Anästh. an d. AnästhAbt. d. Städt. Krh., Reck-holderbühl 10, D-7700 Singen. – * 7. 6. 49 Mähr.-Ostrau. – **StE.** u. **Prom:** 73 Olmütz. – **WG:** 73–76 An-ästh. Sternberg-Olmütz, 76–79 Oberärztin ebd., 79–82 Anästh.-Oberärztin Mäh.-Schömberg, 82/83 Anästh. Ludwigsburg (Ehmann), seit 83 Anästh. Singen (Hack).

Holz, Juergen, Dr. med., Anästh. (74), Chefarzt d. An-ästhAbt. am Krh. d. Landkrs. D-8760 Miltenberg; J. Wirth-Str. 53, D-8760 Miltenberg. – * 3. 8. 40 Gotha. – **StE.** u. **Prom:** 68 Marburg. – **WG:** 70–72 Anästh. Kai-serslautern (Kapfhammer), 73/74 Anästh.-Oberarzt Krskrh. Buchen, seit 75 Chefarzt in Miltenberg.

Holzki, Josef, Dr. med., Anästh. (73), Chefarzt d. An-ästhAbt. im Kinderkrh. d. Stadt Köln, Amsterdamer Str. 59, D-5000 Köln 60 (Riehl). – * 4. 5. 40 Kaschau-nen/Ostpr. – **StE:** 66 Düsseldorf, **Prom:** 67 Düssel-dorf. – **WG:** 69–71 u. 71–73 Anästh. u. Intensivmedi-zin Bielefeld (Menzel), Fellow for Critical Care Medicine, Pittsburgh/Pa. (Safar), 73 Kinderanästh., 74–83 Chefarzt d. Anästh.- u. IntensivAbt. d. Kin-derkl. St. Katharinen Trier, seit 83 Chefarzt d. Kinder-anästh.- u. IntensivAbt. im Kinderkrh. Köln. –
BV: Spurenelemente in Päd., in: Spurenelemente Hrg. Frey, Schattauer 1979. –
ZV: D. Bedeutg. d. Aminosäuren bei d. parenteralen Ernährg. d. op. Frühgeborenen, Neugeborenen u. Kleinkindes, Kinderarzt 1981.

Hölzle, Josef, Dr. med., Anästh. (66), Chefarzt d. An-ästhAbt. d. Krh. Spitalfond, Kaiserstr. 93, D-7890 Waldshut-Tiengen 1; Fr. Philipp-Str. 9, D-7890 Waldshut-Tiengen 1. – * 28. 4. 33 Ingolstadt.

Holzrichter, Peter, Dr. med. Anästh. (74), Chefarzt d. Abt. f. Anästh. u. op. Intensivmedizin am Krskrh. Schwäbisch Gmünd in Mutlangen, Wetzgauer Str. 85, D-7075 Mutlangen; Sandweg 3, D-7075 Mutlangen. - * 9. 4. 41. - **StE:** 68 Marburg, **Prom:** 77 Marburg. - **WG:** 70-81 Anästh. Detmold (Mottschall), seit 72 1. Oberarzt, seit 81 Chefarzt d. Abt. f. Anästh. u. op. Intensivmed. in Mutlangen.

Homann, Barbara, PrivDoz. Dr. med., Anästh. (75), Chefärztin d. AnästhAbt. d. Krh. Düsseldorf-Benrath d. Kl. d. Landeshauptstadt Düsseldorf, Akad. Lehrkrh. d. Univ. Düsseldorf, Urdenbacher Allee 83, D-4000 Düsseldorf 13; Leineweberweg 23, D-4000 Düsseldorf 13. - * 9. 3. 43 Würzburg. - **StE:** 68 Würzburg, **Prom:** 71 Erlangen, **Habil:** 80 Würzburg. - **WG:** 69 Dermat. Würzburg (Röckl), 69 Gyn. Würzburg (Rummel), Chir. Würzburg (Schautz), 70 Inn. Würzburg (Kühn), Chir. u. Anästh. Würzburg (Hepler), seit 71 Anästh. im Inst. f. Anästh. d. Univ. Würzburg (Weis). -
BV: Verbrauchskoagulopathie nach Schock u. Unfalltrauma (mit Brunswig), Jahrestgg. DAK Hamburg 1972, in: Lawin u. Morr-Stratmann, Kongreßber., Springer Berlin, Heidelberg, New York 1974. - Erfahrg. mit Heparin in d. Erstversorgg. Unfallverletzter (mit Fabian), Kongreßband d. DGAI, perimed Erlangen 1974. - Vitamin A in d. Prophylaxe d. Stressulcus (mit Rüppell, Weis u. Schedel), in: Anästh. Wiederbeleb., Bd. 94, Springer Berlin, Heidelberg, New York 1975. - Über d. Bedeutg. d. intraop. maschinellen Autotransfusion b. d. akuten Blutung (mit Klaue u. Blumenberg), in: Anästh. Intensivmed., Bd. 1, Springer Berlin, Heidelberg, New York 1979. - D. Notintubation über d. modifizierte Klinsasser-Rohr (mit Hild u. Georgi), in: Rügheimer: Intubation, Tracheotomie u. bronchopulmonale Infektion, Springer Berlin, Heidelberg, New York 1983. - D. Autotransfusion mit d. Sörensen-Gerät, in: Lawin u. Paravicini: Haemodilution u. Autotransfusion in d. periop. Phase, Thieme Stuttgart, New York 1984. -
ZV: Heparin in d. Schockther., Anästh. Inform. 5 (1973). - Blutgerinnung b. enteraler u. peritonealer Applikation v. Thrombin (mit Rösch u. Ottenjann), Med. Welt 66 (1971). - Verbrauchskoagulopathie b. schweren, unfallbedingten Schockzuständen (mit Brunswig u. Richter), Med. Kl. 67 (1972). - Hydroxyaethylstärke als Plasmasubstitut b. d. transurethralen Prostatektomie (TUR) nach d. „cold-punch" Methode (mit Pesold, Bülow, Rietbrock, Hess u. Weis), Anästhesist 26 (1977). - Intraoperative Autotransfusion (mit Klaue u. Sperling), Chirurg 48 (1977). - D. intraoperative maschinelle Autotransfusion b. Massivblutungen (mit Kern u. Klaue), Dtsch. med. Wschr. 102 (1977). - Erste Erfahrungen mit d. maschinellen intraop. Autotransfusion (mit Klaue), I. Technik u. Einfluß auf Kreislauf, Niere u. Elektrolyte, II. Hämolyse, III. Blutgerinnung, Anästhesist 26 (1977). - Behandlung eines ABO-bedingten hämolyt. Transfusionszwi-

schenfalls mit Haptoglobinkonzentrat (mit Weis u. Kult), Dtsch. med. Wschr. 102 (1977). - Citratbedingte Gefäßmotilitätsstörungen b. d. Autotransfusion in vivo u. in vitro (mit Schmidt, Klaue, Bruch u. Laven), Vasa 7 (1978). - Plasmaproteine unter dem Einfluß maschineller intraop. Autotransfusion. Autotransfusion (IAT) b. gefäßchir. u. traumat. intraabdom. Blutung (mit Kult u. Klaue), Prakt. Anästh. 13 (1978). - Erfahrungen mit d. intraoperativen Autotransfusion in d. Erstversorgung Unfallverletzter (mit Klaue), Anästh. Informat. 3 (1977). - Citratbedingte Gefäßmotilitätsstörg. b. d. Autotransfus. (mit Schmitt, Klaue u. Bruch), Thoraxchir. vask. Chir. Sonderheft 1, (1977). - Über d. Anwendg. v. Haptoglobinkonzentrat in d. Behandlg. eines ABO-bedingten hämolyt. Transfusionszwischenfalls (mit Kult u. Weis), Anästhesist 26 (1977). - Einfluß v. Citrat- oder Heparinantikoagulat. b. Autotransfusion auf d. Herzarbeit des Hundes (mit Klaue, Trenkel u. Hockerts), Chir. Forum 78, Exp. Chir., Suppl. 149 (1978). - D. Rolle d. intraop. maschinellen Autotransfus. b. d. Versorgg. v. Leberrupturen (mit Klaue u. Engel), Forsch. Ergebn. Transfus. Med. Immunhaemat. 5 (1978). - Gibt es eine quantitative krit. Grenze b. d. Autotransfus.? (mit Klaue), ebd. - D. Veränderg. d. ionisierten Calciums u. d. Citratspiegels beim Hund während maschineller Autotransfusion mit Heparin, ACD u. CPD (mit Klaue, Maier u. Feldmann), Chir. Forum 79, Exp. Chir. Suppl. 255 (1979). - Intraop. maschinelle Autotransfus. b. Massivblutungen (mit Klaue), Langenbecks Arch. klin. Chir. 349 (1979). - Reaktionen versch. Plasmaproteine nach Versorgg. intraabdom. Blutg. unter maschineller Autotransfus. (mit Klaue u. Kult), Therapiewoche 29 (1979). - Änderung d. Pumpfunktion des rechten Ventrikels unter d. „Druckautotransfusion" mit Citrat u. Heparin (mit Schmitt u. Klaue), Anästhesist 30 (1981). - D. QI-Intervall unter d. „Druckautotransfusion" mit Heparin u. Citrat (mit Dösch u. Klaue), ebd. - Autotransfusion (mit Klaue), Anesthesiology 538 (1980). - D. Haemonatics System, ein neues Autotransfusionssystem (mit Blumenberg u. Sperling), Wiss. Inform. Fresenius Stiftung 9 (1980). - Maschinelle intraop. Autotransfusion. Fortschr. Med. 101 (1983). - Zur Autotransfusion mit dem Sörensen-Gerät, Anästhesist 32 (1983). - Zur Spender-Nephrektomie, Inter. Ther. Notfallmed. 18 (1983). - Running Autotransfusion with Sörensen Device, im Druck. - Verhalten d. Immunglobuline b. Pat. nach Autotransfusion mit dem Haemonetics Cell Saver (mit Blumenberg u. Sperling), Forsch. Ergebn. Transfus. Med. Immunhaemat. 7 (1981). - Erste Erfahrg. mit d. Sörensen-Autotransfusionsgerät (mit Klaue), ebd. 8 (1983). - In vitro Untersuch. zur intraop. Autotransfus. in d. Tumorchir. (mit Zenner u. Schauber), ebd. - Erfahrungen mit einem neuen Autotransfusionssystem in d. Gefäßchir. (mit Blumenberg, Trusheim u. Sperling), Ergeb. Angiologie 27 (1983). - D. Sörensen-Autotransfusionsgerät in d. Gefäßchir. (mit Sperling u. Sefrin), Angio Arch. 5 (1983). - Erste Erfahrg. b. d. intraop. Autotransfus. mit dem Haemonetics Cell Saver in d. Orthop. (mit Blumenberg u. Küsswetter), St. Pöltener Unfallblätter 1981. – Behaviour of immune globulins in patients after autotransfusion with the haemonetics Cell Saver (mit Blumenberg u. Sperling), Anaesth. Analg. 40 (1981). – D. intraop. Autotransfus. mit dem Haemonetics Cell Saver in d. Orthop. (mit Blumenberg, Küsswetter u. Stuhler), Orthop. Praxis 18 (1982). – D. intraop. Autotransfusion mit dem Haemonetics Cell Saver in d. Gefäßchir. Einsatz eines neuen Autotransfusionssystems (mit Blumenberg, Trusheim u. Sperling), angio Archiv 3 (1982). – Transit of Tumor Cells during intraop. Autotransfusion in Malignoma Surgery (mit Zenner u. Schauber), Blut 45 (1982). – First Experiences with the Sørensen Autotransfusion Device (mit Klaue u. Trusheim), ebd. – Ist d. maschinelle intraop. Autotransfusion in d. Tumorchir. zulässig? (mit Zenner, Schauber u. Ackermann), Anästhesist 32 (1983). – Zur Praktikabilität d. Autotransfusion mit d. Sørensen Gerät (mit Sperling u. Franke), ebd. – Tumor cells carried through autotransfusion: Are these cells still malignant? (mit Zenner, Schauber u. Ackermann), Acta Anaesth. Belg. 35, Suppl. 51 (1984). – Erste Erfahrungen mit einem neuen Autotransfusionssystem in d. Orthop. – d. intraop. Autotransfusion mit dem Haemonetics Cell Saver (mit Blumenberg, Küsswetter u. Stuhler), Z. Orthop. 120 (1982). – Autotransfusion – Aktueller Standpunkt (mit Paravicini), Anästhesist 33 (1984). – Zum Einfluß d. Narkose auf d. Blutgerinnungsfaktor XIII (mit Blumenberg u. Leiner), ebd. – Akute Bronchialblockade rechts nach Intubat. mit d. linksschwingenden Robertshaw-Tubus, ebd. 34 (1985). – D. modifizierte Kleinwasserrohr: Ideal f. d. schwierige Intubat. (mit Hild u. Georgi), ebd.

Hommerich, Peter, Anästh. (71), leit. Oberarzt am Inst. f. Anästh. d. Städt. Krankenanst., Lutherplatz 40, D-4150 Krefeld, Tel: 02151/828-2403; Altmühlenfeld 212, D-4150 Krefeld, Tel: 02151/302265. – * 7. 12. 35 Düsseldorf. – **StE:** 64 Düsseldorf. – **WG:** seit 67 Anästh. am Inst. f. Anästh. Krefeld (Körner), Chir. (Schega), Inn. (Sack) und Blutgruppenserol. (Nagel).

Hoppe, Walter, Dr. med., Anästh. (69), Chefarzt d. AnästhAbt. d. Knappschaftskrh., Osterfelder Str. 157, D-4250 Bottrop; Im Wilmkesfeld 12 c, D-4250 Bottrop. – * 3. 7. 33 Sehnde. – **StE:** 57 Münster, **Prom:** 61 Münster. – **WG:** 60–62 Chir. Osnabrück (Kallenberger), 62–64 Inn. Schluchsee (Grensemann), 64–66 Chir. u. Inn. Ziegenhain (Kracke, Melzer), 66–77 Anästh. Nürnberg (Opderbecke), seit 77 Anästh. Bottrop.

Höppner, Jürgen, Anästh. (69), Allgemeinmed. (77), Ärztl. Gutachter an d. LVA Rheinprovinz, Königsallee 72, D-4000 Düsseldorf 1, Dienststellen: Ärztl. Untersuchungsdienst, D-5090 Leverkusen 3, Aggertalkl. d. LVA, D-5250 Engelskirchen; Mutzer Heide 12,

D-5060 Bergisch Gladbach 2. – * 24. 2. 33 Magdeburg. – **StE:** 62 Bonn, **Prom:** 63 Bonn. – **WG:** 64 Gyn. Berg. Gladbach (Noelke), 66–69 Anästh. Köln-Merheim (Matthes), 69–71 leit Anästh. Krh. St. Josef Opladen, St. Lukas-Kl. Solingen, 71–78 I. Oberarzt d. AnästhAbt., Städt. Krh. Köln-Holweide (Walter), seit 78 leit Anästh./Gutachter LVA Rheinprovinz, Düsseldorf.

Horatz, Karl, Prof. Dr. med., Chir. (48), Anästh. (54), Emeritus; Erikastr. 134, D-2000 Hamburg, Tel: 040/477813. – * 14. 1. 13 Köln. – **StE:** 38 Köln, **Prom:** 39 Köln, **Habil:** 57 Hamburg. – **WG:** 38/39 Chir. u. Inn. Berlin (Berndt bzw. Kalk), 39–44 Truppenarzt, 44/45 Chir. Göttingen (Stich), seit 45 Chir. Univkl. Hamburg-Eppendorf (Konjetzny, Lezius, Zukschwerdt), seit 55 Oberarzt d. AnästhAbt., 60–82 Abt.-Vorst. d. AnästhAbt. d. Univkrh. Hamburg-Eppendorf, seit 82 emeritiert. –

BV: Erfahrg. in d. Tumorbeschallg., in: Ultra-Schall i. d. Med., Hirzel 1949. – Arzneiverordng., 10. Aufl., – Ratschläge f. Ärzte, Hrg. Arzneimittelkommiss. d. Dtsch. Ärzteschaft, Hirzel 1956. –; 11. Aufl. Dtsch. Ärzteverl. 1965. – Örtl. Schmerzausschaltg. b. frisch. Sportverletzg. Festschr. 18. Dtsch. Sportärzte-Kongr. Hamburg 1957, Limpert 1957. – Schock u. Plasmaexpander (Hrg. mit Frey), Springer Berlin, Göttingen, Heidelberg 1964. – Intraven. Kurznark. mit d. neuen Phenoxyessigsäurederivat Propanidid (Epontol) (Hrg. mit Frey u. Zindler), Anästh. Wiederbel., Bd. 4, Springer Berlin, Heidelberg, New York 1965. – Probl. d. Intensivbehandlg. (Hrg. mit Frey), ebd., Bd. 17, 1966. – Blutvolumenbestimmg. mit Hilfe radioakt. Isotopen (mit Giebel), ebd. – Komplikat. b. d. Wiederbelebg., in: Anästh. u. Notfallmed., Hrg. Hutschenreuter, in: ebd., Bd. 15, 1966. – Anästh. Probl. i. d. HNO u. KieferChir. (Hrg. mit Kreuscher), ebd., Bd. 16, 1966. – Prolong. Intubat. (mit Schumann), in: Ateminsuffiz. u. i. klin. Behandlg., Hrg. Just u. Stoekkel, Thieme Stuttgart 1967. – Vergl. Untersuchg. während Halothannark. u. NLA b. Op. am off. Herzen (mit Rittmeyer u. Schumann), in: NLA, Kl. u. Fortschr., Hrg. Henschel, Schattauer Stuttgart 1967. – Plasmaersatzpräparate auf Gelatinebasis, Thieme Stuttgart 1968. – Fortführg. v. nach herkömml. Verfahren eingeleit. Nark. mit NLA (mit Rittmeyer), in: Neue klin. Aspekte d. NLA unter bes. Berücksichtigg. meth. Variant., Hrg. Henschel, Schattauer Stuttgart, New York 1970. – Exitus in tabula, auf d. Transport u. in d. unmittelb. postop. Phase, in: Lehrb. d. Anästh. u. Wiederbeleb., Hrg. Frey, Hügin, Mayrhofer, 2. Aufl., Springer Berlin, Heidelberg, New York 1971. – Lungenkollaps u. Atelektase (mit Giebel), in: ebd. – Erste Erfahrg. mit schlackenarmer Kost in d. Chir. (mit Dreyer, Haferkorn, Rittmeyer u. Tilsner), in: Bilanz. Ernährg. in d. Ther., Hrg. Lang, Fekl u. Berg., Thieme Stuttgart 1971. – Anwendg. v. Ketamine, vorw. in d. Kinder- u. Neurochir. (mit Brunckhorst u. König), in: Ketamine, Hrg. Kreuscher, Anästh. Wiederbel.,

Bd. 40, Springer Berlin, Heidelberg, New York 1969. – Leber- u. Pankreasschäden durch Schock u. Narkose, Thieme Stuttgart 1970. – Bausteine d. parenteral. Ernährg. (mit Beisbarth u. Rittmeyer), Enke Stuttgart 1973. – Kalium-Magnesium-Aspartat (mit Rittmeyer), Medicus Berlin 1973. –

ZV: D. Bedeutg. d. Priscols in d. Wundbehandlg., Zbl. Chir. *73*(1948). – Erfahrg. b. d. Ultraschall-Behandlg., 61. Tgg. Nordwestdtsch. Chir., Zbl. Chir. *74* (1949). – Histolog. Ergebn. b. d. Krebsbeschallg., Internat. Dermat.-Kongr. Hamburg 1948, Zbl. Dermat., Ergebn. b. d. Ultraschall-Behandlg., 62. Tgg. Nordwestdtsch. Chir., Zbl. Chir. *74*(1949). – Erfahrg. b. d. Ultraschall-Behandlg., Strahlenther. *79*(1949) u. Bremer Ärztebl. (1949). – D. Ultraschall in d. Med., Internat. Ultraschall-Tgg. Erlangen, Erfahrg. b. d. Tumorbeschallg., Hirzel Zürich 1949. – Erfahrg. b. d. kombin. Curare-Lachgas-Nark., Zbl. Chir. *75* (1950). – Hebt Prostigmin sicher d. Curarewirkg. auf?, ebd. – Neue Hilfsmitt. in d. Anästh., Nordwestdtsch. Chir.-Kongr. Lübeck 1952, Anästh.-Kongr. Salzburg 1952, Anästhesist *1* (1952). – Z. pharmakodynam. Steuer. d. Kreisl. b. gr. Op., Thoraxchir. *1*(1953). – Norm. u. parad. Kreisl.-reakt. b. d. künstl. Blutdrucksenkg., Vortr. Ges. f. Anästh. München 1953, Anästhesist *2*(1953). – D. Vorteile d. potenz. Nark. mit Unterkühlg., Kältetechnik, Sonderheft 1954, Kältetgg. Hamburg 1953. – D. pot. Nark. mit u. ohne Unterkühlg., ihre Vorteile, Grenz. u. Gefahr., Münch. med. Wschr. *16* (1954), Vortr. Nordwestdtsch. Chir. Ver. Hamburg 1953. – D. pot. Nark. mit d. Phenothiazinkörper P 391, Anästhesist *3* (1954). – D. Verwendg. d. neuen Unterkühl.-masch. v. Maquet b. d. pot. Nark., ebd. – D. pot. Nark. mit Unterkühlg., Erfahrg. b. d. Anwendg. eines neuen Phenothiazinderiv. Pacatal, Separ. de Septim. J. Argent. de Cir. Toracica 1955, Vortr. 2. Argent. Thoraxkongr. Buenos Aires 1954. – Wie hoch ist d. Bedarf an Infus.-flüssig. b. gr. Op. z. Aufrechterhaltg. d. Kreisl.-stabilität?, Anästhesist *4* (1955), Vortr. Nordwestdtsch. Chir.-Kongr. Hamburg 1954. – Nark. b. Op. am blutleeren Herz., Festband Internat. Coll. of Surg., 20. Tgg. Genf 1955. – D. Lokalanästh. in d. ärztl. Praxis, Dtsch. med. J. *6* (1955), Vortr. Fortbild.-kurs Berlin 1955. – D. kontroll. Blutdrucksenkg. in d. Thoraxchir., Internat. Anaesth. Res. Soc., Rochester, Minn., USA. Vortr. Weltkongr. Anästh. Scheveningen 1955. – Indikat., Grenz. u. Gegenindikat. d. Ultraschallbehandlg. (mit Zukschwerdt), Med. Klin. *29* (1955). – D. periph. Unterkühlg. b. Endangitis oblit. u. diabet. Gangrän, Chir. Praxis 1957. – Ursache u. Behandlg. d. traumat. Lungenkollaps, Anästhesist *6* (1957). – D. Anwendg. eines Steroids als Narkoticum, Arzneimi.-Forsch. *8* (1958). – Z. Indikat. f. endobronch. Eingr., ebd. *6* (1956). – D. Anästh. b. Op. v. Bronchusadenom u. Mediast.-tumoren mit Einengg. d. Hauptbronchus, Thoraxchir. *5* 262 (1957). – D. pot. Nark. unter bes. Berücksichtigg. d. Nark. b. Op. am blutleeren Herz., Hab.-arbeit 1958, 1. Preis d. Ver. Nordwestdtsch. Chir. – D. gegenwärt. Stand d. Praemedik. in Kl. u. Praxis, Arzneimi.-Forsch. *7*(1957). –

Nark. in d. klin. Chir., Med. Kl. *49*(1957). – Steroide als Narcot. (mit Anter, Bay, Carstensen u. Scheibe), Anästhesist *7* (1958). – Maßnahm. zur Normalis. d. Herzrhyth. nach Herzstillst. in Hypothermie, Langenbecks Arch. klin. Chir. *289*(1958). – D. Tracheotomie als chir. Indikat., Ärztl. Praxis *XI* (1959). – Anästh. b. d. Wundversorgg. Hirnverletzt., Ärztl. Praxis *XX* (1959). – Verkehrsunfall u. prakt. Arzt, Schmerzbekämpfg. u. Anästh. beim Unfallverletzt., bes. b. amb. Behandlg., LVDA *36*. – Erfahrg. b. d. prolong. Unterkühlg. im Tierexperim., Anästhesist *9* (1960). – Schmerzbekämpfg. u. Anästh. beim Unfallverletzt., bes. b. amb. Behandlg., Therapiewoche *10* (1960). – Lok. Anwendg. v. Ferment. b. tiefgeh. Gewebsnekr. (mit Allgöwer), Dtsch. med. Wschr. *85* (1960). – Z. Frage d. gesteuert. Nark.-beendigg., Anästhesist *9* (1960). – Gefahren durch unterschiedl. Tubusläng., ebd. – Z. Zentralisat. im Op.ber. mit techn. funktion. Anpassg., Medizinalmarkt *8*(1960). – Causes and treatment of postop. and posttraum. respiratory insuffic., Canad. Anaesth. Soc. J., World Congr. Toronto 1960. – Blutspar. Op. durch örtl. Blasenunterkühlg., Langenbecks Arch. klin. Chir. *302* (1962), Kongr.ber. – Hautschäden u. intraart. u. intraven. Gabe v. Adrenalin u. ähnl. Subst., Proc. I. Europ. Anästh.-Kongr., Wien 1962. – Ursachen u. Behandlg. d. postop. u. posttraum. Ateminsuffiz., Bruns' Beitr. klin. Chir. *204* (1962). – Blutzuck.-veränderg. während d. Hypothermie b. extrathor. Kreislauf, Anästhesist *10*(1961). – Z. Ersten Hilfeleistg. b. Straßenverk.-unfäll. – Ratschläge f. Ärzte (mit Carstensen), Hrg. Normark-Werke Hamburg. – Bronchoskop. Ergebn. b. 216 durch Thorakot. bestät. Bronchial-Ca. (mit Lawin), Thoraxchir. *10* (1963). – Erfolgr. Naht einer Schußverletzg. d. extrapericard. Aorta asc. (mit Stelzner), ebd. – Penthrane-Nark. mit d. kl. Feld-Nark.-gerät (mit Langer), Wehrmed. Mitt. *120* (1963). – Respirat. Probl. nach Oesoph.-resekt. (mit Harms), Thoraxchir. *11* (1963). – Probl. d. Schockbekämpfg. im Verteidiggs.falle (mit Langer), Wehrmed. Mitt. *9* (1963). – Mod. Anästh.-verfahren unter bes. Berücksichtigg. d. Zusammenarbeit d. Anästh. mit d. Krankengymnastin in d. prä- u. postop. Behandlg., Krankengymnastik, Heft 1 (1964). – Z. Frage d. Haut-, Muskel- u. Nervenschäden b. d. Oberflächenunterkühlg. u. Wiedererwärmg., Anästhesist *13*(1964). – NLA Typ II u. ihre wehrmed. Bedeutg. (mit Langer u. Zierach), Wehrmed. Mitt., H. 9 (1964). – Réanimation en cas d'hemorragie intrathor. (mit Lawin u. Rittmeyer), Anesth. Analg. *XXI* (1964). – Erfolgr. Wiederbelebg. b. Ertrinken im Eiswasser (mit Kügler-Podelleck, Rodewald, Kügler u. Müller-Brunotte), Dtsch. med. Wschr. *90* (1965). – Exitus in tabula (mit Zukschwerdt), Klin. Med. *20* (1965). – Wiederbeleb. im höh. Lebensalter (mit Fischer), chir. praxis *1* (1966). – Halothankonzentr. b. Nark. mit Feldnarkosegeräten (mit Klinghammer u. Langer), Wehrmed. *4*(1966). – Anzahl, Erfolgsrate u. Komplikationshäufigkeit d. Wiederbeleb. in d. AnästhAbt. d. Chir. Univkl. Hbg.-Eppendorf v. 1. 1. 64 bis 31. 12. 65 (mit Kügler u. Schilling), Langenbecks

Arch. klin. Chir. *316* (1966). – Vorteile einer kl. Überdruckkammer z. hyperbaren Oxygenat. (mit Harms u. Rodewald), Acta anaesth. Scand. Proc. II, XXIV (1966). – Halothan-Konzentr. b. Nark. unter primit. Verhältn. (mit Klaucke, Klinghammer u. Langer), ebd., Suppl. XXIV (1966). – Zwei Jahre Intensivbehandlg. an d. AnästhAbt. d. Univkl. Hbg.-Eppendorf (mit Kügler), ebd., Proc. I, Suppl. XXIII (1966), anästh. prax. *2* (1967). – Vor- u. Nachteile d. endotrach. Intub. in Notfallsituat. u. b. Dauerbeatmg. (mit Kügler), Z. prakt. Anästh. *1* (1966). – Techn. Neuerg.: Neu entwickelte Geräte z. Nottracheotomie, ebd. – Kurznark. in d. zahnärztl. Chir., Zahnärztl. Praxis *XVIII* (1967). – Wiederbeleb. b. Kreislaufstillstand (mit Spindler), Münch. med. Wschr. *108* (1966). – Erfolge u. Mißerfolge d. Wiederbeleb. (mit Spindler), ebd. – Geschichte d. Wiederbeleb. (mit Spindler), ebd. – Disk.-bemerkg. zu: D. große Magenblutg., chir. prax. *4* (1967). – Anästh.probl. b. urol. Eingr., Z. prakt. Anästh. *2* (1967). – Erste ärztl. Hilfe beim Verkehrsunfall, Ärztl. Fortbild. *17* (1967). – D. derzeit. Bedeutg. d. Tropfnark. (mit Schumann), Anästh. prax. *2* (1967). – Angebor. u. erworb. Bronchusstenosen u. -verschlüsse im Kindesalter (mit Bay u. Skvorc), Bruns' Beitr. klin. Chir. *214* (1967). – Anwendg. künstl. Totraumvergrößer. z. Behandlg. v. Atelektasen (mit Giebel), ebd. – Blutvolumenbestimmg. mit Hilfe radioakt. Isotope (mit Giebel), ebd. – Erfolge u. Mißerfolge d. Reanimation (mit Bay, Fischer, Rittmeyer u. Schilling), ebd. – Anästh. b. amb. Eingr., Langenbecks Arch. klin. Chir. *319* (1967). – Ätiologie u. statist. Analyse tödl. Narkosezwischenfälle, ebd. *322* (1968). – Sterilisat. v. Anästh.zubehörteilen durch Autoklavieren u. Heißluft, Z. prakt. Anästh. *2* (1967). – Bedeutg. v. Plasmaersatzstoffen in d. Kl. (mit Rittmeyer), Bibl. haemat. *33* (1969). – Ther. Ergebn. b. d. Verwendg. v. Gelatine-Plasmaersatzlösg. in d. Anästh., Chir., Gyn., Geburtsh., Ophthal. u. Neurochir. (mit Giebel), ebd. – Anästh. b. kl. chir. Eingr. in d. Sprechstunde d. Prakt. Arztes, Landarzt *44* (1968). – Erfolge u. Mißerfolge in d. Anästh. u. Wiederbeleb., Universitas 1968. – Risiko b. Anästh. in d. amb. HNO-Praxis, HNO-Mitteil.blatt *18* (1968). – Schockbekämpfg. u. erste Maßnahmen am Unfallort, Arch. Ohr.-, Nas.- u. Kehlk.-Heilk. *191* (1968). – Anästh. im Kindesalter, DZZ *23* (1968). – Traumat. Ösophagotrachealfistel (mit Zukschwerdt u. Zopff), Thoraxchir. *16* (1968). – Fragen d. Anästh. (Kolloq. Ebingen 1969), Wiss. Informat. Fresenius, 1, 1970. – Klin. Bedeutg. d. Blutvolumens (Kolloq. Minden 1970), ebd., 4, 1970. – Schädel-Hirntrauma (2. Ebinger Anästh.-Sympos. 1973), ebd. *1* (1973). – D. schwere Unfall. Fragen d. Zusammenarbeit mit and. Fächern aus d. Sicht d. Anästh. (mit Bergmann, Lawin u. Nüßgen), Mels. Med. Mitt. *44* (1970). – Schemata z. Überwachung eines Pat. auf d. op. IntensivAbt. (mit Mitarb.), ebd. – Mod. Infusionsther. aus anästh. Sicht (mit Rittmeyer), ebd. *45*, Suppl. I (1971). – Narkoseverfahren in d. Urol., Urologe B *10* (1970). – Wahl d. Narkosemittels, ebd. – Heute noch vorkomm. Kompl. in d. Anästh., ebd. – Kurznark. in d. Kl. u. Praxis, ebd.

– Maligne Hyperthermie, ebd. B *13* (1973). – Reanimat. u. Intensivpflege unter Berücksichtigg. d. Organtransplantat., Münch. Med. Wschr. *114* (1972). – Prä- u. postop. Blutvolumenkontrolle in d. Darm-Chir., insbes. b. Colitis ulc. (mit Doehn, Giebel u. Rittmeyer) (Kongr.ber. XI. gemeins. Tgg. Östr., Schweizer u. Dtsch. Anästh. Ges. 1969 in Saarbrücken), Anästhesist *19* (1970). – Über d. zahlenmäß. Relat. zw. Reanimationspat., Kranken mit diss. Hirntod u. potent. Organspendern an einem Reanimationszentrum (mit Bessert, Bushart u. Rittmeyer), Wiederbeleb., Organersatz, Intensivmed. *7* (1970). – Zur Zahl d. potent. Organspender an einem Reanimationszentrum (mit Bessert, Bushart u. Rittmeyer), Mels. Med. Mitt. *44* (1970). – Stickstoffbilanzen b. chir. Routineeingr. unter Anwendg. v. Vivasorb (mit Farthmann, Rittmeyer u. Troll) (im Druck). – Weitere Angaben fehlen.

Hormozi, Ardeshir, Dr. med., Chir. (66), Anästh. (71), D-Arzt, Chir. u. Anästh. in eigener Praxis, Zeppelinstr. 2, D-5000 Köln 1; Lindauer Str. 73, D-5000 Köln 41. – * 4.4. 30 Iran. – **StE.** u. **Prom:** 58 Heidelberg.

Horn, Gisela, Dr. med., Anästh. (66), z. Zt. nicht berufstätig; Garteler Weg 15, D-2860 Osterholz-Schwarmbeck. – * 12. 9. 32 Hamburg. – **StE:** 58 Heidelberg. – **WG:** 58–65 Anästh. Hamburg-Heidberg, 66–85 Chefarzt f. Anästh. am Krskrh. Osterholz.

Horvatek-Perisic, Anica, Dr. med., Anästh. (72), leit. Anästh. am Bürgerhosp., Ockstädter Str. 3–5, D-6360 Friedberg.

Höschen, Carmen, Anästh. (75), Chefärztin d. AnästhAbt. d. Ev. Krh., Brusebrinkstr. 20, D-5800 Hagen 7 (Haspe); Tulpenstr. 1, D-4322 Sprockhövel 2. – * 21. 2. 40 Hannover. – **StE:** 65 Berlin. – **WG:** 68/69 Anästh. Berlin-Neukölln, 69 Anästh. Düsseldorf, 71–74 Anästh. Wuppertal-Barmen, seit 75 Chefärztin am Ev. Krh. Hagen-Haspe.

Hosselmann, Irmgard, Dr. med., Anästh. (73), leit. Ärztin d. Abt. f. Anästh. u. Intensivmedizin am St. Josef-Hosp., D-5210 Troisdorf. – * 12. 8. 40 Ahlen/Westfl. – **StE:** 66 Münster, **Prom:** 66 Münster. – **WG:** Inn. Ahlen (Lang), Anästh. Köln (Bonhoeffer), 72–74 Klin. Physiol. (Hische), 75–77 Anästh.-Oberarzt Univ. Basel (Hügin), 77–79 Anästh.-Oberarzt Univ. Köln (Bonhoeffer).

Hossli, Georg, Prof. Dr. med., Anästh. FMH (54), Dir. d. Inst. f. Anästh. am Univspital, Rämistr. 100, CH-8091 Zürich; Im Brächli 55, CH-8053 Zürich. – * 22. 11. 21 Zürich. – **StE:** 49 Zürich, **Prom:** 50 Zürich,

Habil: 60 Zürich. – **WG:** seit 54 leit. Arzt d. Anästh-Abt. d. Kantonsspitals Zürich, 65 Außerordentl. Prof. f. Anästh., Univ. Zürich, seit 66 Dir. d. Inst. f. Anästh. d. Univspitals Zürich, 70 Ordentl. Prof. f. Anästh., Univ. Zürich.
H: Klin. Anästh. u. Intensivther., Springer Berlin, Heidelberg, New York, Tokyo (Buchreihe), Notfallmed., perimed Erlangen u. Der Anästhesist, Springer Berlin, Heidelberg, New York, Tokyo. –
BV: Kreislaufmittel u. Analeptika; Herz-Lungenapparate; Aufrechterhaltung d. Körpertemperatur; in: Lehrb. d. Anästh., hrg. Frey, Hügin, Mayrhofer, Springer Berlin, Heidelberg 1955. – Komplikationen d. Allg.-Anästh., in: ebd. – Grundsätze u. Technik z. Behandlg. d. Atembehinderg. (Künstliche Atmung), in: Handb. d. Inn., 4. Bd., 1. Teil (hrg. Bergmann, Frey u. Schwiegk), ebd. 1956. – Wiederbeleb., in: Lehrb.: Lerne Rettungsschwimmen d. SLRG u. d. Schweiz. Rettungsschwimm-Verbandes 14 (1963). – Wiederbelebungsmaßnahmen b. Lawinenverschütt., Symp. über Dringl. Maßnahmen z. Rettg. v. Lawinenverschütt., Davos-Weissfluhjoch 1963, Foundation Internat. „Vanni Eigenmann", c/o Dr. R. Campell Pontresina. – The Swiss Rescue, in: Accident Prevention and Life Saving, hrg. Hunt, Royal Coll. of Surg. of England 1963. – D. Anästh. in d. Chir. d. Brust u. Brusthöhle, in: Operationslehre, v. Kirschner u. Zenker, Bd. Eingr. an d. Brust u. in d. Brusthöhle, v. Brunner, Springer Berlin, Heidelberg, New York. – Respir. u. zirkul. Wiederbeleb. (mit Haid), in: Trauma-Fibel, wiss. Dienst Roche 1965. – Intraop. Blutverlust, Meßmethoden u.a. Kolloquium, in: Infus.probleme in d. Chir., hrg. Gruber u. Allgöwer, Anästh. Wiederbeleb., Bd. 5, Springer Berlin, Heidelberg, New York 1966. – Schwesternprobl. auf d. Intensivbehandlungsstat., in: ebd., Bd. 17, 1966. – Überdruckatmg. beim akut. Lungenödem (mit Bühlmann), in: ebd., Bd. 15, 1966. – Notfallwagen (mit Ahnefeld), in: ebd. – Beitr. zur Frage d. O_2-Aufnahme u. adäquaten Ventilat. in Hypothermie (mit Gattiker u. Terzic), in: ebd., Bd. 35, 1966. – Anästh. b. Eingr. an endokr. Organen u. b. Herzrhythmusstörg. (mit Schaer, Frey u. Ziegler), in: ebd., Bd. 56, 1972. – Möglichkeit d. Helikopters im Rettungswesen, Empfehlung (mit Ahnefeld, Allgöwer, Frey u. Haid), in: ebd., Bd. 76, 1973. – Wirkg. v. Ethrane auf d. Hämodynamik beim Menschen (mit Haldemann, Kym u. Schaer), in: ebd., Bd. 84, 1974. – Überdruck beim akut. Lungenödem, in: ebd., Bd. 80, 1974. – Frühzeit. Totalkorrektur angeb. Herzfehler mit einer Säuglings-Herzlungenmaschine. Intra- u. postop. Anästh.- u. Überwachungsprobl. (mit Gattiker, Turina, Babotai u. Senning), in: ebd., Bd. 93, 1975. – Versehentl. einseit. Intubat. (mit Schaer, Müller u. Gürtler), in: ebd., Bd. 90, 1975. – Gefahren d. Massivtransfus. v. kaltem Konservenblut u. Möglichk. d. Anwendg. v. Mikrowellen z. raschen Aufwärmg. v. Blutkonserven, in: ebd. – Comments on muscle relaxation, in: Principles on Tetanus, Huber Bern 1967. – Indikat. u. Bedeutg. d. postop. Beatmg. nach thoraxchir. Eingr., in: anaesth. ,66', hrg. Meyer, Proc. I, 1967. – Herzmassage u. elektr. Defibrill. in Kl. u. Praxis, unter bes. Berücksichtigg. d. Elektrounfalles, vom Standpunkt d. Anästh. (mit Babotai), in: Beiträge zur ersten Hilfe u. Behandlg. v. Unfällen durch elektr. Strom, Bd. 5, Verl. d. Elektrizitätswerke Frankfurt 1967. – Dauerbeatmg. während 2134 Tagen wegen hoher Halsmarkdurchtrenng. (mit Bühlmann u. Hardmeier), in: Wiemers u. Scholler, Lungenveränderg. b. Langzeitbeatmg., Thieme Stuttgart 1973. – Anästh. b. urol. Eingr., in: Mayor u. Zingg: Urol. Op., ebd. 1973. – Theoriekurs I f. Anästh.- u. Intensivbehandlungsschwestern (u. Mitarb.), Juris Zürich 1973. – Behelf f. Anästh. u. Reanimat., Eidg. Drucksachen-Zentrale Bern 1974. – Schock, in: Lanz: Katastrophenmed., Wiss. Dienst d. Univ. Zürich 1974. – Erste Hilfe u. Ambulanzwesen, in: Ursprung: Sicherheit im Straßenverkehr, Fischer Taschenbuch Frankfurt 1974. – Verlängertes Koma, in: Bleuler: Lehrb. d. Psychiatrie, Springer Berlin, Heidelberg, New York 1975. – D. Wirkg. v. Ethrane auf d. Hämodynamik beim geriatr. Pat. (mit Haldemann, Schmid u. Schaer), Internat. Congr. Ser. No. 330. Excerpta Medica Amsterdam 1974. – Veränderg. d. Lungendehnbarkeit u. d. Atemwegwiderstandes b. NLA (mit Wüst, Haldemann u. Schaer), ebd. – Naloxone reversal of fentanyl anesth. for major vascular surgery (mit Gattiker, Schubert u. Dimai), in: Abstr. Postgrad. Course and Congr. Papers, 12. Congr. of the Scand. Soc. of Anaesth., Oulu/Finland 1975. – D. Auswirkg. einer Volumenrestitut. auf d. kreislaufdepress. Effekt v. Ethrane (mit Haldemann, Wüst u. Schaer), in: ZAK Bremen 1975, Abstracts, Perimed Erlangen 1975. – Aufhebg. d. Atemdämpfg. durch Naloxone b. hochdos. Fentanyl-Anästh. in d. Gefäßchir. (mit Gattiker, Berlin u. Dimai), ebd. – Kreislaufeffekte u. Pharmakokinetik v. Fentanyl zur Narkoseeinleitg. beim Menschen (mit Eisele, Haldemann u. Wüst), ebd. – D. Wirkg. v. Flunitrazepam (Rohypnol®) als Prämed. u. Anästhetikum auf d. Hämodynamik b. kreislaufgesunden Pat. (mit Haldemann, Wüst u. Schaer), ebd. – Anästh., in: Mayor u. Zingg: Urologic Surgery 1–7, Thieme Stuttgart 1976. – D. Wirkg. v. Flunitrazepam („Rohypnol") als Prämed. u. Anästhetikum auf d. Hämodynamik b. kreislaufgesunden Pat. (mit Haldemann, Wüst u. Schaer), in: Bisherige Erfahrg. mit „Rohypnol" (mit Hügin u. Gemperle), Ed. Roche Basel 1976. – Vergleich d. Wirkg. v. Flunitrazepam („Rohypnol") u. Diazepam („Valium" Roche) in d. Prämed. (mit Kammer, Wüst u. Liebmann), in: ebd. – Offene Prüfg. zur Abklärg. d. hypnot. Wirkg. v. „Rohypnol" (Vergleichsserie „Rohypnol" – „Valium" Roche) (mit Paedakis u. Liebmann), ebd. – Ethrane b. geriatr. Pat. Ist eine Hypovolämie f. d. kreislaufdepress. Effekt verantwortlich? (mit Haldemann, Wüst u. Schaer), Journées communes de la Société suisse d'anesth. et de réanimation et de la Société suisse de médecine intensive, Montreux 1976. – D. Kreislaufwirkg. d. Rohypnol-Fentanyl-Narkose b. „poor-risk"-Pat. (mit Haldemann, Reist u. Schaer), ebd. – Pulmonale Auswirkg. v. Massivtransfus. (mit Haldemann), in: Buff u. Glinz, Respir. Insuffizienz b. Mehr-

fachverletzten, Straube Erlangen 1976. – Aufgaben d. Anästh. im Rahmen d. chir. Notfalldienstes, in: Buff u. Glinz, Notfallchir., ebd. 1976. – Dopamin (mit Gattiker u. Haldemann), INA, Bd. 4, Thieme Stuttgart 1977. – Kard. Funktion, in: Dick u. Ahnefeld, Notfallmed., Schriftenr. Klin. Anästh. Intensivther., Bd. 10, Springer Berlin, Heidelberg, New York 1976. – Anwendg. u. Dosierg. v. Flunitrazepam im Bereich d. Prämed., Teil II (mit Heinzl), in: Ahnefeld, Bergmann, Burri, Dick, Halmagyi, Hossli u. Rügheimer (Hrg.): Rohypnol (Flunitrazepam), Pharmak. Grundlagen – Klin. Anwendg., ebd., Bd. 17, 1978. – Einführung, in: Volumenersatz mit Hydroxyäthylstärke HÄS. 1. Schw. HÄS-Symp. Zürich 1977, Wiss. Informat. Fresenius-Stiftg., Beiheft 2 (1978). – Pathophysiology of Asphyxia during Hypothermia, in: Forum Davos/Lawinen: Skifahren u. Sicherheit III, Internat. Symp. Davos 1979, Kongr.ber. Buchdruckerei Davos 1979. – Med. Maßnahmen nach Auffinden eines Lawinenverschütteten (mit Dangel), ebd. – Successful rewarming with the heart-lung-machine after accid. hypothermia (mit Turina), ebd. – Schock u. Reanimat., in: Lanz u. Rossetti, Katastrophenmed., Enke Stuttgart 1980. – Entwicklg. d. Transportmed. in d. Flugrettg., in: Med. Aspekte d. Flugrettungswesens im Alpenraum, 6. Internat. Bergrettungsärzte-Tgg., Innsbruck 1978, Eigenverlag G. Flora Innsbruck 1980. – Probl. d. Massivtransfus. u. Bluterwärmg., in: Ahnefeld, Bergmann, Burri, Dick, Halmagyi, Hossli u. Rügheimer, Ther. mit Blutkomponenten, Klin. Anästh. Intensivmed. Bd. 21, Springer Berlin, Heidelberg, New York 1980. – Immediate Care, Problems of Transport, Emergency Admission Departments (Zusammenfassung d. Rundtischgespräches), in: Rügheimer, Wawersik u. Zindler (Ed.): 7th World Congr. of Anaesth., Hamburg 1980, Abstracts, Excerpta Medica Amsterdam, Oxford, Princeton 1980. – Lungenödem (mit Gattiker), in: Lawin (Hrg.): Praxis d. Intensivbehandlung. 4. Aufl., Thieme Stuttgart, New York 1981. – Herzop. u. Herztrauma (mit Gattiker), ebd. – D. hist. Entwicklg. d. intraven. Narkose, Klin. Anästh. Intensivther., Bd. 23, Springer Berlin, Heidelberg, New York 1981. – Bluttransfusion heute, in: Schlimgen, Müller u. Kalff (Hrg.): Infus., Transfus., enterale u. parenterale Ernährg., Anleitg. f. d. klin. Praxis, Perimed Erlangen 1981. – Katastrophenmed. Aspekte, in: Haid u. Mitterschiffthaler: Anästh. u. Intensivmed. ZAK Innsbruck, Intensivmed. Notfallmed. Bd. 5, Springer Berlin, Heidelberg, New York 1981. – Buprenorphine, Tramadol and Nicomorphine for control of postop. pain (mit Alon, Rajower u. Schulthess), in: Schmerzbehandlg. – Epidurale Opiatanalgesie, Anästh. Intensivmed., Bd. 153, ebd. 1982. – Resuscitation Training for Laypersons, Disaster Medicine, Vol. 1, Centrum Philadelphia 1983. – Erste Hilfe (mit Meng, Pickel u. Sefrin), Perimed Erlangen 1983. – D. Anwendg. d. kontinuierl. intravasalen pO_2-Messg. b. Lungenop. (mit Axhausen u. Alon), in: D. kontinuierl. intravasale pO_2-Messg. (Hrg.), Thieme Stuttgart, New York 1983. – Periop. Probl. d. Anästh. u. d. postop. In-

tensivbehandlg., in: Mayor, D. Chir. d. Nebennieren, Springer Berlin, Heidelberg, New York 1984. – Katastrophenmed. Aspekte, in: Bergmann u. Kramar (Hrg.), Notfallmed. f. d. Praxis, Beiträge zur Anästh. u. Intensivmed. 9, Maudrich Wien, München, Bern 1984. – D. periop. Problematik beim Phäochromocytom, in: Hauri u. Schmucki (Hrg.), Erkrankg. d. Nebenschilddrüsen u. Nebennieren, Fischer Stuttgart 1985. – The Role of Air Transportation in Disaster Relief (mit Bühler), in: Manni u. Magalini (Hrg.), Emergency and Disaster Medicine, Springer Berlin, Heidelberg, New York, Tokyo 1985. – Ro 15-1788 in reversing Midazolam used for laparoscopy (preliminary communications) (mit Alon u. Baitelia), in: Acta Anaesth. Scand., Suppl. 80, Vol. 29 (1985), Abstract 18th Congr. of the Scand. Soc. of Anaesth., Reykjavik 1985. – Katastrophenmed., in: Bergmann et al. (Hrg.): D. Organisat. d. Notfall- u. Katastrophenmed., Beiträge zur Anästh. u. Intensivmed. 13., Maudrich Wien, München, Bern 1985. – Triage-Ausbildg., in: ebd. – Grundlagen d. Anästh. u. Intensivbehandlg., Huber Bern, Grundlagen 1 in 1980, Grundlagen 2 in 1985. – **ZV:** Mod. Nark.-apparate, NZZ, Nr. 1949 (1952). – Ein Fall v. langdauern. Herzstillstand b. d. Entferng. eines gr. Lungenfibroms, Anästhesist *1* (1953). – Eine automat. regul. Infus.-apparatur (mit Müller), NZZ, Nr. *2261* (1953); Arch. exp. Path. Pharmak. *222* (1954). – D. künstl. Blutdrucksenkg. b. Op., Umschau Wiss. Techn. *54* (1954). – Über Phäochromocytome (mit Hegglin), Schweiz. med. Wschr. *84* (1954). – D. Behandlg. d. bewußtl. Pat., ebd. – D. derzeit. Behandlg. v. Schock, Kollaps u. Atembehinderg., Praxis *44* (1955). – Neue Behandlg. d. verläng. Komas in d. Psychiatr. (mit Rossier u. Bleuler), Nervenarzt *26* (1955). – D. dringl. Behandlg. akut. Kreisl.- u. Atemstörg., Vjschr. schweiz. Sanitätsoff. *32* (1955). – Bronch. Intub. u. Blockade (mit Mülly), Anästhesist *4* (1955). – D. Bluttransfus. gehört zu d. gr. med. Fortschr. uns. Jahrh., Schweiz. Rote Kreuz *64* (1955). – D. Behandlg. d. bewußtl. Pat., Schrift. d. gewerbl. BG., Heidelberg 1956. – Asphyx. durch Muskelkrämpfe (Tetanus), Therapiewoche *6* (1956). – Ein als Allg.-Anästh. wirks. synth. Steroid (Viadril) (mit Gaudin), Anästhesist *5* (1956). – Hämodynam. Untersuchg. b. akut. Hypoventilat. (mit Bühlmann), Schweiz. med. Wschr. *86* (1956). – D. Wahl d. Anästh.-verfahr., ebd. *86* (1956). – Artific. respirat. (contin.) and hypothermia in severe wound-tetanus, Proc. I. Internat. Kongr. Anaesth., Scheveningen 1955. – Hämodynam. Untersuchg. b. allg. u. einseit. Hypoventilat. (mit Bühlmann, Schaub u. Hösli), Helv. med. Acta *23* (1956). – D. symtomat. Behandlg. d. schw. Tetanus, Langenbecks Arch. klin. Chir. *284* (1956). – Le Service d'Anesth. „AnästhAbt." du nouvel Hôp. Univ. de Zürich, Anesth. Analg. *13* (1956). – Grundsätzl. z. mod. Wiederbeleb., Anästhesist *6* (1957). – D. prakt. Durchführg. d. künstl. Atmg., Schweiz. med. Wschr. *87* (1957). – D. Frage d. verlängert. Komas in d. Psychiatr. (mit Bleuler), Ther. nova *10* (1957). – Wiederbeleb., Schweiz. med. Jahrb. (1958). – Beatmgs.meth. f. d. Erste Hilfe (mit Gattiker), Schweiz. med. Wschr. 88 (1958). – Wiederbeleb. b. Bergunfällen, Kongr.ber. Internat. Kongr. f. Skitraumat., Davos 1958. – D. Verhalten d. Arztes b. Scheintod, Schweiz. med. Wschr. 89 (1959). – D. Meth. d. mod. Wiederbeleb., Oranje Kruis Kongreß-Nummer 5–6, 1959, Het Reddingwesen 316 (1959). – D. Einfluß d. Opiatantag. Lorfan auf d. atemdepress. u. analg. Wirkg. v. Pethidin (mit Bergmann), Schweiz. med. Wschr. 89 (1959). – Wiederbeleb. b. Bergunfällen, Sportarzt 9 (1959). – Prophyl. u. Ther. d. posttraumat. Schocks, Praxis 48 (1959). – D. Atemmech. während künstl. Beatmg. (mit Bühlmann), Thorxchir. 7 (1959). – Respirat. Azidose u. Kreisl. mit bes. Berücksichtigg. d. Gehirnkreisl. (mit Hunziker), Schweiz. med. Wschr. 90 (1960). – A combinat. of analgesic and antogonist in postop. pain (mit Bergmann), Brit. J. Anaesth. 32 (1960). – Aufgaben d. Anästh. b. d. Behandlg. d. Fettembolie (mit Gattiker), Anästhesist 9 (1960). – D. Wirksamk. versch. Beatmungsmeth. f. d. Wiederbeleb. in d. Ersten Hilfe unter bes. Berücksichtigg. d. Beatmg. mit d. Mund, Helv. med. Acta 27 (1960). – Wiederbeleb. durch Insuffl. mit d. Mund, Panorama, Sandoz-Z. 1960. – D. Insuffl.-meth. z. Beatmg. in d. Ersten Hilfe, Acta belg. Arte med. pharm. milit. VI (1960). – Nouvel appareil d'anesth. de campagne et équipement de réanimation de l'Armée Suisse, Revue int. Serv. Santé Armées 33 (1960). – Bemerk. z. Arbeit „D. dir. Mund-Beatmg. v. Standpunkt d. Ventilat. aus betrachtet" v. G. J. van Weerden, Anästhesist 10 (1961). – D. grundleg. med. Anforderg. an eine zeitg. Organisat. d. Erste Hilfe u. Rettgs.-wes., Vortr. Zentralkurs f. Erste Hilfe d. SLRG/SRFW 1961, Emil Frey AG, Zürich. – D. Behandlg. d. Herzstillstand. u. d. Herzkammerflimm. unter bes. Berücksichtigg. d. Elektrounfalles, Beitr. z. Ersten Hilfe u. Behandlg. v. Unfällen durch d. elektr. Strom 63 (1961). – D. grundl. Anforderg. an eine zeitgem. Organisat. d. Erste Hilfe- u. Rettungswes., SLRG/SRFW 1961. – D. Rettg. d. akut bedroht. Menschenleben b. Unfällen u. Krankh., Praxis 50 (1961). – Soforthilfe u. Wiederbeleb. im Rettungswes., Z. Unfallmed. 2 (1961). – Wiederbeleb. d. Herzens b. geschl. Brustkorb, Méd. et Hyg. 20 (1962). – D. Behandlg. d. Bewußtl. durch d. prakt. Arzt, Z. ärztl. Fortbild. 12 (1962). – D. Anwendg. d. kontin. Sauerstoffaufnahmemessg. während künstl. Beatmg. nach Engström, Herzog u. Norlander in Hypothermie, Anästhesist 11 (1962). – D. Wirksamk. d. äuß. Herzmassage an Hand v. Druckmessg. (mit Middendorp), ebd. – Prakt. Erwägg. zu d. „Betrachtg. über d. Wiederbelebgs.- u. Nark.-Gerät f. d. Außendienst" v. Maggio u. Vogelsanger, ebd. 12, 153 (1963). – Med. Forderg. an d. Transport v. Notfallpat., Schweiz. Ärzte-Z. Nr. 11 (1963). – Akut. Kreisl.-stillstand im Op.-saal, Helv. chir. Acta 30 (1963). – Maßnahmen b. Herzstillst. in d. Praxis, Triangel 6 (1963). – Erfahrg. mit d. extrathor. Herzmassage, Praxis 52 (1963). – D. Frage d. Anästh. im Feld im schweiz. Armeesanitätsdienst, Anästhesist 12 (1963). – Dringl. Maßnahmen b. akut. Atem- u. Kreisl.-störg. in Feldverhältn., Office Internat. de Documentat. de

Méd. Milit. 1963. – Mod. Tetanusbehandlg., Wien. med. Wschr. 114, 227 (1964). – Ein neuart. Gerät z. rasch. Aufwärmg. v. Frischblutkonserv. (mit Freysz u. Schwarz), Anästhesist 13, 174 (1964). – Bemerkg. zu einem Nark.-todesfall, Schweiz. Ärztetgg. 35, 558 (1963). – Z. Frage d. Anästh. in d. schweiz. Krh., VESKA 28, 182 (1964). – D. Schmerzbekämpfg. b. kleinchir. Eingr. in d. Praxis, Praxis 53, 527 (1964). – The scient. aspects of drowning and artific. respiration during and after Rescue, Internat. Convention on Life Saving Techniques, Sydney, Australien 1960. – Soins d'urgence aux victimes des accidents électriques. Colloque Internat. sur les accidents électriques, Paris 1962, Compte Rendu des Travaux, Centre internat. d'informations de Sécurité et d'hygiène du travail, CIS, Genève. – D. Behandlg. v. unerwart. Reakt. b. d. zahnärztl. Lokalanästh., Schweiz. Mschr. Zahnheilk. 73 (1963). – D. Behandlg. d. Lungenödems mit Überdruckbeatmg. (mit Bühlmann u. Gattiker), Schweiz. med. Wschr. 94 (1964). – Mod. Tetanusbehandlg., Mat. medica Nordmark 16 (1964). – D. prakt. Bedeutg. d. Venendruckmessg. b. Notfällen, Z. Unfallmed. Berufsk. 2 (1965). – Med. Forderungen an den Transport v. Notfallpat., Schweiz. Ärztetgg. 11 (1963). – Urgent Field Measures in Cases of Acute Respir. and Circ. Disorders, Revue Internat. des Services de Santé, des Armées de Terre, de Mer et de l'Air 38 (1965). – Routine determination of oxygen uptake during cardiovasc. anaesth. (mit Norlander, Holmdahl u. Herzog), Acta anaesth. Scand. Suppl. XV (1964). – Maßnahmen b. akut. Kreislaufstillstand, Dtsch. med. Wschr. 91 (1966). – Messung d. pH u. zur Bestimmg. d. pCO_2, d. Standardbicarbonats, d. Basenüberschusses u. d. Pufferbase im cutanen Blute nach d. Mikromethode v. P. Astrup; Untersuchg. in Hypothermie (mit Stoll), Anästhesist 15 (1966). – Herzzeitvolumen u. cerebr. Durchblutg. in Narkose b. Hypo-, Normo- u. Hyperventilat. mit d. Engström-Respirator (mit Gattiker u. Rothlin), Acta anaesth. Scand. XXIII (1966). – Orientierg. über d. Anästhdienst d. Armee, Schweiz. Z. Militärmed. 44 (1967). – Erfahrg. mit d. Anwendg. versch. Muskelrelaxant. vom Curaretyp b. d. symtomat. Behandlg. d. Tetanus, Bull. d. Schweiz. Akad. Med. Wiss. 23 (1967). – Behandlg. v. unerwarteten Reakt. b. d. zahnärztl. Lokalanästh., Schweiz. Z. Militärmed. 44 (1967). – Manometrie im Schock: Zentraler Venendruck (mit Burri), Klin. Med. 22 (1967). – Mesures à pendre en cas d'arrêt circulat. massage ext. dur coeur), Méd. et Hyg. 25 (1967). – Enseignement des premiers secours, ebd. 25 (1967). – D. Frage d. Anästh. im Feld im schweiz. Armeesanitätsdienst, Wehrd. Gesundh. XV (1967). – Anästh. Probl. b. schw. Verletzg. v. Weichteilen u. großen Körperhöhlen, Helv. chir. Acta 34 (1967). – Compliance and airway resistance during anaesth. with contr. ventilat. (mit Norlander, Herzog, Nordén, Schaer u. Gattiker), Acta Anaesth. Scand. 12 (1968). – Sympaticometica in d. Behandlg. d. postop. Herzinsuffizienz: Wirkg. auf Kreislauf u. O_2-Aufnahme (mit Rothlin u. Gattiker), Schweiz. med. Wschr. 98 (1968).

– Oxygen uptake and card. output after card. surgery (mit Gattiker u. Rothlin), Progr. in Anaesth., London *200*(1968). – Eigng. eines Blutersatzstoffes f. d. Armeesanitätsdienst, Schweiz. Z. Militärmed. *45* (1968). – Beatmgs.-probl. b. Thoraxverletzg. (mit Frey), Acta chir. Austriaca *1* (1969). – Aufgaben u. Funkt. d. Schweiz. Ärztekommiss. f. Notfallhilfe u. Rettungswes. u. d. Schweiz. Interverbandes f. d. Rettungswes. (mit Bürgi), Arbeitsgemeinsch. Rettungsärzte, Mainz *1* (1969). – Maßnahmen b. Kreislaufstillstand, Praxis *58* (1969). – Med. Fragen b. d. Bergg. v. Lawinenverschütteten, Ber. 9. Internat. Kongr. Skitraumat. Wintersportmed. Garmisch, (1970). – Blutvolumen, Plasmavolumen u. total. Plasmaalbumin nach Substitut. v. Blutverlusten mit Physiogel®, Macrodex 6%® u. 1,8% Dextran-Ringer-Laktat beim Menschen (mit Schaer u. Kundert), Bibl. haemat. *37* (1971). – Ausbildg. d. Schwestern in Intensivpflege (mit Frey), Helv. chir. Acta *39* (1972). – Über d. Verdampfungsleistg. d. Oxford Miniature Vaporizer (OMV) f. Halothane (mit Haldemann u. Schaer), Anästhesist *22*(1973). – Ursachen u. Folgen d. akut. Ateminsuffizienz in einem kardiochir. Wachsaal (mit Gattiker), Schweiz. med. Wschr. *103* (1973). – Anästh. u. Feldverhältn., Schweiz. Z. Militärmed. *2* (1973). – Maligne Hyperthermie (mit Schiller u. Mair), Schweiz. Arch. Neurol. *113*(1973). – Aufgaben u. Ausbildg. d. Arztes im Rettungsdienst (mit Ahnefeld u. Schorr), Schriftenr. d. DRK *51* (1974). – Massivtransfus. v. Kaltblut, Aufwärmg. v. Konservenblut mit Mikrowellen, Infus.ther. *1* (1974). – Wirkg. v. Ethrane auf d. Kreislaufgrößen geriatr. Pat. (mit Haldemann, Schmid, Frey u. Schaer), Anästhesist *24* (1975). – Probl. d. Massivtransfus., Helv. chir. Acta 42 (1975). – Probleme d. Massivtransfus., Kongr.ber. Anaesth. (1975). – D. Auswirkg. einer Volumenrestitut. mit Dextran-Ringerlaktat auf d. kreislaufdepress. Effekt v. Ethrane b. geriatr. Pat. (mit Haldemann, Wüst u. Schaer), Anästhesist *25*(1976). – Verhinderg. d. Bolustodes durch d. „HEIMLICH"-Handgriff? (mit Ahnefeld, Frey u. Ruben), Notfallmed. *2* (1976). – Measurement of oxygen tension in human perilymph (mit Fisch u. Murata), Acta Otolaryngol. *81* (1976). – Maligne Hyperthermie: Versuch d. Früherkenng. mittels Bestimmg. d. Kreatinphosphokinase (CPK) u. ihrer Isoenzyme (mit Peter, Zapf, Froesch, Eppenberger u. Bernhard), Schweiz. med. Wschr. *106*(1976). – Lufttransport v. Notfallpat., Notfallmed. *2* (1976). – Anästh. Probl. d. alten Pat. (mit Haldemann u. Schaer), Méd. et Hyg. *34*(1976). – Hämatolog. Untersuchg. über Veränderg. durch Bluterwärmg. mit Mikrowellen (mit Kägi, Rüegg u. Straub), Infusionsther. *4* (1977). – D. Anästh. mit Rohypnol (Flunitrazepam) u. Fentanyl beim geriatr. Pat. (mit Haldemann u. Schaer), Anästhesist *26* (1977). – Aufhebg. d. Atemdämpfg. durch Naloxone nach hochdos. Fentanyl-Anästh. in d. Gefäßchir. (mit Gattiker, Dimai u. Berlin), ebd. 27 (1978). – 3%-Dextran-70-Ringerlactat als prim. Volumenersatz. Volumenwirkg. b. normo- u. hypovolämen Individuen (mit Schaer, Haldemann, Spring, Gebauer u. Frey),

Schweiz. med. Wschr. *109*(1979). – Effect of Dextran on Blood Volume and Interactions with Volume Regulatory Systems (mit Haldemann, Schaer, Spring, Frey u. Gebauer), Intens. Care Med. *5* (1979). – Ein System f. Intermittent Mandatory Ventilation (IMV) mit d. Engström-Respiratoren ER 200/300 (mit Kohler, Spring u. Reist), Prakt. Anästh. *14* (1979). – Eine neue Absaugpumpe f. d. Bereich d. Notfallmed. (mit Ahnefeld, Dick, Ruben u. Wyrwoll), Anästhesist *28* (1979). – Kreislaufwirkg. v. Flunitrazepam (Rohypnol) u. d. Kombinat. Flunitrazepam/Fentanyl (mit Haldemann u. Schaer), Refresher Course, ZAK 1977, Méd. et Hyg., Genève 1979. – Ein transportabler Klein-Monitor f. direkte Messg. v. Blutdruck u. Pulsfrequenz (mit Babotai), SWISS MED Nr. 6 (1979). – D. Rettungswesen in d. Schweiz. a) Beziehg. zum Ausland, b) Notärzte, Schweiz. Ärztezg. 61 (1980). – Hypothermie accidentelle et traitement. Méd. et Hyg. *39* (1981). – AMBU® Uni-Suction, Absaugpumpe auch f. d. außerklin. u. chir. Bereich (mit Axhausen), Notfallmed. *7* (1981). – Buprenorphine in the postop. pain control (mit Alon u. Rajower), Abstract. Scand. Soc. of Anaesth., 16th Congr. Oslo 1981, Acta anaesth. scand. *25*, Suppl. 72 (1981). – Buprenorphin u. Nicomorphin im klin. Doppelblindversuch zur postop. Schmerzbekämpfg. (mit Rajower u. Alon), Anästh. Intensivther. Notfallmed. *16* (1981). – Doppelblindvergleichsstudie über d. Wirkg. v. Tramadol u. Buprenorphine auf d. postop. Schmerzen (mit Alon, Schulthess u. Axhausen), Anästhesist *30* (1981). – Domperidon nach Aethernarkose. Eine Prophylaxe d. postop. Hyperemesis (mit Alon, Caluori, Bernoulli u. Axhausen), ebd. *31* (1982). – Hypothermie accidentelle et traitement, Symp. Avalanches et Médecine, Aigle 1980, Méd. Militaire, No *4* (1982). – D. Notarzt (mit Hell), ebd. – Ärztl. Weiterbildg. d. Anästh. in d. Schweiz, ZAK 1981 Berlin, Anästh. Intensivmed. *23* (1982). – D. Berufsbild d. Anästharztes, SWISS MED *5* (1983). – Analgesie u. Nebenwirkg. v. Nalbuphin (Nubain®) im Vergleich zu Morphin nach Hysterektomie (mit Alon u. Krayer), Anästhesist *33* (1984). – Schock- u. Schmerzbekämpfg., Hefte Unfallheilk. 163 (1984).

Htun, Thein, Anästh. (80), Anästh. in d. Abt. f. Anästh. u. Intensivbehandlg. am Stadt- u. Krskrh., Strüther Berg 7, D-8800 Ansbach; Christian-Sturm-Str. 30, D-8800 Ansbach. – * 8. 4. 37 Burma. – **StE:** 64 Belgrad. – **WG:** 67-69 Sao Hsam Htun Hosp. Taunggyi/Burma, 70-76 US-Army-Hosp. Katterbach b. Ansbach, seit 76 Stadt- u. Krskrh. Ansbach: 76 Chir., seit 76 Anästh.

Huber, Bernd, Dr. med., Anästh. (76), Chefarzt am Inst. f. Anästh. am Städt. Krh., Söllnerstr. 16, D-8480 Weiden i. d. OPf; Lindenstock 41, D-8480 Weiden.

Huber, Guenter, Dr. med., Anästh. (80), chir. Assist. am St. Hildegardis-Krh., D-6500 Mainz; Trajanstr. 1, D-6500 Mainz. – * 5. 5. 48. – StE: 74 Frankfurt, **Prom:** 76 Frankfurt. – **WG:** 75–80 Anästh. Mainz (Frey), seit 80 Chir. Mainz (Höhle).

Huber, Walter, Dr. med., Anästh. (81), Oberarzt an d. AnästhAbt. d. Städt. Krankenanst., Lamprecht-Str. 2, D-8750 Aschaffenburg; Am Hasenkopf 2, D-8750 Aschaffenburg. – * 23. 4. 48 Burgkunstadt. – **StE:** 76 Erlangen, **Prom:** 77 Erlangen.

Hübner, Jürgen, Dr. med., Anästh. (76), niedergel. Anästh. (Kassenarzt), Dorfsfeld 14, D-2120 Lüneburg. – * 8. 6. 43 Stolp/Pomm. – **StE:** 70 Mainz, **Prom:** 75 Mainz.

Hucl, Miroslava, Dr. med., Anästh. (74), freiberufl. Anästh. Olympiapark-Kl. D-8000 München; Kirchenstr. 4, D-8066 Feldgeding. – * 21. 9. 44 Brusperk. – **StE:** u. **Prom:** 67 Brünn.

Hudabiunigg, Kurt, Dr. med., Anästh. (79), Oberarzt am Inst. f. Anästh. d. Univ. Graz, LKH, A-8036 Graz; Mandellstr. 30, A-8010 Graz, Tel: 03 16/75 70 24. – * 13. 3. 47 Leibnitz. – **StE.** u. **Prom:** 72 Graz.

Hudemann, Claus-Thomas, Anästh. (80), leit. Arzt f. Anästh. an d. Lubinus-Kl., Steenbeker Weg 25, D-2300 Kiel; Kirschgarten 15, D-2300 Stampe/Kiel. – * 26. 3. 46 Bremen. – **StE:** 75 Hamburg, **Prom:** 75 Hamburg. – **WG:** 76–82 Anästh. Hamburg-Eppendorf (Horatz), seit 83 Lubinus-Kl. Kiel.

Hügel, Ursula, Dr. med., Anästh. (75), Oberarzt d. AnästhAbt. am Eduardus-Krh., Custodisstr., D-5000 Köln; Fuchsweg 21, D-5064 Roesröth-Forsbach.

Hugh, Colin, Anästh. (80), Chefarzt d. AnästhAbt. am Marienhosp., D-4554 Ankum-Bersenbrück; Magnolienweg 8, D-4554 Ankum. – * 10. 11. 45 Brit. Guyana. – **StE:** 71 London. – **WG:** 72/73 Orthop. Surrey (Ring), 73–77 Anästh. Harrogate (Mc Whirter), Anästh. 77/78 Göttingen, 78/81 Goch/Niederrhein, seit 81 Ankum.

Hügin, Werner, Prof. Dr. med., Anästh. (55), F.F.A.R.C.S. (62), Mitbegründer u. Leit. einer multidiszipl. Schmerzkl. (Typ II nach Bonica), Postfach 4010, CH-4000 Basel; Am Ausserberg 15, CH-4125 Riehen b. Basel, Tel. 0 61/49 66 22. – * 15. 3. 18 Basel. – **StE:** 44 Basel, **Prom:** 45 Basel, **Habil:** 57 Basel. – **WG:** 44/45 Inn. Altstätten (Hildebrand), 45/46 Chir. Basel (Henschen), 47/48 Anästh. Mass. Gen. Hosp. Boston, USA (Beecher), 49 Anästh. Nuffield, Dept. of Anaesth. Oxford, England (Macintosh), seit 50 Leit. d. AnästhAbt. Basel, Gast-Prof. d. Northwestern Univ. Chicago (1970) u. Southwestern Univ. Dallas (1971). –
H: Lehrb. d. Anästh. (mit Frey u. Mayrhofer), Springer Berlin, Göttingen, Heidelberg, 1. Aufl. 1955, 2. Aufl. 1971, 3. Aufl. 1972, 4. Aufl. 1977, 5. Aufl. 1982. –
BV: Über Nierenrinden- u. Hypophys.-vorderlappennekrose b. Grav., Karger Basel 1946. – Grundlagen d. Inhalat.-narkose, Benno Schwabe Basel 1952. – Körperl. Auswirkg. d. Medikamente u. Verkehrstauglichkeit, in: Arzneimittel u. Autofahren (Vortragstgg. ACS), Stämpfli Bern 1965. – Erste Maßnahmen nach einem Unfall, in: Unfall, Vogt-Schild AG. Solothurn 1968/69. –
ZV: Über Curare, Schweiz. med. Wschr. 77 (1947). – Über mod. Anästh.-meth., Dtsch. med. Wschr. 1947. – Über d. mod. Anwendg. v. Curare, Ther. Umsch. 4 (1947). – Über mod. Anästh.-meth., ebd. – D. subj. Erlebn. im Curare-Selbstvers., Schweiz. med. Wschr. 77 (1947). – D. Stadien d. Narkose – Pamphlet, hrg. Carba AG u. Socsil AG. – Z. heut. Stand d. Narkosefrage, Helv. chir. Acta 16 (1949). – Über d. Mißbrauch v. Curare, ebd. – D. Behebg. v. Atemhindern. in d. Narkose, Bull. Schweiz. Akad. med. Wiss. 6 (1950). – Über d. Wiederbeleb. d. Herzens, Helv. chir. Acta 18 (1951). – Über d. Indikat. d. intraven. u. intraart. Transfus. b. Blutgs.-schock, ebd. 19 (1952). – Möglichk. u. Grenzen d. mod. Narkose, Ciba-Z. 130/131, 1952. – Grundsätze, Probl. u. Techn. d. Anästh. in d. Thoraxchir., Ther. Umsch. IX (1952). – Über Fehler u. Gefahr d. Nark. mit Berücksichtigg. neuzeitl. Meth. u. neuerer Erkenntn., Anästhesist 1 (1952). – Erfolgr. Gastrotomie an einem Gorilla, Acta trop. Separatum 9 (1952). – Fortschr. auf d. Geb. d. Anästh., Bull. Schweiz. Akad. med. Wiss. 9 (1952). – Grundsätze f. d. Nark. beim Diabetiker, Praxis 42 (1953). – IPC, ein neues Inhalat.-narkot., Dtsch. med. Wschr. 78 (1953). – Ther. d. nark.bedingt. Säureanhäufg., Anästhesist 2 (1953). – D. dringl. Betreug. Bewußtl., Praxis 42 (1953). – Succi., ein kurz wirk. Muskelrelax. u. seine Bedeutg., Helv. chir. Acta 20 (1953). – D. Intercostalblock als Ergänzg. d. Nark. in d. Abdom.-chir., ebd. – Ein Beitr. z. Nark.-prämedik. b. Kindern, Praxis 42 (1953). – D. Mindestbedarf f. d. neuzeitl. Anästh., Zbl. Chir. 78 (1953). – Oesophagoskopie u. Tracheobronchoskopie in Nark., Schweiz. med. Wschr. 84 (1954). – Techn. z. Behandlg. d. Ateminsuff. b. akut. Poliomyelitis, Helv. paediat. Acta 9 (1954). – Etat actuel de l'hypotension artif. par blockage gangl. et avantages d'un derive du thiophanium à action brève, Acta d'anaesth. 3 (1955). – D. allg. Operabil. d. Pat., Cah. d'Anaesth. (1956). – La prophyl. des aspir. mort. dans les voies respirat. en cours de narcose, Méd. et Hyg. (Genève) (1957). – D. Verhütg. einer tödl. Aspirat. in d. Luftwege b. Nark., Klin. u. Forsch. 1957. – Fragen d. Anästh. b. Op. an Greisen, Langenbecks Arch. klin. Chir. 287

(1957) u. Praxis *46* (1957). – Sauerstoff oder Luft als Vehikel d. Inhalat.-nark., Abh. Dtsch. Akad. d. Wiss., Symposium Berlin 1957. – Neue Geräte f. Nark. u. Wiederbeleb., Vierteljahresschr. f. San.-Off. 1957. – Anesth. nelle operazioni di persone anziane, Minerva anaest. XXIV (1958). – D. Kindersterblichk. in d. Chir. u. ihre Senkg. durch Verfeinerg. d. Anästh., Chir. Praxis 1958. – The prevention of fatal aspiration during anaesth., Germ. med. Mth. III (1958). – Mundbodenphlegmone, Anästhesist *7* (1958). – Anästh. in d. Sprechstunde, Therapiewoche 1959. – Schwesternnark., Anästhesist *9* (1960). – Z. Frage d. Nark. f. Endoskopien, Pract. oto-rhinolaryng. (Basel) *22* (1960). – D. Behandlg. Bewußtl., Praxis 1961. – Ballistograph. Untersuchg. in Fluothan-Nark., Helv. chir. Acta 1961. – Empfehlg. d. Internat. Sympos. über Wiederbeleb. in Stavanger 1961. – D. ärztl. Frühbehandlg. b. einem asphix. Ereignis, Triangel Sandoz 5 (1961). – Anästh. in d. Sprechstunde, Therapiewoche *9* (1961). – Ballistograph. Untersuchg. zu versch. Fragen d. Anästh., Anästhesist *10* (1961). – Anästh. f. gyn. u. geburtshilfl. Eingr., Z. Geburtsh. Gyn. *21* (1961). – D. Wiederbeleb. b. akut stillsteh. Kreisl., Vortr. Kongr. f. ärztl. Fortbildg., Linz 1962, Wien. med. Wschr. *112* (1962). – D. Intensivierg. d. Succi.-wirkg. durch Tacrin, Anästhesist *11* (1962). – Fragen d. Anästh. b. Pat., d. unter Hochdruckbehandlg. stehen, ebd. *12* (1963). – Äußere Herzmassage, Schweiz. med. Wschr. *92* (1962). – Probl. u. Behandlg. d. schw. Tetanus, Ther. Umsch. *XX* (1963). – Kolloq. über Gefahren d. Halothans, Vortr. aus d. prakt. Chir. *68* (1964). – Halothan, eine Übersicht u. Bewertg., Anästhesist *13* (1964). – Leberschädigg. d. Anästh. als Berufskrankh., ebd. – Schwesternnark. u. ärztl. Anästh., Z. Krankenpflege 1964. – D. Verhütg. v. Komplikat. d. Anästh., Gyn. (Basel) *158* (1964). – La prévention des complict. de l'anesth., Méd. et Hyg. 661, 1964. – D. Beitrag d. Anästh. zur Op.mortalität, Klin. Med. *4* (1965). – Anästh. u. Nark. b. über 70-jährigen, Bull. Schweiz. Akad. Med. Wiss. 1963. – Exitus in tabula, Beitrag d. Anästh. zur Op.mortalität, Tgg. Östr. Ges. Chir. u. Traumat. 1964, Klin. Med. *20* (1965). – Ist eine Wiederbeleb. v. Herz u. Kreislauf am Unfallort möglich? Therapiewoche *15* (1965). – Aether-Analg. u. Nark. in heutiger Sicht, Internat. Anaesth. Clinics *3* (1965). – Dosierungsrelationen v. Relaxantien u. Narkotika, Bull. Schweiz. Akad. Med. Wiss. *23* (1967). – Beitrag d. Anästh. zum Fortschritt d. klin. Med., Dtsch. Tgg. d. Akademie Med. Wiss., Berlin 1966. – Lachgas-Halothan-Nark. b. amb. Op., Langenbecks Arch. klin. Chir. *319* (1967). – Weitere Angaben fehlen.

Hugl, Klaus-Michael, Prim. Dr. med., Anästh. (76), Leit. d. Abt. f. Anästh. am Krh. d. Stadt, Spitalgasse 13, A-6700 Bludenz; Oberfeldweg 26, A-6700 Bludenz. – * 21. 7. 43 Wien. – **StE** u. **Prom:** 69 Innsbruck. – **WG:** 69 Path. Innsbruck (Probst), 73–77 Anästh. Innsbruck (Haid).

Hüneburg, Hilmar, Dr. med., Anästh. (79), Chefarzt d. Abt. f. Anästh. u. Intensivmedizin am St. Petrus-Krh., Bonner Talweg 4–6, D-5300 Bonn 1; Stationsweg 4, D-5300 Bonn 1. – * 9. 8. 48 Zörbig. – **StE:** 73 Bonn, **Prom:** 76 Bonn.

Hunold, Reinhard, Dr. med., Anästh. (84), Oberarzt d. AnästhAbt. am St. Martinus-Hosp., D-5960 Olpe; Görrestr. 4, D-5960 Olpe. – * 5. 4. 53 Olpe. – **StE:** 79 Bonn, **Prom:** 80 Aachen.

Hüppe, Gerd, Dr. med., Anästh., Chefarzt d. AnästhAbt. d. Krskrh., Locksteinstr. 16, Leit. d. Notarztdienstes, D-8240 Berchtesgaden; Gräfin-Waldersee-Str. 16, D-8240 Berchtesgaden. – * 29. 9. 49 Immenstadt/Allgäu.

Huppertz, Klaus, Dr. med., Anästh. (76), Chefarzt d. Abt. f. Anästh. u. Intensivmed. am Philippusstift-Krh., Hülsmannstr. 17, D-4300 Essen 11; Hessenstr. 2 B, D-4030 Ratingen 6. – * 15. 1. 45. – **StE:** 70 Bonn, **Prom:** 72 Bonn. – **WG:** 72–76 Anästh. (Walter) u. Anästh. Münster (Lawin), seit 77 Philippusstift.

Hurtado-Villarroel, Mario, Dr. med., Anästh. (54 Chile, 75 Deutschland), Anästh. in d. Karl-Hansen-Kl., D-4792 Bad Lippspringe; Rosenstr. 16, D-4792 Bad Lippspringe. – * 5. 11. 26 Ovalle/Chile. – **StE:** 52 Santiago de Chile, **Prom:** 84 (in Deutschland). – **WG:** Anästh. 54–73 Valparaiso/Chile, 73–75 Gummersbach, seit 81 Bad Lippspringe.

Hüsch, Michael, Dr. med., Anästh. (75), Chefarzt d. AnästhAbt. am Allg. Krh., Siemens-Platz 4, D-3100 Celle; Moorkamp 51, D-3100 Celle. – * 16. 7. 41 Königsberg. – **StE:** 70 Marburg, **Prom:** 71 Marburg. – **WG:** 72–83 Anästh. Hannover (Kirchner).

Huse, Helga, Dr. med., Anästh. (68), leit. Ärztin d. AnästhAbt. am St. Martinuskrh., Gladbacher Str. 29, D-4000 Düsseldorf; Auenhof 8, D-4030 Ratingen. – 28. 10. 34 Küstrin. – **StE:** 60 Berlin, **Prom:** 62 Berlin. – **WG:** 63–65 Anästh. Hackensack, N. J. (Wollack), 65/66 Fellowship Anästh. New York (Orkin), 67/68 Chir. Düsseldorf (Giesen), 68–70 Fachärztin in Düsseldorf, seit 70 leit. Ärztin im Martinuskrh. Düsseldorf.

Husemann, Erdwig, Dr. med., Anästh. (75), Chefarzt d. zentr. AnästhAbt. d. Landkrs. Uelzen, Waldstr. 2, D-3110 Uelzen 1; Am Weiher 2 a, D-3110 Uelzen 2. – * 18. 8. 41 Stolzenau. – **StE:** 70 Göttingen, **Prom:** 72 Göttingen. – **WG:** seit 72 Anästh. Göttingen (Stoffre-

gen, Kettler, Sonntag, Burchardi, Braun), seit 76 Ober-
arzt am Inst. f. Klin. Anästh. Univ. Göttingen, seit 78
Chefarzt d. AnästhAbt., Krskrh. Uelzen, (seit 81 zentr.
AnästhAbt. d. Landkrs. Uelzen).

Huth, Hanno, Dr. med., Anästh., Chefarzt d. An-
ästhAbt. am Krh. Neuwerk, Maria von den Aposteln,
Dünnerstr. 214–216, D-4050 Mönchengladbach 1;
Bökelstr. 121, D-4050 Mönchengladbach 1. –
* 6. 7. 46. – **WG:** Anästh. Krefeld (Körner) u. Münster
(Lawin). –
BV: Intraven. Narkose u. Langzeitsedierg., INA,
Bd. 31, Thieme Stuttgart. – Grenzen d. ärztl. Auf-
klärgs.- u. Behandlungspflicht, INA, Bd. 34, ebd. –
ZV: Grenzen d. ärztl. Aufklärungs- u. Behandlungs-
pflicht, Dtsch. Ärztebl. 1982.

Hutschenreuter, Karl Fritz Erhard, Prof. Dr. med. Dr.
med. h. c., Chir. (53), Anästh. (55), Dir. d. Inst. f. An-
ästh. d. Univ. Kl. d. Saarlandes, D-6650 Homburg/
Saar; Semmelweisstr. 5, D-6650 Homburg/Saar. – * 6.
8. 20 Grünbach/Vogtland. – **StE:** 46 Jena, **Prom:** 46
Halle, **Habil:** Chir. u. Anästh. 59 Jena, Umhabil: 62
Homburg/Saar. – **WG:** 47 Path. Jena (Fischer), 48/49
Inn. Jena (Lommel), 49–61 Chir. Jena (Guleke, Kunt-
zen), seit 53 Leit. d. AnästhAbt. Univ. Kl. Jena, 60
Wahrnehmung eines Extraordinariates f. Anästh. an
d. Univ. Jena, Studienaufenthalte: Zürich (Hossli),
Budapest (Palos), Stockholm (Gordh), Basel (Hügin),
Uppsala (Holmdahl), 61/62 Anästh. Heidelberg
(Kolb), seit 62 Leit. d. AnästhAbt. d. chir.-neurochir.
Univ.-Kl. Homburg/Saar, 63 Extraordinariat f. An-
ästh. an d. Univ. d. Saarlandes, seit 64 Dir. d. Inst. f.
Anästh. in Homburg/Saar. –
BV: Praxis u. Technik d. Apparatnarkose, in: Anästhesieprobleme, Berlin: Akademie-Verlag 1954. –
Wichtige Aufgaben des Anästh. b. u. nach Beendi-
gung intrathorakaler Eingriffe, in: ebd. – Tracheoto-
mieprobleme b. d. Beatmung Poliomyelitis-Kranker,
in: Poliomyelitisprobleme, Jena: Fischer 1961. – Ka-
pillardurchblutung nach dextranhalt. Lösg., in: Infusionsther., Schriftenr. Anästh. Wiederbeleb., Bd. 13,
Springer Berlin, Heidelberg, New York 1966. – An-
ästh.probl. b. Schock, Springer Berlin, Heidelberg,
New York 1966. – Anästh. u. Notfallmed., Schriftenr.
Anästh. Wiederbeleb., Bd. 15, Springer Berlin, Heidelberg, New York 1966. – Klin. Nebenwirk. Tham-
halt. Plasmaexpander (mit Retzlaff), in: Probl. d. In-
tensivbeh., Schriftenr. Anästh. Wiederbeleb., Bd. 17,
Springer Berlin, Heidelberg, New York 1966. – An-
oxietol. d. Hundes u. NLA (mit Schmidt, Harbauer u.
Zeller), in: Fortschr. d. NLA, Schriftenr. Anästh. Wie-
derbeleb., Bd. 18, Springer Berlin, Heidelberg, New
York 1966. – NLA in d. HNO (mit H. Beerhalter), in:
Fortschr. d. NLA, Schriftenr. Anästh. Wiederbeleb.,
Bd. 18, Springer Berlin, Heidelberg, New York 1966. –
Erfahrg. mit d. NLA in d. HNO (mit E. Beerhalter u.
H. Beerhalter), in: NLA, Kl. u. Fortschr., hrg. Hen-

schel, Schattauer Stuttgart 1967. – Über den Einfluß v.
Mannit auf d. Nierenfunkt. unter Halothan-Nark.
(mit Bihler u. Gundlach), in: Anästh. u. Nierenfunkt.,
Schriftenr. Anästh. u. Wiederbeleb., Bd. 36, Springer
Berlin, Heidelberg, New York 1969. – Klin. Erfahrg.
mit d. Valium-Komb.-Nark. (mit H. Beerhalter), in:
Neue klin. Aspekte d. NLA unter bes. Berücksichti-
gung meth. Varianten, hrg. Henschel, Schattauer
Stuttgart 1970. – D. Anästh. als Lehrfach d. stud. Un-
terrichtes u. d. ärztl. Weiterbild., in: D. Berufsbild d.
Anästh. – seine Stellg. u. Funkt. in d. Med. v. heute.
Ber. über d. Jahrestgg. d. BDA 1969 in Berlin, hrg.
Henschel, Bremen 1970. – Hormone u. Medikamente
zur Ther. d. Schocks, in: Praxis d. Schockbehandlg.
Arbeitstgg. in Nürnberg 1970, hrg. Lindenschmidt,
Rügheimer u. Willenegger, Thieme Stuttgart 1971. –
Anästh. in extr. Altersklassen (mit Bihler u. Fritsche),
Schriftenr. Anästh. u. Wiederbeleb., Bd. 47, Springer
Berlin, Heidelberg, New York 1970. – Intensivbe-
handlg. u. ihre Grenzen (mit Wiemers), Schriftenr.
Anästh. u. Wiederbeleb., Bd. 55, Springer Berlin, Hei-
delberg, New York 1971. – Anästh. b. Eingr. an en-
dokr. Organen u. Herzrhythmusstör. (mit Zindler),
Schriftenr. Anästh. u. Wiederbeleb., Bd. 56, Springer
Berlin, Heidelberg, New York 1972. – La terapia in-
tensiva et is suoi limiti (mit Wiemers), Rom: Società
Editrice DEMI 1973. – K-Mg-Aspartat mit Beitr. z.
metabol. Bedeutg. d. Zinks, Homburg/Saar 1972. – D.
Kombin. d. Ketamin-Narkose mit einer Leitungsanästh., in: Ketamin. Neue Ergebn. in Forschg. u. Kl.
(mit Boegl), Anästh. u. Wiederbeleb., Bd. 69, Springer
Berlin, Heidelberg, New York 1973. – Examens-Fra-
gen (mit Fritsche), in: Examens-Fragen. Anästh. – Reanim. – Intensivbeh., hrg. Beer u. Kreuscher, Springer
Berlin, Heidelberg, New York 1974 u. Lehmanns
München 1974. – D. Bedeutg. Hans Killians f. d. Anästh. u. Reanim. in Deutschland, in: Erlebte Geschichte d. Anästh., hrg. Frey et al., Springer Berlin,
Heidelberg, New York 1974. – Geriatr. Probl. in d.
Anästh., in: Geriatrie in d. Praxis, hrg. Hauss/Ober-
wittler, Springer Berlin, Heidelberg, New York 1974.
– D. NLA in Orthop. u. Traumat., in: NLA. Bilanz einer Methode, hrg. Rügheimer u. Heitmann, Thieme
Stuttgart 1975. – D. Kombinat. d. Ketamin-Nark. mit
einer Leitungsanästh., in: Ketamin. Neue Ergebn. in
Forschg. u. Kl. (mit Boegl), hrg. Gemperle, Kreuscher
u. Langrehr, Anästh. Wiederbeleb., Springer Berlin,
Heidelberg, New York 1973. – D. psych. Führg. d. Patienten, in: Kongr.ber. d. Jahrestgg. d. Deutschen Ges.
f. Anästh. u. Intensivmed. 2.–5. Okt. 1974 in Erlangen
(mit Hutschenreuter), hrg. Rügheimer, Straube Erlangen 1975. – Psychologie am Krankenbett. Einfüh-
rungsref., in: Psychische Führg. am Krankenbett (mit
U. Hutschenreuter), hrg. Frey, Gerbershagen u. Müller, Fischer Stuttgart, New York 1976. – Erfahrg. mit
d. Valium-Kombinations-Nark., Tggs.ber. d. 7. Int.
Fortbildgs.kurses f. klin. Anästh. Wien, Verlag d. Wiener Med. Akademie. 1975. – The Malignant Hyperthermia, in: Nordisk Anaesthesiologisk Forening. Abstracts of the Postgrad. Course and Congr. Papers des

XII. Kongr. d. Skand. Ges. f. Anästh. in Oulu (Finnland), Paper 36, 1975. – A Diazepam/Valium/kombinaciós narkózis, (mit A. J. Ismaily u. K. Raman), Kongr.ber. 1. Nemzetközi Anaesthesiológus Kongresszus/Magyarország/Balatonfüred, 1975. – A kolloidális volumenpótszerek mellékhatásai, Kongr.ber. 1. Nemzetközi Anaesthesiológus Kongresszus/Magyarország/Balatonfüred, 1975. – Möglichkeiten u. Grenzen d. Sauerstoffther., in: D. Risikopat. in d. Anästh., 2. Respirat. Störg., hrg. Ahnefeld, Bergmann, Burri, Dick, Halmagyi u. Rügheimer, Klin. Anästh. Intensivther., Springer Berlin, Heidelberg, New York 1976. – Aufgaben d. Anästh. in d. Unfallchir., I. Teil: Prophylakt. ärztl. Maßnahmen, in: Chir. d. Gegenwart (mit E. Racenberg), hrg. Zenker, Deucher u. Schink, Urban & Schwarzenberg München, Wien, Baltimore 1977. – Aufgaben d. Anästh. in d. Unfallchir., II. Teil: Anästh. Probleme, in: ebd. – D. intraven. Regionalanästh., in: Lokalanästh., hrg. Ahnefeld, Bergmann, Burri, Dick, Halmagyi, Hossli u. Rügheimer, Klin. Anästh. Intensivther., Springer Berlin, Heidelberg, New York 1978. – Lebensrettende Sofortmaßnahmen beim akuten chir. Notfall, in: Indikationen z. Op. (mit L. Zwank), hrg. Heberer u. Schweiberer, Springer Berlin, Heidelberg, New York 1980. – Diskussionsbemerkg. zu Vortrag Kalina ‚Erste Ergebnisse einer Vergleichsstudie von ORG-NC 45 u. Pancuronium‘, Tggsber. d. 10. Int. Fortbildgs.kurses f. klin. Anästh., Wien, Egermann 1981. – Grenzen d. Intensivmed., in: Krankenhauspat. u. Gesellschaft, hrg. Diakonissen-Mutterhaus Rotenburg (Wümme), Karl Sasse oHG 1980. – Entwicklg. u. Stand d. Akupunktur-Analgesie u. d. Elektrostimulationsanästh. (ESA), in: Akupunktur – Theorie u. Praxis – Sonderband, hrg. C. C. Schnorrenberger, Uelzen, Med. Literat.-Verlagsges. 1980. – Geleitwort, zu ‚Anästh. in Ambulanz u. Praxis‘, hrg. H. Kronschwitz, Intensivmed., Notfallmed., Anästh. 1982. – Eröffng. d. Konferenz ‚Schilddrüse 1981‘, in: Schilddrüse 1981, 5. Konf. über d. menschl. Schilddrüse, Homburg/Saar, Henning Symp. Publ., hrg. Scriba, Rudorff u. Weinheimer, Thieme Stuttgart, New York 1982. – Entwicklg. u. Stand d. Akupunktur in Deutschland, in: Asiat. Med. in Europa, Wissenschaftl. Jahrestgg. d. Dtsch. Ges. f. Sozialmed. e. V., Fischer Heidelberg 1984. – Weiter- u. Fortbildg. in d. Anästh., in: D. Berufsbild d. Anästh., hrg. Brücker u. Uter, Anästh. Intensivmed., Springer Berlin, Heidelberg, New York, Tokyo 1984. – Geleitwort zu den Abstracts Nr. 10 d. Dtsch. Akad. f. Anästh. Fortbildg., Refresher Course, Kerpen b. Köln, Stemmler 1984. –

ZV: Erfahrg. mit d. kurzwirk. Muskelrelaxans Succicuran (mit Matthes), Dtsch. Gesundh.-Wes. 9 (1954). – Improv. Luftrolle z. Pat.-Lagerg. auf d. Op.-tisch, Zbl. Chir. 79 (1954). – Elektrokrampfbehandlg. unter Schutzwirkg. d. Succicuran (mit Lange u. Matthes), Psychiatr. 6 (1954). – D. Beendigg. intrathor. Eingriffe, in: Anästhesieprobleme, Akademie-Verlag Berlin 1961. – D. Aufgabengebiet d. Anästh., Zbl. Chir. 86 (1961). – Blut- u. Flüssigk.-ersatz b. op. Eingr., Dtsch.

Stomat. 10 (1960). – 10 Jahre mod. Anästh. an d. Chir. Univ.-Kl. Jena, Medi-Informat. 1/1960 Leipzig. – Tracheot.-probl. b. d. Beatmg. Poliomyelit. Krank., in: Poliomyelitisprobleme, Fischer Jena 1961. – Anästh. Maßnahmen b. d. Behandlg. schw. Schädel-Hirn-Traumen, Zbl. Chir. 86 (1961). – D. Einfluß kombin. Stroph.-Cytochrom-c-Gaben auf d. Leistungsfähigk. Herzgesunder (mit Pitzler), Zbl. Chir. 85 (1960). – D. Auswirkg. d. Milzexstirp. auf d. Herz u. d. Behandlg. mit Cytochrom-c-, tierexperim. Untersuchg. (mit Pitzler), Langenbecks Arch. klin. Chir. 295 (1960). – Mod. Anästh.-verfahren b. gynäkol. Op., Arch. Gyn. 195 (1961). – Explos. b. Nark., Ursach. u. Vorbeugg., Zbl. Chir. 86 (1961). – Prakt. Gesichtspunkte z. Anästh. b. zahnärztl. Eingr., Wiss. Z. Univ. Jena (Mathem.-naturwiss. Reihe) 1961. – Erfahrg. mit Andantol-Gelee b. d. lok. Ther. v. oberfl. Verbrenng. (mit Schröder), Med. Welt 1962. – Mod. Anästh. u. Allg.-praxis, Med. Mschr. 15 (1961). – Aktuelle Gesichtspunkte z. i.v. Nark.-führg. (mit Müller), Anästhesist 11 (1962). – Über ein Kreisl.analept. mit neuart. Wirkg.-charakter (mit Schneider), ebd. – Atemwiderstände gebräuchl. Endotrach.-kath., ebd. – D. äußere Herzmassage, Homburg-Inform. f. d. Werksarzt 8 (1961). – D. Behandlg. unspez. Infekt. d. ableit. Harnwege m. einem neu. Phytobakt.-stat. (mit Schröder), Med. Welt 1961. – D. extrathor. indir. Herzmassage (Herzwiederbelebg. auf nicht op. Wege), Med. Mschr. 16 (1962). – D. äußere Herzmassage, Saarländ. Ärzteblatt 15 (1962). – D. örtl. Betäub. in d. amb. Praxis, Therapiewoche 12 (1962). – D. Rolle d. Cyclopropans, Halothans, Stickoxyduls, Trilens u. and. Inhal.-nark. b. d. Amb.-Nark., Therapiewoche 12 (1962). – Nark.-probleme b. urol. Eingr. im Kind-, u. Kl.kind.-alter (mit Heyden), Urologe 2 (1963). – Mod. Dokument v. Blutgr.-bestimmg. u. Kreuzvers. (mit Rühl), Anästhesist 13 (1964). – Anästh.-probl. b. urol. Eingr. im höh. Lebensalter (mit Heyden), Urologe 4 (1965). – Wiederbeleb. v. Atmg. u. Kreisl. am Unfallort, Ärzt. Fortb. 13 (1963). – Schockbekämpfg. am Unfallort u. auf d. Transport, Therapiewoche 15 (1965). – Ein variables dokument.-gerechtes Anästh.-Protokoll (mit Giercke), Anästhesist 14 (1965). – Blutvolumenbestimmg. b. Erytransfus. (mit Rühl), Langenbecks Arch. klin. Chir. 313 (1965). – Prä- u. postop. Infusions-Ther., Bull. Soc. med. Luxemb. 103 (1966). – Ist eine präop. Digitalisierung sinnvoll oder nicht? (mit Harbauer), Z. prakt. Anästh. 1 (1966). – Respir. Notsituat. u. ihre Behandlg. (mit Schmidt), ebd. – Anästh. Probl. in d. HNO-Heilk. aus d. Sicht d. Anästh., Arch. Ohr.-Nas.-u. Kehlk.-Heilk. 187 (1966). – Gezielte Transf. v. Blut u. Blutbestandt., Saarl. Ärzteblatt 19 (1966). – Tödl. Arrosionsblutg. nach Tracheotomie (mit Bihler), Z. prakt. Anästh. 1 (1966). – Gefahren d. mod. Anästh. u. ihre Verhütg., Wien. med. Wschr. 117 (1967). – Gefährl. Schleimhautschäden durch Endotrachealkath. infolge Anreicherg. v. Phenolen aus einem Desinfektionsmittel (mit H. Büch, Neurohr, Pfleger u. U. Büch), Anästhesist 17 (1968). – D. Polytraumatisierte, Proceedings II, Wien, 1969. – Empfehlg. f. d. Erstversorgg. v. Notfallpat., Anästhesist *18* (1969). – Reinigg. u. Desinfekt. v. Atemschutzmasken, Kath.-Gummihandschuhen usw. aus Gummi oder Kunststoff, ebd. – Grenzen v. Leben u. Tod, Saarl. Ärzteblatt *22* (1969). – Entwicklg. d. Homburger Univ.-klin. u. ihrer Anästh., ebd. – Akt. Probl. d. Schocks aus d. Sicht d. Anästh. (mit Schmidt), Ärztl. Fortbild. *18* (1970). – Les frontières entre la vie et la mort, Cah. d'Anesth. *18* (1970). – Anästh.probl. b. Schädel-Hirn-Verletzten, Anästh. prax. *5*, 69 (1970). – D. Rolle d. Anästh. b. gynäk. Op., Zbl. Gyn. *20* (1971). – Spinal- u. Periduralanästh. Entwicklg., Stand u. eig. Erfahrg. (mit Lübke u. Bihler), Anästh. Informat. *11* (1970). – In memoriam Gerhard Endres, Anästhesist *19* (1970). – Herz-Kreislauf-Wiederbeleb. Schwerverletzter, Langenbecks Arch. klin. Chir. *329* (1971). – Problemes d'anaesthésie chez les blessés crânio-cérébraux (mit Racenberg), Cah. d'Anesth. *19* (1971). – D. Bedeutg. d. zentr. Leitungsanästh.probl. b. Eingr. am Gehirn (mit Racenberg), Z. prakt. Anästh. *6* (1971). – Catabolisme et élimination rénale des curarisants (mit Lübke), Acta anaesth. belg. *21* (1971). – Anästh. probl. b. d. Chir. d. Ikterus (mit Voss), Therapiewoche *22* (1972). – Spez. diagn. Probl. bei d. Intensivther., diagnostik *5* (1972). – Anästh. probl. b. Leisten- u. Schenkelhernien (mit Lübke), Chirurg *43* (1972). – Trauma u. Reanim., Radiologe *8* (1972). – D. rückenmarksnahen Leitungsanästh. in d. Urologie (mit Lübke), Z. prakt. Anästh. *8* (1973). – Aufwachraum u. Anästh., Anästh. Informat. *14* (1973). – Wahl d. Anästh.verfahr. f. d. amb. Praxis u. f. d. Kl., Langenbecks Arch. klin. Chir. *334* (1973). – Anästh. b. Ileus u. Peritonitis (mit Büch), Anästh. Informat. *14* (1973). – Medico-legale Probl. b. Anästh.zwischenfällen, HNO *23* (1975). – Erste klin. Erfahrg. mit einem Pavulon-Derivat (mit Dewes), Excerpta Medica, Internat. Congr. Series *33* (1974). – Auswirkungen d. Bundespflegesatzverordng. in Baden-Württemberg, Anästh. Informat. *16* (1975). – Grußwort d. Präsidenten d. Berufsverbandes Dt. Anästh. z. Jahreswechsel 1974/75, Anästh. Informat. *16* (1975). – In memoriam Rüdiger Beer (mit Henschel), ebd. – Vorsichtsmaßnahmen b. d. Anwendg. kolloidaler Volumenersatzmittel (mit Frey u. Fischer), Dtsch. Ärztebl. *72* (1975) u. Anästhesist *24* (1975). – Weltkongreß u. Weltbund f. Intensivmed.? (mit E. Racenberg), Anästh. Informat. *16* (1975). – Haftpflichtversicherg. f. Anästh., ihre Leistungen u. Tarife (mit Zierl), ebd. – Ber. d. Präsidenten über d. Mitgl.versammlg. 1974 d. Berufsverbandes Dt. Anästh., ebd. – Ber. d. Präsidenten d. Berufsverbandes Dt. Anästh., ebd. *17* (1976). – D. anästh. Risiko – med. Grundsatzreferat, ebd. – Stand u. Entwicklg. d. Anästh. aus berufspolit. Sicht, ebd. – Grußwort d. Präsidenten d. Berufsverbandes Dt. Anästh. z. Jahreswechsel 1975/76, ebd. – Vereinbarungen zwischen d. Berufsverbänden d. Dt. Chir. u. Dt. Anästh., ebd. *16* (1975). – Gemeins. Stellg.nahme d. Berufsverbände d. Dt. Chir. u. Anästh. z. Einrichtg. zentr. AnästhAbt., z. Doppelverantwortg. d. Operateurs ohne Fachanästh. u. z. Fortbildg. d. Chir. auf d. Gebiet d. Anästh. (mit Opderbecke, Müller-Osten u. v. Brandis), ebd. – Anästh.-probleme b. urolog. Eingr., Therapiewoche *27* (1977). – 20 Jahre Fluothane, Anästh. Informat. *17* (1976). – D. Bedeutg. v. Glucocorticoiden in d. Schockther., Anästh. Reanimat. *2* (1977). – Anästhesieverfahren b. amb. Patienten (mit Simon), Chirurg *47* (1976). – Zur Emeritierg. v. Prof. Dr. Heinrich Lüdeke, Saarl. Ärztebl. *29* (1976) u. Anästh. Informat. *17* (1976). – D. Notfall: Zentr. Atemnot, in: Fortbildg. in Stichwörtern n. Leitsympt. Eine Hilfe z. Schnellorientierg. f. d. notfalldiensttuenden Arzt im Einsatz, hrg. Loch, Saarl. Ärztebl. *29* (1976). – D. Notfall: Hämorrhag. Schock, in: Fortbildg. in Stichwörtern n. Leitsympt. Eine Hilfe z. Schnellorientierg. f. d. notfalldiensttuenden Arzt im Einsatz (mit Simon), hrg. Loch, ebd. *30* (1977) u. Bayer. Ärztebl. 32 (1977). – Kommentar z. d. Arbeit v. J. Berlin, C. Hillscher, E. Fessl de Alemany, A. Karduck, W. Bartholomé: Tranquanalgesie als Alternativ-Narkoseverfahren f. d. Katastrophenfall, Notfallmed. *3* (1977). – Koreferat z. d. Beitrag v. R. Meridies, H. Siepmann u. K. Maar ,Schmerzbekämpfg. n. retroperiton. Lymphadenektomie m. Hilfe d. kontinuierl. Epiduralanalgesie', Urologe A *16* (1977). – D. Notfall: Traumat. Schock (mit Fechner), in: Fortbildg. in Stichwörtern n. Leitsympt. Eine Hilfe z. Schnellorientierg. f. d. notfalldiensttuenden Arzt im Einsatz, hrg. Loch, Saarl. Ärztebl. *30* (1977) u. Bayer. Ärztebl. 32 (1977). – Indikationen u. Kontraindikationen d. Reg.-Anästh., Langenbecks Arch. klin. Chir. *345* (1977). – Vereinbarungen über d. Zusammenarbeit in d. HNO-Heilkunde (mit Henschel, Kirstein u. Merbeck), Anästh. Informat. *17* (1976). – Grußwort d. Präsidenten d. Berufsverbandes Dt. Anästh. z. Jahreswechsel 1976/77, Anästh. Informat. *18* (1977). – Jahresber. f. 1976 d. Präsidenten d. Berufsverbandes Dt. Anästh., Ber. über d. Mitgl.versammlg. 1976 d. Berufsverbandes Dt. Anästh., 9. Oktober 1976, Lübeck-Travemünde, Anästh. Informat. *18* (1977). – Team-Munka és Interdiscplinaris Egyttmyködés, anesthesiologia és intenziv ther. 3 (1977). – Intensivther., Z. f. Allg.med. *55* (1979). – Über d. Med. im heutigen China (Ber. über eine med. Studienreise), Anästh. Informat. *18* (1977). – Grußwort z. Jahrestgg. 1977 d. Berufsverbandes Dt. Anästh. in Saarbrücken, ebd. – Schäden u. Komplikationen d. endotracheal. Intubation, Saarl. Ärztebl. *31* (1978). – Möglichk. u. Grenzen d. Aufklärg. aus anäst. Sicht, Anästh. Informat. *19* (1978). – Komplikat. d. Hohlvenenkatherisierg., Z. prakt. Anästh. *13* (1978). – Gefahren u. Komplikat. d. Cava-Katheterisierg., Saarl. Ärztebl. *31* (1978). – Grußwort d. Präsidenten d. Berufsverbandes Dt. Anästh. z. Jahreswechsel 1977/78, Anästh. Informat. *19* (1978). – Határproblémák Élet És Halál Között, anaesth. és intenziv ther. *6* (1977). – D. Anästh. im Geburtsland d. Akupunktur (Impressionen aus China), Dt. Ärztebl. *75* (1978). – D. Bedeutg. d. Reg.anästh., Anästh. u. Intensivmed. *19* (1978). – Über d. Med. im heutigen China, Teil 1, Chirurg *49* (1978). – Grußwort d. Präsidenten d. Berufsverbandes Dt. Anästh., Anästh. Informat. *19* (1978). – Über d. Med. im heutigen China, Teil 2, Chirurg *49* (1978). – Schlußwort z. Stellungnahme v. W.-D. Oberwetter u. D. Koch, Prakt. Anästh. *14* (1979). – D. intraven. Reg.-anästh., Saarl. Ärztebl. 32 (1979). – D. Notfallfall: Zentrale Atemnot, in: Notfallmed. in Stichwörtern n. Leitsympt. Eine Hilfe z. Schnellorientierg. f. d. notfalldiensttuenden Arzt im Einsatz, hrg. Loch, D. informierte Arzt *7*(1979). – Schäden d. endotracheale Intubat., Anästh. Intensivmed. *20*(1979). – Ber. d. Präsidenten d. Berufsverbandes Dt. Anästh., ebd. *21* (1980). – D. Rettungsdienst – Entwicklg., Stand, Ausblick –, ebd. – Rundgespräch: D. Arzt im Rettungsdienst – Organisat. u. rechtl. Grundlagen, ebd. – Klin. Erfahrg. mit Etomidate z. Narkoseeinleitg. u. -unterhaltg. (mit Ismaily, v. Blohn u. Brust), Anästh., Intensivther., Notfallmed. *16*(1981). – D. Verschluß-Ikterus aus benigner u. maligner Ursache – Anästh., Langenbecks Arch. klin. Chir. *355*(1981). – Kommentar z. d. Beitrag v. R. Sawires u. P. Oberhofer m. d. Titel ‚Anasthesie, Methodenwahl u. bestimmende Faktoren‘, Intensivmed. Prax. *4* (1981). – 200 000ste Anästh. in Homburg, Saarl. Ärztebl. *34* (1981). – Kommentar z. d. Beitr. v. R. Spintge u. R. Droh m. d. Titel ‚D. präop. Angst‘, Intensivmed. Prax. *4*(1981). – Walter Weißauer 60 Jahre, Anästhesist *30* (1981). – Einführung z. Sitzg. G. ‚Regionalanästh. in Kl. u. Praxis‘ anl. d. 99. Kongr. d. Dt. Ges. f. Chir., München, April 1982, Langenbecks Arch. klin. Chir. *358* (1982). – Zusammenfassg. d. Rundgesprächs d. Sitzg. G. ‚Regionalanästh. in Kl. u. Praxis, Langenbecks Arch. klin. Chir. *358* (1982). – Inhalt u. Didaktik d. anästh. Weiterbildg. in d. Bundesrepublik, Anästh. Intensivmed. *23*(1982). – Wolfgang Opderbecke 60 Jahre, Anästh. Intensivther. Notfallmed. *17* (1982). – Wolfgang Opderbecke 60 Jahre, Anästhesist *31*(1982). – Geeignete Verfahren f. d. amb. Anästh. – Regional- u. Lokalanästh., Anästh. Intensivmed. *23* (1982). – Außenseitermethoden d. Schmerzbehandlg., Therapiewoche *32* (1982). – Karl Horatz 70 Jahre, Anästh., Intensivther., Notfallmed. *18*(1983). – Sanitätsrat Dr. Franz Carl Loch zum Honorarprof. ernannt, Saarl. Ärztebl. 36 (1983). – D. Notfall: Bade-Unfall, Suizid (mit Fechner), in: Fortbildg. in Stichwörtern n. Leitsympt. Eine Hilfe z. Schnellorientierg. f. d. notfalldiensttuenden Arzt im Einsatz, hrg. Loch, Saarl. Ärztebl. *36*(1983). – Long-term intubation or tracheostomy? Advantages and disadvantages, Abstracts of the IX Congress of the Polish Society of Anaesthesiologists 1983. – High Frequency Jet Ventilation (mit Racenberg), Anästh. Intensivmed. *24* (1983). – Kontinuierl. Blockade des Plexus brachialis zur Ausschaltg. v. Karzinomschmerzen (mit Motsch), Anästh. Intensivmed. *24* (1983). – Prakt.-klin. Fortbildgs.veranstaltungen d. Dt. Akademie f. Anästh. Fortbildung (DAAF), Anästh. Intensivmed. *24*(1983). – Geleitwort z. d. Abstracts Nr. 9 d. Dt. Akademie f. Anästh. Fortbildung, Refresher Course, Aktuelles Wissen f. Anästh., Kerpen b. Köln, Stemmler 1983. – Berichterstattg. über d. 9. Int. Fortbildungskurs f. klin. Anästh. v. 27.–30. 9. 82 in Homburg/Saar, Wiss. Informat., Fresenius-Stiftg. *12*(1983). – Cutane Liquorfistel im Anschluß an eine sekundäre Duraper-

forat. d. einen Periduralkatheter, Anästhesist *33,* Regional-Anästhesie *7*(1984). – Entwicklg. u. Stand d. Homburger Anästh., Saarl. Ärztebl. *37*(1984), Anästh. Intensivmed. *25*(1984). – D. Ther. schwerer Polytraumen – Musterbeispiel interkollegialer u. interdisziplinärer Kooperation, Saarl. Ärztebl. *37* (1984). – Möglichkeiten u. Grenzen d. Intensivmed., Saarl. Ärztebl. *37*(1984). – Ist ärztl. Ethik lehrbar u. lernbar?, Anästh. Intensivmed. *25* (1984) u. Saarl. Ärztebl. *37*(1984). – Jahresber. 1983 (mit Fechner u. Racenberg), Monographie, Homburg/Saar (1984). – Hans Matthes 65 Jahre, Anästhesist *33*(1984). – Geschichtl. Überblick d. i.v. Benzodiazepine (mit Altmayer u. H. P. Büch), ebd.

Hutzel, Anna, Dr. med., Anästh. (69), praktische Ärztin, gelegentl. klin. AnästhTätigkeit, Friedenstr. 1, D-8032 Lochham, Tel: 089/8 542835; Scharnitzer Str. 44, D-8032 Gräfelfing. – * 10. 1. 33. – **StE. u. Prom:** 59 München. – **WG:** Anästh. München, seit 82 niedergel.

Hutzelmeyer, Eva-Maria, Dr. med., Anästh. (74), Ermächtigte Anästh., freiberufl. tätig im SANA Kl. München-Solln, Bertelestr. 75, D-8000 München 71; Mühlfeldstr. 3, D-8032 Planegg. – * 22. 3. 42 München. – **StE. u. Prom:** 69 München. – **WG:** 70/71 Anästh. Köln (Bonhoeffer), 71–73 Anästh. Starnberg, 74–78 Anästh. Oberärztin am Krskrh. Starnberg (Schulte-Steinberg), seit 78 freiberufl. Kl. Prof. Dr. Hart – SANA Kl. München. –
BV: 4. Internat. Symposion über Regionalanästh. (mit Schulte-Steinberg), Thieme Stuttgart 1976.

I

Ibe, Karla, Prof. Dr. med., Anästh. (61), Leit. d. Reanimat.zentr., Med. Kl. d. FU Berlin am Klinikum Westend, Spandauer Damm 130, D-1000 Berlin 19, Tel: 030/3 03 51. – * 30. 10. 24 Berlin. – **StE: 50, Prom:** 54. – Weitere Angaben fehlen.

Ilias, Wilfried, Dr. med., Anästh. (82), Oberarzt d. Kl. f. Anästh. u. allg. Intensivmed. d. Univ., Spitalgasse 23, A-1090 Wien; Lammgasse 1/12 a, A-1080 Wien. – * 10. 3. 47. – **StE. u. Prom:** 75 Wien. – **WG:** 76–83 Anästh. Wien (Mayrhofer), 84 Visit. Prof. Texas Tec. Univ. El Paso/Texas (Dal Santo), seit 85 Oberarzt an d. Kl. f. Anästh. d. Univ. Wien (Mayrhofer). –
BV: Perivasculäre axill. Plexusblockade mit Verweilkatheter (mit Fitzal, Mutz, Scherzer u. Tonczar), Anästh. Intensivmed., Bd. 130: 25 Jahre DGAI, Springer Berlin, Heidelberg, New York 1980. – Vergleich d.

cardiocirkulator. Effekte v. Org.NC 45 u. Pancuronium am Hund (ungarische Übersetzung) (mit Fitzal, Gilly, Netauschek u. Steinbereithner), Proc., Tgg. d. Ungar. Ges. f. Anästh. u. Intensivther., Szombathely, 1980. – Fentanyl – Mononarkose (mit Haider, Coraim, Duma, Grill u. Kolacny), in: Hypnomidate u. Analgetika, Ed. Bergmann, Maudrich Wien, München, Bern 1981. – Computergesteuerte Therapieverfahren (closed loop) (mit Mutz, Benzer, Coraim, Scherzer u. Schmid), in: 10. Int. Fortbildungskurs f. klin. Anästh. (10. Int. Anesthesia postgraduate Course) Vienna, Separatum 1981. – Hämodynam. Effekte v. Org. NC 45 u. Pancuroniumbromide b. Pat. mit coronarer Herzkrankheit (mit Fitzal, Coraim u. Haider), in: ebd. – D. Einfluß v. Hypothermie auf d. durch Org. NC 45 induz. neuromuskuläre Blockade b. Ratten (mit Schwarz u. Sohn), in: ebd. – Druckänderungen während d. Plexus-Brachialis-Blockade (mit Mutz, Geyer, Scherzer u. Pauser), in: Anästh. Intensivmed., Bd. 140/II, Springer Berlin, Heidelberg, New York 1981. – Anwendung v. Dihydroergotamin (DHE) zur Kreislaufstabilisierg. b. hoher Epiduralanästh. u. milder Hypovolämie (mit Zimpfer, Fitzal, Raberger u. Stanek), in: ebd. – Vergleich. Untersuchg. cerebraler Funktionen nach NLA u. Regionalanästh. geriatr. Pat. (mit Tonczar, Schuch, Youkhadar u. Strickner), in: ebd. – Plexusanästh. im Kindesalter (mit Zimpfer u. Mutz), in: ebd. – Untersuchg. d. cardiozirkulator. Effektes v. Org.NC 45 am herzgesunden u. myocardial vorgeschädigten Pat. (mit Fitzal u. Kalina), Proc. ZAK Berlin 1981. – D. Einfluß d. Allgemeinnark. zum Zeitpunkt d. Follikelsprunges auf den Hormonhaushalt d. Frau (mit Neumark, Sandtner, Hammerle, Kemeter, Szalay u. Feichtinger), in: ebd. – Neuromuscular and circulatory effects of Duador, a new short acting non-depolarizing muscle relaxant (mit Fitzal, Kalina, Schwarz, Foldes u. Steinbereithner), Proc. 6th. Europ. Congr. Anesth. London 1982. – Metabolism in Shock and Therapeutic Consequences (mit Haider, Benzer, Coraim u. Riss), XI Int. Congr. Clin. Chemistry, W. Gruyter & Co, Berlin, New York 1982. – Additive Effekte v. CA-Antagonisten auf d. Neuromuskul. Blockade am Rattenhemidiaphragma (mit Gilly u. Zahorovsky), in: 11. Int. Fortbildungskurs f. klin. Anästh. (11. Int. Anesthesia postgraduate course) Vienna, Separatum 1983. –
ZV: Modifikationen d. Lagerg. b. Pat. unter Regionalanästh. (Plex.-axill.-Blockade) (mit Mutz u. Pauser), Z. prakt. Anästh. 12 (1977). – Ist d. angiograph. Kontrolle eines Zentralvenenkatheters erforderlich (mit Tonczar, Coraim, Egkher u. Strickner), Anästhesist 26 (1977). – D. kontinuierl. perivasculäre axill. Plexus-Blockade b. Replantat. an d. Hand (mit Fitzal, Mutz, Scherzer u. Tonczar), Anästhesist (RegionalAnästhesie) 1 (1978). – Wie weit sind path. Veränderg. im Bereich d. Oberarmes u. d. Axilla als Hemmnis f. d. axill. Plexusblockade anzusehen? (mit Bardach), Handchir. 11 (1979). – Vergleich zweier Prämedikationsmethoden: Psychische, sedat. u. somat. Reaktionen (mit Fitzal, Knapp-Groll, Scherzer u. Tonczar), Anästhe-

sist 28 (1979). – „Loss of Resistance" b. d. Plex.-Axill.-Blockade (mit Mutz, Geyer, Fitzal u. Scherzer), Anästhesist (Regionalanästhesie) 2 (1979). – D. Plexusanalgesie im Kindesalter unter bes. Berücksichtigg. d. „loss of resistance"-Methode u. psychischen Betreuung d. Kinder (mit Zimpfer), Z. KinderChir. 13, Suppl. (1980). – Vergleich d. Aufwachphase b. vier verschiedenen Narkosemethoden im Kindesalter (mit Scherzer, Fitzal, Knapp u. Mutz), Anästh. Intensivther. Notfallmed. 15 (1980). – Cardiovasc. Effects of Dihydroergotamine in High Epidural Analgesia and Mild Acute Hypovolemia (mit Zimpfer, Fitzal, Raberger u. Stanek), Regional Anesthesia 5 (1980). – Schutzwirkg. auf d. Myocard durch präop. akute parenterale Alimentation (APA) mittels Glukose u. Insulin (mit Eckersberger, Haider, Coraim, Duma u. Riss), Ernährung/Nutrition 11 (1981). – Hämodynam. Wirkg. v. hohen Insulin-Glukose-Dosen nach einer Streßsituat. (mit Haider, Duma, Riss, Semsroth u. Spiss), Klin. Ernährung 8 (1981). – Klin. Anwendg. d. „Loss of Resistance"-Methode zur axill. Blockade d. Plex. Brachialis (mit Fitzal, Mutz, Scherzer u. Tonczar), Anästhesist (Regionalanästhesie) 4 (1981). – Axilläre Verfahren, Langenbecks Arch. klin. Chir. 358 (1982). – D. Einfluß d. Allgemeinnarkose zum Zeitpunkt d. Follikelsprunges auf den Hormonhaushalt d. Frau (mit Neumark, Sandtner, Hammerle, Kemeter, Feichtinger u. Szalay), Anästh. Intensivmed. 152 (1982). – Postop. Rhythmusstörg. (mit Coraim, Duma, Helmer u. Laczkovics), Acta. Med. Austriaca 9 (1982). – Neuromuskul. u. cardiovascul. Effekte v. Duador, einem neuen, kurz wirksamen, nicht depolaris. Muskelrelaxans (mit Fitzal, Kalina, Schwarz u. Foldes), Anästhesist 31 (1982). – „in vitro" Potenzierg. d. pancuroniuminduz. Blockade durch Ca-Antagonisten (mit Steinbereithner), Anästhesist 32, Suppl. (1983). – An unusual procedure in performing brachial plexus block (mit Tonczar, Mayrhofer, Munck u. Sandbach), Arch. Orthop. Trauma. Surg. 101 (1983). – Comparative investigations on the cardiovasc. effects of Org.NC 45 and Pancuronium in dogs (mit Fitzal u. Gilly), Brit. J. Anaesth. 55 (1983). – Correlation of in vitro Halothane Test with Genetic Susceptibility in Malignant Hyperthermia Pigs (mit Williams, Fulfer, Dozier, Joyner u. Chandra), Physiol. 27 (1984). – Rapid Tracheal Intubation with Vecuronium: The Priming Principle (mit Foldes, Schwarz, Lackner, Nagashima u. Mayrhofer), Anesthesiology 61 (1984). – Porcine Malignant Hyperthermia: Testing of Atracurium in MH Susceptible Pigs (mit Williams, Dozier u. Fulfer), Anesth. Analg. 64 (1985). – Norepinephrine Potentiates Contracture in Malignant Hyperthermia Susceptible (MHS) Porcine Muscle (mit Dozier u. Williams), Federation Proc. 44 (1985). – Treatment of Malignant Hyperthermia (MH) with Diltiazem (mit Williams, Dozier, Fulfer, Zukaitis u. Hoech), ebd. – Synergistic Effects of Orally Administered Calcium Channel Blockers with Muscle Relaxants in Rats (mit Fulfer u. Williams), ebd.

Ilić, Slobodan, Anästh. (77), Oberarzt d. AnästhAbt. am Krskrh. „Ammerland", D-2910 Westerstede 1; Max-Eyth-Str. 34, D-2910 Westerstede 1. - * 23. 11. 44 Belgrad. - **StE:** 72 Belgrad. - **WG:** Anästh. 73-75 Westerstade (Miesner), 75 Tübingen (Schorer), 75/76 Hannover (Kirchner), 77-79 Anästh.-Oberarzt Diepholz (Malz), seit 79 Anästh.-Oberarzt in Westerstade (Miesner).

Ioannides, Argyro, Anästh. (82), Oberärztin d. Abt. f. Anästh. u. Intensivmedizin am Ev. Krh., Volksgarten 40, D-4600 Dortmund 72. - * 4. 2. 52 Kreta. - **StE:** 76 Athen.

Iontchev, Bojidar, Dr. med., Anästh. (82), Oberarzt d. zentr. AnästhAbt. d. St. Josef-Hosp. - Univkl. -, Gudrunstr. 56, D-4630 Bochum 1; Milanweg 1 a, D-4600 Dortmund 50. - * 5. 2. 36 Plewen/Bulgarien. - **StE.** u. **Prom:** 66 Sofia. - **WG:** 78-81 Anästh. Lünen (Dietzel), 81/82 Anästh. Hannover (Kirchner), 83 Anästh. Dortmund (Bock), seit 83 Anästh. St. Josef-Hosp. Bochum (Schwiete).

Irskens, Ulrich, Anästh. (77), Oberarzt d. AnästhAbt. am Krh. d. Missionsschwestern Hiltrup, Westfalenstr. 109, D-4400 Münster; Redigerstr. 23 a, D-4400 Münster.

Iserloh, Angela, Dr. med., Anästh. (76), Chefärztin d. Abt. f. Anästh. u. Intensivtherapie am Josephs-Hosp., Kapellenstr. 41, D-4410 Warendorf; Kieler Str. 8, D-4410 Warendorf. - * 10. 7. 42 Ascheberg. - **StE:** 70 Münster, **Prom:** 71 Münster. - **WG:** 71-76 Anästh. Münster (Menges), 75/76 Oberarzt d. AnästhAbt. d. Univkl. Münster (Menges), 76/77 Oberarzt d. Kl. f. Anästh. u. op. Intensivmed. d. Univ. Münster (Lawin), seit 78 Chefärztin d. Abt. f. Anästh. u. Intensivtherapie Josephs-Hosp. Warendorf.

Isik, Celal, Dr. med., Anästh. (82), Oberarzt f. Anästh. am St. Bonifatius-Hosp., D-4450 Lingen/Ems; Langschmidtsweg 10, D-4450 Lingen/Ems. - * 15.8. 50 Karacami/Türkei. - **WG:** Anästh. 77 Biberach a. d. Riss (Lamke, Lehmbrg), 80 Cuxhaven (Koch), seit 84 Anästh.-Oberarzt am St. Bonifatius-Hosp. Lingen (Albers).

Israng, Hans Hermann, Dr. med., Anästh. (68), Anästh. am Städt. Krh., Riedelstr. 5, D-8230 Bad Reichenhall; Heubergstr. 27, D-8229 Ainring. - * 10. 2. 38 Heidelberg. - **StE:** 61 Heidelberg, **Prom:** 62 Heidelberg. - **WG:** 63-65 Inn. Heidelberg (Plügge), 68-68 Anästh. Mainz (Frey), 68-74 Anästh. Ulm (Ahnefeld), seit 74 Anästh. Bad Reichenhall. -

BV: Ketamin im Katastrophenfall (mit Ahnefeld u. Haug). in: Anästh. Wiederbeleb., Bd. 68, Springer Berlin, Heidelberg, New York 1973. - Empfehlg. zum Ausbildungsprogramm für Anästh. u. Intensivtherapie-Schwestern u. -pfleger (mit Franke), in: Advances in Anaesth. and Resusc., Vol. I, Med. Press Prague 1972. - Art. Druck, Herzfrequenz und -rhythmus unter der Implantation von Acrylzement beim op. Hüftersatz (mit Lotz), Kongrber. Jahrestgg. DGAW 1972, Springer Berlin, Heidelberg, New York 1974. - **ZV:** Differentialdiagnose d. Tetanuskrankheit mit Hilfe des EEG (mit Busch u. Oettel). Anästhesist *18* (1969). - Intensivtherapie d. akut. respirat. Insuffizienz (mit Frey u. Halmàgyi), Internist *10*(1969). - Ketamin, ein Anaestheticum für Katastrophen- und Notfallsituationen (mit Ahnefeld u. Haug), Wehrm. Mschr. *4*(1974).

Itin, Felix, Dr. med., Anästh. FMH, frei praktiz. Anästh., tätig in Privatkl. Obach, Leopoldstr. 5, CH-4500 Solothurn; Rainstr. 45, CH-4528 Zuchwil.

Ivanyi, Ernö, Dr. med., Anästh. (71 Ungarn, 75 Deutschland) Chefarzt d. Anästh. am Krh. Ludmillenstift, Ludmillenstr. 4, D-4470 Meppen; Am Wall 11, D-4470 Meppen. - * 18.3. 43 Budapest. - **StE.** u. **Prom:** 67 Budapest. - **WG:** 67-74 Anästh. in Ungarn, 74/75 Anästh. Frankfurt (Kronschwitz), 75-80 niedergel. Anästh. in Frankfurt/M., seit 81 Chefarzt d. Anästh. im Ludmillenstift, Meppen.

Iversen, Hans-Christian, Dr. med., Anästh. (60), leit. Arzt d. AnästhAbt. am Allg. Krh. Wandsbek, Alphonsstr. 14, D-2000 Hamburg 70; Pellwormweg 34, D-2000 Hamburg 73. - * 14. 5. 24 Tondern. - **StE.** u. **Prom:** 50 Hamburg. - **WG:** 52-59 Chir. u. Anästh. Hamburg-Wandsbek, 59 Anästh. WHO-Kurs Kopenhagen, seit 60 Leit d. AnästhAbt. Hamburg-Wandsbek.

J

Jablanović, Branimir, Dr. med., Anästh. (68), Anästh. FMH (74), Leit. Arzt d. Abt. f. Anästh. am Kantonalen Spital, CH-8880 Walenstadt; Hanfländerweg 23, CH-8880 Walenstadt. - * 5. 6. 26 Travnik/Jugoslawien. - **StE:** 60 Zagreb, **Prom:** 60 Zagreb. - **WG:** Anästh. Zagreb (Longino), Heidelberg (Just), Basel (Hügin), Winterthur (Zeller).

Jabusch, Maren, Dr. med., Anästh., Anästh.-Oberärztin an d. Kl. St. Hedwig, Steinmetzstr., D-8400 Regensburg; Erlenstr. 31, D-8401 Pentling.

Jaeger, Annemarie, Dr. med., Anästh. (71), Chefärztin d. AnästhAbt. am Krh. d. Kurhess. Diakonissenhaus, Goethestr. 85, D-3500 Kassel, Tel: 05 61/1 00 23 36.

Jahn, Dietmar, Dr. med., Anästh. (75), leit. Arzt im Kollegialsystem am Elisabeth-Krh., Weinbergstr. 7, D-3500 Kassel; Uhlandstr. 7, D-3502 Vellmar. - * 14. 3. 42 Oppeln. - **StE:** 69 Marburg, **Prom:** 70 Marburg. - **WG:** 71-75 Anästh. Kassel (Zinganell), seit 75 leit. Arzt im Elisabeth-Krh. Kassel.

Jahn, Frank-Peter, Dr. med., Anästh. (65), Chefarzt d. AnästhAbt. d. ENDO-Kl., Holstenstr. 2, D-2000 Hamburg 50. - * 2. 2. 33 Bremen. - **StE:** 59 Hamburg, **Prom:** 60 Hamburg. - **WG:** 61 Chir. Hamburg (Buchholz), 61/62 Anästh. Hamburg (Bergmann), 62/63 Chir. (Buchholz), 63 Anästh. Zürich (Hossli), 63/64 Hamburg (Bergmann), 64/65 Inn. Hamburg (Hauch), 65 Inn. Hamburg (Bansi), 65 Anästh. Hamburg (Bergmann), 65-68 Oberarzt II. AnästhAbt. A. K. St. Georg Hamburg (Bergmann), 68-75 Chefarzt AnästhAbt. Stadtkrh. Cuxhaven, seit 76 Chefarzt AnästhAbt. ENDO-Kl. Hamburg.

Jahn, Markus, Dr. med., Anästh. (83), Oberarzt u. Chefarztstellvertr. an d. AnästhAbt. d. Zieglerspital, CH-3007 Bern; Wildhainweg 4, CH-3012 Bern. - * 14. 3. 46 Bern. - **StE:** 73 Bern, **Prom:** Bern. - **WG:** 74-75 Chir. Oberdiessbach (Zimmerli), 75-76 Anästh. Bern (Marty), 77-78 Anästh. Bern (Tschirren), 79 Inn. Aarberg (Frossard), seit 80 AnästhAbt. Zieglerspital Bern (Derron).

Jahn, Renate, Anästh. (73), niedergel. Ärztin u. tätig als Anästh. an Belegkl. Hallerwiese, D-8500 Nürnberg; Löhestr. 8, D-8502 Zirndorf. - * 14. 1. 39. - **StE:** 66 Erlangen. - **WG:** Anästh. Fürth (Röllinger).

Jaki, Reinhard, Anästh. (80), Chefarzt d. Abt. f. Anästh. u. Intensivmed., Kl. Schillerhöhe, Zentr. f. Pneumologie u. Thoraxchir., D-7016 Gerlingen 2; Schmollerstr. 91, D-7000 Stuttgart 50, Tel: 07 11/53 46 07. - * 12. 10. 46 Stuttgart. - **StE:** 75 Tübingen. - **WG:** 77-81 Anästh. Stuttgart (Toth), 82-85 Anästh. Oberarzt Krh. Ludwigsburg (Ehmann), seit 85 Chefarzt d. AnästhAbt. Schillerhöhe Gerlingen.

Jaksic, Branko, Dr. med., Anästh. (69), Chefarzt d. AnästhAbt. d. Krskrh., Rotebergstr. 2, D-6340 Dillenburg; Hindenburgstr. 15, D-6340 Dillenburg. - * 23. 4. 26 Belgrad. - **StE. u. Prom:** 58 Belgrad. - **WG:** 59-61 Werksarzt Zenica u. Belgrad, 61/62 Orthop. Belgrad, 63 Lungenkl. Berlin-Kladow, 63-65 Chir. Lindau, 66-68 Anästh. Wiesbaden (Lorenz), 68-70 Anästh. Marburg (Oehmig), 70 Anästh.-Oberarzt Städt. Kl. Wiesbaden (Lorenz), seit 70 Chefarzt d. AnästhAbt. am Krs.-Krh. Dillenburg.

Janda, Ägidius, Dr. med., Anästh. (71), Oberarzt am Inst. f. Anästh. d. Krh. d. Stadt Wien-Lainz, Wolkersbergenstr. 1, A-1130 Wien; Gallgasse 16/2/2/7, A-1130 Wien. - * 16. 8. 39 Wien. - **StE. u. Prom:** 64 Wien. - **WG:** 67-71 Anästh. Wien (Mayrhofer). - **ZV:** Dopamin zur Ther. d. akuten postop. Niereninsuffizienz, Z. prakt. Anästh. 11 (1976) 33-38 - Lumbale Spinal- und Periduralanästh. für gefäßchir. Op. (mit Berger). Regional-Anästhesie 6 (1983). - Laktat zur Diagnose akuter intestinaler Gefäßverschlüsse (mit Hagmüller u. Denck), Chirurg 55 (1984).

Janda, Eduard, Dr. med., Anästh. (69), in Pension; Görgengasse 30/9, A-1190 Wien. - * 8. 8. 24 Wien. - **StE. u. Prom:** 52 Wien.

Janda, Ljerka, Dr. med., Anästh. (66), Chefärztin d. AnästhAbt. d. St. Vinzenz-Krh., Schloßstr. 85, D-4000 Düsseldorf; Rotthäuser Weg 8, D-4000 Düsseldorf. - * 15. 1. 31 Osijek. - **StE. u. Prom:** 57 Zagreb. - **WG:** Anästh. Bochum (Harrfeldt).

Janecek, Pavel, Dr. med., Chir. (57), Anästh. (71), Chefarzt d. AnästhAbt. d. Krankenanst. Herzogin-Elisabeth-Heim - Orthop. Kl., D-3300 Braunschweig-Melverode; Platanenstr. 16, D-3340 Wolfenbüttel. - * 7. 9. 28 Patrin/CSSR. - **StE. u. Prom:** 53 Prag.

Jankovic, Danilo, Dr. med., Anästh. (78), Chefarzt d. AnästhAbt. d. SANA-Krh., Krankenhausstr. 42, D-5030 Hürth. - **StE:** 72 Belgrad, **Prom:** 81 Mainz. - **WG:** 74-78 Anästh. Köln-Hohenlind (Weber), 79-81 Anästh. Mainz (Frey), 81-85 Anästh. Köln (Mitrenga), seit 85 Chefarzt, Sana Krh. GmbH Hürth.

Jankowski, Jacek, Anästh. (83), Anästh. an d. AnästhAbt. d. Städt. Krh., Friedrich-Engels-Str. 25, D-6750 Kaiserslautern, Tel. 06 31/20 31-5 78; Kupferheckstr. 13, D-6581 Kronweiler. - * 5. 2. 49 Bialystok/Polen. - **StE:** Bialystok/Polen. - **WG:** 74-78 Anästh. Bialystok (Szczygiel), seit 78 Anästh. Kaiserslautern (Kapfhammer).

Jansen, Gertrud, Anästh. (76), Oberärztin d. An-
ästhAbt. am St. Petruskrh., Kl. St. Antonius,
Carnaperstr. 48, D-5600 Wuppertal 2; Ringelstr. 13,
D-5600 Wuppertal 2. - * 5. 2. 38 Düsseldorf. - StE: 64
Köln. - **WG:** Unf.Chir. Wuppertal (Boxberg), seit 71
Anästh. Wuppertal (Hesslenberg).

Jantzen, Jan-Peter A. H., Dr. med., Ass. Prof. (Univ. of
Texas), Anästh. (82), Anästh. am Inst. f. Anästh. d.
Univ., Langenbeckstr. 1, D-6500 Mainz; Weimarer
Str. 13, D-6507 Ingelheim. - * 5. 6. 51 Kiel. - StE: 76
Mainz, **Prom:** 77 Mainz. - **WG:** Anästh. 77-80 Aurich
(Meyer), 80-82 Mainz (Frey), 82-84 Dallas, Texas
(Giesecke), seit 84 Mainz (Dick). -
BV: Forene - Wiss. Kompendium, Dtsch. Abbott
Wiesbaden 1984. -
ZV: Anästh. Aspekte d. Laser-Behandlg. von Stimm-
bandpolypen, Anästh. Intensivmed. 24 (1983). - En-
dotrachealtuben f. CO_2-laser-Chir. d. Larynx, HNO 32
(1984). - Vergl. Untersuchg. von Analgesie u. Plasma-
spiegeln nach rekt., intramusk. u. intraven. Gabe von
Ketamin, Anästhesist 34 (1985).

Jara Avaca, Jose Rene, Anästh. (79), Oberarzt d. Zentr.
Abt. f. Anästh. u. Intensivmedizin, Ev. Krh., Friede-
rickenstift, Humboldtsstr. 5, D-3000 Hannover 1;
Matthiasstr. 1, D-3000 Hannover 1. - * 4. 4. 32 Tome/
Chile. - StE: 59 Chile. - **WG:** 64-73 Chir. Santiago/
Chile, seit 74 AnästhAbt. Friederikenstift Hannover
(Weimann, Schuh).

Jassem, Abdul Rama, Anästh., Oberarzt d. AnästhAbt.
am Ev. Krh., Bredenscheider Str. 54, D-4320 Hattingen; Bredenscheider Str. 62 b, D-4320 Hattingen. -
* 15. 6. 44. - StE: 75 Rostock. - **WG:** 75 Anästh. Rostock (Benad).

Jaumann, Eugen, Dr. med., Anästh. (77), Chefarzt d.
AnästhAbt. d. Krskrh. Landshut-Achdorf, Achdorfer
Weg 3, D-8300 Landshut; Felix-Meindl-Weg 59,
D-8300 Landshut. - * 25. 3. 42. - StE: 69 München,
Prom: 72 München. - **WG:** 71/72 Klin. Chem. u. Bio-
chem. Univ. München, 72/73 Inn. Univ. München,
73-77 Anästh. München, 77-82 Oberarzt AnästhAbt.
am Krskrh. Landshut, seit 82 Chefarzt ebd.

Jelinek, Kurt, Anästh. (74), Chefarzt d. AnästhAbt. am
St. Josefs-Hosp. Dortmund-Hörde, Wilh.-Schmidt-
Str. 4, D-4600 Dortmund; Büderichweg 10, D-4600
Dortmund 16. - * 20. 10. 38 Kaaden. - StE: 64 Mün-
ster. - **WG:** 68-78 Anästh. Dortmund (Kube).

Jellinghaus, Gudrun, Dr. med., Anästh., Inst. f. Anästh., Ferdinand-Sauerbruch-Klinikum, Arrenberger
Str. 20-54, D-5600 Wuppertal 1.

Jennemann, Siegrun, Dr. med., Anästh. (84), freiberufl.
tätige Anästh., Überlingerstr. 3, D-8960 Kempten. -
* 14. 1. 45 Allenstein/Ostpr. - StE: 70 Marburg,
Prom: 71 Marburg. - **WG:** Anästh. Fulda (Kläring),
Urol. Fulda (Planz), Anästh. Kempten (Wörner).

Jensen, Annemarie, Dr. med., Anästh. (73), An-
ästh.-Oberärztin an d. Diakonissenanstalt, D-2390
Flensburg; D-2391 Großenwiehe/Oxlund. -
* 30. 5. 40 Sillerup. - StE: 67 Kiel, **Prom:** 69 Kiel. -
WG: 69/70 Pharmak. Kiel (Lüllmann), 70-75 Anästh.
Kiel (Wawersik), 75-77 Anästh. Hildesheim (Tschö-
pe), 77-81 Anästh. Flensburg (Lautenbach), seit 81
Anästh. Flensburg (Marquort).

Jentzsch, geb, Mißler, Ursula, Dr. med., Anästh. (76),
niedergel. Anästh. in: Eichendorffstr. 11, D-6720
Speyer; Marlenburgstr. 4, D-6725 Römerberg 2. -
* 21. 2. 45 Bensheim. - StE. u. **Prom:** 72 Gießen. -
WG: Anästh. 72 Erbach (Keller), 73-76 Mannheim
(Lutz), 76-78 Ellwangen (Eckstein), 78-85 Leit. d. An-
ästhAbt. am Stiftungskrh. Speyer, seit 85 niedergel.
Anästh.

Jesch, Franz, Prof. Dr. med., Anästh., Chefarzt d. AnästhAbt., Städt. Krh. München-Harlaching, Sanato-
riumsplatz 2, D-8000 München 90; Schillerstr. 6,
D-8033 Krailling, Post Planegg.

Jilavu, Doina, Dr. med., Anästh., Anästh. an d. Städt.
Krh., Friedrich-Engels-Str. 25, D-6750 Kaiserslautern; Konrad-Adenauer-Str. 12, D-6750 Kaiserslautern. - * 19. 6. 42 Bukarest. - StE. u. **Prom:** 66 Bukarest.

Jilli, Ulrike, Dr. med., Anästh. (78), Oberärztin in d.
Anästh. u. op. Intensivmedizin d. Ev. Krh. Elsey in
Hohenlimburg GmbH, Iserlohner Str. 43, D-5800
Hagen 5; Georg Scheerstr. 4, D-5800 Hagen 5. -
* 10. 2. 46 Salzburg. - StE: 71 Münster, **Prom:** 72
Münster. - **WG:** 73-76 Anästh. Münster (Menges),
76-78 Anästh. Münster (Lawin).

Jobst, Hilmar, Dr. med., Anästh. (78), leit. Anästh. am
Krskrh., Friedrichshafenerstr. 82, D-8990 Lindau;
Holbeinstr. 68, D-8990 Lindau. - * 23. 10. 43 Komo-
tau. - StE: 72 München, **Prom:** 74 München.

John, Eberhard P., Dr. med., Anästh. (70), Chefarzt d. AnästhAbt. am Krskrh., Krankenhausstr. 15, D-8060 Dachau; Silner-Str. 36, D-8060 Dachau. – * 14. 4. 37 Gotha. – **StE:** 62 Frankfurt, **Prom:** 70 Frankfurt. – **WG:** 62 Physiol. Göttingen (Loeschcke), 63–71 Anästh. Frankfurt (Pflüger), 65/66 Chir./Op. Intensivmed. Städt. Krankenanst. Darmstadt (Ehlert).

Jokiel, Hans-Jürgen, Dr. med., Anästh. (83), Oberarzt d. Zentr. AnästhAbt. am Krskrh. St. Peter Str., D-8593 Tirschenreuth; Stiftlandring 79, D-8593 Tirschenreuth. – * 3. 10. 50 Tirschenreuth. – **StE:** 76 München, **Prom:** 78 München. – **WG:** 78/79 Truppenarzt Amberg, 77 u. 79/80 Anästh. Tirschenreuth (Scudieri), 80–83 Anästh. München (Kolb).

Jordan, Otto, Dr. med., Anästh. (72), Anästh. am Klinikum Hallerwiese, Hallerwiese 30, D-8500 Nürnberg; Ziegenstr. 69, D-8500 Nürnberg. – * 1. 6. 39 Nürnberg. – **StE:** 66 München, **Prom:** 72 Erlangen. – **WG:** 68/69 Chir. Nürnberg (Birkner), seit 69 Anästh. Nürnberg (Opderbecke), seit 73 Oberarzt an d. AnästhAbt. d. Städt. Krankenanst. Nürnberg (Opderbecke), seit 74 niedergel. Anästh. am Klinikum Hallerwiese Nürnberg.

Jost, Ulrich, Dr. med., Anästh. (79), Sportmed. (81), Oberarzt am Zentr. f. Anästh. d. Caritaskrh. Bad Mergentheim, d. Krskrh. Bad Mergentheim u. Tauberbischofsheim Caritas-Krh., Uhlandstr. 7, D-6990 Bad Mergentheim; Eisenbergweg 50, D-6990 Bad Mergentheim, Tel: 07931/43398. – * 1. 9. 45 Eiershausen/Hess. – **StE:** 71 Marburg, **Prom:** 72 Heidelberg. – **WG:** 72–75 Biochemie (Biochem. Pharmak.) Heidelberg (Schimassek), 75–79 Anästh. Heidelberg (Just), seit 79 Oberarzt d. Zentr. f. Anästh. Bad Mergentheim. –
BV: Relationship of different techniques for studying liver metabolism (mit Schimassek, Walli u. Ferraudi), in: Regulation of hepatic metabolism. Ed. Lundquist and Tygstrup, Munksgaard Press Copenhagen 1973. – Anforderg. an d. Versorgg. „Beinahe"-Ertrunkener in Tauchmed., Hrg. Gerstenbrand, Lorenzoni u. Seemann, Bd. 2, Schlüter Hannover 1983. – Midazolam in d. Anästh. Spez. Kombinationen mit Opiaten u. Opioiden, in: Midazolam in d. Anästh., Hrg. Götz, Ed. Roche Basel 1984. – Buprenorphin (Temgesic) peridural zur postop. Schmerzbekämpfung. Eine Einjahresstudie (mit Ruppert, Putz u. Hirschauer), in: Anästh. Intensivmed., Bd. 161, Hrg. Schara, Springer Berlin, Heidelberg, New York 1984. – Pathophysiologie u. präklin. Versorgg. d. Ertrinkungsunf., in: Atemstörungen im Rettungsdienst, Hrg. Lawin, Stumpf & Kossendey Edewecht 1984. –
ZV: A morphological and biochemical analysis of the harderian gland in the rabbit (mit Kühnel u. Schimassek), Cytobiologie 8 (1974). – 1-alkyl-2,3-diacyl-sn-glycerol, the major lipid in the harderian gland of rabbits, Z. physiol. Chem. 355 (1974). – Unsaturated wax esters in the harderian gland of the rat (mit Murawski), Chem. Phys. Lipids 13 (1974). – A nex resin systen and lithium buffer procedure for amino acid capillary column chromatography in physiol. fluids, Biochem. Med. 11 (1974). – Ein weiteres exp. Argument gegen d. intracard. Injekt. b. d. Reanimat., Anästhesist 28 (1979). – Beeinflussg. d. cerebr. Glycolyse u. Atmungskettenoxidat. (dem neuronalen energieliefernden Stoffwechsel) durch Thiopental, Flunitrazepam u. Etomidate im steady state einer standardisierten Basisnarkose (mit Bortel, Schmitt u. Hoyer), ebd. 29 (1980). – Untersuchg. zur Herzdruckmassage mit d. Fuß, Anästh., Intensivmed., Notfallmed. 15 (1980). – D. „Beinahe"-Ertrinken: Sofortmaßnahmen am Unfallort, Erfordern. d. Nachsorge u. intensivmed. Möglichkeiten, Münch. med. Wschr. 123 (1981). – Zentralanticholinerges Syndrom induziert durch Midazolam/Fentanyl, Benzoctamin/Buprenorphin u. Etomidat/Carticain oder durch Prämedikat. mit Atropin/Promethazin/Pethidin (mit Schmid u. Ruppert), Anästhesist 31 (1982). – Akutes Lungenversagen nach Tokolyse (mit Hirschauer u. Heimbach), Anästh. Intensivther. Notfallmed. 17 (1982). – Modelluntersuchg. zur Pseudo-Mund-zu-Mund-Beatmg. mit dem Atemregler v. Preßlufttauchgeräten (mit Zanker), D. Lebensretter 11/1982. – Ranitidin zur Prämedikat. d. geburtshilfl. Anästh., Möglichkeiten u. Grenzen einer Prophylaxe d. Mendelson-Syndroms, Anästh. Intensivther. Notfallmed. 18 (1983). – Klin. Erfahrg. mit d. kurz-wirksamen Opioid Alfentanil (Rapifen) (mit Hirschauer, Schmid u. Baumann), ebd. 19 (1984).

Josten, Klaus U., Dr. med., Anästh. (78), 1. Oberarzt d. Abt. f. Anästh. u. op. Intensivmed. am Johanniter-Krh., Johanniter-Str. 3–5, D-5300 Bonn 1; Im Caecilienbusch 12, D-5309 Meckenheim-Merl, Tel: 02225/10408. – * 25. 10. 46 Bonn. – **StE:** 72 Bonn, **Prom:** 74 Bonn. – **WG:** 73–75 Anästh. Gießen (Prinzhorn), 75–78 Anästh. Bonn (Stoeckel), 78/79 Gyn. Hannover (Schneider), seit 79 Anästh. Johanniter-Krh. Bonn (Grabs). –
ZV: D. Laerdal-Beutelbeatmer f. Neugeborene u. Kleinkinder, Z. prakt. Anästh. 12 (1977). – D. Verhalten d. hGH-Sekretion b. Schwerverletzten (mit Stoeckel, Lauven, Mosebach, Schulte am Esch u. Rommelsheim), Anästh. Intensivmed. Notfallmed. 15 (1980). – Zeitprofile biochem. Parameter v. Intensiv-Pat. mit Verletzg. u. Verbrenng. (mit Hausmann, Brandt, Caspari, Mosebach u. Stoeckel), ZAK 1983 Zürich, Abstracts, Anästhesist 32 Suppl. (1983). – Nach dem plötzl. Tod im Säuglingsalter, Dtsch. Ärzteblatt 81 (1984). – Probleme d. Monitoring als Prophylaxe d. plötzl. Säuglingstodes (mit Josten), Der Kinderarzt 15 (1984).

Joukhadar, Samir, Dr. med., Anästh. (83), Anästh. am Unfallkrh. Meidling, Kundratstr. 37, A-1120 Wien; Niklas-Eslarnstr. 111, A-1220 Wien. – * 19. 2. 45 Damaskus. – StE. u. Prom: 75 Wien. – WG: Unf.Chir. Horn (Dialer), Anästh. Wien (Mayrhofer), Neurophys. Heidelberg (Handwerker).

Jung, Angelika, Dr. med., Anästh. (74 Österreich, 77 Deutschland), Oberärztin am St. Vincenz-Krh., D-6450 Hanau; Würzburger Str. 26, D-8750 Aschaffenburg. – * 18. 6. 41 Wien. – StE. u. Prom: 68 Wien. – WG: Anästh. 71/72 Wien (Mayrhofer), 73/74 Erlenbach, 74–77 Frankfurt (Dudziak), 78/79 Aschaffenburg (Schneider), seit 79 Oberärztin im St. Vincenz-Krh. Hanau.

Jungck, Dietrich, Dr. med., Anästh. (75), niedergel. Arzt - Schwerpunktpraxis f. Schmerzbehandlg., Jakobikirchhof 9, D-2000 Hamburg 1, Tel: 040/330902; Hochallee 46, D-2000 Hamburg 13. – * 9. 7. 42 Stolp/Pommern. – StE: 71 München, Prom: 71 München. – WG: Anästh. München (Lehmann), 72–74 Anästh. Berlin (Drechsler), 74–77 1. Oberarzt d. AnästhAbt. Städt.Krh. Berlin-Spandau (Pithis), 77/78 leit. Fach-Anästh. Hubertus-Krh. Berlin, 78–81 Chefarzt d. AnästhAbt. u. Schmerzambulanz Städt.Krh. Mölln, seit 82 Schwerpunktpraxis für Schmerzbehandlg. in Hamburg. –
ZV: Schmerzther. in der Praxis, Schmerz 1/1983. – Ther. Lokalanästh., Schmerz 4/1984.

Junge, Hans-Hermann, Dr. med., Anästh. (77), Leit. Arzt (Kollegialsystem), Abt. Anästh. u. Intensivmedizin, Stadtkrh., D-4770 Soest. – * 3. 11. 42 Hannover. – StE: 71 Göttingen, Prom: 72 Göttingen. – WG: 73–78 Anästh. u. Intensivmed. Göttingen (Kettler, Braun, Burchardi, Sonntag), seit 78 StadtKrh. Soest.

Junger, Hermann, Prof. Dr. med., Anästh. (72), Chefarzt d. Inst. f. Anästh. u. Intensivmed. an d. Stadtkl., Balger Str. 50, D-7570 Baden-Baden; Fremersbergstr. 39, D-7570 Baden-Baden. – * 20. 11. 38 Tübingen. – StE: 66 Tübingen, Prom: 69 Tübingen, Habil: 80 Tübingen. – WG: 68–84 Anästh. Tübingen (Schorer), seit 75 leit. Oberarzt am Inst. f. Anästh. d. Univ. Tübingen, seit 85 Chefarzt d. Inst. f. Anästh. Stadtkl. Baden-Baden.

Junghänel, Steffen, Dr. med., Pharmak. u. Toxikol. (73), Anästh. (76), Chefarzt d. AnästhAbt. am Bürgerhosp., Nibelungenallee 37–41, D-6000 Frankfurt 1; Lerchenweg 6, D-6369 Schöneck 1. – * 18. 3. 43 Leipzig. – StE: 68 Leipzig, Prom: 69 Leipzig. – WG: 68–72 u. 73/74 Pharmak. u. Toxikol. Leipzig (Hauschild), 72/73 Anästh. u. Intensivtherapie Leipzig (Gmyrek), 74–83 Anästh. Stuttgart (Bräutigam). –

BV: Einsatz von Katecholaminen u. Antihypertensiva bei Intensivpat. in: Prakt. Notfallmed. 2 ‚Das Hirnödem', Hrg. Grumme, Walter de Gruyter 1984. –
ZV: Untersuchg. zum Ammoniumchloridlungenödem d. Ratte; Einfluß d. Narkose auf d. Ammoniumchloridlungenödem (mit Stelzner, Helmstedt u. Görisch), Acta biol. med. germ. 26 (1971). – Untersuchg. zum Ammoniumchloridlungenödem der Ratte; Veränderg. d. Sauerstoffpartialdrucks im Blut (mit Helmstedt, Stelzner u. Görisch), ebd. – Veränderg. d. art. u. ven. Blutdrucks, d. Elektrokardiogramms und d. Herzfrequenz nach Ammoniumchloridapplikation (mit Stelzner, Helmstedt u. Görisch), ebd. – Erwiderg. zum Artikel „Cegunatintoxikation im Kindesalter u. deren Behandlg. mit Alupent" (mit Stelzner), Dtsch. Ges. wesen 27 (1972). – Rüsch-Tubomat. Ein Gerät zur fortlauf. Messg. u. Begrenzg. d. Intracuff-Drucks von Niederdruckmanschetten (mit Bräutigam), Anästhesist 28 (1979).

Jungheinrich, Jürgen, Dr. med., Inn. (73), Anästh. (77), Oberarzt d. Abt. f. Anästh. u. op. Intensivtherapie am Städt. Krh. Dhünnberg 60, D-5090 Leverkusen 1; Dhünnberg 60, D-5090 Leverkusen 1. – * 8. 4. 38 Köln. – StE: 64 Düsseldorf, Prom: 65 Düsseldorf. – WG: 67 Päd. Köln (Ewerbeck), 68 Bw. Koblenz, 69–73 Inn. Leverkusen (Nöcker), seit 73 Anästh., seit 77 Oberarzt an d. Abt. f. Anästh. u. op. Intensivtherapie, Städt. Krh. Leverkusen (Dietzel).

Junginger, Wilfried, Dr. med., Anästh. (79), Oberarzt am ZentrInst. f. Anästh. d. Univ., Calwer Str. 7, D-7400 Tübingen; Tannenweg 4, D-7400 Tübingen.

Just, Arend, Dr. med., Anästh. (81), niedergel. Arzt (Akupunktur, Neuralther., Homöopathie), Praxis: Burtscheider Markt 7, D-5100 Aachen, Tel: 0241/63300; II. Rote Haag Weg 2, D-5100 Aachen. – * 1. 5. 48 Enzklösterle. – StE. u. Prom: 73 Freiburg. – WG: Anästh. Aachen (Kalff), 78–81 Aachen (Hoeckle), Oberarzt ebd., seit 84 Niederlassung in privatärztl. Tätigkeit.

Just, Otto Heinrich, Prof. Dr. med., Anästh. (56), Dir. d. Inst. f. Anästh. d. Univkl., Im Neuenheimer Feld 110, D-6900 Heidelberg; Waldgrenzweg 15, D-6900 Heidelberg. – * 27. 1. 22 Lauda. – StE. Prom: 49 Würzburg, Habil: 56 FU Berlin. – WG: seit 51 Leit. d. AnästhAbt. d. FU Berlin, 62 Leit. d. AnästhAbt. d. Univkl. Heidelberg, seit 63 Lehrstuhlinhaber u. Ärztl. Dir. d. Inst. f. Anästh. d. Univkl. Heidelberg. –
H: Anästh., Intensivther., Notfallmed. Thieme Stuttgart. –
BV: Narkosevorbereitung u. Nachbehandlung, in: Lehrb. f. Anästh., Hrg. Frey, Hügin u. Mayrhofer,

Springer Berlin, Göttingen, Heidelberg 1955. – Symp. über akt. Fragen d. Anästh., II. Teil: Wiederbeleb., in: Abhandlg. d. Dtsch. Akad. d. Wiss. zu Berlin, Kl. f. Med., Jg. 1958, Akad. Verlag Berlin 1959. – Entwicklung u. Aufgaben d. Anästh., „Ruperto-Carola", Mitt. d. Vereinigg. d. Freunde d. Studentenschaft d. Univ. Heidelberg, 16. Jg., Bd. 36, 1964 (Antrittsvorlesung 1.2.64 anl. Neugründung u. Übernahme d. Lehrstuhls f. Anästh. a. d. Univ.). – D. Allg.betäubg., in: Dtsch. Ärztekalender 1965, Urban & Schwarzberg München, Berlin 1964. – Leberfunkt. u. op. Eingriff, Thieme Stuttgart 1964. – Genese u. Ther. d. hämorrhag. Schocks, ebd. 1966. – Narkosevorbereitg. u. Nachbehandlg., in: Lehrb. d. Anästh., Springer Berlin, Göttingen, Heidelberg. – Präop. Visite, ebd., 2. Aufl., 1971. – Ateminsuffizienz u. ihre klin. Behandlg. (3. Internat. Heidelberger Anästh. Sympos. 1967), Thieme Stuttgart 1968. – Zirkulat. Wiederbeleb. (mit Dietzel), in: Praxis d. Narkose u. Wiederbeleb., Hrg., Thieme Stuttgart 1969. – Zirkulat. Probl. b. d. Intensivpflege unter bes. Berücksichtigg. v. Defibr. u. Impulsation d. Herzens (mit Lutz), in: Anästh. Wiederbeleb., Bd. 17, Springer Berlin, Heidelberg, New York 1966. – Meß- u. Registriermöglichkeiten b. d. intra- u. postop. Überwachg. (mit C. Müller), ebd., Bd. 20, 1967. – Anästh. Probl. b. gefäßchir. Eingr. (mit Lutz u. C. Müller), ebd. – Störg. d. Säure-Basen-Haushaltes, ebd., Bd. 35, 1969. – Herzchir. Anästh.probl., Proc. 4. Fortbild.kurs f. klin. Anästh. Wien 1969. – D. präop. Visite, in: Lehrb. d. Anästh. u. Wiederbeleb., Hrg. Frey et al., 2. Aufl., Springer Berlin, Heidelberg, New York 1971. – Praxis d. Schockbehandlg. (mit Stoeckel), Thieme Stuttgart 1971. – Klin. Hygiene u. Intensivther.-Pat., INA, Bd. 18, ebd. 1979. – Akupunkturther. an d. Anästh.-Ambulanz d. Univkl. Heidelberg (mit Fischer), in: Tggber. 10. Internat. Forbildungskurs f. klin. Anästh. in Wien 1981, Egermann Wien 1981. – Indikat. u. klin. Anwendg. d. Elektrostimulationsanalgesie (ESA) (mit Fischer u. Müller), in: ZAK 2, Innsbruck 1979, Anästh. Intensivmed., Bd. 141, Springer Berlin, Heidelberg, New York 1981. – Indikat. u. Ergebn. d. Akupunkturbehandlg. b. amb. Pat., in: ebd. –
ZV: D. Erweiterg. d. Op.-indikat. durch d. mod. Nark.-verfahr. (mit Frey), Chirurg 22 (1951). – D. Bronchospasmus als Nark.-komplik. (mit Frey u. Lüttichau), Langenbecks Arch. klin. Chir. 268 (1951). – Apprécat. du Degré Anesth. par le Reflex psycho-galvan., Intern. Anaesth. Kongr., Paris 1951, Anesth. et Analg. IX (1952). – Klin. Erfahrg. mit d. neu. Plasmaersatzmittel Subsidon, Ärztl. Wschr. 7 (1952). – D. Verminderg. d. op. Blutverl. durch künstl. Hypotension, ebd. – D. Brauchbark. elektr. Beatmgsverfahr. in d. Wiederbeleb. (mit Krentz u. Petermann), ebd. – D. Schmerzausschalt. an d. Chir. Univkl. Heidelberg v. 1852–1952 (mit Frey, Lüttichau u. Würz), Anästhesist 1 (1952). – Neuzeitl. App.-nark. u. kontroll. Blutdrucksenkg. f. Eingr. in HNO-geb. (mit Issel), Arch. Ohr.-, Nas.-, Kehlk.-Heilk. 164 (1953). – Nark.-colloq. in Berlin, Anästhesist 2 (1953). – Erfahrg. mit einer neu. i.v. Kanüle, Chirurg 24 (1953). – Potenz. Nark. u.

künstl. Winterschlaf, ihre Bedeutg. f. d. Med., Ärztl. Wschr. 8 (1953). – Belladonnin-Bromaethylat, ein neu. Muskelrelax., Anästhesist 2 (1953). – Diskuss.-bemerk. 70. Tgg. Dtsch. Ges. f. Chir. München, Langenbecks Arch. klin. Chir. 276 (1953). – Neue Ges.-punkte in d. Unfallchir. durch d. Anwendg. kurzwirk. Muskelrelax. (mit Nerlich), Mschr. Unfallheilk. 57 (1954). – Klin. Erfahrg. mit einem Hypo- u. Hyperthermiegerät b. künstl. Hypothermie, Anästhesist 3 (1954). – Nark.-komplik.: D. akut. Herzstillst. u. seine Behandlg., ebd. – Ein transport. Univ.-Nark.-gerät, ebd. – D. Brauchbark. d. versch. Beatmgsverfahr. b. schw. Schlafmittelvergift., Kongr. 1954, Verh. dtsch. Ges. Inn. 60, Kongr.-Ber. – D. künstl. Beatmungsverfahr., Dtsch. med. Wschr. 79 (1954). – D. mod. Anästh.-Verfahr. u. ihre Anwendg. z. Vorbereit. röntg. Spezialuntersuchg., Röntgen- u. Lab.-Praxis VIII (1953). – D. Bedeutg. d. kontroll. Hypotonie f. d. op. Med. (mit Linder), Wien. klin. Wschr. 67 (1955). – Klin. Erfahrg. mit d. extr. kontroll. Hypothermie, Chirurg 26 (1955). – D. Veränderg. d. Kreisl.-größ. durch d. künstl. Hypotonie (mit Petermann u. Schneider), Anästhesist 4 (1955). – Klin. Erfahrg. mit einem Steroid als neu. Basisnark. (mit Ibe), Chirurg 26 (1955). – Asphyx. durch akut. Atemstillst., Therapiewoche 6 (1956). – Allg. u. spez. Meth. d. mod. Anästh., Berl. Med. 7 (1956). – Herzstillst. u. Wiederbeleb. mit tierexperim. Untersuchg. d. elektr. Wiederbelebungsverfahr. d. Herz., Chirurg 27 (1956). – Klin. Erfahrg. mit d. extr. kontroll. Hypothermie, Langenbecks Arch. klin. Chir. 284 (1956). – Techn. Indikat. u. Erfahrg. mit 150 kontroll. Hypothermien in d. Chir., Berl. Med. 7 (1956). – Anästh.-verfahr. b. cardiovasc. Eingr., ebd. – Herzstillst. u. Wiederbeleb., ebd. – Nachbehandlg. op. Herzkrank. vom Standpunkt d. Chir., ebd. – Klin. Erfahrg. mit 100 kontroll. Hypothermien b. cardiovasc. Eingr., Anästhesist 6 (1957). – Herzstillst. u. Wiederbeleb. mit tierexperim. Untersuchg. d. elektr. Wiederbelebgsverfahr., ebd. – D. hirnelektr. Bild b. extr. künstl. Blutdrucksenkg. (mit Kubicki), ebd. – Z. Anwendg. d. neuart. i.v. Kurznark. (Phenoxyessigsäureamid-Verb.) b. polikl. Eingr. (mit Henschel), ebd. – Z. postop. Sauerstoffther., ebd. – Postop. u. posttraum. Indikat. d. kontroll. Hypothermie (mit Henschel), ebd.; Chirurg 28 (1957). – EKG-Kontr. d. Herzakt. b. cardiovasc. Eingr. in kontroll. Hypothermie (mit Henschel, Koch u. Schmutzler), Chirurg 28 (1957). – Über d. Wiederbeleb. u. Schockbekämpfg. als erstes Erford. d. Unfallbehandlg., Therapiewoche 8 (1957). – Grundlage u. Organis. d. mod. Anästh. u. ihre Auswirkg. auf d. Krh. (mit Wunderlich), Berl. Med. 8 (1957). – Fortschr. d. mod. Anästh., Vortr. Bln. Chir. Ges. 1954, Zbl. Chir. 79 (1954). – D. Steroidnark. u. ihr EEG-Bild (mit Kubicki u. Götze), Anästhesist 7 (1958). – D. Behandlg. v. Herzstillst. u. Kammerflimm. (mit Ibe), Chirurg 29 (1958). – D. Anästh. d. amb. Krank., Langenbecks Arch. klin. Chir. 289 (1958). – D. EEG im Verl. v. Herzop. u. Kreisl.-unterbrechg. (mit Kubicki), Anästhesist 8 (1959). – Erste klin. Erfahrg. mit d. Anwendg. eines künstl. Herz-

Lung.-Systems (mit Bücherl, Hölscher, Horkenbach, Linder, Schmutzer, Schütz, Trede u. Winzer), Chirurg 30 (1959). – Anästh. b. Herzop. mit extrakorp. Zirkulat. (mit Nüssgen u. Beck), Anästhesist 8 (1959). – Über EEG-Beobachtg. b. Herzop. mit d. extrakorp. Kreisl. (mit Trede u. Kubicki), Anästhesist 8 (1959). – Kurznark. u. Straßenfähigk., Dtsch. Gesundh.-Wes. 14 (1959). – Bakteriol. Probl. b. d. mod. App.-nark. (mit Henschel u. Hollmann), Chirurg 30 (1959). – D. Verhalten d. biolog. Größen b. Herzop. in Hypothermie (mit Nüssgen u. Trede), Bull. Soc. int. Chir. 1, 196. – D. Anästh. b. Herzop. mit extrakorp. Zirkulat., Langenbecks Arch. klin. Chir. 192 (1959). – Bakteriol. Probl. b. d. Anwendg. d. mod. App.-nark. (mit Henschel), Anästhesist 9 (1960). – D. Bedeutg. d. EEG b. Herzop. mit Hypothermie u. b. extrakorp. Zirkulat. (mit Kubicki u. Trede), ebd. – Klin. Erfahrg. mit d. künstl. Hypothermie, Erfahr.-ber. über 400 Fälle (mit Nüssgen), ebd. – Schlußwort auf d. Tgg. d. Dtsch. Ges. Anästh., Düsseldorf 1959, ebd. – Wiederbeleb. u. Schockbekämpfg. b. Unfallverletzt., Hefte z. Unfallhk. 62/100 (1959). – Was bedeutet mod. Anästh.?, AOK Gesundh.-blatt 18 (1960). – Bedeutg. u. Bestimmg. d. intraop. Blutverl. (mit Nüssgen), Chirurg 31 (1960). – App. Fortentwicklg. d. Herzwiederbelebgsprax., Medizinalmarkt 10 (1960). – Prämed. mit Atropin, Anästhesist 9 (1960). – D. Tech. d. künstl. Beatmg. u. Wiederbeleb., Zbl. Chir. 86 (1961). – Estil, ein neuart., barbiturfrei. Kurznark. (mit Henschel, Nüssgen u. Paul), Chirurg 32 (1961). – Anästh.-Probl. b. d. Chir. d. Dünndarmes, Langenbecks Arch. klin. Chir. Kongr.ber. 1961. – Wiederbeleb. u. Schockbekämpfg. b. Unfallverletzt. unter bes. Berücksichtigg. d. Elektro-Unfalles, Elektromed. 2 (1962). – Eine neue Kunstst.-kanüle, Chirurg 33 (1962). – D. mäß. Hypothermie durch Oberfläch.-kühlg., Proc. I. Europ. Kongr. f. Anästh., Wien 1962. – Wachstat. u. spez. Pflegeeinheit (mit Lutz), ebd. – Allg. u. spez. Probl. d. tief. Hypothermie in Verb. mit d. extrakorp. Kreisl. (mit Trede), ebd. – Prevent. and Treatm. of Shock (Schockprophyl. u. Schockbekämpfg.), Anglo-Amer. med. Rev. 2 (1963). – D. Anästh. b. Herzop. mit extrakorp. Zirkulat., Münch. med. Wschr. 1963. – Respirat. Probl. b. d. Anästh. im Greis.-alter (mit Lutz), Anästhesist 12 (1963). – D. zirkulat. Wiederbeleb., Anästh.-Ärztetgg. Frankfurt 1962, Rheinchemie GmbH 1962. – Nachruf auf Wunderlich, Anästhesist 12 (1963). – Respirat. u. zirkulat. Wiederbeleb., Fortschr. Med. 82 (1964). – Anästh.-Probl. b. d. op. Trenng. v. siames. Zwill. (Cranioencephalopagen) (mit Wawersik), Chirurg 35 (1964). – Schockbekämpfg. u. Reanimat. am Unfallort u. in d. Kl., Mkurse ärztl. Fortbild. 14 (1964). – Tierexp. Untersuchg. über weit. Indikat. z. Anwendg. eines elektr. Schrittmachers d. Herzens, Langenbecks Arch. klin. Chir. 308 (1964). – Erkenng. u. Behandlg. postop. Ventilationsstörg. (mit Lutz), Chirurg 36 (1965). – D. Tracheotomie aus anästh. Sicht (mit Lutz, Wawersik u. Deichl), Dtsch. med. Wschr. 90 (1965). – Fragen aus d. Praxis: Bedeuten entzündl. Prozesse im Hals-Kopf-Bereich eine Kon-

traindikation gegen d. Anwendung v. Barbituratnarkosen?, ebd. – Fragen aus d. Praxis: Gibt es eine Möglichkeit d. ausreich. Sterilisation v. Narkoseapparaten, wenn eine Kaltsterilisation nicht zur Verfügung steht?, ebd. – Fragen aus d. Praxis: Dürfen i.v. applizierb. Kurzzeit-Barbiturate im Kindesalter angewendet werden?, ebd. – Ärztl. Ausbildg. in Erster Hilfe am Unfallort, ein Beitrag zum Katastrophenschutz, Therapiewoche 15 (1965). – Anästh. Erfahrg. b. 500 Op. mit d. Herz-Lungen-Maschine (mit Lutz u. Müller), Anästhesist 14 (1965). – Anästh. Probleme b. d. akuten Vergiftg. (mit Schumacher), Z. Prakt. Anästh. Wiederbeleb. 1 (1966). – Ursachen u. Ther. d. Schocks, bes. b. Op. u. Unfall (mit Lutz), Ärztl. Fortbild. 16 (1966). – Ist d. Tracheotomie heute noch eine Notfallmaßnahme?, Z. prakt. Anästh. Wiederbeleb. 1 (1966). – Klin. u. techn. Grundlagen d. Langzeitbeatmg. mit Respiratoren (mit Stoeckel), ebd. – Medikamentöse Narkosevorbereitg. (mit Stehlin), ebd. 2 (1967). – Maquet-Patienten-Schleuse, ebd. 3 (1968). – Ursachen u. Behandlg. d. akut. Kreislaufstillstandes (mit Dietzel u. Peter), ebd. 4 (1969). – In memoriam Prof. Dr. med. Rudolf Kucher, ebd. 6 (1971). – Analyse v. über 3000 Allg.anästh. b. Frühgeburten, Neugeborenen u. Säuglingen im ersten Lebensjahr (mit Krumbiegel), ebd. 7 (1972). – Techn. Neuerg.: D. SM-Shelter. Eine neue, dezentr., automat. Bettendesinfektionsanlage, ebd. 7 (1972). – Anaphylakt. Schock nach Kontrastmittelinjekt. (mit Simmendinger), ebd. 8 (1973). – Spez. Probl. zur Anästh. b. gefäßchir. Eingr. (mit Gabelmann), ebd. 9 (1974). – Klin. Erfahrg. in d. päd. Anästh. (mit Ludwig), ebd. 9 (1974). – Gibt es Schädigungsmöglichk. b. d. künstl. Beatmg., d. v. ihrer Anwendg. durch Laien abraten lassen?, Dtsch. Med. Wschr. 91 (1966). – Histor. Entwicklg. d. i.v. Injektionstechnik u. d. heutige Verwendg. d. Plastikkanüle (Braunüle) (mit Dietzel), Schwester 5 (1966). – Genese u. Ther. d. hämorrhag. Schocks (mit Ahnefeld, Bergentz, Gruber, Lutz, Kucher u. Zimmermann), Acta Anästh. Scand. Suppl. XXV, 145 (1966). – Meß- u. Registriermöglichkeiten b. d. intra- u. postop. Überwachg. (mit C. Müller), Ärztl. Forsch. XXI (1967). – Erfahrg. beim Einsatz v. Herz-Lungen-Maschinen mit Oxygeneratoren ohne Blutfüllg. (mit C. Müller, Lutz, Schmitz u. Trede), Anästhesist 16 (1967). – Wiederbeleb. d. Herzens, Wehrdienst u. Gesundh. XV (1967). – Wie kann die Notfallversorgg. in D verbessert werden? (mit Zindler), Therapiewoche 18 (1968). – Prä- u. postop. Atemther. mit pat.gesteuerten Respiratoren, Anästhesist 18 (1969). – Behandlg. u. Prophylaxe v. Kontrastmittelzwischenfällen, Z. Radiol. Technik – Röntgenpraxis 25 (1972). – Diagnostik d. Ertrinkungstodes u. Bestimmg. d. Wasserzeit (mit Reh), Z. prakt. Anästh. 6 (1971). – Techn. Neuerungen: Eine automatisch gesteuerte elektr. Wärmematte – Erste klin. Erfahrg. während langdauernder op. Eingr. (mit Wiedemann u. Dressler), ebd. 10 (1975). – Eine spez. Methode d. NLA zur Elektrokoagulat. d. Gangl. Gasseri (mit Conradi), ebd. 12 (1977). – Labor- u. Kontrollverfahren: Ein neues Verfahren zur transkut. Messg. d. Körperkerntemperatur in Anästh. u. Intensivpflege (mit Jost, Hanf u. Köhler), ebd. 13 (1978). – Hygienisch-mikrobiolog. Probleme in d. Anästh., Anästh. Intensivmed. 1978. – Elektrostimulationsanästh. b. Eingr. an d. Extremitäten (mit Fischer u. Maric), Prakt. Anästh. 14 (1979). – D. Elektrostimulationsanästh. u. ihre klin. Anwendg. (mit Fischer), ebd. – Erfahrg. mit d. Elektrostimulations-Anästh. (mit Fischer), Techn. Med. 9 (1979). – Ein neues Verfahren zur Elektrostimulationsanästh. (mit Fischer), Schmerz 1 (1980). – Barbituratinfusion b. schwerem Schädel-Hirn-Trauma (mit Wiedemann, Hamer u. Weinhardt), Anästh. Intensivther. Notfallmed. 15 (1980).

K

Kabali-Spire, Frederick-David, Dr. med., Anästh. (78), Oberarzt d. AnästhAbt. d. Städt. Krh. Sedanstr. 1, D-2810 Verden; Poggenmoorstr. 11, D-2810 Verden-Walle. – * 15. 8. 46 Kampala/Uganda. – **StE:** 73 Charkow, **Prom:** 73 Charkow. – **WG:** 73 Päd. Hannover, 74–78 Anästh. Hannover (Lohmann), 77 Anästh. Hannover (Kirchner), seit 78 1. Oberarzt d. AnästhAbt. Städt. Krh. Verden.

Kaczmarczyk, Gabriele, Prof. Dr. med., Anästh. (72), Arbeitsgruppe Exp. Anästh. (Forschung u. Lehre: Regulationsphysiol.) am Inst. f. Anästh., Klinikum Charlottenburg d. FU Berlin, Spandauer Damm 130, D-1000 Berlin 19; Lützenstr. 7, D-1000 Berlin 31. – * 2. 9. 39 Berlin. – **StE.** u. **Prom:** 64 Freiburg, **Habil:** 79 Berlin. – **WG:** Dermat., Inn., Anästh. Berlin, Kl. Charlottenburg (Eberlein). –
BV: Teilfunkt. d. Niere unter Dehydrobenzperidol (mit Hennings, Wieloch u. Reinhardt), in: Neuroleptanalgesie, Schattauer Stuttgart, New York 1972. – Magnesiumexkretion nach temporärer Nierenischämie. Langzeituntersuchg. an Ratten (mit Riedel, Neumayer u. Reinhardt), in: Kalium-Magnesium-Aspartat, Hrg. Horatz u. Rittmeyer, Medicus Berlin 1973. – Nierendurchblutg. u. Filtrationsfrakt. beim wachen u. narkotisierten Hund (mit Kuhl, Blüher, Fahrenhorst, Blendinger, Hochheimer u. Reinhardt), Jahrestgg. d. DGAW Hamburg 1972, hrg. Lawin u. Morr-Strathmann, Springer Berlin, Heidelberg, New York 1974. – Regelmechanismen d. Salz- u. Wasserhaushaltes – Untersuchg. an chronisch instrumentierten wachen Hunden (mit Reinhardt, Mohnhaupt, Schimmrich u. Wegener), in: 3. Donaussymp. f. Nephrologie, Hrg. Watschinger, Bindernagel, Friedberg 1978. – The influence of exogenous ADH on diuresis produced by left atrial distension (mit Arnold, Eigenheer, Gatzka, Kuhl u. Reinhardt), in: Cardiac receptors, Ed. Hainsworth, Kiss and Linden, Cambridge Univ. Press London, New York, Melbourne 1979. – Zur extrarenalen

Regulation des Natriumbestandes (mit Reinhardt, Eisele, Mohnhaupt, Schimmrich u. Wegener), in: Zentralvegetative Regulationen u. Syndrome, Hrg. Schiffter, Springer Berlin, Heidelberg, New York 1980. – Is the control of sodium excretion partly due to signals from receptors located in the left atrium of the heart? (mit Reinhardt, Mohnhaupt, Simgen u. Wegener), in: Environmental Physiol., Ed. Obál and Benedek, Adv. Physiol. Sci. Vol. 18 (1980). – The possible mechanism of ‚atrial natriuresis‘ – Experiments on chronically instrumented dogs (mit Reinhardt, Mohnhaupt u. Simgen), in: Hormonal Regulation of Sodium Excretion, Ed. Lichardus, Schrier and Ponec, Biomedical Press Elsevier/Holland 1980. –
ZV: Central venous pressure, arterial pressure and heart rate during acute blood volume changes in rats (mit Reinhardt, Hennings u. Goepel), Proc. Internat. Union Phys. Sci. (1971). – Funktionsuntersuchg. am allogenen Nierentransplantat d. Ratte (mit Reinhardt, Lauschke, Neumayer, Goepel, Wieloch u. Franck), Langenbecks Arch. klin. Chir. Suppl. (1972). – Art. Blutgase von Wistarratten während Barbiturat- u. Halothanlangzeitnarkose in Normothermie (mit Goepel u. Reinhardt), Referate d. 39. Tgg. d. Dtsch. Physiol. Ges. R 8 (1972). – Micropuncture study in renal allografts (mit Lauschke, Reinhardt, Blüher u. Riedel), 7. Kongr. of the Europ. Soc. Exp. Surgery 153 (1972). – Funktionsuntersuchungen am allogenen Nierentransplantat d. Ratte (mit Reinhardt, Lauschke, Neumayer u. Goepel), Langenbecks Arch. klin. Chir., Suppl. (1972). – Renale Konzentrierungsfähigkeit b. Mg-armer Ernährung (mit Riedel, Fahrenhorst, Udes u. Reinhardt), in: Henneberg, Reinhardt u. Eckart, Elektrolyte u. Spurenelemente in d. Intensivmed., de Gruyter Berlin, New York 1974. – Postprandial renal blood flow in conscious dogs on a high and a low sodium diet (mit Reinhardt, Fahrenhorst, Hochheimer, Gatzka, Wilde u. Riedel), Proc. of the Internat. Union of Physiol. Sciences 11 (1974). – D. Magnesiumbilanz im akuten Magnesiummangel nach parenteraler Gabe v. Magnesiumchlorid u. – aspartat – Langzeituntersuchg. an Ratten (mit Riedel, Udes u. Reinhardt), Verh. d. Dtsch. Ges. f. Inn. 80 (1974). – Art. blood gas tensions and acid-base status of wistar rats during thiopental and halothane anesth. (mit Reinhardt), Laboratory Animal Science 25 (1975). – Postprandial changes of renal blood flow. – Studies on conscious dogs on a high and a low sodium intake (mit Reinhardt, Fahrenhorst, Blendinger, Gatzka, Kuhl u. Riedel), Pflügers Arch. 354 (1975). – Postprandial changes of left atrial pressure in conscious dogs on a high sodium intake (mit Reinhardt, Kuhl, Riedel, Eisele u. Gatzka), Pflügers Arch. 355 Suppl. R 51 (1975). – Water and electrolyte excretion during acute reversible mitral stenosis in conscious dogs on a low and a high sodium intake (mit Reinhardt, Eisele, Riedel, Kuhl u. Gatzka), ebd. R 52. – Lack of evidence for a relationship between left atrial pressure and renal blood flow in conscious dogs (mit Reinhardt, Kuhl, Riedel, Eisele u. Gatzka), ebd. 359, R 114 (1975). – Water and elec-

trolyte excretion during acute reversible mitral stenosis in conscious dogs on a low sodium intake pretreated with DOCA (mit Reinhardt, Arnold, Eisele, Riedel, Kuhl, Gatzka u. Eigenheer), ebd. – Einfluß v. Pentagastrin auf d. Nierendurchblutg. an wachen Hunden (mit Gatzka, Reinhardt, Fahrenhorst, Riedel u. Kuhl), ebd. *359,* R 115 (1975). – Glomerular filtration rate and renal vascular resistance during experimental elevation of left atrial pressure in conscious dogs on a high or a low sodium intake (mit Arnold, Gatzka, Kuhl, Eigenheer u. Reinhardt), ebd. *365,* R 13 (1976). – Water and electrolyte excretion during acute reversible mitral stenosis in relation to cardiac output (CO), heart rate (HR), and mean arterial pressure (Pa) in conscious dogs on a low sodium intake (mit Reinhardt, Arnold, Eigenheer, Eisele, Gatzka, Kuhl u. Riedel), ebd. *362,* R 13 (1976). – Modification of postprandial (pp) water and sodium excretion by exogeneous ADH. – Studies in conscious dogs on different levels of sodium intake (mit Kuhl, Riedel, Arnold, Gatzka, Eigenheer u. Reinhardt), ebd. – Left atrial pressure and sodium balance in conscious dogs on a low sodium intake (mit Reinhardt, Eisele, Arnold, Eigenheer u. Kuhl), ebd. *370* (1977). – Left atrial pressure and postprandial diuresis in conscious dogs on a high sodium intake (mit Reinhardt, Eisele, Gatzka u. Kuhl), ebd. *368* (1977). – Wasser- u. Natriumausscheidg. während akuter Erhöhung d. Druckes im linken Vorhof b. adrenalektomierten Hunden (mit Reinhardt, Kuhl, Eigenheer, Gatzka u. Eisele), ebd. *368,* R 12 (1977). – Further evidence of an adrenal-independent mechanism involved in the adjustment of sodium balance and stimulated by intrathoracic receptors – Experiments in conscious dogs – (mit Reinhardt, Kuhl, Eigenheer, Gatzka u. Eisele), IUPS, Proc. Internat. Physiol. Sci. *13,* R 1851 (1977). – Experimental increase in left atrial pressure and renal hemodynamics in conscious dogs (mit Gatzka, Eigenheer, Kuhl u. Reinhardt), ebd. *13,* R 1068 (1977). – Wasserdiurese während Methohexitalnarkose – Untersuchungen an chronisch instrumentierten Hunden – (mit Kuhl, Riedel, Eigenheer, Eisele u. Reinhardt), Anästhesist *27* (1978). – No relation between atrial natriuresis and renal blood flow in conscious dogs (mit Eigenheer, Gatzka, Kuhl u. Reinhardt), Pflügers Arch. *373* (1978). – Sodium and water excretion during acute experimental elevation of left atrial pressure (eLAP ↗) with constant renal perfusion pressure (Pren). – Experiments on conscious dogs – (mit Mohnhaupt, Eisele, Jäckel u. Reinhardt), ebd. *379,* R 15 (1979). – The role of cardiac afferent nerves in the regulation of sodium balance in conscious dogs (mit Drake, Eisele, Mohnhaupt, Noble, Reinhardt, Simgen u. Stubbs), Brit. Physiol. Soc., *135 P* (1980). – The control of sodium excretion by reflexes from the low pressure system independent of adrenal activity (mit Reinhardt, Eisele, Mohnhaupt, Oelkers u. Schimmrich), Pflügers Arch. 384 (1980). – Radiotelemetry with a new left atrial catheter in conscious dogs on a high and a low sodium intake (mit Echt, Mohnhaupt, Simgen u. Reinhardt),

ebd. Suppl. – Postprandial (pp) volume regulation and Renin-Angiotensin-System (RAS) in conscious dogs (mit Mohnhaupt, Simgen u. Reinhardt), Proc. of the Internat. Union of Physiol. Sciences *14* (1980). – Atrial natriuresis under the condition of a constant renal perfusion pressure – Experiments on conscious dogs – (mit Reinhardt, Mohnhaupt u. Simgen), Pflügers Arch. *389* (1980). – Left atrial distension and intrarenal blood flow distribution in conscious dogs (mit Unger, Mohnhaupt u. Reinhardt), ebd. *390* (1981). – The role of the cardiac nerves in the regulation of sodium excretion in conscious dogs (mit Drake, Eisele, Mohnhaupt, Noble, Stubbs u. Reinhardt), ebd. – The influence of anesth. on atrial natriuresis – Experiments on chronically instrumented dogs – (mit Simgen, Bauch, Mohnhaupt u. Reinhardt), ebd. *389,* Suppl. R 48 (1981). – Left atrial pressure – A not controlled variable – suitable for measuring a sodium deficit? (mit Reinhardt, Quillen jr., Cowley jr., Echt, Mohnhaupt u. Simgen), Internat. Congr. of nephrology, Renal hormones, RH-046, 164 (1981). – Humoral factors involved in the diuresis and natriuresis of left atrial distension in conscious dogs (mit Weber, Christe, Lorenz, Möhring, Mohnhaupt, Simgen u. Reinhardt), ebd. – ,Atrial natriuresis' – Are intrathoracic receptors partly involved in the adjustment of the sodium balance? – An approach by experiments in conscious dogs – (Film) (mit Reinhardt, Mohnhaupt u. Schimmrich; with technical assistance from Jäckel; Camera: Weidemann), Pflügers Arch. *373,* Suppl. R 35 (1978). – Left atrial pressure and sodium excretion. A film on experiments in chronically instrumented dogs (mit Eisele, Mohnhaupt, Reinhardt u. Schimmrich), J. Physiol. *284,* 34 P (1978). – Suppression of atrial natriuresis after acute and chronic reduction of total body sodium (TBS). – Experiments on conscious dogs on a high or a low sodium intake (mit Wegener, Schimmrich, Mohnhaupt u. Reinhardt), Pflügers Arch. *377,* Suppl. R 15 (1978). – Chronic arteriovenous shunts in dogs (mit Reinhardt, Affeld, Große-Siestrup, Mohnhaupt u. Schimmrich), ESAO *5* (1978). – Atrial pressure and postprandial volume regulation in conscious dogs (mit Schimmrich, Mohnhaupt u. Reinhardt), Pflügers Arch. *381* (1979). – The control of sodium excretion by circulatory reflexes from the low and high pressure system with special reference to the Renin-Angiotensin-Aldosterone-System (mit Reinhardt, Mohnhaupt, Simgen, Unger u. Wegener), Upsala J. of Medical Sciences, Suppl. 26, R 62 (1979). – The contribution of the renal nerves to adjustments of the sodium balance (mit Simgen, Mohnhaupt, Schulze u. Reinhardt), Pflügers Arch. *382,* Suppl. R 17 (1979). – Calibration of a bolus technique for measuring GFR by comparison with inulin clearance (mit Lee, Behrendt, Mohnhaupt u. Reinhardt), IV. European Colloq. on Renal Physiol. Prag (1982). – The experimental impulse response of total body sodium control in conscious dogs and a first step to a mathematical computer model (mit Reinhardt, Dannenberg u. Mohnhaupt), ebd. – Suppression of the natriuretic effect of „volume receptor" stimulation by a decrease of the extravascular fluid volume (mit Mohnhaupt, Simgen u. Reinhardt), ebd. – The effect of chronic infusion of Angiotensin II on sodium excretion and arterial blood pressure in conscious dogs (mit Reinhardt, Dannenberg, Mohnhaupt, Müller u. Kovacic), Pflügers Arch. *394*, Suppl. R 74 (1982). – The control of sodium metabolism to maintain osmo- and volumehomeostasis (mit Reinhardt, Mohnhaupt u. Simgen), Klin. Wschr. *60* (1982). – An attempt to quantitate the contribution of antidiuretic hormone to the diuresis of left atrial distension in conscious dogs (mit Christe, Mohnhaupt u. Reinhardt), Pflügers Arch. *396* (1983). – Estimation of glomerular filtration rate in conscious dogs following a bolus of creatinine – comparison with simultaneously determined inulin clearance (mit Lee, Behrendt, Mohnhaupt u. Reinhardt), ebd. – Studies on angiotensin II „escape" in conscious dogs (mit Marx, Lee, Mohnhaupt, Simgen u. Reinhardt), Naunyn-Schmiedeberg's Archives of Pharmac. *322*, Suppl. R 78 (1983). – Effects of angiotensin II (A II) in conscious dogs before and after adrenalectomy (mit Marx, Simgen, Mohnhaupt u. Reinhardt), Symp. on body fluid homeostasis, Evian 1983. – Correlation of sodium excretion (UNAV) and arterial pressure (Part) in conscious dogs under different experimental conditions. Symposium on body fluid homeostasis (mit Reinhardt, Dannenberg u. Mohnhaupt), ebd. – Flow controlled selective plasma ultrafiltrat. (SPU) with on line membrane regenerat. by back flush techniques (mit v. Baeyer, Kochinke, Marx, Schwerdtfeger, Schulten u. Kessel), Trans. Am. Soc. Artif. Intern. Organs *29* (1983). – Long-term recordings of arterial blood pressure after sino-aortic baroreceptor denervation – Experiments in conscious dogs – (Abstract) (mit Schyma, Hey, Mohnhaupt u. Reinhardt), Pflügers Arch. 400, Suppl. R 38 (1984). – Ability of sodium retention after renal denervation (RD). – Experiments in conscious dogs – (Abstract) (mit Bender, Holfeld, Mohnhaupt u. Reinhardt), Int. Union Physiol. Sci. Jerusalem (1984). – Acute effects of angiotensin II in conscious dogs (mit Marx, Lee, Mohnhaupt u. Reinhardt), J. Physiol. Paris, 79 (1984) – Im Druck.

Kahnemouyi, Hassan, Dr. med., Anästh., leit. Arzt u. Chefarztstellvertr. an d. AnästhAbt. d. Kantonsspital, CH-8401 Winterthur; Gladiolenstr. 16, CH-8472 Seuzach. – * 1. 12. 34 Tabrir/Iran. – **StE:** 59 Teheran, 83 Zürich, **Prom:** 59 Teheran.

Kaiser, Norbert, Dr. med., Anästh. (79), Chefarzt d. AnästhAbt. am St. Marien-Hosp. D-4710 Lüdinghausen; Große Busch 40, D-4710 Lüdinghausen. – * 31. 1. 48 Kempen. – **StE:** 74, **Prom:** 77. – **WG:** 76–80 Anästh. Würzburg (Weis).

Kalandra, Herta, Dr. med., Anästh. (74), Anästh. am v. Preyerschen Kinderspit. d. Gemeinde Wien, Schrankenbergg. 31, A-1100 Wien; Fasangarteng. 11/2/4, A-1130 Wien. – * 14. 6. 30 Wien. – **StE. u. Prom:** (Med.) 66 Wien, (Juris) 53.

Kalbheim, Hans-Joachim, Dr. med., Anästh. (82), Oberarzt d. AnästhAbt. am Knappschafts-Krh., Scherner Weg 4, D-4650 Gelsenkirchen-Buer; Schulstr. 14 e, D-4250 Bottrop 2. – * 20. 1. 47 Düsseldorf. – **StE:** 76 Bonn, **Prom:** 78 Bonn. – **WG:** 78 Chir. Gladbeck (Blömer), Anästh. 78/79 Gladbeck (Niehoff), 80–84 Recklinghausen, Bottrop, Gladbeck (Dimski, Niehoff), seit 85 Gelsenkirchen (Ülger).

Kalff, Günter, Prof. Dr. med., Anästh. (64), Vorst. d. Abt. Anästh., Klinikum d. Rhein. Westf. Techn. Hochschule, Pauwelsstr. D-5100 Aachen; Orthstr. 10, D-5100 Aachen. – * 5. 7. 32 Aachen. – **StE:** 58 Bonn, **Prom:** 59 Bonn, **Habil:** 70 Aachen. – **WG:** 58 Flugmed. Bonn-Bad Godesberg (Ruff), 58/59 Inn. Bonn (Martini), 59 Chir. Bonn (Gütgemann), 59/60 Gyn. Bonn (Siebke), 60–62 Anästh. Bonn (Havers), 63 Ger.phys. Bonn (Egli) u. Inn. Bonn (Heymer), 64 Chir. Bonn (Gütgemann), 65 Anästh. Bonn (Havers), seit 66 Leit. d. AnästhAbt., seit 73 Vorst. d. AnästhAbt., Klinikum d. RWTH Aachen. –
BV: Halothane z. Anästh. b. Schnittentbindung, in: Festschrift f. H. Siebke, Bonn 1964. – Broncho-, Ösophago- u. Gastroskopie in Vollnarkose (mit Haan), in: Ottenjahn, Fortschritt d. Endoskopie, Bd. 1, Schattauer Stuttgart, New York 1969. – Allg. Anästh., in: Reifferscheid, Chir., 2. Aufl. Thieme Stuttgart 1972; 3. Aufl. 1974. – Lokalanästh., in: ebd. – Wasser-, Elektrolyt- u. Säure-Basenhaushalt, in: ebd. – Engström-Respirator-Symposion, hrg. mit Herzog, Anästh. Wiederbel., Bd. 82, Springer Berlin, Heidelberg, New York 1974. – Phys. u. pathophys. Grundlagen d. Respiratorbeatmg., Anforderg. an einen Respirator, Beatmungsparameter, in: ebd. – Infus., Transfus., enterale u. parenterale Ernährg., Perimed Erlangen 1981. – Notfälle im Krh., ebd. 1981. – Atmg., Beatmg., Schmerzther., ebd. 1983. – Organversagen in d. Intensivmed., Bd. 1, Karger Basel 1983. – Intensivmed. u. Organversagen, in: Beiträge zur Intensiv- u. Notfallmed., Bd. 3, ebd. 1985. – D. Beurteilg. d. Lungenfunkt., in: Menzel (Hrg.), Anästh. Sprechstunde, Zuckschwerdt München, Bern, Wien 1984. – Invasives-nichtinvasives Monitoring, Bd. 4, Notfall- u. Intensivmed., Karger Basel 1985. –
ZV: Halothane z. Anästh. b. d. Sectio caes. (mit Kapfhammer), Gyn. *157* (1964). – Erfolgreiche Wiederbeleb. nach Afibrinogenämie u. Herzstillstand (mit Janiak u. Kalinke), Geburtsh. Frauenheilk. *27* (1967). – Methode z. schn. Abblocken d. Trachea, Anästhesist *16* (1967). – Anästh. Probl. b. Pat. mit Phaeochromozytom, ebd. *17* (1968). – Methode z. Berechng. d. Compliance während künstl. Beatmg. mit d. Eng-

ström-Respirator (mit Both), ebd. *18* (1969). – Einfluß v. Epontol u. Alloferin auf d. Augeninnendruck (mit Linzen), ebd. – Klin. Erfahrg. mit Alloferin b. Halothannarkose u. NLA, ebd. *19* (1970). – Pharmakoangiogr. d. Pancreas mit Sekretin u. Adrenalin (mit Cen, Rosenbusch u. Frik), DMW *94* (1969) u. GMM *14* (1969). – Influence of Centr. Hypotensin in Body Oxygen Consumpt. (mit Schäfer), Acta anaesth. Scand., Suppl., 37 (1970). – Klin. u. exp. Untersuchg. z. Verkürzg. d. Hexobarbitalnarkosedauer (mit Willmen u. Loers), Anästhesist *22* (1973). – Einfluß d. kontroll. Blutdrucksenkung auf d. Sauerstoffverbrauch d. Gehirns (mit Kanters, Rathert, Schäfer u. Schlimgen), Advances in Anaesth. and Resusc./Proc. III. Europ. Congr. Anaesth., Prag 1970. – Kontrolle d. künstl. Beatmg. (mit Loers), diagnostik *5* (1972). – Risiko v. akut. u. chron. Anästhetika-Exposition f. OP-Personal u. best. Gravid. (mit Stoeßel), Z. prakt. Anästh. *8* (1973). – Spez. Anästhform f. orthop. Eingr. b. geriatr. Pat. (mit Stoeßel), Med. Trib. *8* (1973). – Influence of Controll Hypotension and NLA on Body Oxygen Consumpt. (mit Hester, Loers, Schlimgen u. Stoeßel), Proc. in Anaesth., 5. World Congr. Anaesth., Kyoto 1972, Excerpta Medica, Amsterdam: 1974. – Weitere Angaben fehlen.

Kalkstein, Ingeborg v., Anästh. (79), Anästh. an d. AnästhAbt. d. Krankenanst. Florence Nighthingale, Diakoniewerk Kaiserswerth, Kreuzbergstr. 79, D-4000 Düsseldorf 31; Berliner Str. 239, D-4154 Tönisvorst 1. – * 21. 9. 47 Arnsberg. – StE: 72 Münster. – WG: Anästh. 73–75 Lörrach (Gottschalk), 75–80 Neuss (Waldhausen), seit 80 Kaiserswerth (Behla).

Kalla, Hermine, Dr. med., Anästh. u. Intensivmed. (77), Oberarzt auf d. Anästh.- u. Intensivmed. Abt. d. LKH, Spitalstr. 32, A-7350 Oberpullendorf; Waldgasse 34, A-7350 Oberpullendorf. – * 17. 3. 42 Wien. – StE. u. Prom: 68 Wien. – WG: Anästh. Amstetten u. Wien.

Kalz, Falkmut, Dr. med., Anästh. (77), Oberarzt d. AnästhAbt. d. Vincentiuskrh., Südendstr. 32, D-7500 Karlsruhe; Parkring 8, D-6729 Jockgrim. – * 15. 5. 42 Berlin. – StE: 70 Tübingen, Prom: 71 Tübingen.

Kam, Chhor, Anästh. (78), leit. Anästh. an d. Medicia-Privkl., Ravensberger Str. 3–5, D-5483 Bad Neuenahr 1; Eifelstr. 40, D-5483 Bad Neuenahr-Ahrweiler 2. – * 12. 1. 46 Battambang (Kambodscha). – StE: 70 Phnom-Penh, Prom: 71 Phnom-Penh. – WG: 71–75 Chir. u. Gastroent. Straßburg (Seror, Warter), 75–77 Anästh. Amberg (Bialek), 77 Anästh. Mülheim/Ruhr (Müller), 77–79 Anästh. Bad-Neuenahr-Ahrweiler (Gross), 79/80 Kommiss. Leit. AnästhAbt. Bad

Neuenahr, 80 Anästh. Bad Neuenahr (Gebert), seit 81 leit. Anästh. Privkl. Medicia Bad Neuenahr.

Kämmerer, Hermann, Prof. Dr. med., Anästh. (73), Inst. f. Anästh. d. Univkl., Josef-Steltzmann-Str. 9, D-5000 Köln 41.

Kämmerer, Klaus, Dr. med., Anästh., Chefarzt an d. Orthop. Kl. Volmarstein, Lothar-Gau-Str. 1, D-5802 Wetter 2; Goebenstr. 47 H, D-5800 Hagen 1.

Kampler, Dietmar, Dr. med., Anästh. (78), Leit. d. Intensivstation am Univkrh., Görtingerstr. 24, A-8052 Graz; Dr. Emperger-Weg 2, A-8052 Graz. – * 2. 4. 45 Graz. – StE. u. Prom: 80 Graz.

Kannapinn, Nils-Werner, Dr. med., Chir. (67), Anästh. (70), Chefarzt der zentr. Abt. f. Anästh. u. op. Intensivmed. am Bethesda-Krh. Bocholderstr. 11–13, D-4300 Essen 11; Otto-Hahn-Str. 56, D-4330 Mühlheim-Ruhr. – * 22. 10. 33 Gelsenkirchen. – StE: 60 Marburg, Prom: 61 Marburg. – WG: 62–64 Chir. Essen (Kühne), 64–67 Herford (Lassen), 67 Inn. Essen (Huppertz), 68–70 Anästh. Essen (Elsässer), 70 Physiol. (Löschcke), 70 Lungenfunktion (Ulmer, Reichelt), 70 Anästh./Intensivmedizin (Harrfeldt), seit 71 Chefarzt d. zentr. Abt. f. Anästh. u. op. Intensivmed. am Bethesda-Krh. Essen.

Kapferer, Josef Michael, Dr. med., OMR, Lungenkrankh. (52), Anästh. (56), Ärztl. Leit. d. Sanatoriums d. Barmherz. Schwestern, Sennstr. 1, A-6020 Innsbruck, Präsident d. Ärztekammer f. Tirol; Hungerburg, Höhenstr. 104, A-6020 Innsbruck, Tel: 0 52 22/3 69 90. – * 27. 6. 19 Mutters/Tirol. – StE. u. Prom: 46 Innsbruck.

Kapfhammer, Volker, Dr. med., Med. Dir., Anästh. (62), Chefarzt d. zentr. AnästhAbt. d. Städt. Krh., Friedrich-Engels-Str. 25, D-6750 Kaiserslautern, Tel: 06 31/20 31-5 77/5 78; Leibnizstr. 46, D-6750 Kaiserslautern, Tel: 06 31/2 39 47. – * 9. 10. 28 Leipzig. – StE. u. Prom: 53 Freiburg. – WG: 53 Physiol. Chem. Freiburg (Kapfhammer), 53–56 Chir. Essen (Düttmann), 56/57 Pharmak. Freiburg (Marquardt), 57/58 Inn. Stuttgart (Dennig), 58/59 Chir. u. Gyn. Uffenheim/Mfr. (Kellermann), 59 Path. Erlangen-Nürnberg (Rix), 60–62 Anästh. Freiburg (Wiemers), 62–65 Leit. d. AnästhAbt. d. Univ.-Frauenkl. Basel, seit 65 Chefarzt d. AnästhAbt. d. Städt. Krh. Kaiserslautern. – BV: D. essent. Aminosäuren (mit Kapfhammer u. Bauer), Erg. med. Grundlag.-forsch. I, Thieme Stuttgart 1956. – Fluothane in d. experim. Chir. (mit Schweikert u. Hess), in: Leberfunkt. u. op. Eingr., hrg.

Just, Thieme Stuttgart 1964. – Fluothane-Luft-Nark. (mit Maggio), ebd. – Sodasorb (mit Beysel), Rhein-Pharma Heidelberg 1967. – Int.-anästh. Zusammen-arb. b. d. Op. v. Diabetikern (mit Loew), Schriftenr. Anästh. Wiederbeleb., Bd. 37, Springer Berlin, Hei-delberg, New York 1969. –
ZV: Über eine subcut. Ruptur d. Rectum (mit Ober-wittler), Mschr. Unfallheilk. *59* (1956). – Z. Anästh. b. 767 Schilddrüsenop. (mit Oberwittler), Zbl. Chir. *81* (1956). – Über eine Thymektomie b. Myasthenia grav. pseudoparalyt. (mit Oberwittler), ebd. *81* (1956). – Z. unspez. chron. Thyreoiditis (mit Oberwittler), ebd. *81* (1956). – Experim. Untersuchg. z. hämatog. Oxyda-tionsther. nach Wehrli (Blutwäsche) (mit Ziegler), Münch. med. Wschr. 1239 (1957). – Z. klin. Diagn. d. protrah. Spontanruptur d. Aorta abdom. (mit Ober-wittler), Zbl. Chir. *82* (1957). – Z. Auslösg. eines akut. Hochdruck. im Tierexperim. (mit Marquardt), Arch. int. Pharmacodyn. thér. CXIV, II (1958). – Spätschäd. nach überstand. Tetanusbehandlg. (mit Schweikert), Dtsch. med. Wschr. *89* (1964). – Z. Problematik d. Ne-bennierenchir., eine klin. u. tierexperim. Studie (mit Schweikert), Med. Klin. *59* (1964). – D. klin.-präop. Vorbereitg. i. d. Gyn. mit bes. Berücksichtigg. d. Vor-bereitg., Durchführg. u. Sicherh. b. d. Nark. (mit Ber-ger), Gynaecologia (Basel) *157* (1964). – Halothane z. Anästh. b. d. Sectio caes. (mit Kalff), ebd. *157* (1964). – Z. Frage d. Hepatotoxiz. d. Halothane, ein tierexpe-rim. Beitr. unter bes. Berücksichtigg. d. Hypoxydosen, Anästhesist *14* (1965). – D. Fluotec Mark II im ange-baut. Druckausgl.-ventil (mit Atabas), ebd. – D. Wundstarrkrampf in heut. Sicht, Umschau in Wis-sensch. u. Technik. – D. Nark. z. Sectio caes. bei d. Diabetica (mit Maggio), Gynaecologia 161 (1966). – D. intraven. Kurznarkot. Propanidid (Bayer 1420) in d. Geburtshilfe (mit Atabas), ebd. – Akute Massene-krose d. Leber n. mehrm. Haloth.-Nark. (mit Affolter, Hartmann u. Scheidegger), Schweiz. med. Wschr. *94* (1964). – Wechselwirkg. zw. analept. Ther. u. Anaesth., hrg. Rizzi, Symp. int., Vicenza (1966). – Osservaziono clin. sull' uso d. Fluothane in chir. ostetrica (mit Erra), Min. anest. *32* (1966). – Muskelrelaxant. i. d. Geb.-Hilfe, Z. prakt. Anästh. *1* (1966). – Anästh. i. d. operat. Geb.-Hilfe, Gynaecologia *167* (1969). – Wie stark sind Pat., Ärzte u. Pflegepers. i. Op.-Saal gesund-heitl. durch halogen. Inhalationsnarkotika gefährdet? (mit Frey, Gostomczyk, Gregori u. Spierdijk), Verh. dtsch. Ges. Inn. *79* (1973). – D. Einbeziehung d. Not-arztwagensystems u. d. Helikopters i. d. Arbeitsunf., Arbeitsmed., Sozialmed., Präventivmed. (ASP) *9* (1974). – Jahresbericht ü. d. Einsatz d. Notarztwagens Kaiserslautern v. 16. 4. 73–30. 4. 74 (mit Dege, Ehrli-cher u. Gauer), Münch. med. Wschr. *116* (1974). – How strong is the influence of chronic exposure to in-halation anaesth. on personnel working in operating theatres (mit Frey, Spierdijk, Burm, Gostomzyk u. Herrmann), W.F.S.A. No 10, June (1974). – Imped-ance pneumography in anaesth. monitoring, 612 Proc. *IV* Europ. Congr. of Anaesth., Madrid 1974. – Klin. Doppelblindvergleich d. neuen Lokalanästhetikum

Carticaine – HOE 40 045 – m. Mepivacain z. Spinal-anästh., Proc. 420 ebd. – Nierentransplantation (mit Albert, Gümbel, Schmidt u. Kreiter), Ärztebl. Rheinld.-Pfalz – ÄRP – *31* (1978).

Kaplan, Josef J., Dr. med., Anästh. (65), Oberarzt d. Abt. f. Anästh. am LKH, Vordernbergerstr. 42, A-8700 Leoben; Franz-Josef-Str. 23, A-8700 Leoben. – * 14. 4. 22 Leoben. – **StE** u. **Prom:** 53 Graz.

Kapp, Wolfgang, Dr. med., Anästh. (66), Leit. d. Abt. klin. Prüfung u. Entwicklung d. Fa. Hoffmann-La Ro-che, D-7889 Grenzach-Wyhlen; Bärenfelsstr. 6, D-7889 Grenzach. – * 12. 10. 33 Bad Homburg v. d. H. – **StE.** u. **Prom:** 60 Frankfurt. – **WG:** Chir. Stuttgart (Holweg), Anästh. München (Beer). –
BV: Aufgaben u. Bedeutg. einer Schwester in d. heuti-gen Anästh., Ethicon – Op. Forum (1965). – D. Par-kinson-Syndrom – Neurochemie, Kl., Ther. (mit Leik-kert), Schattauer Stuttgart 1971. – Zur Pharmak. v. Flunitrazepam: in: Rohypnol (Flunitrazepam) – Pharmak. Grundlagen, klin. Anwendg., Klin. Anästh. Intensivther., Bd. 17, Springer Berlin, Heidelberg, New York 1978. – Zur Häufigkeit v. Begleiterkrankg. beim Morb. Parkinson, in: Frankf. Symp. über Er-gebn. u. Probleme d. Langzeitbehandlg. d. Parkinson-Syndroms, hrg. Fischer, Schattauer Stuttgart 1978. – Präklin. u. klin. Prüfung v. Arzneimitteln; Prinzipien d. Arzneimittelwirkung – Grundlagen d. medikamen-tösen Ther; Weiße Reihe, Schriftenr. d. Bundesapo-thekerkammer zur wissenschaftl. Fortbildg., Bd. 10, 1980. – Pharmakokinetik u. Metabolismus – Tran-quillanzien (minor u. major), Benzodiazepine, in: D. intraven. Narkose, Klin. Anästh. Intensivther., Bd. 23, Springer Berlin, Heidelberg, New York 1981. – Pro-bleme d. klin. Prüfg. v. Arzneimitteln, Straubinger Symp. 1979: Chemother. im Vergleich, Fischer Stutt-gart 1981. – Midazolam – ein neues Benzodiazepin –, Ein Beitrag zur Problematik d. Benzodiazepine in d. Anästh. –, in: Ketanest- u. Benzodiazepin-Kombinat. in d. Anästh., hrg. Langrehr, Workshop anläßl. d. ZAK 1981 Berlin, perimed Erlangen 1982. –
ZV: Straßenfähigkeit nach ambul. Nark. in d. Zahn- u. Kieferheilkunde, Dtsch. Zahnärztl. Z. 21 (1966). – Erstversorgung b. manifestem Tetanus, Z. prakt. An-ästh. 1 (1966). ; Prax. Kurier (1966). – Krankengym-stik während d. Nachbehandlungsphase in d. Thorax-chir. (mit Wilhelm u. Bingel), Krankengymnastik 19 (1967). – Aktuelle Ther.-Probleme beim Parkinson-Syndrom (mit Völler), Med. Welt 22 (N. F.) (1971). – Parkinson/Diagnostik (Seminar d. Diagnostik-Wo-che Düsseldorf), Med. Trib. (1972). – D. Schritt vor-wärts – D. Kombinationsprinzip L-Dopa + Decar-boxylasehemmer als entscheidender Gewinn f. d. Ther. des Morbus Parkinson – Idee, Weg, Durch-bruch d. neuen Konzeption (mit Birkmayer), Wissen-schaftl. Dienst „Roche" (1975). – Pharmak. u. Bioche-mie des Parkinson-Syndroms, Ärztl. Praxis 29 (1977).

- Zur Neurochemie des Parkinson-Syndroms, Psycho *4* (1978). – Psychopharmaka – Bedarf u. Entwicklungsziele (mit Bally), D. deutsche Arzt 1979. – D. Parkinson-Krankheit – Diagnose u. Ther. in d. Praxis (mit Birkmayer u. Riederer), Wissenschaftl. Dienst Roche, Ed. Roche Wien, Basel 1980. – Klin. Prüfung v. Schlafmitteln, Probleme u. Möglichkeiten, Z. Allg. Med. *57*(1981). – Pharmak. u. toxikolog. Aspekte zu Benzodiazepinen, Anästh. Intensivther. Notfallmed. *16*(1981).

Kapune, Heide, Anästh. (74), Oberärztin d. AnästhAbt. am Friedrich-Ebert-Krh., Friesenstr. 1, D-2350 Neumünster; Melkenkamp 12, D-2351 Langwedel. – 30. 7. 39 Gardelegen. – **StE:** 66 Köln. – **WG:** 69/70 exp. Chir. Köln (Isselhard), Anästh. 70–73 Hannover (Uter), 73/74 Rendsburg (Tiedemann), seit 74 Neumünster (Laß-Hennemann).

Karagözyan, Sirun, Dr. med., Anästh., 1. Oberarzt d. Allg. AnästhAbt. am Krh., Gutleutstr. 9–14, D-7520 Bruchsal; Sauerbruchstr. 5, D-7520 Bruchsal. – * 13.1. 46 Istanbul. – **StE. u. Prom:** 71 Istanbul. – **BV:** D. Tranqualanalgesie mit Ketanest-Tropfinfus. im Vergl. zu einer Standard-Anästhmeth. (mit Schumacher u. Benhalim), Workshop ZAK Berlin 1981 (Hrg. Langrehr), perimed Erlangen.

Karajannis, Ingrid, Dr. med., Anästh. (69), frei niedergel. Anästh., Praxis: Planckstr. 13, D-6840 Lampertheim; Planckstr. 13, D-6840 Lampertheim. – * 21.2. 35 Zwickau. – **StE:** 62 Berlin, **Prom:** 62 Bonn. – **WG:** Chir. St. Gertrauden-Krh. Berlin, Inn. St. Marien-Krh. Berlin, Anästh. Berlin (Kolb).

Karaoguz, Ismail, Dr. med., Anästh. (68), Chefarzt d. AnästhAbt. am Krskrh., D-8744 Mellrichstadt; Konrad-Adenauer-Ufer 79/81, D-5000 Köln 1.

Karatzidis, Georgios, Dr. med., Anästh. (80), Oberarzt d. zentr. AnästhAbt. d. St. Josef-Hosp. Bochum – Univkl. d. Ruhr-Univ. Bochum –, Gudrunstr. 56, D-4630 Bochum 1, Tel: 0234/509-321; Hustadtring 29, D-4630 Bochum 1. – * 30. 5. 46 Thessaloniki. – **StE:** 74 Thessaloniki, **Prom:** 84 Bochum. – **WG:** 76–78 Anästh. Lüdenscheid (Groß), 78–81 Anästh. Essen (Milkereit), seit 81 Oberarzt d. zentr. AnästhAbt. St. Josef-Hosp. Bochum (Schwiete).

Kari, Martin, Dr. med., Anästh. (82), Oberarzt an d. AnästhAbt. d. Städt. Krh. D-7530 Pforzheim; Keplerstr. 20, D-7530 Pforzheim. – * 6.11. 51 Uhingen. – **StE. u. Prom:** 76 Tübingen. – **WG:** 76–82 Anästh. Mühlacker (Bauch/Baumgärtner), seit 82 AnästhAbt. Städt. Krh. Pforzheim (Riedl), seit 83 Oberarzt.

Karlbauer, Renate, Dr. med., Anästh. (80), Fachanästh. an d. Abt. f. Anästh. d. LKH, Landeskrankenanst. Salzburg, Müllner Hauptstr. 42, A-5020 Salzburg; Kendlerstr. 55, A-5020 Salzburg. – * 3. 6. 49 Güssing. – **StE. u. Prom:** 74 Wien. – **WG:** 77–80 Anästh. Graz (List), bis 81 Anästh.-Oberarzt LKH Güssing.

Karmann, Urs, Dr. med., Anästh. (78), Chefarzt d. AnästhAbt. am Spital Limmattal, CH-8952 Schlieren.

Kassel, Hermann, Dr. med., Chir. (60), Anästh. (64), Chefarzt d. Allg. AnästhAbt. d. Nordwest-Krh., Ärztl. Leit. d. Rettungsdienst Friesland u. d. Luftrettungszentr., am Nordwest-Krh., D-2945 Sanderbusch; Edo-Wiemken-Str. 8, D-2945 Sanderbusch, Tel: 04422/644. – * 5. 12. 27 Soltau. – **StE. u. Prom:** 52 Kiel. – **WG:** 53/54 Chir. Soltau (Vogel), 55–62 Chir. u. Anästh. Sanderbusch (Lob, Karitzki, Junge, Hessel), 63/64 Anästh. Bremen (Henschel), seit 64 Chefarzt d. AnästhAbt. Sanderbusch.
BV: Allg. Erfahrg. mit Ketamine b. Risikopat., in: Ketamine, Schriftenr. Anästh. Wiederbeleb., Bd. 40, Springer Berlin, Heidelberg, New York 1969. – Ketanest-Anästh. b. Uraemie, ebd., Bd. 69, 1973. – Anwendg. v. DHB beim Schock, in: NLA, hrg. Henschel, II, Schattauer Stuttgart 1972. – Erster Ber. d. Schrifttums über Fentanylsucht, ebd. –
ZV: Herz- u. Kreislaufkompl. während Allg.-Anästh., Bremer Ärztebl. *17*(1964). – Inzellon-Hypertensin in d. Behandlg. schw. Schockzustände, Med. Welt *19* (1968). – Mod. Rettungsdienst, Zentr. Org. d. DRK *10* (1970). – Mod. Intensivbehandlg. d. Tetanuserkrankg., Nieders. Ärzteblatt *3*(1971). – Mod. Anästh. u. Intensivther. unter Einschluß d. Notfallmed. (Rettungsdienst), AOK Magazin *5*/83.

Kästner, Eveline, Dr. med., Anästh., niedergel. Anästh., tätig an d. Rotkreuzkl., Kapuzinerstr. 2, D-8700 Würzburg. – **StE:** 63, **Prom:** 68. – **WG:** 65–69 Anästh. Erlangen (Rügheimer).

Kathke, Roman, Dr. med., Anästh. (77), Leit. Arzt d. AnästhAbt. am St. Vincenz-Krh., Am Busdorf 2, D-4790 Paderborn; Fliederweg 6, D-4790 Paderborn. – * 2. 2. 38 Bernburg. – **StE:** 62 Würzburg, **Prom:** 73 Würzburg. – **WG:** 66 Bw., 67–69 Chir. Paderborn (Schneider), 70–73 Anästh. Würzburg (Weis), 74–76 Anästh. Idar-Oberstein (Koch), seit 76 Anästh. Paderborn.

Katic, Miodrag, Dr. med., Anästh., Chefarzt d. AnästhAbt. am Krskrh., Schlichtener Str. 101, D-7060 Schorndorf. – * 28. 4. 32 Bitolj/Jugoslawien. – **StE. u. Prom:** 58 Belgrad.

Kattelans, Detlef Anton, Anästh. (80), Oberarzt d. Abt. f. Anästh. am Ev. Jung-Stilling-Krh., Wichernstr. 40, D-5900 Siegen 1; Radschläfe 37, D-5900 Siegen 1. - * 12.7. 45 Stettin/Pomm. - StE: 73 Düsseldorf. - WG: 75 Gyn. Kevelaer (Birkhoff), 75/76 Path. Siegen (Schiemer), 76-80 Anästh. Siegen (Wrbitzky) u. Bochum-Langendreer (Chraska), 80/81 Nephrol. u. Dialyse Lüdenscheid (Kingreen), 81 Anästh.-Oberarzt Krupp-Krh. Essen (Straaser), seit 82 Anästh.-Oberarzt Ev. Jung-Stilling-Krh. Siegen (Wrbitzky).

Kaucky, Ilse, Dr. med., Anästh. (78), tätig in d. Gesundenuntersuchg. Wien. Gebietskrankenkasse, Mariahilferstr. 85-87, A-1060 Wien; Bahnhofstr. 39, A-3424 Wolfpassing. - * 22. 4. 39 Michelbach/N.Ö. - StE. u. Prom: 65 Wien. - WG: 70-80 Anästh. Hanusch-Krh. Wien (Ammann), 80-85 Oberarzt ebd.

Kaudse, Hans-Holger, Dr. med., Anästh. (79), Chefarzt d. AnästhAbt. am Krskrh., D-7820 Titisee-Neustadt; Panoramaweg 12, D-7820 Titisee-Neustadt. - * 26. 10. 44. - StE: 71 Marburg, Prom: 72 Marburg. - WG: 73-75 Chir. Fritzlar (Skibbe), 75-79 Anästh. Freiburg (Wiemers), seit 79 Chefarzt AnästhAbt. Krskrh. Titisee-Neustadt.

Kaunzinger, Ilse, Dr. med., Anästh. (78), niedergel. Anästh., tätig an d. Belegkl.: Martha-Haus, D-8700 Würzburg u. Gemeindekrh., D-8722 Werneck; Praxis: Konrad Adenauerstr. 79, D-8702 Estenfeld. - * 1. 7.42 Wanne-Eickel. - StE: 68 Würzburg, Prom: 72 München. - WG: Anästh. Würzburg (Weis).

Kawa, Raouf Abdul, M. D., Anästh. (79), z. Zt. ohne Anstellung; Salinenstr. 39, D-6550 Bad Kreuznach 1. - * 10. 7. 38 Kabul/Afghanistan. - StE. u. Prom: 68 Kabul. - WG: 68-73 ärztl. Tätigkeit in Kabul, 73-75 Anästh. Lyon/F., 75-79 Anästh. Bad Kreuznach, 77/78 Anästh. Mainz, 78 Anästh. Thoraxchir. Rohrbach, 80-84 Oberarzt d. AnästhAbt., Krh. St. Marienwörth Bad Kreuznach.

Kawach, Hildegund, Anästh. (84), Anästh. an d. AnästhAbt. d. Städt. Krh., Friedrich-Engels-Str. 25, D-6750 Kaiserslautern; Obere Dellchenstr. 8, D-6731 Frankeneck. - * 25. 8. 51 Neidenfels. - StE: 76 Mainz. - WG: seit 78 Anästh. Kaiserslautern (Kapfhammer).

Kayed, Ahmad, Prim. Dr. med., Anästh., Leit. d. Abt. f. Anästh. am a. ö. Krh. St. Vinzenz, A-6511 Zams/Tirol; Tramsweg 28, A-6511 Zams/Tirol. - * 19. 9. 38. - StE. u. Prom: Innsbruck. - WG: Anästh. Innsbruck (Haid).

Kaysser, Gerhard, Dr. med., Anästh. (76), Oberarzt an d. Zentr. AnästhAbt. d. Krh. Eichhof, Am Eichberg 41, D-6420 Lauterbach 1, Tel: 0664/821; Reinickendorfer Straße 2, D-6420 Lauterbach 1, Tel: 06641/4432. - * 12. 4. 42 Frankfurt am Main. - StE: 29. 7. 70 Erlangen, Prom: 4. 8. 70 Erlangen. - WG: 71-72 Inn. Ibbenbüren, 72-77 Anästh. Erlangen (Rügheimer), seit 77 AnästhAbt. Krh. Eichhof, Lauterbach.

Keazor, Henry, Dr. med., Anästh. (74), Chefarzt d. Anästh.- u. IntensivAbt. am DRK-Krh. Clementinenhaus, Lützerodestr. 1, D-3000 Hannover 1; Hermann-Hesse-Str. 30, D-3000 Hannover 72. - * 19. 2. 34 Lagos/Nigeria. - StE: 67 Homburg/Saar, Prom: 75 Homburg/Saar. - WG: 69-71 Anästh. Homburg/Saar (Hutschenreuter), 71-73 Anästh. Biberach-Riss (Lehmberg/Lambke), seit 74 Oberarzt am AnästhZentr. Krskrh. Biberach-Riss, 74-77 Chefarzt d. AnästhAbt. Krskrh. Kandel-Pfalz, seit 77 Chefarzt AnästhIntensivAbt. DRK-Krh. Clementinenhaus Hannover.

Kehr, Ute, Dr. med., Anästh. (84), Anästh. an d. Abt. f. Anästh. d. Städt. Krh., Bremervörder Str. 111, D-2160 Stade.

Keil, Heinz-Rudolf, Dr. med., Chir. (58), Anästh. (62), niedergel. Arzt (Chir. Praxis), Kronenstr. 5, D-7270 Nagold; Bergwaldstr. 30, D-7271 Rohrdorf. - * 29. 3. 21 Gräfenhainichen. - StE. u. Prom: 48 Mainz. - WG: Anästh. Wiesbaden, Anästh. u. Chir. Rüsselsheim, Oberarzt Hamburg-Barmbek, Chefarzt d. Chir. Abt. Krskrh. Nagold, Niederlassung in Nagold. - Gründungsmitglied d. Dtsch. Ges. f. Anästh. München 1953. - ZV: 21 wiss. Publ. (Chir.).

Keller-Bär, Hermine, Dr. med., Anästh. (61); Föhrenweg 3, CH-8952 Schlieren.

Keller, Norbert, Dr. med., Anästh. (69), Chefarzt d. AnästhAbt. am Krskrh., D-6120 Erbach; Hofweg 3, D-6120 Erbach. - * 15. 4. 35 Frankfurt/Main. - StE: 62 Frankfurt/M., Prom: 67 Frankfurt/M. - WG: 64/65 Chir. Frankfurt/M. (Krönke), 65/66 Anästh. Frankfurt/M. (Lewin), 66/67 Anästh. Frankfurt/M. (Pflüger), 67 Inn. Frankfurt/M. (Zissler), 67/68 Physiol. Fa. Merck Darmstadt (Sommer), 68/69 Anästh. Frankfurt/M. (Pflüger), seit 69 leit. Anästh. in Erbach/Odw.

Kellermann, Wolfgang, Dr. med., Anästh., Inst. f. Anästh. d. Univ., Kl. Großhadern, Marchioninistr. 15, D-8000 München 70; Faistenlohestr. 7, D-8000 München 60.

Kellersmann, Alfred, Dr. med., Chir. (66), Anästh. (69), leit. Anästh. an d. Kurfürsten-Kl., In der Vahr 65, D-2800 Bremen 41; Colmarerstr. 14, D-2800 Bremen 1. - * 25. 4. 29 Osnabrück. - StE. u. Prom: 61 Münster. - WG: 61-66 Chir. Münster (Graumann, Tiwisina), 66/67 Anästh. Krefeld (Körner), 67-69 Anästh. Bremen (Henschel), seit 70 leit. Anästh. Kurfürsten-Kl. Bremen. -
ZV: D. Schock u. seine Behandlg. mit d. Plasmaexpander Haemaccel, Med. Klin. 58 (1963). - Anästh. Fortschritte f. urochir. Eingr., Bremer Ärzteblatt 1968.

Kempe, Wilhelm, Dr. med., Inn. (59), Anästh. (67), Chefarzt d. Zentr. Abt. f. Anästh. u. Intensivmedizin im Krskrh., Köslinger Str. 12, D-3380 Goslar; Steinbergstr. 2, D-3380 Goslar. - * 8. 7. 24 Berlin. - StE: 48 Göttingen, Prom: 51 Göttingen. - WG: 49-59 Inn. Goslar (Schulze), 59-65 Chir. Goslar (Büttner), 65 Pharmak. Braunschweig (Weigmann), 66/67 Anästh. Göttingen (Stoffregen), seit 67 Chefarzt d. AnästhAbt. d. Krskrh. Goslar.

Keppler, Hanna, Dr. med., Anästh. (74), niedergel. Anästh., tätig in d. Belegkl. Waldwiese, Hamburger Chaussee 77, D-2300 Kiel 1; Eiderweg 14, D-2301 Mielkendorf. - * 25. 6. 40 Celle. - StE: 66 München, Prom: 71 Lübeck. - WG: 69-74 Anästh. Kiel (Schmitz, Wawersik).

Kerbl, Otto, Dr. med., Anästh. (84), Anästh. im Krh. Elisabethinen, Fadingerstr. 1, A-4010 Linz; Gärtnerstr. 17, A-4020 Linz. - * 1. 8. 50 Nussbach. - StE. u. Prom: 77 Wien. - WG: 81-84 Anästh. ElisabethinenKrh. Linz.

Kerbler, Hans, Dr. med., Anästh. (67), Leit. d. Abt. f. Anästh. u. Intensivmed. am LKH, A-4810 Gmunden; Maxwaldestr. 13, A-4694 Ohlsdorf. - * 9. 6. 20 Geinberg/O.Ö. - StE. u. Prom: 52 Innsbruck. - WG: Chir., Unf.Chir. Gmunden (Breitfellner), Anästh. Linz (Bergmann).

Kerky, Ingrid, Dr. med., Anästh. (70), Anästh. am Krh. München-Schwabing, Kölner-Platz, D-8000 München 40; Rümannstr. 57, D-8000 München 40.

Kern, Franz, Dr. med., Anästh. FMH, Chefarzt d. Inst. f. Anästh. am Kantonsspital, CH-9006 St. Gallen; Biserhofstr. 54, CH-9011 St. Gallen. - * 4. 2. 22. - StE: 49 Zürich, Prom: 54 Basel.

Kern, Gregor, Dr. med., Anästh. (79), Chefarzt d. AnästhAbt. am Marienkrh., Klosterberg 1, D-5590 Cochem; Josef-von-Lauff-Str. 16, D-5590 Cochem. - * 23. 8. 46 Heppenheim. - StE. u. Prom: 73 Heidelberg. - WG: 75-77 Anästh. Gießen (Prinzhorn), 78/79 Anästh. Krefeld (Körner).

Keser, Günter, Anästh. (84), Oberarzt an d. Anästh.- u. IntensivAbt. d. Johanna-Etienne-Krh., Am Hasenberg 46, D-4040 Neuß 1; Kaiser-Friedrich-Str. 122, D-4040 Neuß 1. - * 24. 8. 50 Detmold. - StE: 79 Düsseldorf. - WG: 80-84 Anästh. Neuß (Waldhausen/Marquardt).

Kettler, Dietrich, Prof. Dr. med., Anästh. (68), Geschäftsführ. Leit. d. Zentr. Anästh. d. Univ., Robert-Koch-Str. 40, D-3400 Göttingen; Am Weinberge 4 a, D-3406 Bovenden. - * 16. 6. 36 Waren/Müritz. - StE: 60 Berlin, Prom: 62 Tübingen, Habil: 71 Göttingen. - WG: Anästh. 64-66 u. 67/68 Göttingen (Stoffregen), 66/67 Fellow Dept. of Anesth. Baylor Univ. Houston/Texas (Keats), 69-73 Physiol. Göttingen (Bretschneider), 71 Karl-Thomas-Preis d. DGAI, 73 Abt. Vorsteh. am Inst. f. klin. Anästh. d. Univ. Göttingen, 75 Berufg. zum Dir. ebd., seit 80 Geschäftsführ. Leit. d. Zentr. Anästh. d. Univ. Göttingen, 81 Gastprofessur Univ. of Virginia Charlottesville, Va. (USA). - Mitgl. d. Redaktionskomitees „Der Anästhesist". -
BV: Sauerstoffbedarf u. Sauerstoffversorgg. d. Herzens in Nark., Anästh. Wiederbeleb., Bd. 67, Springer Berlin, Heidelberg, New York 1973. - Intraaortale Ballon-Gegenpulsation, Hrg. mit Hellberg u. de Vivie, Bd. 6, INA, Thieme Stuttgart 1977. - Anästh. u. Intensivmed. für Schwestern u. Pfleger, Dtsch. Bearbeitg. d. holländ. Ausgabe von Keuskamp, Springer Berlin, Heidelberg, New York 1979. - Anästh. u. Intensivmed. für Schwestern u. Pfleger (mit Larsen u. Sonntag), ebd. 1984. - Kardiopulm. u. zerebr. Reanimat., Mels. Med. Mitteilg., Bd. 56 (1984). - Anästh. u. Intensivmed., Teil I, hrg. mit Doenicke, List u. Tarnow, Springer Berlin, Heidelberg, New York (in Vorbereitung). -
ZV: Zahlreiche wiss. Publ. -
HG: Anästh. u. Koronarkreislauf; Anästh. u. Myokardstoffwechsel; Kreislaufeffekte v. Anästhetika; Streßverhalten unter versch. Anästhverfahren; Kreislaufassistenz durch IABP etc.; Hypothermie; Apnoische Oxygenation; Rettungsmed. - Verantwortl. Koordinator für Filmprodukt. über akute Notfälle (im Rahmen eines Modellversuchs).

Kettmann, Marianne, Dr. med., Anästh. (74), Ärztin im Staatl. Gesundheitsamt Schwäbisch Hall, Leit. d. Außenstelle Crailsheim, Schloßplatz 1, D-7180 Crailsheim; Am Wiesenbach 31, D-7180 Crailsheim. – * 9. 8. 43 Brandenburg. – **StE.** u. **Prom:** 69 Erlangen. – **WG:** Anästh. Erlangen (Rügheimer) u. Ansbach.

Keudel, geb. Wenzel, Ursula, Dr. med., Anästh. (66), Anästh. d. AnästhAbt. an d. Kurkl. d. LVA Rheinland-Pfalz, D-5407 Boppard-Bad Salzig; Lärchenweg 5, D-5407 Boppard 1. – * 15. 7. 29 Hohenlimburg. – **StE.** u. **Prom:** 60 Mainz. – **WG:** 62–68 Anästh. Mainz (Frey), 68–72 Chefärztin d. AnästhAbt. d. Städt. Krankenanst. Esslingen, seit 72 AnästhAbt. Kurkl. Bad Salzig.

Khorssand, Mehdi, Dr. med., Anästh. (66), Chefarzt d. AnästhAbt. d. Krh. Bethanien, Bethanienstr. 21, D-4130 Moers 1; Adlerstr. 3, D-4130 Moers 1. – * 23. 3. 29 Teheran. – **StE:** 57 Bonn, **Prom:** 58 Bonn. – **WG:** 59/60 Chir. (Usadel) u. Inn. Heilbronn, 60/61 Pharm. Teheran (Khorsand), 61–63 Chir. (Lamprecht), Anästh. (Menzel) Bielefeld, 63/64 Chir. Heide (Czaja), 64–67 Anästh. (Zindler) u. Inn. (Oberdisse) Düsseldorf, seit 67 Chefarzt d. AnästhAbt. Krh. Bethanien Moers.

Khozari-Tehrani, Feycal, Dr. med., Anästh., Oberarzt d. AnästhAbt. am St. Marien-Hosp., D-4710 Lüdinghausen; Seeweg 3 A, D-4710 Lüdinghausen. – * 20. 5. 48. – **StE.** u. **Prom:** 77 Istanbul. – **WG:** 78–80 Anästh. Bad Bevensen (Timm), 80/81 Anästh. Papenburg (Mogaddahm), 82–84 Anästh. Wolfsburg (Eulefeld), seit 84 Anästh. St. Marien-Hosp. Lüdinghausen (Kaiser).

Kiessling, Jutta, Anästh. (83), Oberärztin d. Abt. f. Anästh. am Städt. Krh., Bischof-Pilgrim-Str. 1, D-8390 Passau; Schönleitherweg 23, D-8390 Passau. – * 7. 11. 52 Leipzig. – **StE:** 77 Würzburg. – **WG:** 78–80 Anästh. Würzburg (Treutlein), 80–84 Anästh. Würzburg (Weis), seit 84 Anästh. Passau (Mayet).

Kilian, Jürgen, Prof. Dr. med., Anästh. (70), Leit. d. AnästhAbt. II am Zentr. f. Anästh., Klinikum d. Univ., Prittwitzstr. 43, D-7900 Ulm; Öschwende 11, D-7900 Ulm. – * 14. 7. 37 Weiden/Opf. – **StE:** 63 Erlangen, **Prom:** 64 Erlangen, **Habil:** 73 Ulm. – **WG:** 66 Anästh. Hamburg (Winter), 66/67 Anästh. Düsseldorf (Zindler), 68/69 Silikoseforsch. Inst. Bochum (Ulmer), seit 69 AnästhAbt. d. Univ. Ulm (Ahnefeld). – **H:** Klin. Anästh. u. Intensivther., Springer Berlin, Heidelberg, New York, Tokyo (Schriftleiter), Anästh. Intensivther. Notfallmed., Thieme Stuttgart, New York, Advisory board. –

BV: Anästh. in Gyn. u. Geburtsh. (mit Ahnefeld, Dick, Milewski u. Nolte), in: Kl. d. Frauenheilk. u. Geburtsh., Ed. Döderlein u. Wulf, Bd. IV, Urban & Schwarzenberg München 1978. – Anästh. f. op. Eingr. b. Dialysepat. (mit Mehrkens), in: Blutreinigungsverfahren. Techn. u. Kl., Ed. Franz, 2. Aufl., Thieme Stuttgart, New York 1981. – Klin. Bedeutg. kolloidhalt. Volumenersatzmittel, in: Fortschritt u. Fortbildg. in d. Med., VI. Interdisz. Forum d. Bundesärztekammer, Jahrbuch 1981/82. – Desinfekt. u. Sterilisat. v. Narkosegeräten u. -zubehör, in: Anästh., Intensivmed. u. Reanimatologie, Ed. Benzer, Frey, Hügin u. Mayrhofer, 5. Aufl., Springer Berlin, Heidelberg, New York 1982. – Infektionsprophylaxe in d. Intensivmed., in: Krankenhaushygiene, Ed. Steuer, Fischer Stuttgart, New York 1983. – D. Beatmungspat., in: Hygienestatus an Intensivstat., Ber. über d. Ergebn. einer Gemeinschaftsstudie d. Hospitalhygiene u. Intensivmed., Ed. Europ. Komitee Interdisz. Hospitalhygiene, mhp-Verlag Wiesbaden 1983. – Manual 1. Anästh. (mit Ahnefeld u. Dölp), Kohlhammer Stuttgart, Berlin, Köln, Mainz 1984. – **ZV:** Bestimmg. v. Formaldehyd- u. Ammoniakkonzentrat. in Beatmungsgeräten nach Formalindesinfekt. (mit Haug), Pneumologie *150* (1974). – D. Anästh.-Geräte-Pflegezentrum – eine Voraussetzg. zur meth. Geräteaufbereitg. in d. Anästh. u. Intensivmed. (mit Ahnefeld, Bock, Dick u. Karrer), Anästhesist *25* (1976). – Mikroaggregate im gelagerten Blut (mit Ganzoni, Reuff, Stampe u. Koerner), ebd. *27* (1978). – Grenzen d. Intensivmed. (mit Ahnefeld), Z. Allg. Med. *56* (1980). – Sicherheit u. Instandhaltg. med.-techn. Geräte (mit Ahnefeld u. Friesdorf), Anästh. Intensivmed. *22* (1981). – D. Aufwachraum – Funkt. u. Organisat. (mit Ahnefeld u. Falk), Anästh. Intensivther. Notfallmed. *16* (1981). – Medizintechn. Ausrüstg. einer postop. Aufwacheinheit (mit Ahnefeld u. Dick), Arzt u. Krh. *56* (1983). – D. bakterielle Kontaminat. zentralven. Katheter b. intub. u. nichtintub. Pat. (mit Wiedeck, Schwarz, Vanek u. Mihanovic), Anästh. Intensivmed. 25 (1984).

Kilian, Karl-Friedrich, Dr. med., Akad. Dir., Anästh. (66), Oberarzt am Inst. f. Anästh., Klinikum d. Univ., Hugstetter Str. 55, D-7800 Freiburg; Hildastr. 49, D-7800 Freiburg. – * 23. 7. 32 Flensburg. – **StE:** 59 Freiburg, **Prom:** 61 Freiburg.

Kimiai, Esfandiar, Dr. med., Anästh., Chefarzt d. AnästhAbt. am St. Josef-Hosp. Mülheimer Str. 83, D-4200 Oberhausen; Schopenhauer Str. 28 a, D-4130 Moers 1. – * 16. 8. 39 Teheran. – **StE:** 66 Köln, **Prom:** 77 Bonn. – **WG:** Anästh. Bonn (Gött), Chir. Bendorf (Lenz), Inn. Walsum (Schwefer), Anästh. Duisburg (Drüge) u. Moers (Khorssand), jetzt Chefarzt d. AnästhAbt. St. Josef-Hosp. Oberhausen.

Kimmel, Albert, Anästh. (80), Oberarzt d. Kl. f. Thorax- u. Kardiovask.-Chir., Leit. d. IntensivAbt. am Herzzentrum NRW, Georgstr. 11, D-4970 Bad Oeynhausen; Eduard-Kuhlo-Weg 23, D-4972 Löhne 3. - * 18. 1. 47 Ascheberg/NRW. - **StE:** 73 Münster. - **WG:** Anästh. Münster (Lutz, Quabeck), Kaiserslautern (Kapfhammer), Rheine (Heuler), seit 84 Herzzentrum NRW.

Kipka, Eike Hagen, Dr. med., Anästh. (69), Chefarzt d. Abt. f. Anästh. u. Intensivbehandlung am Stadt- u. Krskrh., Strüther Berg 7, D-8800 Ansbach; Kreuzweg 16, D-8802 Weihenzell. - * 14. 1. 37 Trier. - **StE. u. Prom:** 63 Frankfurt. - **WG:** 65/66 Anästh. München (Enzenbach), 66-72 Anästh. (bzw. Oberarzt d. AnästhAbt. d. Städt. Krankenanst.) Nürnberg (Opderbecke). -
ZV: Verhalten d. Gerinnungsfaktoren b. Konservierg. v. Blut in Glasflaschen u. PVC-Beuteln, Biotest-Mitt. *20* (1963). - Spalthauttransplantate b. d. Behandlg. v. Steißbeinfisteln (mit Hohmann), Münch. Med. Wschr. *107* (1965). - Hydroxyzin in d. Anästh. b. neurochir. Eingriffen (mit Enzenbach), Zbl. Neurochir. *31* (1970). - Klin. Erfahrg. m. 700 Lumbalanästh. b. transurethralen Eingr. (mit Alsweiler u. Hauth), Anästh. prax. *7* (1972). - D. Cava-Katheter. Ein 10-jähr. Erfahrungsbericht (mit Gülke u. Opderbecke), Münch. Med. Wschr. *114* (1972). - D. Niereninsuffizienz als Narkoserisiko, Anästh. Informat. *13* (1972). - D. Bedeutung d. Gruppenpflege im Rahmen d. Intensivmed. (mit Opderbecke), Z. prakt. Anästh. *8* (1973). - Anästh. beim Dialysepat., Fortschr. Med. *92* (1974). - Möglichkeiten zur Organisat. d. Besetzg. v. Notarztwagen im Rahmen des neuen Bayerischen Rettungsgesetzes, Anästh. Informat. *16* (1975). - Mandrin - Embolie beim Anlegen v. Cava-Kathetern (mit Hoppe u. Pfannmüller), ebd. *18* (1977). - Zusammenarbeit zw. niedergel. Ärzten u. Krankenhausärzten im Notarztdienst, Anästh. Intensivmed. 21 (1980). - D. Regelung d. Notarzteinsatzes v. Krankenhausärzten in Bayern (mit Opderbecke), Arzt u. Krankenhaus 10 (1980), Notfallmed. 6 (1980), Anästh. Informat. (1980).

Kirch, geb. Gangel, Doris, Dr. med., Anästh. (78), Oberärztin d. Zentr. AnästhAbt. d. Städt. Krh., Friedrich-Engels-Str. 25, D-6750 Kaiserslautern, Tel: 06 31/20 31-5 77/578; Hussongstr. 35, D-6750 Kaiserslautern, Tel: 06 31/7 55 81. - * 23. 4. 47 Runkel/Lahn. - **StE:** 72 Mainz, **Prom:** 74 Mainz. - **WG:** 74-76 Anästh. Wiesbaden (Lorenz), seit 76 Anästh. Kaiserslautern (Kapfhammer).

Kirchner, Erich, Prof. Dr. med., Anästh. (63), Inhaber d. Lehrstuhl f. Anästh. d. Med. Hochschule Hannover, Leit. d. Abt. I, Zentr. Anästh. an d. Med. Hochschule, Konstanty-Gutschow-Str. 8, D-3000 Hannover 61; Kahlendamm 1, D-3000 Hannover 51. - * 25. 4. 28 Fürth. - **StE:** 54 Erlangen, **Prom:** 55 Erlangen, **Habil:** 65 Marburg. - **WG:** Anästh. 55-57 Heidelberg (Frey), 56 Zürich (Hossli), 57/58 Erlangen, Leit. d. Anästh. d. Chir. Univ. Kl., 58/59 Köln-Merheim (Oehmig), 59-65 Marburg (Oehmig), seit 66 Dir. d. Inst. f. Anästh. d. Med. Hochschule Hannover. -
BV: 20 Jahre Fluothane, Springer Berlin, Heidelberg, New York 1978. - Schock u. Kollaps (mit Oehmig), in: Handb. d. ges. Unfallheilkunde, Hrg. Bürkle de la Camp u. Schwaiger, Enke Stuttgart 1963. - Induzierte Hypervolämie u. kontrollierte Volumenanpassung, Görich + Weiershäuser 1965. - Blutvolumen u. Kapazität des Gefäßsystems b. alten Chir. Pat., in: Anästh. Wiederbeleb., Bd. 47, Springer Berlin, Heidelberg, New York 1970. - Gefäßerweiternde Stoffe im Schock, in: Schock, Schattauer Stuttgart 1970. - Präop. Kreislaufstabilisierg. durch Hypervolämie, Kongr.band Jahrestgg. DGAW, Springer Berlin, Heidelberg, New York 1974. - Fortlaufende unblutige SaO2-Messg. während d. Nark., 7. Anästh.-Weltkongreß, Elsevier 1980. -
ZV: Erste klin. Erfahrg. mit Fluothan, Anästhesist *6* (1957). - 2500 Kurznarkosen mit Halothan-Lachgas-Sauerstoff, ebd. *10* (1961). - Fehler b. präop. Kreislaufther. b. Alten, Dtsch. Z. Chir. *131* (1961). - Ther. d. Kreislaufzentralisation, Bruns' Beitr. klin. Chir. *203* (1961). - Abwendung d. Kreislaufüberfüllung b. d. Schockbehandlg., Dtsch. Z. Chir. *301* (1962). - Bedeutg. d. Blutvolumens b. d. Narkoseeinleitg., Anästhesist *11* (1962). - Halothan-Narkose: Blutvolumenänderung u. Narkosetiefe, ebd. *13* (1964). - Kritik d. Mannitol-Ther. b. postop. Nierenversagen, Chir. Praxis (1969). - Hypervolämie zur Kreislaufstabilisierung, Bruns' Beitr. klin. Chir. *219* (1971). - Kreislaufänderg. b. Nark.einleitg. (mit Gottschall), Arch. Kreisl. Forsch. 65 (1971). - Endotracheale Intubat. am Unfallort? Nieders. Ärztebl. *23* (1977). - Notfälle u. Aspirationsgefahr, Anästhesist *27* (1978). - ‚1-Alarm'-System zur Sicherung d. O2-Versorgung in Narkose, ebd. *31* (1982). -

Kirschbaum, Ulrich, Dr. med., Anästh. (74), Chefarzt d. AnästhAbt. am St. Franziskus-Hosp., Robert-Koch-Str. 55, D-4730 Ahlen. - * 8. 7. 42 Bochum. - **StE:** 68 Münster, **Prom:** 71 Münster. - **WG:** bis 75 Anästh. Bochum (Harrfeldt), 75-79 Lünen (Diezel).

Kirstein, Margitta, Dr. med., Anästh., Chefärztin d. AnästhAbt. am Ev. Krh., Wiedenbrücker Str. 33, D-4780 Lippstadt.

Kis, Josip, Dr. med., Anästh. (80), Oberarzt d. AnästhAbt. linkes Zürichseeufer; Götzstr. 16, CH-8006 Zürich. - * 25. 5. 47 Suza/Jugosl. - **StE. u. Prom:** 71 Novi Sad/Jugosl.

Kis, Mirjana, Dr. med., Anästh. (79), Oberärztin am Inst. f. Anästh. Univspital, CH-8091 Zürich; Götzstr. 16, CH-8006 Zürich. – * 8. 10. 46 Bos. Gradiska. – **StE. u. Prom:** 71 Novi Sad, Jugosl.

Kittel, Erhard, Dr. med., Med. Dir., Anästh. (64), Chefarzt d. zentr. Abt. f. Anästh. u. op. Intensivmed. d. Städt. Krankenanst. Salzgitter, Krh. Salzgitter-Lebenstedt u. Krh. –Bad, D-3320 Salzgitter 1; Auf der Kappe 21, D-3320 Salzgitter. – * 28. 10. 28 Lodz. – **StE:** 54 Heidelberg, **Prom:** 55 Heidelberg. – **WG:** 57–62 Gyn. Hamburg/Eppendorf (Schubert), 62–65 Anästh. Göttingen (Stoffregen), seit 65 Städt. Krankenanst. Salzgitter. –
ZV: Publ. über d. Placentapassage von Decamethonium-Derivaten u. über geburtshifl. Narkoseverfahren.

Klan, Peter H., Dr. med., Anästh. (74), leit. Arzt d. AnästhAbt. am Krskrh., Albert-Schweitzer-Str. 43, D-2890 Nordenham; Albert-Schweitzer-Str. 27, D-2890 Nordenham. – * 1. 9. 40 Danzig. – **StE:** 67 Hamburg, **Prom:** 76 Hamburg. – **WG:** Anästh. 70/71 Hamburg-Bergedorf (Flach), 71–75 Hamburg-Altona (Lawin), 75–77 Anästh.-Oberarzt am Krskrh. Kulmbach (Kleiner), seit 77 leit. Arzt d. AnästhAbt. Krskrh. Nordenham. –
ZV: Vergleich. gaschromatograph. Untersuchg. d. Exspirationsluft v. Pat. nach Nark. mit Enflurane, Halothane u. Methoxyfluran, Z. prakt. Anästh. 10 (1975).

Kläring, Walter, Dr. med., Anästh. (61), Chefarzt i. R. (seit 80); Mambacher Str. 22, D-6415 Petersberg. – * 12. 4. 20 Mehringen. – **StE:** 48 Halle, **Prom:** 49 Halle. – **WG:** Anästh. Gießen (L'Allemand), 61–80 Chefarzt d. AnästhAbt. d. Städt. Krh. Fulda.

Klaschik, Eberhard, PrivDoz. Dr. med., Anästh. (74), Chefarzt f. Anästh. u. Intensivmed. am Malteser-Krh., v. Hompesch Str. 1, D-5300 Bonn-Hardtberg; Oberdorf 53, D-5305 Alfter-Impekoven. – * 18. 3. 43 Beuthen/Oberschl. - **StE:** 68 Köln, **Prom:** 70 Köln, **Habil:** 81 Köln. – **WG:** 70 Anästh. Köln (Winkler), 71 Anästh. Köln (Bonhoeffer), 74 Physiol. Köln (Hirche), 77 Anästh. Köln (Bonhoeffer). –
BV: Path. pulm. Kurzschlußperfusion (mit Kämmerer u. Standfuß), Anästh. u. Intensivmed., Springer Berlin, Heidelberg, New York, Bd. 123 (1979). – Anästh. bei aorto-bifem. Bypassop. (mit Imhoff, von La Rosée u. Dahlmann), in: ebd., Bd. 161 (1984). –
ZV: Der Wert d. Messg. d. HZV nach dem Fickschen Prinzip in d. Intensivther. (mit Kämmerer, Busse u. Simons), Z. prakt. Anästh. 9 (1974). – Verhütg. u. Behandlg. von Infektionen d. Respirationstraktes (mit Simons, Bonhoeffer, Gho u. Busse), Chirurg 46 (1975). – Pathophysiol. Aspekte zur Anästh. bei Niereninsuffizienz (mit Simons, Busse, Köppen u. Mauz),

Z. prakt. Anästh. 12 (1977). – Anästh. Probl. bei d. Bifurkationsresektion d. Trachea (mit Köppen, Simons, Busse u. Dragojevic), Anästhesist 27 (1978). – Untersuchg. zur Herkunft d. Wedge-Blutes teilweise atelektat. Hundelungen (mit Köppen, Kämmerer, Simons u. Bonhoeffer), Anästhesist 28 (1979). – Eine einfache Heliumverdünnungsmethode z. Bestimmg. d. funktionellen Residualkapazität beim maschinell beatmeten Kranken (mit Rung u. Kämmerer), ebd. 29 (1980). – Tierexperim. Untersuchg. über d. Einfluß d. endexspir. Druckes auf d. Beziehg. zw. linkem Vorhofdruck u. pulmonalart. Wedge-Druck in Abhängigkeit v. Füllungszustand d. Gefäßsystems (mit Bonhoeffer, Kämmerer u. Köppen), ebd. 29 (1980). – Untersuchg. z. Einfluß d. positiv-endexspir. Beatmungsdruckes (PEEP) auf d. Herzarbeit d. Hundes (mit Bonhoeffer, Köppen, Kämmerer u. Rung), Intensivmed. 17 (1980). – Probl. d. Indikation u. Beatmg. bei Segmentresekt. der Trachea (mit Dragojevic, Buess, Thoma u. Pichlmaier), Langenbecks Arch. klin. Chir. 351 (1980). – Anästh. bei aorto-bifem. Bypass-Op. (mit von La Rosée, Dahlmann u. Imhoff), Anästhesist 31 (1982). – Probl. d. Volumenbilanzierung (mit Berger u. Rung), Krankenhausarzt 55 (1982). – Postop. Beatmg. in Narkose z. Vermeidg. unerwünschter Stoffwechselsteigerung u. myokard. Druckbelastg. (mit Imhoff, Kämmerer, Knopf u. Brenig), Anästhesist 32 (1983). – Schmerzbekämpfung als palliative Maßnahme (mit Otto), Prüfsteine med. Ethik AMEG 1984. – Einjährige Erfahrg. in d. Schmerzbehandlg. v. Krebskranken im Finalstadium (mit Ott, Thielemann-Jonen u. Zielinski), Anästhesist 33 (1984).

Klaue, Peter, Dr. med., Chir. (72), Anästh. (74), Stellv. Chefarzt d. AnästhAbt. d. Krankenanst. d. Landkrs., Posilipostr. 49, D-7140 Ludwigsburg; Kirchäcker 19, D-7149 Freiberg. – * 4. 9. 38 Döbeln/Sa. – **StE. u. Prom:** 64 Heidelberg. – **WG:** 66–73 Chir. Passau (Schedel), seit 73 Anästh. Ludwigsburg (Ehmann). –
ZV: Fluoreszenz u. phasenkontrastopt. Beobachtg. an Blutplättchen (mit Morgenstern u. Weber), Arzneim. Forsch. 13 (1963). – Erfahrg. mit d. intraop. Autotransfusion, med. Welt 30 (1979). – D. Haemonetics-Cell-Saver. Neue Meth. masch. Autotransf., Fresenius-Stiftg., 2, (1980). – Erfahrg. mit d. Haemonetics-Cell-Saver, Anästh. Intensivther. Notfallmed. 17, (1982). – D. Behandlg. d. Hypertonie mit Prazosin in d. periop. Phase, Med. Welt 34 (1983). – Pharmakokinetik von Azolocillin bei diskontinuierl. Applikat. (mit Sietzen). Münch. med. Wschr. 125 (1983).

Klein, Gerhard, Dr. med., Anästh. (80), Anästh. am Zentr. d. Anästh. u. Wiederbelebung, Klinikum d. Univ., Theodor Stern Kai 7, D-6000 Frankfurt am Main 70; Melemstr. 2, D-6000 Frankfurt am Main. – * 2. 1. 51 Neustadt/Weinstraße. – **StE. u. Prom:** 75 Mannheim/Heidelberg. – **WG:** Anästh. 76/77 Frankfurt (Dudziak), 77–79 Gießen (Prinzhorn), seit 79 Frankfurt (Dudziak).

Klein, Ludwig, Dr. med., Anästh. (79), Oberarzt an d. AnästhAbt. d. Krskrh., Herzbachweg 14, D-6460 Gelnhausen; Im Weinberg 7, D-6470 Büdingen-Diebach. – * 2. 2. 48 Wermelskirchen. – **StE.** u. **Prom:** 73 Gießen.

Kleine, Hans-Otto, Dr. med., Anästh. (71), Oberarzt d. Abt. Allgemeine Chir. d. chir. Univkl., D-7900 Ulm-Safranberg; Starenweg 9, D-7917 Thalfingen. – * 15. 9. 36 Berlin. – **StE:** 64 Marburg, **Prom:** 67 Marburg. – **WG:** 66–69 Anästh. Hannover (Kirchner), 69–78 Chir. Berlin-Charlottenburg (Bücherl), 79–82 UnfallChir. Bremen (Friedrich), seit 82 Kl. f. Allg. Chir., Univ. Ulm (Berger).

Kleine-Westhoff, Marlies, Dr. med., Anästh. (68), Chefärztin d. Abt. f. Anästh. u. op. Intensivmed. am St. Josefs-Krh., Husener Str. 46, D-4790 Paderborn; Wilseder Weg 3, D-4790 Paderborn. – * 16. 12. 34 Delbrück. – **StE.** u. **Prom:** 61 Freiburg. – **WG:** seit 68 Chefärztin f. Anästh. im St. Josefs-Krh. Paderborn.

Kleinert, Hermann, Dr. med., Anästh. Chefarzt d. AnästhAbt. d. Paracelcus-Krh. Ruit im LKH Esslingen, Hedelfinger Str. 166, D-7302 Ostfildern 1. – * 23. 4. 23 Neuenbürg/Enz. – **StE.** u. **Prom:** München. – **WG:** Inn., Chir. u. Anästh. München (Doenicke, Beer), Anästh. Tübingen (Schorer), Chefarzt d. AnästhAbt. d. Krskrh. Schwäb. Gmünd Mutlangen, seit 74 Chefarzt d. AnästhAbt. d. Paracelcus-Krh. Ruit in Ostfildern.

Kleinheisterkamp, Ursula, Dr. med., Anästh. (68), Funktionsoberarzt am Inst. f. Anästh. d. Univkl., Langenbeckstr. 1, D-6500 Mainz; Münsterstr. 17, D-6500 Mainz. – * 22. 1. 38 Würzburg. – **StE:** 61 Würzburg, **Prom:** 63 Würzburg. – **WG:** 64 Inn. Würzburg (Franke), 64/65 Physiol. Würzburg (Bauereisen), seit 65 Inst. f. Anästh. d. Univkl. Mainz (Frey, Dick). – **BV:** Anästh. (mit Fassl). in: Koller u. Wagner: Handbuch d. med. Dokumentation und Datenverarbeitung, Stuttgart, New York 1975. – Anästh. Probl. u. periop. Betreuung (mit Dick). in: Hohenfellner: Kinder-Urol., Stuttgart 1985. – **ZV:** Anästh. Gesichtspunkte bei d. Ambulanznarkose (mit Frey u. Kreuscher), Langenbecks Archiv. Klin. Chir. *319* (1967). – D. anästh. Dokumentationssystem d. Univkl. Mainz (mit Fassl), Anästhesist *17* (1968). – Erfahrg. mit d. anästh. Dokumentationssystem d. Univkl. Mainz (mit Fassl), Z. prakt. Anästh. *5* (1970). – Anästhmöglichkeiten bei amb. urol. Pat. (mit Frey), actuelle urol. *3* (1972).

Klemm-Nolte, Lieselotte, Dr. med., Anästh. (78), OberMedRätin an d. Vertrauensärztl. Dienststelle, Hermannstr. 27, D-4950 Minden; Alte Poststr. 110, D-4952 Porta Westfalica. – * 28. 9. 45 Recklinghausen. – **StE.** u. **Prom:** 71 Münster. – **WG:** 73–76 Anästh. Münster (Menges), 76–79 Oberärztin, Abt. f. Anästh. u. Intensivmedizin, St. Franziskus-Hosp. Münster (Janetzky), 79–82 Chefärztin d. Abt. f. Anästh., St. Josef-Hosp. Sendenhorst, seit 82 Vertrauensärztl. Dienst.

Klennert, Barbara, Anästh. (77), freiberufl. tätige Anästh. a. d. Südkl. Straubing; Kreuzbreite 30 b, D-8440 Straubing, Tel: 09421/43660. – * 26. 9. 45. – **StE:** 71 München. – **WG:** Anästh. 73–75 Landshut (Hocke), 75–78 Regensburg (Manz), 80 Straubing (Stauber), seit 80 Südkl. Straubing.

Klesel, Raija, Dr. med., Anästh. (83), Anästh. an d. AnästhAbt. d. Krh. Nordwest, Steinbacher Hohl 2–26, D-6000 Frankfurt 90; Bornstr. 50, D-6238 Hofheim 7. – * 5. 8. 50 Kauhava. – **StE:** 76 Würzburg, **Prom:** 82 Frankfurt. – **WG:** seit 78 Anästh. Frankfurt/M. (Pflüger).

Klieser, Hans-Peter, Dr. med., Anästh. (82), leit. Arzt d. AnästhAbt. am Bwkrh., Köferinger Str. 1, D-8450 Amberg; Heiligenberg 26, D-8451 Freudenberg-Aschach. – * 6. 7. 48 Gotha. – **StE:** 73 Düsseldorf, **Prom:** 77 Düsseldorf. – **WG:** 75 Chir. Bad Neuenahr (Nicolai), 75/76 Bw, 76/77 Path. Singen (Rübsaamen), 78–82 Anästh. Freiburg (Wiemers). – **BV:** Spez. Methoden in d. Behandlungspflege. in: Köhnlein, Müller u. Seitz, Urban u. Schwarzenberg 1981. – **ZV:** Maßnahmen zur Sedierg. ängstl. u. unkooperat. Pat. in d. Zahnhlk. (mit Podlesch u. Rabanus), Dtsch. Zahnärztl. Z. 29 (1974). – Muskel-Sauerstoff-Partialdruckmessg. zur Klärg. d. periph. Sauerstoffversorgg. hyperdynam-sept. Intensivpat. (mit Kopp u. Würdinger), Anästhesist 31 (1982). – Dose dependence of phase-II-block from Imbretil and its response to Neostigmine (mit Roenz u. Buzello), Vol. of summ. 6. Europ. Congr. of Anesth. 1982. – Clinical significance and application of polarographic tissue PO_2-measurements (mit Kopp u. Würdinger). ebd.

Klimpel, Lothar, Dr. med., Anästh. (60), leit. Arzt d. AnästhAbt. am Schwelm/Gevelsberg, Dr. Möller Str. 15, D-5830 Schwelm; Harlinger Str. 17b, D-5880 Lüdenscheid. – * 2. 3. 29 Bautzen. – **StE:** 55 Leipzig, **Prom:** 55 Leipzig. – **WG:** 56–59 Anästh. Leipzig, 59–63 Leiter d. AnästhAbt. d. Kl. f. Herz- u. Gefäßchir. Univ. Leipzig, 64–65 Leiter d. AnästhAbt. Univ. Greifswald, 66–73 Chefarzt d. Kl. f. Anästh. u. Reanimat., Bezirkskrh. Frankfurt/Oder, 74–77 Allgemeinarzt, Landambulat. Brieskow, 77/78 AssistArzt Krh. Lüdenscheid, seit 79 leit. Arzt. d. AnästhAbt. Verbandskrh. Schwelm/Gevelsberg. – **ZV:** 54 Publ., u. a. Nark. u. Hyperthermie, Anästhesist

10 (1961). – Bronchoskop. Untersuchg. auf Aspirat. nach Narkosen, ebd. – Hyperbare Sauerstofftherapie bei Innenohr- und Vestibularstörg. (mit Lamm), Z. HNO *19*(1971). – Selektive Organhypothermie im Bereich d. kl. Beckens bei akut. Adnexitis (mit Luft, Thiele u. Krüger), Dtsch. Ges. Wes. *26* (1971). – Tierexp. Untersuchg. über Magenaciditätsveränderg. bei Äthernarkose (Spontanatmung, kontr. Beatmg., Hypothermie), Anästhesist *20* (1971). – Zusammenhang zw. Anästh. u. akut. postop. Magen-Darm-Ulzera, Zschr. f. Ärztl. Fortbild. *66* (1972). – Eine neue Indikat. d. hyperbar. Oxygenation. Behandlg. v. Innenohrschäden (mit Lamm u. Haupt), Dtsch. Ges. Wes. *28* (1973). – Änderg. d. Magenacidität in Abhängigkeit v. Beatmungsdruck bei IPPB u. Äthernark. (mit Pallak), Exper. Chir. *5* (1972).

Kling, Dieter, Dr. med., Anästh. (84), Anästh. an d. AnästhAbt. u. op. Intensivmedizin d. Univ., Klinikstr. 29, D-6300 Gießen; Am Trieb 2, D-6306 Langgöns. – * 9.10. 52 Wiesbaden. – **StE:** 77 Gießen, **Prom:** 84 Gießen. – **WG:** 78/79 Bw Wetzlar, seit 79 Anästh. u. op. Intensivmedizin Gießen (Hempelmann). – **BV:** Indications for Cerebral Protection, in: Brain Protection, Ed. Wiedemann and Hoyer, Springer Berlin, Heidelberg, New York, Tokyo, 1983. – **ZV:** Hämodynam. Veränderg. nach Injektion v. Lormetazepm bei koronarchir. Pat. (mit Bormann, Scheld, Kramer u. Hempelmann), Anästh. Intensivther. Notfallmed. 18 (1983).

Klinghammer, Bernhard, Dr. med., Anästh. (72), Oberarzt d. Zentr. AnästhAbt. d. Krh. Siloah d. Landeshauptstadt, Roesebeckstr. 15, D-3000 Hannover 91; Kaliweg 31, D-3003 Ronnenberg 1. – * 28.8. 40 Nürnberg. – **StE. u. Prom:** 65 Göttingen. – **WG:** Neurol., seit 69 Anästh. Hannover (Uter).

Klingler, Ute, Dr. med. Anästh. (68), niedergel. Anästh., Hornweg 5, A-6370 Kitzbühel. – * 5.10. 37 Teschen. – **StE. u. Prom:** 61 Innsbruck. – **WG:** 65/66 Anästh. Innsbruck (Haid), 66–68 Anästh. München (Beer).

Klippe, Heinz-Jürgen, Dr. med., Anästh. (74), Lungen- u. Bronchialheilk. (81), leit. d. AnästhAbt. d. Krh. d. LVA Hamburg, Fachkl. f. Erkrankg. d. Thoraxorgane, Wöhrendamm 80, D-2070 Großhansdorf; Ahrensfelder Weg 4e, D-2070 Großhansdorf 2. – * 22.5. 42 Danzig. – **StE:** 67 Bonn, **Prom:** 69 Bonn. – **WG:** 70 Inn. Simmerath/Eifel (Schwonzen), 70–73 Anästh. Bonn (Roth), 73–75 Anästh. Bonn (Havers, Stoeckel), seit 75 Leit. d. AnästhAbt. Krh. Großhansdorf, 82 Inn. Intensivmed. Hamburg-Wandsbek (Sill). – **ZV:** 12 wiss. Publ.

Klöck, Heidi, Dr. med., Anästh. (74), Gastarzt am St. Elisabeth-Krh., Wertmann Str. 1, D-5000 Köln 41 (Hohenlind); Frankenstr. 69, D-5000 Köln 40. – * 22. 10. 39 Stuttgart. – **StE:** 63 Freiburg, **Prom:** 65 Freiburg. – **WG:** Anästh. Aachen (Kalff).

Kloos, Hans Joachim, Dr. med., Anästh. (75), Chefarzt, Marienkrh., Widumgasse 5, D-4770 Soest; Severinstr. 9, D-4770 Soest. – * 27. 11. 42 Bonn. – **StE:** 68 Köln, **Prom:** 73 Köln.

Klopfenstein, Claude-Eric, Dr. med., Anästh. FMH (83), leit. Arzt d. AnästhAbt. Hôpital-Maternité de la Béroche, CH-2024 Saint-Aubin; Chemin de Tivoli 7, CH-2024 Sauges-St-Aubin. – * 16. 3. 48. – **StE:** 74 Bern, **Prom:** 82 Genève. – **WG:** 74–76 Anästh. Moutier (Merzouga), 76–78 Inn. Bern (Hoigné), 78 Chir. Bern (Eckmann), 78–83 Genève (Gemperle). – **ZV:** A complication of CPAP after Trauma (mit Suter u. Forster), Chest 78. – Comparaison des effets de Sédation anxyolyse, amnésie du midazolam avec diazépam et un placebo par voie po, Méd. et Hygiène 1981. – L'anesth. spinale continue, ebd. 1984.

Klose, Roderich, apl. Prof. Dr. med., Anästh. (74), Chefarzt d. AnästhAbt. d. Berufsgenossenschaftl. Unfallkl., Ludwig-Guttmann-Str. 13, D-6700 Ludwigshafen-Oggersheim; Großniedesheimer Str. 21, D-6711 Heuchelheim. – * 29. 8. 41 Senftenberg. – **StE:** 68 Düsseldorf, **Prom:** 69 Düsseldorf, **Habil:** 75 Heidelberg. – **WG:** 70–83 Inst. f. Anästh. u. Reanimat. am Klinikum Mannheim d. Univ. Heidelberg (Lutz). – **BV:** Schock (mit Lutz), in: Kronschwitz u. Lawin: Diagnostik d. Narkose- u. Operationsfähigkeit, Anästh. Wiederbeleb., Bd. 76, Springer Berlin, Heidelberg, New York 1973. – Hämodynam. Veränderg. im Schock b. intraven. Narkoseeinleitg. mit Ketamin (mit Peter, Dietze, B. Frey u. Mayr), in: Gemperle, Kreuscher u. Langrehr: Ketamin, ebd. Bd. 69, 1973. – Kreislaufveränderg. b. Hund durch intraven. Anwendg. v. Ketamin nach Alpha-Rezeptoren-Blockade (mit Peter, Dietze u. Mayr), in: ebd. – Verhalten d. Katecholaminspiegel im Blut während intraven. Narkose mit Ketamin b. Hund (mit Peter, Altstaedt, Hollmann u. Mayr), in: ebd. – Vorzeitige Tracheotomie zur Verhütung akuter Atemnot, in: Streicher u. Rolle: D. Notfall – Atemnot, Thieme Stuttgart 1973. – Tierexp. Studien zum Verhalten d. Atmung b. hämorrhag. Schock (mit Peter), in: Gemperle, Hossli u. Tschirren: Anästh., Atmung – Kreislauf, Anästh. Wiederbeleb., Bd. 80, Springer Berlin, Heidelberg, New York 1974. – Tierexp. u. klin. Untersuchg. über d. hämodynam. Reaktion b. Anwendg. von Ketamin (mit Peter u. Lutz), in: ebd. – Spätergebn. nach Intensivther. Eine Studie zur Erfassung d. Spätschicksale v. Intensivtherapiepat. (mit Hildebrand, Harstad, Lutz, Peter u. Striebel), in: Lawin u. Morr-Strathmann: Kongr.ber. d. Jahrestgg. d. DGAW 1972 Hamburg, Springer Berlin, Heidelberg, New York 1974. – Langzeitnarkosen b. Brandverletzten mit Ketamin (mit Mayr, Peter u. Striebel), in: ebd. – D. Wirkmechanismus v. Ketanest – Untersuchg. zur Frage d. Sympathikusaktivierg. u. d. Wirkg. auf d. Alpha-Rezeptoren (mit Peter u. Weidinger), in: ebd. – Kontinuierl. Überprüfg. d. Atemmechanik b. Langzeitbeatmung (mit Cegla u. Sygo), in: Rügheimer: Kongr.ber., Straube Erlangen 1975. – Mehrzweckmodell eines Markierungsbogens f. anästh. Befunddokumentation (mit Hildebrand, Lutz, Hildebrand u. Peter), in: Bergmann u. Blauhut: Intensivther., Anästh. Wiederbeleb., Bd. 94, Springer Berlin, Heidelberg, New York 1975. – Erste Erfahrungen mit Ethrane in d. Kinderanästh. (mit Herrmann, Heck u. Brands), in: ebd. – D. Anwendg. v. Dehydrobenzperidol, Fentanyl u. Dipidolor im Rahmen d. Intensivther. (mit Lutz), in: Rügheimer u. Heitmann: D. Neuroleptanalgesie, Thieme Stuttgart 1975. – D. aktuelle therapeut. Register b. d. Schockther., in: Henschel: Droperidol u. Fentanyl beim Schock, Straube Erlangen 1976. – Ethrane in d. Neurochir. (mit Ungemach), in: Brückner: Inhalationsanästh. mit Ethrane, Anästh. Wiederbel., Bd. 99, Springer Berlin, Heidelberg, New York 1976. – Indikat. f. kolloid. Volumenersatzlösungen u. Blutpräparate in d. klin. Praxis, in: Lutz: Bedarfsgerechte Volumenersatzther., Mannheim 1977. – Tierexp. Untersuchg. über d. Wirksamkeit v. kolloid. Plasmaersatzmitteln auf d. Basis v. Dextran u. Stärke im akuten hämorrhag. Schock (mit Hartung, Braun, Berger u. Ruffmann), in: Brückner: Kreislaufschock, Anästh. Intensivmed., Bd. 125, Springer Berlin, Heidelberg, New York 1980. – Plasmaexpander im Schock in: ebd. – Postop. Überwachg. u. Ther., in: Zenker, Deucher u. Schink: Chir. d. Gegenwart, Urban & Schwarzenberg München, Berlin, Wien 1980. – Versuch einer prognostischen Evaluation v. Intensivtherapiepat. (mit Lutz, Jaminet u. Rudolph), in: Weis u. Cunitz (Hrg.): 25 Jahre DGAI, Anästh. Intensivmed., Bd. 130, Springer Berlin, Heidelberg, New York 1980. – Ketamin zur Narkoseeinleitg. b. Schock u. gesteigertem intracran. Druck (mit Hartung, Kotsch u. Walz), in: Dick (Hrg.): Ketamin in Notfall- u. Katastrophenmed., perimed Erlangen 1981. – Schock – Pathogenese u. Pathophysiol. unter Berücksichtigg. d. Veränderg. d. Säurebasenhaushaltes, in: Schlimgen, Müller u. Kalff (Hrg.): Infus., Transfus., enterale u. parenterale Ernährg., ebd. – Auswirkg. v. verlängerter Inspirationszeit u. PEEP auf Compliance u. Gasaustausch b. mechan. Ventilat. (mit Osswald u. Hartung), in: Haid u. Mitterschiffthaler (Hrg.): Anästh. Intensivmed., Bd. 142, Springer Berlin, Heidelberg, New York 1981. – Anästh. b. Schwerstverbrannten (mit Osswald, Nebel u. Hartung), in: Haid u. Mitterschiffthaler (Hrg.): ebd., Bd. 143, 1981. – D. kolloidosmot. Druck unter Volumenther. mit Albumin 5%ig bzw. Dextran 60 (mit Bauknecht, Falk u. Jettmar), in: ebd. – Anästhverfahren b. Brandverletzten, in: Ahnefeld, Bergmann, Burri, Dick, Halmagyi, Hossli u. Rügheimer (Hrg.): Klin. Anästh. Intensivther., Bd. 25, Springer Berlin, Heidelberg, New York 1982. – D. Aufwachraum – Aufgaben u. Planung, in: Klose (Hrg.): D. Aufwachraum – D. unmittelbar postop. Phase, pmi-pharm & medical inform. Frankfurt, Zürich 1983. – D. Aufwachraum – Aspekte d. Infusionsther., in: ebd. – Pulmonale Insuffizienz u. Bluttransfus. (mit Czaika), in: Kalff u. Müller (Hrg.): Atmung – Beatmung – Schmerzther., perimed Erlangen 1983. – Bedeutg. d. chron. Atemwegsobstruktion in d. op. Med., in: Klose (Hrg.): Periop. Probleme d. chron. obstruktiven Lungenerkrankg., Kohlhammer Stuttgart, Berlin, Köln, Mainz 1984. – Allg. Pharmakother., in: ebd. – Clinical Implications of Microfiltration, in: Abstracts 18th Congr. Internat. Soc. of Blood Transfusion, Karger Basel 1984. –

ZV: Ketanest zur Narkoseeinleitg. beim Schock (mit Peter u. Lutz), Z. Prakt. Anästh. 5 (1970). – D. konservat. Behandlg. d. schweren Schädel-Hirn-Traumas (mit Neundörfer, Peter u. Tornow), ebd. 6 (1971). – Fragebogen f. d. Pat. zur Narkosevorbereitg. (mit Ahlborn), ebd. – Tierexp. Untersuchg. über d. Wirksamkeit v. Dextran 75 (Longasteril) im hämorrhag. Schock (mit Peter, Graul, Ungemach), Anästhesist 20 (1971). – Aufgaben u. Organisation d. Intensivmed. am Krh. (mit Lutz u. Peter), Fortschr. Med. 90 (1972). – Blutgasanalyt. Untersuchg. während d. Narkosebeatmung mit u. ohne Kohlensäureabsorpt. (mit Peter, Arens u. Mayr), Z. Prakt. Anästh. 7 (1972). – Elektron. Patientenüberwachg. (mit Peter), Med. Technik 6 (1972). – Gastrointestinale Komplikat. beim Schädel-Hirn-Trauma, H. Unfallheilk. 111 (1972). – Symptom Herz-Kreislaufstillstand, diagnostik 6 (1973). – Klin. Untersuchg. über Ketamine b. Brandverletzten (mit Peter), Anästhesist 22 (1973). – Symptom Herzkreislaufstillstand, Anästh. Informat. 15 (1974). – Mod. Narkoseverfahren (mit Lutz), Dtsch. Ärztebl. 71 (1974). – Pathophysiol. d. Schocks (mit Lutz) Mschr. Kinderheilk. 122 (1974). – Raumplanung u. app. Ausrüstung einer Intensivtherapiestat. (mit Lutz), Z. Prakt. Anästh. 9 (1974). – Intensivtherapiestat. – Planung, Aufbau u. Einrichtg., Med. Technik 95 (1975). – Ethrane in d. Kinderanästh. (mit Herrmann u. Brands), Z. Prakt. Anästh. 10 (1975). – EEG-Veränderg. b. Kindern während Enflurane-Anästh. (mit Neundörfer), ebd. – D. Problematik d. präop. Risikoeinstufg. (mit Lutz u. Peter), Anästh. Informat. 17 (1976). – Intensivther. in d. Geburtshilfe u. Gyn. (mit Grumbrecht, Hohlweg-Majert u. Wochele), Fortschr. Med. 94 (1976). – Behandlg. einer Alkylphosphatintoxikat. mit gereinigter Serumcholinesterase (mit Gutensohn), Z. Prakt. Anästh. 11 (1976). – Vorstationäre Diagnostik u. Ther. aus d. Sicht d. Anästh. (mit Lutz), Z. Allgemeinmed. 53 (1977). – Präop. spirometr. Beurteilg. d. Lungenfunkt. u. postop. Verlauf (mit Osswald u. Lutz), Z. Prakt. Anästh. 12 (1977). – Allg. Aspekte zur Wahl v. Langzeitintub. u. Tracheotomie, ebd. 13 (1978). – Operationsvorbereitg. aus anästh. Sicht (mit Lutz), Med. Welt 30 (1979). – Wirksamkeit v. Plasmaersatzmitteln auf d. Basis v. Dextran u. Stärke mit unterschiedl. Molekulargewicht beim akuten hämorrhag. Schock d. Hundes (mit Hartung, Ruffmann u. Lutz), Z. Prakt. Anästh. 14 (1979). – Tierexp. Untersuchg. zur Volumenwirksamkeit v. Hydroxyäthylstärke 40000 beim akuten hämorrhag. Schock d. Hundes (mit Hartung u. Lutz), Infusionsther. 6 (1979). – Anästh. b. Schwerstverbrannten (mit Nebel, Hartung, Osswald u. Vossmann), Anästhesist 29 (1980). – Volumensubstitut. mit Humanalbumin oder Dextran 60 unter bes. Berücksichtigg. d. kolloidosmot. Druckes (mit Bauknecht, Falk, Jettmar u. Ott), Anästh., Intensivther., Notfallmed. 16 (1981). – Fasten u. operativer Eingriff, ebd. – Effects of PEEP on pulmonary mechanics and oxygen transport in late stages of acute pulmonary failure (mit Osswald), Intensive Care Med. 7 (1981). – Messg. d. kolloidosmot. Druckes – Erfahrg. mit dem IL 186 Weil-Onkometer-System (mit Falk), Infusionsther. 8 (1981). – Durchflußmessg. b. Blutfiltern (mit Czaika), ebd. – Mikroaggregate in buffycoatfreien Erythrozytenkonzentraten (mit Czaika u. Müller), Anästhesist 30 (1981). – D. Einfluß v. Buprenorphin u. Tramadol auf d. CO_2-Antwortkurve (mit Ehrhardt u. Jung), Anästh., Intensivther., Notfallmed. 17 (1982). – Exp. Untersuchg. zur intracran. Drucksteigerg. durch Ketamine beim hämorrhag. Schock (mit Hartung, Kotsch u. Walz), Anästhesist 31 (1982). – Überwachung d. Beatmg., Anästh. Intensivmed. 24 (1983).

Klöss, Thomas, Dr. med., Anästh. (83), Anästh. am Zentralinst. f. Anästh. d. Univ., Calwerstr. 7, D-7400 Tübingen; Goethestr. 28, D-7400 Tübingen. – * 16. 6. 52 Göppingen. – **StE:** 78 Heidelberg, **Prom:** 79 Heidelberg. – **WG:** 78–80 Anästh. BwKrh. Hamburg (Klaucke), seit 81 Anästh. Tübingen (Schorer). –
BV: Blutgerinng. im protrahierten traumatisch-hämorrhag. Schock (mit Bleyl, Brückner, H. Keller, H. E. Keller u. Mittmann), in: Kreislaufschock, hrg. Brückner, Anästh. Intensivmed., Bd. 125, Springer Berlin, Heidelberg, New York 1980. – Sediergg. mit Althesin zur Intub. u. Beatmg. d. bewußtseinsgestörten Notfallpat. (mit Jungck), in: D. unklare Bewußtlosigkeit, Klin. u. Exp. Notfallmed., Bd. 2, Zuckschwerdt Verlag München, Bern, Wien 1984. –
ZV: Prophylakt. Ther. mit Methylprednisolon u. Heparin b. exp. Trauma u. hämorrhag. Schock (mit Bleyl, Brückner, Leinberger, Metzker, Saggau u. Schmier), Chir. Forum 1976. – Gerinnungshemmg. durch selekt. Thrombinblockade mit Hirudin (mit Lorenz, Meyer, Mittmann, Neugebauer u. Saggau), ebd. 1978. – Behandlg. d. therapieresistenten Status asthmaticus mit Ketamin (mit Jungck, Polke u. Roewer), Notfallmed. 7 (1981). – Tubuswechsel b. nasotracheal intub. Intensivpat. mit Hilfe d. Injektorbeatmg. (mit Jungck), Anästh., Intensivther., Notfallmed. 17 (1982). – Thiopental zur Vermeidg. schwerer Hirnschädigg. nach Kohlenmonoxidvergiftg. (mit Jungck, Roewer u. Klaucke), ebd. – Prophylakt. Heparinisierg. nach exp. Trauma u. hämorrhag. Schock (mit Bleyl, Brückner, Leinberger, Metzker, Saggau u. Schmier), Anästhesist

31 (1982). – Pleurocath zur Behandlg. d. Spontanpneumothorax im Rettungsdienst (mit Dein, Lemke u. Klaucke), ebd. – Notmaßnahmen, Erstversorgg. u. Prognose v. Ertrinkungsunfällen im Rettungsdienst (mit Landgraf u. Jungck), ebd. – Pulmonale Druck-Fluß-Beziehg. b. respirator. Insuffizienz nach hypovolämisch-traumat. Schock (mit van Deyk u. Junger), H. Unfallheilk. 156 (1983). – Pulmonale Druck-Fluß-Beziehg. im sept. Schock (mit van Deyk u. Junger), ebd. – Kohlenmonoxidvergiftg. nach unvollständiger Propangasverbrenng. (mit Jungck, Roewer, Püschel u. Klaucke), Wehrmed. Mschr. 27 (1983). – Pathophysiol., Diagnose u. Behandlg. akzidenteller Unterkühlg., Anästh. Intensivmed. 24 (1983). – Reanimationsverletzg. (mit Püschel, Wischhusen, Welk, Roewer u. Jungck), Anästh., Intensivther., Notfallmed. 18 (1983). – Später Atemstillstand nach Spinalanästh. (mit van Deyk u. Hempel), Regionalanästhesie 7 (1984).

Klumpp, Ulrich Richard, Anästh. (83), Assist. in d. Abt. f. Anästh. u. Intensivmed. am Krh., Arthur-Gruber Str. 70, D-7032 Sindelfingen; Max-Liebermannweg 14, D-7032 Sindelfingen. – * 21. 8. 43 Alpirsbach. – **StE:** 72 Tübingen.

Knapic-Somek, Ana, Anästh. (80), Oberärztin f. Anästh. am Elisabeth-Krh., D-8440 Straubing; Schenkendorfstr. 76, D-8440 Straubing. – * 28. 8. 38 Banja-Luka/Jugosl. – **StE:** 63 Zagreb.

Knoche, Rüdiger, Dr. med., Anästh. (83), Anästh.-Oberarzt am Malteser-Krh., von Hompesch-str. 1, D-5300 Bonn-Hardtberg; Buschhovener Str. 34, D-5305 Alfter 3. – * 27. 10. 49 Hamburg. – **StE:** 75 Bonn, **Prom:** 76 Bonn. – **WG:** Anästh. Bonn (Stoekkel). –
BV: Wirkg. von CPPB u. CPPV bei Lungenveränderg. durch Thrombininfus. u. adrenerge Stimulation, in: Akutes progressives Lungenversagen, Thieme 1979. –
ZV: Lung Sequestration: Report of seven cases and review of 540 published cases, Thorax 34 (1979).

Kocak, Sadi, Dr. med., Anästh. (72), Chefarzt d. AnästhAbt. im St. Willebad-Hosp., Ansparistr. 12, D-2940 Wilhelmshaven; Ulmenweg 65, D-2945 Sande. – * 22. 3. 28 Ibradi/Türkei. – **StE. u. Prom:** 57 Istanbul.

Koch, Dieter, Dr. med., Anästh. (73), 1. Oberarzt d. Kl. f. Anästh. u. op. Intensivmed. d. Krankenanst. Sarepta, Burgsteig 13, D-4800 Bielefeld 13; Hochstr. 13 b, D-4800 Bielefeld 1. – * 24. 10. 37 Berlin. – **StE:** 66 Freiburg, **Prom:** 69 Freiburg. – **WG:** Chir. Bremen (Blanke), Anästh. Göttingen (Stoffregen), seit 72

1. Oberarzt d. Kl. f. Anästh. d. Krankenanst. Bielefeld (Opitz). –
BV: Anästh. bei zerebr. Krampfanfällen u. Intensivther. d. Status epilepticus, Perimed Erlangen 1980. – D. intravenöse Nark., Klin. Anästh. Intensivther., Springer Berlin, Heidelberg, New York 1981. – Anästh. bei Epileptikern u. Behandlg. d. Status epilepticus, Ed. Roche Basel 1982.

Koch, Eberhard, Dr. med., Anästh. (76), Chefarzt d. Anästh.- u. IntensivAbt. am Krskrh., D-7590 Achern. – * 25. 4. 44. – **StE:** 69 Freiburg, **Prom:** 70 Freiburg. – **WG:** 71/72 Anästh. Innsbruck (Haid), 72/73 Anästh. Zürich (Hossli), 73/74 Anästh. Bwkrh. Osnabrück (Zils), 75–78 Anästh. München (Peter), seit 78 Anästh. Chefarzt Achern.

Koch, Herbert, Dr. med., Anästh. (61), Leit. Arzt d. Abt. f. Anästh. u. Intensivmed. an d. Orthop. Kl. u. Polikl. d. Univ., Schlierbacher Landstr. 200, D-6900 Heidelberg. – * 28. 5. 27 Erlangen.

Koch, Karl-Heinrich, Dr. med., Anästh. (71), leit. Arzt d. AnästhAbt. d. DRK-Kl., Lilienmattstr. 5, D-7570 Baden-Baden, Tel: 07221/2096; Herrenäckerstr. 21, D-7570 Baden-Baden, Tel: 07221/22576. – * 9. 4. 36 Paderborn. – **StE:** 65 Freiburg, **Prom:** 70 Würzburg. – **WG:** 65–67 Chir. (Penitschka), Inn. (Böger), Gyn. (Augustin), Anästh. (Pascht), 67–68 Chir. (Penitschka) Karlsruhe; 68–72 Anästh. Würzburg (Weis), 73–78 leit. Arzt d. AnästhAbt. d. Städt. Krankenanst. Idar-Oberstein, seit 78 leit. Arzt d. AnästhAbt. d. DRK-Kl. Baden-Baden.

Koch, Peter, Dr. med., Anästh. (74), Chefarzt d. Anästh. u. IntensivpflegeAbt. am Stadtkrh., Altenwalder Chaussee 10–12, D-2190 Cuxhaven; Joachim-Ringelnatz-Str. 24, D-2190 Cuxhaven. – * 25.2. 40 Posen. – **StE:** 67 Hamburg, **Prom:** 69 Frankfurt. – **BV:** Unterkühlung im Seenotfall, Ber. über d. Symp. 1980 in Cuxhaven, Aesopus Verlag Basel, München 1981. – Unterkühlung im Seenotfall. 2. Symp. 1982 in Cuxhaven, Graphic Design Pabel Winkel, Köln 1983.

Koenen, Eckhard, Dr. med., Inn. (68), Anästh. (70), Chefarzt d. AnästhAbt. am Krh. d. Augustinerinnen, Jakobstr. 27/31, D-5000 Köln 1; Stadtwaldgürtel 27/29, D-5000 Köln 41. – * 24.2.30 Prüm. – **StE:** 60 Köln, **Prom:** 70 Köln.

Koenen, Friedrich-Wilhelm, Dr. med., Anästh. (70), Chefarzt d. zentr. AnästhAbt. u. Leiter d. interdisz. postop. Intensivbehandlungsstation am Marien-Hosp., – Akad. Lehrkrh. d. Univ. Bonn –, D-5350 Eus-

kirchen; Am Römerkanal 26, D-5350 Euskirchen-Kreuzweingarten. – * 29. 3. 35 Krefeld. – **StE.** u. **Prom:** 62 Bonn. – **WG:** Anästh. Bonn (Havers), seit 70 Chefarzt d. AnästhAbt., Marien-Hosp. Euskirchen.

Koenig, Wolfhilde v., Dr. med., Anästh. (56), Chefärztin d. AnästhAbt. d. Maria Theresia Kl., Bavariaring 46, D-8000 München 2. – * 8. 11. 25. – **StE.** u. **Prom:** 51 München. – **WG:** 53–59 Anästh. München (Zürn). –
ZV: Narkosekomplikat. durch Kompress. d. Trachea, Anästhesist 4 (1955). – Über Beschwerden nach Anwendg. von Succinylcholin, ebd. 5 (1956). – Eukraton in d. postop. Phase (mit Zürn), ebd. 6 (1957). – Aneurindisulfid, ein Antagonist d. Succinylcholins, ebd. 7 (1958). – Über Trichloräthylen u. seine Verwendung bei neurochir. Eingr., ebd. 7 (1958). – D. spontane Herzstillstand u. seine Verhütg. (mit Zürn), Langenbecks Arch. klin. Chir. 289 (1958). – Hypästh. d. Unterlippe, Anästhesist 14 (1965). – Alloferin u. Halothan zur Anästh. bei gyn. Op., Zbl. Gyn. 91 (1969).

Koesoebjono, Indriya, Anästh. (82), Oberarzt an d. AnästhAbt. d. Hosp. zum Hl. Geist, von Broichhausen-Allee 1, D-4152 Kempen. – * 1. 2. 45 Semarang (Indonesia). – **StE:** 76 Amsterdam.

Kohler-Büchi, Esperanza, Dr. med., Anästh. FMH (83), Anästh. am Inst. f. Anästh. d. Kl. f. Anästh. u. perop. Intensivmedizin am Kantonsspit., CH-5000 Aarau; Felstr. 33 A, CH-5442 Fislisbach. – * 1. 11. 50 Sumiswald/BE. – **StE:** 73 Venezuela, 83 Zürich, **Prom:** 78 Zürich. – **WG:** 74/75 Anästh. u. Reanimat. Münsterlingen (Marti), 75/76 Anästh. Aarau (Alder), 77/78 Anästh. Univ. Spit. Zürich (Hossli) u. Kinderspit. Zürich (Dangel), 78/79 Chir. Baden (Graber), 79–82 Oberärztin an d. Abt. f. Anästh. Kantonsspit. Baden (Fassolt), seit 83 AnästhAbt. Kantonsspit. Aarau (Alder). –
ZV: Ergebn. u. Vorteile gleichzeit. perop. Messg. d. art. u. zentralven. Drucks (mit Alder), Helv. chir. Acta 44 (1977). – Ein System f. „Intermittent Mandatory Ventilation" IMV mit d. Engström-Respiratoren ER 200/300 (mit Spring, Reist), Prakt. Anästh. 1979.

Köhler, Charlotte, Dr. med., Anästh. (73), Selbständige Anästh. am Bethanienkrh., Rohrbacherstr. 149, D-6900 Heidelberg.

Köhler, Heribert, Dr. med., Anästh. (76), Anästh.-Oberarzt d. Städt. Kl., Zu den Rehwiesen 9, D-4100 Duisburg 1; Angeraue 32, D-4000 Düsseldorf 31. – * 27. 10. 41 Düsseldorf. – **StE:** 69 Düsseldorf, **Prom:** 70 Düsseldorf. – **WG:** 72–76 Anästh. Düsseldorf (Zindler).

Köhler, Klaus, Dr. med., Anästh. (67), Chefarzt d. Abt. f. Anästh. u. Intensivmedizin am Dreieich-Krh., Röntgenstr. 20, D-6070 Langen; Am Trauben 28, D-6072 Dreieich-Sprendlingen. – * 29.10. 30. – **StE:** 58 Frankfurg/Main, **Prom:** 59 Frankfurg/Main. – **WG:** 61–63 Chir. Ffm.-Höchst (Oellerich), 63/64 Gyn. Frankfurt (Cramer), 64 Physiol. Göttingen (Loeschcke), 66 Inn. Köppern (Simrock), 64–68 Anästh. Frankfurt (Pflüger), seit 68 Chefarzt d. Abt. f. Anästh. u. Intensivmedizin Dreieich-Krh. Langen.

Kolb, Ernst, Prof. Dr. med., Anästh. (62), Dir. d. AnästhAbt. am Kl. re. d. Isar d. Techn. Univ., Ismaninger Str. 22, D-8000 München; Waldweg 13, D-8022 Grünwald. – * 25. 12. 30 Mainz. – **StE. u. Prom:** 55 Heidelberg, **Habil:** 63 Mainz. – **WG:** 55–59 Anästh. Heidelberg (Frey), 59–62 Leit. d. AnästhAbt. d. Chir. Univkl. Heidelberg (K. H. Bauer), 62 Oberarzt am Inst. f. Anästh. Mainz (Frey), 63 Berufg. auf d. a. o. Lehrstuhl f. Anästh. an d. FU Berlin, seit 72 München. –
BV: Kl. d. Kreislaufveränderg. b. Op. in artef. Hypothermie, in: Kl. u. Ther. d. Kollapszustände, hrg. Duesberg u. Spitzbarth, Schattauer Stuttgart 1963. – Allg. Anästh. (mit Frey), in: Handb. d. plast. Chir., Bd. 1, hrg. Gohrbandt, Gabka, Berndorfer, de Gruyter Berlin 1965. – Anwendung d. Kälte i. d. Biolog. u. Med., in: Handb. d. Kältetechnik, Hrg. Plank, Bd. 12, Springer Berlin, Heidelberg, New York 1967. – Verhalten d. Lactat-Pyruvatspiegels u. d. Excesslactats b. Störungen d. Säure-Bas.-Gleichgewichts, in: Störungen d. Säure-Bas.-Haushalts, Hrg. Feurstein, ebd. 1969. – Embolien, in: Lehrb. d. Anästh. u. Wiederbeleb., Hrg. Frey, Hügin u. Mayrhofer, ebd., 2. u. 3. Aufl. 1971, 1972. – Überwachung u. Basisther. b. Gastrointestinalblutg., in: D. Notfall, Gastrointestinalblutg., Hrg. Streicher u. Rolle, Thieme Stuttgart 1972. –
ZV: Veget. Block. b. d. op. Behandlg. d. Basedowstruma, Langenbecks Arch. klin. Chir. 285 (1957). – D. gegenwärt. Stand d. Op. am trock. Herz. mit Hilfe v. Herz-Lung.-Masch. u. artif. Herzstillst. (mit Spohn, Frey u. Heinzel), Münch. med. Wschr. 100 (1958). – Ergebn. v. Tiervers. mit d. Herz-Lung.-Masch. v. Crafoord-Senning (mit Spohn, Heinzel, Kratzert, Wenz, Woerner, Lasch, Sessner, Raule, Gottstein, Kuhn u. Schreier), Langenbecks Arch. klin. Chir. 289 (1958). – Probl. d. akut. Herzstillst. u. seiner Behandlg. (mit Spohn), Chirurg 29 (1958). – Herz-Lung.-Masch. f. Op. am eröffn. bluttrock. Herzen, ihre wicht. am Mensch. bewährt. Typ (mit Spohn, Frey, Heinzel u. Kratzert), Medizinalmarkt 104 (1958). – Anesth. e hipothermia bajo 20°, trabajo experimentale en 50 perros (mit Spohn, Heinzel u. Kratzert), Vortr. auf d. 4. Lateinamer. u. 1. Chil. Anästh.-kongr. in Santiago, Rev. chil. Anest. II (1960). – Posibilidad de cirurgia a corazon abierto en hipothermia accentuado (mit Spohn, Heinzel u. Kratzert), Vortr. auf d. XXXII. Chilen. Chir. Kongr. in Osorno (Chile), Arch. Soc. Ciruj. Chile XI (1959). – Anästh. b. Hypothermie unter 20° im Tiervers. (mit Spohn, Heinzel u. Kratzert), Anäs-

thesist 8 (1959). – Blutgerinng. b. tiefer Hypothermie, langdauernd. Kreisl.-stillst. u. Wiederbeleb. (mit Lasch, Sessner, Spohn, Heinzel u. Kratzert), Klin. Wschr. 37 (1959). – Hypothermie unter 20° (mit Spohn, Heinzel u. Kratzert), Langenbecks Arch. klin. Chir. 290 (1959). – EKG-Beobachtg. vor, währ. u. nach tief. Hypothermie unter 20°, langdauernd. Kreisl.-unterbrechg. u. intrakard. Eingr., Vers. am Hund (mit Friese, Kratzert, Spohn u. Heinzel), Chirurg 30 (1959). – Path.-anat. Veränderg. nach tief. Hypothermie, langdauernd. Kreisl.-unterbrechg. u. gr. Op. am eröffn. Herz. im Tiervers. (mit Wenz, Spohn, Heinzel u. Kratzert), Langenbecks Arch. klin. Chir. 291 (1959). – Stoffwechseluntersuchg. in tief. Hypothermie u. langdauernd. artif. Kreisl.-stillst. (mit Kuhn, Schreier, Woerner, Spohn, Heinzel u. Kratzert), Klin. Wschr. 37 (1959). – Neue Ergebn. mit tief. Hypothermie, langdauernd. artif. Kreisl.-stillst. unter bes. Berücksichtigg. d. Toleranz d. ZNS (mit Spohn, Heinzel, Kratzert u. Wenz), Langenbecks Arch. klin. Chir. 292 (1959). – Tiervers. mit tief. Hypothermie unter 20° u. langdauernd. Kreisl.-stop (mit Spohn, Heinzel u. Kratzert), Thoraxchir. 7 (1960). – Experim. Untersuchg. u. erste klin. Erfahrg. b. Anwendg. d. tief. Hypothermie (mit Spohn, Heinzel u. Kratzert), ebd. 8 (1960). – D. Entwicklg. d. Anästh.-verfahr. an d. Chir. Univkl. Heidelberg v. 1952–1960 (Herrn Prof. Dr. K. H. Bauer z. 70. Geb.-tag) (mit Raule), Anästhesist 9 (1960). – Z. Indikat. d. posttraum. u. postop. Tracheotomie (mit Heinemann), Zbl. Chir. 86 (1961). – Tiefe Hypothermie unter 28° ohne extrakorp. Kreisl. z. langdauern. Op. am eröffn. Herz. (mit Spohn, Heinzel u. Kratzert), ebd. – Probl. d. tief. Hypothermie in klin. Sicht, Vortr. d. postgraduate-course d. I. Europ. Anästh.-kongr., Wien 1962, Fortbild.-kurse, Dtsch. Sekt. 7 (1962). – Grundzüge d. neuzeitl. Anästhverfahr., Dtsch. med. J. 14 (1963). – Z. Wechseldruckbeatmg. intub. Säugl. u. Kl.kind. mit d. Spülsystem in Komb. mit einem Pulmonaten (mit Henneberg), Anästhesist 13 (1964). – Anästh. u. Techn., Berl. Med. 15 (1964). – Zentr. Op.-abt. (mit Franke), Krh. 56 (1964). – Gefahr. d. äuß. Herzwiederbeleb. (mit Frey u. Henneberg), Dtsch. med. Wschr. 89 (1964). – Fortschr. d. Anästh. (mit Frey), ebd. – D. Bedeutg. d. Narkoseführg. f. d. künstl. Unterkühlg. auf Temperaturen v. 20° u. darunter, Tierexperiment. u. klin. Ergebnisse, Fortschr. Med. 83 (1965). – Akute Oesophagusvarizenblutg. (mit Ekkart), Mels. Med. Mitt. 41, Suppl. II (1967). – Anästh. z. Op. entzündl. Baucherkrankg., Anästh. Praxis 3 (1968). – D. portokavale Anastomose als Not-op. b. akuter Massenblutg. aus Oesophagusvaricen (mit Bachmann, Eckart, Franke, Körtge u. Wollmann), Dtsch. Z. Chir. 323 (1968). – Einsatzmöglichkeiten eines Gasmassenspektrometers i. d. Anästh. (mit Schöning), Anästhesist 21 (1972). – D. Bedeutg. d. Aerosole f. d. Anästh. u. d. Intensivpflege sowie ein Leistungsvergleich unterschiedlicher Typen, gemessen m. d. Massenspektrometer Varian MAT M3 (mit Schöning), Z. Prakt. Anästh. 8 (1973). – D. Behandlg. d. traumatisch bedingt. instabilen Thorax durch Dauerbeatmg. (mit Eckart, Tempel u. Jelen), Mschr. Unfall-heilk. *77* (1974). – D. intensive Krankenüberwachung m. bioelektron. Geräten, Dtsch. Z. Chir., Kongr.B. 1974. – Weitere Angaben fehlen.

Konder, Heribert, Dr. med., Anästh. (83), Oberarzt d. Abt. f. Anästh. u. Intensivther. im Klinikum d. Univ., Baldinger Str. 1, D-3550 Marburg; Am Jägerwäld-chen 10, D-3550 Marburg-Wehrda. – * 4. 5. 49 Trier. – StE: 74 Marburg, **Prom:** 77 Marburg. – **WG:** 76–78 Physiol. Marburg (Haberich), seit 78 Anästh. u. Inten-sivther. Marburg (Lennartz). –
BV: Wechselwirkungen zw. Diazepam, Ketamin, Ha-lothan u. Bupivacain (mit Dennhardt), in: Anästh. In-tensivmed., Bd. 138, Springer Berlin, Heidelberg, New York 1981. – Beeinflussg. d. Elektrolyt- u. Was-sertransports am Dünndarm durch Enflurane (mit Dennhardt u. Lennartz), in: Anästh. Intensivmed., Bd. 141, ebd. 1981. – Beeinflussg. d. Hexose-Trans-ports an epithel. Strukturen durch Inhalationsan-ästhetika (mit Dennhardt u. Lennartz), in: ebd. – Pharmakokinetik von Bupivacain bei Leberinsuffi-zienz (mit Dennhardt u. Lennartz), in: ebd. – Verhal-ten d. Elektrolytkonzentrationen während u. nach Bluttransfus. (direkte elektrochem. Messungen im Vollblut) (mit Dennhardt u. Schindler), in: ebd. – D. Wirkg. von Inhalationsanästhetika auf d. epithel. Transport, ein Membranmodell – tierexp. Unter-suchg. (mit Lennartz u. Dennhardt), in: I. Staib, Spu-renelemente: Bedeutung f. Chir., Anästh. u. Intensiv-med., Schattauer Stuttgart, New York 1982. – Phar-makokinet. Untersuchg. zum Verhalten von Kationen u. Spurenelementen – tierexp. Untersuchg. (mit Dennhardt, Bormann u. Lennartz), in: ebd. – Tierexp. Untersuchg. zum Einfluß v. Anästhetika, Kationen und Spurenelementen auf d. cyclischen Nukleotide im Plasma (mit Kroh, Pitzer u. Lennartz), in: ebd. – Verhalten von Elektrolyten, Spurenelementen u. Plas-ma-Aminosäuren während extrakorp. Zirkulat. (mit Weidler, Bormann, Scheid, Höge u. Hempelmann), in: ebd. – D. Wirkg. von Nalbuphin auf d. Atmg. (mit Knoch, Rechenberg u. Lennartz), in: Nalbuphin, ein neues Therapiekonzept in d. postop. Phase. Hrg. Dudziak, Perimed Erlangen 1984. –
ZV: pH – values in the small intestine of rats and their possible role in the absorption of bile acids (mit Habe-rich u. Stöckert), Pflügers Arch. *368* (1977). – D. Wirkg. unkonjugierter Gallensäuren auf die Elektro-lyt- u. Wasserabsorption im proximalen Jejunum. Per-fusionsversuche an der wachen Ratte (mit Dennhardt u. Haberich), Res. exp. Med. *175* (1979). – Absoprtion of Paraquat by rat gut in vitro. Regional differences (mit Steffen), Arch. Toxicol. *43* (1979). – Effect of Desoxycholate on the electrolyte- and water transport in the terminal ileum of conscious rats (mit Dennhardt u. Haberich), Pflügers Arch. *382* (1979). – Metabolite von Bupivacain beim Menschen (mit Dennhardt), Re-gional-Anästhesie *3* (1980). – Regulationsmechanis-men d. Leber bei enter. Zufuhr von hypotonen u. hy-pertonen Lösungen. Untersuchg. an d. wachen Ratte (mit Dennhardt), Infusionsther. *7* (1980). – Kontinu-ierl. kationenselekt. Direktmessg. im strömenden Blut (mit Dennhardt u. Schindler), Anästhesist *50* (1981). – D. Wirkg. von Desoxycholat auf d. Elektrolyt- u. Was-serabsorpt. im terminalen Ileum (mit Dennhardt u. Haberich), Res. exp. Med. *178* (1981). – Blut- u. Li-quorspiegel von Bupivacain bei Spinalanästh. (mit Dennhardt), Regional-Anästhesie 6 (1983). – D. atem-depressor. Wirkg. von Nalbuphin im Vergleich zu Morphin (mit Knoch, Rechenberg u. Lennartz), Anäs-thesist *32* (1983). – D. atemdepressor. Wirkg. von Buprenorphin und Buprenorphin + Diazepam (mit Gottschalk), ebd. *33* (1984). – D. Wirkg. von Nalbu-phin u. Morphin auf d. Atmg. (mit Konder, Knoch, Rechenberg u. Lennartz), ebd.

Koneczny, Reinert, Dr. med., Anästh. (83), Oberarzt d. Abt. f. Anästh. u. Intensivtherapie am Marienkrh., Wi-dumgasse 5, D-4770 Soest; Am Wiesenkirchhof 10, D-4770 Soest. – * 12. 5. 53 Soest. – StE: 78 Düsseldorf, **Prom:** 81 Düsseldorf. – **WG:** 78/79 Anästh. Soest (Kloos), 80 Inn. Soest (Zündorf), 81–83 Anästh. Mün-ster (Lawin), seit 84 Anästh. Soest (Kloos).

Konietzko, Wolf, Dr. med., Anästh. (63), Chefarzt d. Anästh.- u. IntensivbehandlungsAbt. d. KrsKrh., D-2200 Elmshorn; Eichstr. 6, D-2200 Elmshorn. – * 27. 4. 20 Hamburg. – StE: 53 Hamburg, **Prom:** 60 Hamburg. – **WG:** 53–61 Chir. Barmbek/Hamburg (Winkler, Lindenschmidt), seit 57 Anästh. ebd. (v. Un-gern-Sternberg, Frahm), 61/62 Inn. Hbg.-Volksdorf (Menzel), 62–63 u. 63–64 Anästh. Barmbek/Ham-burg (Pflüger, Winter, Fumagalli), 63 Kardiol. Ham-burg (Hauch, Nitschke), 64–69 Oberarzt Anästh. am Hafenkrh. Hamburg (Winter), seit 68 Chefarzt An-ästh. u. Intensivbeh. Abt. Elmshorn.

König, Monika, Dr. med., Anästh. (74), niedergel. An-ästh., Praxis: Franz-Xaver-Höll-Str. 7, D-7505 Ettlin-gen. – * 16. 10. 42 Torgau. – StE. u. **Prom:** 68 Leipzig. – **WG:** 68–74 Anästh. Karl-Marx-Stadt (Burkhardt).

König-Westhues, Gertrud, Dr. med., Anästh. (63), nicht mehr tätig; Carron-du-Val-Str. 7, D-8900 Augs-burg. – * 11. 7. 31 München. – StE: 58 München, **Prom:** 59 München. – **WG:** 59–63 Anästh. München (Zürn, Beer).

Kontokollias, Joanis, PrivDoz. Dr. med., Anästh. (73), Chefarzt d. zentr. AnästhAbt. d. Landkrs. Uelzen (Krskrh. Uelzen/Hamburgisches Krh. Bad Beven-sen), Waldstr. 2, D-3110 Uelzen; Riestedt Nr. 10, D-3110 Uelzen 12. – * 3. 11. 36 Korinth/Griechenl. – StE: 63 Göttingen, **Prom:** 64 Göttingen, **Habil:** 78

Göttingen. – **WG:** 66/67 Anat. Göttingen (Blechschmidt), seit 69 Anästh. Göttingen (Stoffregen), seit I/73 Oberarzt, seit XI/73 leit. Oberarzt am Inst. f. klin. Anästh. d. Univ. Göttingen, seit 78 Chefarzt d. AnästhAbt. d. Krskrh. Uelzen, seit 80 Chefarzt d. zentr. AnästhAbt. –
BV: Respiratory care following neurosurgery in infants and children (mit Schaake u. Koytek), in: Bushe, Spoerri u. Shaw: Progress in ped. neurosurgery, Hippokrates Stuttgart 1974. – Exp. Befunde zur Pathophysiologie d. hypoxäm. Schockgeschehens (mit Amengor, Kettler u. Klaess), in: Kreislaufschock, hrg. Brückner, Anästh. Intensivmed., Bd. 125, Springer Berlin, Heidelberg, New York 1980. – Einfluß d. β-Rezeptorenblockade auf d. hypoxäm. Schockablauf (mit Kettler u. Klaess), in: ebd. –
ZV: D. Entwicklungskinetik d. Schädelnähte, Z. Morph. Anthrop. 57 (1965). – D. Spiralisierungsprozeß b. d. Markscheidenbildung (mit Blechschmidt), Arch. Psychiatr. Nervenkr. 213 (1970). – Anästh. Intensivbehandlg. b. massiver Fettembolie (mit Burkhardt), Med. Welt 23 (1972). – Klin. Erfahrg. mit Salbutamol in d. respirator. Intensivbehandlg. (mit Möhlenhof u. Stoffregen), Z. prakt. Anästh. 8 (1973). – Diagnose u. Differentaldiagnose d. kongenit. Organstenose d. Trachea (mit Stoffregen), Z. KinderChir. 14 (1974). – Intensivther. d. schweren manifesten Eklampsie (mit Kunze u. Möhlenhof), Anästhesist 23 (1974). – Diagnose d. Trachealmißbildungen b. Neugeborenen, Anästh. Informat. 5 (1974).

Köppen, Raimund, Dr. med., Anästh. (74), Anästh. an d. Kl. Dr. Wix, Esenser Str. 29, D-2960 Aurich 1, Tel: 04941/2962; Hoheberger Weg 26, D-2960 Aurich 1, Tel: 04941/62112. – * 19.7.40 Marienwerder. – **StE:** 68 Köln, **Prom:** 70 Aachen. – **WG:** 70–82 Anästh. Köln (Bonhoeffer).

Korbanka, Reinhold, Dr. med., Anästh. (65), Chefarzt d. Abt. f. Anästh. am Krskrh., Virchowstr. 15, D-7518 Bretten, Tel: 07252/540; Robert-Koch-Str. 33, D-7518 Bretten. – * 13.10.28 Osternienburg/Anhalt. – **StE:** 56 München, **Prom:** 64 Heidelberg. – **WG:** 56–59 Chir. Ulm (Niedner), Anästh. (Dobroschke, Läufer), Bluttransfus. (Spiess), 59–63 Chir. u. Anästh. Riedlingen/Württ. (Knoblauch), 64/65 Anästh. Heidelberg (Just), seit 65 Chefarzt d. Abt. f. Anästh. Krskrh. Bretten.

Körner, Manfred, Dr. med., leit. MedDir., Anästh. (55), Chir. (56), Dir. d. Inst. f. Anästh. an d. Städt. Krankenanst., Lutherplatz 40, D-4150 Krefeld; Schönwasserstr. 252, D-4150 Krefeld. – * 8.3.23 Erfurt. – **StE:** 48 Düsseldorf, **Prom:** 51 Düsseldorf. – **WG:** 50–52 Chir. u. Anästh. Krefeld (Herzog), 52/53 Anästh. Düsseldorf (Zindler), 53–58 Anästh. u. Chir. Krefeld (Herzog), seit 58 Chef d. Anästh. in Krefeld. –

BV: D. plötzl. Herzstillstand, Springer Berlin, Heidelberg, New York 1967. – D. nasotrach. Intubation, ebd. 1969. –
ZV: Mechan. Absaugg. d. unteren Luftwege, Dtsch. med. Wschr. 77 (1952). – Beurteilg. d. psych. Situation d. Pat. vor d. Op., Anästhesist 3 (1954). – Nasotrach. Intubation beim Kind, ebd. 10 (1961). – Untersuchg. zur Seitenlokalisat. d. endobronch. Absaugkatheters, Z. prakt. Anästh. 8 (1973). – Untersuchg. mit fotoelektr. Pulsabnehmern, Anästhesist 23 (1974). – Entwicklg. d. Anästh. in Krefeld 1958–83, Anästh. Intensivmed. 24 (1983).

Koßmann, Bernd, Dr. med., Anästh. (80), Chefarzt d. AnästhAbt. d. Krskrh., Am Engelberg 29, D-7988 Wangen im Allgäu; Heinrich-Herrenbergerstr. 6, D-7900 Ulm/Donau. – * 22.4.48. – **StE. u. Prom:** 75 Freiburg. – **WG:** 76–78 Anästh. Esslingen/Neckar (Zeller), 78–85 Anästh. Ulm/Donau (Ahnefeld). –
BV: Effects of regional block combined with gen. anesth. (mit Mayr u. Velasco), in: regional anaesth. (Ed. Advances in Poppers, van Dijk), Rijswijk Dicenda Medicis Astra 1977. – Die thorakale Katheter-Periduralanästh., in: Regionalanästh. (Ed. Brückner), Springer Berlin, Heidelberg, New York 1982 u. in: Epidural-Anästh. (Ed. Reissigl), Biomed Melsungen 1982. – Periop. Glukoseregulation bei Op. eines aortobifem. Bypass unter Neuroleptanalgesie im Vergleich zu thor. Periduralanästh. (mit Völk, Spilker, Maier u. Fehm), in: Regionalanästh. (Ed. Brückner), Springer Berlin, Heidelberg, New York 1982. – Intrathecally applied morphine for treatment of postop. and chronic pain (mit Driessen, Mehrkens u. Dick), in: Spinal opiate analgesia (Ed. Yaksh, Müller), Anaesth. and Intensive Care Medicine, Vol. 144, Springer Berlin, Heidelberg, New York 1982. – Postop. lokale Schmerztherapie, in: Aufwachraum – Aufwachphase. Eine anästh. Aufgabe (Ed. Ahnefeld, Bergmann, Burri, Dick, Halmágyi, Hossli u. Rügheimer), Klin. Anästh. u. Intensivther., Bd. 24, Springer Berlin, Heidelberg, New York 1982. – Medikamentöse Behandlg. von Karzinompat. nach Zeitschema (mit Bowdler, Dick, Hügel u. Schreml), in: Supportive Maßnahmen bei der internist. Tumorbehandlung (Ed. Drings, Schreml), Zuckschwerdt München, Bern, Wien 1983. – Drug therapy of chronic headache (mit Bowdler), in: Perspectives in research on headache (Ed. Holroyd, Schlote u. Zenz), C. J. Hogrefe, Inc. Lewiston, New York, Toronto 1983. – Alternative treatments in chronic headache (mit Bowdler), ebd. – Schmerzambulanz. Organisation – Probleme – Behandlungsmöglichkeiten (mit Hempel), perimed Erlangen 1984. – Neurolytische Nervenblockaden (mit Schleinzer u. Bowdler), ebd. – Aufbau, Organisation und Planung einer Schmerzambulanz (mit Dick), ebd. –
ZV: Studies on blood concentrations after spinal and extradural administration of morphine for the treatment of chronic and acute pain (mit Dick u. Driessen), Brit. J. Anaesth. 53 (1981). – Influence of thoracic epi-

dural analgesia on aldosterone secretion and plasma renin activity during surgery and the postop. period (mit Völk, Spilker, Fehm u. Rosenthal), Regional Anesthesia 7 (1982). – Influence of thoracic epidural analgesia on glucose, cortisol, insulin and glucagon responses to surgery (mit Völk, Spilker, Maier u. Fehm), ebd. – Erfahrg. mit einem oralen Morphincocktail in d. Behandlg. chron. Schmerzkranker (mit Bowdler, Dick, Hügel u. Schreml), Anästhesist 31 (1982). – Einfluß d. thor. Periduralanästh. auf d. hormonelle Regulation d. Wasser-Elektrolyt-Haushaltes (mit Spilker, Fehm u. Rosenthal), ebd. – Medikamentöse Behandlg. von Karzinompat. nach Zeitschema (mit Bowdler, Dick, Hügel u. Schreml), ebd. – Chron. Schmerzzustände (mit Bowdler u. Dick), Z. Allg. Med. 59 (1983). – Peridurale Morphinanalgesie: Wirkg. u. Pharmakokinetik (mit Dick, Wollinsky, Traub, Harzenetter u. Möller), Anästhesist 32 (1983). – Vergleich. Untersuchg. zu Nebenwirkg. nach intravenös., intrathekal. u. epidural. Morphinapplikation (mit Bowdler, Wollinsky u. Böck), ebd. – Epidural analgesia and the endocrine response to surgery (mit Spilker, Seeling u. Altemeyer), Regional Anesthesia 8 (1983).

Kostecka, Danuta, Anästh. (79), Assist. an d. AnästhAbt. d. Städt. Krankenanst., Lutherplatz 40, D-4150 Krefeld; Gonellastr. 108, D-4005 Meerbusch 3. – * 26. 04. 44 Jaslo/Polen. – StE: 69 Katowice/Polen. – WG: seit 75 Anästh. Krefeld.

Kostkiewicz, Richard, Dr. med., Anästh. FMH (82), Chefarzt d. regionalen AnästhAbt. Zürcher Oberland am Kreisspit., Spitalstr. 60, CH-8620 Wetzikon; Pfrundweidweg 26, CH-8623 Wetzikon. – * 5. 4. 41 Warschau. – StE: 64 Warschau, 82 Zürich, Prom: 75 Zürich.

Kotarowski, Henryk Jan, Dr. med., Päd. (68), Anästh. (73), Oberarzt d. Anästhkl. d. Krskrh., Virchowstr. 8, D-3150 Peine; Pelikan-Str. 14, D-3150 Peine. – * 3. 9. 27 Polen. – StE: 58 Krakau, Prom: 73 Hannover.

Kotthaus, Heidrun, Dr. med., Anästh. (79), Oberärztin d. AnästhAbt. am Diakonie-Krh., D-7170 Schwäbisch Hall; Hagenbacher Ring 24, D-7170 Schwäbisch Hall.

Kottler, Bernd, Dr. med., Anästh. (84), Anästh. am Zentr.Inst. f. Anästh., UnivKl., Calwer Str. 7, D-7400 Tübingen; Sindelfinger Str. 69, D-7400 Tübingen. – * 30. 7. 49. – StE: 75 Freiburg, Prom: 77 Freiburg. – WG: 79 Anästh. Karlsruhe (Merkel), seit 79 Anästh. Tübingen (Schorer). –

BV: MEMO Anästh. (mit Lenz u. Schorer), Enke Stuttgart 1985.

Kottmann, geb. Steiff, Barbara, Dr. med., Anästh. (73), Chefärztin f. Anästh. am Herz-Jesu-Krh., Hauptstr. 55, D-5253 Lindlar; Am langen Hahn, D-5253 Lindlar. – * 17. 10. 45 Nordhausen. – StE: 71 Aachen, Prom: 73 Aachen. – WG: 73 Inn. Aachen (Krentz), 74–76 Anästh. Aachen (Kalff), 76–79 Anästh. Köln-Merheim (Matthes), seit 79 Chefärztin d. Anästh. Herz-Jesu-Krh. Lindlar.

Kotzerke, Uwe, Dr. med., Inn. (73), Anästh. (76), Chefarzt d. Anästh. am Krh., Hausherrenstr. 12, D-7760 Radolfzell.

Kowald, Bernd, Dr. med., Anästh. (83), Anästh. an d. AnästhAbt. d. Johanniter-Kinderkl., Arnold-Janssen-Str. 29, D-5205 St. Augustin 1; Tulpenweg 6, D-5300 Bonn 3. – * 16. 11. 47 Wuppertal. – StE. u. Prom: 77 Bonn. – WG: Anästh. Marienhosp. Bonn (Schäfer).

Kowerk, Hans, Dr. med., Anästh. (78), Assist. d. Kinder- u. Jugendpsychiatr. an d. Psychiatr.- u. Nervenkl., Univ. Krh. Eppendorff, D-2000 Hamburg.

Kox, Norbert, Dr. med., Anästh. (82), leit. Oberarzt d. Abt. f. Anästh. am St. Elisabeth-Krh., Akad. Lehrkrh., Werthmannstr. 1, D-5000 Köln 41, Tel: 0221/46770; Schurzelter-Str. 519, D-5100 Aachen 1, Tel: 0241/83683. – * 13. 11. 45 Mönchengladbach. – StE: 74 Lübeck, Prom: 75 Lübeck. – WG: 74 u. 77 Tropeninst. Hamburg (Mohr, Dietrich), 75 Inn. (Blum), Chir. (Schürholz), Viersen, 76/77 Path. Heidelberg (Doerr), 78–85 Anästh. Aachen (Kalff), 82–85 leit. Arzt d. Rettungsdienstes d. Stadt Aachen, seit 85 leit. Oberarzt Anästh. Köln-Hohenlind. –
ZV: Untersuchg. über lagerungsbedingte Veränderg. von Isoenzymmustern (PGM, AK, ADA) mit Hilfe d. CAF-Elektrophorese. Ärztl. Lab. 21 (1975).

Kraak, Ute, Dr. med., Anästh. (78), Oberärztin d. AnästhAbt. am St. Elisabeth-Krh., Prinz-Albert-Str. 40, D-5300 Bonn 1; Starenweg 2, D-5300 Bonn 1. – * 14. 6. 43 Hannover. – StE: 69 Bonn, Prom: 69 Bonn. – WG: 70–72 Chir. Bonn (Winzen), 72/73 Anästh. Bad Godesberg (Menzel), 73/74 Anästh. Bonn (Wagner), 75–77 Anästh. Bad Honnef (Lohse), 77/78 Anästh. Köln-Merheim (Matthes), seit 78 AnästhAbt. St. Elisabeth-Krh. Bonn (Pergonde).

Krahmer, Peter-Michael, Dr. med., Anästh. (74 DDR, 79 Bundesrepublik), Oberarzt d. AnästhAbt. am Katharinenhosp., Kriegsbergstr. 60, D-7000 Stuttgart 1; Zedernweg 2, D-7057 Winnenden/Schelmenholz. - * 15. 4. 43 Chemnitz. - StE: 69 Leipzig, **Prom:** 70 Leipzig.

Kralicek, Mark, Dr. med., Anästh. (83), Oberarzt in d. AnästhAbt. d. Krskrh., Krankenhausstr. 2, D-8090 Wasserburg/Inn; Drausnickstr. 153, D-8520 Erlangen. - * 17. 11. 44 Mährisch Ostrau/CSSR. - StE: 74 Erlangen, **Prom:** 83 Erlangen. - **WG:** 76-82 Anästh. Erlangen (Rügheimer), seit 83 Oberarzt d. AnästhAbt. Krskrh. Wasserburg.

Krämer, Gabriele, Dr. med., Anästh. (74), Oberärztin d. Abt. f. Anästh. u. Intensivmedizin d. Landkrs. Günzburg, Mindelheimer Str. 69, D-8908 Krumbach; Buschorstr. 14, D-8908 Krumbach. - * 26. 7. 43 Königsberg. - StE: 68 München, **Prom:** 69 München. - **WG:** Anästh. München 70-73 (Zierl), 74-78 (Kolb), seit 78 Oberärztin d. AnästhAbt. d. Landkrs. Günzburg. -
ZV: Neue Aspekte d. Schocktherapie mit Volumenersatzstoffen (mit Landauer), Münch. med. Wschr. 18 (1976). - Zur Reanimation u. ihrer Organisation in Kl. u. Praxis (mit Landauer), Intensivbehandlung 3 (1977).

Kramer, Mechthild, Dr. med., Anästh. (79), niedergel. Anästh., tätig am Kaiserin Auguste Victoria Krh., Stegwiese 23, D-6332 Ehringshausen; Am Wingert 1, D-6349 Sinn. - * 22. 8. 48 Braubach. - StE. u. **Prom:** 73 Gießen. - **WG:** 75-82 Anästh. u. op. Intensivmedizin Gießen (L'Allemand, Hempelmann), seit 82 niedergel. Anästh. Ehringshausen. -
ZV: Tierexp. Untersuchg. d. Leberschädigung nach Halothannarkose u. Hypoxie (mit L'Allemand). Anästhesist 24 (1975). - Durch Krisen der Nebenniere bedingtes Koma, Z. Allgemeinmed. 31 (1977). - Elektrostimulationsanalgesie u. NLA bei koronarchir. Eingriffen (mit J. Kramer, Herget, Walter u. Patschke), Anästhesist 30 (1981). - Die Verwendg. von Nitroglycerin u. d. Elektrostimulationsanalgesie (ESA) in d. Herzchir. Eine hämodynam. Studie (mit Patschke u. Herget). Anästh. Intensivmed. - Wirkung von Buprenorphin auf Kreislauf und Atmung (mit Stoyanov, Komeriner, Kling, Walter u. Hempelmann), Med. Welt 33 (1982). - Alfentanil, ein neues kurzwirk. Opioid (mit Kling, Walter, v. Bormann u. Hempelmann). Anästhesist 32 (1983). - Hämodynamik u. Compliance-Änderg. d. extrathor. Kapazitätssystems nach Prostacyclin (PGI$_2$) (mit Schleussner, Schmidt, Heinrich, Walter u. Hempelmann), Herz 9 (1984).

Krapp, Thomas, Dr. med., Anästh. (80), Oberarzt d. Abt. f. Anästh. u. Intensivmedizin am Stadtkrh., Gabriel v. Seidlstr., D-6520 Worms; Berliner Str. 38, D-6520 Worms-Pfeddersheim. - * 7. 2. 47 Trier. - StE: 73 Köln, **Prom:** 76 Köln. - **WG:** 75/76 Anästh. Trier (Schäfer), 76/77 Truppenarzt, 78-81 Anästh. Aachen (Kalff), seit 81 Anästh. u. Intensivmedizin Worms (Herrmann).

Krapp, Waldemar, Dr. med., Anästh. (82), Oberarzt d. AnästhAbt. am Krh. St. Josef, Landshuter Str. 65, D-8400 Regensburg; Riesengebirgstr. 66, D-8400 Regensburg. - * 27. 10. 48 Parsberg. - StE: 76 München, **Prom:** 78 München. - **WG:** Anästh. 78-82 Regensburg, 82-84 Straubing, seit 84 St. Josef-Krh. Regensburg. -
ZV: Ergebn. d. konservat. Ther. v. Armplexusläsionen, Fortschr. Med. 97 (1979).

Krau, Axel, Dr. med., Anästh. (81), Funktionsoberarzt d. Kl. f. Anästh. u. op. Intensivmed. d. Krankenanst. Gilead I, Königsweg 5, D-4800 Bielefeld 13; Bandelstr. 14, D-4880 Bielefeld 1. - * 22. 5. 50 Schwerin. - StE: 74 Greifswald, **Prom:** 81 Münster. - **WG:** 76-80 Anästh. Bielefeld (Menzel), seit 81 Anästh. Gilead, Bielefeld (Opitz). -
HG: Schmerzther.

Kraus, Gabriele-Birgit, Dr. med., Anästh. (79), Oberarzt am Inst. f. Anästh. d. Univ., Maximiliansplatz, D-8520 Erlangen; Schulstr. 12, D-8525 Marloffstein. - * 3. 5. 48 München. - StE. u. **Prom:** 73 Erlangen. - **WG:** Anästh. 75/76 Neheim-Hüsten (Schroeder), seit 76 Erlangen (Rügheimer). -
BV: Physostigmin u. Ketaminnark., in: D. zentr.-anticholinerg. Syndrom, Hrg. Stoeckel, INA, Bd. 35, Thieme Stuttgart 1982. - D. polytraumatisierte Kind, in: Proc. DGAI Jahrestgg., Wiesbaden 1984, Springer Berlin, Heidelberg, New York (im Druck). - Monitoring in d. Kinderanästh., ebd. (im Druck). - Kombinationsnark. b. Kindern (im Druck). -
ZV: Untersuchg. zur präop. Flüssigkeitskarenz b. Säuglingen, Anästh. Intensivther. Notfallmed. 16 (1981). - Methohexital zur rekt. Narkoseeinleitg. b. Kindern (mit Kraus u. Taeger), ebd. 17 (1982). - Pharmakokinet. Untersuchg. nach i.v., i.m. u. rekt. Applikat. v. Methohexital b. Kindern (mit Kraus, Frank, Knoll u. Prestele), Anästhesist 33 (1984).

Krause, Hans Heinrich, Dr. med. OMR, Anästh. (65), Chefarzt d. zentr. Abt. f. Anästh. u. op. Intensivmed., Leit. d. Schmerzambulanz d. Krankenanst., Roonstr. 30, D-5160 Düren; von Ketteler Str. 6, D-5166 Kreuzau, Tel: 02422/7303. - * 12. 2. 29 Bernburg. - StE: 56 Berlin, **Prom:** 64 Berlin. - **WG:** 61-67 Anästh. Göttingen (Stoffregen), 62/63 Nephrol. (Dialysesta-

tion) Göttingen (Schoen), 63/64 Pharmak. Göttingen (Lendle), 64–66 Abt. Nephrol. (Ochwadt), des physiol. Inst. Göttingen (Schoedel). –
ZV: Krit. ven. O$_2$-Druck an d. erythrocytenfrei perfund. isol. Rattenniere (mit Dume, Koch u. Ochwadt), Pflügers Arch. ges. Physiol. *290* (1966). – Intratubul. Druck, glomerul. Kapillardruck u. Glomerulumfiltrat während Mannit-Diurese (mit Koch, Dume u. Ochwadt), ebd. *295* (1967). – Intratubul. Druck, glomerul. Kapillardruck u. Glomerulumfiltrat nach Furosemid u. Hydrochlorothiazid (mit Koch, Dume u. Ochwadt), ebd.

Krause, Ute, Dr. med., Anästh. (74), Oberarzt an d. Allg. AnästhAbt. d. Zentrkrh. St. Jürgen Str., D-2800 Bremen; Fohlenweide 4, D-2800 Bremen 33. – * 26. 11. 41 Bussum/NL. – **StE:** 68 Köln, **Prom:** 71 Köln.

Kraußer, Elisabeth, Dr. med., Anästh. (84), Anästh. am Inst. f. Anästh., Flurstr. 17, D-8500 Nürnberg; Welfenstr. 22, D-8500 Nürnberg 50. – * 6. 4. 52 Nürnberg. – **StE. u. Prom:** 79 Erlangen. – **WG:** Anästh. Nürnberg (Opderbecke).

Krawczyk, Teresa, Dr. med., Anästh. (84), Funktionsoberärztin d. AnästhAbt. am St. Ansgar Krh., D-3470 Höxter; Brenkhäuser Str. 71, D-3470 Höxter. – * 7. 11. 50 Kozlowek/Polen. – **StE. u. Prom:** 74 Lodz. – **WG:** 74–80 Anästh. Lodz (Wara-Wasowski), seit 80 AnästhAbt. d. St. Ansgar Krh. Höxter (Bartsch, Stöckle).

Kreller, Heidrun, Anästh. (80), niedergel. Anästh. – Gemeinschaftspraxis mit Dr. Peter Kreller, Belegkl.: Paracelsus-Kl. am Silbersee, Oertzweg 24, D-3012 Langenhagen; Niederrader Allee 5, D-3012 Langenhagen. – * 30. 11. 50 Wittgendorf. – **StE:** 74 Leipzig. – **WG:** Anästh. u. Intensivtherapie 75–79 Zittau (Kreller), 79/80 Ebersbach (Benkießer), 83 div. Praxisvertretungen, seit 84 niedergel. Anästh.

Kreller, Peter, Dr. med., Anästh. (68), niedergel. Anästh. – Gemeinschaftspraxis mit Heidrun Kreller, Belegkl.: Paracelsus-Kl. am Silbersee, Oertzweg 24, D-3012 Langenhagen; Niederrader Allee 5, D-3012 Langenhagen. – * 11. 10. 36 Schwarzenberg. – **StE. u. Prom:** Greifswald. – **WG:** Anästh. u. Intensivtherapie 61–66 als Militärarzt, 66/67 Dresden (Fritsche), 67/68 Berlin (Poppelbaum), 68–78 Chefarzt d. AnästhAbt. mit Intensivstat. Krskrh. Zittau, 78–80 Oberarzt d. AnästhAbt. mit Intensivstat. Krskrh. Ebersbach (Benkießer), 83 Anästh. u. Intensivtherapie Hannover (Eckhardt), seit 83 niedergel. Anästh.

Kremer, Walter, Dr. med., Anästh. (79), Chefarzt d. AnästhAbt. d. Ev. Krh. im Diakoniewerk Ruhr, Pferdebachstr. 27, D-5810 Witten; Schmiedestr. 3, D-5810 Witten. – * 20. 11. 44 Trostberg. – **StE:** 72 Erlangen, **Prom:** 75 Erlangen. – **WG:** 73–75 Stabsarzt, Bw., 75 Anästh. Neuendettelsau, 75–79 Anästh. Mainz (Frey), 79/80 Anästh.-Chefarzt, Krh. Ludmillenstift in Meppen/Ems, 80 Anästh.-Oberarzt am Ev. Krh. Witten, seit 81 Chefarzt ebd.

Kremser, Georg, Chir. (64), Anästh. (68), Chefarzt d. AnästhAbt. d. Elisabeth-Krh., Kloster-Str. 4, D-4452 Thuine; Am Heiligen Baum 10, D-4452 Thuine. – * 19. 9. 29 Königshütte/Oberschles. – **StE:** 59 Schles. Med. Akad.

Krenn, Helmut, Dr. med., Anästh. (82), Anästh.-Oberarzt am Allg. öffentl. Krh. „St. Vinzenz", Sanatoriumstr., A-6511 Zams; Römerweg 22, A-6511 Zams. – * 10. 10. 45 Zams. – **StE. u. Prom:** 72 Innsbruck. – **WG:** Anästh. Zams (Kaved), Innsbruck (Haid), Feldkirch (Dunkl).

Krenn, Josef, Univ.Doz. Dr. med. univ., Anästh. (67), Prim., Vorst. am Inst. f. Anästh. d. Kaiserin Elisabeth-Spital, Huglgasse 1–3, A-1150 Wien; Klitschgasse 20/A, A-1130 Wien. – * 22. 12. 31 Wien. – **StE. u. Prom:** 61 Wien, **Habil:** 79 Wien. – **WG:** seit 64 Anästh. Wien (Mayrhofer), seit 66 Intensivstat. I d. Allg. Krh. Wien, seit 69 Oberarzt am Inst. f. Anästh. d. Univ. Wien, 71 Leitg. d. Intensivstat. I (mit Kucher bzw. Steinbereithner), seit 72 alleinige Leitg. d. Intensivstat., seit 81 Prim. am Kaiserin Elisabeth-Spit. Wien. –
BV: Pflege des Patienten, in: Intensivstation, -pflege, -ther., Thieme Stuttgart 1972. – Behandlung chir. Infektionskrankheiten (Gasbrand, Tetanus), Neurol. Erkrankungen, in: Lehrb. d. Anästh., Intensivmed. u. Reanimation, Springer Berlin, Heidelberg, New York, Aufl. 1971 u. 1982. – Probleme d. Nierentransplant. aus anästh. u. intensivmed. Sicht, Egermann Wien 1978. – Nierentransplantat.: Betreuung d. Organspenders u. d. Transplantatempfängers, Eklampsie, in: Intensivstation, -pflege, -ther., Thieme 1984. – Indikationen u. Ergebn. d. prä- u. postop. Dialyse (unter bes. Berücksichtigung d. Hämodialyse) (mit Steinbereithner u. Figdor), in: Feurstein (Hrg.): Anästh. u. Nierenfunkt., Anästh. Wiederbeleb., Bd. 36, Springer Berlin, Heidelberg, New York 1969. – Beatmungsprobleme (mit Kucher, Eisterer u. Steinbereithner), in: Hutschenreuter u. Wiemers (Hrg.): Intensivbehandlg. u. ihre Grenzen, Anästh. Wiederbeleb., Bd. 55, Springer Berlin, Heidelberg, New York 1971. – Bronchopulm. Infekt. als Komplikat. d. Langzeitbeatmg. (mit Steinbereithner, Schertöer, Vecsei u. Bauer), in: Wiemers u. Scholler (Hrg.): Lungenveränderungen b. Langzeitbeatmung, Thieme Stuttgart 1973. – D. Intensivther. d. manifesten Eklampsie (mit Lackner, Krystoff u. Sporn), in: Ahnefeld u. Halmagyi (Hrg.): Not-

fallversorgg. in d. Gyn., Anästh. Wiederbeleb., Bd. 87, Springer Berlin, Heidelberg, New York 1975. – Untersuchg. zum Dopamineffekt beim ‚hirntoten‘ Nierenspender (Vorläufige Mitteilg.) (mit Draxler, Pinggera, Sporn, Steinbereithner, Stummvoll, Watzek u. Wolf), in: Schröder (Hrg.): Dopamin, Schattauer Stuttgart, New York 1975. – Lungenveränderg. b. Massivtransfus. (mit Steinbereithner), in: Bergmann u. Blauhut (Hrg.): Anästh. u. ZNS. Techn. Gefahren d. Anästh. Medikamentöse Wechselwirkg. Massivtransfus., Anästh. Wiederbeleb., Bd. 90, Springer Berlin, Heidelberg, New York 1975. – The value of routine respirator treatment in severe brain trauma (mit Steinbereithner, Sporn, Draxler u. Watzek), in: Penholz, Brock, Hammer, Klinger u. Spoerri (Ed), Brain · Hypoxia · Pain. Advances in Neurosurgery, Vol. 3, Springer Berlin, Heidelberg, New York 1975. – Ergebn. d. Langzeitbeatmg. b. Schädel-Hirn-Trauma (mit Draxler, Sporn, Steinbereithner u. Watzek), in: 2. Internat. Kongr. Notfallchir., Zürich 75, Bd. 2: Respirator. Insuffizienz b. Mehrfachverletzten, Perimed Erlangen 1977. –

ZV: D. Bedeutg. d. Plasmapherese während d. intensiven postop. Behandlung b. Hämophilie (mit Fischer, Lechner, Steinbereithner u. Vonkilch), Anästhesist 17 (1968). – Leber u. Fluothane. Exp. Studie zur Ultramorphologie u. Pathophysiol. d. tier. u. menschl. Leber (mit Breitfellner, Kucher u. Neuhold), Z. prakt. Anästh. 3 (1968). – A propos de certaines difficultés rencontrées dans le traitement par perfusions prologées ou massives (mit Mayrhofer u. Steinbereithner), Cah. d’Anesth. 16 (1968). – Quelques données sur le pronostic des contusions cérébrales (mit Grunert, Kutscha-Lissberg u. Valencak), Neurochir., Paris 15 (1969). – Untersuchg. zur Ausscheidg. v. Dialyll-nor-Toxiferin b. Nierentransplantation (mit Höfer, Pfeiffer u. Steinbereithner), Anästhesist 18 (1969). – Zur Längsschnittbeurteilg. schwerer Schädelhirnverletzter (mit Kucher, Benzer, Böck, Brenner, Eisterer, Gerstenbrand, Haider, Lackner, Mostbeck, Niessner, Pateisky, Prosenz, Riedel, Schultes, Sigmar, Steinbereithner, Tschakaloff, Valencak u. Zeitelberger), Proc. 4. Fortbildungskurs klin. Anästh., Wien 69, Wien. Med. Akademie 1969. – Anästhprobleme b. d. Nierentransplantation (mit Steinbereithner), ebd. – Technik u. Ergebn. d. ‚eingenähten‘ Tracheostomie (mit Berger, Brücke, Lechner, Kucher u. Steinbereithner), Acta chir. Austr. 2 (1970). – Behandlungsergebn. d. Wien. Intensivstat. (1963–1969) (mit Eisterer, Kucher u. Steinbereithner), Wien. klin. Wschr. 82 (1970). – D. Rolle d. Intensivbehandlg. in d. Vorbereitg. d. Spenders zur Kadavernierentransplantat. (mit Kucher u. Steinbereithner), Anästhesist 19 (1970). – Zur Frage v. Verteilg. u. Eliminat. intralumbal zugeführtem homologen Tetanusantitoxin (mit Auerswald, Binder, Doleschel, Mlczoch, Müller u. Steinbereithner), Klin. Wschr. 48 (1970). – D. Intensivther. atemgestörter Patienten (mit Eisterer, Kucher, Mayrhofer, Niessner, Steinbereithner u. Stöckelle), Wien. klin. Wschr. 83 (1971). – Klin.-elektron. Prüfung von ‚bed-side‘ Moni-

toren, Prüfbericht I, II, III (mit Baum, Haider, Haider, Steinbereithner, Studynka u. Tschakaloff), in: Steinbereithner (Hrg.): Probleme d. patientennahen elektron. Überwachung („Bed-side‘-Monitoring), Wien. Med. Akademie 1971. – Intra- u. postop. Probleme d. queren Trachealresektion wegen Stenose (mit Steinbereithner, Kummer, Berger, Brücke u. Zacherl), Proc. 5. Internat. Forbildungskurs klin. Anästh., Wien 71, Wien. Med. Akademie 1971. – Dringl. Korrektureingriffe b. ungünstig angelegten Tracheostomata zur Vermeidung lebensbedrohl. Komplikat. (mit Berger u. Mach), in: Kongr.ber. 88. Tgg. Dtsch. Ges. Chir., München 71, Langenbecks Arch. klin. Chir. 329 (1971). – The prognostic value of cerebral blood flow measurement in patients with apallic syndrome (mit Heiss, Gerstenbrand u. Prosenz), J. neurol. Sci. 16 (1972). – D. Organspender, eine Aufgabe interdiszipl. Zusammenarbeit (mit Pendl, Ganglberger, Gerstenbrand, Pateisky, Steinbereithner u. Tschakaloff), Intensivmed. 9 (1972). – Ergebn. d. Frühversorgg. v. Extremitätenfrakturen b. akuter traumat. Hirnstammschädigg. (mit Lehfusz, Gerstenbrand u. Euler), Acta chir. Austr. 4 (1972). – Zum Problem d. sog. ‚Transfusionslunge‘ (mit Steinbereithner u. Lechner) Anästh. Informat. 13 (1972). – Zur Thymektomie b. Myasthenia gravis. Präoperative Behandlung – operative Technik – Intensivther. – Rehabilitat. (mit Keminger, Pateisky, Simma u. Steinbereithner), Bruns‘ Beitr. klin. Chir. 220 (1973). – Zur Resektionsbehandlung gutartiger Trachealstenosen nach Tracheostomie u. Langzeitintubat. (mit Brücke, Berger, Kummer, Steinbereithner u. Zacherl), Bruns‘ Beitr. klin. Chir. 220 (1973). – Kl. u. Ther. schwerer Lungenveränderg. b. akuten abdom. Prozessen (mit Simma, Sporn u. Steinbereithner), Proc. 6. Internat. Fortbildungskurs klin. Anästh., Wien 73, Wien. Med. Akademie 1973. – Anästh. Probleme d. Lebertransplantat. (mit Draxler u. Steinbereithner), Sitzungsber. Österr. Ges. Transplantation, Transfusion, Genetik, ‚Austrotransplant‘ u. Österr. Ges. Nephrologie 1973, Hollinek Wien 1973. – Zur Problematik d. sog. Transfusionslunge (mit Steinbereithner u. Lechner), Infusionsther. 1 (1974). – The treatment of benign tracheal stenosis after tracheostoma and long-term intubat. (mit Berger, Brücke u. Kummer), Franc. Oto-rhino-laryng. 23 (1974). – Ophthalmodynamograph. u. ophthalmodynamometr. Befunde nach irreversiblem Ausfall d. Hirnfunkt. (mit Bettelheim, Draxler, Hönigsmann, Sporn u. Steinbereithner), Anästhesist 24 (1975). – Indikat. u. Durchführg. apparativer Beatmg. beim Schädel-Hirn-Verletzten (mit Sporn), Anästh. Informat. 16 (1975). – The role of the anaesth. in the intra- u. postop. management of kindey transplant patients (mit Mayrhofer, Sporn u. Draxler), Europ. J. Intensive Care Med. 2 (1976). – Erfahrg. mit d. Akutdialyse an einer ‚gemischten‘ Intensivbehandlungsstat. (mit Sporn, Draxler, Pinggera, Wagner u. Steinbereithner), Intensivmed. 13 (1976). – Kontrolle d. Nierenfunkt. (mit Sporn), Proc. 8. Internat. Fortbildungskurs klin. Anästh., Wien 77, Wien. Med. Akademie 1977.

Kress, Horst, Anästh. (74), Chefarzt d. AnästhAbt. am Krskrh., Alvesloherstr. 29, D-2358 Kaltenkirchen. - * 1. 7. 34 Narwa/Estl.

Kretz, Franz-Josef, Dr. med., Anästh. (83), Anästh. an d. Kl. f. Anästh. u. op. Intensivmed., Klinikum Steglitz d. FU, Hindenburgdamm 30, D-1000 Berlin 45. - * 7. 3. 54 Ludwigshafen. - **StE:** 78 Würzburg, **Prom:** 78 Heidelberg. - **WG:** 78/79 Chir. u. Anästh. Wertheim/Main, 79/80 Anästh. Ochsenfurt. -
BV: Medikamentöse Ther. (mit Kretz, A., u. Schroedl), 2. Aufl., Thieme Stuttgart 1985. - Intensivmedizin für Krankenpflegeberufe, Thieme Stuttgart 1985 (im Druck). - Sedativa und Hypnotika, Aesopus 1985 (im Druck). - Sofortther. am Notfallort (mit Eyrich), in: Praxis der Zahnheilkunde, Urban-Schwarzenberg München 1985 (im Druck). - Akt. Probl. d. Kinderanästh. (mit Eyrich), Symp., Springer Berlin, Heidelberg, New York, Tokyo 1985 (im Druck). -
ZV: Zur Notwendigkeit der Überwachung von Gasmischern während d. Anästh. (mit Link), Anästh. Intensivmed. 24 (1983). - Asystolie bei extremer Hyperkaliämie u. erfolgreiche Reanimation (mit Meschede), Anästhesist 32 (1983).

Kretzschmar, Gertrud, Dr. med., Anästh. (71), freiberufl. tätige Anästh., vorrangig: Maximilians-Augenkl., Erlenstegenstr. 30, D-8500 Nürnberg 20; Prinzregentenufer 5, D-8500 Nürnberg 20. - * 15. 2. 39 Prag. - **StE. u. Prom:** 65 München. - **WG:** 67/68 Chir. Neustadt (Meyer), 68-71 Anästh. Nürnberg (Opderbekke), seit 72 Ermächtigung, ambul. u. stat. Tätigkeit als Anästh. in Beleghäusern, Praxen u. Privatkl.

Kreuscher, Hermann, Prof. Dr. med., Med. Dir., Chir. (60), Anästh. (62), Chefarzt d. Inst. f. Anästh. an d. Städt. Kl., Natruper-Tor-Wall 1, D-4500 Osnabrück; Albertstr. 10, D-4500 Osnabrück. - * 28. 9. 24 Berlin. - **StE. u. Prom:** 51 Marburg, **Habil:** 66 Mainz. - **WG:** 52 Inn. Friedberg (Zieschank), 53 Chir. Gießen (Glahn), 55-59 Chir. Freiburg (Bahls), 59-73 Anästh. Mainz (Frey), seit 73 Chefarzt d. Inst. f. Anästh. Osnabrück. -
BV: D. parent. Ernährg. chir. Patienten, in: Parent.- u. Sonden-Ernährg., Steinkopff Darmstadt 1963. - Straßenverkehrstüchtigkeit nach Anwendg. v. Propanidid, in: I. v. Kurznark. mit d. neuen Phenoxyessigsäurederivat Propanidid, Hrg. Horatz u. Zindler, Anästh. Wiederbel., Bd. 4, Springer Berlin, Heidelberg, New York 1965. - Parent. Ernährg. b. Pat. d. HNO, in: Parenterale Ernährg., Hrg. Lang, Frey u. Halmágyi, ebd., Bd. 6, 1966. - Einfluß v. DHB auf d. Kontraktilität d. Herzmuskels, in: D. NLA, Hrg. Henschel, ebd., Bd. 9, 1966. - HNO u. KieferChir. (mit Horatz), ebd., Bd. 16, 1966. - Technik d. Anästh. b. HNO-ärztl. Eingr., in: ebd. - Durchblutg. u. O_2-Aufnahme d. Hirns unter NLA, in: Fortschr. d. NLA, Hrg. Gemperle, ebd., Bd. 18, 1966. - Hirndurchblutg. unter NLA,

ebd., Bd. 21, 1967. - Cerebr. Hypoxie während Op. u. Anästh., in: Hypoxie, Hrg. Frey, Halmágyi, Lang u. Thews, ebd., Bd. 30, 1969. - Ketamine, ebd., Bd. 40, 1969. - Kreislaufanalyt. Untersuchg. b. Anwendg. v. Ketamine am Menschen (mit Gauch), in: ebd. - Untersuchg. über d. Einfluß v. Ketamine auf humorale Systeme d. Menschen (mit Fuchs), in: ebd. - Untersuchg. über d. psychophys. Leistungsfähigk. nach Ketamine (mit Fuchs u. Bornemann), in: ebd. - Vergl. Untersuchg. zur Begrenzg. d. Wärmeverlustes beim Säugling während. d. Anästh. (mit Dick u. Lühken), in: Anästh. in extr. Altersklassen, Hrg. Hutschenreuter, Bihler u. Fritsche, ebd., Bd. 47, 1970. - Anästh. beim Phaeochromocytom (mit Dick u. Halmágyi), in: Intensivther. b. Kreislaufversagen, Hrg. Effert u. Wiemers, ebd., Bd. 56, 1972. - Ketamin - neue Ergebn. in Forsch. u. Kl. (mit Gemperle u. Langrehr), ebd., Bd. 69, 1973. - Vergl. Untersuchg. zur Succinylcholin-Bradycardie b. Kindern (mit Dick), in: ebd. - Einfluß v. Ketamin auf HZV, Nierenzeitvol. u. Nierenfunkt. (mit Baar, Böhm-Jurkovic u. Fischer), in: ebd. - Ketamin b. Spontangeburten (mit Heidenreich u. Beck), in: ebd. - General Anesth. for Ambul. Pat. (mit Frey u. Madjidi), in: Internat. Anesth. Clinics, Vol. 3, Little, Brown and Co. Boston, Mass. 1965. - Durchblutg. u. O_2-Aufnahme d. Gehirns in Nark., in: Hydrodynamik, Elektrolyt- u. Säure-Basen-Haushalt im Liquor u. Nervensystem, Hrg. Kienle, Thieme Stuttgart 1967. - Aufgaben d. Arztes am Unfallort, in: Handb. d. Verkehrsmed., Hrg. K. u. J. Wagner, Springer Berlin, Heidelberg, New York 1968. - Hirndurchblutg. u. cerebr. O_2-Aufnahme in Nark. (mit Grote), in: Ärztl. Forsch.: Pharm. d. lok. Hirndurchblutg., Sonderband, Hrg. Betz u. Wüllenweber, Banaschewski München-Gräfelfing 1969. - Effects of Hyper- and Hypoventilat. on CBF under Anaesth. (mit Grote), in: Cerebral Blood Flow, Hrg. Brock, Fieschi, Ingvar, Lassen u. Schürmann, Springer Berlin, Heidelberg, New York 1969. - Influence of Ketamine (CI 581) on Post Anaesth. Psychophys. Efficiency (mit Bornemann), in: Progress in Anaesth., Proc. 4. World Congr. of Anaesth., London, 1968, Excerpta Medica Amsterdam 1970. - Hyperbaric Med. in Germany, Proc. Internat. Congr. on Hyperbaric Med., Sapporo, 1969, Igaku Shoin Ltd. Tokyo 1970. - Investigations on the Influence of PaO_2 and $PaCO_2$ on the Regulations of Cerebral Blood Flow in Dogs (mit Grote, Schubert u. Russ), in: Brain and Blood Flow, Proc. 4. Int. Symposion on the Regulation of Cerebral Blood Flow, London 1970, Pitman Med. and Scient. Publ. Co. London 1971. - Komplikat. u. Kontraindikat. d. Nark. b. cerebr. Gefäßverschlüssen, in: Diagnostik u. Ther. d. cerebr. Gefäßverschlüsse, Hrg. Herrschaft, Thieme Stuttgart 1971. - Ketamine, in: Lehrb. d. Anästh. Wiederbeleb., Hrg. Frey, Hügin u. Mayrhofer, 2. Aufl., Springer Berlin, Heidelberg, New York 1971. - Anästh. in d. Oto-Rhino-Laryngologie b. Endoskopien, in: ebd., 2. Aufl. 1972, 3. Aufl. 1973, 4. Aufl. 1977. - New Studies on the Influence of PaO_2 and $PaCO_2$ on Regional and Total Cerebral Blood Flow (mit Grote, Schubert u. Russ),

Proc. 6. Europ. Conference of Microcirculation, Aalborg, 1970, Karger Basel, München, Paris, London, New York, Sydney 1971. – Influence of Reduced PaO$_2$ during Respiratory and Nonrespiratory Acidosis on Cerebral Oxygen Supply and Cerebral Metabolism (mit Grote, Vaupel u. Günther), in: Cerebral Blood Flow and Intracran. Pressure, Part I, Europ. Neurology 6, ebd. 1971/72. – Chronotr. Wirkg. depolar. Relaxantien nach Ketamine b. Kindern (mit Dick), in: Advances in Anaesth. and Resusc., Vol. I, Proc. 3. Europ. Congr. Anaesth., Prag, 1970, Med. Press Prag 1972. – The Mainz Emergency Ambulance Service, in: ebd. Vol. II. – Hosp. Resusc. Service: Organization, Education and Special Equipment, in: ebd. – Erste Hilfe u. Reanimation, in: Arbeitsmed. in Vorlesungen, Hrg. Borneff, Schattauer Stuttgart, New York 1972. – Effect of Art. Hypoxia on Cerebral Oxygen Supply and Cerebral Metabolism during Acidosis (mit Grote, Vaupel u. Günther), in: Oxygen Supply – Theoretical and Practical Aspects of Oxygen Supply and Microcirculation of Tissue, Urban u. Schwarzenberg München, Berlin, Wien 1973. – Rolle d. Anästh. in d. Lehre mit bes. Berücksichtigung d. Unterrichts f. Med.-Stud., Proc. d. 6. internat. Fortb.kurs. klin. Anästh. Wien, 1973, Med. Akad. Wien 1973. – Anästh. als Notarzt, ebd. – Respiratory Gas Transport in Brain under Normal and Path. Conditions (mit Grote, Reulen, Vaupel u. Günther), in: Advanc. in Chem. Ser., Chem. Engineering in Med., Nr. 118/1973. – Modifications of the Classic NLA-Technique, in: Neuroleptic Anesth. and Analg., Hrg. Oyama, Hirsaki, Little Brown and Co. Boston, Mass. 1973. – Examensfragen: Anästh.-Reanimat.-Intensivbehandlg. (mit Beer), Springer Berlin, Heidelberg, New York 1974 u. Lehmanns München 1974. – Gasbrandinfekt., Ther. u. Erfahrg. mit hyperbarer Oxygenisierung (mit Brost, Sehati, Bredt, Frey u. Gerbershagen), in: Proc. Jahrestgg. DGAW Erlangen 1974. – Über d. Bedeutg., Organisat. u. Durchführg. anästh. Lehrveranstaltg. f. Medizinstudenten, Symp. auf d. 4. Europ. Anästh.-Kongr. Madrid 1974, in: Recent Progress in Anaesth. and Resuscitation, Excerpta Medica American Elsevier 1975. – Ausstattg. u. Aufgaben d. Intensivüberwachg. in d. Frauenkl. (mit Rathgen), in: Anästh. Wiederbeleb., Bd. 87, Springer Berlin, Heidelberg, New York 1975. – Teaching Anaesth. to medical Students, in: Drugi kongres anesteziologa Jugoslavije Opatija 1973, Rijeka 1975. – Erfahrg. mit d. Tranquanalgesie, in: Erlanger Anästh.-Seminare 1977, Media Analyse Wolfgang Henke Bubenreuth 1977. – Tranquanalgesie: Intraven. Anästhverfahren mit Diazepam u. Ketamin (mit Hübner), in: Clin. use of Ketamine in intraven. drip infusion, Proc. of the 6th World Congr. of anesth. Mexico City 1976, Excerpta Medica 1977. – Therapeut. Dauerblockaden (zentral u. peripher), in: Proc. DAK Wiesbaden 1982. – Unexpected Accidents during Anaesth., in: Unexpected Complications in Medical Care, Almqvist & Wiksell Intern. Stockholm 1979. – Intercostalblockaden, in: Regionalanästh. – Techniken im op. u. geburtshilfl. Bereich,

Hrg. Astra Chemicals, Fischer Stuttgart 1982. – Anästh. unter Feld- u. Katastrophenbedingg., in: Ketamin in Notfall- u. Katastrophenmed., Hrg. Dick, perimed Erlangen 1981. – Fortschr. d. Tranquanalgesie, in: Ketanest u. Benzodiazepinkombination i. d. Anästh., Hrg. Langrehr, ebd. 1982. – Results of Nerve Blocks in Cancer Patients, Elsevier Biomedical Press 1983. – Intercostalblockaden, in: Regionalanästh. – op. Bereich, Geburtshilfe, Schmerzther., Hrg. Astra Chemicals, 2. Aufl., Fischer Stuttgart 1985. – D. Behandlg. akuter u. chron. Schmerzen mit Nervenblokkaden, in: ebd. – Hilfe am Unfallort u. Transporteinsatz, in: Verkehrsmed., Hrg. Wagner, Springer Berlin, Heidelberg, New York, Tokyo 1984. – Schmerzkl. – Neurobiolog. Grundlagen u. Ther. (mit Jimenez Saenz), Anästh. Intensivmed., ebd. 1985. –

ZV: Ein Beitr. z. Thema Kalkmilchgalle, Zbl. Chir. 82 (1957). – Prakt. Erfahrg. mit mod. Nark.-verfahren an einem kl. Krh., Münch. med. Wschr. 8 (1958). – Selbstschließende Injekt.-kanüle f. Nark.-zwecke, Anästhesist 11 (1959). – Eine neue verschließb. Injekt.-nadel, Med. Techn. 6 (1960). – Erkenng. u. Behandlg. v. Störg. d. Elektrolyt- u. Wasserhaushaltes, Mels. medpharmaz. Mitt. 94 (1961). – Einsparg. v. Atemkalk b. Anwendg. d. halbgeschl. Systems, Anästhesist 10 (1961). – D. Bedeutg. d. Halothans in d. allg. Anästh., Zbl. Chir. 86 (1961). – D. heutige Stand d. Nark.-methoden b. amb. Kranken, Fortschr. Med. 80 (1962). – D. Rolle d. Halothans b. d. Anästh. f. Op. im HNO-gebiet, Z. Laryng. 41 (1962). – Verkehrstüchtigkeit unter Wirkg. v. Anästh., Hypnot., Analg. u. Ataraktika, Arzneimi.-Forsch. 12 (1962). – Straßenfähigkeit nach amb. Nark., Therapiewoche 12 (1962). – D. akut. Störg. d. Elektrolyt-, Wasser- u. Energiehaushaltes, Wehrmed. Mitt. 4 (1963). – Vergleich. elektronystagmograph. u. psychophys. Untersuchg. nach intraven. Kurznark. mit Thiopental, Methohexital u. einem Phenoxyessigsäurederiv., Anästhesist 12 (1963). – Les troubles psycho-moteurs concécutifs aux anesthésiques et aux analgésiques, Cah. d'Anesth. 11 (1964). – Halothan als alleinig. Nark.-mittel b. Spontanatmg., Anästhesist 11 (1962). – Untersuchg. über Fibrillat. u. Muskelschmerz nach Succinylcholin u. ihre Beeinflussg. durch Gallamin, ebd. (1965). – The action of dehydrobenzperidol on the cardiovascular system in man, Acta anaesth. scand. 9 (1965). – Infus.-ther. u. parenterale Ernährg. b. chir. Patienten, Dtsch. med. Wschr. 40 (1964). – NLA (mit Frey u. Madjidi), ebd. 90 (1965). – Anästh. Gesichtspunkte b. d. Ambulanznark. (mit Frey, Kleinheisterkamp u. Kreuscher), Langenbecks Arch. klin. Chir. 319 (1967). – Durchblutg. u. O$_2$-Verbrauch d. Hundegehirns unter d. Bedingg. flacher Stickoxydul-O$_2$-Nark. (mit Grote), Pflügers Arch. ges. Physiol. 294 (1967). – Wirkg. d. Ketamine auf d. cardio-vasc. System d. Menschen (mit Gauch), Anästhesist 16 (1967). – Untersuchg. über cardio-vasc. Effekte d. Operationslagerg. (mit Dick, Löhner, Nahmacher u. Ranft), ebd. – Wirkg. d. Ketamine auf d. Durchblutg. u. O$_2$-Aufnahme d. Gehirns beim Hund (mit Grote), ebd. – O$_2$-Versorgg. d. Hundegehirns, I.

Mitt.: Cerebr. Durchblutg. u. O_2-Aufnahme (mit Grote), Zoolog. Anz. *179* (1967). – Über d. cerebr. Durchblutg. u. O_2-Aufnahme unter NLA mit DHB, Fentanyl u. N_2O, Fortschr. Med. *86* (1968). – La Ketamine, Cah. d'Anaesth. *17* (1969). – PChE-Aktivität in d. präanästh. Phase b. chir. Pat. (mit Dick, Komes u. Wenzel), Anästhesist *19* (1970). – Reanimationstisch „Mainz", ebd. – Einfluß d. art. u. hirnven. O_2-Druckes auf d. Regulation d. Hirndurchblutg. unter versch. Bedingg. f. d. Säure-Basen-Status d. Blutes (mit Grote, Russ u. Schubert), Pflügers Arch. ges. Physiol. *319* (1970). – Antiarryth. Effect of DHB in Dogs (mit Bauer u. Menzel), Acta anaesth. Scand. *15* (1971). – Behandlg. schw. Schmerzzustände b. Neoplasmen mit permanenten Nervenblockaden (mit Gerbershagen), Ärztebl. Rheinl.-Pfalz 1971. – Intrathek. Applik. v. Alkohol zur symptomat. Behandlg. segmental begrenzter Schmerzen (mit Baar u. Gerbershagen), Fortschr. Med. *25* (1971). – Langzeitnervenblock zur Behandlg. schw. Schmerzzustände, I. Intrathec. Inj. v. Neurolytika (mit Gerbershagen u. Baar), Anästhesist *21* (1972). – Vergl. Untersuchg. über d. Verhalten d. Säure-Basen-Haushaltes u. d. Blutgase nach Prostatektomien unter Allg.nark. u. Spinalanästh. (mit Sehhati), ebd. *22* (1973). – Rolle d. Anästh. in d. Lehre mit bes. Berücksichtigg. d. Unterrichts f. Med.stud., Anästh. Informat. *14* (1973). – Anästh. Praxis f. d. op. Behandlg. alter Menschen (mit Hübner), anästh. prax. 10 (1975). – Investigations of the sensory blockade effect of perineurally injected ethanol on the tail nerve of the mouse (mit Bussmann), Brit. J. Anaesth. 48 (1976). – Gesundheitsrisiko f. d. Anästh.- u. Op.-personal, Dtsch. Ärztebl. 1977. – D. Behandlg. chron. Schmerzzustände durch Nervenblockaden (Grundlagen, Indikat. u. klin. Erfahrungen), Anästh. Informat. 1977.

Kreuter, Bert, Dr. med., Anästh. (82), Assist. am Inst. f. Anästh., Deutsches Herzzentrum, Lothstr. 11, D-8000 München 2; Bussardstr. 5, D-8011 Neukeferloh. – * 18. 3. 51 Karlsruhe. – **StE.** u. **Prom:** 77 München.

Krichbaum, Johanna, Anästh. (85), Anästh. an d. AnästhAbt. d. Ev. Krh., Kirchfeldstr. 40, D-4000 Düsseldorf; Kronprinzenstr. 80, D-4000 Düsseldorf. – * 8. 12. 53 Kaiserslautern. – **StE:** 81 München. – **WG:** seit 81 Anästh. Düsseldorf (Funke).

Krieg, Norbert, PrivDoz. Dr. med., Anästh. (79), Oberarzt am Inst. f. Anästh. d. Kl. d. Univ., Hugstetter Str. 55, D-7800 Freiburg. – * 10. 7. 42. – **StE:** 73 Mainz, **Prom:** 75 Mainz, **Habil:** 82 Freiburg. – **HG:** Muskelrelaxantien.

Krieger-Schlicht, Else, Dr. med., Anästh. (68), niedergel. Anästh., Kassenärztin, Händelstr. 7, D-7500 Karlsruhe. – * 1. 5. 36 Karlsruhe. – **StE.** u. **Prom:** 61 Heidelberg. – **WG:** Anästh. Karlsruhe (Merkel).

Krier, Claude, Dr. med., Anästh. (80), Oberarzt an d. Abt. f. Anästh. d. Univ., Zentrum Chir., Im Neuenheimerfeld 110, D-6900 Heidelberg; Weidweg 6, D-6900 Heidelberg. – * 12. 6. 48. – **StE:** 75 Heidelberg, **Prom:** 80 Heidelberg. – **WG:** seit 76 Abt. f. Anästh. Heidelberg (Just).

Krings, Maria, Dr. med., Anästh. (61 Deutschland, 72 FMH Schweiz), Chefärztin d. AnästhAbt. am Regionalspital, CH-4900 Langenthal; Waldhofstr. 26, CH-4900 Langenthal. – * 27. 12. 22 Niederembt/ Köln. – **StE.** u. **Prom:** 51 Bonn. – **WG:** Anästh. Stolberg/Aachen, Zürich (Hossli), Physiol. Heidelberg (Schäfer).

Krischnak, Gisela, Dr. med., Anästh. (76), Anästh. am Inst. f. Anästh. u. Intensivmedizin, Klinikum Wuppertal-Barmen, Heusnerstr. 40, D-5600 Wuppertal 2; Vogelsbruch 8, D-5600 Wuppertal 1. – * 2. 6. 44 Bad Frankenhausen. – **StE:** 70 Düsseldorf, **Prom:** 77 Düsseldorf. – **WG:** Anästh. 71–74 Düsseldorf-Gerresheim (Röhner), 74–76 Düsseldorf (Zindler), 76/77 Oberärztin Städt. Krankenanst. Duisburg (Lennartz), 83/84 Anästh. in Praxisgemeinschaft f. amb. Op. Wuppertal 1, seit 83 Anästh. (teilzeitbeschäft.) in Wuppertal-Barmen.

Kroczek, Wolfgang, Dr. med., Anästh. (84), Anästh. am Inst. f. Anästh., Städt. Klinikum, Flurstr. 17, D-8500 Nürnberg; Fleischmannstr. 18, D-8500 Nürnberg 90. – * 15. 10. 52 Erlangen. – **StE:** 79 Erlangen, **Prom:** 84 Erlangen. – **WG:** seit 79 Anästh. Nürnberg (Opderbecke).

Kroemer, Ernst, Dr. med., Chir. (64), Anästh. (67), leit. Arzt d. AnästhAbt. am Diakonissen-Krh., Rosenbergstr. 38, D-7000 Stuttgart, Tel: 07 11/66 70-2 34; Im Himmel 64 c, D-7000 Stuttgart 80. – * 20. 9. 29 Militsch. – **StE.** u. **Prom:** 57 Göttingen. – **WG:** 57–64 Chir. Göttingen-Weende (Herbyn), 64–68 Anästh. Göttingen (Stoffregen), seit 69 leit. Anästh. Diakonissen-Krh. Stuttgart.

Kroesen, Gunnar, UnivDoz. Dr. med., Chir. (69) Anästh. (74), Oberarzt d. Kl. f. Anästh., Anichstr. 35, A-6020 Innsbruck; Eichlerstr. 21, A-6080 Igls. – * 10. 8. 35 Münster/Westf. – **StE:** 60 Münster, **Prom:** 62 Münster, **Habil:** 80 Innsbruck. – **WG:** 64–70 Chir. Augsburg (Gumrich, Baumgartl), seit 70 Anästh. Innsbruck (Haid). – **BV:** 113 Wirbelsäulenkorrekturop. – Bilanz (mit Kornberg, Herczeg). in: Anästh. u. Intensivmedizin, Bd. 129, Springer 1979. – Anästh. Probleme bei operat. Wirbelsäulenkorrekturen (mit Kornberger). in: D. Skoliose, Uelzen 1982. –

ZV: Studies on Hypo- and Hypercoagulability (mit Kunz, Hörtnagl). Blut 1974. – Beatmg. unter Vibration. Anästhesist 1974. – Adenotonsillektomie, Neue Variante d. Tubusfixat. (mit Jeller u. Hussl), Z. prakt. Anästh. 1976. – Postop. Überwachg. nach orthop. Wirbelsäuleneingr. (mit Bauer u. Geir), Arch. Orthop. Unf.Chir. 1977. – Beeinflussg. d. intraop. Cholangiometrie durch Anästhmeth. (mit Bodner u. Russe), Anästhesist 1978. – CO_2-Konzentrat. im Jackson-Rees-Kindersystem (mit Sankofi, Geir u. Menardi). Anästhesist 1978. – Pseudocroup-Dreijahresbilanz (mit Haas), Wien. Med. Wschr. 1978. – Vergleich. Untersuchg. d. Wärmeleistg. von drei Blutwärmern (mit Balogh), Infusionsther. 1978. – Effektive ven. Einflußtemperatur gewärmter Infus. u. Transfus. (mit Phleps), Notfallmedizin 1980. – Effekte hochfrequenter Beatmg. auf d. pulm. Klärsystem, Anaesth. Intensivther. Notfallmed. 1983. – Transtrach. Katheter-Jet-Ventilation während Resekt. d. Carina (mit Salzer u. Hofer), Anästhesist 1983. – D. Trachealstenose d. Neugeborenen (mit Frisch, Salzer, Berger u. a.), Päd. Prax 1984.

Kroh, Udo, Dr. med., Anästh. (84), Oberarzt an d. Abt. f. Anästh. u. Intensivtherapie d. Univ., Baldinger Str., D-3550 Marburg; Gustav-Freytagstr. 15, D-3550 Marburg. – * 29. 5. 51. – **StE:** 76 Marburg, **Prom:** 78 Marburg. –
BV: Tierexper. Untersuch. zum Einfluß von Anaesthetika, Kationen und Spurenelementen auf d. cyclischen Nucleotide im Plasma, in: Staib, I; Spurenelemente, Schattauer Stuttgart, New York 1982. – Verhalten d. Plasmakonzentrationen von cAMP und cGMP bei standardisierten Anästhverfahren, in: Brückner, Regionalanästh., Springer Berlin, Heidelberg, New York 1982. –
ZV: Simultaneous Protein-Bindung-Assay for Guanosine 3,5-monophosphate (Guo-3,5-P) and Adenosine 3,5-monophosphate (Ado-3,5-P) of Human Urine (mit Kleine), J. Clin. Chem. Clin. Biochem. 15 (1977). – Ciradian Excret. of cGMP and cAMP in Correlation to Electrolyte and protein Metabolisen of healthy persons (mit Kleine), Hoppe-Seyler's Z. Physiol. Chem. 358, 1230 (1977). – Weitere 6 wiss. Publ. zum Stoffwechsel d. cyclischen Nukleotide u. Katecholamine.

Kroll, Jürgen, Dr. med., Anästh. (74), Chefarzt d. AnästhAbt. u. Intensivbehandlungsstat. am Krskrh. Winsen, Landkrs. Harburg, Friedrich-Lichtenauer Allee 1, D-2090 Winsen/Luhe, Tel: 04171/131; Haidweg 17, D-2090 Winsen/Luhe. – * 21. 11. 38 Marienwerder/Westpr. – **StE:** 67 Marburg, **Prom:** 68 Marburg. – **WG:** 69–70 Inn. Norderney (Mevenkamp), 71–73 Anästh. Lübeck (Eichler), 72 Anästh. Hamburg-Finkenau (Auberger), 73/74 Anästh. Hamburg-Harburg (Nüßgen), seit 74 Chefarzt d. AnästhAbt. am Krskrh. in Winsen/Luhe.

Krönke, geb. Gimm, Helga, Dr. med., Anästh. (81), Anästh. an d. zentr. AnästhAbt. d. St. Markus-Krh., Wilhelm-Epstein-Str. 2, D-6000 Frankfurt 50; An den Drei Brunnen 25, D-6000 Frankfurt 50. – * 24. 6. 32 Dessau. – **StE.** u. **Prom:** 57 Jena. – **WG:** Anästh. 60 Marburg (Oehmig), seit 77 Frankfurt (Kronschwitz). – **ZV:** Über Krebszellbefunde im Sternalpunktat (mit E. Krönke) Zbl. Chir. 1958.

Kronschwitz, Helmut, Prof. Dr. med., Anästh. (58), Chefarzt d. Zentr. AnästhAbt. u. op.-anästh. Intensivstat. am St. Markus-Krh., Wilhelm-Epstein-Str. 2, D-6000 Frankfurt/Main 50, Tel: 069/79120; Am Eisernen Schlag 13, D-6000 Frankfurt 50. – * 30. 1. 28 Saalfeld. – **StE:** 51 Jena, **Prom:** 52 Jena, **Habil:** 67 Tübingen. – **WG:** 54–56 leit. Anästh. chir. Kl. städt. Hufeland-Krh. Berlin-Buch, 56–59 Anästh. Berlin-Buch (Barth), 58 Oberarzt d. AnästhAbt. d. Dtsch. Akademie d. Wiss. Kl. Berlin-Buch, 59–67 Anästh. Tübingen (Bark, Clauberg), seit 67 Chefarzt d. AnästhAbt. d. St. Markus-Krh. Frankfurt. –
BV: Fragen d. mod. Anästh. v. Standpunkt d. prakt. Arztes, in: Jahres-Kongr. 1957 f. ärztl. Fortbild., hrg. Redetzki u. Thiele, Berlin 1958. – Fluothan-Nark. b. Kindern, Anästh.Ärzte-Tgg., Frankfurt 1962, Rheinchemie Heidelberg 1962. – Verzeichnis d. Fachärzte f. Anästh. in Deutschland, Österreich u. d. Schweiz (mit Frey), 1. u. 2. Aufl., Springer Berlin, Heidelberg, New York 1966 u. 1976. – D. bronchosk. Fernshaufzeichng. u. -Bildbandspeicherg. (mit H. Schmidt), in: Endoskopie, Methoden u. Ergebn., hrg. Demling u. Ottenjan, München-Gräfelfing 1969. – Z. gleichzeit. Anwendg. v. forc. Diurese u. Peritonealdialyse b. d. Schlafmittelintoxikat., in: Vergiftungen: Erkenng., Verhütg. u. Behandlg., hrg. Frey et al., Anästh. Wiederbeleb., Bd. 45, Springer Berlin, Heidelberg, New York 1970. – D. Blutdruckverhalten unt. depolar. u. membranstabil. Muskelrelax. in d. NLA, in: Postop. Schmerzbekämpfg., Bd. 2, hrg. Henschel, Schattauer Stuttgart, New York 1972. – Diagnostik d. Op.- u. Narkosefähigkeit (mit Lawin), Anästh. Wiederbeleb. Bd. 76, Springer Berlin, Heidelberg, New York 1973. – Beta-RezeptStimul. u. -blockade aus anästh. Sicht, in: Kard. Sympathikolyse als ther. Prinzip, hrg. Meesmann, Thieme Stuttgart 1975. – Besonderheiten b. d. Anästh. f. op. Eingr. in d. Plast. u. Wiederherstellungschir., in: Plast. Chir. d. Kopf- u. Halsbereiches u. d. weibl. Brust, hrg. Bohmert, Schattauer Stuttgart, New York 1975. – Kalium-, Magnesium- u. Zink-Aspartat, Köhlerchemie Darmstadt 1975. – Messg. d. Muskelerschlaffg. in d. Anästh., in: 13. Gem. Tgg. d. Dtsch., Schweizer. u. Österr. Ges. f. Anästh. Wiederbeleb. in Linz, 1973, Bd. 3, Springer Berlin, Heidelberg, New York 1975. – D. Verwendg. d. Vasokonstriktors b. Allgemeinanästh., Gefahren u. deren Verhütg., in: Kongr.ber., DGAW-Jahrestgg. 1974 in Erlangen, hrg. Rügheimer, perimed Erlangen 1975. – Anästh. in Ambulanz u. Praxis, INA, Bd. 38, Thieme Stuttgart, New York 1982. – Ther. Lokalanästh.: peridural/sakral, in:

Gross, Thomalske u. Schmitt, Schmerzkonferenz, Fischer Stuttgart, New York 1985. – **ZV:** Strumaresekt. in i.v. Nark., Zbl. Chir. *79* (1954). – Notamputat. in Refrig.-anästh. (mit Kment), ebd. *80* (1955). – D. i.v. Infus. mit d. Kunststoffkapillare in d. mod. Anästh., ebd. *81* (1956). – I.v. Injekt. u. Infus. mit einer mod. Mitchell-Nadel, Dtsch. Gesundh.-Wes. *11* (1956). – D. neue Medi-Lachgasnarkosegerät LN 418 (mit L. Barth), ebd. *12* (1957). – Fünf Jahre Wachstation, Anästhesist *6* (1957). – Tierexperim. Untersuchg. zur Frage d. Ther. v. Lungentumoren mit Hilfe v. radio-aktiven Gold-Kohle-Susp. (mit Ernst u. Iglauer), Strahlenther. 107 (1958). – Häufigkeit endobronch. Sekretverschleppg. b. Lungenop. in Abhängigkeit v. Intub.- u. Lagerungstechnik (mit Barth et al.), Chirurg *29* (1958). – Über d. „Mitatmen" v. Atemschläuchen, ein experim. Beitr., Anästhesist *8* (1959). – Eine Hilfe z. frühzeit. Entdeckg. v. Bronchialsekret während d. Nark. (mit Kaufmann), ebd. *8* (1959). – Sauerstoffspanng. u. -sättigg. sowie Säure-Basen-Gleichgewicht b. versch. Formen d. kontr. Beatmg. (mit Bark u. Franke), ebd. *9* (1960). – Möglichkeiten z. Verringerg. d. Totraumes b. Säugl.- u. Kleinkindernark., ebd. *9* (1960). – 50 Jahre Rotameter f. Narkose-Apparate, ebd. *10* (1961). – Relax.-zeit u. Relax.-dauer b. i.m.-verabreicht. Succi. (mit Passon), ebd. *11* (1962). – Erfahrg. mit d. Vollnark. in d. Ophthalmochir. (mit Mackensen), Klin. Mbl. Augenheilk. *142* (1963). – Atemfunkt. u. Grenzen d. Operabilität (mit Bark), Med. Klin. *58* (1963). – In memoriam Jochen Bark (mit Frey), Anästhesist *12* (1963). – Neueste Erkenntn. d. Wiederbeleb. am Unfallort, Samariter *17* (1964). – D. Einfluß d. Ventil. auf d. Relax.-dauer d. Zwerchfells u. d. Extremitätenmuskulatur, Anästhesist *13* (1964). – Direkt auf d. Brustwand aufzusetz. Kardioskop, ebd. *13* (1964). – Pfählgsverletzg. d. Halses mit einem Skistock (mit Nagel), Zbl. Chir. *89* (1964). – Silvester-Beatmg. mit 3 Helfern, erlaubt. Kompromiß? Symp. anaesth. internat. Prag, Abstracta 1965. – Gezielt. Prophyl. u. gezielt. Ther. postnark. Übelkeit u. Erbrech. mit Fluphenazin (mit Beck), Med. Welt 1965. – Bedeutg. d. Carlens-Katheters f. d. diagn. u. ther. Eingriff, Prax. Pneumol. 20 (1966). – Relaxometrie. Methodik u. Befunde, Anästhesist *15* (1966). – Einige Besonderh. in d. Neugeborenen- u. Säuglingsanästh., Z. KinderChir. *2* (1966). – Vergleich. Untersuchg. über EKG-Veränd. während d. Einleitg. v. Chloroform- u. Halothannarkosen (mit v. Briskorn u. Clauberg), Anästhesist *15* (1966). – Visicard 7, ein Elektrokardioskop f. d. Notfall, Z. prakt. Anästh. *1* (1966). – Relaxometrie b. d. Verwendg. v. Muskelrelaxantien, Bull. Schweiz. Akad. med. Wiss. *23* (1967). – Reanimation b. Unfalltraumen, Landarzt *43* (1967). – D. klin. Dosierg. v. Suxamethonium, Ärztl. Forsch. *22* (1968). – D. nasotracheale Intub. mit einem Intubations-Fiberskop, Anästhesist *18* (1969). – D. endotracheale Intubation, Med. Welt *40* (1969). – Suxamethonium, klin. Dosierg., Fortschr. Med. *87* (1969). – Ist d. routinemäß. Verabreichg. v. Prostigmin n. Curareapplikation erforderlich? Z. prakt. Anästh. *4* (1969). – D. EKG-Diagnostik b. Notfalleinsatz, Chirurg *41* (1970). – Medikamentöse Muskelrelaxation u. hypokapn. Muskelentspannung, Z. prakt. Anästh. *5* (1970). – D. Spontanpneumothorax u. s. konserv. u. op. Behandlg. unter Berücksichtigg. d. eig. Krankengutes, Med. Klin. *66* (1971). – EKG-Diagnostik b. kardio-vask. Notfall, diagnostik *4* (1971). – D. Entwicklung d. Narkosegeräte bis zur heut. Form, Anästh. Informat. *13* (1972). – Suprarenin (R)-induz. Arrhythmien unter Halothane-Nark. u. ihre Verhütg. durch Beta-Rezeptorenblocker, Z. prakt. Anästh. *7* (1972). – Fachanästhspez. Faktoren b. d. Diskussion um Strukturreformen, Anästh. Informat. *15* (1974). – Lebensbedrohl. Zwischenfälle in d. Praxis, deren Diagnostik u. Verhütg. (Einführg.), ebd. – D. Geschichte d. Intubation, ebd. – Herz-Kreislaufstillstand: brauchen wir ein EKG am Unfallort?, Arzt u. Auto *51* (1975). – Kunstfehler in d. Anästh., Anästh. Informat. *16* (1975). – Über d. Aufklärungspflicht in d. Anästh., ebd. *17* (1976). – D. Grenzen d. ärztl. Hilfeleistg. in d. Intensivmed., diagnostik & intensivther. *10* (1977). – EKG-Monitoring während d. Narkose, anästh. prax. *14* (1977/78). – Anästh. Aufklärg. vor plast. Op., Anästh. Informat. *19* (1978). – Professor Lothar Barth, ebd. *20* (1979), Anästhesist *29* (1980). – Cardiovascular Arrest, Medical Electronics 1982.

Krücken, Hans-Ulrich, Dr. med., Anästh. (77), Chefarzt d. AnästhAbt. am Mariannenhosp., Unnaerstr. 15, D-4760 Werl; Westufflerweg 27, D-4760 Werl. – * 4. 10. 42 Minden. – **StE:** 68 Bochum, **Prom:** 69 Essen. – **WG:** 70–72 Chir. Werl (Kehne), 72/73 Stabsarzt, Bw., 73/74 Anästh. Dortmund (Bock), 74–77 Anästh. Hamm (Mai).

Krüger, Gert-Achim, Dr. med., Anästh. (61), Chefarzt d. AnästhAbt. am Städt. Krh., Elsa Brändström-Str. 1, D-6710 Frankenthal. – * 2. 7. 22 Gaiberg. – **StE.** u. **Prom:** 51 Marburg. – **WG:** 51/52 Inn. Marburg (Bock), 52–57 Chir. Wiesbaden (Weber), 57 Anästh. Wiesbaden (Matthes), 58–61 Anästh. Heidelberg (Frey), 59/60 Inn. Heidelberg (Linke), 59 Pharm. Heidelberg (Eichler), 61–63 leit. Anästh. Knappschaftskrh. Bochum-Langendreer, 63–66 Chefarzt d. AnästhAbt. Ev. Krh. Mülheim/Ruhr, 66–69 Anästh. (Sen. Med. Off.) am State Hosp. Windhoek (Südwestafrika), seit 70 Chefarzt d. AnästhAbt. Städt. Krh. Frankenthal (Pfalz). – **ZV:** Z. Ther. d. postnark. Erbrechens, Münch. med. Wschr. 96 (1954). – Z. Frage d. Antidotwirkung bei d. Verwendg. langwirk. Muskelrelax., Ärztl. Wschr. 13 (1958). – Tierexp. Untersuchg. über d. Analgeticum Dextromoramid, Anästhesist 8 (1959). – Z. Praxis d. kontr. Hypothermie b. Hirnop., Langenbecks Arch. klin. Chir. 296 (1961). – Morphol. Befunde nach parent. Zufuhr feintr. Fettemuls., Z. exp. Med. 135 (1962). – Observat. expérim., morpholog. et clin, avec des infus. d'émulsions lipidiques, Anesth. et Analg.

XX (1963). – Exp., morphol. u. klin. Beobachtg. bei d. i. v. Anwendg. v. Fettemuls., Anästhesist 12 (1963).

Krüger, Hans-Werner, Dr. med., Akad. Oberrat, Gyn. (57), Anästh. (60), Oberarzt im Inst. f. Anästh. d. Univ. Köln, Josef-Stelzmann-Str., D-5000 Köln 41; Feuerbachstr. 1, D-5000 Köln 41, Tel: 0221/488194. – * 16. 4. 23 Berlin. – **StE:** 48 Frankfurt, **Prom:** 49 Frankfurt. – **WG:** 49/50 Chir. Herborn (Kanert), 50–54 Gyn. u. Anästh. Marburg (Kaufmann), 54–79 Leit. d. AnästhAbt. d. Univ.-Frauenkl. Köln, seit 79 Inst. f. Anästh. d. Univ. Köln (Bonhoeffer). –
BV: Propanidid-Nark. f. gyn. u. geburtshilfl. Eingr., Anästh. Wiederbeleb., Bd. 47, Springer Berlin, Heidelberg, New York 1973. –
ZV: Neugeborenen-Naevus, Geburtsh. u. Frauenheilk. *14* (1954). – Hydrops cong. univ., Zbl. Gyn. *80* (1958). – Rh-Immunisierung, Rhein. Ärztebl. (1960). – Afibrinogenämie, Zbl. Gyn. *83* (1961). – Varizenverödung, Zbl. Gyn. *85* (1963). – Adrenalininjekt., Geburtsh. u. Frauenheilk. *24* (1964). – Der Rh-Faktor in d. Geburtsh. (Farbtonfilm), Film-Katalog Nr. 848 (1965). – Verhütg. d. M. h. n. durch Anti-D-Applik. bei d. Mutter (mit Schneider), Dtsch. med. Wschr. *92* (1967) u. *93* (1968). – Prevention of Haemolytic Disease of the Newborn by Anti-D-Serum Given to the mother (mit Schneider), Ger. med. month *12* (1967) u. *14* (1969). – Anaphylakt. Schock nach Epontol-Kurznark., Geburtsh. u. Frauenheilk. *30* (1970). – Z. Frage d. Alloferin-Anwendg. bei Sektionark., ebd. – Z. Freihaltung d. Atemwege d. Neugebor. b. Kaiserschnitt, Z. prakt. Anästh. *5* (1970). – Z. Thiopentaleinleitg. b. Sektionark., Geburtsh. u. Frauenheilk. *31* (1971). – Verbesserg. d. Transportes v. reanim. Neugeborenen im Inkub., Anästh. Informat. *13* (1972). – Erfahrg. mit Propanidid-Langzeitnark. in d. Geburtshilfe, Z. prakt. Anästh. *8* (1973). – Intraven. Anwendg. v. Acetylsalicylsäure zur Plättchenaggregationshemmung (mit Linker), Med. Welt *26* (1975). – Entbindg. einer Schwangeren mit einem seltenen Phänotyp im Colton-Blutgruppensystem, Geburtsh. u. Frauenheilk. *39* (1979).

Krüger, Helgard, Dr. med., Anästh. (74), Oberärztin an d. Abt. f. Anästh. u. op. Intensivtherapie am Krskrh., Röntgenstr. 18, D-4930 Detmold.

Krumbiegel, Sieghart, Dr. med., Anästh. (75), Oberarzt d. Abt. f. Anästh. u. Intensivmedizin am Diakonissenkrh., Diakonissenstr. 28, D-7500 Karlsruhe 51 (-Rüppurr); Ludwig-Tieck-Str. 12, D-7500 Karlsruhe 51. – * 27. 12. 40 Hainichen/Sa. – **StE:** 68 Heidelberg, **Prom:** 73 Heidelberg. – **WG:** 70–73 Anästh. Heidelberg (Just), seit 73 Anästh. Diakonissenkrh. Karlsruhe-Rüppurr (Strüwing).

Kruse, Helga, Dr. med., Anästh. (74), niedergel. in eig. Praxis: Am Weiher 7, D-2000 Hamburg 19; Blankeneser Hauptstr. 60, D-2000 Hamburg 55. – * 11. 1. 42 Berlin. – **StE.** u. **Prom:** 69 Berlin. – **WG:** Anästh. 70–72 Göttingen (Stoffregen), 72–74 Hannover (Kirchner), 74–76 Berlin (Oduah), 76–80 Berlin (Ruf), 80–84 Hamburg (Montag), seit 84 niedergel.

Kube, Benno, Dr. med., Anästh. (66), leit. Dir. d. AnästhAbt. d. Städt. Kl., Beurhausstr. 40, D-4600 Dortmund 1; Pfirsichweg 3, D-4600 Dortmund 30. – * 14.6. 30 Dresden. – **StE:** 57 Hamburg, **Prom:** 59 Hamburg. – **WG:** 59/60 Inn. Hamburg (Mumme), 61–63 Chir. Mönchengladbach (Stürtzbecher), 63–66 Anästh. Düsseldorf (Zindler), 66 Oberarzt d. AnästhAbt. Städt. Kl. Dortmund (Bock), danach Komm. Leiter, 71 Komm. Leiter d. II. AnästhAbt. d. Städt. Kl. Dortmund, seit 73 Chefarzt d. II. AnästhAbt. d. Städt. Kl. Dortmund, seit 84 leit. Dir. d. AnästhAbt. d. Städt. Kl. Dortmund. –
HG: Betarezeptorenblocker, maligne Hyperthermie.

Kübler-Chicken, Ursula, Dr. med., Anästh. (77), prakt. Ärztin – Neuraltherapie –, Praxis: Karlstr. 14, D-7992 Tettnang, Tel: 07542/52199; Oberdorfer Str. 7, D-7994 Langenargen. – * 28. 10. 43. – **StE.** u. **Prom:** 70 München. – **WG:** Anästh. München (Harder) u. Freiburg (Wiemers).

Kuborn, Gisela, Dr. med., Anästh. (69), Chefärztin d. AnästhAbt. am St. Petri-Hosp., D-3530 Warburg; Lindenweg 8, D-3530 Warburg. – * 26. 8. 33 Gersfeld/Rhön. – **StE:** 61 Würzburg, **Prom:** 62 Würzburg.

Kucher, Stefka, Dr. med., Anästh. (72), niedergel. Anästh., Praxis: Kaasgrabengasse 53, A-1190 Wien; Kaasgrabengasse 53, A-1190 Wien. – **StE.** u. **Prom:** 61 Sofia, 67 Nostrifikation Wien. – **WG:** seit 63 Anästh. Wien (Mayrhofer, Kucher, Steinbereithner), 67/68 Anästh. London (Payne), 71/72 Anästh.-Oberarzt Wien, 72–76 Oberarzt an d. AnästhAbt. d. Kantonsspit. Luzern (Binkert), seit 76 niedergel. in Wien.

Kuert, Christoph F., Dr. med., Anästh. FMH (81), Oberarzt d. Abt. f. Anästh. am Regionalspit., CH-4900 Langenthal; Hinterbergweg 11 D, CH-4900 Langenthal. – * 4. 2. 44 Langenthal. – **StE:** 73 Bern, **Prom:** 77 Bern. – **WG:** 73–76 Anästh. Bern (Tschirren), 76/77 Chir. Niederbipp (Ramser), 77/78 Inn. (Mühlberger), 78–82 Anästh. St. Gallen (Kern), 82/83 Anästh.-Oberarzt Kantonsspit. Solothurn (Schär), seit 83 Anästh.-Oberarzt Regionalspit. Langenthal (Krings). –
ZV: Insulinverluste b. d. Infusion v. Insulin in Glucose u. in Nährlösungen (mit Stauffacher u. Bachofen), Schweiz. Med. Wschr. 107 (1977).

Kühl, Yella, Dr. med., Anästh. (70), Oberärztin d. AnästhAbt. d. Martin-Luther-Krh., Lutherstr. 22, D-2380 Schleswig; Breslauer Str. 4, D-2380 Schleswig. - * 5. 11. 32 Berlin. - **StE:** 57 Hamburg, **Prom:** 60 Hamburg.

Kuhlmann, Barbara, Anästh. (83), Anästh. an d. AnästhAbt. d. Ev. Diakonie-Krh., Erwinstr. 64, D-7800 Freiburg. - * 16. 8. 41 Breslau. - **StE:** 67 Freiburg. - **WG:** 69-71 Anästh. Essen (Elsaesser), seit 72 Anästh. Freiburg (Hess, Stosseck).

Kuhn, Franz, Dr. med., Anästh. (64), freie Niederlassung als Anästh., Praxis für ambulante Operationen, Mainzer Landstr. 265, D-6000 Frankfurt/Main 1. - * 18. 8. 31 Darmstadt. - **StE:** 58 Frankfurt/M., **Prom:** 59 Frankfurt/M. - **WG:** 62-64 Anästh. Mainz (Frey), seit 64 freie Niederlassung als Anästh., seit 80 eigene Operationspraxis für ambulante Operationen. - **ZV:** Vorführung eines Kindernarkosegerätes u. eines Endotrachealkatheters, Anästhesist 13 (1964).

Kuhn, Hedwig, Dr. med., Anästh. (62), Oberärztin d. Abt. f. Anästh. u. op. Intensivmed. am Krskrh. Schwäb. Gmünd in D-7075 Mutlangen; Eugen-Bolz-Str. 22, D-7070 Schwäbisch Gmünd. - * 11.6. 22 Würzburg. - **StE.** u. **Prom:** 49 Würzburg. - **WG:** 50-57 Chir. Bad Mergentheim (Göpfert), 57/58 Anästh. Heidelberg (Frey), 58/59 Inn. Crailsheim (Kritter), 59 Chir. Bad Mergentheim (Göpfert), 59-62 Anästh. Würzburg (Becker), 62/63 Anästh. Heidenheim, seit 63 leit. Anästh. im Spit. z. hl. Geist Schwäbisch Gmünd, 84 Eingliedg. d. Spit in d. Krskrh. Schwäbisch Gmünd.

Kühn, Rudolf, Dr. med., Anästh., Chir. (Gefäß-Chir.), Oberarzt d. Chir. Abt. am Krh. Neukölln, Rudower Str. 56, D-1000 Berlin 47, Limastr. 4, D-1000 Berlin 37. - * 2. 2. 37. - **StE:** 63 Würzburg, **Prom:** 68 Berlin. - **WG:** 65-69 Anästh. Berlin-Neukölln (Zadeck), 69-85 Chir. Berlin-Neukölln (Bücherl, Irmer, Krüger).

Kuhnert-Frey, Bärbel, Dr. med., Anästh. (75), Chefärztin d. Abt. f. Anästh. u. Intensivtherapie am Krskrh., D-6920 Sinsheim, Tel: 07261/400300; Friedrich-Metz-Str. 18, D-6920 Sinsheim, Tel: 07261/4420. - 26. 6. 44 Heidelberg. - **StE:** 68 Heidelberg, **Prom:** 68 Heidelberg. - **WG:** 71-75 Anästh. Mannheim (Lutz).

Kukolja, Jasenka, Dr. med., Anästh. (79), z. Zt. nicht berufstätig, Am Remmenstein 30, D-5952 Attendorn. - * 9. 4. 48 Zagreb. - **StE:** 72 Zagreb, **Prom:** 72 Zagreb. - **WG:** 74 Gyn. St. Ingbert (Hust), Anästh. 74-79 Neunkirchen (Maslak), 80/81 Ottweiler (Müller-Ost), 81-84 Attendorn (Pilgenröder).

Kulgemeyer, Erna Elisabeth, Dr. med., Anästh. (63), Chefärztin d. AnästhAbt. am Krskrh., Holmer Str. 155, D-2000 Wedel. - * 23. 4. 27 Bissel (Oldb.). - **StE:** 56 Hamburg, **Prom:** 57 Hamburg. - **WG:** 58 Chir. Hamburg (Buchholz), 59-61 Anästh. Zürich (Hossli), 61 Anästh. Royal Infirm. Leicester (Turner), 61/62 Chir., HNO, Kreislauflabor, Hämat. Hamburg, 63-69 Inn., Päd., Chir. Wedel, seit 69 Chefarzt d. AnästhAbt. Krskrh. Wedel.

Kümpers, Hildburg, Dr. med., Anästh. (74), Oberärztin d. AnästhAbt. d. Marien-Hosp. Mauritius-Str. 6, D-4430 Steinfurt-Borghorst; Königstr. 24, D-4419 Laer. - * 6. 2. 43. - **StE.** u. **Prom:** 69 Münster. - **WG:** Anästh. Münster, seit 74 Oberärztin im Marien-Hosp. Borghorst.

Kumpf, Martin, Dr. med., Anästh. (80), Oberarzt an d. zentr. AnästhAbt. d. Landkrs. Ostallgäu, Saliterstr., D-8952 Marktoberdorf u. Stadtbleiche 1, D-8954 Füssen; Benzenauerweg 4, D-8954 Biessenhofen. - * 9. 3. 47. - **StE:** 74 München, **Prom:** 78 München.

Kunic, Tomo, Dr. med., Anästh. (70), leit. Anästh. am Marien-Hosp., Pastor-Janssenstr. 8-38, D-4230 Wesel; Seydlitzstr. 58, D-4230 Wesel. - * 1. 1. 33 Markus Breg/Jugoslawien. - **StE:** 60 Zagreb, **Prom:** 60 Zagreb. - **WG:** 62-64 Bluttransf. Zagreb, 64-69 Chir., Inn. Lungenphysiol. Moers, 69/70 Anästh. Mainz (Frey), 70-74 Anästh. Osnabrück (Kreuscher), seit 74 AnästhAbt. Marien-Hosp. Wesel.

Kunkel, Regula, Dr. med., Med. Dir., Anästh. (70), leit. Oberärztin, stellvertr. Vorst. am Inst. f. Anästh., Dtsch. Herzzentr., Lothstr. 11, D-8000 München 2; Tiépolostr. 1, D-8000 München 19. - * 16. 9. 36 Göttingen. - **StE.** u. **Prom:** 63 München. - **WG:** 65/66 Chir. München-Pasing (Hartmann), 66/67 Inn. Köln-Merheim (Buchborn), Anästh. 67-69 München-Pasing (Breinl), 69-73 München (Beer), seit 73 Dtsch. Herzzentr. München (Richter). -
BV: Narkoseführg. b. kardiochir. Eingr. im Säuglingsalter (mit Richter u. Sebening), in: Anästh. b. kardiochir. Eingriffen, hrg. Götz u. Lawin, Thieme Stuttgart 1978. -
ZV: Akupunktur b. 100 Herzop. (mit Richter, Baum u. Amereller), Ärztl. Praxis 27 (1975). - Clinical experience with electrical acupuncture analgesia in 125 patients undergoing open heart surgery (mit Richter et al), Acupuncture & Electro-Therapeut. Res. *1* (1975). - Anästh. Maßn. b. Op. am offenen Herzen v. Neugeb. u. Kleinstkindern unter 10 kg Körpergew. in tiefer Hypothermie u. Kreislaufstillst. (mit Richter, Holper, Baum, v. Bohuszewicz, Habermeyer u. Sebening), Techn. Neuerungen in Anästh. u. Intensivpflege, Anästh. aktuell *1* (1976). - Technik d. Punkt. d. großen

Hohlvenen u. Komplik. b. Venenkathetern, in: Unfallmed. Tgg., Hauptverbd. d. gewerbl. BG, Bonn, *28* (1976). – D. anäst. Vorgehen b. herzchir. Eingriffen (mit Richter et al), Herz *1* (1976). – Anästh. z. Totalkorrektur angebor. Herzfehler b. Kindern unter 10 kg Körpergew. (mit Richter, Holper, Habermeyer u. Sebening), Proc. XV. gemeins. Tgg. d. Österr., Dtsch. u. Schw. Ges. f. Anästh. u. Wiederbeleb., Genf 1977. – Intraop. Angiografie in d. Herz-, Thorax- u. Gefäßchir. (mit Meisner et al), Electromedica 2 (1977). – Electroacupuncture in anaesth. (mit Pongratz et al), Proc. 5th Internat. Symp. Graz 78, in: Electrotherapeutic Sleep and Electroanaesth., hrg. Wageneder-Germann (1978). – The effects of deep hypothermia and circulatory arrest on systemic metabolic state of infants undergoing corrective open heart surgery: a comparison of two methods (mit Hagl, Richter, Habermeyer u. Sebening), Thorac cardiovasc Surgeon *27* (1979). – Hypothermic circulat. arrest: temperature patterns and metabolism in infants (mit Hagl et al), 30, Spec. Issue 1 (1982). – Zur Frühkorrektur d. unterbroch. Aortenbogens (IAA) (mit Sebening et al), Fortschr. Med. ebd. 101 (1983). – Korr. angeborener Herzfehler im hypothermen Kreislaufstillst. b. Säugl. u. Kleinkindern unter 10000 gr. Körpergew., Anästhesist *32*, Suppl. (1983). – Erfahrg. mit einem neuen EEG-Spektralanalysator in d. Herzanästh. (mit Göb, Barankay, Späth, Dietrich u. Richter), 2. Internat. Symp. Erlangen 1984 (im Druck).

Kuntze, Dieter, Dr. med., Anästh. (73), leit. Arzt d. Anästh.- u. IntensivAbt. am Allg. Krh. f. d. Stadt Hagen, Buscheystr. 15 a, D-5800 Hagen 1, Tel: 02331/201-465; Brahmsstr. 17, D-5800 Hagen 1, Tel: 02331/53148. – * 27. 11. 36 Wiesenburg/Mark. – **StE:** 66 Bonn, **Prom:** 83 Essen. – **WG:** Gyn. Oberhausen-Sterkrade (Schrödter), Anästh. Essen (Stöcker), Blutspendedienst Essen (Lubold), Intensivstat. Chir. Kl. Essen (Eigler), seit 76 Oberarzt d. Anästh.- u. IntensivAbt. d. Allg. Krh. f. d. Stadt Hagen (Sobesky), seit 77 leit. Arzt ebd. –
BV: Erfahrg. mit Jugularis-int.-Kathetern bei Säuglingen u. Kleinkindern, Anästh. Intensivmed., Bd. 157, Springer 1983. –
ZV: Intra- u. postop. Peep-Beatmg., Informat. Fresenius 8, 1981.

Küppers, geb. Frischer, Greta, Dr. med., Anästh. (71), niedergel. Anästh. – Schmerztherapie, ambul. Anästh. – Hebbelstr. 60, D-5000 Köln 51. – **StE:** 40 Jena, **Prom:** 48 Hamburg. – **WG:** 46–49 Physiol.-Chem. Hamburg (Kühnau), Dtsch. Fettsäurewerke u. Imhausen-Forsch. (Imhausen) Witten, 63–71 Anästh. Bonn (Havers), seit 71 niedergel. Anästh. –
ZV: Ryodoraku Methode – Diagnostik u. Ther., Erfahrungsmedizin 1984.

Kurka, Kurth, Dr. med., Anästh. (64), Chefarzt d. zentr. Abt. f. Anästh., LKH D-8630 Coburg; Bergstr. 3, D-8630 Coburg. – * 20. 12. 28 Mährisch-Ostrau. – **StE:** 53 München, **Prom:** 54 München. – **WG:** 53 Chir. München, 53/54 Neumarkt-St. Veit, 54–57 Lichtenfels-Hochstadt, 57–62 Coburg, 62–64 Anästh. Erlangen (Rügheimer), seit 64 Chefarzt d. AnästhAbt. LKH Coburg.

Kurka, Paul, Dr. med., Anästh. (56), emerit. Oberarzt, allg. beeideter gerichtl. Sachverständiger, A-1020 Wien, Böcklinstr. 78/18. – * 20. 6. 22 Wien. – **StE.** u. **Prom:** 49 Wien. – **WG:** 51–52 Anästh. Wien (Mayrhofer), 56–65 Anästh. Kr. Rudolfstiftung Wien, seit 62 1. Anästh.-Facharzt, 65–82 Wilhelminenspital Wien. – **ZV:** Nark. Erfahrg. mit Kemithal (mit Mayrhofer), Anästhesist 2 (1953). – Klin. Erfahrg. mit Prothipendyl in d. Narkoseprämed., Wien. klin. Wschr. 71 (1959). – Wechseldruckbeatmg. bei mehr als 2000 Anästh., Anästhesist 11 (1962). – D. Wirkg. v. Dexa-Scheroson auf d. weißen Blutzellen u. seine Verwendg. in d. inn. Med. u. in d. Anästhesie (mit Hitzenberger), Wien. klin. Wschr. 75 (1963). – Klin. Erfahrg. mit Ro 5-4200 in d. Anästh., Anästhesist 23 (1974). – Narkose in d. Ordination d. Zahnarztes, Österr. Zschr. für Stomatologie 358, 1975. – Rohypnol in der tägl. Anästhesiepraxis, Broschüre, 1983.

Kurz, Hans Rainer, Dr. med., Anästh. (82), Anästh. an d. Abt. f. Anästh. u. Intensivmed. d. Krskrh., Meisenhartweg 14, D-7880 Bad Säckingen; Albert-Gersbach-Allee 3, D-7880 Bad Säckingen. – * 29. 5. 48 Villingen-Schwenningen. – **StE:** 74 Freiburg, **Prom:** 84 Ulm. – **WG:** 77–79 Anästh. Villingen-Schwenningen (Gülke), 79–82 Anästh. u. op. Intensivmed. Göppingen (Milewski), 83 Radiol. Göppingen (Schaudig), seit 84 Anästh. u. Intensivmed. d. Krskrh. Bad Säckingen (Dittmann).

Kuschinsky, Beate, Dr. med., Anästh. (75), nicht berufstätig; Im Pfirsichgarten 2, D-5300 Bonn 2. – * 4. 5. 43 Ittlingen. – **StE.** u. **Prom:** 68 Heidelberg.

Küster, Dorothee, Dr. med., Anästh. (64), niedergel. Anästh.; Pigageallee 4, D-4000 Düsseldorf 13. – * 23. 2. 30 Recklinghausen. – **StE.** u. **Prom:** 58 Düsseldorf. – **WG:** 60 Inn. Düsseldorf (Grosse-Brockhoff), 61–64 Anästh. Düsseldorf (Zindler).

Kuster, Franz, Dr. med., Anästh. (72), Chefarzt d. AnästhAbt. u. Leit. d. Intensivpflegestat. am Kantonsspit., CH-6300 Zug; Löbernstr. 45 a, CH-6300 Zug. – * 29. 11. 35 Engelberg. – **StE.** u. **Prom:** 65 Basel. – **WG:** Anästh. St. Gallen (Kern), Chir. Zug (Mäder).

Kutlu, Tülin, Dr. med., Anästh. (74), Leiterin d. Anästh.Abt. am Spital, Lattenstr. 1, CH-9450 Altstätten; Blattenstr. 7, CH-9450 Altstätten/St. Gallen. - * 22. 5. 38 Erzurum. - **StE:** 66 Istanbul. - **WG:** 67/68 Pharmak. Zürich (Waser), 68–74 Anästh. St. Gallen (Kern).

Kwiatek, Jan Antoni, D. A., F. F. A. R. C. S., Anästh. (83), Anästh.-Oberarzt am St. Elisabethen-Krh., Feldbergstr. 15, D-7850 Lörrach; Riehenstr. 24, D-7850 Lörrach. - * 29. 9. 41 Góra/Polen. - **StE:** 68 Warschau, **D. A.:** 74 London. - **WG:** 70/71 Industriearzt Warschau, 72–74 Anästh. Surrey/Engl., 74–77 Anästh. Portsmouth/Engl., 77–81 Anästh.-Oberarzt im King's-College-Hosp. London, 81 Anästh.-Oberarzt London-Hosp. London, 81/82 Anästh.-Oberarzt Städt. Krh. Solingen, 82 Anästh.-Oberarzt Bleuland-Krh. Gouda/Holland, seit 83 Anästh.-Oberarzt St. Elisabethen-Krh. Lörrach.

L

Labedz, Janusz, Anästh. (80 Polen, 84 Deutschland), Anästh. an d. Abt. f. Anästh. u. Intensivmedizin d. Krh. „Hetzelstift", Stiftstr. 10, D-6730 Neustadt/Weinstraße; Deidesheimer Str. 10, D-6730 Neustadt 15. - * 24.11. 49 Krakau. - **StE:** 75 Krakau. - **WG:** 75–81 Anästh. Krakau (Oszacki, Sych), seit 82 Anästh. u. Intensivmedizin Neustadt/Weinstraße (Neumann).

Laciga, Richard, Dr. med. Anästh. (75), freiprakt. Anästh., tätig am Rotkreuzspital, Gloriastr. 18, CH-8028 Zürich; Wehrenbachhalde 40, CH-8053 Zürich. - * 9. 11. 37 Breclav/CSSR. - **StE:** 61 Brno/CSSR, 74 Zürich, **Prom:** 64 Brno/CSSR.

Lackner, Franz, Prof. Dr. med., Anästh. (69), Oberarzt an d. Kl. f. Anästh. u. allg. Intensivpflege d. Univ. Wien, Spitalgasse 23, A-1090 Wien; Laudongasse 13, A-1080 Wien. - * 27. 6. 38 Horn. - **StE.** u. **Prom:** 63 Wien, **Habil:** 76 Wien. - **WG:** Anästh. Wien (Mayrhofer) u. New York (Foldes 71). - **ZV:** (über 130 Publik.).

Lamprecht, Christian, Dr. med., Anästh. (65), Chefarzt der AnästhAbt. am St. Gertrauden-Krh., Paretzer Str. 12, D-1000 Berlin 31. - * 10. 2. 33 Rüdersdorf b. Berlin. - **StE:** 59, **Prom:** 61.

Landauer, Bernd, Prof. Dr. med., Anästh. (72), Chefarzt d. Abt. f. Anästh. u. op. Intensivmed. d. Städt. Krh. München-Bogenhausen, Englschalkingerstr. 77, D-8000 München 81, Tel: 089/92702166; Unterhachingerstr. 26, D-8012 Ottobrunn. - * 18. 11. 40 München. - **StE:** 66 München, **Prom:** 67 München, **Habil:** 77 München. - **WG:** 68–84 Anästh. Krh. re. d. Isar München (Lehmann/Kolb), 73 Oberarzt d. Inst. f. Anästh. ebd., 78 leit. Oberarzt, 78 Extraordinarius C III, seit 84 Chefarzt d. Abt. f. Anästh. u. op. Intensivmed. am Städt. Krh. München-Bogenhausen. - **H:** Intensivbehandlung. - **BV:** Zur funktionellen Beeinflussg. d. Lunge durch Anästhetica, Anästh. Intensivmed., Bd. 114, Springer Berlin, Heidelberg, New York 1979. - Kardiol. Notfälle (mit Halhuber u. Bungeroth), Urban & Schwarzenberg München 1984. - Medikamente in d. Anästh.: Inhalationsanästhetika - Muskelrelaxantien - Injektionsnarkotika, in: Kuemmerle u. Hitzenberger: Klin. Pharmak. u. Pharmakother., Ecomed, 4. Aufl. 1984. - Besonderheiten d. klin. Pharmak. in Anästh. u. Chir. (mit Meierhofer), in: ebd. - **ZV:** ca. 125 wiss Publ., u. a. Anästh. in d. Neurochir., Wiss. Inform. Fresenius 3 (1975). - D. kontroll. Hypotension mit Natriumnitroprussid, Anästhesist 25 (1976). - Problematik d. klin. Erstversorgung Polytraumatisierter (mit Kolb), Intensivbehandlung 1 (1976). - „Altes" u. „Neues" zum Thema Wiederbeleb., Fortschr. Med. 94 (1976). - Zur Bedeutg. d. Ventilationsmusters f. d. funktionelle Situat. d. Lunge b. Inhalationsnark., I: Spontanatmung versus IPPB, II: PEEP, Anästhesist 26 (1977). - Narkoseprobl. b. d. Massivtransfus., ebd. 27 (1978). - Narkoseprobl. b. Mehrfachverletzten, Intensivbehandlung 4 (1979). - D. Ambulanznark. - Möglichkeiten u. Grenzen aus anästh. Sicht, Dtsch. Ärztebl. 77 (1980). - Möglichkeiten u. Grenzen d. kontroll. Hypotension mit Nitroprussid, Anästh. Intensivmed. 130 (1980). - Zur Behandlg. d. malignen Hyperthermie mit Dantrolen, Anästhesist 29 (1980). - Schock - Ursachen, Differentialdiagnose u. Behandlungsstrategien, Intensivbehandlung 5 (1980). - Zur Problematik d. Allgemeinnark. im Rahmen d. Tageschir., Folge 1 u. 2, Fortschr. Med. 99 (1981). - Zur Frage d. Blutdruckanstieges nach künstl. Hypotension, Anästh. Intensivmed. 22 (1981). - Probleme d. Kaiserschnittnarkose - Versuch einer Standortbestimmung, ebd. - Kriterien f. d. Straßenfähigkeit u. Verkehrstauglichkeit (mit Meierhofer), in: Ahnefeld et al., Klin. Anästh. Intensivther. 24 (1982). - Zur Problematik d. schwierigen Intubat. (mit Schmid), Anästh., Intensivther., Notfallmed. 17 (1982). - Inhalationsanästh. heute, I: Historische Entwicklung, allg. Tatsachen, II: Spez. Wirkg. u. Probleme, Fortschr. Med. 101 (1983).

Landauer, Gaby, Dr. med., Anästh. (69), selbständig tätige Anästh.; Unterhachinger Str. 26, D-8012 Ottobrunn. - * 16. 4. 38 Münsterhausen. - **StE.** u. **Prom:** 64 München. - **WG:** Anästh. München (Lehmann),

72/73 Oberärztin d. Inst. f. Anästh. d. Techn. Univ. München (Kolb).

Landgraf, Thomas, Dr. med., Anästh. (78), Anästh. - Chefarzt (im Kollegialsystem) am Krh. St. Martin, Leutkirchstr. 32, D-7614 Gengenbach; Höllengasse 1, D-7614 Gengenbach. - * 9. 4. 47 Gera. - StE: 72 Mainz, **Prom:** 74 Mainz. - **WG:** bis 75 Chir. Regensburg, 75-78 Anästh. Regensburg, 78/79 Anästh. Landshut, 79-83 Anästh. - Oberarzt am Krh. d. Barmh. Brüder Regensburg, seit 83 Anästh. - Chefarzt Krh. St. Martin Gengenbach.

Lange, Bernhard, Dr. med., Päd. (75), Anästh. u. Intensivmedizin (80), Chefarzt d. Anästh.- u. IntensivAbt. (im Kollegialsystem mit Dr. Leske) an d. DRK-Kinderkl., Wellersbergstr. 60, D-5900 Siegen; Rabenhainstr. 90, D-5900 Siegen. - * 2. 4. 39 Stolberg/Rhld. - StE: 64 Freiburg, **Prom:** 68 Freiburg. - **WG:** Inn. Siegen (Buscher), Neurochir. Siegen (Schulze), Päd. Siegen (Körver), Kinderanästh. Siegen (Leske), Anästh. Siegen (Wrbitzky), seit 80 Chefarzt Anästh. DRK-Kinderkl. Siegen.

Lange, Klaus-Dieter, Dr. med., Oberstarzt, Anästh. (65), Leit. Arzt d. Abt. X - Anästh. u. Intensivmedizin am BwZentrKrh., Rübenacherstr. 170, D-5400 Koblenz. - * 8. 1. 25 Fürsten-Ellguth/Schlesien. - StE: 51 Freiburg, **Prom:** 53 Freiburg. - **WG:** 51-56 Chir. Freiburg (Rehn, Kraus), seit 56 Bw., Anästh. Freiburg (Wiemers) u. München (Beer), seit 68 Leit. Arzt d. Abteilung X am BwZentrKrh. Koblenz.

Lange-Müller, Sophie, Anästh. (70), Anästh. an d. zentr. AnästhAbt. d. St. Markus-Krh., Wilh.-Epstein-Str. 2, D-6000 Frankfurt 50; Arndtstr. 9, D-6000 Frankfurt/M. 1. - * 28. 3. 34 Leipzig. - StE: 63 Mainz. - **WG:** 63-66 Chir., Inn., Gyn., Anästh. Leverkusen (Schauersberger), seit 66 AnästhAbt. d. St. Markus-Krh. Frankfurt (Kronschwitz).

Langenheim, Kay-Ulrich, Anästh. (79), Oberarzt d. Abt. f. Anästh. u. op. Intensivmedizin an d. Ev.-luth. Diakonissenanst., Marienhölzungsweg 2, D-2390 Flensburg; An der Kirche 24, D-2392 Munkbrarup/ Flensburg. - * 23. 3. 48 Hamburg. - StE: 73 Kiel. - **WG:** 74-81 Anästh. Kiel (Wawersik), seit 81 Oberarzt d. Abt. f. Anästh., Ev.-luth. Diakonissenanst. Flensburg (Marquort).

Langer, Jürgen, Dr. med., Anästh. (72), Chefarzt d. Abt. f. Anästh. u. op. Intensivmedizin am St. Elisabeth-Hosp., Im Schloßpark 12, D-4352 Herten; Achtenbecksweg 3, D-4352 Herten. - * 13. 7. 42 Gleiwitz. - StE: 67 Köln, **Prom:** 69 Köln.

Langer, Reinhold, Dr. med., Pneum. (51), Anästh. (54), Chefarzt d. AnästhAbt. u. op. IntensivpflegeAbt. Stadtkrh. Starkenburgring 66, D-6050 Offenbach a. M., Tel: 069/80654170; Grenzstr. 4 D-6052 Mühlheim a. M. - * 25. 1. 21 Herzfelde/Mark. - StE: 44 Würzburg, **Prom:** 44 Berlin. - **WG:** 45 Pneum. Berchtesgaden (Habicht) u. Davos (Studer), ab 51 Anästh. Salzburg (Feurstein), 54 Oberarzt Anästh. Berchtesgaden, 58 Sanitätsoffizier Pneum. Bonn-Beul, AnästhAbt. BwLazarett Hamburg, Sportarzt Sonthofen, Strahlenschutz Freiburg, 62-65 Anästh. Hamburg-Eppendorf (Horatz), seit 65 Chefarzt d. AnästhAbt. u. op. IntensivpflegeAbt. am Stadtkrh. Offenbach a. M.

Langes, Klaus, Dr. med., Anästh. (79), Chefarzt d. AnästhAbt. im Krskrh., Krankenhausstr. 14, D-7110 Öhringen; Hegelstr. 5, D-7117 Bitzfeld. - * 20. 6. 45 Erlangen. - StE: 75 Heidelberg, **Prom:** 78 Heidelberg.

Langner, Roland, Dr. med., Anästh. (74), Chefarzt d. AnästhAbt. u. op. Intensivstat. am Katharinen-Hosp., Obere Husemannstr. 2, D-4750 Unna, Tel: 02303/1001; Ginsterweg 7, D-4750 Unna. - * 21. 10. 41 Königshütte. - StE: 68 Bonn, **Prom:** 72 Bonn. - **WG:** 70 Anästh. Andernach (Kändler), 71-74 Anästh. Bwkrh. Koblenz (Lange), 74 1. Anästh.-Oberarzt Düsseldorf (Rohne), 74-77 1. Anästh.-Oberarzt Stadt-Krh. Solingen (Meyer), seit 78 Unna.

Lanz, Egon, PrivDoz. Dr. med., F. A. C. A. (73), Anästh. (74), Oberarzt am Inst. f. Anästh. d. Klinikum d. Univ., Langenbeckstr. 1, D-6500 Mainz; Fontanestr. 24, D-6500 Mainz 31. - * 30. 12. 41 Ravensburg. - StE. u. **Prom:** 66 Düsseldorf, **Habil:** 80 Mainz. - **WG:** seit 70 Inst. f. Anästh. d. Univ. Mainz (Frey/Dick), 72/73 Dept. of Anesth., Southwestern Med. School, Univ. of Texas, Dallas (Jenkins), 73 Dept. of Anesth., Baylor Univ. Med. Center, Houston, Texas (Keats), 75/76 Dept. of Anesth., Univ. of Alabama, Birmingham (Corssen), 76/77 Dept. of Anesth., Univ. of Florida, Gainesville (Modell). -
ZV: 60 wiss. Publ., u. a. D. Wirkg. von Lokalanästhetika auf Durchblutg. u. O$_2$-Verbrauch d. Uterus von schwangeren Schafen, Anästhesist 26 (1977). - Isobare Spinalanästh. mit Bupivacain u. Tetracain, Regional-Anästhesie 2 (1979). - Modelluntersuchg. zur Ausbreitg. d. „isobaren" Spinalanästh., ebd. 3 (1980). - Epidural morphine for postop. analgesia: a double-blind study, Anesth. Analg. 61 (1982). - The extent of blockade following various techniques of brachial plexus block, ebd. 62 (1983). - Assessment of motor blockade during epidural anesth., ebd. - Epidural buprenorphine: a double-blind study on postop. analgesie and side effects, ebd. 63 (1984). - 0,5 mg Morphin intrathekal bei Spinalanästh., Regional-Anästhesie 7 (1984).

Lass, Klaus, Dr. med., Anästh. (82), leit. Anästh. am a. ö. Krh., A-5730 Mitterstill; Felberstr. 15, A-5730 Mitterstill; - * 22. 2. 40 Innsbruck. - **StE. u. Prom:** 70 Innsbruck. - **WG:** 74-78 Prakt. Arzt in Mayrhofen/ Tirol, 79-82 Anästh. Essen (Stöcker).

Laszig, Günter, Dr. med., Anästh. (63), Oberarzt d. AnästhAbt. am Albertinen Krh., Süntelstr. 11 a, D-2000 Hamburg 61; Frohmestr. 73/32, D-2000 Hamburg 61. - * 26. 2. 26 Greifswald. - **StE:** 56 Berlin, **Prom:** 65 Berlin. - **WG:** 56-58 Chir. Pasewalk u. Prenzlau, 58-60 Landambul. Friedland u. Neubrandenburg, 60-67 Anästh. Berlin-Buch (Poppelbaum), 67-77 Chefarzt AnästhAbt. Krh. Berlin-Weissensee, seit 78 AnästhAbt. Albertinen Krh. (Bühler). -
ZV: Wiederbelebungstisch f. Neugeborene, Med. Tech. 63/142. - Verb. d. Ansatzst. f. d. Doppellumentubus n. Carlens, ebd. 63/201. - Gasvorwärmer f. kompr. Gase, ebd. 1964/10. - Zweizeitige Fremdkörperaspiration bei einem Kind, Kinderärztl. Prax. 1966/11. - D. Doppellumentubus n. Carlens, Zschr. ärztl. Fortbildung 1966. - Diagnost. Probl. d. Fremdk. im Tracheobronchialsystem, ebd. 1966. - D. Einfluß versch. Narkoseformen auf d. Säure-Basen-Haushalt, Anästhesist 19 (1970). - Probleme u. Org. d. kard. pulm. Wiederbelbg. bei Sportunfällen, Med. u. Sport 10 (1970).

Latscher, Helmut, Dr. med., Anästh. (77), Oberarzt an d. AnästhAbt. d. Bez.-Krh., A-9900 Lienz; Schleinitzweg 4, A-9900 Lienz. - * 19. 2. 46 Klagenfurt. - **StE. u. Prom:** 71 Wien. - **WG:** 74-77 Anästh. Innsbruck (Haid).

Laube, Margot, Dr. med., Anästh. (74), nicht mehr berufstätig, Säntisweg 20, D-8998 Lindenberg. - * 6. 11. 19 Posen. - **StE:** 52 Frankfurt/Main.

Lauboeck, Hermann, Dr. med., Anästh. (80), Oberarzt d. zentr. AnästhAbt. d. Berufsgenossenschaftl. Krankenanst. „Bergmannsheil Bochum" - Univkl., Hunscheidtstr. 1, D-4630 Bochum 1; Hohensyburgstr. 83 B, D-4600 Dortmund 30. - * 10. 10. 42 Berlin. - **StE:** 69 Heidelberg, **Prom:** 76 Frankfurt. - **WG:** 71-76 Anästh. Herdecke, 76 Anästh. Bardenberg (Soldhu), 76-78 Anästh.-Oberarzt Städt. Kl. Dortmund (Bock), seit 79 Anästh.-Oberarzt BG-Krankenanst. Bochum (Harrfeldt). -
BV: Die Peridurographie u. kontinuierl. Periduralanästh. als Routineverfahren bei d. Diagnostik u. Ther. raumfordernder Prozesse im Spinalkanal, Abstracts DGAW-Kongr. Erlangen 1975. - Interdisziplinarität aus der Sicht eines Mediziners, in: Der Gesichtsschmerz, Schattauer Stuttgart, New York (im Druck). -
ZV: The conditions of mitral valve closure, J. Biomed.

Engeneering Vol. II (1980). - Echocardiographic Study of the isovolumetric contraction time, ebd. - Quantitative determination of dynamic preload in a normal left ventricle during rest and exercise, Anästhesist 32 (1983).

Lauer, Emil, Dr. med., Anästh. (82), Anästh. an d. AnästhAbt. d. Stadtkrh., D-6050 Offenbach/Main; Tulpenhofstr. 59, D-6050 Offenbach. - * 8. 12. 28 Gilati/ Rumänien. - **StE. u. Prom:** 53 Bukarest.

Lauer, Karl-Wilhelm, Anästh. (78), Chefarzt d. Abt. f. Anästh. u. op. Intensivmed. am Vinzenz-Hosp., Dr. Otto-Seidelstr. 31/33, D-4220 Dinslaken; Am Friedenshof 37, D-4230 Wesel. - * 23. 8. 39. - **StE:** 66 Münster/Essen.

Läufer, Ernst F., Dr. med., Anästh. (57), in Pension; Im Friessen 11, D-7763 Öhningen 1. - * 18. 2. 18 Brattersdorf. - **StE. u. Prom:** 45 Prag. - **WG:** 46/47 Infekt.- u. Tbc.-Abt. Lazarett Göppingen, 47-49 Staatl. Gesundh.-Amt Crailsheim, 49-53 Chir. amer. Lazarett Stuttgart, 53/54 Mt. St. Mary Hosp. Niagara Falls, New York, 54-56 Anästh. Bellevue Med. Center New York, 56-58 Leit. d. AnästhAbt. Chir. Kl. Ulm, 59/60 Anästh. Freiburg (Wiemers), 60-83 Chefarzt d. AnästhAbt. d. Städt. Krh. Singen (Hohentwiel). -
ZV: D. Steroid-Narkose - sind Phlebitiden vermeidbar? Med. Mschr. *1958,* 246. - Schockprophylaxe, Hypothermie, prä- u. postop. Behandlg. mit Phenothiazinen (mit Dobroschke), Med. Mschr. *1961,* 529.

Lautenbach, Hans, Chir. (59), Anästh. (60), Transfusionsmed., Chefarzt d. Blutspende- u. Transfusions-Abt. an d. Ev.-luth. Diakonissen-Anst., Marienhölzungsweg 2, D-2390 Flensburg; Friedrichshöh 11, D-2390 Flensburg, Tel: 0461/42684. - * 24. 9. 11 Flensburg. - **StE:** 38 Heidelberg. - **WG:** 38 Inn. Hamburg-Eppendorf (Weitz), 38/39 Chir. Flensburg (Jüngling), 39 Path. Hamburg-Barmbek (Gräff), seit 39 Marine-Sanitätsoffizier: 40 Chir. Marinelazarette Bremen u. Bedburg-Hau (Forstmann), 45 Chir. Marinelazarett Vechta, 45-48 Chir. Marinelazarett Wilhelmshaven (Zohlen), 48/49 Inn. Lübeck (Hansen), 49-51 Chir. Tönning (Lütjens), 51-58 Chir. Flensburg (Blümel), 59/60 Anästh. Center der WHO Copenhagen (Husfeldt, Ibsen, Ruben, Andersen, Dam), 60-67 Chir. (Blümel) u. Anästh. Flensburg, 68-81 Chefarzt d. AnästhAbt. u. der Blutspendedienstes d. Diakonissen-Anst. Flensburg, seit 81 Chefarzt d. Blutspende- u. TransfusionsAbt. ebd., 63-71 Marinesanitätsoffizier d. R. -
ZV: Ber. über d. 9. AnästhKurs d. WHO in Kopenhagen 1959, Anästhesist 9 (1960).

Lauven, Peter M., Dr. med. Dr. rer. nat., Anästh. (83), Oberarzt am Inst. f. Anästh. d. Univ., Sigmund-Freud-Str. 25, D-5300 Bonn 1 (Venusberg); Von-Sandt-Str. 56, D-5300 Bonn 3 (Beuel). - * 13. 5. 48 Leverkusen. - **StE:** 79 Bonn, **Prom:** 74 Bonn (Chemie), 79 Bonn (Med.). - **WG:** seit 79 Anästh. Bonn (Stoeckel). -
BV: Zur Pharmakokinetik intravenöser Anästhetika (mit Stoeckel u. Schüttler), in: Lawin, Götz u. Lutz (Hrg.): Intraven. Narkose u. Langzeitsedierg., Symp. in Münster, Intensivmed. Notfallmed. Anästh., Bd. 31, Thieme Stuttgart, New York 1982. - Exposit. gegen Spurendosenkonzentrat. flüchtiger Anästhetika - gegenwärtige Beurteilg. (mit Stoeckel), in: Peter u. Jesch (Hrg.): Inhalationsanästh. heute u. morgen, Anästh. Intensivmed., Bd. 149, Springer Berlin, Heidelberg, New York 1982. - Klin. Pharmakokinetik v. Midazolam (mit Stoeckel), in: Götz (Hrg.): Midazolam in d. Anästh., Internat. Symp., Darmstadt 83, Ed. Roche Basel 1984. - Möglichkeiten d. Antagonisierung v. Anästhetika-Wirkungen (mit Stoeckel), in: Just u. Wiedemann (Hrg.): D. anästh. Polikl. - Anästh.Ambulanz, Ambulanznark., Schmerzambulanz, IV. Internat. Heidelberger Anästh.-Symp., Intensivmed. Notfallmed. Anästh., Thieme Stuttgart, New York 1985. - Alfentanil bei abdom. Hysterektomien: Repetit. vs. Infus. (mit Stoeckel), in: Hartung u. Zindler (Hrg.): Alfentanil, ein neues kurzwirksames Narkotikum, Springer Berlin, Heidelberg, New York, Tokyo 1985. - Pharmacokinetic and pharmacodynamic data for control of anaesth.: Benzodiazepines (mit Stoeckel), in: Stoeckel (Hrg.): Internat. workshop on quantitation, modelling and control of anaesth., Bonn 84, Thieme Stuttgart, New York 1985. - Applications of pharmacokinetic concepts in clin. anaesth. (mit Stoeckel, Schwilden u. Schüttler), in: ebd. -
ZV: Verhinderg. d. Fentanyl-Rebound-Phänomens durch Cimetidin-Medikation (mit Stoeckel, Schüttler u. Schwilden), Anästhesist 30 (1981). - Klin. Pharmakokinetik v. Midazolam, Flunitrazepam u. Diazepam (mit Stoeckel u. Schüttler), Anästh., Intensivther., Notfallmed. 16 (1981). - Klin. Pharmakokinetische Untersuchg. mit d. neuen Benzodiazepin Midazolam (mit Stoeckel, Ochs u. Greenblatt), Anästhesist 30 (1981). - Ein pharmakokinetisch begründetes Infusionsmodell f. Midazolam. Eine mikroprozessorgesteuerte Applikationsform zur Erreichung konstanter Plasmaspiegel (mit Stoeckel u. Schwilden), ebd. 31 (1982). - Kinetics of high-dose i.v. diazepam (mit Ochs, Greenblatt, Stoeckel u. Rommelsheim), Brit. J. Anaesth. 54 (1982). - Raumluftkonzentrat. d. Inhalationsanästhetika im Operationssaal. D. Einfluß v. Schutzmaßnahmen (mit Stoeckel), Anästh. Intensivmed. 23 (1982). - The effects of a benzodiazepine antagonist (Ro 15-1788) in the presence of stable concentrations of midazolam (mit Schwilden, Stoeckel u. Greenblatt), Anesthesiology 63 (1985).

Lawin, Peter, Prof. Dr. med. Dr. med. h.c., Anästh. (62), Dir. d. Kl. f. Anästh. u. op. Intensivmed. d. Univ., Albert-Schweitzer-Str. 33, D-4400 Münster. - * 20. 1. 30 Königsberg. - **StE.** u. **Prom:** 56 München, **Habil:** 70 Hamburg. - **WG:** 58-62 Chir. Hamburg (Zukschwerdt), Anästh. Hamburg (Horatz), Kard. Hamburg (Gadermann), 62-76 Chefarzt d. Anästh.-Abt. d. Allg. Krh. Hamburg-Altona, seit 76 Dir. d. Kl. f. Anästh. u. op. Intensivmed. d. Univ. Münster, 83 Ehrendoktor d. Univ. Kraków/Polen. -
H: Z. „Anästh.-Intensivmed.-Notfallmed." (AIN), Thieme Stuttgart, Schriftenr. Intensivmed.-Notfallmed.-Anästh. (INA), ebd. -
BV: Praxis d. Intensivbehandlung, Hrg., 1. Aufl. 1968, 2. Aufl. 1971, 3. Aufl. 1975, 4. Aufl. 1981, span. Übersetzg. d. 1. Aufl. 1975, d. 2. Aufl. 1979, d. 3. Aufl. 1982, ital. Übersetzg. 1979. - Postop. Störg. d. Säure-Basen-Haushaltes u. ihre Behandlg. (mit Herden), in: Lange, Frey u. Halmágyi: Infusionsther., Anästh. Wiederbeleb., Bd. 13, Springer Berlin, Heidelberg, New York 1966. - Anästhesievorbereitg. in d. dringl. Bauchchir., in: Hutschenreuter: Anästh. u. Notfallmed., ebd. Bd. 15, 1966. - Zur Ausbildung d. Schwester auf Intensivbehandlungsstat., in: Horatz u. Frey: Probleme d. Intensivbehandlg., ebd., Bd. 17, 1966. - Blutgasanalyt. Untersuchg. vor u. nach Prämedik. u. NLA mit Thalamonal (mit Herden, Badran, Lafontant u. Buchbinder), in: Gemperle: Fortschr. d. NLA, ebd., Bd. 18, 1966. - Probl. d. Entwöhng. vom Respirator, in: Just u. Stoeckel: D. Ateminsuffizienz u. ihre klin. Behandlg., Thieme Stuttgart 1967. - Metabol. Veränderg. d. Säure-Basen-Haushaltes in d. op. Med., in: Feurstein: D. Störg. d. Säure-Basen-Haushaltes, Anästh. Wiederbeleb., Bd. 35, Springer Berlin, Heidelberg, New York 1969. - Plang. u. Organisat. einer Intensivbehandlungseinheit am großen Krh., in: Opderbecke: Planung, Organisation u. Einrichtg. v. Intensivbehandlungseinheiten am Krh., ebd., Bd. 33, 1969. - Organisation d. Intensivmed. im Krh., in: D. Krh. unserer Zeit, Vogt-Schild AG Solothurm 1970. - Probl. u. Grenzen d. Intensivbehandlg. beim Pickwick-Syndrom (mit Foitzik) in: Hutschenreuter u. Wiemers: Intensivbehandlg. u. ihre Grenzen, Anästh. Wiederbeleb., Bd. 55, Springer Berlin, Heidelberg, New York 1970. - D. Einfluß d. intermitt. Überdruckbeatmg. mit Raumluft auf d. postop. Hypoxie, in: Hoder, Jedlicka u. Pokorny: Advances in Anaesthesiology and Resuscitation, 3. Europ. Anästh. Kongr. Prag 1970, Bd. I, Avicenum Prag 1972. - Versch. Methoden d. Hypothermie im Rahmen d. Intensivbehandlg. (mit Foitzik), ebd., Bd. II. - Diagnose u. Ther. d. sept. Schocks (mit Foitzik), ebd., Bd. II. - Probl. d. Intensivpflege-Ausbildg., in: Pezold: Internist. Intensivmed. kard. Erkrankungen, Medicus Berlin 1971. - Anästh.-Fibel, Thieme Stuttgart 1973. - Intensivmed. im Konflikt zw. Möglichkeiten u. personellen wie ökonom. Grenzen, Perimed Erlangen 1982. - Grenzen d. ärztl. Aufklärungs- u. Behandlungspflicht (mit Huth), INA, Bd. 34, Thieme Stuttgart 1982. - Intraven. Nark. u. Langzeitsedierg. (mit Götz u. Huth), INA, Bd. 31, ebd. 1982. -

Lawin

D. polytraumatisierte Patient (mit Peter u. Jesch), INA, Bd. 32, ebd. 1982. – Infektion – Sepsis – Peritonitis (mit Peter u. Hartenauer), INA, Bd. 37, ebd. 1982. – D. Thoraxtrauma (mit Wendt), Bibliomed Melsungen 1982. – Kriterien f. d. Software b. Rechnersystemen auf Intensivstat. (mit Hartenauer u. Wendt), in: Rechnergestützte Intensivpflege II, 2. Tübinger Symp., Thieme Stuttgart 1983. – Hämodynamik während Anästh. u. Gefäßop. b. geriatr. Pat. (mit Van Aken), in: Ergebn. d. Angiologie, Bd. 27, Symp. über „Arterielle Durchblutungsstörg. im hohen Lebensalter", Hrg. Bünte u. Rühland, Schattauer Stuttgart 1983. – Anästh. u. Chir. (mit Morr-Strathmann), in: Chir. d. Gegenwart, Bd. 1, Hrg. Zenker, Deuchter u. Schink, Urban & Schwarzenberg München 1983. – D. Ther. d. postop. Schüttelfrostes. Eine vergleichende Untersuchg. mit Methylphenidat, Doxapram, Physostigmin u. Placebo (mit Van Aken, Puchstein u. Plassmann), in: Kinderanästh., Prämedikat., Narkoseausleitg., Hrg. Brückner, Anästh. Intensivmed., Bd. 157, Springer Berlin, Heidelberg, New York 1983. – Physostigmin als Antagonist zu Rohypnol in d. postop. Phase (mit Puchstein, Van Aken u. Plassmann), in: ebd. – Psychosomatik d. Intensivmed. (mit Hannich u. Wendt), INA, Bd. 43, Thieme Stuttgart 1983. – Hämodynamik in d. periop. Phase (mit Van Aken), INA, Bd. 46, ebd. 1983. – Organversagen während Intensivther. (mit Peter), INA, Bd. 45, ebd. 1984. – D. maschinelle Beatmg. gestern-heute-morgen (Hrg. mit Peter u. Scherer), INA, Bd. 48, ebd. 1984. – Zur Entwicklung d. maschinellen Beatmg. (mit Scherer), in: D. maschinelle Beatmg. gestern-heute-morgen, INA, Bd. 48, Hrg. Lawin, Peter u. Scherer, ebd. 1984. – Hämodilution u. Autotransfus. in d. periop. Phase (mit Paravicini), INA, Bd. 49, ebd. 1984. – Plasmaspiegel v. Epinephrin u. Norepinephrin sowie Plasma-Renin-Aktivität unter Isoflurane-Anästh. (mit Sicking u. Van Aken), in: Isoflurane. Exp. u. klin. Aspekte, Hrg. Peter, Excerpta Medica Amsterdam 1984. –

ZV: ca. 150 wiss. Publ., u. a. Beitrag z. Behandlg. d. hypothermen Pat. in d. postop. Wiedererwärmungsphase u. z. Behandlg. des hyperthermen Pat., Anästhesist 11 (1962). – Klin. u. tierexp. Untersuchg. über d. Beeinflussg. d. Abbaues 51Cr-mark. Erythrocyten b. intrathor. Eingriffen in Hypothermie, Langenbecks Arch. klin. Chir. 298 (1961). – D. Auswirkg. d. tierexp. erzeugten Schocks auf den kleinen Kreislauf, ebd. 301 (1962). – D. extrathorak. Herzmassage – Indikat. u. Kontraindik., Proc. I. Europ. Kongr. Anästh., Wien 1962. – Klin. u. tierexp. Untersuchg. über d. Verhalten 51-Cr-mark. Erythrocyten b. intrathorak. Eingriffen in Hypothermie, Anästhesist 12 (1963). – Zur Technik d. percut. intrakard. Injektion, ebd. – Erfahrg. mit d. äuß. Herzmassage, Geburtsh.- u. Frauenheilk. 22 (1962). – Bronchoskop. Ergebnisse b. 216 durch Thorakotomie best. Bronchialcarcinomen, Thoraxchir. 10 (1963). – Komplikat. nach gr. Konservenblut-Transfusion u. ihre Behandlg., Münch. med. Wschr. 105 (1963). – Neu-Organisat. einer AnästhAbt. mit Wachstat. in einem alten Krh., Krankenhausarzt 37

(1964). – Réanimation en cas d'hémorragie intrathoracique, Anesth. Analg. Réanim. 21 (1964). – Les complications des transfusions sanguines massives et leur traitement, Ann. Anesth. Franc. 5 (1964). – Les services autonomes d'Anesthesiologie des Hopitaux de Hambourg, Anesthesiologie Europeenne, Bull. Ass. An. Eu., Okt. 1964. – Störg. d. Säure-Basen-Haushaltes als prä- u. postop. Komplikat. – Erkenng. u. Behandlg., Münch. med. Wschr. 107 (1965). – Fortgeschr. Pyelonephritis als Ursache v. akut. Abdomen u. metabol. Azidose, Beitr. zu Erkenng. u. Behandlg., Chirurg 36 (1965). – Alter Patient u. Anästh., Anästhesist 14 (1965). – Drei Herzstillstände b. Einleitg. d. NLA b. vorbehand. Pat. mit vasodilat. Medikamenten, ebd. 15 (1966). – Ausbildg. u. Aufgaben v. Schwestern auf Intensivbehandlungsstat., Fortsetzungsreihe in: D. Schwester 1966–69; Anästhesist 15 (1966). – Zur Behandlg. d. unbeeinflußb. Singultus (mit Kampschulte), Med. Welt 17 (N. F.), 1966. – Therap. Anwendg. v. Mannit- u. Tham-Lösg. (mit Badran u. Warnstedt), Z. prakt. Anästh. 1 (1966). – Behandlg. d. Störg. d. Säure-Basen-Haushaltes (mit Burchardi), ebd. – Entgegnung z. Arbeit „Acidose u. Alkalose-Behandlung in d. postop. Phase" v. Scheibe u. Giebel (mit Burchardi), Chirurg 37 (1966). – Beatmungs- u. Infusionsprobl. b. d. Behandlg. d. schw. Eklampsie (mit Telschow), Z. prakt. Anästh. 1 (1966). – Schädigg. durch länger liegenden Trachealtubus (mit Ackermann), ebd. – Eine selt. Komplikation nach Fehlintub. (mit Foitzik u. Lindemann), ebd. – Gewebeschäden durch paraven. Tham-Infusionen (mit Telschow), ebd. – Organisationsformen d. Intensivpflege im Krh., Medizinal-Markt 9 (1966). – Intensivbehandlg. im Großkrh., Krankenhausarzt 40 (1967). – Z. Problematik d. „nicht-hypovol." Schockformen (mit Foitzik, Herden u. Burchardi), Z. prakt. Anästh. 2 (1967). – Dräger-Assistor 640, ein neues Beatmungsgerät (mit Burchardi, Foitzik u. Herden), ebd. – D. Desinfekt. v. Narkosegeräten (mit Adam), ebd. – Mikrobizide Behandlg. v. Anästhesiezubehör (mit Herden u. Adam), ebd. – Neue Kühlelemente zur ther. Hypothermie, ebd. – Traumat. Herzruptur mit subakut. Herzbeuteltamponade (mit Hildebrandt, Kirschner u. Müller-Platze), act. chir. 2 (1967). – Störg. d. Säure-Basen-Haushaltes: Differentialdiagnose u. Ther., Dtsch. med. Wschr. 93 (1968). – Neue Gesichtspunkte d. Inhalationsther. (mit Foitzik), Münch. med. Wschr. 110 (1968). – Präop. Laboruntersuchg. b. Ileus-Patienten (mit Müller-Platze), Z. prakt. Anästh. 3 (1968). – D. Behandlg. mit Sauerstoff (mit Foitzik), ebd. – Komplik. nach Kurznark. mit Epontol, ebd. – Intensivsehandlg. b. Atemstörg., Hefte Unfallheilk., Nr. 99 (1969). – Kreislauf- u. Stoffwechselprobleme b. d. Wundinfektion (mit Lange), Z. prakt. Anästh. 4 (1969). – Vergleich. Untersuchg. mit Adrenalin- u. Octapressionzusatz zum Lokalanästhetikum während Halothannark. b. op. Eingriffen im HNO-Bereich (mit Ackermann, Foitzik u. Höltje), ebd. – Intensivpflege, Helv. Chir. Acta 36 (1969). – Ein neues Verfahren zur Sterilisat. d. Anästh.-Zubehörteile (mit Herden), Anästhesist *18* (1969). – D. Beeinflussg. d. Säure-Basen-Haushaltes u. d. O₂-Sättigg. durch Methoxyfluran-Nark. unter Spontanatmg. (mit Ackermann, Foitzik u. Höltje), Z. prakt. Anästh. *5* (1970). – Säure-Basen-Haushalt im Schock, Wiederbelebung – Organersatz – Intensivmed. *7* (1970). – D. schwere Unfall (mit Bergmann, Horatz u. Nüßgen), Mels. Med. Mitt. *44* (1970). – Obstr. Atemwegserkrankungen u. Beatmungsinhalat. b. chir. Kranken (mit Foitzik), act. chir. *5* (1970). – Komplik. nach urol. Op. (mit Foitzik), Urologe *10* (1970). – Intensivther. b. schw. Mehrfachverletzungen, I. Traumat. Schock, Ateminsuffizienz, act. chir. *6* (1971) II. Infektionen, Ernährungsprobleme, Hirnödem, ebd. – Analgesie mit Methoxyfluran (mit Ackermann, Beckmann u. Foitzik), Z. prakt. Anästh. *6* (1971). – Nark. in d. Geburtshilfe, Mels. Med. Mitt. *45* (1971). – Prinzipien d. Intensivbehandlg. v. Schwerverletzten, Langenbecks Arch. klin. Chir. *329* (1971). – Klin. Erfahrg. mit Galanthamin (Nivalin) als Antidot v. Pancuronium (mit Foitzik), Z. prakt. Anästh. *7* (1972). – Anaphylakt. Schock in Nark. durch Oxypolygelatine (mit Löding), ebd. – Beatmg. mit pos. endexspir. Druck b. akut. art. Hypoxie (mit Falke, Benz u. Herden), ebd. *8* (1973). – Tachykarde Rhythmusstörg. nach Op. u. Trauma u. ihre Beeinflussg. mit einem neuen Beta-Rezeptorenblocker (mit Benz u. Herden), ebd. – Anästh. Probl. b. ält. Pat., act. chir. *7* (1972). – Intensivmed. – Aufgaben, Organisation, Grenzen, Ther. Berichte (Bayer) *44* (1972). – L'hypoxie artérielle grave: possibilités et limites thérapeutiques (mit Benz, Falke u. Herden), Méd. et Hyg. *30* (1972). – Aufgaben, Organisation u. Einrichtg. einer AnästhAbt. im Großkrh. (mit Callsen u. Klan), medita *3* (1973). – Möglichkeiten u. Grenzen d. Behandlg. d. schw. art. Hypoxie, Anästh. Informat. *8* (1973). – Ausbild. u. Aufgaben v. Schwestern auf Intensivbehandlungsstat., Fortsetzungsreihe in: D. Schwester 1966–69. – Präop. Bestimmg. d. Starling-Kurve (mit Van Aken u. Baum), Dtsch. med. Wschr. 1982. – Anästh. u. Alterspolypathie I, II, Z. Allg. Med. 58 (1982). – Prophylaxe dextraninduz. anaphylaktoider Reakt., Dtsch. med. Wschr. 1982. – Treatment of Hypertension with Labetalol in Neurosurgical Practice (mit Puchstein, Van Aken, Hidding u. Anger), Acta Neurochirurgica 67 (1983). – D. infektiösen Risiken während d. Intensivbehandlg. (mit Hartenauer), Hefte Unfallheilk. H. 156, 1983. – Cardio-respiratory changes and prostaglandins during one-lung-anesthesia (mit Scherer, Van Aken u. Schlegel), Acta anaesth. Belg. 35 (1984). – Hämodynam. u. respirat. Veränderg. b. Op. am Oesophagus unter unilateraler Ventilat. (mit Scherer u. Van Aken), Chirurg 55 (1984). – The influence of Urapidil, a new antihypertensive agent, on cerebral perfusion pressure in dogs with and without intracranial hypertension (mit Van Aken, Puchstein u. Anger), Intensive Care Med. 9 (1983). – Aktuelle Probleme d. Intensivmed., Anästh. Intensivmed. 25 (1984). – Influence of ketanserine, an antihypertensive agent with specific 5-HT2-receptor blocking activity, on intracranial pressure (mit Van Aken, Anger,

Puchstein u. Thys), Crit. Care Med. 12 (1984). – Spannungspneumocephalus: eine häufig verkannte Komplikat. nach neurochir. Op. (mit Scherer, Van Aken u. Dorsić), Neurochirurgica 27 (1984). – D. Anwendg. v. Urapidil in d. periop. Phase (mit Puchstein, Van Aken u. Zander), Anästhesist 33 (1984). – Changes in intracranial pressure and intracranial compliance during adenosine triphosphate-induced hypotension in dogs (mit Van Aken, Puchstein, Anger u. Heinecke), Anesth. Analg. 63 (1984).

Lazarus, Günter, PrivDoz. Dr. med., Akad. Rat, Anästh. (74), Oberarzt am Inst. f. Anästh. d. Univ., Josef-Schneider-Str. 2, D-8700 Würzburg; Holzweg 35, D-8700 Würzburg. – * 6. 6. 43 Würzburg. – **StE:** 68 Würzburg, **Prom:** 69 Würzburg, **Habil:** 80 Würzburg.

Leben, Willi, Dr. med., Med. Dir., Chir. (67), Anästh. (69), Chefarzt d. Anästh. u. Intensivmedizin, Krankenanst. d. Stadt Remscheid, Krh. Remscheid-Lennep, Hans-Potyka-Str. 28, D-5630 Remscheid-Lennep; Paul-Windgassen-Str. 60, D-5630 Remscheid-Lennep, Tel: 02191/64881. – * 8.2. 25 Peine. – **StE:** 60 Göttingen, **Prom:** 65 Göttingen. – **WG:** 60–67 Chir. Göttingen-Weende (Herlyn), 67–71 Anästh. Göttingen (Stoffregen).

Lechner, Ludwig, Prim. Dr. med., Anästh. (59), Vorstand d. Anästh.Inst. u. Leit. d. Chir. Intensivstat. im Kaiser Franz Josef-Spit., Kundratstr. 3, A-1100 Wien; Laaerbergstr. 34/1/16, A-1100 Wien. – * 19. 4. 28 Wien. – **StE. u. Prom:** 52 Wien.

Lederer, Lothar, Dr. med., Anästh. (83), Oberarzt d. Zentr. Abt. f. Anästh.- u. Intensivmed. am Krh. Freyung-Grafenau, Scharzmalerstr. 21, D-8352 Grafenau; Am Turmacker 10, D-8352 Grafenau, Tel: 08552/3313. – * 27.2. 52 Crailsheim. – **StE:** 76 Ulm, **Prom:** 81 Ulm. – **WG:** 77 Chir. Crailsheim (Hartmann), 77/78 BwTruppenarzt, 78–81 Anästh. Ulm (Ahnefeld), 81–83 Bwkrh. Ulm (Bock), seit 83 Anästh. Krh. Grafenau u. Freyung (Ohmann). – **BV:** Untersuchg. über d. Beeinflussg. d. Lungenfunkt. durch Variationen d. Atemzeitverhältnisses bei d. Beatmg. einer experimentell erzeugten Schocklunge (mit Bock u. Frey), in: Kreislaufschock, Anästh. Intensivmed., Bd. 125, Springer, Berlin, Heidelberg, New York.

Leffers, Barbara, Dr. med., Anästh. (77), Assist. am Inst. f. Anästh. d. Städt. Krankenanst., Lutherplatz 40, D-4150 Krefeld; Am Kapellengraben 47, D-4005 Meerbusch 1. – * 15. 7. 45. – **StE:** 71 Würzburg, **Prom:** 72 Würzburg. – **WG:** 72–75 Anästh. Duisburg (Möllerfeld), 75–77 Anästh. Essen (Stöcker), 77–80 An-

Lehmann

ästh. Krefeld (Körner), 80–81 Anästh. Kidderminster Gen. Hosp. (GB), 81–82 Anästh. Nottingham Uniklinik (GB), seit 82 Anästh. Krefeld (Körner).

Lehmann, Charlotte, Dr. med., Anästh. (53), Chir. (56), Chefarzt d. Anästh.- u. allg. IntensivbehandlungsAbt. d. Städt. Krh. München-Neuperlach, Oskar-Maria-Graf-Ring 51, D-8000 München 83; Pienzenauerstr. 160, D-8000 München 81. – *6. 2. 22 Pyritz/Pomm. – **StE:** 45, 47 Kiel, **Prom:** 50 Kiel. – **WG:** 45/46 Gyn. Neustadt/Holstein (Giesecke), 47 Gyn. Kiel (Phillip), 48/49 Path. München (Burkhardt, Hueck), 49–52 Chir. München (Grasmann), 53 Anästh. München (Zürn), 54–67 Leit. d. AnästhAbt. d. Städt. Krh. München rechts der Isar, 67–72 Chefarzt d. AnästhAbt. u. d. Blutspendedienstes d. Chir. Kl. u. Polikl. am Klinikum r. d. I. d. Techn. Univ. München, seit 72 Chefarzt d. Anästh.- u. allg. IntensivbehandlungsAbt. d. Städt. Krh. München-Neuperlach. – **H:** Anästh. Informationen d. DGAI u. d. BDA (1962–1973), Wissenschaftl. Informationen Fresenius-Stiftung – Anästh., Wiederbelebung, Intensivbehandlung (seit 1973). –
BV: Krh. München rechts der Isar – Umbau u. Neubau, Süddeutscher Verlag 1957. – Blutverlust u. Blutersatz, in: Notfall-Lexikon für d. ärztl. Praxis (mit Maurer), Medica 1964. – Narkose-Zwischen- u. -Notfälle, in: ebd. – Spätergebn. nach schw. Schädelverletzg. mit langdauernder Bewußtlosigkeit, Anästh. Wiederbeleb., Bd. 17, Springer Berlin, Heidelberg, New York 1966. – Darstellg. aus d. AnästhAbt. d. Städt. Krh. München rechts der Isar, in: Langenbecks Arch. klin. Chir., Kongreßbericht 316, 1966. – Erfahrg. mit d. Neuroleptanalgesie in d. Lungenchir., in: Neuroleptanalgesie – Kl. und Fortschritte, III. Bremer Neuroleptanalgesie-Symposion 1966, Schattauer Stuttgart 1967. – Langzeitbeatmg., Tgg. d. DGAW. Anästh. Wiederbeleb., Bd. 27, Springer Berlin, Heidelberg, New York 1968. – Anästh. Schädel-Hirn-Verletzter, in: Handbuch d. Neurotraumatologie, Urban & Schwarzenberg München 1968. – Konservat. Behandlg. schw. Schädel-Hirn-Traumen, in: ebd. – Sterilisation von Hilfsmitteln u. Narkosegeräten, in: Lehrbuch d. Anästh. u. Wiederbeleb. Springer Berlin, Heidelberg, New York 1968. – D. Organisation d. Intensivpflege aus d. Sicht d. Arztes, in: Planung, Organisation u. Einrichtung v. Intensivbehandlungseinheiten am Krh., Anästh. Wiederbeleb., Bd. 33, Springer Berlin, Heidelberg, New York 1969. – Intensivbehandlg. beim ält. Pat., in: Intensivbehandlung u. ihre Grenzen, ebd. Bd. 55, 1971. – Desinfektion u. Sterilisation von Anästh.-Zubehör, in: Lehrbuch d. Anästh. u. Wiederbeleb., 2. Aufl., Springer Berlin, Heidelberg, New York 1971. – Warum kombin. Aufgabenbereiche f. Anästhschwestern? Bericht über d. 3. Europ. Anästh.-Kongr. 1970 Prag, Zdravotnické Nakladatelstvi Malostránské Nám Praha/CSSR 1971. – D. Ultrakurznarkotikum Methohexital, Anästh. Wiederbeleb., Bd. 57, Springer Berlin, Heidelberg, New York

1972. – Klin. Anwendg. d. Methohexital in 60 000 Fällen, in: Das Ultrakurznarkotikum Methohexital, ebd. – Narkose- Zwischen- u. -Notfälle, in: Notfall-Lexikon für d. ärztl. Praxis, 4. Aufl., Medica 1972. – Schädigungen d. Anästh.-Personals durch Narkose-Gase u. -Dämpfe, Anästh. Wiederbeleb., Bd. 89, Springer Berlin, Heidelberg, New York 1975. – Klin. Erfahrungsbericht über Methohexital, Tagungsbericht d. Symp. über Methohexital am 19. 6. 1977 in Wien, F. J. Kwizda Eigenverlag Wien 1977. – Desinfektion u. Sterilisation, in: Lehrbuch d. Anästh., Reanimat. u. Intensivther., 4. Aufl., Springer Berlin, Heidelberg, New York 1977. – Early treatment of the initial stage of the apallic Syndrome, in: The apallic syndrome, Psychiatrie-psychiatry, Springer Berlin, Heidelberg, New York 1977. – Intravenöse Narkosemittel, Perimed Erlangen 1984. –
ZV: Vergleiche zw. Engström-Narkoserespirator u. Dräger-Narkosespiromat, Zbl. Chir. *85* (1960). – Sterilisat. u. Desinfekt. v. Anästh.-Geräten, Anästhesist *11* (1962). – Bericht über d. Gründungsversammlung d. Sektion Anästh. d. Dtsch. Gesellschaft f. klin. Med. 1964 in Berlin, ebd. 1964. – Klin. Erfahrg. mit Methohexital-Kurznarkosen (mit Elgert, Weber), Z. prakt. Anästh. *1* (1966). – Eine Zentralsterilisationsanlage für Anästhmaterial, ebd. *2* (1967). – Bericht über d. Tgg. d. Dtsch. Ges. f. Anästh. u. Wiederbeleb. 1966 in München, Anästhesist 1967. – Die DGAW – Gründg. u. Entwicklung, ebd. *16* (1967). – D. Intensivbehandlungseinheit – Ausstattung, Organisation u. Erfahrg., Krankenhausarzt *40* (1967). – Zur Liquidation anästh. Leistg. (mit Weißauer), Anästhesist *16* (1967). – La stérilisation et la désinfection du matériel d'anesth., Méd. Hyg. *25* (1967). – La stérilisation et la désinfection du matériel d'anesth., Techn. Hosp. *23* (1968). – D. Intensivbehandlg. u. Prognose Polytraumatisierter (mit Bauer-Ehnes, Elchlepp), Anästhesist *19* (1970), Anästh. Informat. *11* (1970). – Spätfolgen nach überstandenem Tetanus (mit Eurskens u. Zistl), Anästh. Informat. *11* (1970). – Die Tracheotomie bei Polytraumatisierten (mit Landauer), Anästhesist *19* (1970), Anästh. Informat. *11* (1970). – D. Prophylaxe d. Neugeborenentetanus im Rahmen d. Schwangerenvorsorge (mit Zistl u. Wilhelm), Anästh. Informat. *11* (1970). – Zur Verwendg. von Monitoren Modell S 5 EP (Duotrace)/MTSX der Fa. Corbin-Farnsworth (mit Zistl) ebd. *11* (1970). – Les résultats des soins intensifs chez les polytraumatisés (mit Bauer-Ehnes u. Elchlepp), Cah. d'Anesth. *19* (1971). – La trachéotomie chez les polytraumatisés (mit Landauer), ebd. *19* (1971). – Klin. Erfahrungsbericht über Methohexital, Anästh. Informat. *11* (1970). – Voruntersuchg., Vorbehandl., Prämedikat., postop. Überwachg. u. Beurteilg. d. Straßenfähigkeit ambul. u. stat. Pat. d. HNO-Praxis, ebd. *12* (1971). – Einweginstrumente in d. Anästh., ebd. *13* (1972). – Wann bietet das EKG relative u. absolute Kontraindikat. für einen Eingriff in Allgemeinnark. (mit Münichsdorfer), ebd. *13* (1972). – Bericht über eine versehentl. intraart. Methohexital-Injektion (mit Bauer-Ehnes u. Flöter), ebd. *13* (1972).

- Einweginstrumente in d. Anästh., Techn. Med. *3* (1973). - D. bilanz. synthet. Diät (BSD), Wiss. Informat. Fresenius-Stiftung - Anästh., Wiederbelebung, Intensivbehandlung *1* (1973). - Ein neuer, funktionstücht. u. nicht zu kostspieliger Notfallwagen, Techn. Med. *4* (1974), Wiss. Informat. Fresenius-Stiftung - Anästh., Wiederbelebung, Intensivbehandlung *2* (1974). - Zur Weiterbildung des Pflegepersonals auf Anästh.-Abteilungen, ebd. *5* (1977). - Hämodialyse beim akut. Nierenversagen - Technik u. Überwachg. (mit Köhler u. Oßwald), Z. prakt. Anästh. *13* (1978). - Hämodialyse beim akut. Nierenversagen - Einsatz der Dialyse auf Intensivstat. (mit Roth, Hauser u. Roth), ebd. *13* (1978). - Klin. Erfahrg. mit Methohexital, Wiss. Informat. Fresenius-Stiftung - Anästh., Wiederbelebung, Intensivbehandlung *6* (1978). - Beitrag zur periop. Behandlg. alter Menschen (mit Roth), ebd. *10* (1981). - Hämo- u. Peritonealdialyse, Hämofiltrat., Hämoperfus. u. Plasmaseparat. als Behandlungsmethoden d. Intensivther. (mit Rosenhagen u. Kleinschrott), ebd. *10* (1981). - Klin. Erfahrg. mit extrakorporalen Behandlungsmethoden im Rahmen anästh. Intensivther. (mit Kleinschrott u. Rosenhagen), ebd. *10* (1981). - Niereninsuffizienz u. Antibiotikather. aus d. Sicht d. Intensivbehandlg. (mit Kleinschrott, Rosenhagen u. Roth), ebd. *10* (1981). - Prämed. u. Durchführung gebräuchl. Kurznarkoseverfahren (mit Roth), ebd. *12* (1983). - Gefahren u. Komplikat. d. Allgemeinanästh. (mit Roth), ebd. *12* (1983). - Narkose in d. Schwangerschaft (mit Arnold), ebd. *12* (1983). - Konservat. Behandlg. schw. Schädel-Hirn-Traumen (mit Muth), ebd. *12* (1983). - Thoraxtrauma u. Ateminsuffizienz (mit Roth), ebd. *12* (1983). - Behandlg. d. Schockniere (mit Rosenhagen), ebd. *12* (1983). - Aktiv-Impfung gegen Hepatitis B bei besonders gefährdeten Personengruppen (mit Arnold), Anästh. Intensivmed. *24* (1983). - Miktionsstörung, eine harmlose Nebenwirkg. d. rückenmarksnahen Leitungsanästh.? (mit Roth), Anästh. Intensivther. Notfallmed. *18* (1983). - Zur Ther. d. konventionell nicht beherrschb. Überwässerg. durch Hämofiltration (mit Rosenhagen), ebd. *18* (1983). - Bessere Lokalisat. d. Plex. brachialis durch Anwendg. d. neuentwickelten Nervenstimulators PNS-110 (Peripherer Nervenstimulator - 1 Kanal, 10 mA) (mit S. Hauser, E. Hauser u. Arnold), Wiss. Informat. Fresenius-Stiftung - Anästh., Wiederbelebung, Intensivbehandlung *13* (1984). - Methohexital im klin. Einsatz (mit Roth), Saarl. Ärztebl. *7* (1984).

Lehmann, Klaus A., PrivDoz. Dr. med., Dr. rer. nat., Dipl. Chemiker, Anästh. (83), Anästh. in d. Abt. f. Anästh. RWTH Aachen, Pauwelsstr., D-5100 Aachen; Tittardsfeld 6, D-5100 Aachen. - * 7. 11. 47 Neviges/ Rhl. - **StE:** 78 Aachen, **Prom:** 72 (Chemie), 79 (Medizin) Aachen, **Habil:** 84 Aachen. - **WG:** Anästh. Aachen (Kalff). - Sertürner-Preis 1983. -

Lehmann, Kryspin, Anästh. (85), Oberarzt d. Anästh.- u. IntensivmedAbt. am Kantonsspit., Rheinstr. 26, CH-4410 Liestal; Grünhagweg 8, CH-4410 Liestal. - * 29. 10. 47 Polen. - **StE:** 71 Posen.

Lehmann, Ulrich, Dr. med., Anästh. (68), Chefarzt d. AnästhAbt. d. Krskrh., Krankenhausstr. 45, D-8765 Erlenbach am Main, Tel: 09372/700389; Am Sonnenberg 5, D-8765 Erlenbach 2 - Mechenhard. - * 24. 9. 42 Posen. - **StE. u. Prom:** 68 München.

Leicht, Ingo, Dr. med., Anästh. (79), Chefarzt d. Anästh.- u. IntensivAbt. am St.-Josefs-Hosp., D-5940 Lennestadt 1, Tel: 02723/6060; Flaper Schulweg 59, D-5942 Kirchhundern 1. - * 23. 2. 45. - **StE:** 73 Würzburg.

Leinich, Wiebke, Dr. med., Anästh. (76), Oberarzt an d. Abt. f. Anästh. d. LKH, Auenbruggerplatz, A-8010 Graz, tätig an d. Univkl. f. KinderChir., Heinrichstr. 31, A-8010 Graz; Billrothgasse 19/6/33, A-8010 Graz. - * 4. 12. 41 Graz. - **StE. u. Prom:** 68 Graz.

Leitner, Endre, Dr. med., Chir. (59), Anästh. (61), Prim. d. Inst. f. Anästh. am Ö.LKH, In der Stille 20, A-6161 Natters; Andreas Hoferstr. 6, A-6020 Innsbruck. - * 17. 4. 27 Sopron. - **StE. u. Prom:** 52 Budapest. - **BV:** Akupunktur b. Chondropathia patellae, in: Weltkongr. f. wissenschaftl. Akupunktur, Wien, 83, Kongr.band, Teil 1, Haug 1984. - Anästhverfahren b. d. ersten Herztransplantation in Österreich, ebd. - **ZV:** Aufwärmung eines unterkühlten Verunglückten mit Kurzwellen (mit Kornberger), Ärztl. Praxis 24 (1977). - Erfolgreiche Behandlg. eines Kältetraumas (mit Hackl, Haid u. a.), Notfallmed. 4 (1978).

Leleno, Ewa, Dr. med., Anästh. (81), Anästh. am Elisabethspital, Huglgasse, A-1190 Wien; Aichholzgasse 4/II/6, A-1120 Wien. - * 1. 10. 43 Warschau. - **StE. u. Prom:** 67 Warschau, 76 Wien.

Lember, Inez, Dr. med., Anästh. (68), Chefärztin f. Anästh. am Diakonissen-Krh., Speyerer Str. 93-95, D-6800 Mannheim 1; Steinsburgstr. 18, D-6800 Mannheim 81. - * 21. 6. 31 Arensburg/Estld. - **StE. u. Prom:** 62 Heidelberg. - **WG:** Anästh. Heidelberg (Just).

Lenart, Helga, Anästh. (77), Oberarzt d. AnästhAbt. am Prosper Hosp., Mühlenstr. 27, D-4350 Recklinghausen; Reiffstr. 67, D-4350 Recklinghausen. - * 7. 12. 43 Beuthen/O.S. - **StE:** 71 Kattowitz/O.S.

Lengle-Grüninger, Helga, Dr. med., Anästh. (65), niedergel. Anästh., Schneidemühler Str. 3 D, D-7500 Karlsruhe. – * 17.6. 34 Ballenstedt/Harz. – StE. u. **Prom:** 59 Freiburg.

Lengyel, Josef, Dr. med., Chir. (60), Anästh. (62), Lungenchir. (64), leit. Oberarzt d. AnästhAbt. am Krskrh. Gernsbach, Cas. Katz-Str. 22, D-7562 Gernsbach, u. am Krskrh. Forbach, D-7564 Forbach; Johann Sebastian Bach-Str. 13 V, D-7562 Gernsbach, Tel: 07224/7439. – * 14.8.29 Budapest. – StE. u. **Prom:** 56 Budapest. – **WG:** 56–62 Chir. u. Anästh. Budapest (Littmann), 62–72 Chir. Budapest (Kudasz), 72–74 Anästh. Wolfsburg (Eulefeld), 74–76 Anästh. Freiburg (Wiemers), 76–80 Anästh. Rastatt (Zink), seit 80 Gernsbach – Forbach. –
ZV: 37 wiss. Publ. in ung. Sprache, u: Wiederbelebungsergebn. d. Ung. Landesrettungsdienstes (mit Potondi u. Bencze), Internat. Anästh. Symp., Prag 1965. – Wiederbeleb. am Unfallort (mit Potandi u. Bencze), Zbl. Chir. 1967. – Wiederbelebg. im Kindesalter (mit Potandi u. Bencze), kinderärztl. Prax. 1967.

Lenherr, Bruno, Dr. med., Anästh. FMH, Chefarzt d. AnästhAbt. am Bez.-Spit., Brunnenstr. 42, CH-8610 Uster; Lambergstr. 5, CH-8610 Uster. – * 1. 11. 41. – StE. u. **Prom:** Zürich.

Lennartz, Herbert, Prof. Dr. med., Anästh. (68), Leit. d. Abt. f. Anästh. u. Intensivther. d. Klinikums d. Univ., Baldinger Str. 1, D-3550 Marburg/Lahn, Tel: 06421/282004; Römerweg 12, D-3571 Amöneburg, Tel: 06422/3750. – * 8. 11. 32 Grevenbroich. – StE: 60 Köln, **Prom:** 64 Köln, **Habil:** 69 Düsseldorf. – **WG:** 62 Gyn. Linnich bei Jülich, seit 62 Anästh. Düsseldorf (Zindler), 65 Inn. Düsseldorf (Oberdisse), 66 Pharmak. Düsseldorf (Greeff), seit 77 Leit. d. Abt. f. Anästh. u. Intensivther. d. Univ. Marburg. –
BV: O$_2$-Ther., in: Dringl. Thoraxchir., Hrg. Irmer, Springer Berlin, Göttingen, Heidelberg 1969. – Herz u. Kreislauf in Nark., Jahrbuch d. Univ. Düsseldorf, Triltsch Düsseldorf 1971. – D. Veränderg. im Kontraktionsablauf d. Herzens in Epontol- u. Methohexitalnark. (mit Stepmann), in: Anästh. Wiederbeleb., Bd. 74, Hrg. Zindler, Yamamura u. Wirt, Springer Berlin, Heidelberg, New York 1973. – Inhalationsther. u. physikal. Behandlg. während d. Langzeitbeatmg. (mit Strothmann), Kongressband: 1. Internat. Kongr. über Aerosolther., Baden b. Wien 1974. – Komplikationen d. Langzeitbeatmg. durch Desinfektionsmittel (mit Krian u. Strasser), Kongressband: I. Internat. Kongr. f. int. Intensivmed. Wien 1974. – D. Ther. d. „low-output"-Syndroms nach Herzop., in: Internat. Workshop, Neue Methoden zur kontinuierl. Überwachg. d. Herz-Kreislauffunkt. – Beeinflussg. d. Elektrolyt- u. Wassertransports am Dünndarm durch Enflurane (mit Konder u. Dennhardt), in: Anästh. Intensivmed.,

Bd. 141, Springer Berlin, Heidelberg, New York 1981. – Beeinflussg. d. Hexose-Transports an epithel. Strukturen durch Inhalationsanästhetika (mit Dennhardt u. Konder), in: ebd. – Pharmakokinetik von Bupivacain bei Leberinsuffizienz (mit Dennhardt u. Konder), in: ebd. – D. Wirkg. von Inhalationsanästhetika auf d. epithel. Transport, ein Membranmodell – tierexp. Untersuch. (mit Konder u. Dennhardt), in: I. Staib, Spurenelemente: Bedeutung f. Chir., Anästh. u. Intensivmed., Schattauer Stuttgart, New York 1982. – Pharmakokinet. Untersuchg. zum Verhalten von Kationen u. Spurenelementen – tierexp. Untersuchg. (mit Konder, Dennhardt u. Bormann), in: ebd. – Tierexp. Untersuchg. zum Einfluß von Anästhetika, Kationen u. Spurenelementen auf d. cyclischen Nucleotide im Plasma (mit Kroh, Konder u. Pitzer), in: ebd. –
ZV: Messung d. PO$_2$ mit einer neuen Goldelektrode in Gasgemischen während d. Nark. u. d. postop. Überwachungszeit, Anästhesist 13 (1964). – D. Neuroleptanalgesie in d. Kieferchir., Dtsch. Zahn-, Mund- u. Kieferheilkunde 44 (1965). – Einfluß versch. Narkotika auf d. intrakard. Druckablauf (dp/dt) nach Blockade d. Beta-Rezeptoren (mit Greef u. Heeg), Verh. Dtsch. Ges. Kreislaufforsch. 32 (1966). – Inhalationsther. (mit Drechsel), Krankenhausarzt 40 (1967). – Emphysem d. Orbita u. d. Augenlider bei Sauerstoffzufuhr durch Nasenschläuche, Z. prakt. Anästh. 3 (1968). – Embryonale Fehlentwicklung bei Kaninchen nach künstl. Hypothermie (mit Grothe), Z. Anat. Entwickl. Gesch. 126 (1968). – D. teratog. Wirkg. d. Hyperthermie im Tierexperiment (mit Grothe), Dtsch. med. Wschr. 32: 1527 (1968). – Untersuchg. d. Kreislauf- u. Herzdynamik bei Kaninchen in Äthernark. u. Hypothermie (mit Grothe), Anästhesist 18 (1969). – D. Abhängigkeit d. Kontraktilität d. rechten Ventrikels von Reizort, Impulsstärke u. Frequenz bei Schrittmachern (mit Sykosch u. Seling), Verh. Dtsch. Ges. Kreislaufforsch. 35 (1969). – Vergleich. tierexp. Untersuchg. d. Herz- u. Kreislaufdynamik von Ketamine, Propanidid und Baytinal (mit Zindler u. Herpfer), Anästhesist 19 (1970). – Radiolog., pathophysiol. u. path.-anatom. Untersuchg. d. Wirkg. eines neuen Röntgenkontrastmittels zur Urographie (mit Schultan, Maurer u. Huth), Röntgenfortschr. 112 (1970). – D. Gefahren d. neuromuskulär-block. Wirkung d. Antibiotika, Klin. Wschr. 49 (1971). – D. Einfluß d. Hypothermie auf Herz u. Kreislauf bei versch. Nark., tierexp. Untersuchg., Teil I, Anästhesist 20 (1971). – D. Einfluß d. Hypothermie auf d. Wirkg. kreislaufaktiver Pharmaka bei versch. Nark., tierexp. Untersuchg., Teil II, ebd. – D. Allgemeinnark. bei ambul. Pat. (mit Zindler), Chirurg 43 (1972). – D. Überwachg. d. Atmg. in d. Intensivther., Intensivmed. 9 (1972). – Sofortmaßnahmen am Unfallort (mit Dudziak), Rhein. Ärzteblatt 4 (1972). – D. Technik d. künstl. Beatmung (1973). – D. dosisabhängige Beeinflussg. d. Kontraktilität d. isol. Papillarmuskels d. Katze durch Enflurane u. Halothane (mit Siepmann u. Pütz) (1973). – Erfolgreiche Behandlg. d. Hefesepsis mit Miconazole (mit Wüst), Dtsch. med. Wschr. 99 (1974). – Delirante u. komatöse

Zustände im Rahmen d. chir. Intensivther. (mit Derra jr. u. Jörg), Chirurg. – Atemfunktionsuntersuchg. mit d. Analgeticum Bayer 4503 (Propiramfumarat) (mit Drechsel), Arzneimittelforsch. *24* (1974). – Postop. Analgesie mit d. kontinuierl. Epiduralanalgesie m. mit Dolantin (mit Wüst u. Sandmann), Langenbecks Arch. klin. Chir. 342 (1976). – D. Schocklunge – ein neues Behandlungsprinzip (mit Trobisch, Derra, Krian u. Brüster), ebd. – Miconazole in Systemic Candidiasis (mit Wüst), Proc. Roy. Soc. Med. *70* (1977). – Regulationsmechanismen d. Leber bei enter. Zufuhr v. hypotonen u. hypertonen Lösg., Untersuchg. an d. wachen Ratte (mit Dennhardt u. Konder), Infusionsther. *7* (1980). – Laudatio anläßl. d. 60. Geburtstages von Prof. D. M. Zindler, Düsseldorf, Anästh. Intensivther. Notfallmed. 15 (1980). – Plasma-ADH-Spiegel als periop. Streßparameter (mit Bormann, Weidler, Dennhardt, Frings u. Hempelmann), Anästh. Intensivther. Notfallmed., *16* (1981). – Peridur. Anästh.- u. Analgesieverfahren in d. Allgemeinchir. (mit Frings, Bormann u. Kroh), Chirurg *53* (1982). – Ein Dräger-Universal Ventilator mit erweiterter Beatmungskapazität (mit Rechenberg), Anästhesist. – Peridurale Opiatanalgesie (mit Frings u. Bormann), Med. Welt. – Plasma Histamine Levels in Patients in the Cours of Several Standard Operation: Influence of Anaesth. Surgical Trauma and Blood Transfusion (mit Röher, Lorenz, Kusche, Dietz, Gerdes u. Parkin), Klin. Wschr. – D. atemdepress. Wirkg. von Nalbuphin im Vergleich zu Morphin (mit Knoch, Konder u. Rechenberg), Anästhesist 32 (1983). – Alfentanil und Hypnomidate pro infusione – Einsatz bei Mikrolaryngoskopie u. Tympanoplastiken – Verhalten der Katecholamine u. d. zyklischen Nucleotide im Plasma (mit Kroh, Wesemann u. Göttmann), ebd. – Histaminfreisetzung bei Schock, Trauma u. chir. Interventionen (mit Röher, Lorenz, Dietz, Gerdes u. Weber), ebd. – D. Einfluß d. Neuroleptanalgesie auf operationsinduz. Freisetzung von antidiuret. Hormon (mit Weidler, Bormann, Dennhardt u. Hempelmann), ebd.

Lenz, Gunther, Dr. med., D. E. A. A. Anästh. (82), Oberarzt am ZentrInst. f. Anästh. Univ., Calwer Str. 7, D-7400 Tübingen; Charlottenstr. 23, D-7400 Tübingen. – * 16. 9. 52 Singen/Htwl. – **StE.** u. **Prom:** 77 Tübingen. – **WG:** 77 ECFMG, seit 77 Anästh. Tübingen (Schorer), 83–84 Oberarzt am BwKrh. Ulm (Bock), 85 DEAA.
BV: Experiences and results with stromafree crosslinked pyridoxylated hemoglobin solutions as blood substitutes (mit Junger, Baur u. Schneider), in: Oxygen carrying colloidal blood substitues (Ed. Frey, Beisbarth u. Stosseck), Zuckschwerdt München 1982. – MEMO Anästh. (mit Kottler u. Schorer), Enke Stuttgart 1985. –
ZV: Anesth. under field conditions – A review of 945 cases (mit Stehle), Acta anaesth. Scand. *28* (1984). – Association of exposed Thomsen-Friedenreich antigen (T antigen) and acute renal failure in septic patients (mit Goes, Baron, Junger, Heller, Sugg u. Lissner), Lancet 8381 i (1984). – Grundlagen u. Anwendg. d. Kapnometrie (mit Klöss u. Schorer), Anästh. Intensivmed. *26* (1985). –
HG: Blutersatz durch stromafreie Hämoglobinlösg., Organversagen bei Sepsis, Monitoring.

Lenz, Peter W., Dr. med., Anästh. (74), Chefarzt d. Abt. f. Anästh. u. op. Intensivmedizin d. Prosper-Hosp., Mühlenstr. 27, D-4350 Recklinghausen. – * 24. 10. 30 Bonn. – **StE:** 68 Bonn, **Prom:** 71 Bonn. – **WG:** 70–74 Anästh. Bonn (Havers), 74–76 Oberarzt Anästh. Malteser-Krh. Bonn, seit 77 Chefarzt d. AnästhAbt. Prosper-Hosp. Recklinghausen.

Leske, Helfried, Dr. med., Anästh. (71), Chefarzt d. Anästh.- u. IntensivAbt. (im Kollegialsystem mit Dr. med. Bernhard Lange) an d. DRK-Kinderkl., Wellersbergstr. 60, D-5900 Siegen 1; Damaschkestr. 16, D-5900 Siegen 1. – * 12. 2. 36 Forst. – **StE:** 63 Berlin, **Prom:** 72 Berlin. **WG:** 66–73 Anästh. Dortmund (Bock u. Kube). –
BV: Anästh. u. Wiederbelebg., Intensivmed. u. Vergiftg., in: Lehrb. f. Kinderkrankenschwestern, hrg. Lüders, Bd. II, Enke Stuttgart 1983. –
ZV: Anästh. Probl. nach Op. der Oesophagusatresie, Z. KinderChir. 17 (1975). – Kinderintensivmed. u. Nottransportwesen für Kinder, Die Schwester/Der Pfleger 21 (1982). – Kinderanästh. heute, ebd. 32 (1984).

Leśniak, Witold, Dr. med., Anästh. FMH (83), Inn. FMH (83), Privatpraxis in Aarbergergasse 46, CH-3011 Bern; Villettengässchen 41, CH-3074 Muri. – * 6. 2. 40 Lodz. – **StE:** 63 Lodz, 82 Bern, **Prom:** 63 Lodz. – **WG:** Anatom. Lodz (Wasilewski), Biochemiestudium Lodz (Dmochowski), Centre de la Réanimat. Respir. Paris (Mollaret), Anästh. Bern (Tschirren), Anästh. Basel (Hügin), Inn. (Koller, Dettli), Inn. Schaffhausen (Uehlinger), Hoffmann-La Roche Basel (Hürlimann, Pletscher), Privatkl. Engenried Bern als selbst. Anästh., Privatkl. Siloah Bern-Gümligen als leit. Arzt f. Anästh.

Lessen, Harald van, Anästh. (79), 1. Oberarzt d. Abt. f. Anästh. u. Intensivmedizin am Orthop. Rehabil. Krh., Kl. Markgröningen, Kurt-Lindemann-Weg 10, D-7145 Markgröningen.

Leßner, Lutz, Dr. med., Anästh., leit. Arzt d. Abt. f. Anästh. u. Intensivmed. am Zentrkrh. Bremen-Ost, Züricher Str. 40, D-2800 Bremen 44; Slevogtstr. 19, D-2800 Bremen. – * 31. 3. 42 Hohenlimburg. – **StE:** 71, **Prom:** 76 Berlin.

Leube, Elke, Dr. med., Anästh. (72), Anästh. u. Schmerztherapie am Krh. „Waldfriede", Fischerhüttenstr. 97–109, D-1000 Berlin 37; Urbanstr. 44 a, D-1000 Berlin 37. – **WG:** Anästh. Berlin-Heckeshorn (Brandt, Radenbach) u. Berlin 19 (Eberlein).

Leutiger, Rüdiger Rolf, Dr. med., Anästh. (77), Chefarzt an d. Abt. f. Anästh. u. Intensivmedizin, Krskrh., Robert-Koch-Str. 70, D-7580 Bühl/Baden, Tel: 07223/23071.

Levent, Ahmet, Dr. med., Anästh. (78), leit. Arzt d. AnästhAbt. d. St. Marien-Krh., Nünningsbusch 17, D-4422 Ahaus. – * 1. 7. 41. – **StE. u. Prom:** 70 Istanbul. – **WG:** Anästh. Luton Hosp., England.

Levin, Donald, Dr. med., Anästh. (74), Seefeldstr. 285, CH-8008 Zürich. – * 8. 8. 34 New York. – **StE. u. Prom:** 66 Bologna.

Lewanowicz-Sahra Naward, Anna, Anästh. (76), Oberärztin d. AnästhAbt. am Krskrh., Robert-Koch-Str. 4, D-3030 Walsrode; Ulmenweg 10, D-3030 Walsrode. – * 25. 3. 43 Polen.

Lewin, Helga, Dr. med., Anästh. (61), seit 83 im Ruhestand; Am Eisernen Schlag 79, D-6000 Frankfurt 50. – * 25. 3. 23 Berlin.

Libowitzky, Hedwig, Dr. med., Anästh. (60); Schwarzenhaidestr. 23, A-1232 Wien. – * 31. 8. 27 Wien. – **StE. u. Prom:** 52 Wien. – **WG:** 57–60 Anästh. Wien (Kucher, Steinbereithner), 60–64 Anästh. Facharzt am Kaiserin-Elisabeth-Hosp. Wien.

Lichstein, Siegmund, Dr. med., Anästh. (73), Chefarzt d. Abt. f. Anästh. u. op. Intensivmedizin am Krskrh., Stuttgarter Str. 56, D-7312 Kirchheim-Teck; Wehrstr. 58, D-7312 Kirchheim-Teck. – * 21. 10. 42 Dzambul. – **StE:** 67 Lodz, **Prom:** 76 Heidelberg. – **WG:** Anästh. Worms (Alter), 71 Anästh. Bremen (Böhmert), seit 75 Krskrh. Kirchheim-Teck.

Lichtenauer, Ingeborg, Dr. med., Akad. Oberrätin, Anästh. (71), Klin. Oberärztin d. Inst. f. Anästh. d. Med. Hochschule, Ratzeburger Allee 160, D-2400 Lübeck; Am Rensemoor 4, D-2418 Ratzeburg. – * 13. 3. 39 Memel. – **StE:** 65 Kiel, **Prom:** 66 Kiel. – seit 67 Inst. f. Anästh., Med. Hochschule Lübeck (Eichler). – **ZV:** Telemetrie d. Belastungs-EKG beim Sportflug (mit Eichler), Biotelemetrie, Symp. in Erlangen (1968). – Anästh. im Greisenalter (mit Eichler u.

Braun), Schleswig-Holstein. Ärzteblatt VI, 1973. – Biochem. Reaktionen auf Schnellinfus. von Volumenersatzmitteln (mit Eichler u. Möller), Z. prakt. Anästh. 8 (1973). – Blasenkomplikat. nach Strahlenther. im kl. Becken (mit P. Lichtenauer u. Nentwig), Fortschr. Med. 30 (1974). – Beeinflussg. biolog. Konstanten durch Schnellinfus. von Volumenersatzmitteln (mit Eichler, Möller u. Stephan), Anästh. Informat. 7 (1974). – Telemetriesysteme u. ihre Anwendungsmöglichkeiten in d. Med. (mit Eichler u. Pohlert), ebd. – Telemetrie d. Herz- u. Atemfrequenz bei Führern von Segel- und Motorsportflugzeugen unter versch. Flugbedingungen (mit Eichler u. Pohlert), Mschr. Unfallheilk. 78 (1975). – Lungenfunktionsprüfung am Krankenbett, Anästh. Informat. 16 (1975). – Erkrankg. d. Prostata (mit P. Lichtenauer u. Cellarius), tägl. Praxis 18 (1977). – Ureterobstruktion durch Metastasen eines prim. intest. Malignoms (mit P. Lichtenauer), Med. Klin. 73 (1978). – Über die atemanalept. Wirkg. von Fominoben-HCl nach Pethidin/Promethazin-Gabe (mit Völpel u. Eichler), Arzneimittel-Forsch. 29 (1979).

Liebald, Burkhard, Anästh. (83), Anästh. in d. AnästhAbt. d. Städt. Krh., Dhünnberg 60, D-5090 Leverkusen 1; In der Hardt 20, D-5000 Köln 80. – * 18. 4. 53 Köln. – **StE:** 78 Köln. – **WG:** 78–81 Anästh. Köln-Ehrenfeld (Forro), seit 81 Anästh. Leverkusen (Dietzel).

Liebner, Gabriele, Dr. med., Anästh. (85), Anästh. an d. AnästhAbt. d. Krskrh., Viernheimer Str. 2, D-6148 Heppenheim; Kandelbornweg 11, D-6140 Bensheim. – * 16. 11. 52 Darmstadt. – **StE. u. Prom:** 78 Tübingen.

Liedtke, Manfred, Anästh. (83), Chefarzt d. Abt. f. Anästh. u. Intensivmedizin am Bezirkskrh. Helmarshausen, D-3522 Bad Karlshafen 2; Markwald 20, D-6300 Gießen-Klein Linden. – * 16. 5. 48 Hörnsheim, Krs. Wetzlar. – **StE:** 76 Gießen. – **WG:** 78–82 Anästh. Gießen (Herget, Hempelmann).

Ließem-Sachse, Roswitha, Dr. med., Anästh. (79), Anästh. am Inst. f. Anästh. d. UnivKl., Langenbeckstr. 1, D-6500 Mainz; Schaftriebweg 6, D-6500 Mainz. – * 20. 4. 49 Neuwied. – **StE. u. Prom:** 74 Mainz. – **WG:** 75–84 Anästh. Kiel (Wawersik).

Lill, Karen, Dr. med., Anästh. (73), Anästh. am Hildegardis-Krh., Bachemer Str. 30, D-5000 Köln 41; Gütersloher Str. 85, D-5000 Köln 91. – * 21. 2. 40 Dresden. – **StE. u. Prom:** 65 Köln. – **WG:** 69–71 Anästh. Köln-Herheim (Matthes), seit 71 Anästh. Köln-Lindenthal (Stracke).

Liller, Bernd, Dr. med., Anästh. (77 Finnl., 80 Deutschl.), Abt.leiter d. Anästh. u. Intensivmedizin am Belegkrh. Klinik Oberwald; niedergel. Anästhesist in fachübergreif. Gemeinschaftspraxis; Klinik Oberwald, D-6424 Grebenhain 1; Bergstr. 5, D-6424 Grebenhain 1. - * 22. 1. 46 Heisters/Vogelsbergkreis. - **StE:** 70 Marburg, **Prom:** 74 Marburg. - **WG:** 73–78 Anästh. Tampere in Finnland (Risto Eerola), 78–80 Funkt. - Oberarzt für Anästh. am Knappschaftskrh. Würselen, 80 Assist. Abt. Radiol. Knappsch.Krh. Würselen (Cen), seit 80 in Greben.

Linca, Thorgerd, Dr. med., Anästh. (74), tätig bei Dr. Marković, Sonnenbühl 37, D-7000 Stuttgart 70; Daimlerstr. 3, D-7400 Tübingen.

Lindau, Bodo, Dr. med., Anästh. (78), Chefarzt d. Abt. Anästh. u. op. Intensivmedizin am Ev. Krh., Munckelstr. 27, D-4650 Gelsenkirchen; Beisenstr. 20, D-4650 Gelsenkirchen. - * 2. 8. 45 Hausweiler. - **StE:** 73 Aachen, **Prom:** 79 Münster. - **WG:** 74–77 Anästh. Emmerich/Rhein (Loers), 77–81 Anästh. u. op. Intensivmedizin Münster (Lawin). -
ZV: Ungeklärte Krämpfe bei einer Periduralanästh. (mit Loers), Anästh. Inform. 16 (1975).

Linder, Serge U., Dr. med., Anästh. FMH (81), Oberarzt am Dépt. d'Anesthésiologie, Hôpital Cantonal Universitaire, CH-1205 Genève; 26, chemin Frank Thomas, CH-1208 Genève. - * 5. 4. 43 Basel. - **StE:** 71 Basel, **Prom:** 76. - **WG:** 72–76 Chir. (Künzli) u. Inn. (Klemm) Rheinfelden, Gyn. (Roth), 76 Anästh. Herdecke/Ruhr (Lauboeck), 77–78 Anästh. Fribourg (Kolberg), seit 78 Anästh. Hôpital Cantonal Univ. Genève (Gemperle).

Lingelbach, Ernst, Dr. med., Anästh., Chefarzt d. Anästh.-IntensivAbt. d. Krskrh. Großburgwedel, D-3006 Burgwedel 1, Tel. 05139/8011.

Link, Jürgen, PrivDoz. Dr. med., Anästh. (74), Oberarzt auf d. interdisz. op. Intensivtherapiestat. d. Kl. f. Anästh. u. op. Intensivmed. im Klinikum Steglitz d. FU, Hindenburgdamm 30, D-1000 Berlin 45; Duisburger Str. 18, D-1000 Berlin 15. - * 25. 2. 40 Mettingen. - **StE.:** 67 Berlin, **Prom:** 70 Berlin, **Habil:** 83 Berlin. - **WG:** seit 69 Anästh. u. Intensivther., Kl. f. Anästh. am Kl. Steglitz d. FU Berlin (Kolb, Henneberg, Eyrich), seit 74 Oberarzt ebd., 75–83 Ass.-Prof. d. FU Berlin. -
BV: Mit Hövener: Messg. v. Operationssaalkonzentrat. v. Halothan b. versch. Ableitg., insbes. b. Verwendg. eines Spülsystems in d. KinderChir., in: DGAW Kongr.ber., Hrg. Rügheimer, Perimed Erlangen 1975. - Mit Hövener, Pachaly u. Geiger: Intraop.

Infusionsther. Eine Auswertung v. 20 000 Narkoseprotokollen, in: ebd. - Mit Henneberg u. Fabricius: Schwierigkeiten u. Erfolge b. d. Durchführg. einer Datenverarbeitg. in d. Anästh. u. Intensivmed., in: ebd. - Mit Hövener u. Stier: Anästh. b. d. Sectio Caesarea - Einleitg. mit versch. Barbituraten, in: ebd. - Mit Kleist, Mai u. Pickerodt: D. Einfluß d. Anästhesieverfahrens u. d. postop. Intensivbehandlg. auf d. Überlebensrate b. elektiven intracran. Eingr., in: Anästh. Intensivmed., Bd. 130, Hrg. Weis u. Cunitz, Springer Berlin, Heidelberg, New York 1980. - Mit Mai, Kleist u. Pickerodt: D. Schädelhirntrauma beim Kind - Ergebn. d. Intensivbehandlg., in: ebd. - Mit Hoffmann, Lämmer u. Eyrich: Intensivther. b. Pat. mit „Lyell-Syndrom", in: ebd., Bd. 143, Hrg. Haid u. Mitterschiffthaler, 1981. - Mit Kleist: D. Dokumentations- u. Informationssystem d. Inst. f. Anästh. im Kl. Steglitz d. FU Berlin, in: ebd., Bd. 141, Hrg. Mitterschiffthaler, 1981. - Mit Gramm: Anästh. b. Säuglingen u. Kleinkindern unter 1 Jahr. Probleme u. Komplikationshäufigkeit b. 4200 Nark. unter bes. Berücksichtigung d. Herzstillstände, in: Kinderanästh. - Prämedikat. - Narkoseausleitg., Hrg. Brückner, Springer Berlin, Heidelberg, New York 1983. - Mit Goecke: D. Aufwachphase b. geriatr. Pat., in: ebd. - Mit Piepenbrock: Anästh. b. Eingr. am Rückenmark, in: Anästh. in d. Neurochir., ebd. 1983. - Mit Schlagenhaufer, Reinhart, Piepenbrock u. Kersting: Intraop. Hypertonus b. Cholezystektomien unter versch. Anästhesieverfahren, in: DAK 1982, Hrg. Schara, ebd. 1984. - Mit Reinhart, Kersting u. Piepenbrock: Einfluß d. hämodynam. Monitoring auf d. periop. Letalität b. rekonstrukt. Aorteneingr., in: ebd. - D. Anästhesierisiko, Komplikat., Herzstillstände, Todesfälle, Chemie (Ed. Med.) Weinheim 1984. -
ZV: Mit Pachaly: Intranarkot. Infusionsther., eine Computerauswertg. mit d. Programmpaket SPSS, Infusionsther. 2 (1975). - Mit Hövener: Operationssaalkonzentrat. v. Halothan u. ihre Beeinflussg. durch versch. Ableitg., Anästhesist 25 (1976). - Mit Hövener: Parenterale Ernährg. auf einer interdisz. Intensivpflegestat. (Organisat. u. Praxis), Infusionsther. 3 (1976). - Mit Henneberg u. Hövener: Kontrolle d. Beatmungsdrucke u. Ableitg. d. Narkosegase beim Spülsystem (Kuhn'sches Besteck) in d. KinderChir., Anästhesist 25 (1976). - Mit Hövener: Erwiderg. zur Stellungnahme v. Grundies u. Semmler zur Veröffentlichg., Parenter. Ernährg. auf einer interdisz. Intensivpflegestat.', Infusionsther. 4 (1977). - Mit Hövener, Kleist u. Stier: Induction par thiopental ou par metohexital pour l'operation cesarienne, Cah. d'Anesth. 26 (1978). - Mit Hövener: Lachgas am Arbeitsplatz d. Anästhesiepersonals. Eine gaschromatograph. Analyse, Anästhesist 27 (1978). - Mit Henneberg u. Fabricius: Elektron. Datenverarbeitg. in d. Anästh., ebd. 29 (1980). - Mit Voll: Servoventilator 900B mit modifiz. Abnahmestelle f. d. Messg. d. Beatmungsdruckes, eine Möglichkeit zur Verringerg. d. inspirat. Widerstandes b. SIMV, ebd. 30 (1981). - Mit Frucht u. Eyrich: Gefährlich hohe Atemwegdrucke b. Beatmung mit

dem UV1, Anästh. Intensivmed. *22* (1981). – D. Genauigkeit d. Minutenvolumeter 2000, Klinikarzt *10* (1981). – Stellungnahme zum Beitrag v. v Ardenne u. Kretschmer: Wege zur Risikosenkung b. Op. durch vorausgehende O_2-Mehrschritt-Ther., Anästh. Intensivmed. *23* (1982). – Mit Kleist u. Henneberg: A data collection form for intensive care units, Meth. Inform. Med. *21* (1982). – Increase of expiratory resistance by the PEEP-valve of the servoventilator, Intensive Care Medicine 9 (1983). – Mit Kretz: Zur Notwendigkeit d. Überwachg. v. Gasmischern während d. Anästh., Anästh. Intensivmed. 24 (1983). – Mit Reinhard u. Ciesielski: Zur Notwendigkeit eines erweiterten periop. Monitorings beim Alters- u. Risikopat., Ergebn. Angiologie *27*(1983). – Mit Piepenbrock, Zenz, Gorus u. Reinhart: Buprenorphin u. Pentazocin zur postop. Analgesie: Eine Doppelblindstudie b. Baucheingr., Anästhesist *32*(1983). – Mit Brandt, Pokar u. Filos: D. Einfluß d. therap. Hyperventilat. auf d. Blutlaktatspiegel, ebd. – Mit Schulz u. Piepenbrock: Nebenwirkg. v. H_2-Rezeptorantagonisten, Krankenhausarzt (1985) im Druck.

Linzmaier-Tarashti Nedjad, Ingeborg, Dr. med., Anästh. (84), Oberärztin in d. Abt. f. Anästh. u. Intensivmed. am Krskrh. Fritz-König, Stift, Ilsenburger Str. 95, D-3388 Bad Harzburg 1; Ilsenburger Str. 91, D-3388 Bad Harzburg 1. – * 7. 12. 53 Nürnberg. – **StE:** 79 Erlangen, **Prom:** 80 Erlangen. – **WG:** 80–81 Anästh. Emmerich-Rees (Loers), 81–83 Anästh. Bad Harzburg (Faust, Day), 83/84 Anästh. Braunschweig (Bickel), seit 84 Oberärztin in d. Abt. f. Anästh. u. Intensivmed., Krskrh. Fritz-König-Stift, Bad Harzburg.

Lipecz, Jozsef, Dr. med., Anästh. (70), Prakt. Arzt in Paumannstr. 139, D-8500 Nürnberg 50; Maiacher Str. 34, D-8500 Nürnberg 70. – * 29. 3. 38 Timar/Ung. – **StE:** 63 Marburg, **Prom:** 68 Homburg/Saar.

Lipfert, Peter, Dr. med., Anästh. (83), wiss. Assist. d. Abt. f. Exp. Anästh. d. Univ., Universitätsstr. 1, Geb. 23.02, D-4000 Düsseldorf 1; Elisabethstr. 62, D-4000 Düsseldorf 1. – * 23. 7. 53 Koblenz. – **StE:** 78 Mainz, **Prom:** 79 Mainz. – **WG:** 78/79 Chir. Koblenz (Bartsch), 79–81 Anästh. Bwkrh. Koblenz (Lange), 81–83 Anästh. Mainz (Stossek), seit 83 exp. Anästh. Düsseldorf.

Lippach, Gernot, Dr. med., Anästh. (76), Chefarzt an d. AnästhAbt. d. Caritas-Krh., An d. Heeresstr. 49, D-6610 Lebach. – * 30. 12. 44 Lauban. – **StE:** 71 Rostock, **Prom:** 80 Homburg/Saar.

Liskova, Ludmilla, MUDr. Anästh. (78), Funkt.-Oberarzt (Intensivther.) an d. AnästhAbt. d. St. Josef-Hosp., Hermannstr. 37, D-5300 Bonn 3; Steinerstr. 10-12, D-5300 Bonn 3. – * 11. 9. 42 Nizna/CSSR. – **StE.** u. **Prom:** 66 Bratislava.

List, Werner, Prof. Dr. med., Anästh. (68), Vorstand d. Inst. f. Anästh. d. Univ. Graz, A-8036 Graz LKH; Hartenaugasse 15, A-8010 Graz, Tel: 0316/31155. – * 16. 12. 33 Graz. – **StE.** u. **Prom:** 62 Wien, **Habil:** 68 Graz. –
H: Klin. Anästh. Current Reviews, Akad. Druck- u. Verlagsanstalt, Graz. –
BV: Systolic Time Intervals, Springer Berlin, Heidelberg, New York 1980.

Lobisch, Michael, Dr. med., Anästh. (83), Oberarzt d. Inst. f. Anästh. d. Städt. Kl., Grafenstr. 9, D-6100 Darmstadt; Freiherr-vom-Stein-Str. 29 A, D-6105 Ober-Ramstadt. – * 13. 2. 52 Dannenrod/Krs. Alsfeld. – **StE:** 76 Gießen, **Prom:** 79 Gießen. – **WG:** Anästh. 78–80 Immenstadt (Fuhren), 80–84 Gießen (Hempelmann), seit 84 Darmstadt (Götz). –
ZV: Langzeiterfahrungen mit d. kontinuierl. peridur. Opiatanalgesie mittels implantierter Pumpe (mit Müller, Aigner, Worm, Brähler u. Hempelmann), Anästhesist 1984. – Hämodynam. Wirkg. bei Antagonisierung d. neuromusk. Blockade: Atropin – Pyridostigmin versus Ipratropiumbromid – Pyridostigmin (mit Stoyanov, Müller u. Hempelmann), ebd. 1984.

Löding, Hans-Wilhelm, Dr. med., Anästh. (72), Chefarzt d. AnästhAbt. d. St. Vincenz-Krh., Am Stein 24, D-5750 Menden 1, Tel: 02373/1681; Kaiserstr. 39a, D-5750 Menden 1. – * 24.4. 36 Göttingen. – **StE.** u. **Prom:** 65 Hamburg. – **WG:** 68–72 Anästh. Hamburg (Winter, Schilling, Lawin), 73/74 Inn. Stadtoldendorf, 74/75 Oberarzt d. AnästhAbt. Ev. Krh. Bethesda Mönchengladbach, seit 76 Chefarzt d. AnästhAbt. St. Vincenz-Krh. Menden.

Loeffler, Walter Helge, Dr. med. univ., Anästh. (82), Anästh. am Wagner Jauregg-Krh., A-4020 Linz; Waldeggstr. 4, A-4020 Linz. – * 11.8. 41 Wels. – **StE.** u. **Prom:** 74 Innsbruck. – **WG:** Anästh. Vöcklabruck (Saleh) u. Linz (Bergmann).

Loers, Franz-Josef, Dr. med., Anästh. (74), Chefarzt d. AnästhAbt. am St. Willibrord-Spital Emmerich-Rees, Willibrordstr. 9, D-4240 Emmerich; Theodor-Heuss-Str. 18, D-4240 Emmerich. – * 5. 2. 43 Neuß. – **StE:** 67 Köln, **Prom:** 70 Hamburg.

Lohkamp, Sigrid, Dr. med., Anästh. (77), leit. Ärztin f. Anästh. u. Intensivmedizin am Stadtkrh., Senator-Schwartz-Ring 8, D-4770 Soest; An der Schlenke 1, D-4770 Soest-Deiringsen. – * 21.5. 48 Frankfurt a. M. – StE: 72 Erlangen, **Prom:** 73 Erlangen. – **WG:** Anästh. 73/74 Kulmbach, 74–78 Göttingen, seit 78 Soest.

Lohmann, Dirk, Dr. med., Anästh. (74), Chefarzt f. Anästh. am Krh. Tabea, Kösterbergstr. 32, D-2000 Hamburg 55; Droysenstr. 24, D-2000 Hamburg 52. – * 10. 4. 41 Dresden. – StE: 66 Hamburg, **Prom:** 68 Hamburg. – **WG:** 68–70 Chir. Hamburg (Buchholz), 70–73 Anästh. Hamburg (Bergmann), 73/74 Anästh. Zürich (Hossli), seit 74 Chefarzt f. Anästh. am Krh. Tabea. –
ZV: Hochdos. Cortisonther. beim traumat. Schock, Münch. med. Wschr.

Lohmann, Rainer, Dr. med., Anästh. (68), Chefarzt d. AnästhAbt. am Krh. Henriettenstiftung, Marienstr. 80, D-3000 Hannover, Tel: 0511/28924 30.

Löhner, Doris, Dr. med., Anästh. (68), Chefärztin d. AnästhAbt. am Krskrh. D-6114 Groß-Umstadt; Krankenhausstr. 24, D-6114 Groß-Umstadt. – * 13. 10. 35 Eisenach. – StE. u. **Prom:** 62 Frankfurt/M. – **WG:** 64/65 Chir. Wiesbaden (Bartel), 65–69 Anästh. Mainz (Frey), 65 Pharmak. Knoll AG Ludwigshafen (Haas), 67/68 Inn. Mainz (Schölmerich), seit 69 Chefarzt Krskrh. Groß-Umstadt.

Löhner, Klaus, Dr. med., Anästh. (69), leit. Arzt d. AnästhAbt. Stiftung Alice-Hosp. v. Roten Kreuz, Dieburger Str. 31, D-6100 Darmstadt.

Lohr, Rüdiger, Anästh. (73), leit. Facharzt am Krskrh., Bergstr. 30, D-3170 Gifhorn.

Loidolt, Maria, Dr. med., Anästh. (82), Anästh.-Oberärztin am A. ö. Krh., A-3830 Waidhofen N. Ö.; Brunn-Neubau, A-3830 Waidhofen/Thaya. – * 16. 11. 49 Brunn. – StE. u. **Prom:** 76 Wien.

Loitzenbauer, Josef, Dr. med., Anästh. (70), Dir. Stellvertreter an d. Tiroler Gebietskrankenkasse, Clara Pöltweg 2, A-6020 Innsbruck; Tschiggfreystr. 27, A-6020 Innsbruck. – * 8. 5. 31 Linz. – StE u. **Prom:** 63 Innsbruck. – **WG:** 67–70 Anästh. Innsbruck (Haid), 71 Klin. Prüfung, Chemie AG Linz, 71–78 Prim. f. Anästh. am a. ö. Krh. St. Johann/Tirol, seit 78 Tiroler Gebietskrankenkasse in Innsbruck.

Loitzenbauer-Stotter, Paula, Dr. med., Anästh. (70), Schulärztin, Landesschulrat f. Tirol, Innsbruck-Landhaus, A-6020 Innsbruck; Tschiggfreystr. 27, A-6020 Innsbruck. – * 1. 5. 38 Obernußdorf/Lienz. – StE. u. **Prom:** 64 Innsbruck. – **WG:** 67–70 Anästh. Innsbruck (Haid), 71 Anästh. Linz (Vigl), 72 St. Johann/Tirol, seit 82 Schulärztin am Reithmann Gymnasium Innsbruck.

Lomoschitz, Karl-Horst, Dr. med., Anästh. (75), Oberarzt an d. AnästhAbt. d. Allg. öffentl. LKH, Weyprechtgasse 12, A-2340 Mödling; Einsiedlergasse 46, A-1050 Wien. – * 12.8. 38 Steinananger/Ungarn. – StE. u. **Prom:** 66 Wien. – **WG:** Anästh. Wien (Mayrhofer).

Loo, Claus van de, Dr. med., Anästh. (74), Chefarzt d. AnästhAbt. am Städt. Krh., Härlenweg 1, D-7770 Überlingen/Bodensee, Tel: 07551/87-1; Grethaldenweg 1, D-7770 Überlingen. – * 8. 5. 41 Koblenz. – StE: 68 Würzburg, **Prom:** 70 Würzburg. – **WG:** 70 Inn. Koblenz (Naber), 70–76 Anästh. Freiburg (Wiemers), seit 76 Chefarzt d. AnästhAbt. am Städt. Krh. Überlingen.

Look, Norbert, Dr. sc. agr., Dr. med., Anästh. (83), 1. Oberarzt d. AnästhAbt. am St. Franziskus-Hosp., Hohenzollernring, D-4400 Münster; Papenbusch 8, D-4400 Münster. – StE: 75 Göttingen, **Prom:** Sc. agr. 74 Göttingen, Med. 83 Münster.

Lorenz, Dieter, Dr. med., Anästh. (80), Anästh. in d. Zentr. AnästhAbt. d. Nordstadt-Krh., Haltenhoffstr., D-3000 Hannover; Alter Postweg 122, D-3006 Burgwedel 6. – * 18. 11. 47 Ehingen/Donau. – StE: 72 Marburg, **Prom:** 74 Marburg. – **WG:** 75–77 Anästh. Niebühl (Müller), 77–79 Anästh. Vermont/USA (Mazuzan), 79/80 Anästh. Hannover (Kirchner), 81–84 Anästh. Hannover (Weimann).

Lorenz, Dietlind, Dr. med., Anästh. (74), Anästh.-Oberärztin im Allg. Krh. Barmbek, Rübenkamp 148, D-2000 Hamburg 60; Schwarzbuchenweg 33, D-2000 Hamburg 65. – * 23. 1. 42 Hamburg. – StE: 68 Würzburg, **Prom:** 69 Würzburg. – **WG:** 70–74 Anästh. Hamburg-Barmbek (Fumagalli).

Lorenzoni, Kurt, Dr. med. univ., Anästh. (76), Oberarzt an d. landschaftl. AnästhAbt. im LKH, Auenbruggerplatz 1, A-8036 Graz; Rettenbacher. Str. 23, A-8044 Graz. – * 23. 7. 45 Waiern/Kärnten. – StE. u. **Prom:** 70 Graz. – **WG:** 72 Anästh. Graz (Edlinger), 72/73 Päd. Graz (Falk), seit 73 Anästh. Graz (Edlinger).

Lorgé, Robert, Dr. med., Anästh. (72), freiberufl. Anästh. im Rotkreuzspital, Gloriastr. 18, CH-8028 Zürich; Sonnhaldenstr. 4, CH-8142 Uitikon. – * 27. 12. 35 Pétange/Luxemburg. – StE: 62 Zürich, **Prom:** 64 Zürich.

Lotz, Renate, Dr. med., Anästh. (69), freiberufl. tätige Anästh., Kinderkrh. an d. Lachnerstr., Lachnerstr. 39, D-8000 München 19; Josefstr. 11, D-8024 Deisenhofen. – * 29. 12. 37 München. – StE: 62 Erlangen, **Prom:** 63 München.

Lüben, Volker, Dr. med., Anästh. (78), Anästh. an d. Abt. f. Anästh. u. Intensivmedizin d. Univkl., Klinikstr. 29, D-6300 Gießen; Paul-Schneiderstr. 7, D-6300 Gießen. – * 27. 9. 48 Hützel. – StE. u. **Prom:** 74 Gießen. – **WG:** 74–76 Anästh. BwKrh. Gießen (Prinzhorn), seit 76 Anästh. Gießen (Hempelmann).

Ludwig, Johannes, Dr. med., Anästh. (83), Oberarzt an d. Abt. f. Anästh. u. Intensivtherapie d. Krskrh., Geldmacherstr., D-4047 Dormagen 1; Schimmelpfennigstr. 18, D-4000 Düsseldorf 13. – * 5.8. 48 Köln. – StE: 78 Köln, **Prom:** 79 Köln. – **WG:** 78/79 Anästh. Solingen (Meyer), 79–81 Anästh. Bwkrh. München (Geffert), seit 81 Anästh. Dormagen (Siepmann).

Ludwig, Manfred, Dr. med., Inn. (78), Anästh. (82), Oberarzt d. AnästhAbt. am Allg. Krh., Siemensplatz 4, D-3100 Celle; Lönspark 63, D-3100 Celle. – * 31. 8. 41 Bünde. – StE. u. **Prom:** 70 Hannover.

Ludwig, Timm, Dr. med., Anästh. (71), Chefarzt d. AnästhAbt. d. Hamburg. Krh. Berensen, D-3118 Bad Berensen; Heitbrack Nr. 9, D-3111 Emmendorf. – * 19. 1. 38 Hamburg. – StE: 62 Hamburg, **Prom:** 67 Hamburg. – **WG:** Inn. Hamburg-Berdorf (Ude), 63 Physiol. Hamburg (Kühnau), 63–68 Gyn., Chir. Westerland (Jacobson), 65/66 Bundesmarine List/Sylt (Sasse), 68–71 Anästh. Hamburg (Pahlow, Bergmann), seit 71 Hamburg, Krh. Berensen.

Lühr, Hans Georg, Dr. med., Anästh. (79), Oberarzt am Inst. f. Anästh. d. Univ., Klinikum Großhadern, Marchioninistr. 15, D-8000 München 70; Marschnerstr. 46, D-8000 München 60. – * 29. 11. 45 Greifswald. – StE: 71 Göttingen, **Prom:** 75 Göttingen. – **ZV:** Elektrolytbilanzen b. großen bauchchir. Eingr. I. NLA u. Variat. d. Infus.schemas (mit Finsterer u. Götz), Anästhesist 25 (1976). – Elektrolytbilanzen b. großen bauchchir. Eingr. II. Beobachtungen unter Allgemeinanästh. in Kombinat. mit einem Regionalverfahren u. unter Enflurannark. (mit Finsterer, Folwaczny u. Scholz), ebd. 26 (1977). – Veränderungen d.

Plasmavolumens während u. nach Mittelohreingriffen (mit Finsterer, Meier, Kapser, Schiffelholz u. Güntner-Tauschinsky), ebd. 30 (1981). – Tracheotomie oder prolong. Intubat. b. langzeitbeatmeten Patienten, Intensivmed. prax. 4 (1981).

Lukacs, Robert, Gyn. (62), Anästh. (73), Salem-Spit., Schänzlistr. 39, CH-3013 Bern; Bergackerstr. 100, CH-3066 Stettlen. – * 7. 5. 31 Budapest. – StE: 55 Budapest, **Prom:** 80 Bern.

Lulic, Zvonimir, Dr. med., Anästh. (76), Chefarzt d. AnästhAbt. d. St. Elisabeth-Krh., Kurler-Str. 130, D-4600 Dortmund-Kurl; Plaßstr. 22, D-4600 Dortmund-Kurl. – * 11. 10. 39 Rijeka/Jugosl. – StE. u. **Prom:** 65 Zagreb. – **WG:** Anästh. Köln (Bonhoeffer). –
BV: Vasodilatator. Ther. m. Na-Nitroprussid, 2. Nipruss-Arbeitssem., München 1976.

Lunkenheimer, Ulrich, Dr. med., Anästh. (82), leit. Arzt d. AnästhAbt. u. Intensivmedizin am Bwkrh., Hochwiesenhof 5–10, D-7547 Wildbad/Schw.; Hochwiese 25, D-7547 Wildbad/Schw. – * 17.8. 51 Mandel, Krs. Bad Kreuznach. – StE: 78 Mainz, **Prom:** 82 Mainz. – **WG:** Anästh. 78–80 Univ. Ulm (Ahnefeld), 80/81 Bwkrh. Ulm (Bock), 81/82 Bwkrh. Hamm/Westf. (Seiler), seit 83 Wildbad/Schw.

Lürig, Claudia, Dr. med., Anästh. (73), leit. Ärztin d. Abt. f. Anästh. u. Intensivmedizin d. Krskrh., Kösliner Str. 12, D-3380 Goslar; Rosenberg 9, D-3380 Goslar. – * 8. 1. 42 Thorn/Westpreußen. – StE: 67 Düsseldorf, **Prom:** 69 Düsseldorf. – **WG:** 69–73 Anästh. Essen (Stöcker), 73–80 Leit. d. Abt. f. Anästh. d. Krskrh. Bad Harzburg, seit 80 Leit. d. Abt. f. Anästh. u. Intensivmedizin d. Krskrh. Goslar. –
ZV: Indikat. d. Nachbeatmg. gefäßchir. Pat. (mit Fessl-Alemany), Folia Angiol. 20 (1972). – Postop. Infusionstherapie – periph. parenterale Ernährg. u. isolierte Kohlehydratzufuhr, Infusionstherapie 8 (1981).

Lutz, Horst, o. Prof. Dr. med., Chir. (59), Anästh. (64), Dir. d. Inst. f. Anästh. u. Reanimat., Klinikum Mannheim d. Univ. Heidelberg, Theodor-Kutzer-Ufer, D-6800 Mannheim 1; Mühltalstr. 129 A, D-6900 Heidelberg. – * 25.6. 27 Dessau. – StE. u. **Prom:** 53 Halle/S., **Habil.:** 67 Heidelberg. – **WG:** 54/55 Inn. Dessau (Seeber), 55–60 Chir. Dessau (Carl), 60/61 Kinder-Chir. Berlin (Weidemann), 61/62 Anästh. Berlin (Just), 62–68 Anästh. Heidelberg (Just), seit 68 Dir. d. Inst. f. Anästh. Mannheim. –
H: Intensive-Care-Medicine, Springer Berlin, Heidelberg, New York. – Anästh.-Notfallmedizin-Intensivtherapie, Thieme Stuttgart, New York. –

BV: Plasmaersatzmittel (3. Aufl., 2 Nachdr.), Thieme Stuttgart 1969, 1975, 1976, 1980, 1981. – Anästh. Praxis, Springer Berlin, Heidelberg, New York, Tokyo 1984. – Plasmatherapie, Medizin. Verlags-Gesellschaft 1985. – Weitere mehr als 70 Buchbeiträge über Schock, Volumensubstitution, Risikofaktoren u. Computereinsatz in d. Anästh.
ZV: Mehr als 200 wiss. Publ. über Schock, Volumensubstitution, Risikofaktoren u. Computereinsatz in d. Anästh.

Lutz, Margret, Dr. med., Anästh., Leit. d. AnästhAbt. d. Fachkl. Hornheide, Dorbaumstr. 300, D-4400 Münster; Dyckburgstr. 404, D-4400 Münster. – * 14. 2. 37 Osnabrück. – **StE:** 65 Münster, **Prom:** 65 Münster. – **WG:** Anästh. Münster.

Lutz, Werner Wolfgang, Dr. med., Diplomforstwirt, Anästh. (82), Oberarzt d. Zentr. AnästhAbt. d. Städt. Krankenanst., Postfach 2103, D-7730 Villingen-Schwenningen; Am Sonnenberg 23, D-7230 Schramberg. – * 18. 9. 44 Posen. – **StE. u. Prom:** 76 Freiburg. – **WG:** Anästh. Villingen-Schwenningen (Gülke).

Lyhs, Brigitte, Anästh. (75), Oberärztin an d. AnästhAbt. d. Kl. am Eichert, Eichertstr. 5, D-7320 Göppingen; Planckweg 32, D-7320 Göppingen. – * 15. 12. 39 Darmstadt. – **StE:** 67 Frankfurt. – **WG:** 69/70 Chir. Seligenstadt (Runge), 71 Anästh. Langen (Köhler), seit 72 Anästh. Göppingen (Dietrich, Milewski).

M

Maafe Rudpichi, Barbara, Dr. med., Anästh. (81), Oberarzt d. AnästhAbt. d. LKH, A-8852 Stolzalpe; A-8852 Stolzalpe 77. – * 10. 3. 50 St. Michael/Stmk. – **StE. u. Prom:** 75. – **WG:** 78–81 Anästh. Graz (Edlinger), 81–83 leit. Anästh. am LKH Judenburg.

Maager, Eleonore, Dr. med., Anästh. (54), Anästh.-Oberarzt am Krh. d. Stadt Wien-Lainz, Wolkersbergenstr. 1, A-1130 Wien; Wallgasse 21, A-1060 Wien. – * 26. 4. 24 Wien. – **StE. u. Prom:** 49 Wien. – **WG:** 49–63 Anästh. Kaiserin Elisabeth-Spital Wien, seit 63 Anästh. Krh. Wien-Lainz.

Machowetz, Elisabeth, Dr. med., Anästh. (76), Anästh.-Oberarzt am LKH, Krankenhausgasse 1, A-8280 Fürstenfeld; Pestalozzistr. 67, A-8010 Graz. – * 15. 1. 39 Graz. – **StE. u. Prom:** 69 Graz.

Madee, Silke, Dr. med., Päd. (75), Anästh. (80), Anästh. am Inst. f. Anästh. d. Univ., Calwer Str. 7, D-7400 Tübingen; Steinlachallee 36, D-7400 Tübingen. – * 17. 9. 44. – **StE. u. Prom:** 70. – **WG:** 71–75 Päd. Saarbrücken, 76 Anästh. Saarbrücken (Sauerwein), seit 77 Anästh. Tübingen (Schorer).

Madej, Boleslaw, Anästh. (70), Oberarzt d. AnästhAbt. d. St. Antonius-Hosp., Möllenweg 22, D-4432 Gronau; Ernst-Abbe-Str. 6, D-4432 Gronau. – * 28. 1. 29 Istebna/Polen. – **StE:** 62 Posen. – **WG:** 62–64 Inn. Leobschütz (Cichowski), 64–69 Anästh. Ratibor (Konzal), 69–78 Anästh. Oppeln (Madej), 77 Anästh. Schwäbisch-Hall (Meisel), 78–81 Anästh. Lukas-Krh. Gronau (Sander), seit 81 Anästh. St. Antonius-Krh. Gronau (Chrudina).

Madjd-Pour, Hassan, Anästh. FMH (84), Oberarzt an d. AnästhAbt. d. Kantonspital, CH-8400 Winterthur; Rychenbergstr. 115, CH-8400 Winterthur. – * 8. 4. 40 Teheran. – **StE. u. Prom:** 70 Wien.

Magdu, Tiberiu, Dr. med., Anästh. (81), Oberarzt an d. Abt. f. Anästh. u. Intensivtherapie d. Krh. d. Landkrs. Hameln-Pyrmont, Abt. an d. Weser, St.-Maur-Platz 1, D-3250 Hameln u. Abt. Wilhelmstr., Wilhelmstr. 5, D-3250 Hameln; Liegnitzer Str. 10, D-3250 Hamels 1. – * 28. 5. 49 Begejci/Jugosl. – **StE. u. Prom:** 75 Belgrad.

Mager, Joerg, Dr. med., Anästh. (73), Chefarzt d. Abt. f. Anästh. u. op. Intensivmedizin am St. Marienhosp., Marienstr. 6, D-2848 Vechta; Botenkamp 31, D-2848 Vechta. – * 7. 2. 40 Darmstadt. – **StE:** 65 Frankfurt, **Prom:** 65 Frankfurt. – **WG:** 67 Pharmak. Mainz (Kuschinsky), 68/69 Bw, 69–71 Anästh. Bremen (Henschel), 72–74 Anästh. Nürnberg (Opderbecke), seit 74 Chefarzt am St. Marienhosp. Vechta.

Magerl, geb. Carandang, Amerilda, Dr. med., Anästh. (78), Anästh. am Orthop. Krh., D-8722 Werneck; Wilhelm-Hoegner-Str. 16, D-8702 Estenfeld. – * 27. 6. 47 Batangas/Philippinen. – **StE. u. Prom:** 72 East Med. Cent./Philippinen. – **WG:** 72/73 Anästh. Uermmc/Phil. (Lukban), 73–75 Anästh. Hamburg (Ludwig), 75–78 Anästh. Würzburg (Weis), 79/80 Notfallarzt USHosp. Würzburg (Peters), seit 80 Anästh. Werneck (Podlech).

Maggio, Giuseppe, Dr. med., Anästh. FMH (69), Orthop. (Italien 77), Anästh. (mit Schmerzther.) am EUMEDICA-Zentr. f. Schmerzdiagnostik u. Schmerzther., Via Tesserete 51, CH-6900 Lugano; Via Tesserete 51, CH-6900 Lugano. – * 5. 4. 29 Messina. –

StE: 55 Florenz, **Prom:** 66 Basel. – **WG:** 56 Anästh. Heidelberg (Frey), 56/57 Inn. u. Chir. Zofingen (Meyer), 57–63 Anästh. Basel (Hügin), 63/64 Anästh. Toronto, 65/66 Inn. Basel (Herzog), 60–75 Chefarzt d. AnästhAbt. Ospedale Civ. Lugano, seit 75 Chef d. EUMEDICA-Zentr. f. Schmerzdiagnostik u. -ther. in Lugano. –
BV: Fluothane-Luft-Nark. (mit Kapfhammer), in: Leberfunkt. u. op. Eingriff, Ed. Just, Thieme Stuttgart 1964. – L'anestesia generale nella laringoscopia diretta e broncospopia (mit Palumbo, Voegeli u. Vogelsanger), Atti 49 Congr. Soc. Ital. O.R.L. Torino 1961. – Considerazioni di base sull'impiego del Fluotano, in: Simposio sul Fluotano, a cura di Righini e Sevesi. Romagna Medica. Forli: Valbonesi 1962. – Anestesia metossifluoranica ed equilibrio acido-base del sangue, in: Simposio sul Metassifluorano; a cura di Bellucci e Manzoni. – Im Druck – Interazione fra antibiotici ed anestesia, in: Simposio Internazionale sulla preparazione medica dell'operando e anestesia; a cura di Rizzi e Cicatto. – Im Druck –
ZV: Prevenzione dell'aspirazione del contenuto gastrico durante l'anestesia generale (mit Hügin), Minerva Anest. 25 (1959). – Valutazione della narcosi tricloeoetilenica negli interventi otorinolaringoiatrici (mit Hügin), ebd. – Esperienze personali su un nuovo tipo di tubi endotracheali rinforzati con spirale di Nylon, Acta Anaesth. 11 (1960). – Maggiori precisazioni intorno al meccanismo funzionale della valvola di Ruben, ebd. – Beatmungsbronchoskopie in Halothan – Aether-Luft-Narkose, Anästhesist 10 (1961). – Breathing Bronchoscopy, Survey of Anesth. 1962. – Il probabile effetto antiemetico dell'Halotano, Acta Anest. 12 (1961). – L'Oxford Inflating Bellows al servizio dell'anestesia e rianimazione, Anestesia e Rianimazione 2 (1961). – Semplice espediente personale per la prevenzione di un inconveniente della valvola di Ruben durante la respirazione spontanea, Acta anaesth. 12 (1961). – AMBU e O.I.B.: valutazione personale di due apparecchi rianimatori, Minerva aneasth. 27 (1961). – Erwiderung zur vorsteh. Bemerkungen v. G. Hohman, Anästhesist 10 (1961). – Il massaggio cardiaco esterno e le sue indicazioni nella pratica rianimatoria, Minerva anest. 27 (1961). – Über d. Verminderung d. Blutung durch Halotan – Aether-Luft-Narkose b. otorhinolaryngolog. u. plast. Eingriffen, Anästhesist 11 (1962). – L'M.V.B.-Halothane Induction Unit: un nuovo vaporizzatore destinat. alla induzione halotanica anche da parte di personale poco qualificto (mit Vogelsanger), Minerva Anest. 28 (1962). – Betrachtungen über d. Wiederbelebungs- u. -Narkose-Gerät f. d. Außendienst (mit Vogelsanger), Anästhesist 11 (1962). – D. Einfluß d. Kopflagerung auf d. Durchblutg. d. Hirnstammes b. älteren Menschen in Nark. (mit Pfalz u. Riechter), Proc. I. Europ. Kongr. f. Anästh., Wien 1962. – Problems of standardization of anaesthetic equipment in Italy, ebd. – Tonsillectomie, Adenotomie u. directe Adenoidectomie in Narkose mit dem azeotropischen Halothan-Diäthyläther-Gemisch (mit Palumbo u. Vogelsanger), HNO 10 (1962).

– Respansabilità e compiti fondamentale di un anestesista in qualità di istruttore in un servizio di anestesia e rianimazione, Ann. Laring. (Torino) 61 (1962). – Semplice apparecchio personale designato per l'usc nella pratica privata anest., Minerva Anest. 28 (1962). – Il comportamento della glicemia durante e dopo l'uso di concentrazioni cliniche di halotano, ebd. – Über einen Fall v. äußeren Herzmassage b. Myokardinfarkt (mit Wey), Anästhesist 12 (1963). – Beurteilung d. Pentland Bellows Unit (mit Vogelsanger), ebd. 13 (1964). – The use of oczapressin during halothane anaesth., Proc. III Weltkongreß f. Anästh., San Paolo 1964. – D. Narkose zur Sectio Caesarea b. Diabetica (mit Kapfhammer), Gyn. 161 (1966). – Nuovi punti di vista sul monitoraggio elettronico continuo dei parametri respiratori in un centro di terapia intensa (mit Digiandomenico). – Impianto definitivo di Pacemaker (mit Reuker, Moccetti, Celio, Kauffmann, Riva, Salvadè u. Digiandomenico), Pubblicazioni Mediche Ticinesi 22 (1974).

Maghsudi, Ahmad-Ali, Dr. med., Inn. (77), Anästh. (77), Oberarzt d. AnästhAbt. am St. Bernward Krh., Treibestr. 9, D-3200 Hildesheim; Albertus-Magnusstr. 50, D-3200 Hildesheim. – 22. 5. 26 Damavand/Iran. – **StE:** 67 Würzburg, **Prom:** 69 Würzburg.

Mai, Karl, Dr. med., Anästh. (67), Chefarzt d. Inst. f. Anästh. am Ev. Krh., Werler Str. 110, D-4700 Hamm 1; Clematisweg 9, D-4700 Hamm 1. – * 22.2. 33 Mullwitz/Oberschl. – **StE:** 60 Münster, **Prom:** 63 Münster. – **WG:** 63/64 Chir. Bethel (von Hasselbach), 64 Anästh. Marburg (Oehmig), 64–69 Anästh. Bielefeld (Menzel), 65/66 Physiol. Gollwitzer-Meier-Inst. Bad Oeynhausen (Witzleb), 66/67 Inn. Bielefeld (Klein), seit 69 Chefarzt d. Inst. f. Anästh. Ev. Krh. Hamm.

Maier, Klaus, Dr. med., Anästh. (77), 1. Oberarzt d. Inst. f. Anästh. u. Intensivmed. am Klinikum, Krumenauerstr. 25, D-8070 Ingolstadt; Fliederstr. 2, D-8071 Eitensheim. – * 30. 7. 46 Ganacker. – **StE:** 73 Erlangen, **Prom:** 76 Erlangen. – **WG:** 74–77 Anästh. Kelheim (Traut), seit 77 Anästh. Ingolstadt (Bihler), seit 79 1. Oberarzt ebd.

Maitzen, Gertraud, Dr. med., Anästh. (69), Oberärztin am Inst. f. Anästh. d. Kaiser-Franz-Josef-Spit., Kundratstr. 3, A-1100 Wien; Mollardgasse 52, A-1060 Wien, Tel: 02 22/57 66 24. – * 10. 7. 37 Wien. – **StE.** u. **Prom:** 63 Wien.

Makay, Judith, Dr. med., Anästh. (83), Anästh. am Krh. Floridsdorf, Hinaysgasse 1, A-1210 Wien; Antaeusg. 51, A-1140 Wien. – **StE.** u. **Prom:** 74 Wien. –

WG: Anästh. Univ. Wien (Mayrhofer) u. Preyer'sches Kinderspital.

Malakuti, Haschem, Dr. med., Anästh. (72), Oberarzt d. AnästhAbt. am Herz Jesu-Krh., D-5500 Trier; Graf-Reginar-Str. 33, D-5500 Trier. – * 19. 12. 37 Iran. – **StE:** 66 Homburg/Saar, **Prom:** 71 Düsseldorf. – **WG:** Anästh. Krefeld (Körner).

Maltzan, Rolf, Dr. med., Anästh. (70), Chefarzt d. AnästhAbt. u. leit. Chefarzt d. Martin-Luther-Krh., Lutherstr. 22, D-2380 Schleswig; Moltkestr. 55, D-2380 Schleswig. – * 14. 1. 35 Hamburg. – **StE:** 63 Kiel, **Prom:** 64 Kiel.

Mammitzsch, Ingeborg, Dr. med., Akad. Oberrätin, Anästh. (73), Oberärztin am Inst. f. Anästh. d. Univkl. Großhadern, Marchioninistr. 15, D-8000 München 70; Diefenbachstr. 43, D-8000 München 71. – **StE.** u. **Prom:** 67 München.

Mancao, Florentino, Dr. med., Anästh. (79), Anästh. am Krskrh., D-7480 Sigmaringen. –
ZV: D. Mancao-Kanüle, ein neues System zur Erleichterg. d. Periduralpunkt. (mit Poremski und Hempel). Regional-Anästhesie 6 (1983).

Mance, Marija, Dr. med., Anästh. (69), Chefärztin d. AnästhAbt. am St. Vincenz-Hosp. u. Marienhosp., Wanheimer Str. 167 a, D-4100 Duisburg 1; Driescher Hof 10, D-4330 Mülheim/Ruhr. – * 25. 2. 33. – **StE.** u. **Prom:** 59 Zagreb. – **WG:** 62/63 Inn. Duisburg, 63–65 Chir. Duisburg, 65–68 Anästh. Essen (Stöcker), seit 68 Chefärztin d. Anästh. St.-Vincenz-Hosp. u. Marienhosp. Duisburg.

Mando, Abdul-Mounaim, Dr. med., Anästh. (76), Oberarzt d. AnästhAbt. d. A.ö. Krh., Landstr. 16–18, A-2000 Stockerau; Zissersdorf 49, A-2000 Stockerau. – * 27. 2. 35 Homs/Syrien. – **StE.** u. **Prom:** 70 Lodz/Polen. – **WG:** 74–76 Anästh.-Oberarzt Knappschaftskrh. Gelsenkirchen (Renn).

Mangel, Klaus, Dr. med., Chir. (52), Anästh. (54), leit. Arzt d. Inst. f. Anästh. u. op. Intensivmed. am Zentrkrh. Reinkenheide, D-2850 Bremerhaven; Siebenbergensweg 27, D-2850 Bremerhaven. – * 5. 5. 20 Döbeln. – **StE.** u. **Prom:** 44 Berlin. – **WG:** 44/45 Chir. Dresden (Himsel), 45 Inn. Leipzig (Seyfarth), 45–48 Chir. Suhl (Kreusenhoff), 48–50 Chir. Bremerhaven (Willing), 50/51 Anästh. Bremerhaven, 51/52 Anästh. Madison/USA (McKay, Gillespie, Orth), 52–65 Anästh. u. Chir. Bremerhaven (Willing), seit 65 Chefarzt Anästh. Bremerhaven. –

BV: D. Endotrach. Narkose (Autor: Gillespie), dtsch. Übersetzg., Hannover 1953. –
ZV: Tbk. Spondylitis posterior, Chirurg 1948. – Pilzvergiftung, Ärztl. Wschr. 23 (1949), Ärztl. Praxis 40 (1950). – Lymphadenitis mesenterialis, Ärztl. Praxis 40 (1950). – Magenlipome, Zbl. Chir. *75* (1950). – Rekt. Nark.einleitg. b. Kindern mit Inactin, Zbl. Chir. 79 (1954). – Beeinflussg. v. Narkoseerbrech. durch Dimenhydrinat, Anästhesist *8* (1959).

Mann, Erwin, Dr. med., Anästh. (75), Anästh. – Chefarzt d. Kl. d. Hochtaunuskreises, Urselerstr. 33, D-6380 Bad Homburg 1.

Mann-Hermsen, Anne, Anästh. (74), Chefärztin d. AnästhAbt. am St. Rochus-Hosp., Gerichtsstr. 15, D-4620 Castrop-Rauxel; Ilandstr. 23, D-4620 Castrop-Rauxel. – * 12. 1. 41 Völklingen. – **StE:** 68 Berlin. – **WG:** 70–73 Anästh. Völklingen (Ruzik-Strumb), 73–75 Anästh.-Oberärztin St. Antonius-Hosp. Wuppertal (Hessenberg), seit 75 Chefärztin im St. Rochus-Hosp. Castrop-Rauxel.

Männer, Franz, Anästh. (80), Chefarzt d. AnästhAbt. am Krskrh., Vinzentiusstr. 56, D-8228 Freilassing; Salzburghofener Str. 24, D-8228 Freilassing. – * 22. 5. 48. – **StE:** 74 Würzburg, **Prom:** 75 Würzburg.

Manz, Rolf, Dr. med., Anästh. (69), Chefarzt d. AnästhAbt. d. Krh. d. Barmherzigen Brüder, Prüfeninger Str. 86, D-8400 Regensburg, Tel: 0941/208-3 51; Gregor-Klier-Str. 22, D-8400 Regensburg. – * 20. 2. 37 Gießen. – **StE:** 63 Frankfurt, **Prom:** 64 Frankfurt. – **WG:** Anästh. München (Beer).

Marczell, Eva, Dr. med., Unf.Chir. (52), Anästh. (54), Pfeilg. 28/11, A-1080 Wien. – * 5. 8. 20 Wien. – **StE:** 44 Wien, **Prom:** 45 Wien. – **WG:** Chir. Wien (Schönbauer), Anästh. Wien, 54–85 Anästh. an d. Wiener Allg. Polikl.

Maric, Dusan, Dr. med., Anästh. (80), leit. Arzt f. Anästh. am Carl v. Hess'schen Krh., Ofenthalerweg 20, D-8783 Hammelburg; Nürnberger Str. 1, D-8783 Hammelburg. – * 12. 11. 48 Valjevo/Jugoslawien. – **StE:** 73 Beograd, **Prom:** 79 Heidelberg. – **WG:** 74 Gyn. Zoffingen (Lasagni), 75 Chir. Grosshochstetten (Gertsch), 76–79 Anästh. Heidelberg (Just), 79–83 Anästh. Stuttgart (Reineke). –
BV: Elektrostimulationsanästh., Heutige Stand u. eig. Erfahrg., Heidelberg 1979. –
ZV: Elektrostimulationsanästh. bei Eingriffen an unt. Extremitäten, Anästh. Intensivther. Notfallmed. 1979. – Therapie d. Chron. Schmerz, D. Dtsch. Arzt 1981. –

Nerven-Blockade zur Schmerztherapie, Schmerz 1981. - Le Blocage continue de Plexus Brachial, Cah. d'Anaesth. 1981. - Blockade d. Plex. Brach. zur Schulterreposition, Anästhesist 1982.

Marinov, Goran, Dr. med., Anästh. (60 Bulgarien, 74 Deutschland), Chefarzt d. Anästh.- u. IntensivmedAbt. am Israelit.Krh., Orchideenstieg 14, D-2000 Hamburg 60; Geschwister-Scholl Str. 22, D-2000 Hamburg 20. - * 6. 2. 24 Tschernopole/Bulg. - **StE:** 54 Sofia, 74 Hamburg, **Prom:** 54 Sofia, 75 Hamburg. - **WG:** seit 57 Anästh. Sofia (Tscherwenakow, Saew), 62 Anästh.-Chefarzt Unfallchir. Kl. Sofia, 63 Lungenphysiol. Sofia (Pawlov), 69 Anästh. Gmunden (Fleming), Linz (Bergmann), leit. Anästh. Elisabeth-Krh. Duisburg-Meiderich, 70 leit. Anästh. Israelit. Krh. Hamburg, 72 Anästh. Hamburg-Eppendorf (Horatz), seit 74 Chefarzt d. AnästhAbt. am Israelit. Krh. Hamburg.

Mariss, Barbara, Dr. med., Anästh. (73), freier Mitarb. d. Wicker-Kl., D-3590 Bad Wildungen-Reinhardshausen; Richard-Kirchner-Str. 21 a, D-3590 Bad Wildungen. - * 25. 9. 40 Greifswald. - **StE:** 66 Freiburg, **Prom:** 67. - **WG:** 68-79 Anästh. Virchow-Krh. Berlin, seit 72 Anästh.-Oberarzt ebd. (Eckart).

Märk, Irene, Dr. med., Anästh. (76), Anästh. Oberarzt am Krh. d. Barmh. Schwestern, Stumpergasse 13, A-1060 Wien; Mozartstr. 25, A-2500 Baden b. Wien. - * 31. 12. 41 Kapfenberg/Stmk. - **StE. u. Prom:** 67 Innsbruck. - **WG:** Anästh. 72/73, 76-78 u. 80-83 Innsbruck (Haid), 74 Bern (Marty).

Markovic, Dragan, Dr. med., Anästh. (69), niedergel. Anästh., Praxis: Esslingerstr. 6, D-7000 Stuttgart 1; Sonnenbühl 37, D-7000 Stuttgart 70. - * 8. 7. 36 Belgrad. - **StE. u. Prom:** 61 Belgrad. - **WG:** 64-66 Chir. Leverkusen (Schlüter), 66-68 Anästh. Bielefeld (Heinze), 69 leit. Anästh. Krskrh. Bielefeld, 69-73 freier Mitarbeiter b. Dr. Meissner, Stuttgart, seit 74 niedergel. Anästh. in Stuttgart.

Marquardt, Barbara, Dr. med., Anästh. (77), Chefärztin d. AnästhAbt. u. Intensiv-Stat. am Hermann-Josef-Krh., D-5140 Erkelenz; Schmölderstr. 215, D-4050 Mönchengladbach 2.

Marquardt, Bernd, Dr. med., Anästh. (73), Chefarzt d. Anästh.- u. IntensivAbt. d. Johanna-Etienne-Krh., Am Hasenberg 46, D-4040 Neuß; Auf der Heide 1 c, D-4040 Neuß. - * 26. 1. 40 Kassel. - **StE:** 65 München, **Prom:** 66 München. - **WG:** 68/69 Inn. Wiesbaden (Schlegel), 69-74 Anästh. Berlin (Eberlein), seit

74 Chefarzt d. Anästh.- u. IntensivAbt., Johanna-Etienne-Krh. Neuß.

Marquart, Hartmut, Dr. med., Dipl. Biol., Anästh. (85), Anästh. am Inst. f. Anästh. u. Intensivmedizin d. Univ., Calwer Str. 7, D-7400 Tübingen; Pappelweg 2, D-7400 Tübingen. - * 10. 4. 50 Tuttlingen. - **StE:** 80 Freiburg, **Prom:** 81 Düsseldorf. - **WG:** Anästh. 80 Tuttlingen (Schubert), seit 81 Tübingen (Schorer).

Marquort, Hermann, PrivDoz. Dr. med., Anästh. (75), Chefarzt d. Abt. f. Anästh. u. op. Intensivmed. d. Ev.-Luth. Diakonissenanst., Marienhölzungsweg 2, D-2390 Flensburg. - **StE:** 69 Kiel, **Prom:** 70 Kiel, **Habil:** 82 Kiel. - **WG:** 71-81 Anästh. Kiel (Wawersik), 78-81 Pharmak. Kiel (Lüllmann), seit 81 Chefarzt d. Abt. f. Anästh. u. op. Intensivmed. d. Ev.-Luth. Diakonissenanst. Flensburg. -
BV: Kontraktionsdynamik d. Herzens unter Anästh. u. β-Blockade, Springer Berlin, Heidelberg, New York 1983.

Marti, Willy K., Dr. med., Anästh. FMH (71), Chefarzt d. Abt. f. Anästh. u. Reanimat. am Thurg. Kantonsspit., CH-8596 Münsterlingen. - * 23. 12. 35 Basel. - **StE. u. Prom:** 60 Basel.

Martini, Sigrun, Dr. med., Anästh. (79), Oberärztin d. Anästh. am Krskrh. München-Perlach, Schmidbauerstr. 44, D-8000 München 83; Ballaufstr. 18, D-8000 München 83. - * 18. 4. 38 Mediasch. - **StE. u. Prom:** 61 Klausenburg.

Martinstetter, Peter, Dr. med., Anästh. (72), Chefarzt d. AnästhAbt. Krh. Marienhof, Rudolf-Virchow-Straße 7, D-5400 Koblenz, Tel: 0261/4961; Burgweg 68, D-5400 Koblenz, Tel: 0261/46557. - * 19. 7. 39 Stuttgart. - **StE:** 66 Bonn, **Prom:** 67 Bonn. - **WG:** 68-69 Anästh. Bonn (Gött), 69-74 Anästh. Koblenz (Gött), seit 75 Chefarzt d. AnästhAbt. Krh. Marienhof.

Maslak, Alexander, Dr. med., Anästh. (73), Chefarzt d. Anästh.- u. Intensivtherapie-Abt. d. Städt. Krh. D-6680 Neunkirchen/Saar, Tel: 06821-2091; E. Didionstr. 18, D-6680 Neunkirchen/Saar. - * 24. 12. 41 Preßburg/CSSR. - **StE:** 68 Prag, **Prom:** 68 Prag. - **WG:** 68 Chir. Pilsen (Pocsimek), 69 Chir. Trier (Schneider), 69/70 Anästh. Neuss (Schlag), 70-72 Anästh. Düsseldorf (Zindler), 72-73 Anästh. Rheinhausen (André), seit 73 leit. Arzt d. Anästh. Städt. Krh. Neunkirchen (Saar), akad. Lehrkrh.

Masri, Hannelore, Anästh. (75), Anästh. (in Assoziation mit dem leit. Arzt d. AnästhAbt.) d. St. Marien-Hosp. Oberhausen-Osterfeld, Nürnberger Str. 10, D-4200 Oberhausen; Ritterstr. 10, D-4200 Oberhausen 11. – * 9. 3. 37. – **StE:** 65 Köln. – **WG:** 68 u. 69 Psychiatr. u. Dermat., Anästh. 70 Neuss (Dormann), 71/72 Düsseldorf (Franke), 73–75 Düsseldorf (Röhner).

Massarrat, Schahin, Dr. med., Anästh. (73), Oberärztin am Zentr. d. Anästh. d. Univ., Baldinger Str., D-3550 Marburg; Gunzelinweg 10, D-3550 Marburg. – * 9. 9. 38. – **StE:** 67 Marburg, **Prom:** 71 Marburg. – **WG:** seit 69 Anästh. Marburg (Oehmig, Lennartz).

Massumi, Bijan, Dr. med., Anästh. (74), Anästh.-Oberarzt am Städt. Krh., Riedel-Str. 5, D-8230 Bad Reichenhall; Lilien-Str. 8, D-8230 Bad Reichenhall. – * 23. 5. 39. – **StE. u. Prom:** 67 Innsbruck. – **WG:** Anästh. Innsbruck, seit 73 Oberarzt am Städt. Krh. Bad Reichenhall.

Materak, Jan, Dr. med., Anästh. (83), leit. Arzt d. AnästhAbt. d. Krskrh., Friedrichshafener Str. 82, D-8990 Lindau; Flurstr. 19, D-8990 Lindau. – * 8. 8. 53 Preßburg. – **StE:** 77 Preßburg, **Prom:** 77 Preßburg, 83 Erlangen-Nürnberg. – **WG:** 77/78 Inn., Chir., Psychiatr. Lipt. Nikolaus, 78/79 Anästh. Miltenberg (Holz), 79/80 Anästh. Erlenbach (Flöter, Lehmann), 80–83 Anästh. Erlangen (Rügheimer), seit 84 Anästh. Lindau.

Matović, Slavoljub, Dr. med., Anästh. (70), Oberarzt an d. Abt. f. Anästh. u. Intensivmed. d. Städt. Krankenanst., Krh. Remscheid-Lennep, Hans-Potyka Str. 28, D-5630 Remscheid 11; Wiesenstr. 7, D-5630 Remscheid 11. – * 23. 4. 27 Cacak/Jugosl. – **StE. u. Prom:** 63 Beograd.

Mattes, Raimund, Prim. Dr. med., Anästh. (55), in Pension; Hohlweg 9, A-4020 Linz-Zaubertal. – * 31. 7. 18 Zellerndorf. – **StE. u. Prom:** 49 Wien.

Matthes, Hans, Prof. Dr. med., Chir. (52), Anästh. (55), im Ruhestand; Agnes-Miegel-Str. 5, D-5060 Bergisch-Gladbach 1. – * 19. 9. 19 Frankenberg/Sa. – **StE:** 44 Berlin, **Prom:** 44 Freiburg, **Habil:** 70 Köln. – **WG:** 44/45 Inn. Chemnitz (Hartmann), 45/46 Inn., Chir., Gyn. Mittweida (Axhausen, Hofmann), 47–53 Chir. Jena (Guleke, Kuntzen), seit 48 Anästh. ebd., 49 Anästh. Gießen (Schostock, Henley), 53–63 Leit. d. AnästhAbt. u. Blutbank d. Städt. Krankenanst. Wiesbaden, 60 u. 62 Anästh. Oxford (Macintosh), 63–84 Chefarzt d. Abt. f. Anästh. d. 2. Chir. Univkl. Köln-Merheim. –

BV: Örtl. Betäubg., in: Op.lehre, hrg. Breitner, Bd. 5 (1973). – Lokal-Anästh., in: Chir. d. Gegenwart, Bd. 1: Allg. Chir., Urban & Schwarzenberg München 1973. – Übersetzungen: Örtl. Betäubg.: Plex. brach., hrg. Macintosh u. Mushin, Springer Berlin, Heidelberg, New York 1967. – Örtl. Betäubg.: Kopf u. Hals, hrg. Macintosh u. Ostlere, ebd. 1968. – Örtl. Betäubg.: Abdom.-Chir., hrg. Macintosh u. Bryce-Smith, ebd. 1968. – D. Blockaden d. Plex. brach. supraclav. u. axill., in: D. peripheren Leitungsanästh., Thieme Stuttgart 1974. – D. peripher. Leitungsanästh., in: Lokal-Anästh., Bd. 18, Springer Berlin, Heidelberg, New York 1978. – Weit. Methoden z. Lokal-Anästh., in: Chir. Op.lehre, Bd. 32, Urban & Schwarzenberg München 1979. – Betäubungsverfahr. f. Unfallpat., in: Unfallheilkunde f. d. Prax., de Gruyter Berlin, New York 1983. –

ZV: D. Massagebehandlg., Ärztl. Praxis 40 (1950). – D. Intubationsnarkose mit Curare u. ihre Bedeutg., Zbl. Chir. 76 (1951). – Erfahrg. b. d. Verwendg. v. Tricuran (HL 8583) als Muskelrelaxans b. d. geschl. Narkose, Zbl. Chir. 77 (1952). – Erfahrg. mit neueren Muskelrelaxantien, ebd. 78 (1953). – Freie Atemwege – eine d. wichtigsten Voraussetzg. d. Allgemeinbetäubungsverfahren, Wiss. Zschr. d. Fr.-Schiller-Univ. Jena 1952/53. – Z. Anästh. b. intrathorak. Eingr. u. b. Risikooperationen, Dtsch. Gesundh.-Wes. 8 (1953). – Z. Behandlg. intra- u. postop. entstandener Atelektasen, Chirurg 25 (1954). – Erfahrg. mit d. kurzwirkenden Muskelrelaxans Bis-cholin-succinat-dichlorid-dihydrat Succicuran (HL 8606), Dtsch. Gesund.-Wes. 9 (1954). – Elektrokrampfbehandlg. unter Schutzwirkg. d. Bischolin-succinat-dichlorid-dihydrates (HL 8606 Succicuran), Psychiat., Neurol. med. Psychol. (Lpz.) 6 (1954). – Technik u. Praxis d. Apparatenarkose, Dtsch. Gesundh.-Wes. 10 (1955). – Anästh. f. Tonsillektomien u. Adenoidektomien b. Kindern, Anästhesist 6 (1957). – Z. Behandlg. geschl. Brustwandeinbrüche, Mschr. Unfallheilk. 62 (1959). – Bemerkg. z. Anästhtechnik f. Tonsillektomien u. Adenoidektomien b. Kindern, HNO-Wegweiser 8 (1960). – Beitrag z. d. Beobachtg. selt. Tumoren d. Magens, Zbl. Chir. 87 (1962). – Beobachtg. u. Ergebn. b. d. Blockade d. Plexus brachialis, Anästhesist 14 (1965). – Pikrinsäure als Reagenz für d. Fluoreszenzmikroskopie, Acta histochem. 23 (1966). – Blutspiegel von Mepivacain nach Injektion in versch. Gewebe, Anästhesist 15 (1966). – Vergl. Untersuch. über Blutspiegel v. Mepivacain nach Resorpt. aus versch. Geweben, Acta anaesth. scand. Suppl. XXIII, 371 (1966). – Einsatz d. NAW Köln, Reanimat. u. Anästh. unter erschwerten Bedingg., ebd. Supp. XXIV, 301 (1966). – Pikrinsäure als Reagenz für d. fluoreszenzmikroskop. Nachweis v. Lokalanästhetika, Acta histochem. Suppl. VII (1967). – Probl. d. Anästh. im Krh., Krh.-Umschau 36 (1967). – Klin. Folgerg. aus Blutspiegel-Untersuch. v. Lokalanästhetika, Langenbecks Arch. klin. Chir. 319 (1967). – Reg. Analg. im Bereich d. oberen Extremität, Z. prakt. Anästh. 3 (1968). – Pseudo-Tetanus nach Phenothiazin-Medikation, Zbl. Chir. 93 (1968). – Lebensbedrohl. Status asthmat. durch Penicillin-Allergie, Z. prakt. Anästh. *3* (1968). – Stoffwechsel-Untersuchg. nach Anästh. mit Prilocain, Intern. Zschr. klin. Pharm. *3* (1969). – Klin. Beobachtg. bei d. Anwendg. eines neuen Vasokonstriktors: Ornithin-8-Vasopressin (POR 8), Z. prakt. Anästh. *4* (1969). – Blockad. im Bereiche d. oberen Extremitäten, Anästh. Informat. 1970. – Blockad. mit LA im Ber. d. Sympathikuskette, Z. prakt. Anästh. *8* (1973). – Anästh. Probl. bei Gesichtsverletzg., Langenbecks Arch. klin. Chir. *334* (1973), Kongr.ber. – Erfahrg. bei Blockade d. Plex. brach. (mit Denhardt), ebd. 345 (1977). – Ausbreitg. u. Wirkg. v. 0,5%ig Bupivacain nach subarachnoid. Applikat. (mit Hengesbach), Med. Welt 28 (1977). – EKG-Veränderg. bei Infiltrationsanästh. mit Mepivacain (mit Griebenow, Saborowski, Wald-Oboussier), Zschr. Intensivmed. 1979. – Anästh. bei ambul. Pat., Ther. Gegenw. 1979. – Behandlungsmöglichkeiten d. Sudeck-Syndroms d. Hand, Hefte Unfallheilk. 1984. – Blockaden peripher. Nerven u. Plexus, Saarländ. Ärztebl. 1985.

Matthes, Klaus, Dr. med., Anästh. (77), 1. Oberarzt d. Allg. AnästhAbt. am Zentrkrh. St. Jürgen Str., D-2800 Bremen; Kurfürstenallee 32, D-2800 Bremen. – * 11. 10. 44 Prag. – **StE:** 71 München, **Prom:** 73 München. – **WG:** Anästh. 73–75 München-Neuperlach (Lehmann), seit 75 Bremen (Henschel).

Mauksch, Julia Mercedes, Dr. med., Anästh. (59 Rumänien), Oberärztin d. AnästhAbt. am Ev. DiakonieKrh., Wirthstr. 11, D-7800 Freiburg; Richthofenstr. 13, D-7800 Freiburg. – * 10. 11. 24 Mühlbach/Siebenbürg. – **StE. u. Prom:** 51 Klausenburg/Rumän. – **WG:** 50–55 Pneumo-Phthis. Klausenburg (Daniello), 56 Anästh.-Reanimat. Bukarest, seit 57 Anästh. Klausenburg, seit 75 in der Bundesrep. Deutschland.

Maurhoff, Irmela, Dr. med., Anästh. (60), leit. Anästh. – im Kollegialsystem – am DRK-Krh. D-2418 Ratzeburg; Dermin 15, D-2418 Ratzeburg. – * 24. 1. 30 Berlin. – **StE:** 54 München, **Prom:** 55 München. – **WG:** 55–60 Chir., Inn., Anästh. München (Zürn, Beer), Anästh. 60–63 am urol. Krh. München (May), 63/64 in d. Univ. Kieferkl. Hamburg (Schuchardt), 64/65 Centrallasarettet Eskilstuna (Aagesen), 65–68 Univkl. Freiburg (Wiemers), 68–72 niedergel. Anästh. in Freiburg, 72–75 Anästh. Lorettokrh. Freiburg (Thelen), seit 75 leit. Anästh. am DRK-Krh. Ratzeburg.

Mauritz, Walter, Anästh. (83), Anästh. an d. Kl. f. Anästh. u. allg. Intensivmed. d. Univ., Spitalgasse 23, A-1090 Wien; Speisingerstr. 14, A-1130 Wien. – * 24. 1. 52 Melk/N.Ö. – **StE. u. Prom:** 76 Wien. – **WG:** 76/77 Chir. Baden/Wien, seit 77 Anästh. u. allg. Intensivmed. Wien. –

ZV: 70 wiss. Publ. –
HG: Intensivmed. (Peritonitis, Hämofiltrat., Leberkoma, Transplantat., parenterale Ernährung) u. exp. Anästh. (Maligne Hyperthermie, Reanimation).

Maury, Augusto, Dr. med., Anästh. (71), Chefarzt d. AnästhAbt. d. Krankenanst. d. Main-Taunus-Krs., Krskrh. Main-Taunus, Kronbergerstr. 32, D-6232 Bad Soden; Beethovenstr. 1, D-6233 Kelkheim. – * 25. 12. 37 Mailand. – **StE. u. Prom:** 64 Rom. – **WG:** 67–72 Anästh. Frankfurt/Höchst (Herbst).

Maus, Heinz-Viktor, Dr. med., Anästh. (64), Akad. Dir., Leit. d. AnästhAbt. d. Univ.-Frauenkl., Voßstr. 9, D-6900 Heidelberg; Häusserstr. 32, D-6900 Heidelberg, Tel: 06221/24469. – * 25. 12. 26 Köln. – **StE:** 53 Berlin, **Prom:** 55 Berlin. – **WG:** 53–55 u. 58 Chir. Berlin (Pehlke, Maier, Schubert), 55–58 Path. Berlin (Froboese), 59 Neurochir. Köln (Tönnis), 60/61 u. 62 Anästh. Köln (Loennecken), 62 Pharmak. Köln (Zipf), 63 Inn. Heidelberg (Schettler), 63 u. 64 Anästh. Heidelberg (Just), 64–66 Leit. AnästhAbt. HNO-Kl. Essen, 66 Anästh. BG-Krankenanst. Gelsenkirchen-Buer, seit 67 Leit. d. AnästhAbt. Univ.-Frauenkl. Heidelberg. –
BV: Vor- u. Nachteile gebräuchl. Anästh.-methoden im HNO-Bereich, in: Anästh. Probl. in d. HNO-Heilk. u. Kieferchir., hrg. Horatz u. Kreuscher, Schriftenr. Anästh. Wiederbeleb., Bd. 16, Springer Berlin, Heidelberg, New York 1966. – Erstversorg. Neugeborener nach Schnittentbindg. (mit Shában), in: Anästh. in extrem. Altersklassen, hrg. Hutschenreuter, Bihler u. Fritsche, ebd., Bd. 47, 1970. – Anwendg. v. Propanidid bei Schnittentbindg. (mit Shában), in: I. v. Nark. mit Propanidid, hrg. Zindler, Yamamura u. Wirth, ebd., Bd. 74, 1973. – Fahrb. Reanimat.einheit für Neugeborene (zur Erstversorgg. in d. Kl.), in: Perinatale Medizin, hrg. Saling u. Schulte, Bd. II, Thieme Stuttgart 1972. – Fahrb. Verleggs.einheit f. ateminsuff. Neugeborene, in: ebd. – Elektroakust. Überwachg. d. ateminsuff. Neugeborenen während d. Transportes (mit Kuchenbrod), in: Perinatale Medizin, hrg. Saling u. Dudenhausen, Bd. III, Thieme Stuttgart 1972. –
ZV: Vergl. Untersuchg. über d. homo- u. autoplast. Hauttransplantation an d. Ratte, Frankf. Z. Path. *67* (1956). – Z. Genese d. parasternalen Zwerchfellhernien, Zbl. Path. *96* (1957). – Leiomyomatosis pulmonum disseminata maligna, Frankf. Z. Path. *69* (1958). – Über Hauttransplantationen b. frischen Unfallwunden, Dtsch. med. J. *9* (1958). – Anästh. b. neurochir. Kranken höheren Alters (mit Loennecken u. Bamrungphol), Zbl. Neurochir. *21* (1961). – Erste Maßnahmen b. Schädel-Hirnverletzten am Unfallort (mit Loennecken), Hippokrates *32* (1961). – Zerebrale Angiographie u. Narkose (mit Loennecken), Fortschr. Neurol. Psychiatr. *30* (1962). – Neue Aspekte z. Blutdrucksenkg. in Halothannarkose (mit Hamacher u. Loennecken), Proc. I. Europ. Kongr. Anästh., Wien

1962. – Altersanästh. in d. Neurochir. (mit Loennek-ken), ebd. – D. Narkose als seltene Teilursache akut. Atemstörg. b. vorgeschäd. zentr. Regulation (mit Loennecken u. Vanner), Zbl. Neurochir. *23* (1963). – Kombin. Halothannarkose für neurochir. Operationen (mit Loennecken u. Vanner), Anästhesist *12* (1963). – D. Beeinflussg. v. Atemantrieb u. Herzdynamik durch Art u. Tiefe d. Narkose, Dtsch. med. J. *16* (1965). – Hat Curare eine Herz-Kreislaufwirkg. in d. Narkose? (mit Hamacher, Loennecken u. de Val y Sanz), Anästhesist *15* (1966). – Klin. d. Endotoxin-schocks bei infiz. Abort (mit Kuhn u. Graeff), Gyn. *2* (1969). – Fahrb. Reanimat.einheit für Neugeborene zur Erstversorgung innerhalb d. Klin. u. tragbares automat. Beatmungsgerät für Neugeborene, Mschr. Kinderheilk. *119*(1971).

Mayer, Helga, Dr. med., Anästh. (83), Oberarzt u. Chefvertreter d. AnästhAbt. d. Krh., Wimmergasse 19, A-2500 Baden; Welzergasse 33, A-2500 Baden. – *31. 5. 46 Baden. – **StE.** u. **Prom:** 76 Wien. – **WG:** Anästh. u. allg. Intensivmed. Wien (Mayrhofer).

Mayerhöfer-Rieth, Eva, Dr. med., Anästh. (64), nicht berufstätig; Dresdner Ring 21, D-6200 Wiesbaden. – *27. 8. 21 Erfurt. – **StE:** 48 Erlangen, **Prom:** 54 Frankfurt.

Mayet, Brigitte, Dr. med., Anästh. (71), Chefärztin d. AnästhAbt. am Städt. Krh. Bischof-Pilgrim-Str. 1, D-8390 Passau; Dr. Ritter-von-Scheuring-Str. 18, D-8390 Passau. – *30. 12. 36 Coburg. – **StE:** 63 Würzburg, **Prom:** 64 Würzburg. – **WG:** Anästh. Ulm (Dobrosche, Ahnefeld).

Mayr, Jörg, Dr. med., Anästh. (74), Chefarzt d. AnästhAbt. am Krh. Siloah, Wilferdinger Str. 67, D-7530 Pforzheim, Tel: 07231/498340; Nibelungenstr. 4, D-7530 Pforzheim. – *29. 8. 40 Essen. – **StE.** u. **Prom:** 67 Freiburg. – **WG:** 70–73 Anästh. Mannheim (Lutz), 73/74 Anästh. Malmoe (Lundskug), 74–77 Anästh.-Oberarzt, Städt. Krankenanst. Esslingen (Zeller), seit 78 Chefarzt d. Anästh. am Krh. Siloah Pforzheim. – **H:** Regionalanästh., Schmerzther., Hypothermie.

Mayrhofer, Otto, Univ. Prof. Dr. med., Anästh. (52), Vorstand (Dir.) d. Univkl. f. Anästh. u. Allg. Intensivmed., Spitalgasse 23, A-1090 Wien; Germergasse 27/9, A-2500 Baden. – *2. 11. 20 Wien. – **StE.** u. **Prom:** 44 Wien, **Habil:** 55 Wien. – **WG:** 44/45 Inn. (Wehrdienst), 45/46 Path. Wien (Chiari), 46–49 Chir. Wien (Denk), 49/50 Anästh. New York (Apgar, Papper), seit 50 Anästh. Wien. – **H:** „Der Anästhesist" (seit 1952), Lehrb. d. Anästh., Reanimat. u. Intensivther., 1.–5. Aufl., Springer Berlin, Heidelberg, New York 1955, 1971, 1972, 1977 u. 1982. – **BV:** Intratrach. Narkose (Monographie), Deuticke Wien 1949. – The Intensive Treatment Unit: Two Years of Practical Experience. Internat. Anesth. Clinic „European Trends in Anaesth.", Vol. 3, No. 4, Little, Brown & Co., Boston 1965. – Epidural block in EPH-gestosis, „Dilemmas in Gestosis", Internat. Symp. Vienna. Thieme Stuttgart, New York 1983. – **ZV:** ca. 200 wiss. Publ., u. a. Über intratrach. Narkose, Wien. klin. Wschr. 61 (1949). – Selfexperiments with Succinyl Choline Chloride, A New Short-Acting Muscle Relaxant, Brit. Med. J., Vol. i (1952). – Exp. Untersuchg. über d. Wirkg. einiger zu Narkosezwecken gebräuchl. Barbiturate auf d. Bronchialmuskulatur, Anästhesist 3 (1954). – Künstl. Hypothermie („Winterschlaf") als unterstützende Maßnahme bei d. Behandlg. schwerer Schädeltraumen, Wien. klin. Wschr. 66 (1954). – Zur Frage d. Antagonisierbarkeit d. langwirk. depolarisierenden Muskelrelaxans „Imbretil", Anästhesist 5 (1956). – Fluothan für Kindernark., ebd. 6 (1957). – Anaesthetic Management of Newborn to be Operated for Atresia of the Oesophagus, Brit. J. Anaesth. 31 (1959). – D. Wirksamkeit von d-Tubocurarin zur Verhütg. d. Muskelschmerzen nach Succinylcholin, Anästhesist 8 (1959). – Lebensrettende Sofortmaßnahmen am Unfallort, Klin. Med. 5 (1962). – Mod. Aspekte in d. Tetanusbehandlg., Wien. klin. Wschr. 76 (1964). – Neurolept-Analgesia, Its Basic Principles and Clinical Application, South. Med. J. 7 (1966). – Erfahrg. mit Galanthamin (Nivalin) als Antagonist d. Relaxantien vom Curaretyp, Bulletin d. Schweiz. Akad. d. Med. Wiss., Vol. 23 (1967). – Untersuchg. über d. Vergleichbarkeit v. Sauerstoffdruck u. Sauerstoffsättigung im Blute Schwerstkranker, Anästhesist 17 (1968). – Spinale Nervenblockaden bei maligne bedingten Schmerzzuständen, ebd. 18 (1969). – Respiratory Mechanics and Surface Tension in the Lungs of Newborn Infants, Excerpta Med. Internat. Congr. Series No. 200, 4th World Congr. of Anaesth., London 1968. – Operationsrisiken alter Menschen unter bes. Berücksichtigung d. Arteriosklerose, Münch. Med. Wschr. 112 (1970). – D. Intensivther. atemgestörter Pat., Wien. klin. Wschr. 83 (1971). – D. AnästhRisiko bei akuten Eingr. im Senium, Zschr. präklin. Geriatrie 9 (1972). – D. zehn Gebote d. Neugeborenen-Reanimat., Mitteil. d. Österr. Sanitätsverwaltung 1972. – Klin. u. exp. Erfahrg. mit d. Akupunktur-Analgesie, Wien. klin. Wschr. 86 (1974). – Telemetric ECG Data (Biorhythms) in Operations with Acupuncture Analgesia in the People's Republic of China, Amer. J. Chinese Med. 3 (1975). – The Role of the Anaesth. in the Intra- and Postop. Management of Kidney Transplant Patients, Europ. J. Int. Care Med. 2 (1976). – Zur Ther. d. Kontrastmittelzwischenfalles in d. Röntgenpraxis, Wien. med. Wschr. 128 (1978). – Kardiale u. peripher vask. Effekte d. volatilen Inhalationsanästhetikum Enfluran bei chronisch instrumentierten Hunden, Wien. klin. Wschr. 94 (1982).

Mazhuancherry, Joseph, Dr. med., Anästh. (74), leit. Anästh.-Arzt am Frauenspital Fontana, CH-7000 Chur; Loestr. 86, CH-7000 Chur. – * 22. 8. 35 Indien. – **StE. u. Prom:** 68 Wien. – **WG:** Anästh. Zürich (Hossli).

Mehlhose, Helga, Anästh. (73), ermächtigte Anästh., tätig in: HNO-Kl. Dr. Maier, Keplerstr. 15, D-7400 Tübingen; Hungerberg 38, D-7454 Bodelshausen. – * 25. 4. 40 Gotha. – **StE:** 66 Tübingen. – **WG:** 69–73 Anästh. Tübingen (Schorer).

Mehner, Gudrun Gertraude, Dr. med., Anästh. (77), Anästh. in d. AnästhAbt. d. St. Johannis-Krh., Nardinistr. 30, D-6790 Landstuhl; Stettiner Str. 3, D-6790 Landstuhl. – * 20. 7. 47 St. Wandel/Saar. – **StE:** 71 Würzburg, **Prom:** 72 Würzburg. – **WG:** Anästh. Kaiserslautern (Kapfhammer) u. Heidelberg-Rohrbach (Pertzborn), seit 77 Landstuhl (Criveanu).

Mehrkens, Hans-Hinrich, PrivDoz. Dr. med., Anästh. (73), Chefarzt d. Abt. f. Anästh. am Rehabilitationskrh., Oberer Eselsberg 45, D-7900 Ulm/Donau; Im Mittelbühl 42, D-7909 Dornstadt. – * 5. 9. 42 Salzgitter. – **StE:** 67 Kiel, **Prom:** 69 Kiel, **Habil:** 80 Ulm. – **WG:** 69–71 Anästh. Wolfsburg (Brackebusch), 72–84 Anästh. Ulm (Ahnefeld).

Meisel, Gerhard, Dr. med., Anästh. (72), Chefarzt d. AnästhAbt. am Diakonie-Krh., D-7170 Schwäbisch Hall; Im Haal 10, D-7170 Schwäbisch Hall. – * 13. 3. 38 Reichenbach/V. – **StE:** 64 Hamburg, **Prom:** 72 Hamburg. – **WG:** 68–72 Anästh. Bremen (Henschel). –
HG: Neuroleptanalgesie, amb. Nark. bei Behinderten, Subclaviakatheter, Regionalanästh. in der Geriatrie.

Meissner, Friedrich Marbod, Prof. Dr. med., Anästh. (53), Chefarzt d. Staatsrat-v.-Fetzer-Kl., Herdweg 41, D-7000 Stuttgart, leit. Arzt am Inst. f. Anästh. u. Schmerzzentrum, Zeppelinstr. 105, D-7000 Stuttgart; Lenzhalde 91, D-7000 Stuttgart. – * 20. 10. 22 Hohebach/Württ. – **StE. u. Prom:** 48 Tübingen. – **WG:** 47 Bio-Chem. Tübingen (Butenandt), 48 Pharmak. Tübingen (Hafner), 48–52 Anästh. u. Chir. Tübingen (Makowsky bzw. Naegeli), 49 Univ. Lund, Schweden (Nilson), 51 Anästh. Los Angeles, Calif., USA (Dillon), 51 Anästh. Boston, Mass., USA (Beecher), 52 Anästh. Iowa City, USA (Cullen), 52 Anästh. Mayo-Clinic Rochester, Minn., USA (Lundy), seit 53 frei niedergel. Anästh. in Stuttgart. –
ZV: Z. Frage d. sog. Blutbank, Südwest-Ärzte-Blatt *1950*. – Tübinger Blutbank (Referat), Mitt.-Bl. DRK *1950*. – Erfahrg. mit d. Blutbank an d. Chir. Univ.- u. Polikl. in Tübingen, Med. Pharm. Mitt. *1951*. – D. Blutbank in Tübingen, Sanitätswarte *1951*. – Versuch d. Einrichtg. einer zentr. Blutversorgg. gescheitert (Referat), Mitt.-Bl. DRK *1951*. – Neueste Blutkonserviergs.methoden u. d. Probleme d. freiwill. Blutspende, ebd. *1952*. – Organisation d. Blutübertragg. in USA u. and. Ländern u. d. Probl. d. freiwill. Blutspende in Deutschland (mit Boecker), Südwest-Ärzte 1952. – D. Transport v. konserv. Blut, Anästhesist *2* (1953). – Klin. Erfahrg. mit Hexamethylen-bis-Carbaminoylcholin, Atti XI Congr. Soc. Ital. di Anaest. Venedig 1958. – Anwendungsart u. Antagonisierbarkeit v. Imbretil u. spirograph. Untersuchg., Anästhesist *6* (1957). – Tubushalter, ebd. *13* (1964). – Brauchen wir Fachärzte f. Anästh.? (mit Bark), Krankenhausarzt *28* (1955). – ABO-Inkompatibilität als Ursache schwerer Erythroblastose, Ärztebl. Württ. *10* (1965). – Erfolgr. Behandlg. nach frühzeit. Blutgruppenuntersuchg. möglich, Niedergel. Arzt 3/1966. – Biomed. Technik, Technik in d. Med. 1970. – Zur Frage d. elektr. Nark. (mit Daugs), ebd. 1971. – Weitere Angaben fehlen.

Meister, Wolfgang, Dr. med., Anästh. (73), leit. Arzt d. Interdiszipl. Intensivpflegestation am St. Vincenz-Krh., Auf dem Schafsberg, D-6250 Limburg/Lahn; Parkstr. 28, D-6252 Diez/Lahn. – * 30. 8. 41 Frankfurt/Main. – **StE:** 67 Mainz, **Prom:** 69 Mainz. – **WG:** 69 Anästh. Limburg (Gary), 69–72 Anästh. Frankfurt (Pflüger), 72–73 Chir. Limburg (Feix), 73 Oberarzt d. AnästhAbt. d. St. Vincenz-Krh. Limburg/Lahn, seit 76 leit. Arzt d. Interdiszipl. Intensivpflegestation St. Vincenz-Krh. Limburg/Lahn.

Melichar, Gerd, Dr. med., Anästh. (83), Oberarzt an d. Abt. Anästh. d. Med. Einrichtg. der RWTH, Klinikum, D-5100 Aachen; Vogelsangstr. 50, D-5106 Roetgen. – * 9. 2. 47 Heggen. – **StE:** 74 Köln, **Prom:** 82 Aachen. – **WG:** 76/77 Bw. (Stabsarzt), 77/78 Gyn. Cuxhaven (Schultze-Mosgau), seit 78 Anästh. Aachen (Kalff).

Melladdo Valenzuela, Rodrigo, Anästh. (80), Oberarzt d. AnästhAbt. am Friederikenstift, Humboldstr. 5, D-3000 Hannover 1; Hirtenweg 13 a, D-3000 Hannover 1. – * 24. 4. 38. – **StE:** 64 Chile. – **WG:** 76–85 Anästh. Kiel (Wawersik).

Mellich, Walter, Dr. med., Oberreg. Rat, Anästh. (62), Primar am Allg. Öffentl. Krh., Spitalstr. 16, A-7350 Oberpullendorf; Spitalstr. 32, A-7350 Oberpullendorf. – * 28. 3. 26 Wien. – **StE. u. Prom:** 51 Wien.

Menzel, Hans, Dr. med., Anästh. (68), Chefarzt d. Abt. f. Anästh. u. Intensivmedizin am Ev. Krh., Waldstr. 73, D-5300 Bonn-Bad Godesberg; Axenfeldstr. 17,

D-5300 Bonn-Bad Godesberg. - * 12. 11. 33 Neustädtel/Schlesien. - **StE:** 60 Freiburg, **Prom:** 61 Freiburg. - **WG:** 64–66 Dept. of Anesth., Montefiore Hosp. and Medical Center New York, N. Y. (Foldes), 66–70 Anästh. Mainz (Frey), seit 70 Chefarzt d. AnästhAbt. Ev. Krh., Bonn-Bad Godesberg. -
ZV: 9 wiss. Publ. -
HG: klin. Anästh., Notfallmed.

Menzel, Hartmut, Dr. med., Chir. (59), Anästh. (60), Chefarzt d. Anästh. Kl. an d. Städt. Krankenanst. Bielefeld-Mitte, Akad. Lehrkrh. d. Univ. Münster, Postfach 79 08, D-4800 Bielefeld 1, Tel: 05 21/5 84 51; Senner Hellweg 5, D-4800 Bielefeld 12, Tel: 05 21/49 11 99. - * 17. 1. 27 Halle/Saale. - **StE. u. Prom:** 51 Heidelberg. - **WG:** 51/52 Chir. u. Anästh. Heidelberg (Bauer bzw. R. Frey), 53 Chir. u. Anästh. Oldenburg (Junghanns), 54 Unf.-Chir. u. Anästh. Friedberg/Hessen (Kramer), 55–58 Chir. u. Anästh. Heilbronn (Usadel), 58/59 Inn. Heilbronn (Kibler), 59–62 Anästh. Tübingen (Bark), 60 Pharmak. Tübingen (Kiese), seit 62 Chefarzt AnästhAbt. Bielefeld-Mitte. -
BV: Organisat. probl. d. Intensivmed., Bielefelder Anästh. Colloq. 1969, Werksverlag. - K-Mg-Aspartat zur klin. Bedeutg. v. Inzolen in d. Intensivmed., ebd. 1970. - Techn. Hilfsmittel in d. Intensivmed., ebd. 1971. - Schock u. Mikrozirk., ebd. 1972. - Rechtsprobl. in d. Intensivmed., ebd. 1973. - Kriterien für einen Behandlungsabbau, in: Suizid und Euthanasie, Reihe Medizin in u. Recht (Hrg. A. Eser), F. Enke Stuttgart 1976. - Zwischen Heilauftrag und Sterbehilfe (mit Auer u. Eser), Carl Heymann-Verlag 1977. - Personalbedarfsermittlungsverfahren für Intensivbehandlungsstat., Perimed Erlangen 1982. - Anästh. Sprechstunde-Diagnostik-Beratung-Behandlung, Zuckschwerdt München 1984. - Cerebrale Protektion in Anästh., Intensiv- u. Notfalltherapie, ebd. (im Druck). -
ZV: D. Einfluß d. Lebensalters auf Umsetzg. v. Phenacetin, p-Phenetidin, N-Acetyl-p-aminophenol, p-Aminophenol u. Anilin im Hunde (mit Baader, Girgis, Kiese u. Skrobot), Naunyn-Schmiedebergs Arch. exper. Path. *241* (1961). - Möglichkeiten d. Schockbekämpfg., Schwestern-Helferin im Johanniterorden 1964/IV. - Klin. Anästh. im Rahmen allg. Krankenanst., Med. Mschr. *19* (1965). - Probleme d. Dauerbeatmg. bei Vergiftg., Symp. anaesth. internat. Prag, Abstracta *336* 1965. - Ergebn. d. Intensiv-Ther. beim schw. Schädelhirntrauma, Proc. 4. Symp. anaesth. internat., Varna 1969. - Paraquat poisoning, Excerpta Medica *261* (1972).

Mertineit, Harald, Anästh. (80), Anästh.-Oberarzt am Städt. Krh., Lautenthaler Str. 99, D-3370 Seesen; Am Brakelsberg 12, D-3370 Seesen. - * 7. 5. 47. - **StE:** 74 Kiel.

Meschede, Wolfgang, Dr. med., Anästh. (73), ermächtigter Anästh., Medizinjournalist; Egenhofenstr. 39 c, D-8033 Planegg, Tel: 0 89/8 59 70 34. - * 24. 12. 39. - **StE:** 65 München, **Prom:** 68 München.

Meßelken, Martin, Dr. med., Anästh. (82), Oberarzt am Inst. f. Anästh. u. op. Intensivmedizin, Kl. am Eichert, D-7320 Göppingen; Planckweg 25, D-7320 Göppingen. - * 7. 4. 49 Loga/Leer. - **StE:** 76 Köln, **Prom:** 83 Ulm. - **WG:** 77–80 Anästh. Köln, seit 80 Inst. f. Anästh. u. op. Intensivmed. Göppingen (Milewski).

Meßner, Franz-Michael, Anästh. (77), Oberarzt d. Abt. f. Anästh. u. Intensivtherapie am Krh., Königstr. 100, D-5632 Wermelskirchen; Am Stadtrand 47, D-5632 Wermelskirchen. - * 5. 11. 44 Leipzig. - **StE:** 70 Leipzig.

Metz, Gerhard, Prof. Dr. med., Chir. (70), Anästh. (74), Chefarzt d. Abt. f. Anästh. u. Intensivmed. am Krskrh., Garten-Str. 40–42, D-7830 Emmendingen; Martin-Luther-Str. 41, D-7830 Emmendingen. - * 1. 3. 27 Karlsruhe. - **StE:** 55 Freiburg, **Prom:** 57 Freiburg, **Habil:** 75 Freiburg. -
BV: Sympathico-adrenerge Stimulation u. Lungenveränderungen, Anästh. u. Intensivmed., Bd. 119 Springer Berlin, Heidelberg, New York 1979. - Infektionsprophylaxe in d. allg. Stat., in: Steuer (Hrg.), Krankenhaushygiene, 2. Aufl., Fischer Stuttgart, New York 1983. -
ZV: Frühbeatmg. beim Pumpversagen u. kardiogenem Schock nach Myokardinfarkt, Intensivbehandlung 8 (1983). - Clonidin beim schweren Alkoholentzugsdelir, Fortschr. Med. 26 (1983). - Checklisten zur Kontrolle von Narkose-Beatmungsgeräten u. Intensivrespiratoren (mit Wetzel et al), Anästh. Intensivther. Notfallmed. 19 (1984). - Elektron. Kommunikationshilfe mit Makrotastatur f. Beatmungspat. auf Intensivstat., ebd. - Kosten-Nutzen-Vergleich b. interner Gerätewartung u. -reparatur in d. Anästh.- u. IntensivAbt. eines mittl. Krh., Anästh. Intensivmed. 25 (1984). -
HG: Überaktivität u. Hemmg. d. sympath. Nervensystems als zusätzl. Pathomechanismus u. ergänzendes Behandlungsprinzip, Med. Technik.

Metz, Irene Lisa, Dr. med., Chir. FMH (73), Anästh. FMH (79), Chefärztin d. AnästhAbt. am Bezirksspital Thierstein, CH-4226 Breitenbach 50; Rainweg 15, CH-4226 Breitenbach. - * 27. 3. 41 Basel. - **StE:** 67 Basel, **Prom:** 67 Basel. - **WG:** Chir., Med., Gyn. Schiers (Boesch), Chir. Bern (Moser), Anästh. u. Intensivmedizin Bruderholz (Stoller), Anästh. Basel (Hügin, Laver), Anästh. Cardiff (Vickers), gyn. Abt. Liestal, (Wenner), Acha Tughi Gen. Hosp. in West Kamerun (Petzold).

Metzger, Roswitha, Dr. med., Anästh. (74), Oberarzt d. AnästhAbt. am St. Marien-Hosp., Marienstr. 2, D-3538 Marsberg 1. – * 16. 11. 36 Scherfede. – StE. u. Prom: 62 Münster. – WG: Chir. Marsberg (Kemper), Anästh. Remscheid (Schenk), Physiol. Remscheid (Hamm), Inn. Marsberg (Rörig).

Metzler, Helfried, UnivDoz. Dr. med., Anästh. (79), Oberarzt am Inst. f. Anästh., LKH, A-8036 Graz; Berliner Ring 6, A-8047 Graz. – * 21. 2. 48 Graz. – StE. u. Prom: 73 Graz, **Habil:** 85 Graz. – WG: seit 76 Anästh. Graz.

Meurer-Keldenich, Maria, Dr. med., Anästh. (81), Oberärztin an d. AnästhAbt. d. Antonius-Krh., Schillerstr. 23, D-5000 Köln 51; Wilhelm-Busch-Str. 31, D-5047 Wesseling-Keldenich. – * 29. 11. 49 Bonn. – StE: 75 Köln, Prom: 80 Köln. – WG: Anästh. Köln (Reek, Durst). – BV: Med. Literatur zur Bildnerei von Geisteskranken, Kölner medizinhist. Beiträge, Hrg. Putscher, Kohlhauer-Verlag 1979.

Meuser, geb. Todorovic, Dragoslava, Dr. med., Anästh. (81), Oberärztin an d. AnästhAbt. d. Krh. „Nazareth", Lützerather Str. 15, D-5140 Erkelenz-Immerath; Gatherskamp 7 A, D-4050 Mönchengladbach 1. – * 20. 7. 45 Belgrad. – StE. u. Prom: 74 Belgrad. – WG: 76–80 Anästh. Mönchengladbach (Giebel), 80–82 Anästh. Mönchengladbach-Neuwerk (Schwarz), seit 82 Krh. „Nazareth" Erkelenz (Stumpp).

Meyer-Breiting, Petra, Dr. med., Anästh. (76), Anästh. (Funktions-Oberärztin geburtshilfl. Anästh.) im Zentrum f. Anästh. u. Wiederbeleb. d. Univkl., Theod.-Stern-Kai 7, D-6000 Frankfurt 70; Deutschordenstr. 71, D-6000 Frankfurt 71. – ZV: Sectio caesarea in kontin. Periduralanästh., Vorteile u. Risiken (mit Halberstadt), Gazette Méd. II/81 u. D. inform. Arzt 15/81.

Meyer-Burgdorf, Christoph, Prof. Dr. med., Anästh. (68), Chefarzt d. Abt. f. Anästh. u. Intensivmed. am Krh. d. Krs. Hameln-Pyrmont, Saint-Maur-Platz 1, D-3250 Hameln 1, Tel: 05151/205421.

Meyer, Eugen, Dr. med., Neurochir. (67), Anästh. (73), Chefarzt d. AnästhAbt. am Krh. Neu-Mariahilf, Humboldtallee 10–12, D-3400 Göttingen; Humboldtallee 16, D-3400 Göttingen. – * 12. 7. 30 Emden. – StE: 56 Göttingen, Prom: 62 Göttingen. – WG: 58–62 Chir. Göttingen-Weende (Herlyn), 62–70 Neurochir. Göttingen (Bushe), 68–70 als geschäftsführ. Oberarzt ebd., 66 Neurol. Göttingen (Bauer), 70–74 Anästh.

Göttingen (Stoffregen), seit 73 als Oberarzt ebd., seit 74 Chefarzt d. AnästhAbt. am Krh. Neu-Mariahilf Göttingen-Weende. – BV: Mißbildg. u. angeborene Störg., Entwicklungsstörg., in: Bushe u. Glees: Chir. d. Gehirns u. Rückenmarks im Kindes- u. Jugendalter, Hippokrates Stuttgart 1968. – Die NLA-Infusionsnark. (mit Stoffregen, Opitz u. Sonntag), in: Henschel, Neuroleptanalgesie, Schattauer Stuttgart 1972. – Nark. mit Infus. von Propanidid (mit Stoffregen), in: Anästh. Wiederbeleb., Bd. 74, Springer Berlin, Heidelberg, New York 1973. – Schädel-Hirn-Fehlbildg. u. angeborene Störg., Entwicklungsstörg., Hydrocephalus internus (mit Bushe u. Schäfer), in: Koslowski, Irmer u. Bushe: Lehrbuch d. Chir., Schattauer Stuttgart 1978. – ZV: Der posttraumat. Diabetes insipidus (mit Orthner), Acta Neurovegetat. *1–4* (1967). – Atyp. intracerebr. Massenblutung (mit Grote, Geletneky, Rompel, Zorbas, Prill u. Heene), Dtsch. Z. Nervenheilk. *197* (1970). – Kontroll. Fluothane-Hypotens. zur op. Versorgg. intrakran. Massenblutg. (mit Opitz u. Meyer-Burgdorff), Anästhesist *19* (1970).

Meyer, Gerhard, Dr. med., Anästh. (72), Chefarzt d. Abt. f. Anästh. u. op. Intensivmed. am Krskrh., Wallinghauser-Str. 8, D-2960 Aurich 1; Julianenburger-Str. 4, D-2960 Aurich 1. – * 18. 10. 39 Negenmeerten/Krs. Wittmund. – StE: 64 Göttingen, Prom: 65 Göttingen. – WG: 67 Chir. Peine (Hilge), 68 Stabsarzt d. Bw., Zentr. Bettenstat. Munster, 69–72 Anästh. Göttingen (Stoffregen), seit 72 Chefarzt d. Abt. f. Anästh. u. op. Intensivmed. am Krskrh. Aurich.

Meyer, Gordana, Dr. med., Anästh. (78), niedergel. Ärztin, Praxis: Bühlstr. 22, D-3400 Göttingen; daneben tätig als Anästh. in d. Hainberg-Kl., Wagnerstr. 3, D-3400 Göttingen; Rotdornweg 8, D-3400 Göttingen. – * 21. 2. 49 Beograd. – StE: 71 Beograd, Prom: 79 Göttingen. – WG: 73/74 Inn. Bad Füssing (Hahn), 74/75 Anästh. Weende, Göttingen (Blaschke), 75–78 Anästh. Göttingen (Kettler), 79–83 Chefärztin d. AnästhAbt. St. Martini Krh. Duderstadt, seit 84 Niederl. als Ärztin u. belegärztl. anästh. Tätigkeit.

Meyer-Hamme, Gertrud, Dr. med., Anästh. (72), Oberärztin d. AnästhAbt. am Allg. Krh. Eilbek, Friedrichsberger Str. 60, D-2000 Hamburg 76; Brabandstr. 74, D-2000 Hamburg 60. – * 19. 5. 36. – StE. u. Prom: 65.

Meyer, Helga, Dr. med., Anästh. (75), Oberärztin d. AnästhAbt. am Krh. Neu-Mariahilf, Humboldtallee 10–12, D-3400 Göttingen; Humboldtallee 16, D-3400 Göttingen. – * 22. 2. 39 Wilhelmshaven. – StE. u. Prom: 70 Göttingen. – WG: 71–74 Anästh. Göttingen (Stoffregen), seit 74 Anästh. am Krh. Neu-Mariahilf Göttingen (Meyer), seit 75 Oberärztin ebd.

Meyer, Hubert, Dr. med., Anästh. (82), Chefarzt d. AnästhAbt. am Krskrh., Krankenhausstr. 19, D-8073 Kösching; Bert Brecht Str. 16, D-8073 Kösching. – * 16. 3. 47 Wemding. – StE: 75 Erlangen, **Prom:** 76 Erlangen.

Meyer, Josef, Dr. med., Anästh. (65), Chefarzt d. AnästhAbt. am Marienhosp., Mühlenstr., D-5040 Brühl; Platanenweg 14, D-5040 Brühl. – * 24. 10. 27 Köln. – **StE:** 58 Köln, **Prom:** 58 Köln. – **WG:** 60–62 Chir. Köln (Dany), 62 Inn. Köln (Effing), 63/64 Anästh. Düsseldorf (Zindler), 65 Physiol. Köln (Hirsch), seit 65 Marienhosp. Brühl. –
BV: Dringl. Thoraxchir. Springer 1967.

Meyer, Justus, Dr. med., Anästh. (68), Chefarzt am Inst. f. Anästh. d. Klinikum, Friedrichstr. 17, D-4950 Minden; Am Kohlgraben 16, D-4950 Minden. – * 31. 8. 33 Braunschweig. – StE: 61 Göttingen, **Prom:** 76 Kiel. – **WG:** Chir. Bünde (Santelmann), 65–69 Anästh. Bielefeld (Menzel), seit 69 Institut f. Anästh. am Klinikum Minden als Oberarzt, seit 85 als Chefarzt. – **BV:** D. klin. Bedeutg. d. Blutvolumens (mit Nolte), Wiss. Informat. Fresenius 1971. – Prim. Volumenersatz mit Normelektrolytlösg., in: ebd. – Prä- intra- u. postop. Elektrolyther. unter Berücksichtigg. d. Säure-Basenhaushaltes, in: ebd. – Kenntnisse u. Aufgaben d. Krankenschwestern u. -pfleger in d. mod. Anästh. (mit Nolte u. Wurster), Thieme Stuttgart 1971. – Aufgaben d. mod. Anästh., in: ebd. – D. intraven. Anästhetika, in: ebd. – D. intraven. Anästh., in: ebd. – D. Gefahren u. Risiken d. Anästh., in: ebd. – Regionale Anästh. mit d. Langzeitanästhetikum Bupivacain (mit Nolte), ebd. – Dosierg. u. Wirkungszeit v. Bupivacain b. versch. Techniken d. Regionalanästh., in: ebd. – D. rückenmarksnahen Anästh. (mit Nolte), ebd. 1972. – D. Caudalanästh.: Technik, Indikat. u. Kontraindikat., in: ebd. – Parenterale Ernährg. u. Infusionsther. in d. klin. Med., ebd. 1973. – Anwendg. v. Malat- u. Lactatlösg. zur initialen Rehydrat. unter bes. Berücksichtigg. d. Extrazellulärraumes, in: ebd. – Gonoscenze e compiti delle Assistenti sanitarie e degli Infermieri nella moderna Anesth. (mit Nolte u. Wurster), Piccin Ed. Padova 1973. – Kenntnisse u. Aufgaben f. Krankenschwestern u. -pfleger in d. kardiopulm. Wiederbeleb. (mit Nolte u. Wurster), Thieme Stuttgart 1973. – Planung, Aufbau u. Organisat. v. AnästhAbt. (mit Nolte, Wurster u. Virneburg), ebd. – D. klin. Anästh., in: ebd. – D. Intensivther., in: ebd. – D. peripheren Leitungsanästh. (mit Nolte u. Wurster), ebd. 1974. – D. Blockade am Oberschenkel (Nervus ischiad. u. Nervus femoralis), in: ebd. – Indikat. u. Methoden d. Lokal- u. Leitungsanästh. b. gyn. Eingr., in: Anästh. in d. Geburtsh. u. Gyn., Klin. Anästh., Bd. 4, Lehmanns München 1974. – D. Beurteilg. d. Pat. u. evtl. erforderl. pränatal. Maßnahmen, in: Wiss. Informat., Fresenius-Stiftung 1974. – D. Einfluß d. Prämed. auf d. Anästh., in: ebd. – Indikat. u. Kontraindikat. zur Regio-

nalanästh., in: ebd. – D. Pharmak., Toxikologie u. klin. Anwendg. langwirkender Lokalanästhetika (mit Nolte), Thieme Stuttgart 1977. – Plasmaspiegel u. tox. Reakt. nach intraven. Applikat. v. Bupivacain u. Etidocain (mit Naschef), in: ebd. – D. Wasser-, Elektrolyt- u. Säure-Basenhaushalt (mit Nolte), ebd. 1977. – Conoscenze e compiti delle assistenti sanitarie e degli infermiere nella rianimazione cardiopulmonare (mit Nolte u. Wurster), Piccin Ed. Padova 1977. – Iso- oder hyperbare Spinalanästh.: Differentialindikat. oder Glaubensbekenntnis, in: Regionalanästh., Anästh. Intensivmed., Bd. 148, Springer Berlin, Heidelberg, New York 1982. – D. kontinuierl. Periduralanästh. (mit Nolte), Thieme Stuttgart 1983. – D. kontinuierl. Periduralanästh. in d. Geburtshilfe, in: ebd. – Lumbale Grenzstrangblockaden b. Durchblutungsstörg. d. unteren Extremität (mit Stratmann, Watermann u. Nolte), in: Art. Durchblutungsstörg. im hohen Lebensalter, Ergebn. d. Angiologie, Bd. 27, Schattauer Stuttgart 1983. –
ZV: D. Möglichkeiten d. regionalen Anästh. b. Polytraumatisierten (mit Telschow u. Nolte), Cah. D'Anaesth. Réanimat. 1971. – Anforderg. an eine zeitgemäße app. Überwachg. während d. Anästh., Anästh. prax. 9 (1974). – Lokalanästh. in d. Allgemeinpraxis, Dtsch. Ärztebl. 1974. – Notmaßnahmen b. akuten Stoffwechselentgleisg., Schriftenr. d. Bundesversorgungsblattes: D. Heilbehandlg. d. älteren Kriegsbeschädigten, 1977. – „Sokoham" – eine neue Form d. Sondenkost f. d. Kl., Anästh. Intensivmed. 8 (1980). – Activité comparé des anesth. locaux en fonction des données cliniques et électrophysiologiques (mit Nolte, Zenz u. Köpf), Cah. D'Anesth. 28 (1980). – Intérêt des solutesś ioniques épuilibrés pour la compensation des pertes sanguines per-opératoires (mit Droste), ebd. (1981). – Lokalanästh. u. Lokalanästhetika, Trainingsprogramm f. angew. Pharmak., 12. Abschn. in d. Reihe: Fortbildung f. Apotheker, Lilly Bad Homburg 1981. – Lokalanästh. u. Lokalanästhetika, Dtsch. Apothekerzeitg. (DAZ) 37 (1984).

Meyer, Karl Georg, Dr. med., Anästh. (65), Chefarzt d. Abt. f. Anästh. u. Intensivtherapie am Ev. Krh. Kreuzstr. 28, D-4220 Dinslaken; Kreuzstr. 21, D-4220 Dinslaken. – * 22. 10. 25 Gelsenkirchen. – StE. u. **Prom:** 57 Köln. – **WG:** 58/59 Chir. Köln-Lindenthal (Hoffmann), 59–61 Chir. Köln (Nolden), 61/62 Gyn. Köln-Kalk (Seel), 62/63 Anästh. Bochum (Harrfeldt), 63/64 Silikose-Forschungsinst. Bochum (Ulmer), 64–68 Anästh. Bochum (Harrfeldt), seit 68 Chefarzt d. Abt. f. Anästh. u. Intensivtherapie, Ev. Krh. Dinslaken.

Meyer, Karl-Jochen, Dr. med., Anästh. (71), Chefarzt d. Zentr.AnästhAbt. d. St. Elisabeth-Kl., Kapuziner-Str. 1, D-6630 Saarlouis, Tel: 0 68 31/44 71. – * 28. 4. 38 Hof. – StE: 64 Göttingen, **Prom:** 65 Göttingen.

Meyer-König, Christel, Dr. med., Anästh., Anästh.-Vertretungen, Harzburger Str. 1, D-3300 Braunschweig. – * 1.4. 42. – StE: 68 München, **Prom:** 69 München. – **WG:** Anästh. 69–71 Detmold (Mottschall), 71/72 Würzburg (Weis), 72–74 Bremen (Henschel), 75–78 Anästh.-Oberärztin im HEH u. Marienstift Braunschweig.

Meyer, Otto, Dr. med., Anästh. (60), Chefarzt d. Inst. f. Anästh. am Städt. Krh., Gotenstr. 1, D-5650 Solingen; Roelscheider Str. 29, D-5650 Solingen. – * 20. 5. 20 Velpke (Braunschweig). – **StE.** u. **Prom:** 53 Heidelberg. – **WG:** 55 Anästh. Heidelberg (Frey), 55–59 Anästh. Düsseldorf (Zindler), 59 Inn. Solingen (Wendt), seit 60 selbständig. Anästh. Städt. Krh. Solingen.

Meyer-Wilmes, Ruth, Dr. med., Anästh. (71), Chefärztin d. Abt. f. Anästh. u. Intensivtherapie am Franziskus-Krh., D-5460 Linz/Rhein.

Michel, Walter, Dr. med., Anästh. (74), prakt. Arzt, niedergel. in d. Gemeinschaftspraxis, Gartenstr. 4, D-6227 Oestrich-Winkel.

Mietke, Georg, Dr. med., Anästh. (82), Chefarzt d. Anästh.- u. IntensivAbt. am Stadtkrh., Bismarckstr., D-7834 Herbolzheim. – * 11. 6. 48 Münster. – **StE:** 72 Freiburg, **Prom:** 79 Freiburg.

Mihanivic, Nenad, Dr. med., Anästh. (79), Oberarzt am Inst. f. Anästh. d. Städt. Krh., D-7700 Singen; Lahrerstr. 9, D-7700 Singen. – * 26. 3. 49 Zagreb. – **StE.** u. **Prom:** 72 Zagreb. – **WG:** 75–77 Anästh. Neunkirchen/Saar (Maslak), 77–83 Anästh. u. Oberarzt am Inst. f. Anästh. Ulm (Ahnefeld, Grünert), seit 83 Oberarzt am Inst. f. Anästh. Städt. Krh. Singen (Hack).

Mihatsch-Lippert, Christine, Dr. med., Anästh. (78), Oberärztin d. AnästhAbt. am Krskrh., Ulmer Str. 26, D-7902 Blaubeuren; von-Stadion-Str. 1, D-7902 Blaubeuren-Arnegg.

Mihic, Drazen, Dr. med., M.D., Amer. Board of Anesth. (75), Anästh. FMH (82), Anästh. u. Schmerztherapie in d. Privatkl. Linde, CH-2503 Biel. – * 1.10. 45 (Kroatien). – **StE.** u. **Prom:** 69 Zagreb. – **WG:** 72–74 Anästh. Wisconsin, Milwaukee, USA (E.O. Henschel), 75 Staff anesth. a. Dir. of the Pain Clinic, Medical College of Wisconsin, 76/77 Anästh. Zagreb, 77–82 Oberarzt, Kantonsspital Luzern, (Binkert), seit 82 AnästhArzt, Privatkl. Linde, Biel. –
ZV: Phantom limb pain during peridural anaesth., Pain 11 (1981). – D. peridur. Morphingabe zur Behandlg. postop. Schmerzen, Regional-Anästhesie 5 (1982). – Phantom-Erscheing. während regionaler Anästh., ebd. 6 (1983). – D. Vermeidg. d. Hypoxämie während d. Narkose, Anästhesist 32 (1983). – Tödl. Lungenembolie nach Blutleere u. Periduralanästh., Regional-Anästhesie 6 (1983). – Ist 0.5%ige Bupivacaine-Lösung isobar? ebd. 7 (1984).

Mikula, Milada, Dr. med., Anästh. (72), 1. Oberärztin an d. Zentr. AnästhAbt., Städt. Krh., Frankfurt/M.-Höchst, Gotenstr. 6, D-6000 Frankfurt/M. 80; Mittelweg 50, D-6000 Frankfurt/M. 1. – * 18.12. 24 Blansko. – **StE.** u. **Prom:** 50 Brünn.

Mildner, Rainer, Dr. med., Anästh. (74), Anästh. Oberarzt am St. Vincenz- u. Elisabeth-Hosp., An der Goldgrube 11, D-6500 Mainz; Am Eiskeller 37, D-6500 Main 21. – * 5. 6. 44 Trachenberg/Schles. – **StE:** 69 Mainz, **Prom:** 72 Mainz. – **WG:** Anästh. 70–72 BwZentrkrh. Koblenz (Lange), 72–76 Mainz (Frey), seit 76 St. Vincenz- u. Elisabeth-Hosp. Mainz (Brecher).

Milenkovic, Milojko, Anästh. (80), Anästh. d. AnästhAbt. d. Krskrh., Mindelheimer Str. 69, D-8908 Krumbach; Mindelheimer Str. 67, D-8908 Krumbach. – * 19.3. 36 Svetozarevo/Jugosl. – **StE:** 65 Belgrad. – **WG:** Anästh. Waldshut (Hölzle), Krumbach (Scholz, Strasser).

Milewski, Peter, Prof. Dr. med., Anästh. (72), Chefarzt d. Inst. f. Anästh. u. op. Intensivmed., Kl. am Eichert, Akad. Lehrkrh. Univ. Ulm, D-7320 Göppingen, Leit. d. Notarztdienstes Göppingen; Robert-Mayer-Weg 13, D-7320 Göppingen. – * 15.4. 39 Suhl/Thür. – **StE:** 66 Würzburg, **Prom:** 68 Würzburg, **Habil:** 76 Ulm.

Milic, Slobodan, Dr. med., Anästh. FMH (74), Anästh. am Kurhaus Sonn-Matt, CH-6006 Luzern; Spissenegg, CH-6047 Kastanienbaum. – * 23. 2. 32 Belgrad. – **StE.** u. **Prom:** 62 Belgrad. – **WG:** Anästh. Luzern (Binkert).

Militzer, Heinrich, Dr. med., Anästh. (81), Oberarzt d. Abt. f. Anästh. u. op. Intensivmed. d. Krh. München-Schwabing, Kölner Platz 1, D-8000 München 40, Tel: 089/3068-511; Maistr. 10, D-8000 München 2, Tel: 089/5380448. – * 22. 1. 45 Stendal. – **StE:** 72 München, **Prom:** 80 München. – **WG:** 73/74 Hämat. München (Dörmer/GSF), 75 Path. München (Eder), 76–82 u. 83–85 Anästh. München (Peter), 82/83 Anästh. Tucson/USA (Brown), seit 85 Anästh.-Oberarzt Krh. München-Schwabing (Kamp-Schulte). –
HG: Intensivmed., Hochfreq.-Jetventilation.

Milkereit, Ekkehard, Dr. med., Anästh. (74), leit. Arzt d. AnästhAbt. am Marienhosp. Altenessen, Hospitalstr. 24, D-4300 Essen 12.

Millas, Helga de, Dr. med., Anästh. (73), Päd. (78), Allgemeinmed. (80), niedergel. als Allgemeinärztin, Praxis: Am Weiberdeich 24, D-6524 Guntersblum; Am Weiberdeich 24, D-6524 Guntersblum. – * 30. 6. 38. – **StE:** 63 München, **Prom:** 66 München. – **WG:** 67/68 Chir. Bad Kreuznach (Stephan), 68–74 Anästh. Freiburg (Wiemers), 70/71 Silikose-Forsch.Inst. Bochum (Ulmer), 74–79 Päd. München-Schwabing (Hilber).

Millonig, Hermann, Hofrat Prim. Dr. med., Anästh. (54), Vorst. d. Abt. f. Anästh. u. allg. Intensivmed. – Blutzentr. für Kärnten am LKH Klagenfurt, St. Veiter Str. 47, A-9020 Klagenfurt; Dr. Primus-Lessiak-Weg 35, A-9020 Klagenfurt. – * 6. 1. 25 Klagenfurt. – **StE. u. Prom:** 49 Graz.

Mirtl, Wolfgang, Dr. med., OberstltArzt, Anästh. (83), leit. Arzt d. of. Stellungskommission Graz, Leit. d. AnästhAbt. d. Heeressanitätsanst. Graz, Militärkommando Steiermark, Straßgangerstr. 171, A-8052 Graz; Stiegengasse 9, A-8010 Graz. – * 6. 4. 45 Mariahof. – **StE. u. Prom:** 76 Graz. – **WG:** 80–83 Anästh. Graz (List). – **ZV:** Die Ketamin-Diazepam-Narkose bei d. Notfallsgastroskopie mit Laserkoagulation, Notfallmed.

Mißler, Gabriele, Dr. med., Anästh. (75), Chefärztin d. AnästhAbt. d. Krskrh., Knopfweg 1, D-6950 Mosbach; Alte Schefflenzer Steige 9, D-6950 Mosbach. – * 12.12. 43 Berlin. – **StE:** 69 Würzburg, **Prom:** 70 Würzburg. – **WG:** 71–76 Anästh. Mannheim (Lutz).

Mitić, Milica, Dr. med., Anästh. (79), Oberärztin an d. AnästhAbt. d. Städt. Krankenanst., D-6580 Idar-Oberstein; Oldenburger Str. 17, D-6580 Idar-Oberstein. – * 30. 7. 44 Baja/Ungarn. – **StE. u. Prom:** 69 Belgrad. – **WG:** Anästh. Idar-Oberstein (Göbel).

Mitrenga, Ingrid, Dr. med., Anästh. (74), leit. Ärztin d. AnästhAbt. am St.-Elisabeth-Krh. Köln-Hohenlind, Werthmannstr. 1, D-5000 Köln 41.

Mitrohin, Georg, Dr. med., Anästh., Sundgauallee 53, D-7800 Freiburg, Tel: 07 61/8 75 66.

Mitterschiffthaler, Gottfried, Dr. med., Anästh. (78), Oberarzt an d. Univkl. f. Anästh., Anichstr. 35, A-6020 Innsbruck; Speckbacherstr. 25, A-6020 Innsbruck. – * 18. 10. 46 Steyr. – **StE. u. Prom:** 71 Innsbruck. – **WG:** Anästh. Schwarzach (Schächl) u. Innsbruck (Haid). – **BV:** Handbuch d. Infusionsther. u. klin. Ernährg., Band II, Karger 1985. – Ökonomie im Gesundheitswesen, Maudrich 1985.

Mitto, Hans-Peter, Anästh. (80), Anästh. am Inst. f. Anästh., Dtsch. Herzzentrum, Lothstr. 11, D-8000 München 2; Schweigerstr. 8, D-8000 München 90. – * 5. 2. 44 Hameln. – **StE:** 71 Kiel. – **WG:** 73–75 Chir. Kaufbeuren (Pohlmeyer), 75–77 Anästh. München-Neuperlach (Lehmann), 78 Schiffsarzt MS „Europa", 78–80 Anästh. UnivKinderkl. München (Mantel), seit 80 Anästh. Dtsch. Herzzentrum München (Richter).

Mittring, Georg, Dr. med., Anästh. (73), Chefarzt d. Fachber. Anästh./Intensivmed. am Bethesda-Krh., D-5905 Freudenberg, u. Ev. Krh. Kredenbach, D-5910 Kreuztal-Kredenbach; Am Kornberg 22, D-5900 Siegen 21. – * 18.10. 37 Oberhausen. – **StE:** 65, **Prom:** 68. – **WG:** 70 Chir. Bwkrh. Hamm (Töpfer), 71–73 Anästh. Bochum (Leimbach), 74–78 Anästh. Siegen (Wrbizky), seit 78 Chefarzt Anästh./Intensivmed. in Freudenberg u. in Kredenbach.

Mlacnik, Brunhilde, Dr. med., Anästh. (73), leit. Anästh. im Sanatorium Hansa, A-8010 Graz; Lissäkkerstr. 13, A-8052 Graz. – * 11. 10. 41. – **StE. u. Prom:** 67 Graz.

Moc, Maria, Dr. med., Anästh. (84), Anästh. Oberärztin am Krskrh., D-7918 Illertissen; Adolf Kolping Str. 7, D-7918 Illertissen.

Modestin, Maria, Dr. med., Anästh. FMH. (78), niedergel. als Anästh., tätig im Viktoria-Spital, Schäuzlistr. 63, CH-3013 Bern; Merzeuacker 49, CH-3006 Bern. – **StE. u. Prom:** 66 Prag. – **WG:** Anästh. u. Reanimat. Bern (Tschirren).

Moeller, Henning, Dr. med., Anästh. (79), D.E.A.A. (84/85), Oberarzt d. AnästhAbt. am Krskrh., Posilipostr. 49, D-7140 Ludwigsburg. – * 1. 9. 44. – **StE:** 72 Tübingen, **Prom:** 73 Tübingen. – **WG:** 73/74 Pharmak. Tübingen (Siess), 75–77 Anästh. Norden (Berkovic), 77/78 Anästh. Deggendorf (Renker), 78–80 Anästh. Augsburg (Eckart), 80–84 Anästh. Ravensburg (Suhayda), 84 Anästh. Wangen/Allgäu (Moeller), seit 85 Anästh.-Oberarzt im Krskrh. Ludwigsburg (Ehmann).

Molkenthin, Anita, Dr. med., Anästh. (76), niedergel. als Anästh., Lückingstr. 28, D-5300 Bonn; Lückingstr. 28, D-5300 Bonn. - StE: 69 Bonn, **Prom:** 70 Bonn.

Möller, Barbara v., Dr. med., Anästh. (74), niedergel. Anästh., tätig in d. Frauenkl. Dr. Hartog, Kiskerstr. 13, D-4800 Bielefeld; Kupferhammer 26, D-4800 Bielefeld 14. - * 13. 10. 41 Merseburg. - StE: 67 Düsseldorf, **Prom:** 69 Düsseldorf. - **WG:** 70-72 Anästh. Bielefeld (Jung), 73-76 Anästh. u. op. Intensivmedizin Bethel-Bielefeld (Opitz), seit 77 niedergel. Anästh.

Möller, Hubert, Dr. med., Anästh. (80), Chefarzt d. Abt. f. Anästh. u. Intensivmed. am St. Marien-Hosp., Marienstr. 2, D-3538 Marsberg; Kaiser-Otto-Ring 48, D-3538 Marsberg. - * 17. 1. 47 Duisburg. - StE. u. **Prom:** 74 Düsseldorf.

Möller-Schütte, Doris, Dr. med., Anästh., niedergel. Anästh. (ambulante Op. u. Schmerztherapie), Praxis: Heidelberger Landstr. 42, D-6100 Darmstadt-Eberstadt; Frankensteiner Str. 135 B, D-6100 Darmstadt-Eberstadt. - * 22. 2. 43 Hamm. - StE: 69 Freiburg, **Prom:** 74 Freiburg.

Möllerfeld, Norbert, Dr. med., Chir. (56), Anästh. (62), Chefarzt d. AnästhAbt. am St. Anna-Krh., Albertus Magnus Str. 33, D-4100 Duisburg 25 (Huckingen); Cochemer Str. 22, D-4100 Duisburg 25. - * 23. 3. 22 Wuppertal-Elberfeld. - StE. u. **Prom:** 50 Düsseldorf. - **WG:** 50 Chir. Wuppertal-Elberfeld (Butzengeiger), 51-55 Chir. u. Gyn. Duisburg-Huckingen (Börger sen.), 55/56 Inn. Duisburg-H. (Ervenich), 56-62 Chir. Duisburg-H. (Börger jun.), 53 u. 56 Anästh. Gießen (Schostock, L'Allemand), 62 Anästh. Düsseldorf (Zindler), seit 62 Chefarzt d. AnästhAbt. d. St. Anna-Krh. Duisburg-H.

Mönks, Bernd-Rüdiger, Dr. med., Anästh. (82), Oberarzt am Inst. f. Anästh. d. Städt. Krh., Gotenstr. 1, D-5650 Solingen 1; Wilhelmstr. 26, D-5657 Haan 1. - * 6. 10. 46 Bredenscheid. - StE. u. **Prom:** 75 Bonn. - **WG:** 76/77 Radiol. Bonn (Beltz), 77-79 Anästh. Bonn (Schäfer), 80-83 Anästh. Köln (Bonhoeffer), seit 83 Anästh. Solingen (Busse).

Montag-Zurholt, Regina, Dr. med., Anästh. (67), leit. Ärztin d. AnästhAbt. d. Kl. Dr. Guth, Jürgensallee 46-50, D-2000 Hamburg 52; Bredkamp 35, D-2000 Hamburg 55. - * 29. 12. 32 Horstmar/Westf. - StE: 58 Freiburg, **Prom:** 59 Freiburg. - **WG:** Chir. Offenbach (Grundmann), Inn. Remscheid (Hantschmann), Anästh. Düsseldorf (Zindler).

Montel, Heinrich, PrivDoz. Dr. med., Anästh. (73), Chefarzt d. Inst. f. Anästh. u. Intensivmed. d. Städt. Kliniken, - Akad. Lehrkrh. -, Zu den Rehwiesen 9, D-4100 Duisburg 1; Kaiserswerther Str. 392, D-4100 Duisburg 25. - * 24. 2. 40 Duisburg. - StE: 69 Essen, **Prom:** 73 Essen, **Habil:** 76 Essen. - **WG:** 69-73 Anästh. Essen (Stöcker), 73/74 Pharmak. Essen (Schümann), 74-77 Oberarzt am Inst. f. Anästh., Univ. Essen (Stöcker), seit 77 Leit. Arzt d. Inst. f. Anästh. u. Intensivmed. d. Städt. Kl. Duisburg. -
BV: Tierexp. Untersuch. zum Mechanismus d. pulsfrequenz- u. blutdrucksteigernden Wirkung des Ketamins (mit Starke u. Schümann), in: Ketamin, Gemperle, Kreuscher u. Langrehr (Hrg.), Anästh. Wiederbeleb., Bd. *69,* Springer Berlin, Heidelberg, New York 1973. - Influence of drugs with affinity for alpha-adrenoceptors on noradrenaline release by potassium and tyramine (mit Starke), in: Proc. of the 2nd Meeting on Adrenergic Mechanisms, Porto 1973. - Zur Wirkg. v. morphinähnl. Analgetica u. v. Morphinantagonisten auf noradrenerge Synapsen (mit Starke), in: Abstracts d. 13. Gemeins. Tgg. d. Dtsch., Schweizer. u. Österreich. Ges. f.. Anästh. u. Reanimat., Linz 1973. - Local feed-back mechanisms controlling the release of noradrenaline: possible sites of action of antihypertensive drugs (mit Starke), Therapiewoche *23*(1973) u. in: Hypertension, Distler u. Wolff (Hrg.), Thieme Stuttgart 1974. - Pharmacological consequences of the presynaptic control of noradrenaline release (mit Starke, Endo u. Taube), in: Abstracts of the Internat. Symp. on Hypertension, Monaco 1975. - Narcotic analgesics and central noradrenaline neurones. An in vitro study (mit Starke u. Taube), in: Abstracts of the Symp. Acute Effects of Narcotic Analgesics, 45-47, Nokkala Espoo/Finnland 1975. - Zentr. u. periph. Wirkg. v. Opiaten (mit Taube u. Starke), in: Abstracts Jahrestgg. d. DGAW, 1975. -
ZV: Influence of cocaine and phenoxybenzamine on noradrenaline uptake and release (mit Starke u. Schümann), Naunyn-Schmiedebergs Arch. Pharmak. *270* (1971). - Effect of phentolamine on noradrenaline uptake and release (mit Starke u. Wagner), ebd. *271* (1971). - On the inhibition of peripheral and central noradrenergic neurotransmission by clonidine (mit Starke u. Altmann), ebd. *277,* R 75 (1973). - Tierexp. Untersuch. zur Wirkg. d. Ketamins auf periph. sympathische Nerven (mit Starke, Görlitz u. Schümann), Anästhesist *22* (1973). - Alpha-Receptors regulate transmitter release from central monoamine neurones (mit Starke), Naturwissenschaften *60* (1973). - Sympathomimetic inhibition of noradrenaline release: Mediated by prostaglandins? (mit Starke), Naunyn-Schmiedeberg's Arch. Pharmac. *278*(1973). - Involvement of alpha-receptors in clonidine-induced inhibition of transmitter release from central monoamine neurones (mit Starke), Neuropharmacology *12*(1973). - Alpha-receptor-mediated modulation of transmitter release from central noradrenergic neurones (mit Starke), Naunyn-Schmiedberg's Arch. Pharmac. *279* (1973). - Interaction between indomethacin, oxyme-

tazoline and phentolamine on the release of (^{3}H) noradrenaline from brain slices (mit Starke), J. Pharm. Pharmac. *25* (1973). – Effects of narcotic analgesics and their antagonists on the rabbit isolated heart and its adrenergic nerves (mit Starke), Brit. J. Pharmac. *49* (1973). – Influence of morphine and naloxone on the release of noradrenaline from rat brain cortex slices (mit Starke u. Weber), Naunyn-Schmiedeberg's Arch. Pharmac. 283 (1974). – Influence of fentanyl, levorphanol and pethidine on the release of noradrenaline from rat brain cortex slices (mit Starke u. Weber), ebd. – Influence of drugs with affinity for alpha-adrenoceptors on noradrenaline release by potassium, tyramine and dimethylphenylpiperazinium (mit Starke), Europ. J. Pharmac. *27* (1974). – Local alpha-adrenoceptor mediated feed-back inhibition of catecholamine release from the adrenal medulla? (mit Starke, Görlitz u. Schümann), Experientia *30*(1974). – Comparison of the effects of clonidine on pre- and postsynaptic adrenoceptors in the rabbit pulmonary artery (mit Starke, Gayk u. Merker), Naunyn-Schmiedeberg's Arch. Pharmac. *285* (1974). – Influence of morphine on the release of noradrenaline from brain slices (mit Weber), ebd. *282,* R 67 (1974). – Pre- and postsynaptic adrenoceptors in the rabbit pulmonary artery (mit Starke, Gayk u. Merker), ebd. *285,* R 76 (1974). – Morphine tolerance and dependence in noradrenaline neurones of the rat cerebral cortex (mit Taube u. Starke), ebd. *287,* R 15 (1975). – Relative potencies of sympathomimetic drugs on pre- and postsynaptic adrenoceptors (mit Starke u. Endo), ebd. *287,* R 5 (1975). – Morphine tolerance and dependence in noradrenaline neurones of the rat cerebral cortex (mit Starke u. Taube), ebd. *288*(1975). – Influence of morphine and naloxone on the release of noradrenaline from rat cerebellar cortes slices (mit Starke u. Taube), ebd. *288*(1975). – Phencyclidine and Ketamine: Comparision with the effect of cocaine on the noradrenergic neurones of the rat brain cortex (mit Taube, Hau u. Starke), ebd. 291 (1975). – Methämoglobinverhalten unter Anwendung v. Carticain (= Ultracain^R) (mit Rupieper u. Stöcker), Regional-Anästhesie 1 (1978). – Einfluß v. Opiaten u. Methionin-Enkephalin auf d. Freisetzung v. Noradrenalin aus zentr. noradrenergen Neuronen d. Ratte (mit Taube u. Starke), Münch. med. Wschr. 122 (1980).

Moresche, Alfred, Dr. med., Anästh. (76), Anästh.-Oberarzt im Krh., A-6130 Schwaz/Tirol; Franz-Josefstr. 27 a, A-6130 Schwaz. – * 16. 9. 26 Ehrwald/Tirol. – **StE.** u. **Prom:** 54 Innsbruck. – **WG:** 57–73 Gemeindearzt Ehrwald, 73–76 Anästh. Innsbruck (Haid), seit 76 Anästh.-Oberarzt Krh. Schwaz (Oberndorfer).

Morr-Strathmann, Ursel, Dr. med., Anästh., Kl. Waldhof Elgershausen, D-6349 Greifenstein.

Moser, Monika, Dr. med., Anästh. (80), Anästh.-Oberarzt am Diakonissenkrh., Imbergstr. 31, A-5026 Salzburg; Schwanthalerstr. 47, A-5026 Salzburg. – * 6. 9. 48 Trieben. – **StE.** u. **Prom:** 74 Graz. – **WG:** Anästh. Innsbruck (Haid).

Moßdorf, Gudrun, Dr. med., Anästh.; Osterdeich 106, D-2800 Bremen.

Motsch, Johann, Dr. med. univ., Anästh. (81), Anästh. am Inst. f. Anästh. d. Univ. Kl. d. Saarlandes, D-6650 Homburg/Saar; Am Webenheimer Bösch 16, D-6653 Blieskastel-Bierbach. – * 1. 4. 52 Judenburg. – **StE.** u. **Prom:** 76 Wien. – **WG:** Anästh. 77–79 Bochum/Langendreer, seit 79 Homburg/Saar (Hutschenreuter). – **ZV:** D. Wiederbelebg. d. Herz-Kreislauf-Systems, Z. Allgemeinmed. 58 (1982). – Kreislaufverhalten u. postop. Blutgasanalysen b. NLA, Valiumkombinationsnark. u. Etomidatekombinationsnark. (mit v. Blohn u. Ismaily), Anästh. Intensivmed. 24 (1983). – Kontinuierl. Blockade d. Plexus brachialis zur Ausschaltg. v. Karzinomschmerzen (mit Hutschenreuter), ebd. – Über d. Periduralanalgesie, ebd. – Anästh. Mangament d. anhepat. Phase b. d. orthotopen Lebertransplantat. beim Schwein unter Einsatz d. Plasmapherese als temporärer Plasmaersatz (mit Zimmermann, Gaitzsch, Omlor, Bambauer u. Harbauer), Anästhesist 32, Suppl. (1983). – Experience with plasma-exchange in acute hepatic failiere (mit Bambauer, Jutzler, Stelzer, Schoenenberger, Zimmermann, Gaitzsch u. Keller), Artificial Organs Vol. 8 (1984). – Anaesthésiques locaux et morphiniques par voie péridurale, Cah. d'Anesth. 31 (1984). – Anästh. Besonderheiten b. Eingr. an d. Leber, Saarl. Ärztebl. 2 (1984). – Cutane Liquorfistel im Anschluß an eine sekundäre Duraperforation durch einen Periduralkatheter (mit Hutschenreuter), Regional-Anästhesie 7 (1984), 74–76. – D. Subclavia-Perivasculäre Technik d. Blokkade d. Plexus brachialis, Schriftenr. Astra Chemicals GmbH (1984). – Klin. Erfahrg. mit Norcuron^R (Vecuronium Bromide) in d. Kinderanästh. (mit Hutschenreuter u. Schwaiger), Poster 33. Tgg. Süddtsch. Ges. f. Kinderheilk. Saarbrücken 1984. – Differentialdiagnose cystischer Halstumoren b. Neugeborenen (mit Zentel, Jesberger u. Schwaiger), Alete Wissenschaftl. Dienst, 33. Tgg. Süddtsch. Ges. f. Kinderheilk. Saarbrücken 1984. – Anästh. Besonderheiten b. Eingr. an d. Leber, Anästh. Intensivmed. 26 (1985). – Klin. Erfahrg. mit Alfentanil (Rapifen^R) b. Risikopat. in höherem Lebensalter (mit v. Blohn u. Ismaily), Anästh. Intensivmed. (im Druck). – Vecuronium b. Säuglingen u. Kleinkindern, Neuromuskuläre u. klin. Effekte (mit Hutschenreuter, Ismaily u. v. Blohn), Anästhesist (im Druck).

Mottschall, Hans Jürgen, Dr. med., Anästh. (63), Chefarzt d. Zentr. AnästhAbt. d. KrsKrh., D-4930 Detmold; Birkenallee 32, D-4930 Detmold 17, Tel: 05231/88025. - *4. 8. 27 Danzig. - **StE.** u. **Prom:** 53 Göttingen. - **WG:** 55-61 Chir. Braunschweig (Harms), 61-63 Anästh. Göttingen (Stoffregen), seit 63 Leit. d. AnästhAbt. Detmold. -
ZV: Bluthistamin (mit Koslowski), Klin. Wschr. *1952,* 951. - Penthrane-Nark. (mit Fischer), Anästhesist *12* (1963). - D. transmening. Potential d. Katze b. Änd. d. CO_2-Druckes u. d. Wasserstoffionenkonz. im Blut (mit Loeschcke), Pflügers Arch. Physiol. *278* (1963). - Anwendungsmöglichk. v. Nasopharyngealkathetern, Anästhesist *14* (1965).

Mrugalla, Peter, Dr. med., Anästh. (84), Chefarzt d. Abt. f. Anästh. u. Intensivmed. am St. Marienhosp., An't Lindeken 100, D-4426 Vreden; Am Roggenkamp 23, D-4426 Vreden. - *8. 7. 53 Münster. - **StE:** 78 Münster, **Prom:** 79 Münster. - **WG:** 79-81 Anästh. Koblenz (Lange), 81-84 Anästh. u. Intensivmed. Münster (Lawin), seit 84 Chefarzt d. Abt. f. Anästh. u. Intensivmed. St. Marienhosp. Vreden.

Müchler, Hans-Christoph, Dr. med., MD, wiss. Oberrat, Amer. Board of Anesth. (67), Anästh. (68), Leit. d. Arbeitseinheit Anästh. in d. Neurochir. in d. Abt. f. Anästh., Univkl. Hamburg-Eppendorf, Martinistr. 52, D-2000 Hamburg 20; Weissdornweg 6, D-2000 Hamburg 65. - *6. 5. 34 Kötzschenbroda/Radebeul. - **StE.** u. **Prom:** 58 Tübingen. - **WG:** Chir. Olpe (Hoffmann), Path. Middlesex Gen. Hosp. New Brunswick (Moolten), Philadelphia Gen. Hosp. (Ehrich), Anästh. Hartford Hosp. (Hickox), Tale Univ. New Haven (Green), Univ. of Washington, Seattle (Bonica), Lawrence and Memorial Hosp. New London, Conn., Mainz (Frey) Leit. d. AnästhAbt. DRK-Hospitalschiff Helgoland. -
ZV: Compl. ass. with use of extradural Catheter (mit Hehre), Anesth. Analg. 1965. - D. chron. Schmerz, Therapiewoche 1973. - Derzeit. Stand d. Ther. d. Hirnödems, Chir. Prax. 1974. - Akute metabol. Azidose, NW-dtsch. Chir. Kongr. Lübeck 1977. - Wachstumshormon in Akromegalie, Dtsch. Ges. Endokrin. München 1975. - Metabol. Komplik. d. parenter. Ernährg., ZAK Genf 1977. - D. techn. Narkoserisiko, Z. prakt. Anästh. 1978. - D. fiberopt. Intubation (mit Renz u. a.), DAK Wiesbaden 1982, Lehrfilm (mit Renz), DAK Wiesbaden 1984. - D. Lagerg. in sitzender Pos. (mit Freckmann), Neurochir. Symp. Obergurgl. 1982. - The upper airway in Akromegaly, Anästh.-Welt-Kongr. Hamburg 1980. - D. Injektorbeatmg. über d. Fiberskop (mit Renz), ZAK Zürich 1983. - Eine neue Methode d. risikoarmen Intubat. (mit Renz u. a.), ZAK Berlin 1981. - Improvement of microsurgery in Akromegaly (mit Lüdecke), 7. Internat. Congr. of Endocrin. Quebec 1984. - Fiberopt. Umintubat. unter Injektorbeatmg., Zürs 1984.

Muck, Josef, Dr. med., Anästh. (83), Oberarzt d. AnästhAbt. d. Krskrh. Dalkingerstr. 8-12, D-7090 Ellwangen; Kottenwiesen 9 D-7090 Ellwangen. - *5. 4. 52 Aalen. - **StE:** 78 Ulm, **Prom:** 83 Ulm. - **WG:** Anästh. 79/80 Ulm (Ahnefeld, Dick), 80/81 BwKrh. Ulm (Bock), 82 Ulm (Ahnefeld), seit 83 Krskrh. Ellwangen (Eckstein).

Mueller, Erika, Dr. med., D.A. (61), F.F.A.R.C.S. London (69), Anästh. (70), (nicht in Anästh. tätig); Hans Dietlenweg 6, D-6600 Saarbrücken 6. - *28.3. 28 Tübingen. - **StE:** 54 Innsbruck, 54 München, 62 Dublin, **Prom:** 55 Tübingen. - **WG:** 54/55 Inn. Wien, 55 Päd. Idar-Oberstein, 56 Victoria Hosp. Keighley, 60-69 Anästh. St. Helier Hosp. London, seit 68 als Consultant in Anästh.

Mueller-Thul, Gisbert, Dr. med., Anästh. (80), Oberarzt an d. Zentr. Abt. f. Anästh. u. Op. Intensivmed. d. Städt. Kl., Mönchebergstr. 41-43, D-3500 Kassel; Schulgraben 1, D-3589 Knüllwald-Rengshausen. - *3. 3. 48 Losheim. - **StE:** 74 Homburg/Saar, **Prom:** 76 Homburg/Saar.

Mühlbauer, Ludwig, Dr. med., Anästh. (60), Chefarzt d. AnästhAbt. d. BG-Unfallkl., Prof. Küntscher-Str. 8, D-8110 Murnau; Am Graswegerer 17, D-8110 Seehausen. - *5. 4. 28 Wörth/Donau. - **StE:** 53 München, **Prom:** 53 München. - **WG:** 53 Chir. München (Seemen), 53/54 Chir. Schongau (Rogalla), 54 Landviertelj. Dietfurt, 54/55 und 57/58 Anästh. München (Zürn), 55-57 Anästh. Chir. Krh. Singen (Ernst), 58-64 Anästh. Univ. Frauenkl. München (Fikentscher), seit 64 BG-Unfallkl. Murnau.

Mühlenegger, Franz, Dr. med., Ärztl. Dir. a. D., Anästh. (67), nicht mehr tätig; Möllerweg 3, D-3579 Neukirchen, Tel: 06694-276. - *21. 10. 22 Landskron/Sudetenland. - **StE:** 60 Marburg, **Prom:** 62 Marburg. - **WG:** 67-81 Ärztl. Dir. u. Chefarzt d. AnästhAbt. d. Krh. Stuttgart-Bad Cannstatt.

Müller-Busch, H.-Christof, Dr. med., Anästh. (80), leit. Arzt d. AnästhAbt. am Gemeinnütz. Gemeinschaftskrh., Beckweg 4, D-5804 Herdecke; Schlüterstr. 36, D-1000 Berlin 12. - *17. 6. 43.

Müller, Edda, geb. Thiemer, Dr. med., Anästh. (74), Leit. Fachärztin f. Anästh. am Ev. Krh. Hubertus, Kurstr. 11, D-1000 Berlin 38; Braillestr. 6, D-1000 Berlin 41. - *30. 8. 42 Breslau. - **StE:** 68 Bochum, **Prom:** 71 Gießen.

Müller, Franz C., Dr. med., Anästh. (61), Prim. am N.Ö.LKH Mödling, Weyprechtg. 12, A-2340 Mödling; Wienerbruckstr. 23, A-2344 Maria Enzersdorf/Südstadt. - * 15. 7. 27 Wien. - **StE. u. Prom:** 54 Wien. - **WG:** 59-61 Anästh. Wien (Mayrhofer).

Müller, geb. Rubin, Christa Maria, Dr. med., Anästh. (58), tätig in d. Chir. D-Arzt-Praxis d. Ehemanns, Mainzer Str. 159, D-6600 Saarbrücken 3; Richard-Wagner-Str. 87, D-6602 Dudweiler. - * 19. 2. 22 Leipzig. - **StE:** 49 Freiburg, **Prom:** 53. - **WG:** 51-58 Anästh., 58-72 frei niedergel. Anästh. in Saarbrücken.

Müller, Heinz, Dr. med., Anästh. (76), Oberarzt d. Abt. f. Anästh. u. Intensivmedizin am Krskrh., Koblenzer Str. 91, D-5560 Wittlich; Alte Chaussee 25, D-5560 Wittlich. - * 11. 5. 43 Stuttgart. - **StE:** 70 Tübingen, **Prom:** 70 Tübingen.

Müller, Helmut, Dr. med., Anästh. (82), leit. Arzt d. Anästh. an d. Orthop. Univkl. Balgrist, Forchstr. 340, CH-8008 Zürich; Kesslerstr. 27, CH-8702 Zollikon. - * 20. 8. 36 Berlin. - **StE:** 65 Frankfurt, **Prom:** 76 Zürich. - **WG:** 69/70 Anästh. Frankfurt/Main (Pflüger), 70-73 Anästh. Zürich (Hossli), 73-78 Oberarzt f. Anästh., seit 78 leit. Arzt, Orthop. Univkl. Balgrist in Zürich.

Müller, Henning, Dr. med., Anästh. (74), Chefarzt d. AnästhAbt. am Krskrh., Ulmer Str. 26, D-7902 Blaubeuren; Gottlieb-Haugstr. 6, D-7902 Blaubeuren. - * 11. 8. 40 Rudolstadt. - **StE:** 69 Erlangen, **Prom:** 70 Erlangen. - **WG:** 72-74 Anästh. Nürnberg (Opderbecke).

Müller, Hermann, Prof. Dr. med., Anästh. (80), Anästh. an d. Abt. f. Anästh. u. op. Intensivmedizin am Univkl., Klinikstr. 29, D-6300 Gießen; Mozartstr. 9, D-6301 Heuchelheim. - * 22. 3. 47 Hanau. - **StE:** 73 Frankfurt, **Prom:** 80 Frankfurt, **Habil:** 83 Gießen. - **WG:** Anästh. Intensivmed. 75/76 BwZentrkrh. Koblenz (Lange), seit 77 Abt. f. Anästh. u. op. Intensivmedizin Univkl. Gießen (Hempelmann). - **BV:** Peridur. Opiatanalgesie (Hrg. Hempelmann u. Müller), Bibliomed. 1981 - Spinal opiate analgesia (Ed. Yaksh u. Müller), Springer 1982. - Lokal- u. Leitungsanästh., in: Vosschulte et al.: Lehrb. d. Chir., Thieme 1982. - Maligne Hyperthermie. in: Hempelmann u. Salomon: Anästh. bei neurol. und neuromusk. Erkrankg., Bibliomed. 83. - Anästh. bei gyn.-geburtshilfl. Eingriffen, in: Künzel: Gyn. Fortbildg., Springer 83. - **ZV:** Peridur. Opiatanalgesie (intra- u. postop.) (mit Stoyanov, Börner). Anästhesist 29 (1980)/Ann. Anesth. Franc. 4 (1981). - Peridur. Opiatanalgesie (chron.

Schmerz) (mit Stoyanov, Börner), Anästh. Intensivther. Notfallmed. 16 (1981)/Anesth. Anal. Rèan. 38 (1981). - Peridurale Opiatanalgesie (Geburtshilfe) (mit Brähler), Anästhesist 30 (1981). - Midazolam (Narkose-Einleitg./Hämodynamik). Drug. Res. 31 (1981). - Tramadol (Respir. u. hämodynam. Effekte), Anästhesist 31 (1982). - Amezinium bei Periduralanästhesie, ebd. - Kontinuierl. peridur. Opiatanalgesie mit Pumpe, Anästhesist (Regional-Anästhesie) 6 (1983)/Anästhesist 33 (1984). - Venöse Luftembolie, Anästhesist 33 (1984).

Müller-Heyne, Ursula, Dr. med., Anästh. (58), niedergel. Anästh., tätig am Proktol. Inst., Kohlhöckerstr. 3, D-2800 Bremen; Colenarerstr. 37 a, D-2800 Bremen, Tel: 04 21/44 33 25. - * 18. 12. 21. - **StE:** 48 Göttingen, **Prom:** 51 Göttingen. - **WG:** 50-54 Chir. u. Anästh. Bremen, 54-61 leit. Anästh. d. Städt. Krankenanst. Bremen, seit 62 niedergel. in Bremen.

Müller, Hiltrud, Dr. med., Anästh. (75), Oberärztin d. AnästhAbt. am Marienhosp., Kunibertskloster 11-13, D-5000 Köln 1; Tönneshofweg 7, D-5000 Köln 40. - * 26. 9. 40 Wuppertal. - **StE:** 65 Bonn, **Prom:** 66 Bonn. - **WG:** 65-68 Chir. Bonn (Winzen), 68/69 Malteser Krh. in Danang/Süd-Vietnam, 70/71 Chir. Köln (Coersmeyer), 72-75 Anästh. Köln-Hohenlind (Weber), 75-78 Oberärztin AnästhAbt. Marienhosp. Köln (Schuckelt), 78-80 Anästh. Chefärztin Krh. Jülich, seit 80 Anästh. Oberärztin Marienhosp. Köln (Schukkelt).

Müller, Hubert, Dr. med., Akad. Dir., Anästh. (74), Oberarzt am Inst. f. Anästh. d. Univkl., Langenbeckstr. 1, D-6500 Mainz; Karl-Josef-Schlitt-Str. 58, D-6200 Wiesbaden. - * 24. 5. 42 Wiesbaden. - **StE:** 68 Mainz, **Prom:** 69 Mainz. - **WG:** 70/71 Chir. Wiesbaden (Bartel), seit 71 Inst. f. Anästh. Univ. Mainz (Frey, Dick).

Muller, Jean-Pierre, Dr. med., Anästh. FMH, Präsident d. Kl. La Source u. Schwesternschule, CH-1004 Lausanne; av. de Collonges 21, CH-1004 Lausanne. - * 28. 7. 25 Lausanne. - **StE:** 50 Lausanne, **Prom:** 51 Lausanne. - **WG:** 51/52 Chir. Orbe (Hessler), 52/53 Inn. Zürich (Rossier), 54-56 Anästh. Basel (Hügin), seit 56 Anästhkl. La Source Lausanne, jetzt Präsident d. Kl.

Müller, Karl, Dr. med., Anästh. (75), Oberarzt d. Anästh. am Unfallkrh., Göstingerstr. 24, A-8010 Graz; Orgeniweg 7, A-8010 Graz, Tel: 03 16/3 64 47. - * 6. 4. 40 Graz. - **StE. u. Prom:** 67 Graz.

Müller, Klaus Peter, Dr. med., Anästh. (74), Chefarzt d. Abt. f. Anästh. u. Intensivmed. am Krh. Paulinenstift, Schiersteiner Str. 45, D-6200 Wiesbaden; Kappesgarten 10, D-6200 Wiesbaden-Bierstadt. - * 2. 12. 40 Wiesbaden. - **StE:** 68 Mainz, **Prom:** 71 Mainz. - **WG:** 70-78 Anästh. Mainz (Frey). - **ZV:** 26 wiss. Publ. - **HG:** Rettungswesen, Intensivmed., Gyn.-Geb.-Anästh., Fachkrankenpflege.

Müller, Lothar, Dr. med., Anästh. (6), Chefarzt d. Abt. f. Anästh. u. Intensivmed. am Krskrh., Memminger Str. 52, D-8960 Kempten; Gebirgsjägerweg 6, D-8960 Kempten. - * 19. 2. 32 Cottbus. - **StE:** 57 Berlin, **Prom:** 70 Berlin. - **WG:** 58-61 Chir. Spremberg (Wiesner), 61 Chir. Berlin-Pankow (Weber), 61-72 Chir. u. Anästh. Berlin (Felix, Serfling u. Bertram, Schädlich), 72 Anästh. Groß - Umstadt (Löhner), 72-74 Chefarzt d. AnästhAbt. d. Krh. Opladen, seit 74 Chefarzt d. Abt. f. Anästh. u. Intensivmed. Krskrh. Kempten.

Müller, Peter Heinrich, Dr. med., Anästh. FMH (81), leit. Arzt (médicin adjoint) am Regionalspital, CH-2502 Biel; Qoellenrain 8, CH-3063 Ittigen. - * 12. 8. 47 Bern. - **StE.** u. **Prom:** 74 Bern.

Müller-Suur, Niels, Dr. med., Anästh. (74), Anästh. - Schmerztherapie - an d. Dtsch. Kl. f. Diagnostik, Aukammallee 33, D-6200 Wiesbaden; Kirchbachstr. 37, D-6200 Wiesbaden. - * 10. 4. 40 Allenstein. - **StE:** 67 Göttingen, **Prom:** 69 Göttingen.

Münch, Franz, Dr. med., Anästh. (81), Oberarzt d. AnästhAbt. d. Städt. Krh., Arthur-Gruber-Str. 70, D-7032 Sindelfingen; Elbinger Weg 22, D-7406 Mössingen-Bästenhardt. - * 24. 5. 49 Laupheim. - **StE:** 74 Tübingen, **Prom:** 76 Tübingen.

Münch, Mechthild, Dr. med., Anästh. (74), leit. Ärztin d. AnästhAbt. u. Intensivmedizin am St. Franziskus-Hosp., D-2842 Lohne (Oldb.); Zur Tonkuhle 15, D-2842 Lohne. - * 21. 3. 42. - **StE:** 66 Freiburg, **Prom:** 68 Freiburg.

München, E. Ingeborg, Dr. med., Anästh. (59), freiberufl. tätige Anästh., Upper Borg 42, D-2800 Bremen 33. - * 25. 5. 23 Kolberg. - **StE:** 51 Hamburg, **Prom:** 57 Hamburg. - **WG:** 55 Chir. Bremen, 56-59 Anästh. Bremen, 59 u. 60 Inn. Bremen, seit 60 Anästh. Bremen, 62-83 Oberärztin d. allg. AnästhAbt. Bremen (Henschel). - **BV:** Blutzuckerwerte während u. nach NLA, in: 2. Symp. f. NLA in Bremen, Hrg. Henschel, Springer

Berlin, Heidelberg, New York 1965. - Aspartate - Zur klin. Bedeutung v. Inzolen, Köhlerchemie Alsbach 1974, 2. Aufl. 1977. - **ZV:** Schockbekämpfung mit neuart. Plasmaexpander, Chirurg 34 (1963).

Mundas, Edelgard, Dr. med., Anästh. (70), leit. Anästh. am Krskrh., Heftrichterstr. 1, D-6270 Idstein; Am Taubenberg 94, D-6270 Idstein. - * 3. 5. 36 Brenzig/Pom. - **StE:** 61 Mainz, **Prom:** 64 Gießen. - **WG:** 61 Inn. Wiesbaden (Brogli), 62 Chir. Wiesbaden (Straaten), Anästh. Wiesbaden (Matthes), 63 Inn. Wetzlar (Oehler), 64 Blutspendezentr. Würzburg (Wiebecke), 65-68 u. 70 Anästh. Wiesbaden (Lorenz), 69 Anästh. Mainz (Frey), 71-78 Chefärztin d. AnästhAbt. am Paulinenstift Wiesbaden.

Münichsdorfer-Farkas, Sarolta, Dr. med., Anästh. (71), Vertrauensärztin, Leit. d. Dienststelle, Hopfenstr. 26, D-8940 Memmingen; Besemfelderweg 4, D-8940 Memmingen. - * 3. 7. 36 Budapest. - **StE.** u. **Prom:** 64 Innsbruck. - **WG:** Anästh. 66-69 München-Perlach (Raffaelli), 69-71 München (Lehmann), 71-79 Chefärztin d. AnästhAbt. am Krskrh. Memmingen, seit 79 Vertrauensärztin.

Munteanu, Serban, Dr. med. (Bukarest), Anästh. (74), Leit. Arzt d. AnästhAbt. am Malteserkrh., Alb. Struck-Str. 1, D-4700 Hamm 4; Hammerstr. 126, D-4700 Hamm 4. - * 6. 6. 28 Storojnetz/Rumän. - **StE:** 53 Bukarest, **Prom:** 69 Bukarest. - **WG:** 57/58 Anästh. Bukarest, 58-63 Anästh. Notfallkrh. Bukarest, 63-72 Leit. Anästh., AnästhAbt. d. Staatl. Krh. Nr. 9 Bukarest, 65 Anästh. Karolinska-Krh. Stockholm, 72/73 Leit. Anästh. am Krh. „23. August" Bukarest, 73 Anästh. Bünde (Gregory), 73/74 Oberarzt, AnästhAbt. d. St. Elisabethkrh. Neuwied (v. Krosigk), 74 Oberarzt, AnästhAbt. d. Elisabethkrh. Rheydt (Fodor), 74/75 Oberarzt, AnästhAbt. d. St. Marien-Krh. Gelsenkirchen-Buer (Tudosie), 75 Chefarzt d. AnästhAbt., Krskrh. Bühl, 75-77 Oberarzt, AnästhAbt. d. Ev. Krh. Lutherhaus, Essen-Steele (Riefl), seit 77 Leit. Anästh. am Malteserkrh. Hamm 4. - **ZV:** D. Problem des Erbrechens während d. Narkose (rum.), Chirurgia 1958. - D. Periduralanästh. in d. allg. Chir. (rum.), ebd. 1963. - Some aspects of intensive care in the Neurosurgical Clinic Bukarest with special reference to mortality, 4. Weltkongr. f. Anästh., London 1966. - Unsere Erfahrg. bezügl. d. Nark. älterer Pat. in d. Neurochir., Kongr. d. dtschspr. Anästh. (ZAK), Saarbrücken 1969. - Transpektorale Blockade Plexus brachialis, Regional-Anästhesie 5 (1982).

Musenbrock, Edeltraud, Anästh. (76), Anästh. an d. Abt. f. Anästh. u. interdiszipl. Intensivtherapie am Zentrkrh. St. Jürgenstr., D-2800 Bremen; An der Gete 105 d, D-2800 Bremen. – *1.8. 40 Kreuzburg/ Oberschl. – StE: 71 Leipzig.

Mutanow, Bogomil, Dr. med., Anästh. (72), Chefarzt d. AnästhAbt. am Städt. Krh., Hospitalstr. 2, D-4154 Tönisvorst 1; Falkenweg 1, D-4154 Tönisvorst 2. – *30. 5. 39 Sofia. – StE. u. Prom: 65 Sofia. – WG: bis 72 Anästh. Erlangen (Rügheimer), bis 81 Anästh.-Oberarzt am Krskrh. Grevenbroich (Toth), seit 82 Anästh.-Chefarzt am Städt. Krh. Tönisvorst.

Mutter, Karl-Heinz, Dr. med., Anästh. (64), Chefarzt d. AnästhAbt. am Krh., Klostenstr. 19, D-7630 Lahr; Bodelschwinghstr. 5, D-7630 Lahr. – *28. 8. 22 Lörrach. – StE. u. Prom: 57 Innsbruck. – WG: 57/58 Chir. Göttingen (Koncz), 58/59 Chir. u. Anästh. Remscheid (Schmidt), 59 Pharmak. Bayer Wuppertal-E. (Wirth), 60 Chir. Kassel (Baumann), 61/62 Inn. Kassel (Zahn), 62–65 Anästh. Mainz (R. Frey), seit 65 Chefarzt Lahr. –
ZV: Untersuchg. über Fibrillationen u. Muskelschmerz nach Succi., Anästhesist *14* (1965).

Mutz, Norbert, UnivDoz. Dr. med., Anästh. (81), Oberarzt an d. Kl. f. Anästh. u. Allg. Intensivmed. d. Univ. (cardiochir. Intensivstat.), Spitalgasse 23, A-1190 Wien; Nelkengasse 2/15, A-1060 Wien. – *17.3. 47 Wien. – StE. u. Prom: 74 Wien, Habil: 84 Wien. –
ZV: 120 wiss. Publ. auf den Gebieten: Künstl. Beatmg. (Hochfrequenzbeatmg., akutes Lungenversagen etc.), Psychohygiene an d. Intensivstat., Computer in d. Intensivmed., Regionalanästh.

Myszkowski, Aleksander, Dr. med., Anästh. (76), leit. Arzt d. AnästhAbt. am Ev. Krh., Marienstr. 2–14, D-2900 Oldenburg; Etzhornerweg 229 c, D-2900 Oldenburg. – *18.8. 39. – StE: 67 Poznan, Prom: 79 Göttingen. – WG: seit 73 Anästh. Oldenburg.

N

Naderi, Mahrou, Dr. med., Anästh. (77), leit. Arzt f. Anästh. Bezirksspit., Haldenstr. 5, CH-3454 Sumiswald.

Nadj, Julijan, Dr. med., Anästh. (74), Oberarzt d. AnästhAbt. am Krskrh., Goethestr. 4, D-6302 Lich; Narzissenweg 1, D-6302 Lich 1. – *19. 5. 33 Ruski Krstur/ Jugosl. – StE. u. Prom: 62 Belgrad. – WG: 67–70 Anästh. Novi-Gad/Jugosl. (Dimkoviĉ, Laleriĉ),

71–74 Anästh. Freiburg (Pieper), seit 81 Oberarzt AnästhAbt. Krskrh. Lich (Ehehalt).

Nägelein, Hans-Hermann, Dr. med., Anästh. (83), Oberarzt an d. AnästhAbt. d. StadtKrh., Eppenreuther Straße 9, D-8670 Hof (Saale); Schaumberggrund 6, D-8670 Hof (Saale). – *20. 5. 52 Sulzbach-Rosenberg. – StE: 78 Erlangen, Prom: 78 Erlangen. – WG: seit 78 Anästh. Hof (Heinrich).

Nagl, Siegfried, Dr. med., Anästh. (82), Oberarzt d. Anästh. am A.ö. Krh. d. Stadt, Hornweg 28, A-6370 Kitzbühel; Ehrenbachgasse 26 B, A-6370 Kitzbühel. – *13. 4. 49 Kematen. – StE. u. Prom: 75 Innsbruck.

Nagorny, Siegfried, Dr. med., Lungenkrankh. (55), Anästh. (68), Chefarzt d. Pulmol. Abt. II, Ärztl. Dir. d. Kl. Löwenstein, Fachkrh. f. Lungen- u. Bronchialheilkunde, D-7101 Löwenstein; Haydnstr. 11, D-7104 Obersulm. – *4. 1. 24 Königsberg. – StE: 51 Erlangen, Prom: 53 Erlangen. – WG: 52–60 Versorgg.-Krh. Wöllershof, Anästh. München (Zürn).

Nahmmacher, Joachim, Dr. med., Chir. (62), Anästh. (66), Chefarzt d. Abt. f. Anästh. u. Intensivmedizin am Ev. Krh., Bredenscheider Str. 56, D-4320 Hattingen; Waldstr. 26, D-4320 Hattingen. – *1. 4. 27 Malchow. – StE: 53 Rostock, Prom: 56 Rostock. – WG: 55–58 Chir. Rostock (Schumann, Kuhlgatz, Schmitt, Karitzki), 58 Anästh. Freiburg (Wiemers), 59–63 Anästh. Schorndorf, 63–67 Anästh. Mainz (Frey), seit 67 Chefarzt Anästh. Hattingen.

Nanoo, Nasser, Anästh. (83), Anästh. an d. AnästhAbt. d. Städt. Krh., Friedrich-Engels-Str. 25, D-6750 Kaiserslautern, Tel: 0631/2031-578; Malzstr. 8, D-6750 Kaiserslautern. – *9. 1. 42 Bagdad. – StE: 71 Bagdad. – WG: 72/73 Neurochir. Bagdad, 73–79 Anästh. Bagdad, seit 79 Anästh. Kaiserslautern (Kapfhammer).

Nasta, John, Dr. med., Anästh. (79), Chefarzt am Marienhosp., Spellerstr. 16, D-4740 Oelde; Pestalozziweg 5, D-4740 Oelde. – *10. 9. 39 Homs/Syrien. – StE: 67 Leipzig, Prom: 81 München.

Nau, Hildegard, Dr. med., Anästh. (76), Oberärztin d. AnästhAbt. am St. Franziskus-Hosp., D-4730 Ahlen; Leharweg 7, D-4730 Ahlen. – *26.8. 43 Bayreuth. – StE: 71 Bochum, Prom: 72 Bochum. – WG: 72–74 Anästh. Bochum (Harrfeldt), 74–76 Anästh. Hamburg-Harburg (Nüssgen), 76–79 Anästh. Hamburg (Pahlow), seit 79 Franziskus-Hosp. Ahlen.

Naumann, Claus Peter, Dr. med., Anästh., leit. Arzt d. Abt. f. Intensivbehandlung am Inst. f. Anästh., Kantonsspit., CH-9007 St. Gallen. - * 14. 2. 39 Naumburg. - **StE:** 67 Bonn, **Prom:** 78 Bern.

Näumann, Hans-Joachim, Dr. med., Gyn. (75), Anästh. (79), Oberarzt an d. Zentr. AnästhAbt. d. Städt. Krankenanst., Vöhrenbacher Str. 23-25, D-7730 Villingen-Schwenningen; Neuköllner Weg 9, D-7730 VS-Schwenningen. - * 4. 3. 37 Moshi/Tansania. - **StE:** 69 Heidelberg, **Prom:** 72 Heidelberg. - **WG:** 71-75 Gyn. Villingen-Schwenningen (Förschler), seit 75 Anästh. Villingen-Schwenningen (Gülke).

Naumann, Lutz, Dr. med., Anästh. (74), Chefarzt d. AnästhAbt. am St.-Josef-Hosp., Elmarstr. 38, D-3490 Bad Driburg; Händelweg 7, D-3490 Bad Driburg. - * 15. 4. 40 Köthen. - **StE. u. Prom:** 68 Erlangen.

Nautscher, Ernst Leander, Dr. med., Anästh. (83), Anästh. an d. AnästhAbt. d. Stadtkrh., Jakob-Henle-Str. 1, D-8510 Fürth; Parsifalstr. 20, D-8502 Zirndorf. - * 21. 6. 49 Nürnberg. - **StE:** 75 Köln, **Prom:** 83 Erlangen. - **WG:** 77/78 Chir. Bedburg (Sarter), 78/79 Truppenarzt Bw, seit 79 Anästh. Fürth (Röllinger).

Naval, Honorata Z., M. D., Anästh. (80), Anästh. an d. AnästhAbt. d. Knappschafts-Krh., D-4300 Essen 14; Am Deimelsberg 34 a, D-4300 Essen 14. - * 11. 1. 25 Taytay/Philippinen. - **StE. u. Prom:** 54 Manila, Phil. - **WG:** 55-60 Anästh. Manila (Fores), Anästh. Wermelskirchen (Betz), 75-77 Anästh. Oberhausen (Manseck), 77-84 Anästh. Essen (Urh).

Necek, Stanislaw, UnivDoz. Dr. med., Chir. (62), Anästh. (64 Krakau, 76 Linz), Oberarzt an d. Abt. f. Anästh. u. op. Intensivmed. d. Allg. Krh. Linz, Krankenhausstr. 9, A-4020 Linz; Thanstetten 27, A-4521 Schiedlberg. - * 9. 7. 35 Bielsko/Biała, Polen. - **StE. u. Prom:** 57 Krakau, Nostrifikation 72 Wien, **Habil:** 84 Wien. - **WG:** 62-66 Anästh. Nowa Huta/Polen (Fiałkowski), 66-67 u. 69-70 Anästh. Mass. General Hosp. Boston (Beecher), 67-69 u. seit 70 Abt. f. Anästh. u. op. Intensivmed. Linz (Bergmann). - **BV:** Lungenwasserbestimmung-Exp. Untersuchg., W. Maudrich Wien 1984. - Ausgewählte Probleme d. respir. Insuffizienz, in: Intensiv-station-pflege-therapie, hrg. Steinbereithner, Bergmann, Thieme Stuttgart 1984. - **ZV:** D. Bedeutg. d. kontinuierl. ICP-Messung beim Schädel-Hirn-Trauma, Anästh. Intensivmed. 1979.

Nedelcu, Dumitru, Dr. med., Dr. med. habil. (Rumän.), Anästh. (69 Rumän., 77 Deutschland), Chefarzt d. Abt. f. Anästh. u. Intensivmed. am Ev. Krh., Forsterweg 34, D-3450 Holzminden 1; Ostpreußenstr. 5, D-3450 Holzminden 1. - * 10. 6. 32 Rumänien. - **StE:** 57 Bukarest, dtsch. Approb. 84, **Prom:** 57 Bukarest, 76 Deutschland, **Habil:** 75 Bukarest. - **WG:** Anästh. 77 Fulda (Kläring), 77-80 Oberarzt Städt. Kl. Duisburg (Montel), seit 81 Chefarzt am Ev. Krh. Holzminden. - **ZV:** 20 wiss. Publ., Zeugnis als Erfinder vom „Nationalrat f. Wissenschaft u. Gewerbekunde" 1975 Bukarest.

Neeser, Gertraud, Dr. med., Anästh. (79), Oberärztin am Inst. f. Anästh. u. op. Intensivmedizin, ZentrKlinikum, Stenglinstr. 2, D-8900 Augsburg; Ulmer Landstr. 277 a, D-8901 Stadtbergen. - * 29. 9. 47 Augsburg. - **StE:** 72 München, **Prom:** 75 München. - **WG:** 73-75 Chir. Bobingen (Meyer), seit 76 am Inst. f. Anästh. u. op. Intensivmedizin Augsburg (Eckart).

Nemec, Waltraut, Dr. med., Anästh. (63), Oberarzt d. AnästhAbt. d. Kaiser-Franz-Jos.-Spit., Kundrotstr. 3, A-1100 Wien; Schweighoferg. 10, A-1070 Wien. - * 11. 12. 25 Wien. - **StE. u. Prom:** 50 Wien.

Nesseler, Gisela, Dr. med., Anästh. (71), leit. Ärztin d. Anästh. u. Intensivpflege am Eduardus-Krh., Custodisstr. 3-17, D-5000 Köln 21; Hermelinweg 6, D-5000 Köln 91. - * 17. 2. 40 Dortmund. - **StE:** 65 Köln, **Prom:** 65 Köln.

Neßler, Reiner, Dr. med., Anästh. (74), Oberarzt d. zentr. AnästhAbt. d. Städt. Krankenanst., Kattowitzerstr. 191, D-3320 Salzgitter 1; Paracelsusstr. 24, D-3320 Salzgitter 51. - * 27. 3. 42. - **StE:** 69 Göttingen, **Prom:** 70 Göttingen. - **WG:** seit 70 AnästhAbt. d. Städt. Krankenanst. Salzgitter (Kittel). - **BV:** D. Katheterisierg. d. Vena cava sup. mit d. Seldinger Technik, in: Anästh. aktuell, Bd. 1, hrg. Henschel, Straube Erlangen 1976. - Catheterisation of the Superior Vena Cava with the ALPHA-System, in: Advances in Neurosurgery, Bd. 5, hrg. Frowein, Wicke, Karimi-Nejad, Brock u. Klinger, Springer Berlin, Heidelberg, New York 1978. - D. Katheterisierg. d. Vena cava sup. mit dem ALPHA-System b. Vergiftungspat., in: Humantoxikologie, hrg. Okonek, Fülgraff u. Frey, Fischer Stuttgart, New York 1979. - D. Kava-Katheter mit d. indirekten Technik, Schriftenr. ALPHA, Sterimed Saarbrücken 1984. - **ZV:** D. supraclaviculäre Anonyma-Punktion, Anästhesist *25* (1976). - D. supraclaviculäre Punktion u. Katheterisation d. Vena anonyma in d. Notfallmed., Notfallmed. *10* (1976). - D. ALPHA-System in d. Cava-Katheterisierung, Klinikarzt *6* (1977). - D. Punkt.

u. Katheterisation d. Vena jugularis u. Vena subclavia mit dem ALPHA-System, Wiss. Inform. d. Fresenius-Stiftg., H. 2 (1977). – D. Zentralvenenkatheter in d. pädiatr. Intensivther. b. Säuglingen u. Kleinkindern, Kinderarzt *11* (1977). – Spez. Punktionstechnik f. zentr. Venen, Z. prakt. Anästh. *13* (1978). – D. Kavakatheterisierg. über d. Vena jugularis int., ebd. – D. intraop. Notfall-Kavakatheterisierg. über d. Vena jugularis int. in Seitenlage, Notfallmed. *5* (1979). – D. Kavakatheterisierg. über d. Vena anonyma (Vena brachiocephalica) (mit Demberg u. Nunez), Z. prakt. Anästh. *14* (1979). – Schneller Zugang zur Vena cava sup., Einsatz (Inform. d. Dtsch. Rettungsflugwacht) *1* (1979). – The use of ALPHA-System Set for Arterial Catheterization (mit Gurman u. Shachar), Anästhesist *29* (1980). – New Catheter With Differently Coloured Catheter Adapters, acta medicotechnica *1* (1981). – D. Katheterisation v. Venen u. Arterien mit d. teilbaren Kanüle, Informationsschrift d. Dtsch. Ges. f. med. Katheter- u. Drainage-Technik *4* (1985). –
HG: Gefäßkatheter, Punktionstechniken.

Neu, Maria, Dr. med., Anästh. (74), Anästh. an d. AnästhAbt. d. Städt. Kl., Grafenstr., D-6100 Darmstadt; Gartenweg 5, D-6145 Lindenfels. – * 23. 4. 39 Eschowitz/CSSR. – **StE:** 66 Homburg/Saar.

Neuber, Klaus-Dieter, Dr. med., Anästh. (75), Flugmed. – Sportmed., niedergel. Arzt (Allg. Med.) u. Anästh., tätig in Belegkl. u. Praxen (amb. Narkosen), Praxis: Alter Postweg 289, D-4972 Löhne-Bischofshagen; Häger Marktplatz 10, D-4972 Löhne-Bischofshagen. – * 5. 10. 40 Glatz. – **StE:** 67 Berlin, **Prom:** 68 Berlin. – **WG:** 70 Inn. Herford (Gersmeyer), 70–73 Anästh. Herford (Starck), 73–76 Anästh. Bad Oeynhausen (Zimmermann).

Neuberger, Lidija, Dr. med., Anästh. (72 Jugoslawien, 84 Schweiz), Oberarzt 1. Ranges am Inst. f. Anästh. mit Abt. f. Intensivbehandlung d. Univ. Inselspit., CH-3010 Bern; Kappelenring 8, CH-3032 Hinterkappelen. – * 23. 2. 33 Ljubljana/Jugoslaw. – **StE. u. Prom:** 65 Ljubljana/Jugoslaw., 83 Bern. – **WG:** Anästh. Ljubljana/Jugoslaw., Dortmund, London, Stockholm, Heinola (Finnland) u. Bern, 72 WHO-Kurs Kopenhagen. –
HG: Regionalanästh., Induzierte Hypotens., Rohypnol als Schlaf- oder Induktionsmittel, Valium MM – Diasemuls Vergleich, Myopathikerproblematik in Allg. Anästh.

Neuhaus, Robert, Dr. med., Anästh. (73), leit. Arzt d. AnästhAbt. am St. Vincenz-Hosp., Südring 41, D-4420 Coesfeld; Deipe Stegge 189, D-4420 Coesfeld. – * 2. 4. 39. – **StE:** 65 Göttingen, **Prom:** 71 Göttingen. – **WG:** Chir. Brilon (Neuhaus), Anästh. Bremen-Nord (Langrehr), Osnabrück (Kreuscher).

Neumann, Eberhard, Dr. med., Orthop. (61), Anästh. (67), Chefarzt d. Abt. f. Anästh. u. Intensivmed. d. Krh. „Hetzelstift", Stiftstr. 10, D-6730 Neustadt/Weinstr., Tel: 063 21/85 93 07; Müller-Thurgauweg 4, D-6706 Wachenheim, Tel: 063 22/667 38. – * 16. 8. 22 Jena. – **StE. u. Prom:** 51 Mainz. – **WG:** 53 Chir. Wiesbaden (Frère), Gyn. Wiesbaden (v. Oettingen), 53–59 Neurochir. Wiesbaden (Heimburger), Orthop. USAF Hosp. Wiesbaden (Brannon, Block), HNO USAF Hosp. Wiesbaden (Kühnle), Polikl. USAF Hosp. Wiesbaden (A. B. Tarrow), Inn. USAF Hosp. Wiesbaden (Baird), 60–64 Orthop. Wiesbaden (Volk), Anästh. Mainz (Frey), seit 68 Chefarzt d. Abt. f. Anästh. u. Intensivmed., Krh. Hetzelstift, Neustadt/Weinstr.

Neumann, Helga, Dr. med., Chir. (69), Anästh. (79), niedergel. Anästh., tätig in Kosmas-Kl., Felix-Rüttenstr. 11, D-5483 Bad Neuenahr, Robert-Janker-Kl., Baumschulallee 12, D-5300 Bonn 1 u. Urol. Praxis Dr. med. Roger Stark, Lennestr. 48–50, D-5300 Bonn 1; Höhenweg 44, D-5300 Bonn 1-Ippendorf, Tel: 02 28/28 13 88. – * 11. 10. 38 Nieder-Wutzen, Krs. Königsberg/Neu-Mark. – **StE. u. Prom:** 63 Berlin. – **WG:** Chir. Berlin (Schäferhoff), Chir. an d. Charité Berlin u. Chir. Univkl. Bonn, Anästh. Bonn (Stoeckel).

Neumann, Roswitha, Dr. med., Anästh. (72); Dahlienweg 13, D-6238 Hofheim 3. – * 16. 7. 38 Malmö/Schweden. – **StE. u. Prom:** 65 Düsseldorf.

Neumark, Julius, UnivDoz. Dr. med., Anästh. (72), F.A.C.A. (75), Oberarzt an d. Kl. f. Anästh. u. Allg. Intensivmed. (zuständig für II. Univ.-Frauenkl.) d. Univ., Spitalgasse 23, A-1090 Wien; Spittelauerplatz 7/16, A-1090 Wien. – * 19. 7. 40 Kaunas/Litauen. – **StE. u. Prom:** 65 Wien, **Habil:** 80 Wien. – **WG:** 68–72 Anästh. Wien (Mayrhofer), 73/74 Dept. Anesthesiology, Med. College Wisconsin, Milwaukee (Henschel), seit 74 Oberarzt d. Kl. f. Anästh. d. Univ. Wien (Mayrhofer), 82 Research Fellow Perinatal Pharmacology (Finster) am Dept. Anesthesiology, Columbia Univ., New York (Bendixen). –
H: Obstetric Anesthesia Digest, New York. – Probleme d. perinat. Med., Maudrich Wien, München, Bern (für d. Bd. 5, 7, 12 d. Serie). –
BV: D. kontinuierl. lumbale Epiduralanästh., Anästh. Intensivmed., Bd. 126, Springer Berlin, Heidelberg, New York 1980. –
ZV: Kampine J. P.: Reflex effects of sympathetic afferent stimulation in the primate (mit Hess, Kostreva u. Zuperku), Physiologist *17* (1974). – Discharge characteristics of visceral afferents in the monkey (mit Zuperku, Kostreva, Hess, Coon u. Kampine), ebd. – Miniature pCO2-sensors in neurosurgery (mit Bardeen, Sulzer u. Kampine), J. Neurosurgery *43* (1975). – Car-

diac responses to stimulation of thoracic afferents in the primate and canine (mit Kostreva, Hess, Zuperku, Coon u. Kampine), Am. J. Physiol. 231 (1976). – Leitungsanästh. zur Reposit. v. Schulterluxat. (mit Niessner), Anästhesist 25 (1976). – Halothane for intrauterine resuscitation (mit Clark), Anaesth. Rev. 4 (1977). – Intensive Care Labor and Delivery Unit at the University Hosp., Vienna, Austria (mit Baumgarten u. Clark), J. Ark. Med. Soc. 74 (1977). – Does increased uterine haemorrage follow epidural block? Anästhesist 33 (1978). – Halothan, Enfluran, u. ihr Einfluß auf d. Uterusaktivität am Geburtstermin (mit Faller), Z. prakt. Anäsh. 13 (1978). – D. Wehenschmerz während d. Geburt. Zur Analyse d. analget. Wirkg. d. transkutanen Nervstimmulation (TNS) im Vergleich mit Pethidin u. Plazebos (mit Pauser u. Scherzer), ebd. – Subanästh. Ketamindosen v. Durchtritt d. vorliegenden Kindesteiles (mit Schmid), Wien. Klin. Wschr. 90 (1978). – D. Einfluß d. Epiduralanästh. auf d. uteroplazentäre Durchblutg. (mit Janisch, Leodolter u. Philipp), Z. Geburtsh. u. Perinat. 182 (1978). – Erprobg. eines improvisierten Narkosesystems f. Säulinge (mit Scherzer), Anästhesist 28 (1979). – Epidural block in obstetrics followed by aseptic meningoencephalitis (mit Feichtinger u. Gassner), Anesthesiology 52 (1980). – Thorakale Epiduralanästh. f. Oberbauchop. b. Myasthenia gravis. (mit Smekal u. Haberzeth), Wien. Klin. Wschr. 92 (1980). – Physiostigmin als Antagonist d. anticholinergen Depression nach Neuroleptanäsh. (mit Riegler), Anäsh. Intensivther. Notfallmed. 16 (1981). – Ketamine and obstetric anaesthesia, Obst. Anaesth. Dig. 1 (1981). – D. Epiduralanästh. in d. Geburtshilfe, Anäsh. u. Reanimat. 6 (1981). – D. Einfluß d. Verabreichg. v. Sauerstoff u. Natriumbikarbonat an Gebärende auf d. Blutgas u. pH-Werte v. Mutter u. Foetus (mit Gruber, Spiss u. Feichtinger), Z. Geburtsh. u. Perinat. 185 (1981). – The behavior of LH, FSH, PRL, T, P, estradiol and cortisol under different kinds of general anaesthesia during laparoscopic oocyte recovery for in vitro fertilisation (mit Szalay, Kemeter, Feichtinger, Beck u. Janisch), Europ. J. Obstet. Gynecol. reprod. Biol. 14 (1982). – Influence of laparoscopic follicular aspiration on corpus luteum progesterone secretion in normal and clomiphene stimulated cycles (mit Kemeter, Feichtinger, Szalay, Biegelmayer u. Janisch), Brit. J. Obstet. Gynaecol. 89 (1982). – Epidural Analgesia in Preeclampsia, Obstetric Anesthesia Digest 3 1983.

Neussel, Walter, Dr. med., Anäsh. (73), Anäsh. an d. Abt. f. Anäsh. u. Intensivmedizin am Krskrh., Koblenzer Str. 91, D-5560 Wittlich; Alte Chaussee 19, D-5560 Wittlich. – * 14.9. 40 Hagen. – **StE:** 66 Hamburg, **Prom:** 66 Hamburg. – **WG:** 68 Stabsarzt Bw Praxisvertretg., 69–71 Anäsh. Stuttgart (Bräutigam), 71–74 Oberarzt am Inst. f. Anäsh. d. Zweckverb. Krh. Bad Oeynhausen.

Niederer, Walter, Dr. med., Anäsh. FMH, Chefarzt d. AnäshAbt. am St. Claraspit., Kleinriehenstr. 30, CH-4058 Basel; Burgstr. 102, CH-4125 Riehen.

Niederhumer, Renate, Dr. med., Anäsh. (84), Anäsh. an d. Abt. f. Anäsh. u. Intensivmed. d. Krh. Zell am See, A-5700 Zell; Pichldorfstr. 22, A-5710 Bruck. – * 14. 10. 51 Leonding. – **StE.** u. **Prom:** 76 Wien. – **WG:** 80–84 Anäsh. Zell a. S. (Kendy-Finali).

Niedermann, Karl, Dr. med., Anäsh. FMH (79), freiberufl. Tätigkeit als AnäshArzt am Privatspital, Kl. Hirslanden, Witellikerstr. 40, CH-8020 Zürich; Obere Bühlstr. 27, CH-8700 Küsnacht. – * 19. 12. 42. – **StE:** 70 Zürich, **Prom:** 73 Zürich.

Niedermeier, Barbara, Dr. med., Anäsh. (71), Oberarzt d. Abt. f. Anäsh. u. op. Intensivmed. am St. Marien Hosp., Kaiserstr. 50, D-4330 Mülheim/Ruhr.

Niehaus, Klaus-Dieter, Dr. med., Anäsh., Chefarzt d. Abt. f. Anäsh. u. Intensivmedizin am v. Hoerde'sches Marienhosp., vonDroste-Str. 14, D-4782 Erwitte; Steinstr. 16, D-4782 Erwitte.

Niehoff, Heinrich, Dr. med., Anäsh. (60), Chefarzt d. Abt. f. Anäsh. d. St. Barbara-Hosp. Gladbeck, Barbarastr. 1, D-4390 Gladbeck; Ludwig-Bette-Weg 15, D-4390 Gladbeck, Tel: 02043/62573. – * 22. 12. 21 Epe/Westf. – **StE:** 49 Münster, **Prom:** 52 Münster. – **WG:** 50–52 Inn. Gladbeck (Koepchen), 53 Anäsh. Münster (Wiesebrock), 56 Anäsh. Marburg (Oech), 60 Pharmak. Bayer Wuppertal-E. (Wirth), seit 53 Chir. u. Anäsh. Gladbeck (Schultheis), 61 Anäsh.-Oberarzt Gladbeck, 56, 58 u. 61 Studienaufenthalt in England (Lee, Southend, Hunter u. Johnstone, Manchester), seit 67 Chefarzt St. Barbara-Hosp. Gladbeck.

Niemann, Wilhelm, Dr. med., Anäsh. (73), Chefarzt d. Abt. f. Anäsh. u. op. Intensivmedizin am Krh. d. Missionsschwestern, Westfalenstr. 109, D-4400 Münster; Nimrodweg 6, D-4400 Münster-Hiltrup. – * 1. 5. 41 Hamm. – **StE:** 67, **Prom:** 68. – **WG:** 69–73 Anäsh. Krh. Bergmannsheil Bochum, 73–75 Oberarzt Anäsh. Sarepta Krh. Bethel, Bielefeld, 75–77 Oberarzt Anäsh. Städt. Krh. Bamberg, seit 77 Chefarzt Anäsh. Krh. d. Missionsschwestern Hiltrup.

Niemer, Manfred, Dr. med., Anäsh. (75), leit. Arzt d. Anäsh. am Krskrh., Krankenhausstr. 70, D-8068 Pfaffenhofen, Tel: 08441/79370; Krankenhausstr. 72, D-8068 Pfaffenhofen a.d.Ilm, Tel: 08441/7030. – **StE:** 68 Mainz, **Prom:** 71 Mainz. –

BV: Datenbuch Anästh. (mit Nemes u. Noack), 3. Aufl., Fischer Stuttgart, New York 1981. – Datenbuch Intensivmedizin (mit Nemes), 2. Aufl., ebd. 1981.

Niesel, Hans Christoph, Dr. med., Zahnarzt (62), Anästh. (69), Chefarzt d. AnästhAbt. d. St. Marienkrh., Salzburger Str. 15, D-6700 Ludwigshafen-Gartenstadt; Salzburger Str. 14, D-6700 Ludwigshafen-Gartenstadt. – * 12. 1. 36 Greifswald. – **StE:** 61 Med. Bonn, 62 Zahnmed. Bonn, **Prom:** 62 Bonn. – **WG:** 63 Gyn. Remscheid (Keßeler), 64 Chir. Achern (Bräutigam), 66 Inn. Achern (Leppert), 67 Anästh. Freiburg (Wiemers), 68 Lungenphys. Freiburg (Krauss), Anästh. Västeras/Schweden (Lee), seit 70 Chefarzt d. AnästhAbt. St. Marienkrh. Ludwigshafen. –
H: Mitherausgeber von: Regional-Anästhesie, Springer Berlin, Heidelberg, New York, seit 78 (mit Nolte u. Schulte-Steinberg). – Regionalanästh. (mit Kreuscher, Panhans u. Zenz), Fischer Stuttgart 1981 (1. Aufl.), 1985 (2. Aufl.). – Praktische Lokalanästh. (mit Auberger), Thieme Stuttgart 1982. – Anesth. loco-regional (mit Auberger), Masson Paris 1984. – Anesth. local practica (mit Auberger), Salvat 1984. –
BV: First Clin. Experience with the New Long-Acting Local Anesth. Agent Etidocaine, in: Methodes practiques d'Anesth. Loco-Regionale, Wepion-Namur. Societe d'Anesth. de Charleroi. 35 (1974). – D. Periduralanästh. mit Bupivacain u. Etidocain ohne Adrenalinzusatz (mit Wilsmann), in: Pharmak. langwirkender Lokalanästhetika, hrg. Meyer u. Nolte, Thieme Stuttgart 1977. – Regionalanästh. zur posttraumat. u. postop. Schmerzther., in: Lokalanästh., Hrg. Ahnefeld u. a., Springer Berlin, Heidelberg, New York 1978. – Pharmak. d. Lokalanästhetika, Kongreßband „Schweiz. Ges. f. Anästh. u. Reanimat.", Interlaken 1979. – Lokalanästhetika f. d. Schmerzbehandlg., in: Neuralther., Speyer 1981. – Schmerzkl., in: Regionalanästh., hrg. Brückner, Springer Berlin, Heidelberg, New York 1982. – Komplikationen bei Regionalanästh., in: Regionalanästh., Fischer Stuttgart 1985. – Periduralanästh., in: ebd. – Kaudalanästh. (mit Schulte-Steinberg), in: ebd. – Regionalanästh. zur Sectio caesarea (mit Müller-Holve, Schulte-Steinberg), in: ebd. –
ZV: D. Bedeutg. d. tracheobronch. Strömungsmessg. für d. Indikationsstellung zu Eingriffen an d. Trachea (mit Zimmermann, Knauer, Seitz u. Lange), Thoraxchir. 464 (1968). – Intensivther., Hippokrates 40 (1971). – Zwischenfällen bei ambul. Anästh., Ärzteblatt Rheinland-Pfalz 1098 (1971). – Punktion der Vena subclavia (mit Lee), Z. prakt. Anästh. 7 (1972). – Probleme d. Anästh. von Neugeborenen u. Säuglingen in d. Neurochir. (mit Elgert u. Schneider), Advances in Anaesth. and Resucitation II (1972). – Kombination von Beatmungsinhalat. u. Regionalanästh. (mit Wilsmann), Kongreßbericht DGAW 1972. – Anästh. d. Plex. cervicalis (mit Hofmann), ebd. 1972. – Klin. Untersuchg. über ein neues langwirk. Lokalanaesthetikum – Etidocaine (mit Münch, Rodriguez u.

Wilsmann), Anästhesist 23 (1972). – Regionalanästh. d. ob. Extremität bei Kindern (mit Rodriguez u. Wilsmann), ebd. 23 (1974). – Verlängerte neuromusk. Blockade nach Colistin (Polymyxin E.) (mit Münch), ebd. 23 (1974). – Experience with Etidocaine and Bupivacaine in Epidural Analgesia (mit Münch), Acta anaesth. Scand. Suppl. 60 (1975). – Spinalanästh. – Bupivacain, Regional-Anästhesie 1 (1978). – Aufklärung vor Regionalanästh., Anästh. Informat. 8 (1978). – Bemerkung zur Arbeit: Cauda equina-Syndrom nach Periduralanästh. mit Mepivacain (von Jackenroll u. Krause), Nervenarzt 53 (1982). – D. Regionalanästh. in d. Abdominal-Chir., Langenbecks Arch. klin. Chir. 358 (1982). – Leitungsanästh. d. unteren Extremität, Unfallmed. 48 (1982).

Niessner, Günther, Prim. Dr. med., Anästh. (72), Leiter d. AnästhAbt. d. Chir. Intensivstation u. d. Blutbank am LKH, A. Kubinstr. 100, A-4780 Schärding; Bubing 78, A-4780 Schärding. – * 30. 1. 39 Wien. – **StE. u. Prom:** 65 Wien. – **WG:** 68-72 Anästh. Wien (Mayrhofer), 72-76 Oberarzt, Inst. f. Anästh. d. Univkl. Wien, seit 76 Prim. im LKH Schärding. –
ZV: D. Leitungsanästh. zur Reposit. von Schulterluxat., Anästhesist 25 (1976). – Weitere Publik. in d. Wien. Med. Wschr. u. im Anästhesist.

Nikolic, Vojislav, Dr. med., médecin anesth. Anästh. FMH (71), Anesth., Clinique des Forges, Numa-Droz 208, CH-2300 La Chaux-de-Fonds; Numa-Droz 208, CH-2300 La Chaux-de-Fonds. – * 24. 12. 33 Belgrad. – **StE. u. Prom:** 62 Belgrad. – **WG:** 64-67 Prakt. Arzt Smederevo, 68-71 Anästh. Belgard, 71/72 Chefarzt f. Anästh. Med. Zentr. Smederevo, 72-74 Anästh.-Oberarzt Onkol. Inst. Belgrad, 74-76 Anästh. Bellinzona, 76 Chefarzt d. Anästh. in Bleniesa u. in Faido. –
ZV: 10 wiss. Publ.

Nikzad, H., Dr. med., Anästh. (69), Anästh.-Oberarzt am Spital Sanitas, CH-8802 Kilchberg; Föhrenweg 9, CH-8134 Adliswil.

Nippold-Boss, Helga, Dr. med., Anästh. (64), nicht mehr berufstätig, Heinrich-Wieland-Str. 1, D-8130 Starnberg, Tel: 08151/12158. – * 24. 12. 33. – **StE:** 59 München, **Prom:** 60 München. – **WG:** 62-79 Anästh. München, Basel, Bad Hersfeld, 79-81 niedergel. Anästh.

Noack, Gerd Walter, Dr. med., Anästh. (73 Deutschland, 74 Schweden), Anästh. Oberarzt d. Univkinderkl. St. Göran, Box 12500, S-11281 Stockholm; Bergfeldstr. 2, D-8392 Waldkirchen. – * 11.10. 39. – **StE. u. Prom:** 64 Heidelberg. –
BV: Datenbuch d. Anästh. (mit Nemes u. Niemer), Fischer Stuttgart, New York 1979. –

ZV: The early detection of pneumothorax with transthoracic impedance in newborn infants (mit Freyschass), Acta paed. scand. 66 (1977). – Serial measurements of thoracic impedance and cardiac output in healthy neonates after normal delivery and caesarean section (mit Freyschass u. Zetterström), ebd. 68 (1979). – Morphine kinetics in children (mit Dahlström et al.), Clia. Pharmac. Ther. 26 (1979). – Circulatory adaption in newborn infants of strictly controlled diabetic mothers (mit Freyschass et al.), Acta paed. scand. 71 (1982). – Gyasam effekt av Surfactantbehandling vid IRAS (mit Berggren et al.), Lähartidniagen 81 (1984).

Nocker, Konrad, Dr. med., Anästh. (85), Fach-Anästh. am Krh. Sanatorium Mehrerau, Mehrerauerstr. 72, A-6900 Bregenz; Webereiweg 76, A-6971 Hard. – * 7. 12. 52 Steinach/Tirol. – **StE. u. Prom:** 78 Innsbruck.

Noé-Nordberg, Karl, Dr. med., Anästh. (83), Anästh.-Oberarzt im LKH, C. v. Hötzendorffstr., A-8570 Voitsberg; Schillerstr. 16, A-8010 Graz. – * 3. 8. 46 Heidelberg. – **StE. u. Prom:** 77. – **WG:** 78–82 Anästh. Graz (Edlinger, List). –
ZV: 2 wiss. Publ. (Prämed. b. Säuglingen u. Kleinkindern).

Noffke, Brunhild, Dr. med., Anästh. (78), Chefärztin d. AnästhAbt. d. Ostseekl. Damp, D-2335 Damp; Schwastrum Mühle, D-2335 Damp 1. – **StE. u. Prom:** 72 Erlangen. – **WG:** 74–78 Anästh. Würzburg (Weis), 78–80 leit. Anästh. Oberärztin Itzehoe, seit 80 Chefärztin Ostseekl. Damp.

Noisser, Herwig O., Dr. med., Anästh. (76), Anästh. am Inst. f. Anästh. u. Leitung d. Schmerzkl., Klinikum Großhadern, D-8000 München 70; Oberfeld 59/2, D-8130 Starnberg, Tel: 08151/7555. – * 6. 6. 43 Brünn. – **StE:** 70 Würzburg, **Prom:** 72 Würzburg. – **WG:** Anästh. Bochum (Harrfeldt), München (Lehmann), Starnberg (Schulte-Steinberg), München (Finsterer), München (Peter). –
ZV: Pain relief in the cervical and cranial region by thoracic epidural opiate analgesia (mit Reeh, Osswald u. Wajsberg), Anaesthesia 1982.

Nolte, Hans, Prof. Dr. med., M. D., Anästh. (63), D. A. (Kopenhagen 62), leit. Chefarzt d. Inst. f. Anästh. am Klinikum, Friedrichstr. 17, D-4950 Minden; Alte Poststr. 110, D-4952 Porta Westfalica. – * 30. 5. 29 Göttingen. – **StE:** 56 Heidelberg, **Prom:** 57 Heidelberg, **Habil:** 67 Mainz. – **WG:** 57/58 Inn. u. Chir. Saarbrücken (Wiegand u. Küppers), 58–61 Anästh. Saarbrücken (Sauerwein), 62/63 Anästh. Bispebjerg-Hosp. Kopenhagen (Dam), 64 Anästh. Heidelberg

(Just), 64–67 Anästh. Mainz (Frey), seit 67 Chefarzt d. Inst. f. Anästh., Klinikum Minden. –
H: D. Technik d. Lokalanästh., Schriftenr. Anästh. Wiederbeleb., Bd. 14, Springer Berlin, Heidelberg, New York 1966. – D. heutige Stand d. Lokalanästh. (mit Frey, Pfeiffer u. v. Lutzki) Schriftenr. Vorträge aus d. prakt. Chir., Bd. 67, Enke Stuttgart 1967. – D. Wiederbelebg. d. Atmg., Schriftenr. Anästh. Wiederbeleb., Bd. 28, Springer Berlin, Heidelberg, New York 1968. – Bupivacain – ein neues Lokalanaesthetikum (mit Meyer), Thieme Stuttgart 1971. – D. klin. Bedeutg. d. Blutvolumens (mit Meyer), Wissenschaftl. Informat. Fresenius, Beiheft 4, 1970. – Kenntnisse u. Aufgaben d. Krankenschwestern u. -pfleger in d. mod. Anästh. (mit Meyer u. Wurster), Thieme Stuttgart 1971. – Regionalanästh. mit d. Langzeitanästhetikum Bupivacain (mit Meyer), ebd. 1971. – D. rückenmarksnahen Anästh. (mit Meyer u. Wurster), ebd. 1972. – Herzrhythmus u. Anästh. (mit Wurster), Schriftenr. Anästh. Wiederbeleb., Bd. 77, Springer Berlin, Heidelberg, New York 1973. – Conscenze e compitti delle Assistenti sanitarie e degli Infermieri nella moderna Anesth. (mit Meyer u. Wurster), Piccin Editore Padova 1973. – Lokalanaesth. u. Lokalanaesthetika (mit H. Killian, Auberger, Büchi, Muschaweck, Nolte, Thorban u. Zipf), Thieme Stuttgart 1973. – Diagnost. u. therapeut. Nervenblockaden (mit Frey u. Halmagyi), Schriftenr. Anästh. Wiederbeleb., Bd. 73, Springer Berlin, Heidelberg, New York 1973. – Kenntnisse u. Aufgaben f. Krankenschwestern u. -pfleger in d. kardiopulm. Wiederbelebg. (mit Meyer u. Wurster), Thieme Stuttgart 1973. – Plang., Aufbau u. Organisat. von AnästhAbt. (mit Meyer, Wurster u. Virneburg), ebd. 1973. – D. periph. Leitungsanästh. (mit Meyer und Wurster), ebd. 1974. – D. präanästh. Beurteilg. d. Pat. u. d. Auswahl d. Anästhverfahrens, Wissenschaftl. Informat., Fresenius-Stiftung, 1974. – D. Wasser-, Elektrolyt- u. Säure-Basenhaushalt (mit Meyer), Thieme Stuttgart 1977. – D. Pharmak., Toxikologie u. klin. Anwendg. langwirkender Lokalanästhetika (mit Meyer), ebd. 1977. – Conscenze e compiti delle assistenti sanitarie e degli infermieri nella rianimazione cardiopolmonare (mit Meyer u. Wurster), Piccin Editore Padova 1977. – Respiratoren u. künstl. Beatmung (mit Meyer), Thieme Stuttgart 1978. – Il Bilancio Idro-Elettrolitico ed Acid-Base, Piccin Editore Padova 1983. –
BV: Anästh. unter primitiven Beding. u. während Massenkatastrophen (mit Dam), Schriftenr. Wehrdienst und Gesundheit, Bd. 15, 1967. – Ausbildg. nichtärztl. Helfer (mit Dam), ebd., Bd. 15, 1967. – Diagnosis and observation of cardiac emergencies (mit Ahnefeld u. Halmágyi), Proc. 2nd Congr. of the Int. Ass. for Accident and Traffic Medicine, Skanetryck; AB, Malmö, 1966. – Blutgasanalysen bei Verwendg. einfacher Halothan-Verdampfer (mit Ahnefeld u. Halmágyi), Acta Anaesth. Scand. Suppl. XXIII (1966). – D. lumbale Grenzstrangblockade zur Beurteilg. d. Wirkungsdauer von Lokalanästhetika (mit Ahnefeld u. Halmágyi), ebd. XXIII (1966). – A new

evaluation of methods for pulmonary resuscitation, ebd. XXIX (1968). – The space interquipment in ambulance (mit Ahnefeld u. Halmágyi), ebd. XXIX (1968). – D. Behandlg. d. Hypoxie mit versch. Methoden zur Wiederbelebg. d. Atmg. (mit Dudeck u. Gary), Schriftenr. Anästh. Wiederbeleb., Bd. 30, Springer Berlin, Heidelberg, New York (1969). – Vergl. Untersuchg. über d. Analgesie nach Anästh. mit Ketamine, Thiopental u. Propanidid (mit Teuteberg, Dudeck, Münchhoff u. Rumpf), ebd., Bd. 40 (1969). – Vergl. Untersuchg. über d. Auftreten traumähnl. Erlebnisse bei Kurznarkosen mit Ketamine, Thiopental u. Propanidid (mit Teuteberg, Dudeck, Münchhoff u. Rumpf), ebd., Bd. 40 (1969). – D. Caudalanästh. unter Berücksichtigg. d. hohen Lebensalters (mit Heege u. Hadinia), ebd., Bd. 47 (1970). – Wiederbelebg. (mit Ahnefeld u. Frey), in: Chir. Oplehre, hrg. Bier, Braun u. Kümmel, 8. Aufl., Bd. 1, Barth Leipzig (1969). – Erfahrg. beim Transport Vergifteter mit d. Mainzer Notarztwagen (mit Ahnefeld, Droh u. Halmágyi), Schriftenr. Anästh. Wiederbeleb., Bd. 45, Springer Berlin, Heidelberg, New York (1970). – Routinemaßnahmen bei d. Infusionsther. in d. op. Medizin, Wissenschaftl. Informat. Fresenius, Beiheft 3, 1970. – D. Anwendg. von Neuroleptanalgetika in d. regionalen Anästh. (mit Heege u. Hadinia), in: Neue klin. Aspekte d. Neuroleptanalgesie unter bes. Berücksichtig. method. Varianten; hrg. Henschel, Schattauer Stuttgart 1971. – Klin.-experiment. Untersuchg. über d. Latenz-, Wirkungs- u. Regressionszeit von Bupivacain, in: Bupivacain – ein neues Lokalanaesthetikum, Thieme Stuttgart 1971. – Die Caudalanästh. in d. Geburtshilfe, in: ebd. – Vorteile eines Langzeitanästhetikums bei therapeut. Blockaden, in: ebd. – D. Lokalanästh. (mit Oehmig), in: Lehrb. d. Anästh., Springer Berlin, Heidelberg, New York 1971. – D. Lagerg. von Pat., in: ebd. – D. Organisat. d. Wiederbelebg. im Krh., in: ebd. – D. Blockaden d. Sympathikus u. Vagus, in: Lokalanästh. u. Lokalanästhetika, Thieme Stuttgart 1971. – D. Blockade d. Ganglion Semilunare, in: ebd. – D. Caudal- (Sakral)-anästh. (mit Killian), in: ebd. – D. Transsakralanästh., in: ebd. – D. Blutvolumen als Fraktion der Körperflüssigkeit, in: Wissenschaftl. Informat. Fresenius, Beiheft 4, 1971. – Indikat. u. Möglichkeiten d. Caudalanästh. unter Berücksichtigg. d. hohen Lebensalters (mit Heege u. Hadinia), Schriftenr. Anästh. Wiederbeleb., Bd. 47, Springer Berlin, Heidelberg, New York 1971. – Warum ist Fortbildg. f. Krankenschwestern u. -pfleger notwendig, in: Kenntnisse u. Aufgaben d. Krankenschwestern u. -pfleger in d. mod. Anästh., Thieme Stuttgart 1971. – D. Vorbereitg. eines Pat. zur Anästh. u. d. Wahl d. Anästhmethode, in: ebd. – D. Gasanästhetika, in: ebd. – D. Komplikationen d. Allgemeinanästh., in: ebd. – Organisat. d. Wiederbeleb. im Krh., in: Lehrb. d. Anästh., Reanimat. u. Intensivther., 3. Aufl., Springer Berlin, Heidelberg, New York 1972. – Klin.-exp. Untersuchg. über ein neues Lokalanästhetikum (mit Roßocha), in: Advances in Anaesth. and Resuscitation, Proc. of the 3. Europ. Congr. of Anaesth. Prag 1970, Avicenum-Czechoslovak Medical Press Prag 1972. – Postop. Analgesie u. Lungenfunkt. (mit Wurster), in: Postop. Schmerzbekämpfg., hrg. Henschel, Ber. über d. 5. Internat. Bremer NLA-Symp., Schattauer Stuttgart 1973. – Allg. Gesichtspunkte d. Infusionsther., in: Parenter. Ernährg. u. Infusionsther. in d. klin. Medizin, Thieme Stuttgart 1973. – D. Periduralanästh.: Technik, Indikat. u. Kontraindikat., in: Die rückenmarksnahen Anästh., hrg. Nolte u. Meyer, Thieme Stuttgart 1972. – Diagnost., prognost. u. therapeut. Blockaden, in: Diagnost. u. therapeut. Nervenblockaden, Schriftenr. Anästh. Wiederbeleb., Bd. 73, Springer Berlin, Heidelberg, New York 1973. – Blockade d. Ganglion trigeminale, in: Lokalanästh. u. Lokalanästhetika, hrg. Killian, Thieme Stuttgart 1973. – Blockade d. Sympathikus u. Vagus, in: ebd. – Kaudalanästh. (Kaudalblock), in: ebd. – Schmerzbekämpfg. durch Nervenblockaden, in: 6. Internat. Fortbildungskurs für klin. Anästh., Wien 1973, H. Egermann Wien 1973. – D. Organisat. d. Wiederbelebg. im Krh., in: Kenntnisse u. Aufgaben f. Krankenschwestern u. -pfleger in d. kardiopulm. Wiederbelebg., Thieme Stuttgart 1973. – Problemstellg. u. Überlegg. vor Übernahme einer leit. Stellg., in: Planung, Aufbau u. Organisat. von AnästhAbt., Thieme Stuttgart 1973. – D. Präferenzen u. Voraussetzg. bei d. Planung einer zentr. AnästhAbt., in: ebd. – D. Dokumentation u. Finanzen, in: ebd. – D. Repräsentat. u. d. Ansehen d. Anästh., in: ebd. – Pränästh. Organisat., in: Wissenschaftl. Informat., Fresenius-Stiftung, Heft 1, 1974. – D. interdisz. Cooperation vor Anästh. u. Op., in: ebd. – Risikogruppe u. Anästhfähigkeit, in: ebd. – „D. letzte Instanz" – d. klin. Konferenz, in: ebd. – Examens-Fragen Anästh., Reanimat., Intensivbehandlg., Springer Berlin, Heidelberg, New York 1974. – Indikat. u. Methoden d. Regionalanästh. in d. Geburtshilfe, in: Schriftenr. Klin. Anästh., Bd. 4, Lehmanns München 1974. – Morbidität u. Mortalität geriatr. Pat. unter Berücksichtigg. versch. Anästhtechniken (mit Meyer u. Wurster), Schriftenr. Anästh. u. Wiederbeleb., Bd. 83, Springer Berlin, Heidelberg, New York 1974. – Vergleich. Untersuchg. mit einem neuen Lokalanästhetikum (mit Meyer u. Zeller), in: Tagungsbericht d. DGAW-Jahrestgg. 1972 Hamburg, Springer Berlin, Heidelberg, New York 1974. – Prakt. Erfahrg. in d. Ausbildg. von Rettungssanitätern (mit Stratmann), in: 3. Rettungskongr. d. DRK 1974 in Sindelfingen, DRK-Schriftenr., Bd. 51, Scholl Bonn 1974. – Etude comparative de la durée d'action des anesth. locaux d'activite prolongée (Bupivacaine et Etidocaine) (mit Gitschmann, Radtke, Fruhstrofer u. Zenz), in: Methodes pratiques d'Anesth. Loco-régionale, 3e Symp. Internat., Wepion-Namure (Belgien) L'Imprimerie Lielens Bruxelles 1974. – D. Wirkungszeiten d. versch. Lokalanästhetika am peripheren Nerv, in: D. periph. Leitungsanästh., Thieme Stuttgart 1974. – Sofortther. u. Narkose bei gynäk. u. geburtshilfl. Notfallpat. außerhalb d. Kl. (mit G. Sehhati), Schriftenr. Anästh. Wiederbeleb., Bd. 87, Springer Berlin, Heidelberg, New York 1975. – Veränderg. d. Schmerzreizschwelle an d. Zähnen durch Akupunktur (mit Klust), ebd., Bd. 91, 1975. – D. Regionalanästh. in d. Geburtshilfe, in: Kongreßber. d. DGAW-Jahrestgg. 1964 Erlangen, Straube Erlangen 1975. – Dissociation of Cold, Warm, and Hot Sensibility During Ulnar Nerve Block and Surface Anesth. (mit Fruhstorfer, Pfaff, Radtke u. Zenz), in: Advances in Pain Research and Ther., Vol. I, Raven Press New York 1976. – D. Lokalanästh., in: Lehrb. d. Anästh., Reanimat. u. Intensivther., 4. Aufl., Springer Berlin, Heidelberg, New York 1977. – Beispiele zur Berechng. von Wasser-, Elektrolyt- u. Säurebasen-Defiziten, in: D. Wasser-, Elektrolyt- u. Säure-Basen-Haushalt, Thieme Stuttgart 1977. – D. Säure-Basen-Haushalt u. d. Erkennen seiner Störungen, in: ebd. – Zerebrospinal- u. Blutspiegel nach Periduralanästh. mit Bupivacain (mit Foldes, Nagashima u. Meyer), D. Pharmak., Toxikologie u. klin. Anwendg. langwirk. Lokalanästhetika, Thieme Stuttgart 1977. – Zusammenfassg. d. vergleich. klin.-exp. Untersuchg. mit Bupivacain u. Etidocain, in: ebd. – Histotox. Veränderg. durch Bupivacain u. Etidocain nach peridur. u. subdur. Injekt. (mit Schubert und Rudolph), in: ebd. – D. isolierte Sympathicusblockade mit Bupivacain u. Etidocain (mit Virneburg), in: ebd. – Plexus and Peridural Nerve Blocks for Surgery and Postop. Pain Relief, in: Advances in Regional Anaesth. Proc. of the Internat. Symp. on Local Anaesth. and Regional Anaesth., The Hague 1977. – Lumbale u. caudale Periduralanästh. in d. Geburtshilfe, in: Regionalanästh. in d. Geburtshilfe, Schriftenr. Anästh. Intensivmed., Bd. 113, Springer Berlin, Heidelberg, New York 1978. – Carticain, ein neues Lokalanaesthetikum, in: Lokalanästh., ebd., Bd. 18, 1978. – D. lumbale Periduralanästh., in: ebd. – Indikat. u. Verfahren d. Lokal- u. Leitungsanästh. für gynäk. Eingriffe, in: Kl. d. Frauenheilkunde u. Geburtshilfe, Urban & Schwarzenberg München 1978. – Indikat. u. Verfahren d. Lokal- u. Leitungsanästh. für geburtshilfl. Eingriffe, in: ebd. – Wirkg. u. Nebenwirkg. d. zur Analgesie/Anästh. verwendeten Substanzen auf Mutter u. Kind, hier: Lokalanästhetika, in: ebd. – Upper Arm Block (mit Farrar), Internat. Anesth. Clinics, Regional Anesth.: Advances and Selected Topics, Vol. 16, Little, Brown & Comp. Boston/Mass. 1978. – Bloqueo del anglio semilunar, in: Anesth. local, Salvat Ed. S. A. Barcelona, Madrid 1979. – Bloqueo del simpático el vago, in: ebd. – Probleme d. Narkose bzw. Schmerzausschaltg. u. Intensivpflege beim Alterspat., in: Der alte Mensch in d. Chir., Springer Berlin, Heidelberg, New York 1979. – Anästh. bei op. Maßnahmen im Bereich d. Dermat. (mit Stratmann), in: Op. Dermat., Springer Berlin, Heidelberg, New York 1979. – Zur Ther. d. Nacken-Schulter-Arm-Syndroms aus d. Sicht d. Anästh., in: Schmerzstudie 3, Nacken-Schulter-Arm-Syndrom, Fischer Stuttgart 1980. – Pain Relief in Labour (II): What the Anaesth. can Offer, in: Obstetric Clinical Care, Biomed. Press Amsterdam 1980. – D. Wirkg. d. Lokalanästhetika auf d. zentr. Nervensystem, in: Anästh. bei cerebr. Krampfanfällen u. Intensivther. d. Status epilepticus, Perimed Erlangen 1980.

– Zwischenfälle bei d. Regionalanästh., in: Notfälle im Krh., Notfallmed., Bd. 5, Perimed Erlangen 1981. – Gegenwärtiger u. zukünftiger Stand d. Regionalanästh., Zentraleurop. Anästh.-Kongr., Bd. 2, Schriftenr. Anästh. Intensivmed., Bd. 140, Springer Berlin, Heidelberg, New York 1981. – D. Lokalanästh., in: Anästh., Intensivmed. u. Reanimatologie, 5. Aufl., Springer Berlin, Heidelberg, New York 1981. – Complications of regional anaesth., in: Complications of anaesth. – Operative risk, Librairie Arnette, Paris, Excerpta Medica Amsterdam 1982. – Comparative Study of the Effect of Plain and CO_2-Local Anaesth. in Peripheral Nerve Blocks, in: Current Concepts in Regional Anaesth., Martinus Nijhoff Publishers Den Haag 1984.

ZV: Zwei Jahre Beatmungszentrale Saarbrücken, Saarländ. Ärzteblatt 12 (1959). – Erfahrungen mit einer Beatmungszentrale, Anästhesist 9 (1960). – Klin. Erfahrg. mit Hypertensin-II-amid, ebd. 10 (1961). – Vergiftg. mit Gluthetimid (Doriden), Saarländ. Ärzteblatt 14 (1961). – Beitrag zur Durchführg. u. Indikationsstellg. d. künstl. Beatmung (mit Sauerwein), Chirurg 87 (1962). – Med. Probleme beim Lufttransport Kranker u. Verletzter (mit Hagelsten), Anästhesist 12 (1963). – Untersuchg. mit Phosgen in d. azeotropen Mischg. von Halothan und Aether (mit Hagelsten), ebd. 12 (1963). – Einzeit. doppelseit. Stellatumblockade in d. Ther. d. Lungenembolie (mit Hagelsten), ebd. 13 (1964). – Op. u. postop. Blutg. mit bes. Berücksichtigg. d. Fibrinolyse (mit Hagelsten), ebd. 13 (1964). – Beatmg. am Unfallort durch Arzt u. Laien (mit Frey), Therapiewoche 15 (1965). – Möglichkeiten d. Wiederbeleb. im Krh., Dtsch. Zbl. f. Krankenpfl. 9 (1965). – Welche einfach. Beatmungsmethoden sind bei d. Reanimation am Unfallort empfehlenswert? (mit Frey), Münch. Med. Wschr. 107 (1965). – D. Anästh. Center Copenhagen, Anästhesist 14 (1965). – D. Schock, seine Symptome u. Behandlg., Dtsch. Zbl. f. Krankenpfl. 9 (1965). – Ist die Lokalanästh. unter Feld- u. Katastrophenbedingungen zu empfehlen?, Wehrmed. Mschr. 10 (1966). – Techn. Möglichkeiten d. Lokalanästh. unter Feldverhältn., ebd. 10 (1966). – Komplikat. während d. Lokalanästh., ihre Ursachen, Symptome u. Behandlg., ebd. 10 (1966). – Training in artificial respiration (mit Frey), Lancet (1966). – Wiederbelebg. d. Atmung I u. II (mit Dudeck u. Flöter), Münch. Med. Wschr. 108 (1966). – Zur Organisat. d. Wiederbelebg. im Krh., ebd. 108 (1966). – Marcain (LAC 43) – ein neues langwirk. Lokalanästhetikum (mit Dudeck, Brade u. Bolch) Anästhesist 15 (1966). – Ursachen u. Behandlg. anästh. Komplikationen bei Eingriffen in d. Mund- u. KieferChir., Dtsch. zahnärztl. Zschr. 21 (1966). – Ist die Gefahr d. Aspirat. von Fremdkörpern im Sitzen größer als im Liegen?, Münch. Med. Wschr. 108 (1966). – Soll vor endotrachealer Intubat. ein Lokalanästh.-Spray angewendet werden? Z. prakt. Anästh. 1 (1966). – D. Behandlg. tox. Reakt. bei d. Lokalanästh., ebd. 109 (1967). – D. Möglichkeiten in d. ersten ärztl. Hilfe u. Wiederbelebg., Landarzt 43 (1967). – D. Erlernbarkeit u. physische Belastg. d. Beatmungsmethoden ohne Hilfsgerät (mit Frey), Wehrmed. Mschr. *5*(1967). – D. organisator., personellen u. materiellen Voraussetzg. zur mod. Wiederbelebg. im Krh. (mit Ahnefeld), Krankenhausarzt 40 (1967). – Mod. Narkoseverfahren – Möglichkeiten u. Indikat. (mit Frey), Ther. Ber. *39* (1967). – Practical and Training aspects in teaching ventilatory resuscitation (mit Frey), Amer. Heart J. *74* (1967). – Erfahrg. mit d. Mainzer Notarztwagen (mit Kändler), Anästhesist *17* (1968). – Komplikationen während d. Lokalanästh. in d. zahnärztl. Praxis, Zahnärztl. Mitteil. (1967), Österr. Zschr. f. Stomat. *64 a* (1967). – Welche Wiederbelebungsmaßnahmen sind für d. zahnärztl. Praxis empfehlenswert?, Zahnärztl. Mitteil. (1967), Österr. Zschr. f. Stomat. *64* (1967). – Lebensrettende Sofortmaßnahmen (mit Ahnefeld, Frey, Halmágyi u. von Lutzki) CIBA-Symp. (1968). – Wiederbelebg. am Unfallort u. auf d. Transport (mit Frey), Münch. Med. Wschr. *109* (1967). – Wiederbelebg. von Atmg. u. Kreislauf (mit Ahnefeld), Ärzteblatt Rheinl.-Pfalz (1967). – Wirkungsverlängerung d. Lokalanästh. durch Dextran 6% (mit Puente-Egido, Dudeck u. Niemer), Anästhesist *16* (1967). – D. klin. Anwendg. d. Lokalanästhetikums Marcain (Carbostesin) (mit Puente-Egido u. Dudeck), ebd. *16*(1967). – D. künstl. Beatmg., Freier kath. Berufsverband f. Krankenpflege (1967). – Möglichkeiten d. Wiederbelebg. im Krh., ebd. (1968). – Premiers secours et réanimation sur les lieux de l' accident et pendant le transport (mit Ahnefeld, Frey u. Halmágyi), Cah. d'Anesth. *16*(1968). – D. Organisat. d. Wiederbelebg. u. Notfallversorgg. im Krh., Therapiewoche *18*(1968). – Zusammenfassg. d. Entschließung d. 2. Internat. Symp. über Notfallswiederbelebg., Oslo 1967, Anästhesist *17* (1968). – Wiederbelebg. am Unfallort u. auf d. Transport (mit Frey), ebd. *17*(1968). – Untersuchg. über d. Dosisabhängigkeit d. Methämoglobinbildg. bei d. Anwendg. von Prilocain (Citanest) (mit Dudeck u. Hultzsch), ebd. *17* (1968). – Marcaina a nuevo anestetico local de larga duracion (mit Puente-Egido), Rev. espan. d. anest. y rean. *15* (1968). – Prolongacion del efecto de los anesteticos locales mediante la adition de Dextran (mit Puente-Egido), ebd. *15* (1968). – Levensreddende maatregelen in spoendeisende gevallen (mit Ahnefeld, Frey, Halmágyi u. v. Lutzki), CIBA-Symp., Overdruk uit het *16*(1968). – First-aid measures in critical emergencies (mit Ahnefeld, Frey, Halmágyi u. von Lutzki), CIBA-Symp., Reprint from *16* (1968). – Resuscitation at the place of accident and during transportation (mit Ahnefeld, Frey u. Halmágyi), Canad. Anaesth. Soc. J. *15*(1968). – Carbostesin in d. klin. Anwendg. (mit Puente-Egido), Anästhesist *18* (1969). – D. Wirkungszeit von Bupivacain (mit Heege), ebd. *19* (1970). – Möglichkeiten zur prakt. Ausbildg. in d. Defibrillation d. Herzens, Münch. Med. Wschr. *112* (1970). – D. Howells Ventilator – ein volumengesteuertes Gerät zur Narkosebeatmg. (mit Jost u. Dudeck), Anästhesist *19* (1970). – The Howells ventilator - a volume-cycled unit for artificial respiration under anaesth., Medicamundi 1971. – D. Möglichkeiten d.

region. Anästh. bei Polytraumatisierten (mit Meyer u. Telchow), Cah. D'Anaesth. 1971. – D. Möglichkeiten u. Indikat. zur region. Anästh. (mit Meyer), Anästhesist *21* (1972). – Kontraindikat. u. Komplikat. d. Regionalanästh. (mit Wurster), ebd., *21* (1972). – Ornithin[8] – Vasopressin (POR-8) als Vasokonstringenz in d. region. Anästh., I. Mitt. (mit J. Dudeck, Th. Dudeck u. B. Hüthwohl). – II. Mitt. (mit J. Dudeck, J. J. Puente-Egido, J. Hamel u. A. Rein), ebd. 21 (1972). – D. Verhalten d. Herzrhythmus während genereller u. region. Anästh. (mit Ikeogu u. Virneburg), ebd. – Dringl. Anästh. in d. Geburtshilfe (mit Meyer u. Wurster), Anästh. Informat. 13 (1972). – D. Blockadetherapie, Z. prakt. Anästh. 8 (1973). – Zur Objektivierg. d. Effektes von Nervenblockaden (mit Meyer), ebd. 8 (1973). – Schmerzbekämpfung durch Nervenblockaden, Anästh. Informat. 14 (1973). – Klin. u. elektrophysiol. Parameter zur Differenzierg. d. Wirkg. von Lokalanästhetika (mit Meyer, Köpf u. Zenz), Anästhesist 23 (1974). – Vergleich. Untersuchg. über d. Wirkungszeit u. d. Wirkungsgrad von Bupivacain u. dem neuen langwirk. Lokalanästhetikum Etidocain (mit Gitschmann, Radtke, Fruhstrofer u. Zenz), Anästhesist 23 (1974). – Eine Untersuchg. über d. Effektivität d. Ausbildg. von Rettungssanitätern (mit Stratmann), Münch. Med. Wschr. 50 (1974). – Postop. pain relief: Comparison of efficacy and influence on pulmonary function of Pethidine, Piritramide and intercostal nerve blockade with Bupivacaine (mit Wurster u. Virneburg), IRCS (Research on: Anesth. and Intensive Care) 2 (1974). – Dissociated Loss of Cold and Warm Sensibility during Regional Anaesth. (mit Fruhstrofer, Zenz u. Hensel), Pflügers Arch. 349 (1974). – Brachial Plexus Blockade for Evaluation of Local Anaesth. Agents (mit Wencker u. Fruhstrofer), Brit. J. Anaesth. 47 (1975). – Frage u. Antwort: Periduralanästh. als Kontraindikat. bei Herzinfarkt?, Z. prakt. Anästh. 1975. – Comparative Study with Etidocaine and Bupivacaine in Epidural Block (mit Gitschmann), Acta Anaesth. Scand. Supp. 60 (1975). – A Comparative Study between Etidocaine and Bupivacaine in Ulnar Nerve Block (mit Radtke, Fruhstrofer u. Zenz), ebd. 60 (1975). – Axill. Plexusanästh. mit langwirk. Lokalanästhetika (Eine vergleichende Untersuchung zwischen Etidocain und Bupivacain) (mit Wencker u. Fruhstrofer), Anästhesist 24 (1975). – Ärztl. Forderg. an d. organisat. u. techn. Beding. eines Notarztwagens, Notfallmed. 2 (1976). – Zur gutachtl. Beurteil. von Schädig. d. Nervensystems durch eine Narkose (mit Stark), Med. Welt 27 (1976). – Indikat. u. Kontraindikat. d. Regionalanästh. für Eingriffe an d. Harnröhre u. d. Prostata, Aktuelle Urol. 3 (1976). – D. lumbale u. d. caudale Peridural- u. Spinalanästh. in d. Geburtshilfe, Indikat., Vor- u. Nachteile, Gefahren, Gyn. 9 (1976). – Das ABC d. Wiederbeleb., Schriftenr. d. Bundesversorgungsblattes: Die Heilbehandlung des älteren Kriegsbeschädigten, Heft 8 (1977). – Zur Frage d. Spinalanästh. mit isobarem Bupivacain 0,5% (mit Schikor, Gergs, Meyer u. Stark), Anästhesist 26 (1977). – D. Beurteilg. d. langwirkenden Lokalanästhetika Bupivacain u. Etidocain in d. klin. Anwendg., ebd. 26 (1977). – D. Periduralanästh., Möglichkeiten u. Grenzen heute, Langenbecks Arch. klin. Chir. 345 (1977). – Allgemeinnark. oder Lokalanästh.?, Anästhesist 26 (1977). – D. pH-Veränderg. d. Liquor spinalis durch Bupivacain (mit Stark u. Gergs), ebd. 26 (1977). – Anforderg. an d. Rettungssanitäter im Rettungs- u. Notarztwesen (mit Stratmann), Medizin 5 (1977). – Liquorkonzentrat. von Bupivacain nach subdur. Applikation (mit Meyer), Regional-Anästhesie 1 (1978). – Zum Risiko d. Regionalanästh., Z. prakt. Anästh. 13 (1978). – Regional- oder Allgemeinanästh. bei Cholecystektomie?, Münch. med. Wschr. 120 (1978). – Physiologie u. Pathophysiologie d. subarachnoid. u. epidur. Blockade, Regional-Anästhesie 1 (1978). – Vergleich. Untersuchg. über d. Wirkg. von Carticain 1% und Mepivacain 1% (mit Fruhstrofer u. Sommer), ebd. 1 (1978). – pH des Liquor spinalis während subdural. Blockade (mit Stark), ebd. 1 (1978). – Morbidität nach Spinalanästh. (mit Kortum u. Rössler), ebd. 2 (1979). – D. Dosis-Wirkungsrelation d. isobaren Bupivacain zur Spinalanästh. (mit Stark), ebd. 2 (1979). – The Abbott Lecture: Current and Future Status of Spinal Anesth. for Surgery, ebd. 2 (1979). – Schäden durch Regionalanästh., Anästh. Intensivmed. 7 (1979). – Low-dose-Heparin-Prophylaxe: Für Periduralanästh. zu gefährlich? Medical Tribune 1979. – D. Pneumothorax als Komplikat. anästh. Behandlungsmaßnahmen (mit Stark, Meyer-Hamme u. Kuke), Anästhesist 28 (1979). – Modell eines Wiederholungs- u. Fortbildungskurses für ausgebildete Rettungssanitäter (mit Stratmann), Notfallmedizin 5 (1979). – Activité comparée des anesthésiques locaux en fonction des données cliniques et électrophysiologiques (mit Meyer, Zenz, Köpf), Cah. D'Anesth. 28 (1980). – Upper Extremity Block: Effectiveness and Complications (mit Farrar u. Scheybani), Regional Anesthesia 6 (1981). – Spinal Analgesia Using Bupivacain 0,5% (mit Farrar), Anaesthesia 37 (1982). – D. Geschlechtsabhängigkeit subjektiver Beschwerden nach Spinalanästh. (mit Kortum u. Kenkmann), Regional-Anästhesie 5 (1982). – Effekt d. Glukosekonzentration auf Spinalanästh. mit Bupivacain 0,5% (mit Krüger, Iphie, Edström), ebd. 6 (1983). – Zur Frage d. Equipotenz von Etidocain u. Bupivacain bei d. Periduralanästh. (mit Diallo), ebd. 7 (1984). – Editorial: 100 Jahre Regionalanästh., ebd. 7 (1984). – The Role of Spinal Anaesth. Today, Annal. Chir. et Gynaecol. 73 (1984).

Nommel, Christian, Dr. med., Anästh. (67), Chefarzt d. Abt. f. Anästh. u. op. Intensivmedizin am Städt. Krh., Alter Weg 80, D-3340 Wolfenbüttel; Wilhelm-Busch-Str. 5, D-3340 Wolfenbüttel, Tel: 05331/735-31. – * 2. 10. 32 Halle/Saale. – **StE. u. Prom:** 61 Göttingen. – **WG:** 63–67 Anästh. Göttingen, 67–70 Leit. d. AnästhAbt. Städt. Krh. Emden, seit 70 Chefarzt d. AnästhAbt. Städt. Krh. Wolfenbüttel.

Nordmeyer, Ulrich, Dr. med., Anästh. (82), Oberarzt d. AnästhAbt. d. Klin. Anstalten d. RWTH, Pauwelsstr., D-5100 Aachen; Yorckstr. 12, D-5100 Aachen. – * 14. 4. 50 Hannover. – **StE:** 77 Bonn, **Prom:** 85 Aachen. – **WG:** 78–83 Anästh. Aachen (Kalff), 84 1. Anästh.-Oberarzt Bethesda-Krh. Mönchengladbach (Giebel), seit 84 Oberarzt d. AnästhAbt. RWTH Aachen (Kalff).

Norpoth, Elke, Dr. med., Anästh. (72), Oberärztin an d. Abt. f. Anästh. u. Intensivmed. d. Elisabeth-Krh. – Akad. Lehrkrh. –, Moltkestr. 61, D-4300 Essen 1; Robert-Schmidt-Str. 4, D-4300 Essen 1.

Nosseir, Nabil, Anästh. (82), Roentgenstr. 30, D-5630 Remscheid 11. – * 14. 9. 48 Khartoum/Sudan. – **StE:** Danzig.

Novatsek, Armand, Dr. med., Anästh. (67), Chefarzt d. AnästhAbt. am St. Walburga Krh., Scheder Weg 12, D-5778 Meschede. – * 13. 11. 36. – **StE. u. Prom:** 61.

Nüßgen, Wolfgang, Dr. med., Anästh. (62), Leit. Arzt d. AnästhAbt. u. Intensivbehandlungs-Stat. d. Allg. Krh. Harburg, Eißendorfer Pferdeweg 52, D-2100 Hamburg 90, Tel: 040/79 21 25 47; Lönsring 4 D, D-2105 Seevetal 2, Tel: 040/768 58 64. – * 20. 2. 27 Dresden. – **StE:** 54 Berlin, **Prom:** 55 Berlin. – **WG:** 54–57 Physiol. Berlin (Fischer), 57–61 Anästh. Berlin (Just), 61/62 Chir. Hamburg-Harburg (Lichtenauer), seit 62 Leit. Arzt d. AnästhAbt. d. Allg. Krh. Harburg. –
BV: Verhalten d. Kreislaufs in Hypothermie u. anschl. Zirkulationsunterbrechg. (mit Just u. Trede), in: Kreislaufmessungen, Bd. 2, Banaschewski München 1960. – Bedeutg. d. hyperakt. Carotissinus b. d. Anästh. gefäßkranker Pat. (mit Schulze-Bergmann u. Kleinert), in: Kongr.bd. Jahrestgg. 1972 d. DGAW, Springer Berlin, Heidelberg, New York. –
ZV: Beziehungen zw. Volumogramm u. Elektrogramm am isol. Froschherzen, 1. Mitt. Z. Kreislaufforsch. 44 (1955). – Analyse d. Scillawirkg. am isol. Froschherzen (mit Fischer u. Stoboy), ebd. – Beziehg. zw. Volumogramm u. Elektrogramm am isol. Froschherzen. 2. Mitt.: D. Dynamik d. Reizbildungs- u. Erregungsleitungsstörg. (mit Stoboy), ebd. (1956). – Zur Dynamik d. Froschherzens (mit Stoboy), ebd. – Anpassungserscheinungen am isolierten Froschherzen (mit Stoboy), ebd. – Über d. Wirkg. v. lyophilisierten Mitochondrien auf d. isol. hypodyname Froschherz (mit Stoboy), Berliner Med. 7 (1956). – D. Verhalten d. elektr. Aktivität während d. Dauer eines maximalen isometr. Kontrakt. d. Skelettmuskels (mit Friedebold u. Stoboy), ebd. 8 (1957). – D. Rheographie d. isol. Froschherzens (mit Stoboy), Z. Kreislaufforsch. 46 (1957). – D. Veränderg. d. elektr. Aktivität d. Skelett-

muskulatur unter d. Bedingg. eines isometr. Trainings (mit Friedebold u. Stoboy), Z. ges. exp. Med. *129* (1957). – Isometr. Training u. elektr. Aktivität b. d. Inaktivitätsatrophie d. Skelettmuskels (mit Friedebold u. Stoboy), Z. Orthop. Grenzgebiete *91* (1959). – D. Verhalten d. motorischen Einheiten unter d. Bedingg. eines isometr. Trainings (mit Stoboy u. Friedebold), Internat. Z. Physiol. u. Arbeitsphysiol. *17*(1959). – Erfahrg. mit Prothipendyl in d. Prämedikat., Anästhesist *8*(1959). – D. Anästh. b. Herzop. mit extrakorp. Zirkulat. (mit Just u. Beck), ebd. – Klin. Erfahrg. mit d. künstl. Hypothermie (mit Just), ebd. *9* (1960). – Ein neues Sichtgerät zur Überwachg. d. biolog. Größen in d. cardio-vasc. Chir. (mit Schunack), Chirurg *31* (1960). – Neues Sichtgerät zur Kontrolle biolog. Größen (mit Schunack), Med.Markt *5*(1960). – D. Verhalten d. biolog. Größen b. Herzop. in Hypothermie (mit Just u. Trede), Bulletin de la Soc. Internat. de Chir. *XIX* (1960). – Aktuelle Verfahren zur op. Blutverlust-Bestimmung, Med.Markt *7*(1960). – Bedeutg. u. Bestimmg. d. intraop. Blutverlustes (mit Just), Chirurg *31* (1960). – ESTIL (2-Methoxy-4-allyl-phenoxyessigsäure-N, N-diäthylamid), ein neuartiges, barbitursäurefreies, intraven. Kurznarkotikum (mit Just, Henschel u. Paul), ebd. *32* (1961). – Eisanästh. (mit Henschel), Med.Bild-Dienst 1/62,25. – D. schwere Unfall. Fragen d. Zusammenarbeit mit anderen Fächern aus d. Sicht d. Anästh. (mit Bergmann, Horatz u. Lawin), Melsunger Med.Mitt. *44*(1970). – D. Wert intraop. blutiger Druckmessungen b. rekonstruktiven Eingr. im supraaortischen Bereich (mit Schulze-Bergmann u. Kroll), Thoraxchir. Vask. Chir. *22*(1974).

O

Oberli-Katkat, Mueberra, Dr. med., Anästh. FMH (78), Anästhesist in d. Privat-Kl. Sonnenhof, CH-3000 Bern; Wiesenstr. 20, CH-3072 Ostermundigen. – * 12. 5. 46 Ankara. – **StE. u. Prom:** 69 Ankara. – **WG:** 71/72 Anästh. Basel (Hügin), 72–75 Anästh. Triemli-Zürich (Frey), 75/76 Anästh. Zürich (Hossli), 76–79 USA Aufenthalt, seit 79 Klinik Sonnenhof Bern.

Oberling, Manfred, Dr. med., Anästh. (83), Oberarzt am Krh. Ev. Stift St. Martin, Johannes-Müller-Str. 7, D-5400 Koblenz, Tel: 0261/1370; Balthasar-Neumann-Str. 73, D-5400 Koblenz-Pfaffendorf. – * 4.9.52 Haßloch/Pfalz. – **StE. u. Prom:** 79 Mainz. – **WG:** 79-83 Anästh. Mainz (Frey, Dick), seit 83 Anästh.-Oberarzt am Krh. Ev. Stift St. Martin Koblenz.

Obermann, Ludger, Dr. med., Anästh. (84), Anästh. am Kinder-Krh. Köln-Riehl, Amsterdamer Str. 59, D-5000 Köln 60; Brüsseler Platz 9, D-5000 Köln 1,

Tel: 0221/51 18 52. – * 4. 9. 49 Duisburg. – **StE:** 79 Münster, **Prom:** 83 Münster.

Oberndorfer, Karl F., Prim. Dr. med., Anästh. (62), Leiter d. AnästhAbt. am Allg. öff. Bezirkskrh., Swarowskistr. 1, A-6130 Schwaz; Weißgattererstr. 48, A-6130 Schwaz. – * 5. 9. 29 Innsbruck. – **StE. u. Prom:** 55 Innsbruck. – **WG:** 55/56 Dermat. Innsbruck (Konrad), 56/57 Chir. Woergl (Brandl), 57/58 Inn. Wien (Scharff), 58–63 Anästh. Wien (Mayrhofer), 60/61 Anästh. Philadelphia, USA (Dripps), 63 Lungenfunkt. Wien (Muhar), 63–68 Anästh. Stuttgart (Meissner), seit 68 Leiter d. AnästhAbt. Bezirkskrh. Schwaz/Tirol.

Oberschmid, Maria-Franziska, Dr. univ. med., Anästh. (83), Oberarzt d. Univkl. f. Anästh., Anichstr. 35, A-6020 Innsbruck; Sternwartestr. 23, A-6020 Innsbruck. – **StE. u. Prom:** 77 Innsbruck.

Oberschuir, Klaus-Jürgen, Dr. med., Anästh. (74), leit. Arzt d. Abt. f. Anästh. u. op. Intensivmedizin d. St. Marien-Hosp. Düren-Birkesdorf, Hospitalstr. 44, D-5160 Düren 4, Tel: 02421/8061; Hermann-Hesse-Str. 1, D-5160 Düren 7, Tel: 02421/31233. – * 8. 11. 37 Gelsenkirchen. – **StE. u. Prom:** 68 Kiel. – **WG:** 70 Anästh. Gelsenkirchen-Buer (Freischütz), 71/72 Anästh. Heidelberg (Just), 72–74 Oberarzt d. Abt. f. Anästh. u. op. Intensivmed., Städt. Krh. Leverkusen (Dietzel), seit 75 leit. Arzt d. Abt. f. Anästh. u. op. Intensivmedizin d. St. Marien-Hosp. Düren-Birkesdorf. –
ZV: Erfahrg. mit d. Desinfekt. v. Anästhzubehör mit 2 Präp. auf Aldehydbasis, Z. prakt. Anästh. *8* (1973) – Kreislaufstabilisierg. bei Spinalanästh. mit Ameziniummetilsulfat, Klinikarzt *4* (1984).

Oberwetter, Wolf Dieter, Dr. med., Anästh. (79), Chefarzt d. AnästhAbt. am St. Elisabeth Hosp., Elisabethstr. 10, D-4720 Beckum, Tel: 02521/8411; Marienstr. 31, D-4720 Beckum. – * 29. 4. 48 Oberjöllenbeck. – **StE:** 72 Münster, **Prom:** 74 Münster. – **WG:** 74–79 Anästh. Bielefeld-Bethel (Opitz).

Obrecht, Rolf, Dr. med., Anästh. FMH (80), Leit. d. AnästhAbt. d. Privatkl. Sonnenhof AG, Buchsertstr. 30, CH-3006 Bern; Haldenackerweg 30, CH-3065 Bolligen. – * 20. 10. 36 Solothurn. – **StE:** 61 Bern, **Prom:** 79 Bern. – **WG:** 62–70 Anästh. Bern (Tschirren).

Oduah, Marianne, Dr. med., Anästh. (69), Chefärztin d. AnästhAbt. am Martin-Luther-Krh., Caspar-Theyss-Str. 27, D-1000 Berlin 33, Tel. 030/82011. – **StE:** 62 Berlin, **Prom:** 68 Berlin. – **WG:** Anästh. u. In-

tensivmed. Berlin-Steglitz (Kolb), seit 72 Chefärztin am Martin-Luther-Krh. Berlin. –
BV: Bestimmg. d. Lactatexzesses in d. postop. Phase; in: Proc. „anaesth. 66", Berlin. – Messg. v. Haut-u. Kerntemperaturen b. langdauernden Eingriffen, Proc. Europ. Anästh.-Kongr. Prag 1970. – Verhalten des Serumspiegels v. Hexobarbital u. Thiopental beim alten Pat., in: Hutschenreuter, Bihler u. Fritsche, Anästh. in extremen Altersklassen, Springer Berlin, Heidelberg, New York 1970.

Oeftering, Tilman, RMD Dr. med., Lungen- u. Bronchialheilk. (76), Anästh. (80), Leit. d. Abt. ‚Ärztl. Betreuung ' im Bereich d. Landespolizeidirektion, Bissierstr. 1, D-7800 Freiburg. – * 23. 11. 41 Karlsruhe. – **StE. u. Prom:** 68 Heidelberg.

Oehmig, Heinz, Prof. Dr. med., Anästh. (56), in Pension; Schützen-Str. 9, D-7570 Baden-Baden. – * 30. 10. 19 Baden-Baden. – **StE. u. Prom:** 45 Freiburg, **Habil:** 62 Marburg. – **WG:** 46–49 Allg. Med. UNRA Bremen, 49–52 Chir. Bremen, 52–56 Anästh. Heidelberg (Frey), 56–59 Anästh. Univ. Köln, 59–73 Anästh. Univ. Marburg, 73–77 Krh.-wiss. Inst. Köln, 77–84 Inst. f. Anästh. u. Intensivmed. Stadtkl. Baden-Baden. –
BV, ZV: mehr als 100 wiss. Publ. –
HG: Anästh., med. Technik, med. Meßtechnik.

Oehmig, Rose, Dr. med., Anästh. (71), Oberärztin am Inst. f. Anästh. u. Intensivmed. d. Stadtkl., Balgerstr. 50, D-7570 Baden-Baden; Schützenstr. 9, D-7570 Baden-Baden. – * 15. 6. 40 Bukarest. – **StE. u. Prom:** 62 Bukarest. – **WG:** Anästh. Bukarest (Litarczek). –
ZV: Beatmung u. Spontanatmung unter CO$_2$-Kontrolle (mit H. Oehmig), Anästhesist 26 (1977). – Punktion d. Art. axillaris zur invasiven Blutdruckmessung u. Kontrolle d. Blutgase (mit Schönstedt), Anästh., Intensivther., Notfallmed. 17 (1982).

Ohlendorf, Hans-Jürgen, Dr. med., Anästh., Anästh. an d. AnästhAbt. d. Krskrh. München-Pasing, Steinerweg 5, D-8000 München 60. – **StE:** 76 München, **Prom:** 80 München.

Ohmann, Christian, Dr. med., Anästh. (79), Chefarzt d. Zentr. Abt. f. Anästh. u. Intensivmed. d. Krskrh. Freyung u. Grafenau, Krskrh. in D-8393 Freyung; Kreuzberg-Anger 60, D-8393 Freyung. – * 15. 6. 44 Heidelberg. – **StE:** 72 Heidelberg, **Prom:** 78 Heidelberg. – **WG:** 74 Chir. Hamburg (Matthaes), 74–79 Anästh. Trier (Teuteberg), 79–82 Anästh. Ulm (Ahnefeld), 82/83 Anästh. Esslingen (Zeller), seit 83 Chefarzt d. zentr. AnästhAbt. Freyung/Grafenau.

Oldenburger, Vera-Wilhelmine, Anästh. (80), leit. Ärztin f. Anästh. u. Intensivmedizin am Städt. Krh., Ravensburger Str. 39, D-7987 Weingarten; Pfänderweg 1, D-7980 Ravensburg. – * 6. 8. 39. – **StE:** 70.

Ollendorff, Trond, Dr. med., Anästh. (82), leit. Oberarzt f. Anästh. am LKH, Oberweggasse 18, A-8750 Judenburg. – * 15. 3. 41. – **StE. u. Prom:** 76 Graz. – **WG:** 79–82 Anästh. (List), seit 83 leit. Oberarzt f. Anästh. am LKH Judenburg.

Oman, Engelbert, Dr. med., Prim., Anästh. (70), Vorst. d. Inst. f. Anästh. u. Reanimat. am Krh. d. Barmh. Schwestern, Langgasse 16, A-4020 Linz; Unionstr. 27/V, A-4020 Linz. – * 6. 5. 36 Linz. – **StE. u. Prom:** 63 Wien.

Omuro, Osamu, Dr. med., Anästh. (83), Chefarzt d. AnästhAbt. d. Krskrh., D-8302 Mainburg; Postfeldstr. 14, D-8302 Mainburg. – * 10. 4. 44 Kankonando/Japan. – **StE:** 77, **Prom:** 80. – **WG:** 78–82 Anästh. Erlangen (Rügheimer).

Opderbecke, Hans Wolfgang, Prof. Dr. med. Dr. med. habil., Lungenkrankh. (57), Anästh. (60), leit. Med. Dir., Vorstand d. Inst. f. Anästh. d. Städt. Klinikums, Flurstr. 17, D-8500 Nürnberg 90; Juvenellstr. 70, D-8500 Nürnberg 90. – * 5. 6. 22 Düsseldorf. – **StE. u. Prom:** 50 Düsseldorf, **Habil:** 77 Erlangen-Nürnberg. – **WG:** 51/52 Inn. Düsseldorf-Benrath (Eitel), 52–56 Lungenheilk. Essen-Heidhausen (Sorbacher), seit 56 Anästh. Städt. Krankenanst. Nürnberg, seit 62 Vorst. d. Klin. Inst. f. Anästh. d. Städt. Klinikums Nürnberg. –
H: Anästh. u. Intensivmed., Arzt u. Krh., Medizinrecht. –
BV: Planung, Organisat. u. Einrichtg. v. Intensivbehandlungseinheiten, Anästh. Wiederbeleb., Bd. 33, Springer Berlin, Heidelberg, New York 1969. – Anästh. u. ärztl. Sorgfaltspflicht, ebd. Bd. 100, 1978. – Grenzen d. ärztl. Behandlungspflicht, in: Eser (Hrg.): Suizid u. Euthanasie als human- u. sozialwissenschaftl. Problem, Enke Stuttgart 1976. – Ethische u. jurist. Aspekte d. Respiratorther., in: Rügheimer (Hrg.): Akutes Lungenversagen, Klin. Anästh. Intensivther., Bd. 20, Springer Berlin, Heidelberg, New York 1979. – Grenzen ärztl. Behandlungspflicht in d. Intensivmed., in: Lawin u. Wendt (Hrg.): Aktuelle Probleme d. Intensivbehandlung II, Thieme Stuttgart, New York 1980. – D. Organisation d. Intensivmed. (mit Lawin), in: Lawin (Hrg.): Praxis d. Intensivbehandlg., 4. Aufl., Thieme Stuttgart, New York 1981. – Grenzen zw. Leben u. Tod (mit Weißauer), in: ebd. – Forensische Probleme in d. Anästh. (mit Weißauer), perimed Erlangen 1981. – Probleme d. Verantwortlichkeit in d. frühen postop. Phase, in: Rügheimer (Hrg.): Aufwachraum-Aufwachphase, Klin. Anästh.

Intensivther., Bd. 24, Springer Berlin, Heidelberg, New York 1982. – Forensische Probleme im Zusammenhang mit Intubat. u. Tracheotomie, in: Rügheimer (Hrg.): Intubat., Tracheotomie u. bronchopulmonale Infekt., Springer Berlin, Heidelberg, New York 1983. – Berufsbild d. Anästh., in: Brückner u. Uter (Hrg.): D. Berufsbild d. Anästh., Anästh. Intensivmed., Bd. 164, Springer Berlin, Heidelberg, New York, Tokyo 1984. –
ZV: Veritoltest u. Lungentbk. (mit Maaßen), Anästhesist 3 (1954). – Herzleistgskoeffiz. b. Lungentbk., Beitr. Klin. Tuberk. 115 (1956). – Tägl. Prothrombinbestimmg. (mit Maaßen), Thoraxchir. 4 (1956). – Sauerstoffsättigg., d. Kohlensäureausscheidg. u. d. Verhalten d. Kreislaufs b. Narkosebronchoskopien (mit Maaßen u. Müller), Anästhesist 5 (1956). – Steroidnarkose, Thoraxchir. 5 (1957). – Steroidnarkose in d. Behandlg. eines schweren Tetanus (mit Birkner), Chirurg 29 (1958). – Steroidnarkose, Dtsch. med. Wschr. 83 (1958). – D. Carcinom in d. Bauchchir. (mit Franke u. Ney), Chirurg 29 (1958). – Bedeutg. einer „Wachstation" (mit Franke), ebd. 30 (1959). – Steroidnarkose b. kardiovask. Eingriffen, Anästhesist 9 (1960). – Steroidnarkose, Chir. Praxis 1961. – D. Plang. u. Gestaltg. einer „Wachstation" (mit O. Pohl), Krankenhaus 1961. – Kava-Katheter b. langdauernder Infus.behandlg. (mit Bardachzi), Dtsch. med. Wschr. 86 (1961). – Angebor. Zwerchfell-Defekte u. Hiatus-Hernien im Neugeb.- u. frühen Säuglingsalter (mit Ney), Chirurg 32 (1961). – Frühdiagnose u. Frühop. d. isol. Bronchusruptur (mit Hofmann), Thoraxchir. 8 (1961). – D. art. Sauerstoffsättigg. b. ein- u. doppelseitigen Bronchographien in Endotrachealnarkose (mit Maaßen), Tuberk.-Arzt 16 (1962). – Opiatantagonisten u. Schmerzbekämpfg., Anästhesist 12 (1963). – Wachstation, Ber. I. Europ. Kongr. Anästh., Wien 1962, I. – Arbeitsbereich d. Anästh., Mod. Krh. 4 (1963). – D. Plang. v. Operationszentren aus d. Sicht d. Anästh., Krankenhaus 56 (1964). – Problematik u. Erfahrg. b. d. Anwendg. eines Cava-Katheters, Z. prakt. Anästh. 1 (1966). – Diallyl-nortoxiferin (Alloferin), ebd. 1 (1966). – Kl. d. postop. Nierenversagens (mit Gessler), ebd. 2 (1967). – Stellg., Aufgabenbereich u. Verantwortlichkeit d. Anästh. am Krh., Krankenhausarzt 40 (1967). – Organisat. d. Intensivmed. im Krh., ebd. 61 (1969). – Erste klin. Erfahrg. in d. Schockther. mit POR-8 (mit Alsweiler), Z. prakt. Anästh. 5 (1970). – Neue Gesichtspunkte in d. Behandlg. d. schw. eklampt. Zustandsbildes (mit Hofmann), Geburtsh. Frauenheilk. 31 (1971). – Kava-Katheter, ein 10-jähriger Erfahrungsber. (mit Gülke u. Kipka), Münch. med. Wschr. 114 (1972). – Organisat. d. Intensivmed., Ärztl. Praxis 24 (1972). – Bedeutg. d. Gruppenpflege im Rahmen d. Intensivmed. (mit Kipka), Z. prakt. Anästh. 8 (1973). – Tod, Todeszeitbestimmg. u. Grenzen d. Behandlungspflicht (mit Weissauer), Anästh. Informat. 14 (1973). – Stellg. d. Fachgebietes Anästh. in d. Intensivmed., ebd. 14 (1973). – Verantwortg. d. leit. Anästh. u. d. Delegierg. v. Aufgaben an ärztl. u. nichtärztl. Mitarbeiter (mit Weissauer), ebd. 14 (1973). – D.

Kollegialsystem als Strukturalternative f. AnästhAbt., Anästh. Informat. 15 (1974). – Zur Abgrenzung d. Aufgaben zw. Arzt u. nichtärztl. Mitarbeitern in d. Intensivther. (mit Weißauer), ebd. – Interdisziplinäre Zusammenarbeit in d. Intensivmed. – Gemeinsamkeiten u. Abgrenzung aus d. Sicht d. Anästh., Langenbecks Arch. klin. Chir. 337 (1974). – Med. Aspekte d. Sterbehilfe, Krankenhausarzt 48 (1975). – Organisat. d. Intensivmed., anästh. prax. 11 (1975). – D. Notarzteinsatz – eine Dienstaufgabe d. Krankenhausarztes? (mit Weißauer), Anästh. Informat. 16 (1975). – D. Delegation v. Aufgaben an Krankenschwestern u. Krankenpfleger, ebd. 17 (1976). – Risikofaktoren d. Anästh., ebd. 18 (1977). – Organisator. u. rechtl. Problematik d. postnark. Phase, Anästh. Intensivmed. 19 (1978). – Sorgfalt b. d. Durchführg. u. Überwachg. d. Anästh., ebd. 20 (1979). – D. Notarzteinsatz im Rettungswesen (mit Weißauer), Notfallmed. 5 (1979). – Anästh. b. Niereninsuffizienz (mit Gebert), Intensivbehandlung 4 (1979). – Ambul. Operieren aus d. Sicht d. Anästh., Arzt u. Krh. 5 (1980). – D. Organisation d. Notarzteinsatzes v. Krankenhausärzten, Anästh. Intensivmed. 21 (1980). – Durchführung v. Injektionen, Infusionen u. Blutentnahmen durch d. Pflegepersonal im Krh. (mit Weißauer), Anästh. Intensivmed. 21 (1980). – Medico-legale Probleme b. Bluttransfus. (mit Weißauer), Krankenhaus 73 (1981). – Anästh. im Rahmen d. Tageschir. (mit Landauer), Chirurg 52 (1981). – Grenzen d. Intensivmed., Arzt u. Krh. 6 (1981). – Sicherheit u. Instandhaltung med.-tech. Geräte – rechtl. Konsequenzen (mit Weißauer), Krankenhaus 74 (1982). – Voraussetzungen u. Grenzen d. ambul. Operierens aus anästh. Sicht, Anästh. Intensivmed. 23 (1982). – D. Aufklärungspflicht d. Anästh., Dtsch. Ärztebl. 79 (1983). – Zulässigkeit u. Grenzen d. „Parallelnarkose" (mit Weißauer), Anästh. Intensivmed. 24 (1983). – Kompetenzabgrenzg. u. organisator. Voraussetzg. in d. postop. Aufwachphase, Arzt u. Krh. 56 (1983). – D. Delegation v. Aufgaben an Ärzte in Abhängigkeit v. Weiterbildungsstand in d. Anästh., Anästh. Intensivmed. 24 (1983). – D. Überwachg. d. Pat. nach d. Narkose (mit Weißauer), ebd. 25 (1984). – Ärztl. u. rechtl. Aspekte d. Sterbehilfe (mit Weißauer), ebd. – Humane Intensivther., Arzt u. Krh. 57 (1984). – Intensivmed. in jedem Krh.?, ebd. – Forensische Probleme d. ärztl. Weiterbildung am Beispiel d. Parallelnarkose (mit Weißauer), Med. R. 2 (1984). – Ärztl. Dokumentat. u. Pflegedokumentat. (mit Weißauer), ebd. – Grenzen d. Intensivmed., ebd. 3 (1985) im Druck. – Medico-legale Konsequenzen des Fachkundenachweises f. Ärzte im Rettungsdienst (mit Weißauer), Krankenhaus 77 (1985) im Druck.

Opitz, Armin, Dr. med., Anästh. (70), Chefarzt d. Kl. f. Anästh. u. op. Intensivmedizin d. Krankenanst. Sarepta, Burgsteig 13, D-4800 Bielefeld 13; Dornberger Str. 6, D-4800 Bielefeld 1. – * 8.9.35 Lüben/Schlesien. – **StE.** u. **Prom:** 64. – **WG:** Anästh. Göttingen (Stoffregen). –

BV: Anästh. bei zerebralen Krampfanfällen und Intensivtherapie des Status epilepticus, Symp. 1979 Bielefeld, perimed Erlangen. – Anästh. bei Epileptikern und Behandlung des Status epilepticus, Symp. 1981 in Bielefeld, Ed. Roche.

Oppeck, Walter, Hofrat Prim. Dr. med., Anästh. (63), Vorst. d. Anästh.- u. IntensivAbt. u. ärztl. Dir. d. Allg. öffentl. Krankenanst., A-3580 Horn; Mühlfeld Nr. 1, A-3580 Horn, Tel: 02982/2909. – *2. 6. 26 Böhlerwerk-Waidhofen/Ybbs. – **StE.** u. **Prom:** 55 Wien. – **WG:** 58/59 UnfChir. Wien-Meidling (Russe), 59–69 Stockerau, NÖ (Wild), seit 63 leit. Anästh., 63–69 Krh. Korneuburg (Zyhlarz) Kons.-Facharzt f. Anästh., 60–63 Inst. f. Anästh. Wien (Mayrhofer), seit 69 Prim. d. Anästh.- u. IntensivAbt. a. ö. Krankenanst. Horn, seit 82 ärztl. Dir. d. a. ö. Krankenanst. Horn.

Orakcioglu, Ülkü, Dr. med., Anästh. (78), Oberärztin d. AnästhAbt. am Krskrh., Urselerstr. 33, D-6382 Bad Homburg; Altkönigsstr. 25, D-6370 Oberursel. – *2. 10. 42 Günüshare/Türkei. – **StE.** u. **Prom:** 67 Ankara. – **WG:** 67–71 Anästh. Türkei, 73–82 Anästh. Städt. Krankenanst. Idar-Oberstein (Koch, Göbel), 82 Anästh. Bad Soden, seit 82 AnästhAbt. d. Krskrh. Bad Homburg (Mann).

Ortmann, Uwe, Dr. med., Anästh. (75), Chefarzt an d. Abt. f. Anästh. u. Intensivmedizin, Krskrh., Robert-Koch-Str. 70, D-7580 Bühl/Baden.

Oručević, Jusuf, Dr. med., Anästh. FMH (80), Oberarzt an d. AnästhAbt. d. Kantonsspital, CH-6004 Luzern; Udelbodenstr. 61, CH-6014 Littau. – *18. 4. 43 Titograd/Yugosl. – **StE.** u. **Prom:** 69 Belgrad.

Oser, Gabriel Andreas, Dr. med., Anästh. (79), Oberarzt d. AnästhAbt. d. Rudolf Virchow Krh., Augustenburger Platz 1, D-1000 Berlin 65; Holsteinische Str. 59, D-1000 Berlin 31. – *7. 9. 42 Baden-Baden. – **StE:** 70 Freiburg, **Prom:** 75 Freiburg. – **WG:** 71/72 Chir. Baden-Baden (Eiermann), 72–79 Anästh. Berlin (Eberlein), seit 79 Anästh.-Oberarzt im Rudolf Virchow-Krh. Berlin (Eckart).

Osswald, Peter-Michael, PrivDoz. Dr. med., Anästh. (77), Oberarzt im Inst. f. Anästh. u. Reanimat. am Klinikum, Theodor-Kutzer-Ufer, D-6800 Mannheim; Landauer Warte 5, D-6720 Speyer. – *7. 9. 47 Pforzheim. – **StE.** u. **Prom:** 72 Heidelberg, **Habil:** 82 Heidelberg. – **WG:** 73/74 Anästh. Speyer (Essmann), seit 75 am Inst. f. Anästh., Klinikum Mannheim (Lutz), seit 77 Oberarzt ebd., Studienaufenth. in Boston (Pontoppidan) u. Genf (Suter). –

BV: Ed. board: Internat. J. of Clinical Monitoring and Computing, J. of Clinical Monitoring, Anästhesist. – 5 Bücher u. 16 Buchbeiträge, u. a. Anleitungen zur anästh. Praxis, Bergmann München 1984. – Anwendungsgebiete d. Computertechnologie in Anästh. u. Intensivmed., Springer Berlin, Heidelberg, New York, Tokyo 1985. –

ZV: 50 wiss. Publ., u. a. Bedarfsorient. variable parenterale Ernährg. f. d. Kindesalter, 1. Mitt.: Stoffwechselverhalten, 2. Mitt.: Proteinhaushalt (mit Striebel, Rohowsky u. Waag), Akt. Ernährungsmed. 1+2 (1979). – D. Wirkung v. verlängerter Inspirationszeit u. PEEP auf d. Compliance u. d. Gasaustausch b. d. mechan. Ventilation (mit Hartung, Klose u. Spier), Anästhesist 30 (1981). – Implementierung eines Datenmodells auf einer operativen Intensivstat. (mit Böhner, Bender, Hartung, Lutz u. Krayl), Intensivmed. 17 (1980). – Verhalten d. freien Fettsäuren b. d. prim. geschlossenen Marknagelung ohne Aufbohren v. Oberschenkelschaftfrakturen (mit Hartung, Spier u. Uhrig), Unfallheilkunde 83 (1980). – Klin. Pharmak. d. intraven. Einleitungsnarkotika (mit Hartung), Anästh. Intensivmed. 1 (1980). – Anästh. b. Schwerstverbrannten (mit Nebel, Hartung, Klose u. Vossmann), Anästhesist 29 (1980). – Datensyst. f. Beatmungspat. (mit Bender, Hartung, Klose u. Lutz), Anästh. Intensivther. Notfallmed. 15 (1980). – Erfahrg. mit d. nasotrach. Intubat. b. d. Erstversorgg. Gesichts- u. Halsverbrannter (mit Hartung u. Vossmann), ebd. – Effects of PEEP on Pulmonary Mechanics and Oxygen Transport in the Late Stages of Acute Pulmonary Failure (mit Klose), Intensive Care Med 7 (1981). – Atemmechanik b. d. kontroll. Beatmung während d. Narkose mit d. Engström-Respirator ECS 2000 (mit Klose, Hartung u. Jaminet), Anästh. Intensivther. Notfallmed. 16 (1981). – Risiken d. Anästh. (mit Lutz u. Bender), Anästhesist 31 (1982). – Entwicklg. u. Realisierg. einer computergestützten Aufnahmestatistik f. eine op. Intensivstat. (mit Hartung, Meissner, Lutz u. Krayl), Anästh. Intensivther. Notfallmed. 17 (1982). – Anästh. b. Pat. mit Leber- u. Nierenerkrankungen, ebd. – Ist d. Forderung nach einem präoperativen Routine-Untersuchungsprogramm (RUP) gerechtfertigt? (mit Lutz u. Bender), ebd. 18 (1983). – Entwicklg. u. Einsatz eines computergestützt erstellten Anästhesieprotokolls (mit Hartung, Bender, Lutz u. Olsson), Anästhesist 32 (1983). – D. Wirkg. v. positiv-endexspir. Druck (PEEP) resp. verlängerter Inspirationszeit auf Lungenmechanik, Gasaustausch u. Hämodynamik b. differenter Lungenventilat. (mit Bender, Hartung, Klose, Olsson u. Weller), ebd. – Zeitpunkt u. Häufigkeit periop. Herz-Kreislaufkomplikat. b. geriatr. Pat. (mit Hartung, Bender, Becker u. Lutz), Anästh. Intensivther. Notfallmed. 18 (1983). – Perspektiven d. Computereinsatzes in d. Anästh. (mit Bender, Hartung u. Lutz), Anästhesist 33 (1984). – D. Narkoseprotokoll (mit Hartung, Winter, Bender u. Lutz), ebd. – Graphic presentation of blood gas data (mit Bernauer, Bender u. Hartung), Internat. J. of Clinical Monitoring and Computing 1 (1984).

Ost-Müller, Liselotte, Dr. med., Anästh. (79), Chefärztin d. Anästh. u. chir.-anästh. Intensivstation am Krskrh., D-6682 Ottweiler; Kuselerstr. 24, D-6682 Ottweiler. – **StE:** 63 Homburg/Saar, **Prom:** 65 Homburg/Saar. – **WG:** Anästh., Chir. Neunkirchen, Inn., Anästh. Ottweiler.

Oster, Winfried, Dr. med., Anästh. (75), leit. Arzt d. AnästhAbt. am Gemeinnütz. Gemeinschaftskrh., Beckweg 4, D-5804 Herdecke; Bergweg 47, D-5804 Herdecke. – * 27. 7. 39. – **StE:** 66 Frankfurt/Main, **Prom:** 75 Hannover. – **WG:** 69 Truppenarzt Oldenburg, 70 Gyn. Oldenburg, (Harbort), 70–72 Anästh. Oldenburg (Heitmann), 72–76 Anästh. Hannover (Kirchner), 75 Oberarzt ebd., 76 1. Oberarzt d. AnästhAbt. Zweckverbandkrh. Bad Oeynhausen (Zimmermann), 76–79 1. Oberarzt u. Komm. Leiter d. AnästhAbt. Städt. Krankenanst. Idar-Oberstein (Koch), seit 80 leit. Arzt d. AnästhAbt. Gemeinnütz. Gemeinschaftskrh. Herdecke.

Osterburg, Joachim, Dr. med., Anästh. (74), Chefarzt d. AnästhAbt. am Krskrh., Ostenstr. 31, D-8078 Eichstätt; Kilian-Leib-Str. 119, D-8078 Eichstätt. – * 18. 2. 40 Halle/Saale. – **StE. u. Prom:** 67 München. – **WG:** 69–71 Chir. Memmingen (Händel), 71–73 Anästh. Amberg (Bialek), 73–83 1. Oberarzt d. AnästhAbt. d. Städt. Marienkrh. Amberg (Bialek), seit 84 Chefarzt d. AnästhAbt. d. Krskrh. Eichstätt.

Ott, Adelbert, Dr. med., Anästh. (64), Chefarzt d. AnästhAbt. d. Krh. Martha-Maria, Stadenstr. 58, D-8500 Nürnberg 20; Strengenberg 18, D-8501 Rückersdorf. – * 8. 5. 30 Lauf. – **StE. u. Prom:** 57 Erlangen. – **WG:** 57/58 Inn. Nürnberg (Meythaler), 58/59 Chir. Nürnberg (Franke), 59 Gyn. Nürnberg (Podleschka), 59 Anästh. Erlangen (Rügheimer), seit 59 Anästh. Nürnberg (Opderbecke), 63/64 Inn. (Card.) Nürnberg (Mechelke), seit 65 1. Anästh.-Oberarzt Nürnberg (Opderbecke), seit 68 Chefarzt des Krh. Martha-Maria, Nürnberg.

Ott, Alfred, Dr. med., Anästh. (65), Oberarzt am Inst. f. Anästh., Klinikum, Flurstr. 17, D-8500 Nürnberg; Strengenberg 16, D-8501 Rückersdorf. – * 8. 5. 30 Lauf a. d. Pegnitz. – **StE. u. Prom:** 57 Erlangen. – **WG:** Chir. u. Anästh. Erlangen, seit 61 Anästh. Nürnberg (Opderbecke).

Ott, Peter, Dr. med. univ., Anästh. (74), Chefarzt f. Anästh. u. Intensivmedizin am Ev. Krh., Martin-Luther-Str. 49, D-4540 Lengerich; Ledder Dorfstr. 15, D-4542 Tecklenburg. – * 14. 9. 41 Wien. – **StE. u. Prom:** 66 Wien.

Otten, Manfred, Dr. med., Anästh. (68), Leiter d. AnästhAbt. am Marienhosp., Rochusstr. 2, D-4000 Düsseldorf; Jürgenplatz 72, D-4000 Düsseldorf. – * 18. 2. 36 Düsseldorf. – **StE:** 61 Düsseldorf, **Prom:** 65 Düsseldorf.

Ottermann, Uwe, PrivDoz. Dr. med., Anästh. (74), Chefarzt d. Abt. f. Anästh. am St. Marien-Krh., Richard-Wagner-Str. 14, D-6000 Frankfurt; Töplitzstr. 7, D-6000 Frankfurt/Main 70. – * 22. 5. 42 Clausthal/Zellerfeld. – **StE:** 67 Freiburg, **Prom:** 68 Freiburg, **Habil:** 79 Frankfurt. – **WG:** 70–73 Anästh. u. Intensivmed. Düsseldorf (Zindler), 73–80 Anästh. Frankfurt (Dudziak), seit 80 Chefarzt d. Abt. f. Anästh. am St. Marien-Krh. Frankfurt. –
ZV: Ethrane in d. Kinderanästh. – Bestimmg. d. card. Pumpleistg. mit d. Impedanzcardiographie (mit Priester), Anästh. Intensivther. Notfallmed. 11 (1976). – D. Wirkg. v. Hypothermie u. Methoxyflurane-Nark. auf d. sympatho-nervale u. sympatho-adrenale Aktivität b. Herzop. (mit Dudziak, Appel u. Palm), Anästhesist 28 (1979). – Myocardprotekt. durch cardiopleg. Hämoglobin-Perfus., ebd. 29 (1980).

Otto, Uta Maria, Dr. med., Anästh. (75), Oberärztin d. AnästhAbt. d. St. Elisabeth-Kl., Kapuzinerstr. 1, D-6630 Saarlouis; Am Wald 8, D-6638 Dillingen. – * 21. 10. 39 Heidelberg. – **StE:** 63 Homburg/Saar, **Prom:** 66 Homburg/Saar. – **WG:** Anästh. 70–73 Saarbrücken (Beerhalter), 73/74 Saarbrücken (Krauter), 74–80 Saarlouis (Diemer/Lente), seit 80 St. Elisabeth-Kl. Saarlouis (Meyer).

Overbeck, Georg, Dr. med., Anästh. (71), Oberarzt d. Anästh.- u. IntensivpflegeAbt. am BwZentRKrhs., D-5400 Koblenz; Keltenstr. 101, D-5400 Koblenz. – * 7. 6. 23 Hindenburg/Oberschles. – **StE:** 55 Frankfurt/Main, **Prom:** 60 Berlin. – **WG:** Truppenarzt – Anästh. Mainz (Frey) u. Koblenz (Ahnefeld).

Özgönül, Ceyhun, Anästh. (82), leit. Arzt (im Kollegialsystem) d. Anästh. am Kinderkrh. Park Schönfeld, Frankfurter Str. 167, D-3500 Kassel; Heiligenbergstr. 21, D-3501 Fuldabrück 3. – * 16. 10. 51 Izmir/Türkei. – **StE:** 75 Izmir.

Özgün, Zekiye, Anästh. (82), leit. Ärztin f. Anästh. am Lukas Krh., Bentheimer Str. 10, D-4432 Gronau; Roonstr. 15, D-4432 Gronau. – * 11. 7. 48 Yenice/Türkei. – **StE:** 75 Istanbul. – **WG:** Anästh. 75–78 Paderborn (Feldmann), 78–80 Herford (Stark), 81 Dillenburg (Jaksic), seit 82 Lukas Krh. Gronau.

P

Pack, Willi K., Dr. med., Anästh. (76), niedergel. Anästh. in: Pfählerstr. 38, D-6600 Saarbrücken 1. – *22. 4. 40 Schönebeck. – **StE:** 67 Homburg/Saar, **Prom:** 69 Homburg/Saar. – **WG:** 70–72 Rechtsmed. Frankfurt (Gerchow), 73–76 Anästh. Homburg/Saar (Hutschenreuter), seit 76 niedergel. – **BV:** Allgemeinanästh. in d. Praxis (mit Kronschwitz), in: Anästh. in Ambulanz u. Praxis, hrg. Kronschwitz, INA-Reihe, Bd. 38, Thieme Stuttgart, New York 1982.

Packschies, Peter, Dr. med., Anästh. (75), leit. Arzt d. Abt. f. Anästh. u. Intensivpflege am Marien-Hosp., Am Boltenhof 7, D-4280 Borken; An der Nathe 45, D-4280 Borken. – *4.5. 42. – **StE:** 69 Heidelberg, **Prom:** 75. – **WG:** 70 Path. Heidelberg, 70/71 Inn. Weinheim, 72–75 Anästh. Heidelberg, 75–79 Oberarzt am Anästh. Inst. Städt. Krh. Friedrichshafen.

Paehrisch, Anna-Maria, Dr. med., Anästh. (81), z. Zt. nicht berufstätig; Dibberser Mühlenweg 79, D-2110 Buchholz. – *15. 8. 41 Würzburg. – **StE:** 68 Würzburg, **Prom:** 73 Würzburg. – **WG:** Anästh. 70 Buxtehude (Haag), 71 Hamburg (Winter), 73–80 Buchholz (Warnstedt), 80/81 Harburg (Nüßgen), 81–84 als Oberärztin im Krskrh. Buchholz, seit 84 nicht berufstätig.

Pahlow, geb. Korn, Vera, Dr. med., Chefärztin d. 1. AnästhAbt. d. Allg. Krh. St. Georg, Lohmühlenstr. 5, D-2000 Hamburg 1; Schanzengrund 3 c, D-2104 Hamburg 92, Tel. 040/7964881. – *2. 10. 24 Gleiwitz/Oberschl. – **StE:** 52 Hamburg, **Prom:** 53 Hamburg. – **WG:** 54/55 Chir. Hamburg (Diebold), 55–59 Anästh. Hamburg (Frahm), 57 Inn. Harburg (Budelmann), 60 Blutbank u. Thromb. Labor Hamburg (Wolf), seit 61 Chefärztin d. 1. AnästhAbt. d. Allg. Krh. St. Georg Hamburg.

Pahud, Benita, Anästh. (74), Jahnstr. 10, D-4322 Sprockhövel 2. – *12.9. 39. – **StE:** 67 Bonn. – **WG:** 70–74 Anästh. Wuppertal (Schara).

Palas, Timo A. R., Dr. med., Anästh. (78), Oberarzt am Dept. f. Anästh., Kantonsspital, CH-4003 Basel. – *5. 3. 46. – **StE:** 73 Basel, **Prom:** 74 Basel. – **H:** Redaktionsberater: „Clinical Cases". – **ZV:** Bisherige Erfahrg. mit „Rohypnol" in d. Anästh. u. Intensivther., Ed. Roche, Basel (1976). – Narkoseeinleitg. bei Kindern durch intramusk. Verabreichg. von Methohexital, Anästh. Intensivther. Notfallmed. (1980). – The risk of endotracheal intubation for car-

bon dioxide laser microsurgery of the larynx, Anesthesiology 1981. – Injector-Jet ventilation for laser microsurgery of the larynx and trachea, Anaesthesia 1982. – Intraven. Regionalanästh. d. unteren Extremität, Anästh. Intensivmed. 148 (1982). – Anästh. bei endoskop. Mikrochir. mit Laser, HNO 1982. – Intravenous regional anesth. for operations in the lower limb. Effects of two different concentrations of chloroprocaine, Regional Anaesth. 1982. – High frequency injector-jet ventilation for laser microsurgery of the trachea, Acta anaesth. scand. 1983. – Anästh. für Hals-Nasen-Ohren-Eingr., Ther. Umschau 1983. – D. Bedeutg. d. transkutanen Blutgasmonitoring in d. Endoskopie, HNO 1984. – Anästh. in d. endoskop. Laserchir., EBM-Verlag (1985). – **HG:** IVRA & injector-jet ventilation.

Palisaar, Rein, Dr. med., Anästh. (73), Chefarzt d. AnästhAbt. f. d. Krskrh. Bremervörde u. Martin-Luther-Krh. Zeven; Gnarrenburger Str. 117, D-2740 Bremervörde; – *14.5. 39 Reval/Estland. – **StE:** 65 Kiel, **Prom:** 67 Kiel.

Palme, Marianne, Dr. med., Anästh. (74), Chefärztin d. AnästhAbt. am Krskrh., Eduard Conzstr. 6–8, D-7260 Calw; Panoramastr. 20, D-7260 Calw-Hirsau. – *17. 10. 40 Niederkreibitz/ČSSR. – **StE:** 67 Freiburg, **Prom:** 68 Freiburg. – **WG:** 70/71 Anästh. Ebingen (Brunckhorst), 71/72 Inn. Balingen (Münzenmaier), 72/73 Chir. Ebingen (Leube), 73–75 Anästh. Freiburg (Wiemers), 75–78 Anästh. Villingen-Schwenningen (Gülke), seit 78 Chefärztin d. AnästhAbt. Krskrh. Calw.

Pankofer-Leporis, Martha, Dr. med., Anästh. (60), Leit. Ärztin d. AnästhAbt. im Roten Kreuz Krh., Nymphenburger Str. 163, D-8000 München 19; Klarweinstr. 39, D-8000 München 60. – *10. 6. 23 Werschetz/Jugoslawien. – **StE. u. Prom:** 54 München. – **WG:** 56/57 Chir. Bad Tölz, Inn. Bad Tölz u. München, 57–79 Anästh. Tübingen (Bark), 59 Physiol. München, seit 60 Rotes Kreuz Krh. München.

Panning, Bernhard, Dr. med., Anästh. (74), Oberarzt an d. Zentr. AnästhAbt. II d. Med. Hochschule Hannover, Konstanty-Gutschow-Str. 8, D-3000 Hannover 61; Bischofsholer Damm 64, D-3000 Hannover 1. – *6. 9. 41 Berlin. – **StE:** 67 Berlin, **Prom:** 70 Berlin. – **WG:** 69 Orthop. Berlin (Friedebold), 69/70 Gerichtsmed. Berlin (Rommeney), 70/71 Anästh. Berlin (Lamprecht), 72–74 Anästh. Hannover (Kirchner), 75 Pharmak. (Hoechst AG Frankfurt), 75 Anästh. Frankfurt (Kronschwitz), 77 Anästh. Hannover (Lohmann), 80 Anästh. Hannover (Kirchner), 84 Anästh. Hannover (Piepenbrock).

Parandian, Heschmat, Dr. med., Anästh., Chefarzt d. AnästhAbt. am Krh. St. Marienwörth, Mühlenstr. 39, D-6550 Bad Kreuznach, Tel: 0671/3721, Schmerzther. Sprechstunde: Mannheimer Str. 215, D-6550 Bad Kreuznach, Tel: 0671/72979; Kiefernweg 2, D-6550 Bad Kreuznach, Tel: 0671/64202. – * 5. 1. 35 Kermanschah. – **StE:** 64 Frankfurt, **Prom:** 68 Düsseldorf. – **WG:** 73 Anästh. Mainz (Frey).

Paravicini, Dietrich, PrivDoz. Dr. med., Anästh., Chefarzt d. Anästh. Kl. am Städt. Krh., Reckenberger Str. 19, D-4830 Gütersloh 1; Virchowstr. 30, D-4830 Gütersloh 1. – * 16. 7. 45 Freiburg. – **StE:** 71 Freiburg, **Prom:** 72 Freiburg, **Habil:** 84 Münster. – **WG:** 73 Anästh. Pinneberg (Adolf), 73–75 Anästh. BwKrh. Hamburg (Klaucke), 75/76 Anästh. Hamburg-Altona (Lawin), 76–84 Anästh. Münster (Lawin). –
BV: Hämodilut. u. Autotransfus. in d. periop. Phase, hrg. Lawin u. Paravicini, INA, Bd. 49, Thieme Stuttgart, New York 1984. – Intraop. Autotransfus. – Untersuchg. zur Effektivität u. Qualität d. Aufarbeitg. gewaschener autologer Erythrozyten, Schriftenr. Anästh. Intensivmed., Springer Berlin, Heidelberg, New York (im Druck). –
ZV: Spätkomplikationen nach Narkosezwischenfall, Dtsch. med. Wschr. 103 (1978). – Notfallprotokolle, Notfallmed. 4 (1978). – Ärztl. Erstversorgg. im Katastrophen- u. Verteidigungsfall aus d. Sicht d. Anästh. (mit Lawin), Wehrmed. Mschr. 5 (1978). – D. Bedeutg. d. kolloidosmot. Druckes b. herzchir. Pat., Wiss. Inform. Fresenius 8 (1979). – Anästh. beim hyperkalzäm. Koma (mit Götz u. Loew), Anästhesist 29 (1980). – Tramadol in d. postop. Phase (mit Schöngart u. Lawin), Anästh. Intensivther. Notfallmed. 16 (1981). – Erste Erfahrg. mit d. neuen Dräger-Narkosekreissystem f. Säuglinge u. Kleinkinder (mit Vietor), ebd. – Untersuchungen über analgetische Qualität u. Nebenwirkungen d. neuen Opioids Tramadol b. Patienten in d. postoperativen Phase (mit Schöngart u. Lawin), Therapiewoche 31 (1981). – Beatmungsmethoden f. notfallmed. Bedingungen (mit Lührs), Schwerpunktmed. 5 (1982). – Falsch angewendet, taugt auch d. beste Beatmungsmethode nichts, Notfallmed. 8 (1982). – Vergleichende Untersuchg. v. versch. Atemkalksorten (mit Henning u. Vietor), Anästh. Intensivther. Notfallmed. 17 (1982). – Wirkung v. Tramadol auf Hämodynamik u. Blutgase in d. frühen postop. Phase (mit Zander u. Hansen), Anästhesist 31 (1982). – Heparin-Elimination b. intraop. Autotransfus. mit dem Haemonetics Cell Saver (mit Schmitz-Huebner u. Stinnesbeck), Infusionsther. 10 (1983). – Morpholog. Veränderg. v. Erythrozyten unter intraop. Autotransfus. (mit Rassat u. Kamanabroo), Med. Klin. 78 (1983). – Ist intraop. Autotransfus. b. bakterieller Kontamination kontraindiziert? (mit Thys u. Ritzerfeld), Hyg.+Med. 8 (1983). – Intraop. Autotransfus. b. großen orthop. Eingr. (mit Frisch, Stinnesbeck u. Lawin), Z. Orthop. 121 (1983). – Anwendg. v. Neomycin-Bacitracin-Spüllösg. b. intraop. Auto-

transfus. während orthop. Op. (mit Thys u. Hein), Arzneim.-Forsch./Drug Res. 33 (II) (1983). – Intraop. Autotransfusion – gestern, heute, morgen (mit Lawin), Anästh. Intensivmed. 24 (1983). – Tramadol-Infusionsanästh. mit differenten Lachgaskonzentrationen (mit Trauner), Anästhesist 32 (Suppl.) (1983). – Überlebenszeit v. Erythrozyten nach intraop. Autotransfus. mit dem Haemonetics Cell Saver – Eine tierexp. Studie (mit Thys u. Wasylewski), ebd. – Tramadol-Infusionsanästh. mit Substitut. v. Enfluran u. differenten Lachgaskonzentrationen (mit Trauner u. Lawin), Anästhesist 33 (1985), im Druck.

Paris, Helmut, Dr. med., Anästh. (73), Geschäftsführ. Arzt d. Bezirksärztekammer Nordwürttemberg, Jahnstr. 32, D-7000 Stuttgart 70 (Degerloch); Hölderlinweg 95, D-7300 Esslingen.

Parteder, Egon, Dr. med., Anästh. (77), Oberarzt, leit. Anästh., Inst. f. Anästh. am LKH, Boder 125, A-8786 Rottenmann. – * 9. 6. 46 Graz. – **StE.** u. **Prom:** 71.

Pasch, Thomas, Prof. Dr. med., Anästh. (78), Oberarzt am Inst. f. Anästh. d. Univ. Erlangen-Nürnberg, Maximiliansplatz, D-8520 Erlangen; Drosselweg 1, D-8521 Möhrendorf. – * 1. 3. 41 Eisenberg. – **StE.** u. **Prom:** 67 Erlangen, **Habil:** 74 (Physiol.), 78 (Anästh.) Erlangen. – **WG:** 69–75 Physiol. Erlangen (Wetterer), seit 75 Anästh. Erlangen (Rügheimer). –
BV: Notwendiges u. nützl. Messen in Anästh. u. Intensivmed., Hrg. Rügheimer u. Pasch, Springer Berlin, Heidelberg, New York, Tokyo 1985. –
ZV: Dynamik d. Arteriensystems (mit Bauer), Verh. Dtsch. Ges. Kreislaufforsch. 40 (1975). – Determination of arterial input impedance spectra, Basic Res. Cardiol. 71 (1976). – Abhängigkeit d. Strömg. im aorto-koronaren Bypass v. extravasalen Widerstand (mit Reichl u. v. d. Emde), Z. Kardiol. 66 (1977). – Wirkg. v. Narkotika, Analgetika u. Relaxantien auf den glatten Gefäßmuskel (mit Bugsch u. Renkl), Anästhesist 28 (1979). – Blutdrucksenkg. b. kardiochir. Pat. (mit Schießler), Z. prakt. Anästh. 14 (1979). – Beatmungsprobleme b. schwerem Thoraxtrauma (mit Brandl), Intensivbehandlung 5 (1980). – Flunitrazepam in d. Intensivmed., Anästh. Intensivther. Notfallmed. 16 (1981). – Einfluß v. Vasokonstriktoren auf Plasmakatecholamine (mit Brandl, Köckerling u. v. d. Emde), Anästhesist 30 (1981). – Vasodilatatoren in Anästh. u. Intensivmed. (mit Schulz), Intensivbehandlung 6 (1981). – Anästh. in d. Karotischir., Anästh. Intensivmed. 23 (1982). – Toxicity of sodium nitroprusside with and without sodium thiosulphate (mit Schulz, Gross, Busse u. Loeschcke), Klin. Wschr. 60 (1982). – Effects of dopamine and dobutamine during CPPV (mit Brandl, Kamp u. Grimm), Intens. Care Med. 9 (1983). – Intraop. kontrollierte Hypotens., Anästh. Intensivmed. 24 (1983). – Methaemoglobin levels during

nitroglycerine infusion (mit Hoppelshäuser). Arzneim. Forsch. 33 (1983). – Nitroprusside-induced formation of cyanide and its detoxication with thiosulfate (mit Schulz u. Hoppelshäuser), J. Cardiovasc. Pharmacol. 5 (1983). – Nichtinvasive Erfassg. peripherer Widerstandsänderungen während Periduralanästh. durch Doppler-Strömungsregistrierung, Regional-Anästhesie 7 (1984).

Paschen, Heidi, Dr. med., Anästh. (75), niedergel. Anästh. mit eigener Praxis: Gemeinschaftspraxis Dr. med. H. Paschen, Drs. med. Parr, Pfaffplatz 10, D-6750 Kaiserslautern; Epplergasse 11, D-6750 Kaiserslautern. – * 15. 3. 40 Berlin. – **StE:** 66 Tübingen, **Prom:** 68 Tübingen. – **WG:** 67 Päd. Stuttgart, 67 Inn. Stuttgart, 68 Chir. Stuttgart, 69 Gyn. Göttingen, 69 Anästh. Krskrh. Northeim. –
BV: Organisation eines Anästh.-Zentrums f. ambul. Operationen, in: Anästh. in Ambulanz u. Praxis, hrg. Kronschwitz, INA-Reihe, Bd. 38, Thieme Stuttgart, New York 1982.

Pascht, Peter, Dr. med., Anästh. (63), Dir. u. Chefarzt d. Zentr. AnästhAbt. d. St. Vincentius-Krh., Steinhäuserstr. 18, D-7500 Karlsruhe 1. – **StE:** 54 Graz, **Prom:** 54 München.

Pashalidou, Paraskevi, Dr. med., Anästh. (81), Chefärztin d. Abt. f. Anästh., Schmerztherapie u. Intensivmedizin am Hosp. zum Hl. Geist, Bachstr. 76, D-4787 Geseke.

Paspalaris, Waios, Dr. med., Anästh. (80), 1. Oberarzt d. AnästhAbt. d. St. Johannes-Hosp., An der Abtei 7-11, D-4100 Duisburg 11; Hinter den Kämpen 193, D-4220 Dinslaken. – * 13. 10. 30 Paschalitsa/Griechenland. – **StE. u. Prom:** 71 Wien. – **WG:** bis 73 Chir. Hollabrunn, NÖ (Magistris) u. Gyn. Hollabrunn (Kreuzer), 73/74 Inn. Horn, NÖ (Seidel), 74/75 Anästh. u. Intensivmedizin Wien (Mayrhofer) u. Horn, NÖ (Oppeck), seit 75 Anästh. u. Intensivmedizin St. Johannes-Hosp. Duisburg (Drüge).

Pasquali, Edith, Dr. med., Anästh. (64), Oberarzt an. d. AnästhAbt. d. LKH, Auenbruggerplatz 1, A-8010 Graz; Liebiggasse 21/III./37, A-8010 Graz. – 26. 3. 32 Gröbming. – **StE. u. Prom:** 57 Graz. – **WG:** Anästh. Graz (Edlinger).

Passian, Joachim, Dr. med., Anästh., Chefarzt d. Zentr. AnästhAbt. am Krskrh. Osterode am Harz, Dr. Hermannes-Weg 1, D-3420 Herzberg; Selzergasse 1, D-3420 Herzberg. – * 11. 11. 43 Reichenberg/CSSR. – **StE. u. Prom:** 69 Erlangen.

Passmann, Ulrich, Dr. med., Anästh. (72), leit. Arzt d. AnästhAbt. am Loretto-Krh., Mercystr. 6-14, D-7800 Freiburg. – * 8. 2. 39 Langenberg/Velbert. – **StE:** 65 Düsseldorf, **Prom:** 66 Düsseldorf. – **WG:** Anästh. 67/68 St. Gallen (Kern), 68/69 Koblenz (Lange), 69/70 Aarhus/Dänemark (Poulsen), Stockholm (Norlander), 70-75 Freiburg (Wiemers).

Passow, Heide, Dr. med., Anästh. (82), niedergel. Anästh., tätig in Kl. Dr. Spreng, Mozartstr. 21, D-8000 München 2; Metzstr. 20, D-8023 Pullach. – * 4. 12. 44 Hammelburg. – **StE:** 70 München, **Prom:** 72 München. – **WG:** Anästh. München (Peter).

Patel, Sukhdeo, Anästh. (65 England, 75 Schweden, 77 Deutschland), Leit. Arzt d. AnästhAbt. d. Niedersächs. Krh., Maulbeerallee 4, D-3280 Bad Pyrmont; Maulbeerallee 4, D-3280 Bad Pyrmont. – * 28. 7. 29 Sarai (Surat)/Ind. – **StE:** 58 Bombay. – **WG:** 59/60 Inn. Bombay (Pophale), 60 Chir. Bombay (Nayen), 61 Orthop. Peterborough (Smith), 62/63 HNO Aylesbury (Niblock), Anästh: 63-65 Northampton (Waddy), 65/66 Leicester (Johnson), 66/67 Kettering (Waddy), 67/68 Burnley (Scarr), 68 Uddevalla (Oljelund), 68 Göteborg (Beck), 68/69 Jönköping (Helm), 69 Stockholm (Wikström), 69-76 Norrköping (Ervin), 75+76, 77/78 Eutin (Hildebrand), seit 78 leit. Arzt d. Anästh. Krh. Bad Pyrmont. –
ZV: Morfinintoxikation, Läkartidningen 1973. – Simple Pediatric Kit, Indian J. of Anaesth. 1974. – Febrile Patient, Läkartidningen 1975.

Pater, Gisela, Dr. med., Anästh. (74), Chefarzt d. Abt. f. Anästh. u. Intensivtherapie am Hosp. zum Hl. Geist, von Broichhausen-Allee 1, D-4152 Kempen 1; Robert-Koch-Str. 12, D-4152 Kempen 1. – * 7.7. 36. – **StE. u. Prom:** 63 Bonn. – **WG:** 70 Chir. Kempen (Plass), 70-73 Anästh. Krefeld (Körner), 73-80 Oberärztin Hosp. zum Hl. Geist Kempen, seit 80 Chefärztin ebd.

Patschke, Detlev, Prof. Dr. med., Anästh. (72), Chefarzt d. Abt. f. Anästh. u. op. Intensivmed. d. Paracelsus-Kl., Lipper Weg 11, D-4370 Marl; Kinderheimstr. 3, D-4370 Marl. – * 13. 11. 39 Königsberg. – **StE.** Prom: 66 Erlangen, **Habil:** 75 Berlin. – **WG:** 68 Anästh. Erlangen (Rügheimer), 69 Anästh. Berlin (Eberlein), 77 Anästh. Gießen, seit 80 Anästh. Marl. –
BV: Koronardurchblutg. u. myokard. Sauerstoffverbrauch während d. Narkoseeinleitg., Springer Berlin, Heidelberg, New York 1976.

Paukert, Zdenek, Dr. med., Anästh. FMH (72), frei prakt. Anästhesist Klinik St. Anna, CH-6006 Luzern; Schädrütihalde 5, CH-6006 Luzern. – * 15. 7. 34 Prag.

– **StE:** 58 Brno, CSSR, **Prom:** 72 Bern. – **WG:** Prag (Karviná), Lausanne (Verdan), Lindenhofspital Bern, Kantonsspital Grabs, Klinik St. Anna Luzern.

Pauli, Monika, Dr. med., Akad. Rätin, Anästh., Oberärztin am Inst. f. Anästh., Klinikum Großhadern, D-8000 München 70; Am Wiesenhang 119, D-8000 München 70. – * 14. 3. 51 Euskirchen. – **StE:** 76 Bonn, **Prom:** 77 Bonn. – **WG:** 77/78 Inn. Bonn, 78–80 Anästh. Gladbeck u. Bottrop, seit 80 Anästh. Großhadern München (Peter).

Pauser, Gernot, UnivDoz. Dr. med., Anästh. (74), Oberarzt d. Univkl. f. Anästh. u. allg. Intensivmedizin d. Univ., Spitalgasse 23, A-1090 Wien; Anton-Langer-Gasse 51, A-1130 Wien. – * 26. 8. 42 Gänserdorf/Österr. – **StE. u. Prom:** 68 Wien, **Habil:** 80 Wien. – **WG:** Anästh. Wien (Mayrhofer). –
BV: Schmerzstudien 1, Fischer Stuttgart 1978. – Lehrbuchbeiträge in: Anästh., Intensivmedizin u. Reanimatologie, hrg. Benzer, Frey, Hügin u. Mayrhofer, Springer Berlin, Heidelberg, New York. –
ZV: 160 wiss. Publ. auf d. Gebiet d. Anästh., Intensivmed., Schmerzforschg., Neurophysiol. u. Computermonitoring.

Peham, Christiane, Dr. med., Anästh. (82), Anästh.-Facharzt – Assist. am Allg. Krh., Schloßberg 1, A-4910 Ried im Innkreis; Peter-Rosseggerstr. 35, A-4910 Ried/Innkreis. – * 29. 1. 45 Haibach. – **StE. u. Prom:** 72 Wien.

Peić, Ivana, Dr. med., Anästh. (61), leit. Ärztin d. AnästhAbt. am Elisabeth-Krh., Moltkestr. 61, D-4300 Essen 1; Hemmerhof 109, D-4300 Essen 14. – * 11. 12. 24 Sisak/Jugoslawien. – **StE:** 53 Zagreb, **Prom:** 55 Zagreb. – **WG:** 56–58 Anästh. Zagreb (Longino), 58/59 Anästh. Zagreb, 59–61 Anästh. Freiburg (Wiemers), 61–69 Ärztin f. Anästh. Elisabeth-Krh. Essen, seit 69 leit. Ärztin d. AnästhAbt. Elisabeth-Krh. Essen.

Peine, Lore, Dr. med., Akad. Rat, Anästh. (75), Oberärztin d. AnästhAbt. am Klinikum Essen, Hufelandstr. 45, D-4300 Essen 1; An St. Albertus-Magnus 31, D-4300 Essen 1. – * 20. 5. 44. – **StE:** 69 Essen, **Prom:** 70 Essen. – **WG:** seit 71 Anästh. Essen (Stökker).

Pellegrini, Alfred, Dr. med., Anästh. (71), Anästh. am Diakonissen-Krh., Weissenwolffstr. 15, A-4020 Linz; Ziegeleistr. 66, A-4020 Linz. – * 7. 7. 36 Linz. – **StE. u. Prom:** 64 Innsbruck. – **WG:** 68–71 Anästh. Linz (Bergmann).

Pertzborn, Winfried, Dr. med., Lungenheilk. (59), Anästh. (71), Chefarzt d. Anästh.- u. Lungenfunkt. Abt. am Krh. Rohrbach, Kl. f. Thoraxerkrankungen d. LVA Baden, Amalienstr. 5, D-6900 Heidelberg 1; Menzelweg 2, D-6900 Heidelberg. – * 17. 9. 24 Kaisersesch. – **StE:** 52 Heidelberg, **Prom:** 53 Heidelberg. – **WG:** 60–65 Thoraxchir. (61–63 Anästh. unter Duvernoy, Stöckel u. Ohata), 65–69 Leit. d. Anästh.Team mit Grünberg, 69/70 Anästh. Heidelberg (Just), 70–73 leit. Oberarzt d. AnästhAbt. d. Thoraxchir. Kl. Heidelberg-Rohrbach. –
BV: Op. Behandlg. d. Lungentuberkulose (mit Vogt-Moykopf u. Zeidler), Chir. d. Gegenwart, Bd. 3, Urban & Schwarzenberg München, Wien, Baltimore. – Grundzüge op. Eingr. am Thorax (mit Lüllig u. Vogt-Moykopf), ebd., Ergänzung 1982. – Chir. Ther. d. Bronchialkarzinoms (mit Merkle, Zeidler u. Vogt-Moykopf), Handbuch f. Inn., Bd. IV 4 B (im Druck). –
ZV: Zur Erfassung u. stat. Behandlg. d. im Zusammenhang mit d. Umgebungs- u. Röntgen-Reihenuntersuchg. entdeckten Lungentuberkulose v. Frauen (mit Buchegger), Beitr. Kl. Tuberkulose 122 (1960). – D. Bedeutg. übereinstimmender Sollwerte f. eine einheitl. Beurteilg. spirograph. Meßergebn., ebd. 128 (1964). – D. Situat. d. Sollwertberechnung b. spirometr. Untersuchg. in Westdeutschland (mit Wieser u. Ohata), Prax. d. Pneumologie 1964. – Atemfunktionsuntersuchg. unter bes. Berücksichtigg. d. Wirbelsäulenhaltg. (mit Schaich), Beitr. Kl. Tuberkulose 130 (1965). – Zur Anästh. myopath. Pat., (mit Pertzborn), Z. prakt. Anästh. 1971. – Zur heutigen Indikat. d. chir. Behandlg. d. Lungentuberkulose (mit Vogt-Moykopf u. Zeidler), Prax. d. Pneumologie 1978. – Thoraxtraumen im Rahmen v. Mehrfachverletzg. (mit Lüllig, Ulrich u. Vogt-Moykopf), in: D. polytraumatisierte Pat., Symp. München 1982, Thieme Stuttgart. – Anästh. b. tracheo-bronch. Chir. (mit Toomes), The Thoracic and Cardiovascular Surgeon 1984. – Grenzen d. Belastbarkeit in d. allg. Thoraxchir. (mit Vogt-Moykopf u. Pierro), Langenbecks Arch. klin. Chir. (1984).

Peter, Klaus, Prof. Dr. med., Anästh. (72), Dir. d. Inst. f. Anästh. d. Univ., Klinikum Großhadern, Marchioninistr. 15, D-8000 München 70, Tel: 089/70954550; Melchiorstr. 39, D-8000 München 71, Tel: 089/798751. – * 14. 9. 38 Zopten/Schles. – **StE:** 66 Heidelberg, **Prom:** 68 Heidelberg, **Habil:** 72 Heidelberg. – **WG:** 68–70 Anästh. Heidelberg (Just), 70–76 Oberarzt d. Inst. f. Anästh. d. Städt. Krankenanst. Mannheim (Lutz), seit 76 Dir. d. Inst. f. Anästh. d. Univ., Klinikum Großhadern, München. –
H: Buchr.: Anästh. Intensivmed. (Springer Berlin Heidelberg New York Tokyo); Z: J. Intensive Care (Springer Berlin, Heidelberg, New York), Anästh. Intensivmed. (Perimed Erlangen). –
BV: Untersuch. zur Frage d. Schmerzausschalt. b. Endoskopien, in: Fortschr. d. Endoskopie, Bd. 3, Schattauer Stuttgart, New York 1972. – Chlorpromazinvergiftg. – Symptomatik u. Ther. (mit Alter), in:

Advanc. in Anaesth. Resusc., Proc. 3. Europ. Congr. Anaesth. Prag 1970, Bd. 2, Avicenum Prag 1972. – Neuentwick. Anästh.protokoll zur masch. Datenauswertg. (mit Lutz), in: ebd. – Prophylaxe u. Ther. d. postop. Erbrechens mit einem neuentwick. Antiemetikum, in: ebd. – Anästh.bed. Komplikat. (mit Lutz), in: Anästh. im Kindesalter, hrg. Ahnefeld, Burri, Dick u. Halmágyi, Klin. Anästh., Bd. 2, Lehmanns München 1973. – Ergebn. b. d. klin. Anwendg. d. Hämodilut. mit Humanalbumin u. Dextran, in: Mikrozirkulation, ebd., Bd. 3 (1975). – Kreislaufveränderg. beim Hund durch i.v. Anwendg. v. Ketamin nach Alpha-Rezeptoren-Blockade (mit Dietze, Klose u. Mayr), in: Ketamin, hrg. Gemperle, Kreuscher u. Langrehr, Anästh. Wiederbeleb., Bd. 69, Springer Berlin, Heidelberg, New York 1973. – Verhalten d. Katecholaminspiegels im Blut während i.v. Nark. mit Ketamin beim Hund (mit Altstaedt, Hollmann, Klose u. Mayr), in: ebd. – Hämodynam. Veränderg. im Schock bei i.v. Nark.einleitg. mit Ketamin (mit Dietze, B. Frey, Klose u. Mayr), in: ebd. – Tierexp. Studien zum Verhalten d. Atmg. beim hämorrhag. Schock (mit Klose), in: Anästh.: Atmung – Kreislauf, hrg. Gemperle, Hossli u. Tschirren, ebd., Bd. 80 (1974). – Tierexp. Untersuchg. über d. Wirksamkeit versch. Flüssigkeiten zur endobronch. Spülg. (mit Rebel u. Klose), in: ebd. – Tierexp. u. klin. Untersuchg. über d. hämodyn. Reakt. b. Anwendg. v. Ketamin (mit Lutz u. Klose), in: ebd. – Klin. Erfahrg. b. Langzeitbeatmg. mit d. Engström-Respirator, in: Engström-Respirator, hrg. Kalff, ebd., Bd. 82 (1974). – Tierexp. Untersuchg. über d. Wirksamkeit versch. Flüssigkeiten zur endobronch. Spülg. (mit Rebel u. Klose), in: Lungenveränderg. b. Langzeitbeatmg., hrg. Wiemers u. Scholler, Internat. Symp. Freiburg 1971, Thieme Stuttgart 1973. – Problematik d. Massivbluttransfus., in: Blutgruppenkunde, hrg. Urbaschek, Med. Verlagsges. Marburg 1973. – Anästh.-Vorbereitungsraum: Einrichtg., in: Prax. d. Nark. u. Wiederbeleb., hrg. Just, Thieme Stuttgart. – Anästh.-Probl. in d. Gefäßchir. (mit Just), in: ebd. – Anästh.-Probl. in d. Dermat. (mit Lutz), in: ebd. – Anästh.-Probl. in d. Radiologie (mit Lutz), in: ebd. – Anästh.-Probl. b. diagn. Eingr. (mit Lutz), in: ebd. – Organis. u. baul. Probl. sowie techn. Ausrüstg. d. Intensivtherapiestat., in: ebd. – NLA in d. Thoraxchir., in: D. NLA, hrg. Rügheimer, Thieme Stuttgart. – Diagn. d. Schocks, in: Schock, hrg. Lutz, Urban u. Schwarzenberg München. – Untersuchungen zur Analyse des großen Kreislaufs u. des Koronarkreislaufs am Hund unter Ehtrane-Nark. (mit Dietmann u. Sponer), in: Lawin u. Beer: Ethrane, Anästh. Wiederbeleb., Bd. 84, Springer Berlin, Heidelberg, New York 1974. – Klin. Erfahrungen mit der Hämodilut. (mit Lutz), in: Ahnefeld, Burri, Dick u. Halmágyi: Mikrozirkulation, Klin. Anästh. Intensivther., Bd. 5, Workshop 1974, ebd. 1974. – Spätergebn. nach Intensivther. – Eine Studie zur Erfassung d. Spätschicksale von Intensivtherapiepat. (mit Klose, Hildebrand, Harstad, Lutz u. Striebel), in: Lawin u. Morr-Strathmann: DAK 1972 in Hamburg, ebd. 1974. – Exp. Anästh. am Modell des wachen Ganztieres (mit Lutz), ebd. – Der Wirkmechanismus von Ketanest – Exp. Untersuchungen zum Cocain-Mechanismus (mit Dietze u. Raschack), ebd. – Der Wirkmechanismus von Ketanest – Untersuchungen zur Frage der Sympathikusaktivierung und der Wirkung auf die Alpha-Rezeptoren (mit Weidinger u. Klose), ebd. – Langzeitnark. beim Brandverletzten mit Ketamin (mit Klose, Mayr u. Striebel), ebd. – Preop. isovolemic hemodilut. with various solutions in the surgical patient (mit van Ackern, Berend, Buchert, Frey, Kersting, Klose, Kraatz, Lutz u. Schade), First World Congr. on Intensive Care, London Scientific Abstracts 56 (1974). – Wasser- u. Elektrolythaushalt, in: Frey, Eyrich, Lutz, Peter u. Weis: Infusionsther., Aesopus Milano, München, Lugano 1974. – Aminosäuren, in: ebd. – Fette, in: ebd. – Wasser und Elektrolyte, in: ebd. – Die Punkt. der großen Venen, in: ebd. – Acute preop. hemodilution in patients (mit van Ackern, Berend, Buchert, Kersting, Kraatz, Lutz and Schade), in: Messmer and Schmid-Schönbein: Intentional Hemodilution, Bibl. Haemat., No. 41, Karger Basel, München, Paris, London, New York, Sydney 1975. – D. direkte Wirkg. von Ethrane auf d. Warmblütermyocard am Herz-Lungen-Präparat (mit van Ackern, Hasselmann, Lindner u. Lutz), in: Respiration, Zirkulation, Herzchir., Hrg. Bergmann u. Blauhut, Anästh. Wiederbeleb., Bd. 93, Springer Berlin, Heidelberg, New York 1975. – Kreislaufanalyse von Ethrane – Untersuchungen am wachen Tier (mit van Ackern, Altstaedt, Dietmann, Eck, Keller, Lutz u. Sponer), in: ebd. – Hämodilut. bei chir. Pat. mit versch. Dilutionslösungen (mit Berend, Buchert, Kersting, Kraatz u. Schade), IV. Europ. Kongr. Madrid 1974, Excerpta Medica. – D. Kreislaufwirksamkeit versch. Inhalationsnarkotika – Eine tierexp. vergl. Studie von Halothan und Ethrane – (mit Frey, Dietmann, Keller u. Sponer), in: ebd. – Aminosäurepattern bei untersch. Patientengruppen in der Intensivmed. (mit Striebel), in: ebd. – Anästh. bei Sectio caesarea nach lang- u. kurzfristiger Gabe von Partusisten (mit van Ackern, Weidinger u. Hiltmann), in: Dudenhausen, Saling, Schmidt (Hrg.): Perinatale Med., Bd. 6, Thieme Stuttgart 1975. – Wirkg. von Ethrane auf d. cardiovasc. System (mit van Ackern), in: Kreuscher (Hrg.): Ethrane, Neue Ergebn. aus Forschung und Kl., Schattauer Stuttgart, New York 1975. – Untersuchg. zur Analyse d. großen Kreislaufs u. d. Coronarkreislaufs unter Einwirkung versch. intraven. Narkotika (mit van Ackern), in: Henschel: Bericht über d. VI. Bremer Neuroleptanalgesiesymp. 1974, ebd. (in press). – Klin. Erfahrg. mit d. Hämodilut. (mit van Ackern, Glocke, Kraatz, Lutz u. Martin), in: Klin. Anästh. Intensivther., Bd. 9, Springer Berlin, Heidelberg, New York 1975. – Untersuchg. zur Analyse d. großen Kreislaufs u. d. Coronarkreislaufs unter Einwirkung versch. intraven. Narkotika (mit van Ackern), in: G. Bremer Neuroleptanalgesie-Symp. 1974, Teil II, perimed Erlangen 1976. – Spez. Indikat., Kontraindikat. u. Nebenwirkg. kolloidaler Volumenersatzmittel (mit Franke u. Martin), in: Stuttgarter Symp. über bedarfsgerechte Volumenersatzther., Ludwigsburg 1976, Hrg. Lutz, Mannheimer Großdruckerei + Verlag 1977. - Parent. Ernährg. mit Glucose, Nicht-Glucose-Kohlenhydraten, Fetten u. Aminosäuren (mit Martin u. Schmitz), in: Akt. Probleme d. Intensivmed. I, INA, Bd. 12, Hrg. Lawin, Thieme Stuttgart 1978. - Indikat. für d. Zufuhr von Wasser, Elektrolyten u. Nährstoffen (Zufuhr von Nährstoffen u. Elektrolyten über periph. Venen) (mit Schmitz), in: Grundlagen u. neue Aspekte d. parenteralen u. Sondenernährg., Hrg. Eckart, INA, Bd. 13, ebd. 1978. - Verwertg. von Kohlenhydraten in d. postop. Phase (mit M. u. E. M. Georgieff), in: ebd. - Kohlenhydrate in der Postaggressionsphase, in: Akt. Probleme d. Intensivbehandlung II, INA, Bd. 14, ebd. 1980. - Ther. d. Low-output-Syndroms bei Pat. nach kardiopulm. Bypass mit Natriumnitroprussid u. Dopamin (mit Franke u. v. Ackern), Anästh. Intensivmed., Bd. 125, Springer Berlin, Heidelberg, New York 1980. - Akute respir. Insuffizienz, Hrg., ebd., Bd. 131, 1980. - Inhalationsanästh., heute u. morgen, Hrg. mit Jesch, ebd., Bd. 149, 1982. - Inhalation Anaesth., today and tomorrow, Hrg. mit Jesch, ebd., Bd. 150, 1982. - Sportverletzg. in d. Praxis - Möglichkeiten u. Grenzen d. Behandlg. (Veranstaltung d. Bayer. Sportärzteverbandes in Verbindung mit dem Internisten-Verband), Thieme Stuttgart 1982. - D. polytraumatisierte Pat., Symp. München 1982, INA, Hrg. mit Lawin u. Jesch, Bd. 32, Thieme Stuttgart, New York 1982. - Infektion, Sepsis, Peritonitis, Symp. Münster 1982, INA, Hrg. mit Lawin u. Hartenauer, Bd. 37, ebd. 1982. - Vorläufige Ergebn. d. Münchner klin. Haptenstudie (mit Laubenthal, Selbmann u. Meßnet), in: Immunologie in Anästh. u. Intensivmed., Doenicke und König (Hrg.), Springer Berlin, Heidelberg, New York 1983. - Hämodynam. Monitoring (Hrg. mit Jesch), Anästh. Intensivmed., Bd. 156, ebd. 1983. - Sepsis u. Metabolismus. Grundlagen u. ther. Konsequenzen (Hrg. mit Schmitz), Zuckschwerdt München, Bern, Wien 1983. - Katastrophenmed., Bd. I, Hrg. mit Heberer, Rebentisch, Linde u. Kirchhoff, Bergmann München 1984. - Isofluran. Exp. u. klin. Aspekte, Excerpta Medica Amsterdam 1984. - Transkutanes pCO$_2$-Monitoring während kardiochir. Eingriffen: D. Einfluß d. Hypothermie u. extrakorporalen Zirkulat. (mit Madler, Vogel, Kreuzer u. Versmold), in: Schara: DAK Wiesbaden 1982, Springer Berlin, Heidelberg, New York, Tokyo 1984. - Hämodynamik u. respir. Wirkg. von Buprenorphin u. Pethidin (mit Adt, Franke u. Vogel), in: ebd. - Suppress. d. Lymphocytentransformat. durch Thiopental u. Halothan in vivo (mit Schmucker, Hammer u. Brendel), in: ebd. - Intensivmed. in jedem Krh., in: Das Berufsbild des Anästh. (Hrg. Brückner u. Uter), ebd., Bd. 164, 1984. - Anesth. Pour ESWL (Extracorporeal Shock Lithotripsy) (mit Weber, Madler, Chaussy u. Keil), in: Kongrbd. Forum Club des Urgences on Anesth.-Reanimation, Paris 1984. - Anästh. Praxis (mit Lutz, van Ackern, Geiger, Hartung, Klose, Martin, Osswald, Striebel u. Tolksdorf), Springer Berlin, Heidelberg, New York, Tokyo 1984. - Indikat. zur Vasodilatat. bei gefäßchir. Eingr. (mit van Ak-

kern, Martin, u. Jesch), in: Anästh. Probleme in d. Gefäßchir., ebd. 1984 (in press). - Katastrophenmed., Bd. II, Hrg. mit Heberer u. Ungeheuer, Bergmann München 1984. - Volumenersatz - Kolloide oder Kristalloide? (mit Laubenthal), in: ebd. - Organversagen während Intensivther., Hrg. mit Lawin u. Jesch, INA, Bd. 45, Thieme Stuttgart 1984 . - Maschinelle Beatmung - gestern, heute, morgen, Symp. Münster, Hrg. mit Lawin u. Scherer, ebd., Bd. 48, 1984. - Notwendiges u. nützliches Messen in d. Anästh. u. Intensivmed., 2. Internat. Erlanger Anästh.-Symp. 1984, Springer Berlin, Heidelberg, New York, Tokyo 1984. - Anästh. Methoden in d. Urol. (mit van Ackern), in: Schmiedt, Eingriffe an den Harnorganen, Nebenniere u. männl. Geschlechtsorganen, offene Operationen, ebd. 1985 (in press). - Inhalationsanästh. - Neue Aspekte - (mit Brown, Martin u. Norlander), Anästh. Intensivmed., ebd., Bd. 184, 1985. - Inhalational Anesth. - new aspects (mit Brown, Martin u. Norlander), ebd., Bd. 185, 1985. - Intensivmed. 1985, 6. Int. Symp. über akt. Probl. d. Notfallmed. u. Intensivther., Münster, Hrg. mit Lawin u. van Aken, INA, Bd. 52, Thieme Stuttgart, New York 1985. - Akt. Aspekte in d. Intensivmed., Symp. München 1984, Hrg. mit Jensen u. Lawin, ebd. Bd. 53, 1985. - Intensivmed. - Quo vadis? Hrg. mit Jensen u. Lawin, ebd. (in press). - Plasmather. - Indikat. zur Behandlg. mit Plasmaprotein, Hrg. mit Lutz u. Rother, Med. Verlagsges. 1985 - D. Hämodynamik kritisch kranker Pat., Akt. Intensivmed. 2, Wiener intensiv-med. Tage 1985, Schattauer Stuttgart, New York 1985. - Extracorporeal Shock Wave Lithotripsy for Renal Stone Disease, Hrg. mit Gravenstein, Butterworths 1985. -

ZV: Erfahrg. mit einer multifakt. medikament. Asthmather., Z. Ther. 5 (1967). - Ther. d. Verdauungsinsuffizienz (mit Gietz), Z. Gastroenterol. 6 (1968). - Anästh. b. d. op. Behandlg. d. Pericarditis constr. (mit Dietzel u. Storch), Herz/Kreisl. 7 (1969). - Ursachen u. Behandlg. d. akut. Kreislaufstillstandes (mit Just u. Dietzel), Z. prakt. Anästh. 4 (1969). - Ketanest zur Narkoseeinleitg. beim Schock (mit Klose u. Lutz), ebd. 5 (1970). - Konservat. Behandlg. d. schw. Schädel-Hirn-Traumas (mit Klose, Neundörfer u. Tornow), ebd. 6 (1971). - Untersuchg. zur Ther. mit Volumenersatzlösg. (mit Lutz), ebd. 6 (1971). - Erste prakt. Erfahrg. mit d. Anästh.protokoll Mannheim zur vollautomat. Datenverarbeitg. (mit Lutz, Ahlborn u. Winnewisser), Anästh. Informat. 5 (1970). - Erfahrg. mit einer Gerätekombinat. zur Beatmg. v. Säuglingen in Nark. (mit Dietzel), Anästh. Praxis 5 (1970). - Schädigg. im Respir.trakt nach Langzeitintub. u. Tracheotomie b. Erwachs. unter bes. Berücksichtigg. d. Morphologie (mit Hegendörfer u. Reichert), Anästhesist 19 (1970). - Tierexp. Untersuchg. über Blutvolumenveränderg. b. Verwendg. v. Plasmaersatzmitteln (mit Lutz), Wiss. Informat. (Fresenius) 1971. - Anwendg. v. Succinyl b. d. Nark. zur Nephrektomie bds. als vorbereit. Op. für spätere Nierentransplantat., ebd. 1971. - Tierexp. Untersuchg. b. Langzeitbehandlg. mit Plasmaersatzmitteln (mit Lutz), Biblioth. haemat. 37

227

(1971). – Langzeitbehandlg. mit Plasmaersatzmitteln (mit Lutz), Z. ges. exp. Med. *154* (1971). – Prophyl. u. Ther. d. postop. Erbrechens (mit Klose, Lutz u. Immich), Med. Klin. *66* (1971). – Combinación de aparatos para la respir. de los lactantes anestesiados (mit Dietzel), Pract. ped. *7* (1971). – Entwicklungsstand mod. Respiratoren, Med. Techn. *3* (1971). – Techn. u. klin. Anwendungsmöglichk. d. kontr. Hypothermie (mit Mayr), ebd. *3* (1972). – Elektron. Pat.überwachg. (mit Klose), ebd. *3* (1972). – Pathogenese u. Diagn. d. Schocks (mit Klose u. Lutz), Schwesternrevue *10* (1972). – Ther. d. Schocks (mit Lutz u. Klose), ebd. *10* (1972). – Hämodyn. Reakt. nach Anwendg. v. Ketamine – Eine tierexp. Studie – (mit Lutz u. Juhran), Z. prakt. Anästh. *7* (1972). – Blutgasanalyt. Untersuchg. während d. Narkosebeatmg. mit u. ohne Kohlensäureabsorpt. (mit Arens, Klose u. Mayr), ebd. – Wirkg. versch. Narkotika auf Herz u. Kreislauf b. d. Narkoseeinleitg. im frühen hämorrhag. Schock (mit van Akkern, B. Frey u. Schoenian), ebd. – Kreislaufanalyse v. Ethrane-Untersuchg. am wachen Tier (mit van Akkern, Altstaedt, Dietmann, Eck, Keller, Lutz u. Sponer), ebd. *8* (1973). – Aufgaben u. Organisat. d. Intensivmed. am Krh. (mit Lutz u. Klose), Fortschr. Med. *90* (1972). – Experiments on the induct. of gen. anesth. in shock: exp. studies in the conscious animal (mit Lutz, Mayr, Dietze u. B. Frey), Excerpta Medica, Int. Congr.ser. *261* (1972). – Hyperbilirubinämie u. Anästh. nach Op. am off. Herzen (mit Storch u. Stoeckel), ebd. – Untersuchg. zum Risiko d. Allgemeinanästh. unter op. Bedingg. (mit Lutz u. Klose), Dtsch. med. Wschr. *97* (1972). – Anästh. Probl. b. d. Lebertransplant. beim Hund (mit Dietz), Anästhesist *21* (1972). – Ther. Wirksamkeit eines neueingeführten Plasmaersatzmittels auf d. Basis v. Dextran (mit Klose), ebd. – Kreislaufveränderg. b. d. Narkoseeinleitg. mit DHB u. Fentanyl im hämorrhag. Schock (mit Dietze, Lutz, Mayr u. Raschack), ebd. *22* (1973). – Klin. Untersuchg. über Mononark. mit Ketamine b. Brandverletzten (mit Klose), ebd. – Anwendg. d. Hypothermie beim schw. Schädel-Hirn-Trauma, Hefte Unfallheilk. *111* (1972). – Untersuchg. b. exp. Lebertransplantat. – I. Mitt.: Hämodynamik u. Säure-Basen-Haushalt (mit Stoeckel, Dietz, Papenberg u. Nicklis), Z. exp. Chir. *6* (1973). – II. Mitt.: Gerinng. (mit Dietz, Stoeckel, Papenberg u. Nicklis), ebd. – Kontroll. Hypothermie als Behandlungsprinzip in d. Intensivther. (mit Mayr), Anästh. prax. *8* (1973). – Präop. Befunderhebg. (mit Lutz), Langenbecks Arch. klin. Chir. *334* (1973). – Risiko d. Anästh. unter op. Bedingg. (mit Lutz), ebd. – Plasma-Substitutes (mit Lutz u. Klose), Asian Arch. Anaesth. Resusc. *2* (1973). – Infusionstechnik b. Verbrannten (mit B. Frey u. Striebel), Med. Technik *3* (1974). – Neuentwick. Blutfilter nach Swank zur Anwendg. b. Transfus. (mit Kersting u. Striebel), ebd. – D. ADP-induzierte Thrombozytenaggregat. (mit Stosiek u. Nolt), Med. Welt *25* (1974). – D. Wirkg. von Dextran 60 auf d. Thrombozytenaggregat. in vitro u. in vivo (mit Stosiek u. Nolt), ebd. – Nährstoff- u. Energiesubstitut. bei Verbrannten (mit Frey u. Striebel),

Med. Mitt. Braun Melsungen, Bd. 48, (1974). – Klin. Untersuchg. über d. Kreislaufbeeinflussg. bei Anwendg. d. präop. isovol. Hämodilut. (mit van Ackern, Berend, Buchert, Kersting, Kraatz u. Schade), Z. prakt. Anästh. *9* (1974). – Anfrage aus d. Praxis, ebd. – D. Wirkg. von Ethrane u. Halothan am vorgeschädigten Herzen u. Herz-Lungen-Präparates (mit van Akkern u. Hasselmann), ebd. *10* (1975). – D. Verhalten d. kardiozirkul. Systems bei einer mod. NLA-Einleitg. mit Etomidate (mit Kraatz, van Ackern, Martin u. Schade), ebd. – Stoffwechselverhalten bei Magenpat. während viertägiger postop. vollständiger parent. Ernährg. mit Aminosäuren u. einer Glukose-Lävulose-Xylit-Kombinationslösg. (mit Dutz, Greiner, Kersting, Martin, Mast, Schmidt u. Schmitz), Z. Ernährungswiss. *14* (1975). – Kreislaufveränderg. bei präop. Isovol. Hämodilut. mit einer gemischt. Lösg. aus Hydroxyäthylstärke u. Humanalbumin 5% (mit van Ackern, Glocke, Martin u. Schmitz), Anästhesist *24* (1975). – D. Beeinflussg. d. Blutgerinng. durch Hydroxyäthylstärke (mit Gander, Lutz, Nold u. Stosiek), ebd. – Suitability of Non-Glucose-Carbohydrates for Parenteral Nutrition (mit Ahnefeld, Bässler, Bauer, Berg, Bessert, Dietze, Dudziak, Förster, Geser, Grunst, Halmagyi, Heidland, Heller, Kuhlmann, Lutz, Paulini, Pesch u. Rittmeyer) Europ. J. Intens. Care Med. *1* (1975). – Verbesserg. d. Effektivität einer parent. Ernährg. durch zusätzl. Applikat. einer Serum-Protein-Lösg. (mit Schmitz u. Martin), Z. Ernährungswiss. *14* (1975). – Auswirkg. u. Vermeidg. eines postop. Kaloriendefizits (mit Schaub), Therapiewoche *25* (1975). – D. Eigng. von Nicht-Glukose-Kohlenhydraten für d. parent. Ernährg. (mit Ahnefeld, Bässler, Bauer, Berg, Bessert, Dietze, Dudziak, Förster, Geser, Grunst, Halmagyi, Heidland, Heller, Kuhlmann, Lutz, Paulini, Pesch u. Rittmeyer), Infusionsther. *2* (1975). – Stoffwechselverhalten bei totaler parent. Ernährg. in d. postop. Phase (mit Dutz, Greiner, Kersting, Martin, Mast, Schaub, Schmidt u. Schmitz), ebd. – D. Wirksamkeit versch. Elektrolytlösg. auf d. Wasser- u. Elektrolythaushalt in d. postop. Phase (mit Martin, Glocke, Hilgenfeldt, Kersting, Müller, Riegelsberger u. Schaub), ebd. – D. Verhalten d. freien Plasmaaminosäuren u. einiger Stoffwechselparameter während parent. Ernährg. in d. postop.-posttraumat. Phase (mit Striebel, Rabold, Schaub, Schmidt u. Schmitz), ebd. *3* (1976). – D. Kreislaufbeeinflussg. durch Dihydroergotamin i. m. in d. frühen postop. Phase (mit Martin, Immich u. Lutz), Med. Klin. *71* (1976). – Gerinnungsveränderg. bei Anwendg. versch. Dilutionslösg. bei präop. Hämodilut. (mit Martin, Armbruster, Fischer, Kraatz, Kersting u. Oberst), Anästh. *25* (1976). – Anästh. mit Fluothane nach Tokolyse mit Partusisten (mit van Ackern, Weidinger u. Hiltmann), Z prakt. Anästh. 11 (1976). – Klin. Prüfg. d. Aminosäurelösg. OP mit Elektrolyten u. Kohlenhydraten (mit Schaub u. Müller), Infusionsth. u. klin. Ernähr. – Forsch. u. Praxis *3* (1976). – D. klin. Anwendg. d. präop. isovol. Hämodilut. (mit Armbruster), Med. Mschr. *30* (1976). – D. Problematik

d. präop. Risikoeinstufg. (mit Lutz u. Klose), Anästh. Informat. *17*(1976). - Prä- u. postop. Ernährg. (mit M. u. E. M. Georgieff), Ernährungsmed. *1* (1976). - Hemodilucion aguda preoperatoria, La Revista IBYS *34*, 1976. - Postop. totale parent. Ernährg. unter Verwendg. einer Kohlenhydratmischg. (mit Dutz, Greiner, Kersting, Mast u. Schaub), Münch. Med. Wschr. *46* (1976). - Ther. d. low-output-Syndroms bei Pat. nach kardiopulm. Bypass mit Natriumnitroprussid u. Dopamin (mit van Ackern u. Franke), Langenbecks Arch. klin. Chir., Suppl. 127 (1978). - D. Sicherstellung von Atmung u. Kreislauf beim polytraumat. Pat., Chirurg *49*(1978). - D. Wirkg. von Natriumnitroprussid auf d. Hämodynamik von herzgesunden u. linksherzinsuff. Pat. (mit Franke, Plaue u. v. Ackern), Z. prakt. Anästh. *13* (1978). - Anästh. Probl. bei Pat. vor Nierentransplantat. (mit Franke), Bayer. Ärztebl. 1979. - Hämodynam. Wirkg. von Natriumnitroprussid u. Dopamin nach kardiochir. Eingr. (mit Franke, v. Ackern, Reichart u. Kreuzer), Anästh. *28*(1979). - Akt. Med., Stellungnahme (mit Ahnefeld, Gruber, Lutz u. Meßmer) zu: Anwendg. von Dextrane, Münch. Med. Wschr. *121* (1979). - Kreislaufkomplikat. durch Knochenzement (mit Franke u. Plaue), ebd. - Hämodynamik d. großen u. kleinen Kreislaufs während op. Versorgg. von Schenkelhalsfrakturen bei alten Pat. in Spinalanästh. Prakt. Anästh. *14* (1979). - Verwertg. von Aminosäuren in d. postop. Phase (mit Schmitz), Akt. Ernährungsmed. *6*(1979). - Combined Ther. of Low-Output-Syndrome with Vasodilatation and Positive Inotropic Stimulation in Patients After Open-Heart-Surgery (mit Franke u. v. Ackern), Brit. J. Anaesth. *51*(1979). - D. akute respir. Insuffizienz (mit Bayer), Internist *21* (1980). - Präop. Befunderhebg. mit Risikoeinstufg. im Rahmen d. Anästhvorbereitg. (mit Unertl), Bayer. Ärzteblatt 1980. - Ther. d. akuten respir. Insuffizienz (mit Bayer), Hrg. Kirchhoff u. Linde, Notfallmed. *3* (1980). - D. Anästhrisiko (mit Unertl, Henrich, Mai u. Brunner), Anästh. Intensivmed. *21* (1980). - Infusionsther., parent. Ernährg. u. metabol. Entgleisg. in d. postop. Phase (mit Schmitz), Langenbecks Arch. klin. Chir. 352 (1980). - Hämodynam. u. respir. Effekte von Pentazocin, Untersuchg. an kardiochir. Pat. (mit Schmucker, V. Ackern, Franke, Noisser, Militzer, Kreuzer u. Türk), Anästhesist *29*(1980). - Ther. d. Low-Output-Syndroms mit Urapidil u. Dobutamin (mit Franke, van Ackern, Kreuzer u. Schmucker), ebd. 30 (1981). - Einfluß von Pentobarbital auf d. Mikrozirkulat. von Skelettmuskulatur u. Subkutis. Eine exp. Studie (mit Franke, Endrich, Laubenthal u. Messmer), Anästh. Intensivther. Notfallmed. *17* (1982). - The syndrome of inappropriate secretion of antidiuretic hormone (SIADH)-treatment with lithium (mit Finsterer, Beyer, Jensen, Wakker, Kellermann, Arnold, Unertl, Militzer, Männer u. Weber), Intensiv Care Medicine *8* (1982). - Prophylaxe d. Dextran-Anaphylaxie (mit Laubenthal u. Messmer), Münch. med. Wschr. 1982. - Postop. Veränderg. d. Immunosystems (mit Schmucker u. Hammer), ebd. - Supression of Lymphocyte-proliferation in patients following injection of thiopental (mit Schmucker, Hammer, Taeger u. Brendel), Intensive Care Med. *9* (1983). - Zum Verhalten d. Plasmavolumens u. abgeleit. Größen über mehrere Wochen nach Polytraumen (mit Jensen, Finsterer, Beyer, Kellermann u. Unertl), Anästhesist *32* (1983). - Anaphylaktoide/anaphylakt. Reakt. auf Dextran: Pathomechanismus u. Prophylaxe (mit Laubenthal, Richter, Kraft, Selbmann u. Messmer), diagnostik u. intensivther. *8* (1983). - Anästh. im hypovol.-traumat. Schock (mit Laubenthal, Franke u. Jensen), Hefte Unfallheilk. *156* (1983). - Haptendextran (mit Laubenthal u. Meßmer), Dtsch. Med. Wschr. *108*(1983). - The effects of enflurane on myocardial ischemia in the dog. Regional changes in contractility blood flow and metabolism in severe coronary stenosis (mit van Ackern, Vetter, Brückner, Madler u. Mittmann), Brit. J. Anaesth. 1984 (in press). - Physiological Profile of the Old Pat. and its imperdance for Anesth. (mit Schmucker u. Unertl), Anaesthesist 1984. - Behandlg. chron. Schmerzustände - anästh. Aspekte (mit Noisser), Chirurg 54 (1983). - Klin. Aspekte d. Hemmg. d. Dextrananaphylaxie mit monovalent. Haptendextran (mit Laubenthal, Gruber u. Messmer), Beitr. Anästh. Intensivmed. 3 (1984). - Prevention of Dextran anaphylaxis by hapten inhibition - a clinical multicenter study (mit Laubenthal, Richter, Kraft u. Messmer), Anesthesia 61, Suppl. (1984). - Hemodynamics and oxygen transafter partial and total blood exchange with pyriated polyhemoglobin in dogs (mit Hobbhahn, Vogel, Knothe, Brendel u. Jesch), Acta. Anaesth. Scand. *29*(1985). - Tierexp. Untersuchg. zur Haemodynamik nach part. u. totalem Blutaustausch mit einer pyridoxalierten Polyhaemoglobinlösg. (mit Hobbhahn, Jesch, Conzen u. Brendel), Anästhesist *34* (1985). - Isoflurane heute - Ergebn. exp. Untersuchg. (mit Hobbhahn, Conzen u. Goetz), Beitr. Anästh. Intensivmed. *14* (1985). - D. Risiko in d. Anästh. - eine prospektive klin. Studie (mit Unertl, Wroblewski, Glükher, Henrich u. Rauch), Münch. med. Wschr. *127* (1985).

Peters, Gisela, Dr. med., Anästh. (69), Chefarzt d. AnästhAbt. am Krh. Sachsenhausen, Schulstr. 31, D-6000 Frankfurt/Main; Haeberlinstr. 14, D-6000 Frankfurt/Main. - * 22. 9. 25 Deutsch-Eylau/Westpr. - **StE:** 51 Frankfurt/Main, **Prom:** 52 Frankfurt/Main.

Peters, Klaus, Dr. med., Anästh. (79), leit. Anästh. (im 3er Kollegialsystem) am W. Anton-Hosp., Vossheider Str. 214, D-4180 Goch; Reiherweg 16, D-4180 Goch.

Peters, Walter, Dr. med., Anästh. (72), Chefarzt d. Abt. f. Anästh. u. Intensivbehandlg. am St. Josefs-Hosp., D-4590 Cloppenburg; Höltinghauserstr. 45, D-4590 Cloppenburg, Tel: 04471/5251. - * 5. 3. 39 Heide/

Holstein. - **StE:** 66 Freiburg, **Prom:** 66 Freiburg. - **WG:** 68-72 Anästh. Bremen (Henschel), 72/73 Oberarzt ebd., 70/71 Anästh. Gießen (Prinzhorn), seit 73 Chefarzt d. AnästhAbt. St. Josefs-Hosp. Cloppenburg.

Peterschmitt, Ortwin, Dr. med., Chir. (70), Anästh. (73), Oberarzt am Inst. f. Anästh. d. UnivKl., D-6650 Homburg/Saar; D-6661 Kirschbacherhof. - * 27. 11. 35 Kaiserslautern. - **StE:** 60 Mainz, **Prom:** 63 Mainz.

Petery, Ute, Dr. med., Anästh., Anästh. (freiberufl.) an d. Chir. Kl. Bogenhausen, Denningerstr. 44, D-8000 München 81; Reisingerstr. 42, D-8045 Ismaning.

Petrov, Nickolas, MUDr., Gyn. (58 CSSR), Anästh. (63 USA, 78 Deutschland), Anästh. am St. Josef-Krh., Wohlanstr. 18, D-5250 Engelskirchen; In den Gärten 2, D-5250 Engelskirchen. - * 18. 10. 24 Sofia. - **StE. u. Prom:** 51 Brünn. - **WG:** 52-57 Gyn. Brünn (Jelinek), 58/59 Chir. Frankfurt/M. (Kraas), 60-62 Anästh. Univ. West Virg./USA (Greenech), 62/63 Anästh. Bake Univ. Durcham, N.C./USA (Stephen), 64-76 Anästh. Praxis North Carolina/USA, 77/78 Anästh. Friedrichshafen (Simmendinger), jetzt Anästh. Engelskirchen (Dickmann).

Petrow, Nikola, Dr. med., Anästh. (73), Chefarzt d. Inst. f. Anästh. am Kanton. Spit., CH-8730 Uznach; Schönaustr., CH-8722 Kaltbrunn. - * 22. 8. 34 Varna. - **StE:** 61 Sofia/Bulg., **Prom:** 71 Lublin/Polen. - **WG:** 62-71 Path., Anästh. Lublin, 71 Anästh. Krefeld (Körner), 71/72 Anästh.-Oberarzt, Med. Akad. Lublin/Polen (Chodnikiewicz), 72-74 Anästh.-Oberarzt, Krskrh. Aalen, 75/76 Ärztl. Leit. d. AnästhAbt. d. Thoraxchir. Kl. Schillerhöhe, Stuttgart, seit 76 Chefarzt d. Inst. f. Anästh. am Kant. Spit. Uznach/Schweiz. -
ZV: Myocarditis as a cause of suddan death, Ped. Polska 1966. - Intraven. wachsendes Uterusmyom, Zbl. Path. 1969. - Grenzen d. Intensivbeh. am mittleren u. kleinen Krh., Anästh. Informat. 1974. - Daptazile als Atemstimulans im Rahmen d. NLA, ebd. 1976. - Postop. Morphin-Analgesie nach ax. Plexus brachialis-Blockade, Proc. ZAK 1983.

Pexieder, Marie, Dr. méd., Anästh. (78), Anästh. im Hôp. de la Tour, CH-1217 Meyrin; Les Terrasses, CH-1603 Chenaux. - * 20. 2. 42 Prag. - **StE. u. Prom:** 65, 78.

Pfaff, Gorjana, Anästh. (75), Chefärztin d. AnästhAbt. am St. Elisabeth-Krh., Niedertor 4, D-6418 Hünfeld.

Pfahlsberger, Hans, Dr. med., Anästh. (82), Oberarzt d. Abt. f. Anästh. u. Intensivtherapie am Krskrh., Sonnhaldenstr. 2, D-7710 Donaueschingen.

Pfänder, Christel, Dr. med., Anästh. (73), Anästh. an d. AnästhAbt. d. Ev. Krh. Bethanien, D-5860 Iserlohn; An der Kochsburg 1, D-5860 Iserlohn. - * 24. 12. 40 Iserlohn. - **StE:** 66 Würzburg, **Prom:** 69 Würzburg. - **WG:** 69-76 Anästh. Knappschaftskrh. Bochum-Langendreer (Chraska), seit 75 Oberärztin, 77/78 Oberärztin Anästh. Ev. Krh. Bethanien Dortmund-Hörde (Graeser), 78-84 leit. Ärztin d. Anästh. St.-Elisabeth-Krh. Dortmund-Kurl, seit 84 Anästh. Ev. Krh. Bethanien Iserlohn (Weber).

Pfann, Johannes, Dr. med., Anästh. (76), Fachkundenachweis Rettungsdienst (85), leit. Arzt d. Abt. f. Anästh. u. Intensivmed. am Krskrh. d. Vogelsbergkreises, Schwabenröderstr. 81, D-6320 Alsfeld; Ernst-Arnoldstr. 75, D-6320 Alsfeld. - * 24. 5. 41 Nürnberg. - **StE. u. Prom:** 70 Erlangen. - **WG:** 71 Inn. Höchstadt/Aisch (Ell), 72/73 Anästh. Erlangen (Rügheimer), 73/74 Anästh. Fürth (Röllinger), 75-77 Anästh. Erlangen (Rügheimer), 77/78 leit. Oberarzt Anästh. Krskrh. Emmendingen (Metz), 79/80 Chefarzt d. Anästh. St. Josefskrh. Offenburg, 80-82 Oberarzt d. zentr. AnästhAbt. d. Krh. Lauterbach, Alsfeld u. Schlitz, 82/83 Kommiss. Leit. AnästhAbt. Krskrh. Alsfeld, seit 83 leit. Arzt AnästhAbt. Krskrh. Alsfeld.

Pfanzelt, Norbert, Anästh. (77), Leit. Arzt d. AnästhAbt. am Städt. Krh., Krankenhausstr. 37, D-8170 Bad Tölz; Am Pfannenholz 6, D-8170 Bad Tölz. - * 29. 10. 41 Freising. - **StE:** 69 München. - **WG:** 70-84 Anästh. München (Lehmann/Kolb).

Pfeifer, Gerhard, Prof. Dr. med., Anästh. (76), Oberarzt am Inst. f. Anästh. d. Univ. Bonn, Sigmund-Freud-Str. 25, D-5300 Bonn 1 - Venusberg; Richeza-Str. 12, D-5308 Rheinbach-Wormersdorf. - * 18. 7. 43 Bonn.

Pfeifer, Helmut, Prof. Dr. med. Dr. med. dent., Kiefer-Chir. (58), Anästh. (60), Chefarzt d. Kl. f. Mund-, Kiefer- u. Gesichtschir. (plast. Op.), Winterberg-Krh., D-6600 Saarbrücken; Haus in Ellern, D-6601 Bübingen. - * 24. 5. 22. - **StE:** 69 Heidelberg (Zahnmed.), 51 Heidelberg (Med.), **Prom:** 51 Heidelberg (Zahnmed.), 54 Heidelberg (Med.), **Habil:** 62 Heidelberg. - **WG:** 51/52 Anästh. Heidelberg (Frey), 52-57 KieferChir. Heidelberg (Ritter), 57 Inn. Heidelberg (Plügge),

58–61 Physiol. (als Hospitant) Heidelberg (Schäfer), 62 Oberarzt d. Mund-, Zahn- u. Kieferkl. Heidelberg. –
H: „Zahnärztl. Welt u. Reform". –
BV: D. Einfluß schwellungsvermindernder Substanzen auf d. Atemarbeit v. in Intubationsnark. operierten Säuglingen, in: D. posttraumat. Entzündg. u. ihre Behandlg., Karger Basel, New York 1965. – D. heutige Stand d. Lokalanästh., Vorträge aus d. prakt. Chir., 76. Heft, Enke Stuttgart 1967. – D. Anästh. b. Kiefer-Gesichts-Verletzg. u. Wiederbelebungsmaßnahmen, in: Traumat. im Kiefer-Gesichts-Bereich, Barth Leipzig 1969. – Klin. Beobachtg. über Knochenwundheilung unter Oxyphenbutazon, in: D. posttraumat. Entzündg., Huber Bern, Stuttgart 1967. – Anästh. b. Kieferfrakturen einschl. Wiederbeleb., in: Reichenbach, Traumat., Barth Leipzig. – Tumoren im Bereiche v. Zahn, Mund u. Kiefer, in: Standardisierte Krebsbehandlung, Springer Berlin, Heidelberg, New York 1974. – Antibiotika- u. Chemother. in d. Mund-, Zahn- u. Kieferheilkunde, in: Antibiotika-Taschenbuch, Dustri München 1978. – Septische Chir., Schattauer Stuttgart, New York, Im Druck. –
ZV: D. Analg. b. Kinderbehandlg., Östr. Z. Stomat. *53* (1956). – Über Meta. d. Hypernephroms in d. Mundhöhle, Dtsch. Zahnärztl. Z. *12* (1957). – Komplik. nach Kiefer- u. Gesichtsoperat., Anästhesist *6* (1957). – D. Lokalisat. v. bakt. Verunreinigg. an Nark.geräten u. Vorschläge zur Keimfreimachg., ebd. *7* (1958). – Über allerg. Reaktionen b. d. örtl. Betäubg. in d. Zahnheilkd., Dtsch. Zahnärztebl. 1958. – Zahnaufnahmen u. Gonadendosis, Zahnärztl. Welt/Zahnärztl. Reform 1958. – Behandlg. v. Pseudarthrosen d. Oberkiefers, Z. Stomat. 1958. – Resorb. Tamponaden f. d. Kiefer-Chir., Zahnärztl. Praxis *X* (1959). – Zylinderampullenspritze „Uniject", Zahnärztl. Welt/Zahnärztl. Reform *60* (1959). – Entzündgs.hemm. Substanzen nach Kieferop., Schweiz. Mschr. Zahnheilk. *70* (1960). – Exspirat. CO$_2$-Konzentr. b. Säuglingen, Pflügers Arch. Physiol. *274* (1962). – Atemhubvolumina u. CO$_2$-Ausscheidg. b. Säuglingen in d. ersten Lebenstagen, Z. Kinderh. *86* (1962). – Stenoseatmg. b. Säugl., Anästhesist *11* (1962). – Besonderh. b. d. Intub.nark. v. Kl.kindern, ebd. *11* (1962). – Anästh.schwierigk. als Überweisgs.grund, Zahnärztl. Praxis *XIII* (1962). – D. Analg. u. Anästh. in d. zahnärztl. Praxis, Therapiewoche *12* (1962). – Pantocain, Zahnärztl. Welt/Zahnärztl. Reform 1963. – Kreislauf währ. ausgedehnt. Kiefer- u. Gesichtsop., Fortschr. Med. *81* (1963). – D. physiol. Totraum b. Kindern im Alter bis zu 6 Jahren, Z. angew. Physiol. Arbeitsphysiol. *20* (1963). – D. Atemarbeit v. Säuglingen b. Atmg. durch Endotrachealkatheter, ebd. *20* (1964). – Blutdruck-Homoeostase b. Kiefer- u. Gesichtsop. im Alter, Proc. 1. Europ. Kongr. Anästh., Wien 1962. – Blockaden d. Trigeminusäste, Atti Symp. Intern. sulla Terapia di Blocco della Sindrome dolor., Venezia 1963. – Grundlagen d. Entseuchg. in d. zahnärztl. Praxis, Zahnärztl. Welt/Reform *67* (1966). – Welchen Platz hat d. allgemeine Anästh. in d. zahnärztl. Chir. u. in d. KieferChir.? All-

gemeine, soziol. u. psycholog. Gesichtspunkte – Indikationsstellung, Dtsch. Zahnärztl. Z. *21* (1966). – Cherubismus, Fallber., Zahnärztl. Welt/Reform *67*(1966). – Physikal. Ther. in d. Mund-Zahn-Kieferheilkunde, ebd. *68*(1967). – Recuperationi sul operatione di schisi, Min. Chir. (Torino) 1967. – Gardners Syndrome Without Polyposis? Humangenetik 5 (1967). – Ein Beitrag zum Gardner-Syndrom, Dtsch. Med. Wschr. 1968. – Lokale Ther. b. d. Trigeminusneuralgie, Z. prakt. Anästh. Wiederbeleb. 1 (1968). – Laudatio Prof. Dr. Dr. Ritter, ebd. – D. Stellg. d. periph. Nervexhairese b. d. Trigeminusneuralgie unter d. Berücksichtigg. histolog. Befunde, Zahnärztl. Welt/Reform 69 (1968). – Chir. Eingr. am Unterkiefer zur Korrektur v. Gebißanomalien beim Erwachsenen, Therapiewoche 18 (1968). – Gesichtsasymmetrie u. schiefe Progenie, Ther. u. Prognose, Aesthet. Med. 17 (1968). – Tod durch zahnärztl. Anästh., Anaesthetica 25 (1970). – D. Einteilg. d. Mittelgesichtsfrakturen, Dtsch. Stomatologie 7 (1971). – Tumoren im Bereich v. Zahn, Mund u. Kiefer, Standardisierte Krebsbehandlung 1974. – Kasuist. Beitrag zum Bartenwerfer Syndrom, Zahnärztl. Welt/Reform 79 (1978).

Pfeiffer, Hans-Gerd, Dr. med., Anästh. (79), Anästh. am Inst. f. Anästh. d. Kl. re. d. Isar, Ismaningerstr. 22, D-8000 München 80. – * 13. 5. 46.

Pflüger, Heinz, Prof. Dr. med., Anästh. (59), Dir. d. AnästhAbt. am Krh. Nordwest, Steinbacher Hohl 2–26, D-6000 Frankfurt 90; Haingrabenstr. 85, D-6000 Frankfurt 90. – * 11. 11. 21 Göttingen. – **StE.** u. **Prom:** 51 Göttingen, **Habil:** 60 Göttingen. – **WG:** 52/53 Chir. Göttingen (Hellner), 53 Inn. Darmstadt (Ratschow), 53/54 Inn. Göttingen (Schoen), 54/55 Chir. Göttingen (Hellner), 55–62 Anästh. Göttingen (Loennecken, Ressel, Stoffregen), 58 Physiol. Göttingen (Kramer), 62/63 Chefarzt d. AnästhAbt. am Allg. Krh. Hamburg-Barmbek, 63 Physiol. Göttingen (Loeschcke), 63 Dir. d. AnästhAbt. Krh. Nordwest, Frankfurt, 67 apl. Prof., 74 Honorarprof. an d. Univ. Frankfurt. –
BV: Kurzlehrbuch d. mod. Anästh., Schattauer Stuttgart, New York 1962, 2. Aufl. 1966. – Compendio de Anestesia moderna, Ed. Cientificio-Medica Barcelona, Madrid, Lisboa, Rio de Janeiro 1964. – secunda ed. 1968. – Kurze illustr. Physiol. (mit Mc Naught u. Callander), Medicinsk Forlags Fin. A/S Copenhagen 1970. – Anästh. in d. Praxis, Schattauer Stuttgart, New York 1971. – Einführg. in d. Anästhesiepraxis, Schattauer Stuttgart, New York (im Druck). –
ZV: 127 wiss. Publ. in in- u. ausländ. Z. über exp. Anästhesieprobleme u. Themen aus d. Anästhesiepraxis.

Pfotenhauer, Renate, Dr. med., Anästh. (72), 1. Oberärztin an d. I. AnästhAbt. d. Allg. Krh. St. Georg, Lohmuhlenstr. 5, D-2000 Hamburg 1; Ordulfstr. 55,

D-2000 Hamburg 61. – * 7. 10. 38 Keula. – **StE:** 66 Hamburg, **Prom:** 68 Hamburg.

Pfundt, Peter, Dr. med., Anästh. (83), Anästh. an d. AnästhAbt. d. St. Josef-Krh., Heidbergweg 22, D-4300 Essen 15 (Kupferdreh).

Philipp, Gurlit, Dr. med., Anästh., Kaiser-Franz-Josef-Spit., Kundrabstr. 3, A-1100 Wien; Mollardg. 34, A-1060 Wien. – * 1. 9. 46 Wiener Neustadt. – **StE.** u. **Prom:** 70 Wien.

Phoa, The Khin, Anästh. (78), Vertretungen in Anästh., Kuhlenstr. 35, D-4330 Mühlheim/Ruhr. – * 18. 4. 29 Tjilatjap/Java. – **StE:** 66 Hamburg. – **WG:** Inn. Haarlem, NL (Betist), Rotterdam (Frenkel), den Haag (Rosenburg), Anästh. Mülheim (Müller), Duisburg (Grabow).

Pichlmayr, Ina, Prof. Dr. med., Anästh. (63), Leit. d. Abt. IV d. Inst. f. Anästh. d. Med. Hochschule Hannover, Krh. Oststadt, Podbielskistr. 380, D-3000 Hannover 51; Blumenweg 3, D-3002 Wedemark 2. – * 24. 9. 32 Wahlstatt. – **StE.** u. **Prom:** 56 München, **Habil:** 67 München. – **WG:** Anästh. München (Zürn, Beer), seit 74 AbtLeit. an d. Med. Hochschule Hannover. –
BV: Das Elektroenzephalogramm in d. Anästh. (mit Lips u. Künkel), Springer Berlin, Heidelberg, New York 1983. – The Electroencephalogram in Anesth. (mit Lips u. Künkel), ebd. 1984. –
ZV: 120 wiss. Publ.,
HG: Tetanusbehandlg., Organdurchblutg. (Leber, Gehirn) unter Narkose, Cerebrales Funktionsverhalten unter Prämedikation, Narkose u. Intensivbehandlg.

Picot, Annemarie, Dr. med., Anästh. (74), Ev. Krh., Bredenscheider Str. 54, D-4320 Hattingen; Stormstr. 7, D-4320 Hattingen. – **StE.** u. **Prom:** 65 München.

Piechowski, Ursel, Med. Dir. Dr. med., Chir. (57), Anästh. (64), Lungenkrankh. (69), Ärztl. Dienst d. LVA Rheinprovinz, Königsallee 71, D-4000 Düsseldorf 1; Ahornstr. 22, D-4300 Essen 1. – * 15. 6. 26 Berlin. – **StE.** u. **Prom:** 51 Berlin. – **WG:** 53–62 Chir., Anästh. u. Urol. Berlin (Gohrbandt, Hellenschmied), 62/63 Pharmak. Düsseldorf (Greeff), 63/64 Anästh. Köln (Kohfahl), 64/65 Inn. Hösel (Sachsse), 60–81 Ruhrlandkl. Essen (Maaßen), seit 81 Beratungsdienst d. LVA in Düsseldorf. –
ZV: Rhythmische äuß. Pankreassekretion, Z. ges. Inn. Med. 22 L009 (1952). – Hereditäre Arthro-osteo-onycho-Dysplasie mit Beckenhörnern, Zbl. Chir. 80

(1955). – Klin. Untersuchg. bei Steroidnark., ebd. 82 (1957). – Steroidnark. bei allg. chir. Eingr., Chirurg 29 (1958). – Behandlg. periph. art. Durchblutungsstör., Med. Klin. 53 (1958). – Vgl. Wirkg. Strophanthin u. Digitonin auf Membran-ATPase u. aktive Kationentransport von Erythrocyten, Naunyn-Schmiedebergs Arch. exp. Path. Pharmak. 246 (1963). – Wirkg. d. k-Strophanthins u. Digitonins auf d. Ionentransport u. d. Membran-ATPase d. Ery. von Menschen, Meerschweinchen u. Ratten, Med. Exp. (Basel) 1963. – Membran-ATPase u. intrazell. Kationengehalt von Katzenerythrocyten, Naturwissenschaften 51 (1964). – Ionengehalt, Ionentranspost u. Membran-ATPase d. Ery. in Blutkonserven, Z. klin. Chemie 4 (1966). – Chir. d. Emphysemblasen u. Lungencysten, Thoraxchir. 23 (1975). – Ursachen u. Behandlungsmöglichkeiten von Atemwegsverlegungen, tägl. prax. 20 (1979). – Pneumothorax, ebd. 21 (1980). – Funktionsverbess. Op. im Thoraxbereich, Prax. u. Klin. d. Pneumologie 34 (1980).

Piepenbrink, Karl-Josef, Dr. med., Anästh. (84), Anästh. an d. Abt. f. Anästh. d. Univkl. Hufelandstr. 55, D-4300 Essen 1; Kreuzstr. 20, D-4020 Mettmann. – * 12. 10. 53 Dürwiss. – **StE.** u. **Prom:** 80 Essen. – **WG:** Anästh. Essen (Stöcker).

Piepenbrock, Siegfried, Prof. Dr. med., Anästh. (75), Leit. d. Abt. Anästh. II an d. Med. Hochschule, Konstanty-Gutschow-Str. 8, D-3000 Hannover 61; Birkenweg 19, D-3000 Hannover 51. – * 20. 2. 44 Verl/Westf. – **StE.:** 69 Hamburg, **Prom:** 74 Hannover, **Habil:** 78 Hannover. – **WG:** 72–80 Assist. u. Oberarzt im Inst. f. Anästh. d. Med. Hochschule Hannover (Kirchner), 80–84 C3-Professur, Kl. f. Anästh. u. op. Intensivmed., Klinikum Steglitz d. FU Berlin (Eyrich), seit 84 Leit. d. Abt. Anästh. II an d. Med. Hochschule Hannover. –
BV: Mit Hempelmann: Intra- u. postop. monitoring of cardiocirculatory function in pediatric and adult cardiosurgical patients, in: Wiechmann (Ed.) Anesthesia for open-heart surgery, Little Brown & Co. Boston, Mass. 1976. – Mit Hempelmann: Myocardial protection and postop. care with vasodilator therapy (nitrates), in: Rosskamm u. Schmutziger (Ed.), Coronary heart surgery – a rehabilitation measure, Springer Berlin, Heidelberg, New York 1979. – Mit Zenz u. Otten: Peridurale Opiat-Analgesie in d. postop. Phase, in: Zenz (Hrg.), Peridurale Opiat-Analgesie, Fischer Stuttgart, New York 1981. – Kardiovaskulär wirksame Pharmaka, in: Reichelt (Hrg.), Hämodynamik d. häufigsten Herzfehler. Ihre Bedeutg. f. Anästh., Op. u. Prognose, Thieme Stuttgart, New York 1982. –
ZV: Mit Hempelmann u. Dragojevic: Intensivmed. Überwachg. v. Pat. nach Herzop. unter bes. Berücksichtigg. d. Herzzeitvolumens, Z. prakt. Anästh. 4 (1974). – Mit Hempelmann, Helms, Karliczek u. Ardalan: Ther. mit positiv inotrop wirkenden Substan-

zen unter bes. Berücksichtigg. v. Glucagon u. Dopamin, Anästh. Informat. *5* (1974). - Mit Hempelmann: Herzrhythmusströg. aus d. Sicht d. Anästh., ebd. *6* (1976). - Mit Hempelmann u. Westermann: Massive doses of methylprednisolone (30 mg/kg) in man: Immediate hemodynamic effects in „low output" state, Europ. J. Intensive Care Med. *3* (1977). - Mit Hempelmann u. Peters: Veränderg. d. Hämodynamik, d. Herzinotropie u. d. myokardialen Sauerstoffverbrauchs nach Antagonisierg. v. hohen Dosen Fentanyl mit Naloxone, Z. prakt. Anästh. *12* (1977). - Mit Hempelmann, Volkholz u. Oelert: Über d. kard. u. selekt. Gefäßwirkg. v. Canrenoat-K (Aldactone pro injectione^R) b. herzchir. Pat., ebd. - Mit Hempelmann, Gaudszuhn u. Oelert: Zur kard. u. vask. Wirkg. v. Furosemid, Dtsch. med. Wschr. *102* (1977). - Mit Hempelmann, Reichelt u. Stegmann: Hämodynam. u. selekt. vask. Effekte v. Dobutamin während u. nach herzchir. Eingr., Anästhesist *28* (1979). - Mit Reichelt, Hempelmann, Brackertz, Dragojevic u. Hetzer: Hemodynamic effects of dobutamine and epinephrine in patients during coronary surgery, Thorac. cardiovasc. Surgeon *27* (1979). - Mit Hempelmann, Zenz, Seitz u. Sikalieh: Prenalterol (CGP 7760 B), ein neuer kardioselektiver β$_1$-Rezeptoren-Agonist, Anästhesist *30* (1981). - Mit Zenz, Sybrecht u. Otten: Peridurale Morphin-Analgesie: II. Atemdepress., Anästhesist (Regional-Anästhesie) *4* (1981). - Mit Zenz, Gorus, Link u. Reinhart: Buprenorphin u. Pentazocin zur postop. Analgesie: eine Doppelblindstudie nach Baucheingr., Anästhesist *32* (1983). - Mit Zenz: D. Beitrag d. Anästh. zur Schmerzbehandlg., Dtsch. Ärztebl. 1984.

Pietsch, Wolfgang Michael, Dr. med., Anästh. (77), leit. Oberarzt an d. Anästh. Kl. d. Städt. Krh., Reckenberger Str. 19-21, D-4830 Gütersloh 1; Eichenallee 144, D-4830 Gütersloh 1. - * 25.9. 43 Jena. - **StE:** 72 Heidelberg, **Prom:** 73 Heidelberg. - **WG:** 73/74 Anästh. Tettnang (Pelikan, Rübenach-Nöhring), 75-77 Anästh. Heidelberg (Just), seit 78 Anästh. Gütersloh (Hentschel, Paravicini), 3-4/84 kommiss. Chefarzt d. Anästh. Kl. am Städt. Krh. Gütersloh.

Piger, Ingrid, Dr. med., Anästh. (71), Chefarzt d. AnästhAbt. am Seehosp. Sahlenburg d. Nordheim Stiftung, Nordheimstr., D-2190 Cuxhaven; Ackerstr. 2, D-2178 Offerndorf.

Pilgenröder, Lothar, Dr. med., Anästh. (72), leit. Arzt d. AnästhAbt. am Städt. St.-Barbara Krh. GmbH, D-5952 Attendorn; Plassmanshof 21, D-5952 Attendorn. - * 10. 11. 38 Wuppertal. - **StE:** 65 Tübingen, **Prom:** 67 Tübingen. - **WG:** 67-71 Anästh. Sanderbusch (Kassel), 71-79 Anästh. Stade (Hauenschild), seit 79 leit. Arzt d. AnästhAbt. am Städt. Krh. Attendorn.

Pille, Uta, Dr. med., Anästh. (73), leit. Ärztin d. AnästhAbt. am Ev. Krh., Marienstr. 13-14, D-2900 Oldenburg; Trakehnenstr. 18, D-2900 Oldenburg. - * 15. 1. 40 Leinefelde. - **StE:** 67 Tübingen, **Prom:** 71 Hamburg. - **WG:** Anästh. Oldenburg (Weber).

Pilot, Paul, Dr. med., Anästh. (57), Chefarzt d. AnästhAbt. am Marienkrh., August-Antz-Str. 22, D-5500 Trier-Ehrang; Dammstr. 4, D-5500 Trier-Ehrang. - * 15. 1. 25 Koschentin. - **StE:** 51 Freiburg, **Prom:** 52 Freiburg. - **WG:** 51/52 Chir./Gyn. Lahr/Baden, 53 Anästh. Basel (Hügin), 54/55 Chir. u. Anästh. Krefeld u. Tuttlingen, Anästh.- u. Pharmak.-Kurs in London, Studienaufenth. in Stockholm, 55-57 leit. Anästh. an d. neurochir. Kl. Freiburg, Pharmak. Freiburg, 57 leit. Anästh. Chir. Univkl. Homburg/Saar, seit 57 Chefarzt d. AnästhAbt. am Marien-Krh. Trier-Ehrang. - **ZV:** Narkose b. Diabetiker (mit Hügin), Praxis 644 (1953). - Anästh. b. Asthma bronchiale zwecks Entferng. d. Carotiskörperchens, Landarzt 458 (1963). - Stellg. u. Funktion d. Facharztes f. Anästh. (mit Frey, Hennes u. Thürigen), Ärztebl. Rheinland-Pfalz. - Monophenolamin bei d. vom Carotiskörp. ausgeh. Reflexhypotonie, Arzneimittel-Forsch. *15* (1965).

Pirkl, Jürgen, Dr. med., Anästh. (76), Oberarzt am Inst. f. Anästh. d. Univ. Auenbrugger Pl. 1, A-8036 Graz; Privatpraxis (Schmerztherapie), Hans-Sachs-Gasse 7, A-8010 Graz. - **StE. u. Prom:** 70 Graz.

Pirschel, Sabine, Dr. med., Anästh. (78), Zwehrenbühlstr. 44, D-7400 Tübingen. - * 28. 9. 47 Tübingen. - **StE:** 72, **Prom:** 74.

Pithis, John Alexander, Dr. med., Anästh. (70), Chefarzt d. AnästhAbt. im Krh. Spandau, Lynarstr. 12, D-1000 Berlin 20, Tel: 030/33 607 3 85; Privat 030/33 607 468. - * 16. 9. 34 Alexandria/Ägypten. - **StE:** 62 Berlin, **Prom:** 82 Berlin. - **WG:** 64/65 Chir. Berlin (Heim), 65 Chir., Anästh. Berlin (Heim, Ekkart), 65-68 Chir. Berlin (Rosin), 68/69 Anästh. Berlin (Eckart), 70-73 Anästh. Berlin (Drechsler), Oberarzt, seit 73 Chefarzt d. AnästhAbt. d. Krh. von Berlin-Spandau.

Pittet, Jean-François, Dr. med., Anästh. FMH, Oberarzt am Inst. f. Anästh. d. Univ. Spitals, CH-1200 Genf; Route d'Oron 62, CH-1000 Lausanne. - * 5. 8. 52 Fribourg. - **StE:** 77 Lausanne, **Prom:** 82 Basel. - **WG:** Oberarzt AnästhAbt. CHUV Lausanne (Freeman), jetzt Oberarzt Inst. f. Anästh. Univ. Spital Genf (Gemperle).

Plass, Nikolaus, Dr. med., Anästh. (67), Allgemeinarzt u. niedergel. Anästh., Praxis: Wilhelm-Röntgen-Str. 21, D-2800 Bremen; Retbergweg 2, D-2800 Bremen. - * 25. 3. 35 Rostock. - **StE:** 59 Münster, **Prom:** 63 Münster. - **WG:** 62/63 Chir. Osterholz, 63/64 Neurochir. Bremen (Strohmayer), 64-69 Anästh. Bremen (Henschel), 70-72 Oberarzt AnästhAbt. Zentrkrh. Bremen (Henschel), 72-78 Chefarzt Allg. AnästhAbt. Ev. Diakonissenanst. Bremen, seit 78 Allgemeinarzt u. niedergel. Anästh. in Bremen. -
BV: Einrichtg. u. Aufgaben d. Bremer Notarztwagens, in: Anästh. u. Notfallmed., hrg. Hutschenreuter, Schriftenr. Anästh. Wiederbeleb., Bd. 15, Springer Berlin, Heidelberg, New York 1966. - Erfahrg. mit d. NLA in d. Neurochir., in: Neuroleptanalgesie, Klin. u. Fortschr., hrg. Henschel, Schattauer Stuttgart 1968. - NLA bei diagn. Eingr., insbes. bei Bronchograph., in: Neue klin. Aspekte d. NLA, hrg. Henschel, ebd. 1970. - Einsatz v. NLA-Substanzen in d. Behandlg. d. schw. Tetanus, in: NLA, Spez. Probl., Einsatz in d. nicht-op. Med., hrg. Henschel, ebd. 1972. -
ZV: Problematik d. Narkose - Tonsillektomie, Bremer Ärztebl. 1967. - Klin. Untersuchg. über d. Anwendg. eines neuen Langzeitkreislaufmittels, Dtsch. Med. J. 1968. - El Clinomobil, complemento de una Unidad de Reanimacion, Rev. Espan. Anest. Reanim. *XV* (1969). - Ursache u. Behandlg. d. Schocks, Bremer Ärztebl. 1973.

Pless, Volker, Dr. med., Anästh. (78), Funktionsoberarzt am Inst. f. Anästh. d. Univkl. Bonn-Venusberg, D-5300 Bonn; Magnolienweg 43, D-5205 St. Augustin 1. - * 20. 7. 44 Kaufbeuren. - **StE:** 71 Mainz, **Prom:** 80 Bonn.

Plesser, Alfred, Prim. Dr. med., Anästh. (69), Leiter d. AnästhAbt. am a.ö. N.Ö. LKH, Kerschbaumerstr. 13, A-3430 Tulln; Karl-Metz-Gasse 2 a, A-3430 Tulln. - * 19. 4. 34. - **StE. u. Prom:** 61 Wien. - **WG:** 64/65 Lehrg. f. d. öffentl. Sanitätsdienst Wien, 66 Rot. Internship Monmouth Med. Center Long Branch, N. J., USA, 65, 67-69 Anästh. Wien (Mayrhofer). -
ZV: D. Organisat. d. Reanimat. d. Neugeborenen in einem LKH (mit Vanura), Anästhesist 22 (1973). - Zur protekt. Wirkg. d. Barbiturate auf d. Gehirn während d. Herzstillstandes (mit Brainin), ebd. 30 (1981). - Hygiene im Krh. Ein Quiz für d. Nachwuchs. Serie in: Die Schwester/Der Pfleger 1976 bis 1980. - Autogenes Training für behinderte Kinder in der allg. Sonderschule (mit Bobretzky), Ärztl. Praxis u. Psychother. 6 (1984).

Plivelić, Jolanda, Dr. med., Anästh. (64 Jugoslawien, 65 Dänemark, 74 Deutschland), Oberarzt an d. AnästhAbt. d. Knappschafts-Krh., D-4250 Bottrop; Fr.-Ebert-Str. 131, D-4250 Bottrop. - * 25. 2. 24 Ljubljana. - **StE. u. Prom:** 56 Ljubljana. - **WG:** 58-69 Anästh. Ljubljana, 65 WHO Examen in Kopenhagen, 69-72 Anästh. Kopenhagen, seit 72 Knappschafts-Krh. Bottrop.

Plötz, Jürgen, PrivDoz. Dr. med., Anästh. (72), Leit. Arzt d. Inst. f. Anästh. am Klinikum, Buger Str. 80, D-8600 Bamberg. - * 10. 4. 39 Mannheim. - **StE.** u. **Prom:** 65 Freiburg, **Habil:** 83 Würzburg. - **WG:** 68 Anästh. u. Chir. Saarbrücken (Glenk), 69-74 Anästh. Würzburg (Weis), seit 74 leit. Arzt in Bamberg. -
ZV: Tierexp. Untersuchg. zur i.v. Verträglichkeit d. neuen Muskelrelaxans Pancuroniumbromid, Anästhesist *20* (1971). - Aktivität d. Hypophysen-Nebennierenrinden-Systems unter kontr. Beatmg. in Halothan- u. Barbiturat-Lachgas-Nark. im Tierexp., ebd. *21* (1972). - Technique of a nerve muscle preparation on the rat, Naunyn-Schmiedebergs Arch. exp. Path. Pharmak. Suppl. *277,* R 55 (1973). - Muskelrelaxant. u. postop. Ateminsuffizienz, Anästh. Informat. 6 (1973). - Z. Kulmulat. v. Muskelrelaxant. - Tierexp. Untersuchg., Z. prakt. Anästh. 8 (1973). - Vergl. angiograph. Untersuchg. in Lokal-, Regional- u. Allgemeinanästh. an d. oberen Extremität, Fortschr. Röntgenstr. *121* (1974). - Maligne Hyperpyrexie - ein Fallber., Akt. Urologie *10* (1979). - Maligne Hyperthermie - I. Beobachtg. im Zusammenhang mit ihrem Entstehen u. Verlauf, Anästhesist *29* (1980). - Maligne Hyperthermie - II. Befragg. u. Untersuchg. v. Familienmitgliedern einer Erkrankten, ebd. - D. akute Heroinintoxikat., Notfallmed. 6 (1980). - Muscular paralysis following i.v. regional suxamethonium test, Brit. J. Anaesth. *52* (1980). - Inhibitor. Wirkg. v. Dantrolene auf den Aktivitätsanstieg d. Serum-CK nach gemeinsamer Anwendg. v. Halothan u. Succinylcholin beim Menschen, Anästhesist *30* (1981). - Mehrphasige neuromuskul. Blockade während u. nach regionaler Anwendg. v. Succinylcholin beim Menschen, ebd. - Failure of „self-taming" doses of succinylcholine to inhibit increases in postoperative serum creatine kinase activity in children, Anesthesiology *56* (1982). - Erfassg. v. Haut-, Sublingual-, Oesophageal- u. Rektaltemperatur b. intub. Pat. im klimatisierten Operationssaal. Ein Methodenvergleich, Anästhesist *31* (1982). - Postop. respirator. Insuffizienz nach Nierenlagerung - Ein Fallber., Urologe *22* (1982). - Fortwährende Bewußtseinstrübg. nach Reposit. einer Unterschenkelfraktur in Narkose - anästh. Folgerungen - Ein Fallber., Anästh. Intensivther. Notfallmed. *17* (1982). - I.v. suxamethonium test, Brit. J. Anaesth. *54* (1982). - Stellungnahme zu „Maligne Hyperthermie (MH), Aktuelles über d. Dantrolenbehandlg. anhand v. zwei Fällen v. Hyperthermia maligna incipiens" (Hoffmann-Lundgren u. Mitarb.), Anästh. Intensivther. Notfallmed. *17* (1982). - Maligne Hyperthermie - III. Verlaufsbeobachtg. d. Serum-CK-Aktivität, fragliche Suchtests, Dantroleneffekte b. Mitgliedern einer belasteten Familie, Anästhesist *32,* 158-164 (1983). - Nebenwirkg. v. Succinylcholin auf d. Skelettmuskulatur in Halothannarkose b. Kindern. Prophy-

laxe mit Diallylnortoxiferin, „self-taming" u. Dantrolen, Therapiewoche *20* (1984). – Auf maligne Hyper-
thermie-verdächtige Zeichen, Anästh. Reanimat. *9*
(1984). – Vergl. Untersuchg. v. Atracurium u. Alcuronium zur Intubat. älterer Pat. in Halothannarkose,
Anästhesist *33* (1984). – Intrazerebr. Massenblutg. u.
Arteria-spinalis-anterior-Syndrom in ursächlichem
Zusammenhang mit rückenmarksnahen Betäubungsverfahren? – Zwei Fallbeschreibungen, Anästh. Intensivther. Notfallmed. *19* (1984).

Plugge, Hildegard, Dr. med., Anästh. (78), leit. Ärztin
d. AnästhAbt. am Maria-Hilf-Krh., Hiltroper Land-
wehr, D-4630 Bochum-Gerthe; Merianstr. 10, D-4630
Bochum 1. – * 29. 11. 47 Bochum. – StE: 72 Essen,
Prom: 76 Essen. – **WG:** 74 Anästh. Bochum (Harrfeldt), 74–77 Anästh. Bochum-Langendreer (Chraska), 77–80 Oberärztin f. Anästh. am Ev. Krh. Dort-
mund-Lütgendortmund (Bake vel Bakin), seit 80 als
leit. Ärztin d. AnästhAbt. am Maria-Hilf-Krh. Bochum.

Podlech, Heinz, Dr. med., Anästh. (64), Leit. Arzt d.
AnästhAbt. am Orthop. Krh. Schloß Werneck,
D-8722 Werneck; Schwabenstr. 9, D-8725 Arnstein. –
* 25. 9. 27 Berlin. – **StE.** u. **Prom:** 57 Berlin. – **WG:** An-
ästh. Allegheny Gen. Hosp. Pittsburgh, Berlin (Kolb),
Frankfurt (Kronschwitz).

Podlesch, Ingrid, Prof. Dr. med., Anästh. (66), Leit. d.
Bereiches Anästh. u. Intensivmed. an d. Kl. f. Kiefer-
u. Plast. GesichtsChir. d. Univ., Moorenstr. 5, D-4000
Düsseldorf; Holbeinstr. 3, D-5657 Haan. – * 12. 4. 34
Schneidemühl. – **StE.** u. **Prom:** 58 Rostock, **Habil:** 68
Düsseldorf. – **WG:** 59–61 Anästh. Berlin-Buch
(Barth), 62–64 Anästh. Düsseldorf (Zindler), 64–66
Lungenfunktionsforsch. Bochum (Ulmer), 66–71 Assist. u. Oberärztin Institut f. Anästh. Univ. Düsseldorf
(Zindler), seit 71 Leit. Bereich Anästh. u. Intensivmed.
an d. Kl. f. Kiefer- u. plast. GesichtsChir. d. Univ. Düs-
seldorf. –
BV: Sauerstoffüberdruckbehandlg. Probleme u. An-
wendg., Anästh. Wiederbeleb., Bd. 64, Springer Ber-
lin, Heidelberg, New York 1972. – Anästh. u. Intensiv-
behandlg. im Säuglings- u. Kindesalter, Thieme
Stuttgart 1976. – Lebensbedrohl. Zwischenfälle in d.
zahnärztl. Praxis, Podlesch Haan 1981. – Akupunktur
(mit Deuker), Heidelberg 1977. –
ZV: Über d. Abhängigkeit v. Herzminutenvolumen,
Herzindex, Schlagvolumen, Schlagvolumenindex u.
Sauerstoffverbrauch vom Lebensalter, Arch. Kreisl.
Forsch. 48 (1965). – D. Ganzkörperplethysmographie,
Beitr. klin. Tuberk. 133 (1966). – Inspiratory and exspi-
ratory carbon dioxide concentrations during Halotha-
ne anaesthesia in infants, Anesthesiology 27 (1966). –
Coronary blood flow under high oxygen pressure, in:
Proc. of the VI. Internat. Congr. on Hyperbaric Medi-

cine, Ed. Wada u. Iwa, Igaku Shoin Tokyo 1970. – D.
Einfluß d. Nark. auf d. Lungenfunkt. u. d. Säurebasenhaushalt d. Säuglings, I.: Compliance u. alveolo -
art. Sauerstoffdruckdifferenz, Anästhesist 22 (1973). –
D. Einfluß d. Nark. auf d. Lungenfunkt. u. d. Säurebasenhaushalt d. Säuglings, II.: Art. Blutgase u. Säure-
basenhaushalt, ebd. – D. Einfluß d. Nark. auf d. Lungenfunkt. u. d. Säurebasenhaushalt d. Säuglings, III.:
Viscöse Atemwiderstände u. Atemarbeit, ebd. – D.
Einfluß d. inspirator. Sauerstoffkonzentrat. auf d. al-
veolo-art. Sauerstoffdruckdifferenz während kontrollierter Beatmg. in Narkose, Abstr. 41. Tag Dtsch. Ges.
Physiol., R 40, Springer Berlin, Heidelberg, New York
1973. – Atmung u. Hämodynamik unter versch. Formen d. Analgesiedierg., Dtsch. Z. Mund-Kiefer-GesichtsChir. 7 (1983).

Pohlen, Gottfried Josef, Dr. med., Anästh. (80), Oberarzt d. Abt. f. Anästh. d. Univ. Klinikum d. Gesamt-
hochschule, Hufelandstr. 55, D-4300 Essen 1; Humboldstr. 185, D-4300 Essen 1. – * 20. 11. 47 Düsseldorf.
– **StE:** 74 Bonn, **Prom:** 75 Bonn. – **WG:** Anästh. 76/77
Essen-Werden (Janda), seit 77 Univ. Kl. Essen (Stökker).

Pohley, Christa, Dr. med., Anästh. (69), Anästh. an d.
Endokl., Holstenstr. 2, D-2000 Hamburg 50; Granen 24, D-2114 Appel. – * 1. 5. 36 Granen. – **StE:** 62
Hamburg, **Prom:** 65 Hamburg. – **WG:** Anästh. Hamburg (Nüßgen), 67–75 Anästh. Krskrh. Buxtehude,
zuletzt Chefärztin ebd., 75–77 Niederlassung als
prakt. Ärztin, seit 77 Endokl. Hamburg.

Pohlhaus, Ellinor, Dr. med., Anästh. (65), Chefarzt d.
AnästhAbt. d. Krh. Zehlendorf/Ber. Behring, Gim-
pelsteig 3/5, D-1000 Berlin 37, Tel: 030/81021;
Oldenburgallee 55/56, D-1000 Berlin 19, Tel:
030/3057088. – * 8. 7. 28. – **StE:** 53 Berlin, **Prom:** 55
Berlin. – **WG:** 55–59 Chir. u. Anästh. Berlin (Linder,
Just), 59–62 Chir. u. Anästh. Berlin-Wilmersdorf (Re-
gensburger), Physiol. Berlin (Fischer), seit 62 Anästh.
Behring-Krh. Berlin-Zehlendorf, seit 72 Chefarzt An-
ästh. ebd.

Polet, Alexandre, Dr. med., Anästh. (76), Chef du Service d'Anesth., Hôp. de la Tour, CH-1217 Meyrin;
33, Prulay, CH-1217 Meyrin. – * 30. 9. 43
Gottwaldov/CSSR. – **StE.** u. **Prom:** 66 Olomouc/
CSSR, 73 Genève. – **WG:** Anästh. 71–76 Genève
(Gemperlé), 77/78 Galveston, Texas (Arens). –
ZV: Les blocs tronculaires en chirurgie orthopédique
et réparatrice (mit Rheiner, Badran, Spahn u. Metzger), Rev. Méd. Suisse Romande 103 (1983). – Analgésie postopératoire: Utilisation de la morphine par voie
péridurale (mit Badran u. Spahn), ebd. – Epidural
Catheter Obstruction, Reginal Anesthesia 1982.

Pollmann, Bozena, Dr. med., Anästh (83), Assist., IntensivtherapieAbt. Krh. Horn, Spitalgasse 10, A-3580 Horn; Franz-Kreitler-Str. 6/8, A-3580 Horn. – * 17. 4. 45 Krakau. – **StE. u. Prom:** 80 Wien.

Poloczek, Lothar, Dr. med., Anästh. (84), Anästh. in d. AnästhAbt. d. Städt. Krh., Dhünnberg 60, D-5090 Leverkusen 1; Sperberweg 11, D-5067 Bechen. – * 17.3. 51 Elsdorf. – **StE:** 79 Köln, **Prom:** 82 Heidelberg. – **WG:** seit 79 Anästh. Leverkusen (Dietzel).

Polster, Axel H.-E., Dr. med., Anästh. (85), Oberarzt in d. Abt. f. Anästh. u. Intensivmed. am St. Vincenz- u. Elisabethhosp., An der Goldgrube, D-6500 Mainz. – **StE:** 80 Mainz, **Prom:** 83 Mainz.

Pongratz, Wolf, Dr. med., Anästh. (76), Med. Informatik (80), niedergel. Anästh. – Schmerztherapie u. Anästh. bei amb. chir. Eingr. – Schmerzforschung in d. Gesellschaft zur Erforschg. akut. u. chron. Schmerzzustände m. b. H. –; Rheinstr. 37/I, D-8000 München 40 (Schwabing), Tel: 089/394777. – **BV:** D. Elektroakupunktur in d. Anästh. d. Kardiochir. in: Anästh. bei kardiochir. Eingriffen, Thieme Stuttgart 1978. – Akupunktur in d. Anästh., INA, Bd. 33, Thieme Stuttgart 1982. – Anästh.-Komplikationen in d. Praxis u. ihre Behandlg., in: Anästh. in Ambulanz u. Praxis, Hrg. Kronschwitz, INA, Bd. 38, Thieme Stuttgart 1982. – Ther. chron. Schmerzzustände in d. Praxis, Kliniktaschenbuch, Springer Berlin, Heidelberg, New York, Tokyo 1985. – **ZV:** Auskunftssystem über Basisinformat. stat. Pat. in einem Klinikum, Münch. med. Wschr. 114 (1972). – Das anästh. Vorgehen bei herzchir. Eingriffen. in: Herz 1 (1976). – Acupuncture Anesth. for open Heart Surgery: A Report of 800 Cases, Amer. J. Chin. Med., Vol. VII (1979). – Krit. Stellungnahme zur chin. Akupunktur, Anästh. Prax. 16 (1979).

Ponhold, Helmut, Dr. med., Anästh. (76), Oberarzt am Inst. f. Anästh. d. Univ. Graz, A-8036 LKH Graz; Fritz-Pregl-Weg 11, A-8010 Graz, Tel: 0316/31436. – * 11. 6. 41 Graz. – **StE. u. Prom:** 67 Graz.

Poplicher, Alexander, Dr. med., Anästh. (Rumänien 68, Deutschland 76), Oberarzt d. AnästhAbt. am Stadtkrh., Starkenburgring 66, D-6050 Offenbach; Mainstr. 119, D-6050 Offenbach/M. – * 15.2.38 Czernowitz/Rumänien. – **StE. u. Prom:** 60 Jasi/Rumänien. – **WG:** 60–65 Allgemein-Med. Jasi, 65–68 Anästh. Jasi, 68–74 Chefarzt d. AnästhAbt. Staatl. Krh. Vaslui/Rumänien, seit 74 Stadtkrh. Offenbach (Langer).

Popovic, Milos, Dr. med., Anästh. (80), Oberarzt f. Anästh. am Bürgerhosp., Nibelungenallee 37, D-6000 Frankfurt; Am Buchstein 17, D-6392 Usingen 2. – * 23.3. 29 Beograd. – **StE. u. Prom:** 59 Beograd.

Popp, Kim Ing, Anästh. (80), freiberufl. Anästh., Praxis: Wertheimerstr. 95, D-6969 Hardheim; An der Ziegelhütte 6–8, D-6970 Lauda-Königshofen.

Porges, Paul, UnivDoz. Dr. med., Anästh. (64), Oberarzt d. Kl. (vorwiegend im allgemeinchir. Bereich), Oberarzt d. Kl. f. Anästh. u. allg. Intensivmed. d. Univ., Leit. d. Schmerzambulanz, Spitalg. 23, A-1090 Wien; Oldenburgg. 26, A-1232 Wien. – * 14. 5. 32 Spittal. – **StE. u. Prom:** 57 Wien, **Habil:** 77 Wien. – **WG:** Anästh. Ibadan (Nigeria) u. Wien. – **BV:** Beiträge in: Lehrb. d. Anästh. u. Wiederbelebung (ab 2. Aufl.) Hrg. Frey, Hügin, Mayrhofer u. Benzer. Springer Berlin, Heidelberg, New York, Tokyo. – Anaesth. and Pharmac.: Cerebrospinal Fluid and Plasma Levels of Etidocaine after peridural Administration (mit Foldes), Leiden Univ. Press. 1976. – Recent Results in Cancer Research: Local Anesth. in the Treatment of Cancer Pain, Vol. 89, Springer Berlin, Heidelberg, New York 1984. – Sammelordner „Schmerzkonferenz": Plex. coeliacus-Blockade mit Alkohol, Fischer Stuttgart. – **ZV:** Zur Technik der blinden nas. Intub., Anästhesist 18 (1969). – D. Abhängigkeit d. krampfauslösenden Wirkg. einiger Anästhetika vom CO_2-Spiegel, Act. Chir. Austria Suppl. 18, 1976. – Die kontin. transmuköse O_2-partialdruckmessg. (mit Czech u. Lackner), Anästh. Intensivmed. 21 (1980). – D. Bedeutg. d. Hyperventilation f. Narkosezwischenfälle mit Propanidid, Magyar Anaesth. és Intenzív Therápiás Társaság Vándorgyülése 1980. – Insges. mehr als 50 wiss. Publ. mit Themen d. klin. Anästh. u. klin. Schmerzther.

Portzky, Günther, Dr. med., Anästh. (67), Allgemeinmed. (69), freiberufl. tätig, als Anästh. im „Josefinum"-Kinderkrh. Augsburg, Kolonenarzt d. Bay. Roten Kreuz Augsburg, Bgm.-Aurnhammer-Str. 8 a, D-8900 Augsburg 22; Scheffelstr. 5, D-8900 Augsburg 22. – * 29. 7. 33 München. – **StE:** 59 München, **Prom:** 61 München. – **WG:** 64–66 Anästh. München (Beer), 66 Inn. Augsburg (Stötter), 66/67 Anästh. Ulm (Dobroschke), 67 Chir. Fürstenfeldbruck (Hörmann), 67 Chir. Augsburg (Baumgartl), 68–77 Anästh. am Krh. Augsburg-Haunstetten, 77–84 Anästh. Wöchnerinnenheim u. Frauenkl. Augsburg-Göggingen. – **H:** Mitarbeiter d. Zschr. „Medical Tribune". – **BV:** Tips und Tricks (Coautor), Medical Tribune, Bd. 1, 1979, Bd. 2, 1983. – **ZV:** Techn. Neuerungen zu D. Wiebecke, Anästhesist 19 (1970).

Pötschger, Peter, Dr. med., Anästh. (85), tätig im Diather-Sanatorium, A-9333 Althofen; A-9321 Kappel-Muschk. – * 15. 4. 46. – **StE.** u. **Prom:** 77 Graz. – **WG:** Anästh. Klagenfurt (Millonig).

Povysil, Johann, Dr. med. Anästh. (84), Ärztl. Leiter d. Krankenanst. f. Tageschir. „Tageskl.", Starhembergstr. 12, A-4020 Linz; Hauptstr. 33, A-4040 Linz. – * 4. 9. 54 Wien. – **StE.** u. **Prom:** 77 Wien. – **WG:** 77 Allg.med. Ried, 79 Anästh. Wien (Mayrhofer), 81 Anästh. Linz (Bergmann).

Pramesberger, Gerhard, Dr. med., Anästh. (65), Anästh.-Oberarzt d. Krankenanst. Rudolfstiftung, Judengasse 25, A-1030 Wien; Garnisongasse 4/6, A-1090 Wien. – * 12. 5. 29 Bad Goisern/O. Ö. – **StE.** u. **Prom:** 57 Wien. –
BV: Verbesserg. d. Anästhverfahren f. d. CarotisChir., Bio-Med. 1982. – Grenzen d. apparat. Med., ebd. 1983. –
ZV: Anästh. bei CarotisChir. (mit Redtendeer). – Kupfertubus bei Jet-Inhalation (mit Fischer).

Prasch, Traudl, Dr. med., Anästh. (71), Chefärztin d. AnästhAbt. d. Krh. St. Josef, Landshuter Str. 65, D-8400 Regensburg; Hochweg 13 a, D-8400 Regensburg. – * 8. 1. 39. – **StE.** u. **Prom:** 64 München. – **WG:** 66/67 Chir. Regensburg (Karnbaum), 67/68 Anästh. Regensburg (Gürtner), 68 Inn. Regensburg (Mayerhofer), 69 Anästh. Würzburg (Weis), 69–71 Anästh. München (Harder), 72 Komm. Leitg. AnästhAbt. Krh. St. Josef Regensburg, 72/73 Oberärztin ebd., seit 74 Chefärztin ebd.

Preiss, Dieter U., Dr. med., M. S., Anästh. (78), Chefarzt d. AnästhAbt. am Benedikt Kreuz Rehabilitationszentr. f. Herz- u. Kreislaufkranke, Südring 15, D-7812 Bad Krozingen. – * 18. 9. 39 Berlin. – **StE.** u. **Prom:** 68 Heidelberg. –
ZV: Weitere Untersuchg. zur Wirkg. d. Segontin auf d. Zentralnerven-System (mit Vieth), Arch. int. Pharmacodyn. 162 (1966). – Wirkg. von 2,4-Dichlorphenoxyacetat auf d. transversale, tubuläre System des Myocard (mit Rossner u. Bodem), Naturwissenschaften 58 (1971). – Contractility and Ultrastructure of Cardiac Muscle of Guinea Pigs Treated with Diphteria Toxin (mit Greilich), Virchows Arch. A. Path. Anat. and Histol. 367 (1975). – The Influence of Non-Cytotoxic Concentrations of the Herbicide 2,4-Dichlorophenoxyacetic Acid on the DNA Synthesis in Cultured Vertebrate Cells (mit Haag u. Goerttler), Arch. Toxicol. 33 (1975). – Effect of the H_2-receptor antagonists (Burimamide and Metiamide) on gastric secretion stimulated by histamine and its methylderivatives (Thesis in partial fulfillment of the requirements for the degree of Master of Science (M. S.) in Physiology),

1976. – Individuelle Heparin- u. Protamindosierg. in d. Herzchir. (mit Zobeley), Klin. Wschr. 61 (1983). – Dose-Response Studies on Glycopyrrolate and Atropine in Conscious Cardiac Patients (mit Berguson), Brit. J. clin. Pharmac. 16 (1983). – Arzneimittelinteraktionen mit Heparin (mit Stein), Krankenhausarzt 57 (1984). – Anästhesierisiko b. koronaren Herzerkrankg. (mit Tarhan), ebd. – Blood Transfusion Requirements in Coronary Artery Surgery with and without the Activated Clotting Time (ACT) Technique (mit Schmidt-Bleibtreu, Berguson u. Metz), Klin. Wschr. 63 (1985).

Preißinger, Margaret, Dr. med., Anästh. (83), Assist. in d. AnästhAbt. d. Städt. Krankenanst., Kulmbacher Str. 23, D-8580 Bayreuth; Bodenseering 29, D-8580 Bayreuth. – * 27. 12. 51 Nürnberg. – **StE.** u. **Prom:** 78 Erlangen. – **WG:** 78/79 Chir. Münchberg (Glenk), 79/80 Anästh. Münchberg (Schwarzkopf), seit 80 Anästh. Bayreuth (Bartsch).

Prett, Doris, Dr. med., Anästh. (82), Anästh. am Hartmannspital, Niholsdorferstr. 32, A-1050 Wien; Sternwartestr. 16, A-1180 Wien. – * 26. 1. 49 Graz. – **StE.** u. **Prom:** 75 Wien. – **WG:** 79–82 Anästh.

Preuß, Raimund, Anästh. (80), Chefarzt d. Abt. f. Anästh., Schmerztherapie u. Intensivmedizin am Hosp. zum Hl. Geist, Bachstr. 76, D-4787 Geseke; Lasker-Schüler-Str. 33, D-4787 Geseke. – * 21. 7. 48 Köln. – **StE:** 75 Köln.

Priebe, Hans-Joachim, Dr. med., F.A.C.A. (78), Anästh. (81), Oberarzt am Dept. Anästh., Univ. Basel, Kantonsspital, CH-4031 Basel; Maiengasse 12, CH-4056 Basel. – * 28. 1. 47 Lübeck. – **StE:** 72 München, **Prom:** 73 Freiburg, **Habil:** 85 Basel. – **WG:** Anästh. Boston, USA, seit 80 Anästh.-Oberarzt Kantonsspital Basel.

Prinzhorn, Günther, Dr. med., Chir. (56), Anästh. (60), Oberstarzt a. D., ärztl. Mitarbeiter u. wiss. Berater d. Fa. Eli Lilly, D-6380 Bad Homburg; Am Lindenberg 16, D-6301 Fernwald 1. – * 6. 6. 21 Lemgo/Lippe. – **StE.** u. **Prom:** 49 Marburg. – **WG:** 49 Gyn. Marburg (Kaufmann), 49/50 Chir. Bethel (Hasselbach), 50/51 Inn. u. Chir. Hameln, 51–54 Chir. Werther (Hauseier), 55–57 Chir. Bielefeld (Lamprecht), seit 57 in San.-Dienst d. Bw., 57–59 Anästh. Gießen (L'Allemand), 59/60 Pharmak. Gießen, 60–81 Leit. Arzt d. Anästh. im Bw.-Lazarett Gießen, seit 81 ärztl. Mitarbeiter d. Fa. Lilly, Bad Homburg. –
BV: Lehrb. f. Narkosegehilfen (Fachl. Teil), Zentr. Dienstvorschr. d. Bw. Nr. 49/30 (1963). – Aufbau d. Anästh.-Wes. in d. Bw., Wehrdienst u. Gesundheit 1959, I. –

ZV: Anästh. in mob. Sanitätseinheiten, Wehrmed. Mitt. *5*(1958). - Erste Erfahrg. in d. Bw. mit Halothan, ebd. *6*(1961). - NLA, ebd. *6*(1964).

Prinzler, Hans-Jürgen, Dr. med., Anästh. (74), Chef-arzt d. Anästh.- u. IntensivAbt. u. Ärztl. Dir. am Krskrh. u. Kl. Schloß Braunfels, Hecksbergstr. 23-27, D-6333 Braunfels; Taunusstr. 25, D-6331 Wetzlar-Steindorf. - * 2. 8. 39 Jena.

Prister, Zlatko, Anästh. (76), Oberarzt d. AnästhAbt. am St. Vincenz-Krh., Nussallee 28, D-6450 Hanau 1; Brüder-Grimm-Str. 40, D-6000 Frankfurt/M. 60. - * 3. 2. 46 Pitomača/Yugosl. - **StE:** Zagreb. - **WG:** Anästh. Frankfurt/M. (Vonderschmitt, Dudziak), Offenbach (Langer), Hanau (Göbel).

Prusa, Peter, Dr. med., Anästh. (79), Ass. Arzt Unfallkrh. Meidling, Kundrathstr. 37, A-1120 Wien, ärztl. Leiter d. Plasmapheresestat. Geblergasse 102, A-1170 Wien; Müllnergasse 3/14, A-1090 Wien. - * 20. 1. 47. - **StE. u. Prom:** 71 Wien. - **WG:** 76-80 Anästh. Wien (Mayrhofer).

Puchstein, Christoph, PrivDoz. Dr. med., Anästh. (83), akad. Rat, Oberarzt d. Kl. f. Anästh. u. op. Intensivmed. d. Univ., Albert-Schweitzer-Str. 33, D-4400 Münster; Hansellerstr. 59, D-4400 Münster. - * 13. 3. 51 Prien. - **StE. u. Prom:** 76 München, **Habil:** 83 Münster. - **WG:** 77-79 Pharmak. Hannover (Westermann), seit 79 Kl. f. Anästh. u. op. Intensivmed. d. Univ. Münster (Lawin).

Puff, Hiltrud, Anästh. (79), Oberärztin an d. AnästhAbt. d. Städt. Krh., Friedr. Engels Str. 25, D-6750 Kaiserslautern; Hörnchenstr. 28, D-6751 Mehlbach. - * 16. 5. 38 Bückeburg. - **StE:** 66 Freiburg. - **WG:** 75 Chir. Rockenhausen (Schneider), 75-78 Anästh. Städt. Krh. Kaiserslautern (Kapfhammer), seit 79 Oberarzt ebd.

Puhr, Franz, Prim. Dr. med., Anästh. (74), Prim. d. Abt. f. Anästh. am Allg. öffentl. Krh. d. Barmherzigen Brüder, Spitalgasse 26, A-9300 St. Veit/Glan; Parkgasse 3, A-9300 St. Veit/Glan. - * 26.6. 39 Pécs/Ungarn. - **StE. u. Prom:** 63 Pécs.

Pulver, Karl-Georg Heinrich, Prof. Dr. med. habil., Anästh. (61), Chefarzt d. Privatinst. f. Anästh. u. Intensivmed., Langenrade 24, D-2300 Kiel-Projensdorf, Tel: 0431/33 54 60. - * 5. 5. 30 Berlin. - **StE. u. Prom:** 54 Düsseldorf, **Habil:** 66 Düsseldorf. - **WG:** 55/56 Gyn. (Schmidt-Elmendorff), Chir. (Derra) Düssel-dorf, Inn. Marburg (Bock), 56/57 Inn. Düsseldorf (Grosse-Brockhoff), Physiol. Köln (Schneider), 58-69 Anästh. Düsseldorf (Zindler), seit 65 Oberarzt ebd., seit 71 apl. Professor ebd., 70 Chefarzt d. AnästhAbt. d. Städt. Krankenanst. Osnabrück, 71/72 Chefarzt d. Zentr. AnästhAbt. d. v. Bodelschwingh'schen Krankenanst. Sarepta Bethel, 73 Oberfeldarzt u. Ltd. A. d. Luftrettg.-dienstes am BwKrh. Hamburg, 74/75 Flottenarzt u. Ltd. A. am Schiff. Med. Inst. d. Marine in Kiel-Kronshagen, seit 75 Chefarzt d. Priv. Inst. f. Anästh. u. Intensivmed. in Kiel-Projensdorf. -

BV: Ectopia cordis congenita, in: Chir. Behandlg. d. angeborenen Fehlbildg., Thieme Stuttgart 1961. - Diagn. u. Ther. postop. Komplikat. nach thoraxchir. Eingr. (mit Konrad u. Satter), in: Proc. I. Europ. Kongr. Anästh. Wien 1962. - Einfluß d. künstl. Beatmg. auf d. Herzleistg. (mit Satter u. Dudziak), in: Abstr. Symp. Anästh. Internat. Prag 1965. - Experiences in 1100 surface hypothermias for heart op. with circ. arrest (mit Zindler, Dudziak, Eunike u. Zähle), in: Internat. Anesth. Clin., Little Brown a. Co. Boston 1965. - Fehler u. Gefahren b. d. Anwendg. künstl. Hypothermie zu Op. am offenen Herzen u. an d. gr. Gefäßen (mit Eunike u. Zähle), in: Anästh. in d. Gefäß- u. Herzchir., hrg. Just u. Zindler, Anästh. Wiederbeleb., Bd. 20, Springer Berlin, Heidelberg, New York 1967. - Respirat. Insuff. nach Op. am off. Herzen mit Anwendd. extrakorp. Kreislaufs (mit Dudziak), in: ebd. - Anästh. in d. Gefäßchir., Anästh. zu Korrekturop. b. Aortenisthmusstenosen u. Duct. Botalli persist., in: ebd. - Diurese während art. Niederdruckphasen b. Herz- u. Gefäßop. mit Hilfe extrakorp. Zirkulat. u. ihre Beeinflussung durch Mannit (mit Dudziak, Zinganell, Bircks, Ferbers u. Wetzels), ebd., Bd. 36, 1969. - Wiederbeleb. d. Herzens, 1. Herzstillstand, 2. Elektr. Defibrill., in: Dringl. Thoraxchir., ebd. 1967. - Behandlg. akut. Herzstillstände b. atrioventr. Block, Anästh. b. d. Implant. v. Schrittmachern, in: ebd. - Klin. Erfahrg. mit versch. Methoden zur künstl. Kardioplegie f. Op. am offenen Herzen oder an d. großen Gefäßen, Westdtsch. Verlag Köln u. Opladen 1968. - Ischäm. Herzstillstand: Indikat., Introdukt., Revers., in: Anaesth. 68, Proc. 2. Anästh.kongr., Berlin 1968. - Tiefe Hypothermie (mit Zindler), in: ebd. - Hypothermie (mit Zindler u. Dudziak), in: Lehrb. d. Anästh., hrg. Frey, Hügin u. Mayrhofer, Springer Berlin, Göttingen, Heidelberg, 2. Aufl. 1971, 3. Aufl. 1972, 4. Aufl. 1977. - Hilfsmittel d. Herzchir., 1. Hypothermie, 2. Extrakorp. Zirkulat. u. (mit Satter), in: Bier, Braun, Kümmel, Chir. Op.Lehre, 8. Aufl., hrg. Derra, Huber u. Schmitt, Barth Leipzig 1976. - D. Allgemeinnark. im Greisenalter (mit Otten), Anästh. Wiederbeleb., Bd. 47, Springer Berlin, Heidelberg, New York 1970. - Aspirationsprophylaxe b. Narkoseeinleitg. durch ventr. Cardioblockade, ebd., Bd. 50, 1973. - Dringl. Erstbehandlg. d. frischverletzten Hand in d. Fachpraxis, I. Indikat. zur Regionalanästh., II. Indikat. zur Universalanästh. (mit Hartmann), Kölner Fortbildungsseminar Deutschsprachiger freiberufl. Chir. u. Orthop., 3. Jahrestgg. Köln 1976, Kongr.bd. 3, peri-

med Erlangen 1976. – Dringl. Erstbehandlg. d. frischverletzten Fußes in d. Fachpraxis, I. Indikat. zur Regionalanästh., II. Indiakt. zur Universalanästh. (mit Hartmann), Kölner Fortbildungsseminar Deutschsprachiger freiberufl. Chir. u. Orthop., 4. Jahrestgg. Köln 1977, Kongr.bd. 4, ebd. 1977. – Fehler u. Gefahren b. d. Anwendg. versch. Anästhmethoden zur amb. op. bzw. konservativen Behandlg. v. Finger-Hand-Handgelenkverletzg. bzw. -erkrankg., Kölner Fortbildungsseminar Deutschsprachiger freiberufl. Chir. u. Orthop., 5. Jahrestgg. Köln 1978, Kongr.bd. 5, ebd. 1978. – Dringl. Notfallmaßnahmen in d. Chir./Orthop. Fachpraxis (Fortbildungskurs f. Arzthelferinnen/-assistentinnen) (mit Baldus, Adler u. Willital), ebd. – Erfahrungsaustausch op. tät. Ärzte über amb. u. tageskl in. Eingr. Ein Beitrag zur Kostendämpfg. in d. Anästh., Kölner Fortbildungsseminar Deutschsprachiger freiberufl. Chir. u. Orthop., 7. Jahrestgg. Köln 1982, Kongr.bd. 7, ebd. 1982. – Qualitätssicherg. in d. amb. op. Med. b. geplanten Eingr. Qualitätssicherg. d. Anästh. bzgl. prä-, intra- u. postop. Überwachg., Kölner Fortbildungsseminar Deutschsprachiger freiberufl. Chir. u. Orthop., 8. Jahrestgg. Köln 1984, Kongr.bd. 8, ebd. 1984. –
ZV: First exp. with extracorporeal circulat. in heart op. (mit Derra, Löhr, Ferbers, Grölkinger, Rotthoff, Satter, Schmitz u. Sykosch), Germ. Med. Monthl. IV (1959). – Evoked responses of the cat's visual cortex to optic tract stimulat. at temperature between 39° and 15 °C (mit Hirsch, Bange u. Steffens), EEG Clin. Neurophysiol. 12 (1960). – Klin. Untersuchg. zur Kombinat. d. extrakorp. Kreislaufes mit mittl. Hypothermie (mit Löhr, Grölkinger, Ferbers, Schmitz u. Sykosch), Thoraxchir. 8 (1960). – Über d. Wirkg. v. Barbitursäure u. Cocktail lytique auf d. Wiederbelebungszeit nach Trachealabklemmg. mit gleichzeit. Gehirnischämie (mit Hirsch, Bange u. Steffens), ebd. – Spez. pathophysiol. Probleme b. d. Radikalop. d. Fallot'schen Tetralogie (mit Löhr, Ferbers, Gleichmann, Grölkinger, Ringler, Satter, Schmitz, Sykosch u. Zindler), ebd. 9 (1961). – Über d. Aufgabenkreis d. Anästh. b. d. postop. Behandlg. auf einer chir. Wachstat., Anästhesist 11 (1962). – Vergleichsuntersuchg. über d. Normalisierg. d. Herzakt. nach induz. Herzstillstand an 50 wegen Ventrikelseptumdefekt op. Pat. (Kardioplegie durch Kaliumzitrat bzw. Anoxie in versch. Temperaturbereichen) (mit Gillmann), Z. Kreislaufforsch. 51 (1962). – Zur Ther. mit elektr. Schrittmachern. Ein implantierbarer, induktiv ausschaltbarer elektr. Schrittmacher (mit Sykosch, Effert u. Zacouto), Elektromed. 8 (1963). – Über ein neues Prinzip zur Behandlg. eines intermittierenden AV-Blocks mit Hilfe eines künstl. Schrittmachers (mit Effert, Sykosch u. Zacouto), Anästhesist 13 (1964). – Langfristige Ther. mit implantierbaren elektr. Schrittmachern (mit Effert u. Sykosch), Dtsch. med. Wschr. 89 (1964). – Synchronisierter P-Wellen-gesteuerter Schrittmacher zur Behandlg. v. Adams-Stokes-Anfällen (mit Sykosch u. Effert), Zbl. Chir. 89 (1964). – Herzstillstand, Myokardtemperatur u. Herzminutenvolumen (mit Satter),

Thoraxchir. 12 (1964). – Anästhprobleme b. Op. zur Behandlg. v. AV-Überleitungsstörg. durch Implantat. eines künstl. Schrittmachers (mit Schmitz), Anästhesist 14 (1965). – Erfahrg. mit d. Langzeitbeatmg. b. d. Behandlg. d. manifesten Tetanus (mit Eunike), Anästh. Praxis 1 (1966). – Erfahrg. b. 1290 künstl. Hypothermien f. Herz- u. Gefäßop. (mit Zindler, Dudziak, Eunike u. Zähle), Anästhesist 15 (1966). – Erfahrungswerte d. Tolerabilität u. d. notwendigen Dauer d. Koronarischämie in d. Kardiochir. (mit Bircks), Langenbecks Arch. klin. Chir. 319 (1967). – D. Ischämietoleranz d. menschl. Herzens, Klin. Wschr. 45 (1967). – Wann dürfen nach einem Herzstillstand d. Wiederbelebungsmaßnahmen abgebrochen werden? Z. prakt. Anästh. 3 (1968). – Notfallbehandlg. b. Pat. mit AV-Block (Adams-Stokes-Syndrom) (mit Sykosch), Therapiewoche 18 (1968). – D. Allgemeinnark. in d. Durchgangsarztpraxis, Unfallmed.Tgg. Dortmund, Chir. 1968. – Herzstillstand u. Wiederbeleb. (mit Bircks), ebd. 1969. – D. Schockniere, Prophylaxe d. Schockniere, Klin. Wschr. 47 (1969). – Laudatio: Zum 60. Geburtstag v. Martin Zindler, Anästh. Intensivmed. 4 (1980.

Purschke, Reinhard, Prof. Dr. med., Anästh. (72), Chefarzt d. Abt. f. Anästh. am St. Johannes-Hosp., Johannesstr. 9–11, D-4600 Dortmund 1; Wunnenbergstr. 23, D-4600 Dortmund 50. – * 16. 2. 38 Kreuzenort/OS. – **StE:** 64 Bonn, **Prom:** 68 Bonn, **Habil:** 74 Düsseldorf. – **WG:** 66/67 Inn. (Barkhoff), 68/69 Chir. Neheim-Hüsten (v. Mallinckrodt), 69–77 Anästh. Univ. Düsseldorf (Zindler), seit 77 Chefarzt d. Abt. f. Anästh. am St. Johannes-Hosp. in Dortmund. –
BV: Wirkg. hoher Sauerstoffdrucke auf d. Zentralnervensystem, Anästh. Wiederbeleb., Bd. *64,* Springer Berlin Heidelberg New York 1972. – Vergleich. Untersuchg. über d. Einfluß von Dopamin bzw. Orciprenalin auf Herz- u. Nierenfunkt. nach kardiochir. Eingriffen (mit Nadjmabadi, Lennartz, Bircks, Baum u. Tarbiat), in: R. Schröder: Dopamin, Schattauer Stuttgart, New York 1975. – D. Einfluß von Dopamin auf d. intrapulmonale Shuntvolumen nach kardiochir. Eingriffen (mit Nadjmabadi, Lennartz, Bircks, Krause u. Falke), in: ebd. – Einfluß d. inspir. Sauerstoffkonzentrat. auf d. Oxygenierg. d. Blutes bei hoher alveolar-art. Sauerstoffdruckdifferenz, in: Anästh. Wiederbeleb., Bd. 93, Springer Berlin, Heidelberg, New York 1975. – D. Sofortther. d. malignen Hyperthermie, in: ebd. Bd. 91, 1975. – Kontinuierl. Herzzeitvolumenüberwachg. bei krit. Kreislaufsituat. in d. Intensivmed. (mit Strasser u. Brucke), in: ebd. Bd. 94, 1975. – D. Impedanzkardiographie (thorakale Plethysmographie), eine neue, nicht invasive Methode zur Beurteilg. d. Herzleistg. (mit Hartung, Brucke, Henning, Wüst u. Zindler), in: ebd., Bd. 93, 1975. – Kontinuierl. automat. Bestimmg. d. Herzzeitvolumens aus d. aortalen Pulskontour bei Intensivpat. (mit Wesseling u. Schulte), in: Zindler u. Purschke, Neue kontinuierl. Methoden zur Überwachg. d. Herz-Kreislauf-Funkt.,

Thieme Stuttgart 1976. – A beat-to-beat cardiac output computer for clinical monitoring (mit Wesseling, Smith, Schulte and Weber), in: Payne and Hill, Real time computing in patient managment. Chartridge Symp. Series, Peter Pelegrinus Ltd., South Gate House Stevenage/England. – Mit Zindler: Neue kontinuierl. Methoden zur Überwachg. d. Herz-Kreislauf-Funktion, Thieme Stuttgart 1976. – Mit Zindler: Koronarinsuffizienz, Pathophysiologie u. Anästh.-probleme bei d. Koronarchir., in: Anästh. Wiederbeleb., Bd. 102, Springer Berlin, Heidelberg, New York 1977. – D. Einfluß von Dopamin auf d. Sauerstoffversorgung d. Organismus (mit Nadjmabadi), in: INA, Bd. 4, Thieme Stuttgart 1977. – D. Anwendg. kardial wirksamer Medikamente in d. Kardiochir. (mit Gerber), in: Anästh. bei kardiochir. Eingriffen (Hrg. Götz u. Lawin), INA, Bd. 11, Thieme Stuttgart 1978. –
ZV: Maligne Hyperthermie während Allgemeinnark., Anästh. Informat. 11 (1970). – D. Revaskularisation d. Herzmuskels durch Myokardterebrat. im Tierexperiment (mit Hoffmann, Gebhard, Brückner u. Oppermann), Arch. Kreislaufforsch. 66 (1977). – Diagnose u. Therapie d. Gasödems (mit Podlesch), Ärztl. Mitt. 68 (1971). – Maligne Hyperthermie während Allgemeinanästh. mit Rigor, Myoglobinurie u. Gerinnungsstörg. (mit Oppermann u. Podlesch), Anästhesist 20 (1971). – Wert d. Pulskontourverfahrens zur fortlauf. Kontrolle d. Schlagvolumens bei Hunden (mit Pütz u. Arndt), Pflügers Arch. 332, Suppl. R 50 (1972). – Untersuchg. über d. Brauchbarkeit d. Nomogramme nach Engström u. nach Radford zur künstl. Beatmg. von Säuglingen (mit Podlesch u. Schettler), Anästhesist 22 (1973). – Vergleich von Blutgasanalysen aus d. Kapillarblut von Fingerbeere, Ohrläppchen u. Ferse mit art. Blut bei Säuglingen während d. Nark. (mit Podlesch u. Schettler), ebd. – D. Einfluß v. Ketamin auf d. intraokularen Druck (mit Hassouna), Z. prakt. Anästh. 8 (1973). – Änderg. d. Lymphflusses durch endoösophageale Blockade d. Ductus thoracicus mit einer Ballonsonde (mit Jünnemann, Stauch, Steinmeier u. Becker), Fortschr. Röntgenstr. 119 (1973). – Lymphograph. Darstellg. mediastinaler Lymphknoten beim Menschen durch endoösophageale Blockade d. Ductus thoracicus (mit Jünnemann, Stauch u. Kürten-Rothes), ebd. – Maligne Hyperthermie, eine gefährl. Narkosekomplikat. (mit Zindler), Zbl. Chir. 99 (1974). – Maligne Hyperthermie – Kl. u. Ther. einer lebensbedrohl. Narkosekomplikat. (mit Zindler), Chirurg 45 (1974). – Untersuchg. zur Zuverlässigkeit d. Schlagvolumenbestimmg. aus d. Aortendruckkurve, Tierexp. Ergebn (mit Pütz u. Arndt), Anästhesist 23 (1974). – Untersuchg. zur Zuverlässigkeit d. Schlagvolumenbestimmg. aus d. Aortendruckkurve, Langzeitbeobachtg. bei Pat. (mit Brücke u. Schulte), ebd. – Kontinuierl. Überwachg. d. Herzminutenvolumens nach herzchir. Eingriffen mit einem Computer (mit Derra, Wesseling u. Wüst), Thoraxchir. 23 (1975). – D. Beeinflussg. d. Herzminutenvolumenbestimmg. aus d. Aortendruckkurve durch Änderg. d.

Aortenmitteldruckes (mit Schemmann), Anästhesist 29 (1980). – Senkg. d. Augeninnendruckes bei intraokularen Eingriffen in Nark. (mit Kammann u. Schemmann), Klin. Mbl. Augenheilk. 162 (1981). – Risikominderg. d. Allgemeinanästh. bei intraokularen Eingriffen (mit Schemmann u. Kammann), 141. Versammlg. Rheinisch-Westfäl. Augenärzte 1982. – Kard. Risikopat. mit Hypertonie – welches Anästhverfahren bei intraokularen Eingriffen? (mit Kammann u. Schemmann), Fortschr. Ophthal. 1982.

Q

Quarz, Walter, Dr. med., Anästh. (53), Lungenkrankh. (56), nicht mehr berufstätig; Lohweg 60, D-3524 Immenhausen. – * 5. 12. 19 Köln. – **StE. u. Prom:** Düsseldorf. – **WG:** 48–50 Chir. Marienheide (Knoche), 50–55 u. 57–60 Thoraxchir. u. Anästh. Marienheide (Rink), 56 Anästh. Bellevue Med. Center New York (Rovenstine), 60–70 Oberarzt Schwarzwald-Sanat. Schömberg, 70–74 Anästh. u. Pneum. in d. DKD Wiesbaden, 74–84 leit. Arzt d. Fachkl. f. Lungenkrh. Immenhausen/Kassel. –
H: Atemwegs- und Lungenkrankheiten. –
BV: Beitrag in: Intern. Ther., hrg. Wolff u. Weihrauch, Urban u. Schwarzenberg. –
ZV: 42 wiss. Publ. als Pneumologe.

Quasebarth, Hilke, Anästh. (79), Oberärztin d. AnästhAbt. d. Diakonissenkrh., Rosenbergstr. 38, D-7000 Stuttgart 1. – * 27. 7. 47 Bad Zwischenahn. – **StE:** 73 Freiburg. – **WG:** Anästh. 75–77 Waiblingen (Brehm), seit 78 Diakonissenkrh. Stuttgart (Kroemer).

Quoß, Arno, Dr. med., Anästh. (DDR 74, Bundesrepublik 81), leit. Arzt d. AnästhAbt. d. Rheumakl., D-2357 Bad Bramstedt; Hoffelder Weg 45, D-2352 Bordesholm. – * 3. 10. 42 Pampow. – **StE. u. Prom:** 69 Rostock. –
ZV: Was leistet d. Kombinationsnarkose Faustan-Lachgas-Sauerstoff? medicamentum 16 (1975). – D. Kombinat. v. Faustan u. Fentanyl in d. geriatr. Anästh., ebd. 18 (1977). – Erste prakt. Erfahrg. mit d. Ambu-Paedi-Ventil in d. Kinderanästh., Anästh. Reanimat. 3 (1978). – Schwere Verlaufsform einer malignen Hyperthermie, ebd. 4 (1979). – Maligne Hyperthermie, vergl. Darstellg. von drei Fällen, Zbl. Chir. 105 (1980).

R

Racenberg, Efim, Prof. MU Dr. med., Inn. (67 CSSR), Anästh. (67 CSSR, 69 Deutschland), Oberarzt u. C3 Prof. am Inst. f. Anästh. d. Univkl., D-6650 Homburg/ Saar; Schützenstr. 22, D-6650 Homburg/Saar. – * 21. 3. 27 Kisinev. – **StE.** u. **Prom:** 51 Prag, **Habil:** 67 Prag, 70 Homburg/Saar. – **WG:** 52–68 Anästh. Prag (Keszler), seit 64 Prim. d. zentr. Intensivstation, seit 68 Oberarzt am Inst. f. Anästh. Homburg/Saar (Hutschenreuter). –
ZV: 96 wiss. Publ. aus d. Gebieten: Beatmg., Intensivmed., Regionalanästh.

Rachais, Radko, Dr. med., Anästh. FMH (79), Inn. FMH (83), Praxis (Subspez. Angiologie) im Ärztezentrum, Mühledorfstr. 1, CH-3018 Bern; Freudenreichstr. 33, CH-3047 Bremgarten. – * 26. 10. 47. – **StE.** u. **Prom:** 71 Prag, 76 Basel. – **WG:** 71–73 Pharmak. Prag, 73–76 Anästh. Basel (Hügin), 76 Intensiv Basel (Stauffacher), 76/77 Inn. Basel (Dettli), 77/78 Angiolog. Basel (Widmer), 78/81 Inn. Basel (Stauffacher), 81–83 Inn. Bern.

Rachold, Ute, Dr. med., Anästh. (78), leit. Anästh. am Krskrh., Freiheitsstr. 1, D-7967 Bad Waldsee; Wolpertsheimer Weg 9, D-7967 Bad Waldsee. – * 14. 3. 43 Freiburg. – **StE:** 68 Bonn, **Prom:** 78 Gießen. – **WG:** 70 Inn. Praxis Saarburg (Hild), Anästh. 72–75 Münster (Garritzmann), 75/76 Unna (Ippach), 76–78 Duisburg (Grabow).

Raddatz, Roland, Dr. med., Anästh. (77), Chefarzt d. AnästhAbt. am St. Elisabeth-Hosp., Hochstr. 39, D-5860 Iserlohn; Vogelbrink 2, D-5860 Iserlohn-Lössel. – * 14. 1. 43 Flatow/Pommern. – **StE:** 71 Bonn, **Prom:** 73 Bonn. – **WG:** 72–73 Anästh. Neuss (Schlaak), 73–74 Gyn. Münster (Rokker), 74–80 Anästh. Neuss (Schlaak), seit 80 Chefarzt d. AnästhAbt. am St. Elisabeth-Hosp. Iserlohn.

Radke, Joachim, Dr. med., Anästh. (81), Oberarzt am Zentr. Anästh. d. Univ., Robert-Koch-Str. 40, D-3400 Göttingen; Georg-Rott-Str. 12 c, D-3400 Göttingen. – * 21. 1. 42 Stolp/Pomm. – **StE:** 73, **Prom:** 74.

Radtke, Hans, Dr. med., Anästh. (74), Chefarzt an d. zentr. AnästhAbt. d. Krskrh. Lübbecke u. Rahden, Krankenanst. d. Krs. Minden-Lübbecke, Wittekindstr. 15–17, D-4990 Lübbecke; Kaiserstr. 11, D-4990 Lübbecke. – * 9. 8. 37 Braunsberg. – **StE:** 67 Münster, **Prom:** 78 Mainz. – **WG:** 71–74 Anästh. Minden (Nolte), 74–76 Oberarzt an d. AnästhAbt. d. Krh. Gifhorn, seit 76 Chefarzt an d. zentr. AnästhAbt. d. Krskrh. Lübbecke u. Rahden.

Raeder, Gisela, Dr. med., Anästh. (74), Niedergel. Anästh. in: Heßstr. 22, D-8000 München 40, Tel: 089/ 2 12 21; Eggentalerstr. 32, D-8048 Haimhausen, Tel: 081 33/10 44. – * 14. 6. 42 München. – **StE.** u. **Prom:** 67 München. – **WG:** 69/70 Päd. Landshut (Geiger), 70–75 Anästh. München (Beer), seit 75 niedergel. (tätig in Kl. Dr. Schreiber, Dr. Frank, Diakonissenanst., München).

Rahamefiarisoa, Raymond, Dr. med., Anästh. (68), leit. Arzt d. AnästhAbt. am H. G. Walther-Krskrh., Prof. Arneth-Str. 2, D-8620 Lichtenfels; Friesenweg 19, D-8620 Lichtenfels.

Rahmer, Eleonore, Dr. med., Anästh. (59), nicht berufstätig (Pension); Derfflingerstr. 20, D-7100 Heilbronn. – * 12. 3. 24 Heilbronn-Sontheim. – **StE:** 52 Würzburg, **Prom:** 53 Würzburg.

Rambs, geb. Frobenius, Margarete, Dr. med., Anästh. (71), Oberärztin am Inst. f. Anästh. d. Städt. Klinikum, Flurstr. 17, D-8500 Nürnberg 90; Thumenberger Weg 51, D-8500 Nürnberg. – * 20. 12. 38 Nürnberg. – **StE.** u. **Prom:** 64 München. – **WG:** 66 Chir. Weißenburg, 67 Anästh. Nürnberg, 73 Anästh. Coburg, seit 75 Anästh. Nürnberg.

Rammensee, Wolfgang Hermann, Dr. med., Anästh. (85), Anästh. am Inst. f. Anästh. d. Städt. Krh., Virchowstr. 10, D-7700 Singen; Hafenstr. 11, CH-8230 Kreuzlingen. – * 5. 8. 50 Tübingen. – **StE:** 80 Tübingen, **Prom:** 85 Tübingen. – **WG:** seit 81 Anästh. Singen (Hack).

Rank, Michael, Dr. med., Anästh. (76), Chefarzt an d. AnästhAbt. d. Caritas-Krh., An d. Heeresstr. 49, D-6610 Lebach; Nussbaumstr. 9, D-6650 Homburg/ Saar. – * 4. 2. 27. – **StE:** 71 Homburg/Saar, **Prom:** 73 Homburg/Saar.

Raskin, Gisela, Dr. med., Anästh. (79), Anästh. am Inst. f. Anästh. d. Univkl., Langenbeckstr. 1, D-6500 Mainz; Silvanerweg 4, D-6501 Gau-Bischofsheim. – * 17. 11. 41 Wesel. – **StE:** 66 Bonn, **Prom:** 67 Bonn. – **WG:** 68–72 Chir. Trier (Schmuck), seit 73 Anästh. Mainz (Frey, Dick).

Rau, Alfred, Dr. med., Anästh. (73), Chefarzt d. Abt. f. Anästh. u. Intensivmedizin am Städt. Krh., Arthur-Gruber-Str. 70, D-7032 Sindelfingen; Steigweg 7, D-7032 Sindelfingen. - * 6. 4. 35 Ludwigsburg. - **StE.** u. **Prom:** 64 Heidelberg.

Rauffer, Jörg Ritter von, Dr. med., Anästh. (76), Chefarzt d. Anästh.- u. IntensivAbt. am Krskrh., Albert-Schweitzer-Str. 90, D-8820 Gunzenhausen; H-Loens-Weg 27, D-8820 Gunzenhausen. - * 9.2. 45 Erlangen. - **StE:** 71 Erlangen, **Prom:** 76 Berlin. - **WG:** 72-76 Anästh. Berlin-Steglitz (Henneberg).

Razmilic, Ivan, Anästh. (79), Oberarzt d. AnästhAbt. am Ev. Krh., Hindenburgstr., D-4980 Bünde; Brunnenallee 36, D-4980 Bünde. - * 4. 8. 43 Santiago/Chile. - **StE:** 68 Santiago/Chile.

Redder, Eva Maria, Dr. med., Anästh. (77), niedergel. Anästh., tätig in Kl. Vincentinum, Kl. Josefinum u. Ev. Diakonissenanst., D-8900 Augsburg; Keltenstr. 19, D-8902 Neusäß-Steppach. - * 15.5. 46 Günzburg. - **StE:** 72 München, **Prom:** 74 München. - **WG:** 73-78 Anästh. Augsburg (Eckart), seit 78 niedergel. Anästh. in Augsburg: Kl. Vincentinum, Kl. Josefinum, Ev. Diakonissenanst.

Reek, Günther, Dr. med., Anästh. (66), Chefarzt d. AnästhAbt. am Ev. Krh., Weyertal 76, D-5000 Köln 41 (Lindenthal), Tel: 0221/4791. - * 21. 8. 34. - **StE.** u. **Prom:** 58 Leipzig. - **WG:** 60/61 Inn. Annaberg (Erzgeb.) (Brüggelmann), 61/62 Chir. Hannover (Kastein), 62-66 Anästh. Erlangen (Rügheimer), seit 66 Ev. Krh. Köln.

Regenauer, Gerlinde, Anästh. (75), Oberärztin am Anästh. Inst. d. Stadtkrh., Jakob-Henle-Str. 1, D-8510 Fürth; Baumäcker 4, D-8551 Igensdorf. - * 12.8. 43 Bad Kissingen. - **StE:** 69 Erlangen. - **WG:** seit 70 Anästh. Fürth (Röllinger), seit 78 Oberärztin am Anästh. Inst. Stadtkrh. Fürth (Röllinger).

Regenbogen, Wolfram, Anästh. (77), Oberarzt d. Abt. f. Anästh. u. Intensivmedizin am Krskrh., Koblenzer Str. 91, D-5560 Wittlich; Wilhelm-Busch-Str. 2, D-5560 Wittlich 12. - * 23. 2. 44 Heidersdorf. - **StE:** 71.

Reichart, Gebhard, Prim. Dr. med., Anästh. (58), Leiter d. AnästhAbt. u. d. Blutbank am Allg. öffentl. Krh. Carl-Pedenz-Str., A-6900 Bregenz; Haldenweg 27, A-6900 Bregenz. - * 28.10. 25 Bregenz. - **StE.** u. **Prom:** 52 Wien. - **WG:** Anästh. Salzburg (Feurstein) u. Wien (Mayrhofer).

Reichenbach, Margot, Dr. med., Anästh., niedergel. Anästh., Praxis: Huyssenallee 40/42, D-4300 Essen 1; Hattingsaue 14, D-4300 Essen 14. - * 9. 12. 42 Frankfurt/Main. - **StE:** 69, **Prom:** 76. - **WG:** 70-74 Anästh. Erlangen (Rügheimer), 80/81 Praxistätigkeit in Mund-Kiefer-Gesichtschir. (Reichenbach), seit 81 niedergel.

Reichert, Otto, Dr. med., Anästh. (72), Chefarzt d. AnästhAbt. am Krh. St. Josef, Ludwigstr. 1, D-8720 Schweinfurt; Bertha v. Suttnerstr. 8, D-8720 Schweinfurt. - * 8. 11. 36 Birnfeld. - **StE:** 64 Würzburg, **Prom:** 66 Würzburg. - **WG:** 66/67 Chir./Gyn. Schweinfurt (Brech), 67-69 Chir. Schweinfurt (Lippert), 69-72 Anästh. Würzburg (Weis).

Reichwein, Ingrid, Dr. med., Anästh. (73), niedergel. Anästh., Gemeinschaftspraxis mit Dr. H. Reichwein, Arzt f. Mund-, Kiefer- u. Gesichtschir., in: Rabanusstr. 11, D-6400 Fulda; Buchenweg 12, D-6415 Petersberg 1. - * 29. 4. 38 Kassel. - **StE:** 64 Marburg, **Prom:** 74 Marburg. - **WG:** 68 Pharmak. Marburg (Schmid), 69/70 Anästh. Kassel (Zinganell), 71 Chir. Freiburg (Schwaiger), Anästh. 72/73 Freiburg (Hess), 73/74 Fulda (Kläring), seit 74 niedergel. als Anästh.

Reinartz, Klaus, Anästh. (84), Oberarzt d. AnästhAbt. d. Lukas-Krh. d. Städt. Krankenanst., Preußenstr. 84, D-4040 Neuss 1; Am Hohen Weg 24 a, D-4040 Neuss 1. - * 14.10. 54 Düsseldorf. - **StE:** 79 Düsseldorf. - **WG:** seit 80 Anästh. Neuss (Schlaak).

Reineke, Henner, Prof. Dr. med., Anästh. (73), Chefarzt d. AnästhAbt. Karl-Olga-Krh., Schwarenbergstr. 7, D-7000 Stuttgart 1; Birkenwaldstr. 62, D-7000 Stuttgart 1. - * 4. 10. 42 Mannheim. - **StE:** 66 Freiburg, **Prom:** 66 Freiburg, **Habil:** 74 Ulm. - **WG:** 69 Anästh. Freiburg (Wiemers), 69-77 Anästh. BwKrh. u. Dept. Anästh. d. Univ. Ulm (Ahnefeld), Auslandsaufenthalte in Schweden, Paris und Wien, seit 77 Chefarzt am Karl-Olga-Krh. u. d. Landesfrauenklinik Stuttgart. - **BV:** Lungenverändg. während Dauerbeatmg. in: Schriftenr. Anästh. Intensivmed., Bd. 105, Springer 1977. - Mögl. Folgen d. Beatmungstherapie f. d. Lungen von Früh- u. Neugeborenen (mit Pohlandt, Tosberg), in: Pädiatr. Intensivpflege, Enke Stuttgart 1973. - Die Wirkg. einer Dauerbeatmg. mit Sauerstoff auf d. Lunge. Tierexp. Untersuchg. am Schwein (mit Galle, Dick), in: Ber. d. Jahrestagg. d. DGAW, Springer Berlin, Heidelberg, New York 1974. - **ZV:** Wirkung von Ringer-Lactat-Lösung (mit Franke), Bibl. hämat. 37(1971). - D. künstl. Beatmung in der Neugeborenenzeit (mit Pohlandt, Dölp, Tosberg), Z. prakt. Anästh. 7(1972). - Pathophysiologie d. Ventilations- u. Zirkulationsstörg. d. Neugeborenen (mit Ahnefeld, Dick, Dölp u. Milewoki), Anästhesist 22

(1973). – Der Oxymeter, ein neues Gerät zur kontinu-ierl. transcut. Messg. d. Sauerstoffpartialdruckes im art. Blut (mit Fiesel, Frankenberger u. Ahnefeld), An-ästhesist *26* (1977). – Ther. d. chron. Schmerzes durch Nervenblockaden (mit Maric), Schmerz *3* (1981).

Reismann, Ursula, Dr. med., Anästh. (72), Chefärztin d. zentr. Abt. f. Anästh. u. Intensivmed. am Marien-Krh., Dr.-Robert-Koch-Str. 18, D-5060 Bergisch Gladbach 2; Schallemieherstr. 2, D-5068 Odenthal-Eikamp. – * 8. 8. 40. – **StE:** 66 Köln, **Prom:** 68 Köln. – **WG:** Anästh. Köln-Merheim (Matthes).

Reist, Kurt, Dr. med., Anästh., Kantonsspital, CH-5001 Aarau.

Reiter, Gertrud, Dr. med., Akad. Oberrätin, Anästh. (71), Inst. f. Anästh. d. Univ., Langenbeckstr. 1, D-6500 Mainz; Scheideggstr. 87, CH-8038 Zürich. – * 1. 5. 39. – **StE:** 63 Homburg/Saar, **Prom:** 66 Hom-burg/Saar.

Reitz, Elisabeth, Dr. med., Anästh. (85), Anästh. d. An-ästhAbt. d. N.Ö. LKH, Weyprechtgasse 12, A-2340 Mödling; Salmgasse 2 b/19, A-1030 Wien. – * 1. 8. 52 Wien. – **StE.** u. **Prom:** 77 Wien. – **WG:** Anästh. Wien (Mayrhofer).

Reitze, Hermann, Dr. med., Anästh. (85), Anästh. an d. AnästhAbt. d. Städt. Krh. Kemperhof, Koblenzer Str. 115-155, D-5400 Koblenz; Zwickauer Str. 5, D-5400 Koblenz. – * 26. 10. 53 Tegernheim. – **StE:** 79 Mainz, **Prom:** 84 Bonn. – **WG:** 79–81 u. seit 83 Anästh. Ko-blenz (Gött), 81–83 BwZentrkrh. Koblenz (Lange).

Remes, Ilse, Prim. Dr. med., Anästh. (56), Leiter d. Abt. f. Anästh., Intensivbehandlg. u. Blutbank am Krh., Kremserlandstr. 36, A-3100 St. Pölten. – * 19.10. 24 Wien. – **StE.** u. **Prom:** 49 Wien. – **WG:** Anästh. Wien, Oberarzt d. Abt. f. Anästh. u. Intensivbehandlung (Mayrhofer). –
BV, ZV: 14 wiss. Publ.

Renkes-Hegendörfer, Ute, Dr. med., Anästh. (69), All-gemeinmed. (76), niedergel. Ärztin für Allgemein-med., Vor dem Tore 16 a, D-4100 Duisburg 26; Vor dem Tore 16, D-4100 Duisburg 26. – * 8. 8. 38 Neuen-stadt. – **StE.** u. **Prom:** 62 Freiburg. – **WG:** Inn. Baden-Baden, Pharmak. Mainz, Chir. Stuttgart, Anästh. Hei-delberg. –
HG: Langzeitintubation, Ertrinkungsfall.

Renkl, Felix, Dr. med., Anästh. (77), Oberarzt an d. AnästhAbt. d. Krskrh., Meisenhartweg 14, D-7880 Bad Säckingen. – * 19. 2. 41 Wernigerrode. – **StE:** 69 Berlin, **Prom:** 78 Erlangen.

Retzlaff, Günter, Dr. med., Anästh. (66), Leit. d. An-ästhAbt. d. Orthop. Kl. u. Polikl. d. FU. Berlin im Os-kar-Helene-Heim, Clayallee 229, D-1000 Berlin 33; Schottmüllerstr. 5, D-1000 Berlin 37. – * 16.10. 31 Magdeburg. – **StE:** 57 Düsseldorf, **Prom:** 66 Hom-burg/Saar. – **WG:** 60/61 Chir. Friedrichshafen (Scho-stok), 61/62 Chir. Heide/Holstein (Czaja), 62–64 An-ästh. Frankfurt/Main (Pflüger), 64–66 Anästh. Hom-burg/Saar (Hutschenreuther), seit 66 Leit. d. An-ästhAbt. im Oskar-Helene-Heim Berlin.

Reuschling, Ursula, Dr. med., Anästh. (68), Chefärztin d. AnästhAbt. d. St. Josef-Krh. Essen-Kupferdreh, Heidbergweg 22–24, D-4300 Essen 15. – **StE.** u. **Prom:** 61 Münster. – **WG:** 63/64 Inn. Essen (Arnold), 64 Pharmak. Marburg (Schmid), 65/66 Anästh. Essen (Stöcker), 67 Chir. Essen (Kremer), 68 Anästh. Köln (Kofahl), 68–70 Leit. Ärztin d. AnästhAbt. Kinderheilanst. Hannover, seit 70 Chefärztin d. An-ästhAbt. am St. Josef-Krh. Essen-Kupferdreh.

Reza-Rizos, Mina, Anästh. (76), Anästh. an d. An-ästhAbt. d. Johanniter-Krh., Johanniterstr. 3–5, D-5300 Bonn 1; Deutscherrenstr. 99, D-5300 Bonn 2. – * 3. 9. 44 Teheran. – **StE:** 70 Rostock. – **WG:** 71 Päd. Rostock, 72 KinderAnästh. Köln (Kofal), 72–77 An-ästh. Düsseldorf (Huse), Essen (Elsasser, Gringmuth), 77 Anästh. Troisdorf (Jurich), seit 78 Anästh. Bonn (Both, Grabs).

Rheindorf, Petra, Dr. med., Med. Dir., Anästh. (72), StatÄrztin u. Betriebsärztin in d. Landesnervenkl., Dautenheimer Landstr. 66, D-6508 Alzey; Turnhal-lenstr. 10, D-6509 Ober-Floersheim. – * 4. 10. 38 Würz-burg. – **StE:** 63 Würzburg, **Prom:** 64 Würzburg.

Richter, Hartmut, Dr. med., Anästh. (76), Oberarzt d. AnästhAbt. am St. Franziskus-Hosp., Dorotheen-str. 36, D-2390 Flensburg; Bismarckstr. 85, D-2390 Flensburg. – **StE.** u. **Prom:** 71 Marburg.

Richter, Josef, Dr. med., Leit. Med. Dir., Anästh. (71), Vorst. d. Inst. f. Anästh. d. Dtsch. Herzzentr., Mün-chen, Lothstr. 11, D-8000 München 2; Werlingstr. 9, D-8000 München 71. – * 28. 6. 36 Pécs/Ungarn. – **StE:** 63 Köln, **Prom:** 66 München. – **WG:** 66–69 Chir. u. Anästh. Murnau (Lob, Mühlbauer), 69–73 Anästh. München (Beer), seit 73 Vorst. d. Inst. f. Anästh. d. DHZ München. –

H: Z.: „HERZ". –

BV: Erfahrungen m. d. komb. Elektro-Akupunktur-Analgesie b. 200 herzchir. Eingr., in: Akupunktur u. Auriculother., Egermann Wien 1975. – Ausgangscharakteristik v. Elektro-Akupunktur-Geräten unter Berücks. sicherheitstechn. Aspekte (mit Baum u. Bäuerle), in: ebd. – Computerunterstützte Überwachg. d. Beatmg. (mit Baum, Schmid u. Mendler), in: Neue kontinuierl. Methoden z. Überwachg. d. Herz-Kreislauf-Funktion, Thieme Stuttgart 1976. – Computer assisted intensive care and op. room monitoring (mit Klövekorn, Mendler u. Sebening), in: Informatica in Medicina, Turin 1977. – Computer assisted monitoring and fluid balance in cardiac surgical patients, in: Curr. Top. Crit. Care Med. 3, Karger Basel 1977. – Narkoseführg. b. kardiochir. Eingr. im Säuglingsalter (mit Kunkel u. Sebening), in: Anästh. b. kardiochir. Eingr., hrg. Götz u. Lawin, Thieme Stuttgart (1978). – Anästh. b. erworbenen Herzerkrankungen, in: ebd. (1978). – D. Elektroakupunktur in d. Anästh. d. Kardiochir. (mit Pongratz), in: ebd. (1978). – Elektrolytsubstitut. in d. Herzchir. (mit Schroll, Struck, Sebening u. Mendler), in: Spurenelemente – Physiol. – Pathobiochemie – Ther., hrg. Frey, Schattauer Stuttgart, New York (1979). – Optimierte Substitution v. Elektrolyten u. Spurenelementen i. d. Herzchir. m. einer neuen Aspartatlösg. (mit Schroll et al), in: Spurenelemente, hrg. Staib, Schattauer Stuttgart, New York 1982. – Problematik d. Infektionsprophylaxe in d. Herzchir. (mit Struck, Meisner, Richter u. Sebening), in: Periop. Antibiotik-Anwendg., hrg. Adam, Linzenmeier, Struck u. Schönfeld, Ed. Roche 1983. – Hämoseparation als Autotransfusionsmethode in d. Herzchir. (mit Dietrich, Göb u. Mitto), in: INA – Hämodilution u. Autotransfusion in d. periop. Phase, hrg. Lawin u. Paravicini, Thieme Stuttgart, New York 1984. – Periop. Antithrombin-III-Verlauf unter extrakorp. Zirkul. in d. Herzchir. (mit Schroll u. Dietrich), in: Hämostase b. kard. u. vask. Erkrankg., hrg. Schreiber u. Bühlmeyer, Müller & Steinicke München 1984. – Midazolam: Hämodyn. Profil in Komb. mit Fentanyl u. Ketamin b. koronarchir. Op. (mit Barankay, Göb u. Späth), in: Midazolam in d. Anästh., hrg. Götz, Ed. Roche 1984. – Erfahrg. mit einem neuen EEG-Spektralanalysator in d. Herzanästh. (mit Göb, Barankay, Späth, Dietrich u. Kunkel), 2. Internat. Symp., Erlangen 1984 (im Druck). –

ZV: Clinical experience with electrical acupuncture analgesia in 125 patients undergoing open heart surgery (mit Baum, Kunkel et al), Acupuncture Electro-Therapeut. Res. *1* (1975). – Akupunktur b. 100 Herzop. (mit Baum, Kunkel u. Amereller), Ärztl. Prax. 27 (1975). – Computer assisted op. room monitoring in cardiovasc. surg. patients (mit Klövekorn u. Sebening), Europ. Surg. Res. 7, Suppl. *1* (1975). – Erfolgsbilanz d. Akupunktur-Analg. (mit Doenicke, Herget u. Ott), Ärztl. Prax. 27 (1975). – Intraop. Messg. d. regionalen Myokardfunkt. nach aortokor. Bypass (mit Meisner, Struck, Heimisch u. Hagl), Thoraxchir. 24, Sonderh. 1 (1976). – Überwachg. d. Lungenfunkt. be-atmeter Pat. durch bettseitige Systemmodelierung (mit Baum, Schmid u. Mendler), Biomed. Technik *21* (1976). – Anästh. Maßnahmen b. Op. am offenen Herzen v. Neugeb. u. Kleinstkindern unter 10 kg Körpergew. in tiefer Hypothermie u. Kreisl.-Stillstand (mit Kunkel et al), in: Techn. Neuerungen i. Anästh. u. Intens.pflege, Anästh. aktuell 1 (1976). – Elektroakupunktur-Analg. b. herzchir. Eingriffen (mit Pongratz et al), ebd. (1976). – D. anästhes. Vorgehen b. herzchir. Eingriffen (mit Kunkel et al), Herz *1* (1976). – Meß- u. Überwachg.aufgaben b. cardiochir. Op. (mit Mendler, Meisner u. Sebening), Biomed. Technik 22 (1976). – A new type of diffusion membrane for blood gas measurement by mass spectrometry, Z. Europ. Surgical Research 9, Suppl. 1 (1977). – Anästh. z. Totalkorrekt. angeborener Herzfehler b. Kindern unter 10 kg Körpergew. (mit Kunkel et al), Proc. XV. gemeins. Tgg. d. Österr., Dtsch. u. Schw. Ges. f. Anästh. u. Wiederbeleb., Genf 1977. – Intraop. Angiographie i. d. Herz-Thorax- u. Gefäßchir. (mit Meisner et al), Electromedica *2* (1977). – D. Überwachg. d. pulmonalen Funkt. beatmeter Pat. (mit Baum, Schmid u. Mendler), Herz 2 (1977). – Elektroakupunktur-Analg. b. 500 herzchir. Eingr. (mit Pongratz, Linke u. Baum), Anästh. Prax. 13 (1977). – Anästh. b. Schrittmacherimplant. (mit Hollinger), Herz *3* (1978). – Electroacupuncture in anaesthesia (mit Pongratz et al), Proc. 5th Internat. Symp., Graz 78, in: Electrotherapeutic Sleep and Elektroanaesthesia, hrg. Wageneder-Germann (1978). – Ther. d. Herzstillstands: D. kardiopulmonale Wiederbeleb. (mit Grote u. Meisner), Herz 3 (1978). – D. Vorbereitg. u. Durchführg. d. Anästh. b. kardialen Risikopatienten, Z. Intensivbehandlung, 4 (1979). – Combined acupuncture anaesthesia for open heart surgery (a report of 1000 cases), Proc. The Nat. Symposia of Acupuncture and Moxibustion and Acupuncture anaesthesia, Peking 1979. – Acupuncture anesthesia for open heart surgery: a report of 800 cases (mit Hollinger, Pongratz u. Baum), Amer. J. Chinese Medicine 7 (1979). – The effects of deep hypothermia and circulatory arrest on systemic metabolic state of infants undergoing corrective open heart surgery: a comparison of two methods (mit Kunkel, Hagl, Habermeyer u. Sebening), Thorac. cardiovasc. Surgeon 27 (1979). – Magnesium-Stoffwechsel unter extrakorp. Zirkul. (mit Schroll, Struck, Sebening u. Mendler), Magnesium-Bulletin 2 (1980). – Treatment of hypertension in coronary bypass surgery – clinical exper. with urapidil (mit Barankay u. Göb), Arzneim.-Forschg./Drug Res. 31 (1981). – Treatment of hypertension in coron. bypass op. – clinical exp. with urapidil (mit Barankay u. Göb), European Heart J. 2, Suppl. A (1981). – Frage u. Antwort – Antworten a. d. Frage: Blutdruckanstiege unter NLA b. großen gefäßchir. Eingr. (mit Brückner), Anästh. Intensivther. Notfallmed. 16 (1981). – Control of hypertension during cardiopulmonary bypass with urapidil and phentolamine (mit Göb u. Barankay), Arzneim.-Forschg./Drug Res. 31 (1981). – D. Anwendg. d. komb. Elektrostimulations-Analgesie-Verfahrens in d. Herzchir. (mit Göb), SÄB *10* (1981). – Behandlg. d. Hypertonie m. Urapidil b. koronarchir. Eingr. (mit Barankay u. Göb), Proc. Urapidil, Darstellung einer neuen antihypertensiven Substanz, 1. Urapidil-Symp., Bad Kreuznach 1981. – Hemodilution in coronary bypass op. (mit Klövekorn u. Sebening), Benziger-Bibliotheca Haemat. 47 (1982). – Hämodyn. Wirkg. d. Anästhesieeinleitg. m. Midazolam-Fentanyl b. Pat. m. koron. Herzerkrankg. – Bolus oder Perfusorapplik.? (mit Göb, Barankay u. Späth), Anästhesist 31 (1982). – Einfluß v. Hämodil. u. Hämosep. auf Blutverbrauch b. aortokoron. Venenbypassop. (mit Dietrich, Göb u. Barankay), ebd. – D. Einfluß v. Fentanyl u. Ketamin auf d. peripher. vask. Wirkg. v. Midazolam während d. extrakorp. Zirk. (mit Späth, Göb u. Barankay), ebd. – Haemodynamics and myocardial oxygen demand using various combinations of midazolam, ketamine and fentanyl for coronary artery bypass surgery (mit Göb, Barankay u. Späth), Anaesthesia, Vol. of Summaries (1982). – Induction and maintenance of anaesthesia with midazolam-fentanyl-ketamine in pat. with coronary artery disease – study on haemodynamics and myocardial oxygen demand (mit Göb, Barankay u. Späth), ebd. – Deleterious effects of ataract-analgesia in patients with ischaemic heart disease (mit Barankay, Göb u. Späth), ebd. – Does fentanyl or ketamine influence the vasodilating effect of midazolam (mit Späth, Barankay u. Göb), ebd. – Behandlg. d. Hypertonie m. Urapidil b. koronarchir. Eingr., Z. Excerpta Medica (1982). – Herztransplantation: erfolgr. Behandlung postop. Komplikationen (mit Struck et al), Herz 7 (1982). – Kardiovask. Wirkungen v. Ketanserin (5-HT$_2$-Rezeptor-Antagonist) b. d. Behandlg. d. Hypertonie während aortokoron. Venenbypassop. (ACVB) (mit Barankay u. Späth), Anästhesist 32, Suppl. (1983). – Hämodyn. orientierte Dosisfindg. f. Midazolam-Fentanyl b. koronarchir. Eingr. (mit Göb u. Barankay). – Reduzierg. d. Fremdblutverbrauchs in d. Koronarchir. durch Hämoseparation u. isovoläm. Hämodilution (mit Dietrich, Göb, Barankay u. Mitto), Anästhesist 32 (1983). – Zur Frühkorrektur d. unterbrochenen Aortenbogens (IAA) (mit Sebening et al), Fortschr. Med. 101 (1983). – Antithrombin-III-Substitut. zur Optimierg. d. Heparinwirkg. während extrakorp. Zirk. in d. Herzchir. (mit Dietrich, Schroll, Göb u. Barankay), Anästhesist 33 (1984). – Intraop. Autotransfusion in d. Herzchir. – Fremdbluteinsparung durch Einsatz eines Zellseparators, Z. Kardiotechnik (im Druck).

Richter, Marianne, Dr. med., Anästh. (64), Chefärztin f. Anästh. u. Intensivmed. am Krh. Moabit, Turmstr. 21, D-1000 Berlin 21; Ulmenallee 17, D-1000 Berlin 19. – * 13. 10. 30 Berlin. – **StE:** 56 Berlin, **Prom:** 57 Berlin. – **WG:** 58/59 Chir. Berlin (Linder), 59–64 Anästh. Berlin (Just, Kolb), 61/62 Inn. Berlin (v. Kress), 63 Pharmak. Berlin (Herken), 64 Anästh. Bremen (Henschel), seit 64 leit. Anästh. Berlin-Moabit. –
BV: D. Lungenart.bahn b. angeb. Herzfehl., Thieme

Stuttgart 1958. – Verhalt. d. Blutgase u. Serumelektrolyte unter Neuroleptanalg., in: 2. Bremer Neuroleptanalg.- Symp. 1964, hrg. Henschel, Springer Berlin, Heidelberg, New York 1965. –
ZV: Veränder. d. Lungenstrombahn b. angeb. Herzfehl. (mit Köhn), Ärztl. Wschr. 1958, 25. – Beitr. z. Kenntnis d. einseit. Narbenlunge, Zbl. Path. 99(1959). – Über d. Verhalt. d. kl. Pfortaderäste b. port. Staug. (mit Köhn), Verh. dtsch. Ges. Path. 42(1959). – Gefäßveränderg. im extrahepat. Pfortaderstromgeb. b. Lebercirrhosen (mit Köhn), Acta hepatospl. 6(1959). – Morph. Bef. am Herzen mitt. Herz-Lung.-Masch. op. Herzkrank. (mit Köhn), Verh. dtsch. Ges. Path. 44 (1960). – Topograph. d. VSD u. seine Beziehg. zum RLS, Thoraxchir. 7 (1960). – Hypoxäm. Myocardschäd. b. op. u. nicht op. Herzfehl.-pat. (mit Köhn), Z. Kreisl.-Forsch. 50(1961). – Path. anat. u. funkt. Veränderg. an d. transplant. Lunge (mit Bücherl), Verh. dtsch. Ges. Path. 44(1960). – Ergebn. experim. Untersuchg. nach normotherm. u. hypotherm. Homoiotransplant. einer Lunge (mit Bücherl, Lesch u. Nasseri), Langenbecks Arch. klin. Chir. 296 (1961). – Spätergebn. nach Homotransplant. einer Lunge (mit Bücherl, Maßhoff u. Nasseri), ebd. 305(1964).

Richter, Ursula, Dr. med., Anästh. (78), Assist. d. AnästhAbt. d. Kath. Krh. im Siebengebirge „St. Johannes", Schülgenstr. 15, D-5340 Bad Honnef; Honnefer Str. 69, D-5463 Unkel-Scheuren. – * 2. 7. 48 Gießen. – **StE. u. Prom:** 72 Heidelberg. – **WG:** Anästh. 74/75 Darmstadt (Leitner), 76 Wittlich (Neussel), 77/78 Troisdorf-Sieglar (Djuric), seit 78 „St. Johannes"-Krh. Bad Honnef (Angsten).

Richter, Werner, Dr. med., Anästh., Prim.; Edelhofg. 17, A-1180 Wien. – * 10. 3. 27 Altmünster. – **StE. u. Prom:** 54 Wien.

Richtering, Ilse, Dr. med., Anästh. (64), Päd. (64), Chefärztin d. AnästhAbt. am St. Josefs-Hosp. Bochum-Linden u. am Ev. Krh. Bochum-Linden, Akad. Lehrkrh. d. Univ. Bochum, Axstr. 35, D-4630 Bochum-Linden; Hofleite 8, D-4630 Bochum 1. – * 2. 11. 30 Berlin. – **StE:** 53 Göttingen, **Prom:** 54 Göttingen. – **WG:** 54–60 Chir., Anästh., Physiol. Göttingen (Hellner, Stoffregen, Kramer), 60–72 Card., Päd. Göttingen (Beuren, Joppich), 73–75 Anästh. Essen (Stöcker), seit 75 Chefärztin d. AnästhAbt. am St. Josefs-Hosp. Bochum-Linden u. am Ev. Krh. Bochum-Linden. –
BV: Anästh., in: Lehrbuch f. Kinderkrankenschwester, hrg. Lüders, Enke Stuttgart 1977. –
ZV: Vasomot. Reakt. in d. Großhirnrinde b. d. EEG-Arousal (mit Kanzow, Gregl u. Held), Pflügers Arch. ges. Physiol. 273(1961). – Behandlg. Coma hepat. mit Ionenaustauschperfus. (mit Wolf), Med. Klin. 59 (1964). – Kombinat. d. kongen. lobären Emphysems

Rickenmann

mit kongen. Angiokardiopath. (mit Apitz u. Wilutzky), Mschr. Kinderheilk. *174*(1966). – Klin. d. Retikulosen im Kindesalter (mit Joppich), Arch. Kinderheilk. *174* (1966). – Angeb. part. subglott. Kehlkopfstenose d. Neugeborenen (mit Minnigerode), Z. KinderChir. *7* (1969). – Nitrostigmin-Vergiftg. b. einem Kind (mit Boelcke, Döring, Erdmann u. Wolf), Dtsch. med. Wschr. *95*(1970). – Behandlg. einer Autoimmunerkrankg. d. Auges mit Antilymphozytenserum in Kombinat. mit Prednisolon, Azathioprin, Aldosteron u. Spironolacton (mit Prindull, Hotes u. Meyer), ebd. – Obstruier. Tracheal-Fibrom b. einem Kleinkind (mit Minnigerode).

Rickenmann, Werner, Dr. med., Anästh. FMH (58), leit. Anästh. am Krh. Bethanien, Toblerstr. 51, CH-8044 Zürich; Langwisstr. 21, CH-8126 Zumikon. – * 27. 1. 27 Zürich. – **StE:** 52 Zürich, **Prom:** 54 Zürich. – **WG:** 53 Kant. Heilanst. Wil (Singeisen), 54–58 Anästh. Zürich (Hossli), 55 Chir. Solothurn (Buff), 56 Anästh. Morriston Hosp. Swansea/England, 57 Clinica militare Novaggio (Schwarz).

Rieber, Wolfgang Eckart, Dr. med., Anästh. (76), Oberarzt an d. AnästhAbt. d. Krh. Nordwest, Stiftg. Hosp. z. hl. Geist, Steinbacher Hohl 2–26, D-6000 Frankfurt 90. – * 23. 6. 43 Offenbach/Main. – **StE:** 70 Frankfurt, **Prom:** 79 Frankfurt.

Riedel, Walter, Prof. Dr. med., Anästh. (69), wiss. Assist. am Max-Planck-Inst. f. physiol. u. klin. Forschg., W. G. Kerckhoff-Inst., Parkstr. 1, D-6350 Bad Nauheim; Aliceplatz 1, D-6350 Bad Nauheim. – * 5. 10. 38 Werfenweng. – **StE:** 61 Wien, **Prom:** 62 Wien, **Habil:** 80 Gießen (Physiol.). – **WG:** Anästh. 64/65 Dundee/Scotland (Lawson), 65/66 Klagenfurt (Millonig), 66–69 Wien (Mayrhofer), 69/70 London (Payne), Physiol. seit 70 Bad Nauheim (Thauer, Simon), 78 Tokyo (Iriki), 82 Melbourne (Korner). –
H: J. of the Autonomic Nerv. System. –
ZV: 8 Publ. aus d. Gebiet d. Anästh., 48 Publ. über Kreislaufregulation, Temperaturregulation u. Fieber.

Riedl, Georg Ferdinand, Dr. med., Anästh. (75), Arbeitsmed. (83), Leiter d. betriebsärztl. Dienstes u. Chefarzt d. anästh. Dienstes d. Ambulatorium d. Steiermärk. Gebietskrankenk., Friedrichstr. 18 u. Pongratz-Platz 1, A-8010 Graz. – * 13. 5. 42 Innsbruck. – **StE.** u. **Prom:** 68 Innsbruck. – **WG:** 72 Anästh. Innsbruck, 73 Anästh. Wien, 74 Anästh. Innsbruck, 75–82 Krh. Oberndorf/Sbg., seit 82 Steiermärk. Geb. Kk.

Riedl, Gerhard, Dr. med., Anästh. (74), Chefarzt d. AnästhAbt. am Städt. Krh., Kanzlerstr. 2–6, D-7530 Pforzheim. – * 7. 1. 42. – **StE:** 68 Würzburg, **Prom:** 69 Würzburg.

Rieger, Monika, Dr. med., Anästh. (82) Assist. am Krh., Bahnhofstr. 36, A-6845 Hohenems; K. Elisabethstr. 3, A-6845 Hohenems. – * 6. 2. 51 Bludenz. – **StE.** u. **Prom:** 75 Innsbruck. – **WG:** Anästh. Innsbruck (Haid).

Riegler, Robert, Dr. Dr., Anästh. (80), Facharztassist. in Oberarztfunktion an d. Kl. f. Anästh. u. Allg. Intensivmed. d. Univ., Spitalgasse 23, A-1090 Wien; Frauergasse 1, A-2326 Ma. Lanzendorf. – * 3. 9. 42 Bruck/Mur. – **StE.** u. **Prom:** 73 Wien. –
BV: Mit Feichtinger, Gruber, Neumark u. Spiss: The Influence of O_2 and Bicarbonat administration to the parturient on the fetal acid-base-balance, in: Proc. 7th Europ. Congr. of Perinatal Medicine Barcelona 1980. – Mit Neumark, Spiss, Gruber u. Feichtinger: Fetal influence of oxygen and bicarbonate offered to the parturient, in: Proc. 7th World Congr. of Anaesthesiologists, Hamburg 1980. – Mit Neumark u. Spiss: Physostigmin treatment of droperidol depression, in: ebd. – Mit Pauser, Benzer u. Bunzel: Psychosoziale Nachuntersuchung v. früheren Intensivpat., in: Abstracts ZAK Berlin 1981. – Mit Duma u. Coraim: D. Akupunktur mit elektr. Stimulat. Eine Möglichkeit d. präop. Vorbereitg. herzchir. Pat., in: 10th Internat. Anaesth. Postgraduate Course, Wien 1981. – Mit Benzer: D. prakt. Anwendbarkeit d. relativen $AaDo_2$ (= „Quotient") am intensivmed. Krankengut, in: ebd. – Mit Neumark: Physostigminbehandlg. d. Depress. durch Neuroleptanästhetika b. gyn. Op., in: D. zentralanticholinerge Syndrom: Physostigmin in d. Anästh. u. Intensivmed., Symp., Bonn 1982, INA Thieme Stuttgart, New York. – Mit Länger, Groll-Knapp u. Fitzal: Subjective responses to four pre-operative medications, in: Anaesth., 6th Europ. Congr. of Anaesth., Academic press London, Toronto, Sydney, New York, San Francisco 1982. – Mit Fitzal, Blauhut u. Gilhofer: Early immunosubstitution in abdominal surgery, in: ebd. – Mit Fitzal u. Blauhut: Immunsubstitut. nach abdominalchir. Eingr., in: Immunologie in d. Anästh. u. Intensivmed., 2. Symp. d. Ludwig-Boltzmann-Inst. f. exp. Anästh. u. intensivmed. Forsch. in Linz, Maudrich, Wien, München, Bern 1982. – Erprobg. eines neuen nicht knickbaren Epiduralkatheters, ZAK Zürich, in: Proc. 1983. – Mit Fitzal: Circulatory Effects of Org NC45 during Halothane-Enflurane and NLA in Man. in: Book of Abstracts II, 8th WCA, Manila 1984. – Mit Fischl, Nasr u. Bieglmayer: The Influence of Acupuncture Treatment on sperm quality, in: ebd. Vol. I. – Mit Fischl, Nasr u. Biegelmayer: The Influence of Acupuncture Treatment on sperm quality in subfertile men, in: Proc. VII. ESCO, Mte. Carlo 1984. – Mit Nowotny u. Neumark: Does Application of Immunglobulin intraperitoneally influence the outcome of cancer patients?, in: Proc. 4th World Congr. of Intensive and Critical Care Medicine, Jerusalem 1985. –
ZV: Mit Neumark: Physostigmin als Antagonist d. anticholinergen Depress. nach Neuroleptanästh., An-

ästh. Intensivther. Notfallmed. 1981. – Mit Zadrobilek, Draxler u. Höfer: (1981): Injektbeamtg. b. direkter Laryngoskopie u. endolaryngealen mikrochir. Eingr. in Allgemeinanästh., Anästhesist 30 (1981). – Therapieversuch durch „Transfusion v. vitaler Energie" beim Undine's Fluch Syndrom, DZA 1981. – Mit Pauser u. Schlick: (1981): Drei Jahre Heimrespiratorther. b. idiopath. Hypoventilationssyndrom (Undines Fluch-Syndrom), Anästh. Intensivther., Notfallmed. 1981. – Mit Binder u. Duma: (1982): Schädel-Hirn-Trauma b. familiärer paroxysmaler hypokaliäm. Lähmung, Anästhesist 31 (1982). – Mit Bunzel: Veränderg. d. psych. Befindlichkeit im Rahmen einer Akupunkturther., DZA 1982. – Mit Pernetzky: Festsitzender Epiduralkatheter durch Schlinge u. Knoten. Eine seltene Komplikat. d. Epiduralanästh. in d. Geburtshilfe, Regionalanästhesie 1983. – Mit Fitzal, Groll-Knapp u. Länger: Prämed. mit Flunitrazepam, Lormetazepam oder Pethidin-Promethazin, Anästhesist 32 (1983). – Mit Lischka u. Neumark: Probleme d. Sectionark. b. Myasthenia gravis, ebd. – Mit Hammerle, Albright u. Neumark: D. Racz-Epiduralkatheter, Regional-Anästhesie 1984. – Mit Fischl, Neumark, Biegelmayer u. Nasr: Spermiogrammveränderg. unter Akupunkturbehandlg., Östr. Ärzte-Z. 1984. – Mit Fischl, Biegelmayer, Nasr u. Neumark: D. Beeinflußbarkeit d. Samenqualität durch Akupunktur b. subfertilen Männern, DZA 1984 (PISCHINGER-Preis). – Mit Fischl, Bunzel u. Neumark: Korrelat. psych. Veränderg. u. Spermiogrammverbesserg. nach Akupunktur, Urologe A 23 (1984). – Probleme b. Verweigerg. v. Bluttransfus., Anästhesist 1985 (im Druck). – Mit Pauser, Benzer, Bunzel u. Kubinger: D. Intensivmed. – u. was ist danach? ebd. 33 (1984). – Mit Fitzal: Beeinflussg. d. Kreislaufverhaltens unter Org NC45 (Norcuron®) b. drei versch. Narkoseverfahren an kardial gesunden Pat., ebd. – Mit Fischl, Biegelmayer, Nasr u. Neumark (1984): D. Beeinflußbarkeit d. Samenqualität durch Akupunktur b. subfertilen Männern, Geburtsh. Frauenheilk. 44 (1984). – Mit Lischka, Grisold, Pollak, Zeitelhofer u. Weninger: Vergleich v. Acetylcholin-Rezeptor-Antikörpertiter u. klin. Verlauf b. neonataler Myasthenie, Klin. Päd. 196 (1984). – Mit Neumark, Kalle u. Pauser: An unsuccessful attempt to put a cannula through a pre-existent thrombus in superior vena cava, Brit. J. Anaesth. 1985 (in press). –
HG: Geburtshilfl. Anästh., Akupunktur, Medicolegale Probl. in d. Anästh.

Rieks, Brigitte, Dr. med., Anästh. (67), leit. Anästh. am Krskrh., Annenstr. 9, D-2950 Leer; Dr. Reil-Weg 15, D-2950 Leer. – * 19. 10. 34 Lüneburg. – **StE:** 60 Bonn, **Prom:** 61 Bonn. – **WG:** 60–63 Chir. Lüneburg (Wagner), 63/64 Inn. Bremerhaven (Kröncke), 64–67 Anästh. Hamburg-Eppendorf (Horatz), seit 67 leit. Anästh. in Leer.

Riemasch-Becker, Christoph, Dr. med., Anästh. (78), niedergel. Anästh. mit Schwerpunkttätigkeit Schmerzther., amb. Anästh. in praxiseigenem OP, Lungenfunktionsdiagnostik u. -ther., Gemeinschaftspraxis mit Jutta Riemasch-Becker, in: Webergasse 37, D-6200 Wiesbaden, Tel: 06121/379085; Paulinenstr. 11, D-6200 Wiesbaden, Tel: 06121/305675. – * 19. 6. 44 Breslau. – **StE:** 71 Marburg, **Prom:** 73 Marburg. – **WG:** Anästh. 73–78 Wiesbaden (Schneider), München-Neuperlach (Lehmann), Mainz (Frey), 78–82 Funktionsoberarzt am Inst. f. Anästh. d. Univkl. Mainz (Frey), seit 83 tätig in eig. Niederlassung. –
BV: D. Bedeutg. d. Schmerzredukt. f. d. respir. Notfallpat., in: Atemstörungen im Rettungsdienst. Interdisz. Aspekte, hrg. Schildberg u. de Pay, Notfallmed., Bd. 6, perimed Erlangen 1982. –
ZV: D. Ketanest-Droperidol-Duoanästh. b. ophthalmochir. u. -diagnost. Eingr. im Kindesalter (mit Müller), Anästhesist 26 (1977). – Schmerz u. Lokalanästh., Z. allg. Med. 53 (1977). – Spez. Lokalanästh. ebd. – Lokalanästhetika, Med. Mo. Pharm. 4 (1979). – Ketanest-Droperidol-Duoanästh. f. diagnost. u. chir. Eingr. im Kindesalter, Parke-Davis Anästhkarte (1980). – D. Coma diabeticum, Rettungssanitäter 9 (1980). – D. Aufgabenkette d. Anästh. b. d. Wiederbeleb. d. Atmg., Anästh. Intensivmed. 1981. – An d. Schwelle d. Todes entlang, Wiesbaden internat. 1982. –
HG: Analgesiologie; Ther. insbes. chron. Schmerzzustände, Regionalanästh., amb. Anästh., Atemphysiol. u. -pathophysiol., Lungenfunktionsdiagnostik u. Blutgasanalytik, pulm. Rehabilit., forens. Anästh.

Riemasch-Becker, Jutta, Dr. med., Anästh. (78), niedergel. Anästh., Gemeinschaftspraxis: Webergasse 37, D-6200 Wiesbaden; Paulinenstr. 11, D-6200 Wiesbaden. – * 19.5. 46 Warburg/Westfl. – **StE.** u. **Prom:** 71 Marburg. – **WG:** Chir. u. Anästh. St. Josefs-Hosp. Wiesbaden, Anästh. Frankfurt (Dudziak), 77–80 Anästh. Mainz (Frey).

Riess, Werner, Anästh. (82), Oberarzt d. AnästhAbt. am Krskrh. Bergstraße, Viernheimer Str. 16, D-6148 Heppenheim; Hemsbergstr. 16, D-6140 Bensheim. – * 13.12. 49 Koblenz. – **StE:** 76 Mainz. – **WG:** 77–82 Anästh. Darmstadt (Götz).

Rietbrock, Ingrid, Prof. Dr. med., Anästh. (67), Chefärztin d. Kl. f. Anästh. u. Intensivmedizin d. Dr. Horst-Schmidt-Kl., Ludwig-Erhardt-Str. 100, D-6200 Wiesbaden; Waldstr. 32, D-6200 Wiesbaden. – * 18. 10. 34 Hamburg. – **StE.** u. **Prom:** 61 Hamburg, **Habil:** 73 Würzburg. – **WG:** 61–63 Pharmak., Chir. Hamburg (Malorny, Lindenschmidt), Inn. Hamburg (Kroetz), Gyn. Hamburg (Bräutigam), 63–67 Pharmak. Hamburg (Malorny), Anästh. Hamburg (Horatz), 66 An-

ästh. Würzburg (Weis), 74 Karl-Thomas-Preis d. DGAW. -
HG: Arzneimittelstoffwechsel u. Leberdurchblutung in Anästh. u. Intensivmed., Beatmung.

Riethmüller, Klaus, Dr. med., Anästh. (74), Chefarzt d. Zentr. Abt. f. Anästh. u. Intensivmedizin d. Krh. d. Märk. Krs. Krskrh. Lüdenscheid u. Werdohl, Philippstr. 2, D-5880 Lüdenscheid; Heedheide 34, D-5884 Halver 2. - * 5. 5. 42 Köln. - **StE:** 68 Essen, **Prom:** 71 Essen. - **WG:** 71 Anästh. Waldbröl, 73 Anästh. Erlangen (Rügheimer), seit 75 Krskrh. Lüdenscheid, seit 76 Chefarzt d. Zentr. Abt. f. Anästh. u. Intensivmed. Lüdenscheid u. Werdohl.

Riethmüller-Winzen, Hilde, Dr. med., Anästh. (82), Klin. Forschung in d. Pharmaz. Industr. (Tropon-Werke), Neurather Ring, D-5000 Köln 80; Blumenthalstr. 7, D-5000 Köln 1, Tel: 02 21/72 94 04. - * 11.7. 51 Dingolfing. - **StE:** 76 Gießen, **Prom:** 82 Gießen. - **WG:** 77-82 Anästh. Gießen (Hempelmann). -
ZV: Hämodynam. Untersuchg. mit Mexiletine u. Lidocain (mit Fritz u. Hempelmann), Anästhesist 11 (1981).

Rifat, Kaplan, PrivDoz. Dr. med., Anästh. FMH (70), Méd. chef Adj. Dept. Anesth. Hôp. Cantonal Univ., CH-1211 Geneve; 37, Crêts-de-Champel, CH-1206 Geneve. - * 12. 2. 32 Genf. - **StE. u. Prom:** 58 Genf, **Habil:** 72 Genf. - **WG:** 64 Méd. spéc. en anesth. Genf (Rudler), 65 Chef de clin., dépt. d'anesth., Hôp. Cantonal de Genève (Gemperle), 69 Méd. respons., ebd., 80 Méd. chef de l'unité d'anesth. gyn-obstétr., Hôp. Cantonal Genève. -
BV: (als Co-Autor) NLA in gerontosurgery. Internat. Anesth. Clinics, Neuroleptanesth. Vol. II, 1973. - L'anesth.-Réanimation du sujet âgé. Abrége de Gérontologie. E. Martin, J. P. Junod, Huber Bern 1980, 3ème éd. - L'anesth. gén. pour les op. de strabisme. Ed. Masson Paris 1984. -
ZV: 62 wiss. Publ., u. a. - D. Operationsrisiko beim Ersatz d. gebrochenen Schenkelhalses durch eine Thompson-Prothese im Greisenalter nach dem Prinzip einer verzögerten Dringlichkeit, Hefte Unfallheilk. 89, 1966. - Essai clinique avec un nouvel agent curarisant: Bromure de pancuronium (Pavulon, NA 97), Ars Medici 1, Tome VIII, 1970. - Influence du Propanidide sur le système cardio-vasculaire, Ann. Anesth. Franç. 1970. - Les effets de l'anesth. analgésique séquentielle sur le système cardiovasculaire du chien (étude expérimentale), Ann. Anesth. Franç. 1, Tome XII, 1971. - Selective indications for Ketalar anaesth., Survey of Anesth. 16, 1972. - Pentazocine in sequential analgesic anaesth., Brit. J. Anaesth. 44, 1972. - La place de l'analgésie en anesth. générale, Méd. et Hyg. 32 1974. - Klin. Untersuchg. d. Steroid-

Anaestheticums CT-1341 (Althesin®) (Kardiovask. u. respir. Wirkungen), Anästhesist 24 (1975). - Effets cardio-vasculaires du nouvel agent anesthésique intraveineux, Etomidate, Canad. Anaesth. Soc. J. 23, 1976. - Etude comparative de l'anesth. analgésique séquentielle (AAS) avec l'analgésie en perfusion continue au fentanyl, Annales de l'Anesth. Française XXII, 1981. - L'analgésie per et post-opératoire à la Buprénorphine: Effets cardiovasculaires et respiratoires, Cah. d'Anesth. 32, 1984. - L'Accumulation de CO_2 sous le champ opératoire des interventions ophtalmologiques en anesth. locale, Ophtalmologica, Bâle 188, 1984.

Rink, Eckehard, Dr. med., Anästh. (68), Chefarzt d. Inst. f. Anästh. u. Intensivmedizin am Bethesda-Krh., Heerstr. 219, D-4100 Duisburg 1; Walter-Schoenheit-Str. 47, D-4100 Duisburg 29. - * 18. 2. 36 Königsberg. - **StE:** 61 Göttingen, **Prom:** 62 Göttingen. - **WG:** Anästh. (Matthes) u. Pharmak. (Zipf.) Köln-Merheim.

Rittmeyer, Peter, Prof. Dr. med., Anästh. (64), Chefarzt d. Inst. f. Anästh. d. Krankenanst. Wesermünde, Schiffdorfer Chaussee 29, D-2850 Bremerhaven; Büttelstr. 7, D-2851 Schiffdorf. - * 3. 6. 33 Göttingen. - **StE.:** 58 Göttingen, **Prom:** 60 Göttingen, **Habil:** 67 Hamburg. - **WG:** 60 Anästh. Göttingen (Stoffregen), 60-62 Anästh. Hamburg (Horatz), 62/63 Chir. Hamburg (Zukschwerdt), 63 Inn. (Card.) Hamburg (Gadermann), 63/64 Chir. (Gerinnungsphysiol.) Hamburg (Thies), 64-74 AnästhAbt. Univ.-Kl. Eppendorf, seit 67 Oberarzt ebd., seit 74 Chefarzt d. Inst. f. Anästh. d. Krankenanst. Wesermünde, Bremerhaven. -
BV: EEG-Befunde b. Anwendg. v. Propanidid (mit Bushart); Frage d. Straßenverkehrsfähigkeit nach Propanididnarkosen; Fortlauf. pH-Messg. im art. Blut (mit Giebel u. Horatz), in: D. i.v. Kurz-Narkose mit Propanidid, hrg. Frey, Horatz u. Zindler, Anästh. Wiederbeleb., Bd. 4, Springer Berlin, Heidelberg, New York 1965. - Progn. Bedeutg. d. EEG-Befundes nach Wiederbeleb. d. Herzens (mit Bushart), in: Anästh. u. Notfallmed., hrg. Hutschenreuter, ebd., Bd. 15, 1966. - Bedeutg. d. EEG-Befundes im Rahmen d. Intensivbehandlg. (mit Bushart), in: Probl. d. Intensivbehandlg., hrg. Horatz u. Frey, ebd., Bd. 17, 1966. - EEG-Kontrollen vor, während u. nach NLA (mit Bushart), in: NLA, hrg. Henschel, ebd., Bd. 9, 1966. - Extrathor. Herzmassage - Indikat. u. Kontraindikat. (mit Lawin), in: Proc. I. Europ. Kongr. f. Anästh. Wien 1962, Med. Akademie-Verlag Wien 1962. - Hautschäden nach intraart. u. i.v. Gaben v. Adrenalin u. ähnl. Substanzen (mit Horatz), ebd. - Anästh. Probl. b. Schrittmacherimplantat., in: ebd. - Vergl. Untersuchg. während Halothannark. u. NLA b. Op. am off. Herzen (mit Horatz u. Schumann), in: NLA, Klin. u. Fortschr., hrg. Henschel, Schattauer Stuttgart 1967. - EEG-Verlaufsüberwachg. u. Kriterien d. irrevers. Hirnschädigg. in d. Intensivpflege, Proc. 74. Tgg. d.

Dtsch. Ges. f. Inn. Med. 1968. – Grenzen zw. Leben u. Tod (mit Bushart), in: Prax. d. Intensivbehandlg., hrg. Lawin, Thieme Stuttgart, 1. Aufl. 1968, 2. Aufl. 1971. – Bedeutg. v. Plasmaersatzstoffen in d. Klin., in: Plasmaersatzpräparate auf Gelatinebasis, hrg. Horatz, ebd. 1968. – Störg. d. Mikrozirkulat. im tierexp. Schock (mit Bushart), in: ebd. – Fortführg. v. nach herkömml. Verfahren eingeleiteten Nark. mit NLA (mit Horatz), in: Neue klin. Aspekte d. NLA unter bes. Berücksichtigg. meth. Varianten, hrg. Henschel Schattauer Stuttgart, New York 1970. – Problematik d. Elektrolyther. b. schw. Verbrenng. (mit Niemann), in: K-Mg-Aspartat, hrg. Dudziak, ebd. – Tierexp. Untersuchg. zur Frage d. Einflusses v. Apfelsäure auf d. Mineralstoffwechsel u. d. Energiehaushalt d. Leber b. Urämie (mit Rehn u. Dreyer), in: Leber- u. Pankreasschäden durch Schock u. Nark., hrg. Horatz, Thieme Stuttgart 1970. – Verhalten d. Membranpotentials d. Skelettmusk. im tierexp. Tourniquetschock (Disk.bemerkg.), in: Schock, Stoffwechselveränderg. u. Ther., hrg. Zimmermann u. Staib, Schattauer Stuttgart 1970. – Erste Erfahrg. mit schlackenarmer Kost in d. Chir. (mit Dreyer, Haferkorn, Horatz u. Tilsner), in: Bilanz. Ernährg. in d. Ther., hrg. Lang, Fekl u. Berg, Thieme Stuttgart 1971. – Klin. Erfahrg. mit hochdos. Infus. v. 40%iger Xylit-Lösg. (mit Bessert), in: ebd. – Examensfragen Anästh., hrg. Beer u. Kreuscher, Springer Berlin, Heidelberg, New York 1973. – Klin. Probl. d. parent. Ernährg., in: Bausteine d. parent. Ernährg., hrg. mit Beisbarth u. Horatz, Enke Stuttgart 1973. – Hypoxie als Ursache d. Bewußtlosigkeit (mit Bushart), in: III. Wuppertaler Notfallsymp., hrg. Streicher u. Rolle, Thieme Stuttgart 1972. – Xylit als energielief. Substrat b. d. parent. Ernährg. in: Parent. Ernährg., hrg. Heller u. Schultis, ebd. – Erbrechen als anästh. Probl. – Pathophysiol., Prophylaxe u. Ther. d. Aspirat., in: IV. Wuppertaler Notfallsymp., hrg. Streicher u. Rolle, ebd. – Eliminationsrate i.v. zugeführter Fette beim Schwerkranken (mit Troll u. Alnaddaf), Fettsäuremuster d. Leber nach Eliminat. infund. Fettes aus d. Plasma (mit Eichfuss, Heumann u. Troll), Gegenüberstellg. d. Plasma-Fettsäuremusters b. extrem fettarmer Kost d. Gesunden u. b. Pat. im Postaggresionsstoffwechsel (mit Troll, Schrader u. Werner), Energiebedarf d. Schwerkranken, in: Essent. Fettsäuren – Bedarf, Umsatz, Stoffwechsel b. Gesunden u. Schwerkranken –, hrg. mit Troll, Mels. Med. Bd. 48 Suppl. III, 1974. – Mod. Infus.ther. aus anästh. Sicht (mit Horatz), Mels. Med. Mitt. 45, 1971. – Anästh. mit Gamma-Hydroxibuttersäure – exp. u. klin. Erfahrg., hrg. mit Bushart, in: Anästh. Wiederbeleb., Bd. 68, Springer Berlin, Heidelberg, New York 1973. – K-Mg-Aspartat, hrg. mit Horatz, Medicus Berlin 1973. – Essent. Fettsäuren, -Bedarf, Umsatz u. Stoffwechsel b. Gesunden u. Schwerkranken, hrg. mit Troll, Mels. Med. Mitteilg. Bd. 48, Suppl. III, 1974. – Mikrofiltration u. andere Transfusionsprobleme in d. Intensivmed., hrg. mit Busch, Beitr. z. Infusionsther. 3, Karger Basel. – D. Bedeutg. d. Äthanols in d. Infusionsther., in: Postaggressionsstoffwechsel, Schattauer Stuttgart 1976. –

Möglichkeiten d. prä- u. postop. Ernährg., in: Rationelle Diätetik, Thieme Stuttgart 1976. – Zur Frage d. Indikat. u. Anwendbarkeit sehr hoher Dopamin-Dosierg., Internat. Schock-Symp., Berlin 1977. – Spinalanästh., in: Publikation Sekt. Med., Ser. 4, (1978), d. Inst. f. d. Wiss. Film, Göttingen. – EEG-Befunde vor, während u. nach Transfus. mit u. ohne Mikrofilter (mit Tatalovic), in: Anästh. Intensivmed., Bd. 143, Springer Berlin, Heidelberg, New York. – Todeszeitbestimmung (mit Bushart), in: Praxis d. Intensivbehandlg., hrg. Lawin, Thieme Stuttgart 1981. –

ZV: Behandlg. d. Ulcus crur. mit Mediccucin, Münch. med. Wschr. 427 (1961). – Wirkg. vasopressor. Substanzen auf d. kl. Kreislauf, Anästhesist 11 (1962). – D. Auswirkg. d. tierexp. erzeugt. Schocks auf d. kl. Kreislauf (mit Lawin), Langenbecks Arch. klin. Chir. 301 (1962). – Hautnekrosen n. Infus. v. Vasopressorlösg., Anästhesist 12 (1963). – Reanimation en case d'hemorragie intrathorac. (mit Lawin u. Horatz), Anesth. Analg. Reanim. 21 (1964). – Anästh. Probl. b. d. op. Behandlg. v. Skoliosen, Zschr. Orthop. 98 (1964). – Störg. d. Säure-Basen-Haushalts, bedingt durch temporäre Abklemmg. gr. art. Gefäße (mit Hoffheinz), Langenbecks Arch. klin. Chir. 313 (1965). – Anwendg. v. Muskelrelaxant. außerhalb d. Anästh. f. op. Eingr. am Pat., Z. prakt. Anästh. 1 (1966). – Exp. Mazerat. u. Regenerat. d. Venendothels (mit Sinapius), Angiologica 3 (1966). – Befunde nach isol. Perfus. d. Leber mit Halothan (mit Schilling), Anästhesist 15 (1966). – EEG-Untersuchg. im Schock, klin. u. exp. Ergebn. (mit Bushart), Münch. med. Wschr. 108 (1966). – Erfolge u. Mißerfolge d. Reanimat. (mit Bay, Fischer, Horatz u. Schilling), Bruns' Beitr. klin. Chir. 214 (1967). – Einfluß hyperbarer Oxygenat. auf d. Erholg. d. Kaninchenhirns nach cerebr. Ischämie, Med. Welt. – Intensivbehandlg. b. Ertrunkenen, Hefte z. Unfallheilk. 99 (1969). – Bedeutg. v. Plasmaersatzstoffen in d. Kl. (mit Horatz), Bibl. haemat. 33 (1966). – Störg. d. Mikrozirkulat. im tierexp. Schock, ebd. – EEG- u. klin. Verlaufsüberwachg. u. Kriterien d. irrevers. Hirnschädigg. b. Intensivbehandlg. (mit Bushart), Med. Kl. 64 (1969). – Kriterien d. Todes unter Berücksichtigg. d. mod. Möglichk. d. Wiederbeleb. u. d. Intensivbehandlg. (mit Bushart), Mat. med. Nordmark 21 (1969). – Ther. d. manifest. Tetanus, Behringwerk-Mitt. 50 (1970). – Ernährungsprobl. beim Verbrennungspat., Mels. Med. Mitt. 44 (1970). – Zahl d. potent. Organspender an einem Reanimationszentrum (mit Bessert, Bushart u. Horatz), ebd. – Zahlenmäß. Relat. zw. Reanimationspat., Kranken mit dissoz. Hirntod u. pot. Organspendern an einem Reanimationszentrum (mit Bessert, Bushart u. Horatz), Wiederbeleb., Organersatz, Intensivmed. 7 (1970). – Problematik d. Spättodes nach temporärer cerebr. Ischämie (mit Bessert u. Bushart), ebd. – Kriterien d. Todes u. Wiederbeleb., Med. heute 1970. – Infusionsther. b. urol. Pat., Urologe (B) 10 (1970). – Problematik d. Ther. mit Herzglykosiden in d. Chir., Z. prakt. Anästh. 5 (1970). – Frage d. Utilisat. einer nach dem Kartoffel-Ei-Muster zusammengesetzten Aminosäurelösg. im Rahmen d. op. Behandlg. d. Colitis ulc. u. and. Darmerkrankg., Wiss. Informat. Fresenius 1972. – Behandlg. großfläch. therm. Verletzg. mit Silberoxidsalbe (mit Kügler u. Schmidt), Bruns' Beitr. klin. Chir. *219* (1972). – Derzeit. Bedeutg. d. Fette in d. parenteral. Ernährg. (mit Troll), Urologe (B) 1973. – Veränderg. im Fettsäuremuster d. Serum-Gesamtlipoide b. Katabolie (mit Troll), Infusionsther. *1* (1974). – Laborparameter u. EEG-Befunde vor, während u. nach Transfus. mit u. ohne Mikroporfilter (mit Busch), Forsch. Ergebn. d. Transfusionsmed. & Immunhaematologie, Bd. 5, 1978. – Untersuchg. zur Frage d. Filterrückstandes v. ACD-Blut b. den Porengrößen 180, 40 u. 10 u in Abhängigkeit v. d. Lagerungsdauer, ebd., Bd. 7, 1980. – Brotizalam as a pre-operative Hypnotic (mit Ahmad), Brit. J. clin. Pharmarc. 16 (1983). – Filme: Präanästh. Visite, Inst. f. d. Wiss. Film, Göttingen, 1971; Allg. Anästh., ebd. 1972; Spinalanästh., ebd. 1978.

Roane, Luise, Anästh. (82), Funkt.-Oberärztin an d. Kl. f. Anästh. u. op. Intensivmedizin, Klinikum Steglitz der FU, Hindenburgdamm 30, D-1000 Berlin 45; Gotenstr. 56, D-1000 Berlin 62. – * 23. 12. 50 Neustadt/Wstr. – **StE:** 75 Mainz. – **WG:** 76/77 Chir. Bingen (Heidecker), 77–79 Anästh. Bingen (Rysanek), seit 79 Anästh. Berlin (Eyrich).

Robert, Wilhelm, Dr. med., Anästh. (63), prakt. Arzt, Panoramastr. 3, D-7980 Ravensburg 19. – * 17. 4. 29 Damme/Oldenb. – **StE.** u. **Prom:** 55 Freiburg. – **WG:** 56 Inn. Bochum (Reiners), 57 Chir. Düsseldorf (Pohlen), 58/59 Path. Freiburg (Buchner), 59/60 Gen. Hosp. Elisabeth, New Jersey/USA, 60–63 Anästh. Mainz (Frey), 64 Gyn. Würzburg (Schwalm), 64–80 Chefarzt d. AnästhAbt. Städt. Krh. Ravensburg.

Rock, Günter, Dr. med., Anästh. (83), Anästh. an d. AnästhAbt. d. Lukaskrh., Preußenstr. 84, D-4040 Neuß 1; Loerickstr. 1, D-4040 Neuß 1. – * 15. 8. 52 Düsseldorf. – **StE.** u. **Prom:** 79 Düsseldorf. – **WG:** Anästh. 79–81 Neuß (Schlaak), 81/82 Solingen (Meyer), 82–84 Neuß (Schlaak), 84 Iserlohn (Raddatz), seit 84 Neuß (Schlaak).

Roeder, Otto-Edgar, Dr. med., Anästh. (66), niedergel. Anästh., tätig in d. Theresienkl., Domerschulstr. 1–3, D-8700 Würzburg; Spitalweg, D-8700 Würzburg. – * 4. 8. 31 Rehau. – **StE:** 58 Würzburg, **Prom:** 60 Würzburg. – **WG:** Inn. u. Chir. Kitzingen, 64–66 Anästh. Erlangen (Rügheimer).

Rogačev, Žarko, Dr. med., Anästh. (77), Oberarzt d. AnästhAbt. d. Krskrh., Dalkinger Str. 8–12, D-7090 Ellwangen, Tel: 07961/881–308; Wolfgangsklin-

ge 55, D-7090 Ellwangen. – * 31. 3. 48 Kikinda/Yugosl. – **StE:** 72 Belgrad, **Prom:** 75 Erlangen. – **WG:** 73–77 Anästh. Erlangen (Rügheimer), seit 78 Oberarzt an d. AnästhAbt. d. Krskrh. Ellwangen.

Rogg, Ludwig, Dr. med., Anästh. (76), Chefarzt d. Zentr. AnästhAbt. Ostallgäu, Saliterstr. 96, D-8952 Marktoberdorf; Keltenstr. 28, D-8952 Marktoberdorf. – * 29. 6. 40 Schwabegg. – **StE:** 71 München, **Prom:** 72 München. – **WG:** 71–78 Anästh. München-Pasing (Breinl), seit 78 Chefarzt Zentr. AnästhAbt. Marktoberdorf.

Röhmer, Gottfried, Dr. med., Anästh. (65), nicht mehr berufstätig; Benderstr. 172, D-4000 Düsseldorf 12 (Gerresheim), Tel: 02 11/28 45 03. – * 17. 9. 19 Hohenstein-Ernsttal. – **StE. u. Prom:** 58 Düsseldorf. – **WG:** 58/59 Gyn. u. Inn. Düsseldorf (Schmidt-Elmendorff, Grosse-Brockhoff), 59–71 Anästh. Düsseldorf (Zindler), zw.zeitl. 62 Physiol. Düsseldorf (Lochner), 71–85 Chefarzt d. AnästhAbt. Städt. Krh. Gerresheim Düsseldorf.

Rohrhurst, Michael, Dr. med., Anästh. (82), Chefarzt d. Abt. f. Anästh. u. Intensivtherapie am Krskrh., D-2944 Wittmund 1; Ahornstr. 4, D-2944 Wittmund 1. – * 7. 7. 47. – **StE:** 76 Homburg/Saar, **Prom:** 79 Homburg/Saar. – **WG:** 77/78 Chir. Saarbrücken (Rohrhurst), 78 Anästh. Saarbrücken (Sauerwein), 78–81 Anästh. München (Peter), seit 81 Chefarzt d. AnästhAbt. Krskrh. Wittmund. –
ZV: D. Beeinflussg. d. halothanbedingten Herz-Kreislaufdepression durch Oxifedrin, Anästh. Inform. 6/1977.

Röhrig-Scheuss, Johanna, Dr. med., Anästh. (74), leit. Ärztin Anästh. u. Intensivmed. am Krh. „Maria Stern", D-5480 Remagen; Rheinpromenade 13, D-5480 Remagen. – * 30.12. 41 Bruck/Mur. – **StE:** 68 Essen, **Prom:** 71 Essen. – **WG:** Anästh. 69–71 Essen (Peic), 72–74 Düsseldorf (Zindler).

Rohrscheidt, Diana v., Dr. med., Anästh. (72), Anästh.-Oberärztin am Krskrh., Harthauserstr. 16, D-8202 Bad Aibling; Stegangerstr. 4, D-8167 Irschenberg. – * 6. 11. 40 Breslau. – **StE. u. Prom:** 66 München. – **WG:** 68–71 Anästh. München (Hart), 71/72 Anästh. München (Beer), 73–80 Anästh. München (Zierl), seit 81 Anästh. Bad Aibling.

Roknić, Gordana, Dr. med., Anästh. (82), Oberärztin d. AnästhAbt. d. St. Vincenz-Krh., Rottstr. 11, D-4354 Datteln; Juiststr. 13, D-4350 Recklinghausen. – * 2.11. 47 Jugosl. – **StE. u. Prom:** 74 Belgrad. – **WG:**

76–79 Anästh. Marl (Freischutz), 79–83 Anästh. Essen (Stöcker), seit 83 Anästh. Datteln (Böckers).

Rolke, Helmut, Dr. med., Anästh. (83), Anästh. an d. Abt. f. Anästh. d. LKH, Vordernbergerstr. 42, A-8700 Leoben; Karl im Hof-Weg 25, A-8775 Kammern. – * 22. 11. 45 Lückenmühle. – StE. u. **Prom:** 76 Graz.

Röllinger, Helmut, Dr. med., Chir. (58), Anästh. (65), Chefarzt d. Anästh. Inst. am Stadtkrh., Jakob-Henle-Str. 1, D-8510 Fürth; Unterfarrnbacher Str. 69, D-8510 Fürth. – * 30. 12. 23 Fürth. – **StE:** 52 Erlangen, **Prom:** 52 Erlangen. – **WG:** Seit 53 Chir. Fürth (Fischer, Denecke), seit 61 Oberarzt d. Chir. Kl., 57–60 Anästh. Würzburg (Becker), 60 Anästh. München (Beer), 61 Anästh. Mainz (Frey), 65 Anästh. Erlangen (Rügheimer), seit 67 Chefarzt d. AnästhAbt. d. Städt. Krankenanst. Fürth.

Römhild, Heide, Dr. med., Anästh. (66), niedergel. Anästh., Praxis: Gunterstr. 11, D-8900 Augsburg, ermächtigt in d. Beleg-Krh. Urol. Kl., Frischstr. 34, Josefinum u. Vincentinum, D-8900 Augsburg; Lerchenweg 9, D-8902 Hainhofen. – *4. 1. 36 Thüngen. – **StE:** 60 München, **Prom:** 60 München. – **WG:** Anästh. Innsbruck (Haid) und Zürich (Hossli).

Roos, Heiner, Dr. med., Anästh. (84), Oberarzt d. AnästhAbt. d. Städt. Kl., Pacelliallee 4, D-6400 Fulda; Am Rain 19, D-6400 Fulda-Edelzell. – * 27. 10. 47 Bad Nauheim. – **StE:** 77 Würzburg, **Prom:** 83 München. – **WG:** 80–82 Anästh. Bielefeld (Opitz), 82–84 Anästh. Oberarzt Klinikum Bamberg (Plötz), seit 84 Oberarzt d. AnästhAbt. Städt. Kl. Fulda (Dölp).

Röpke-Dedio, Urda, Dr. med., Anästh. (73), Chefärztin f. Anästh. im Ev. Krh., Albert-Rohloff-Str. 2, D-3353 Bad Gandersheim; Petristr. 5, D-3353 Bad Gandersheim. – * 6. 7. 36 Stettin. – **StE:** 64 Freiburg, **Prom:** 71 Freiburg. – **WG:** Anästh. 66–68 Frankfurt-Höchst (Herbst), 69–72 Kiel (Wawersik).

Roppolt, Hermine, Dr. med., Anästh. (61), leit. Anästh. im St. Elisabeth-Spit., Landsbr. Hauptstr. 4 a, A-1030 Wien; Seitenstettengasse 5, A-1010 Wien I. – * 7. 11. 26. – **StE.** u. **Prom:** 52. – **WG:** Anästh. Wien (Mayrhofer).

Roscic, Danojla, Dr. med., Anästh. (Jugoslawien 80, Österreich 84), Assist. Anästh. (Führg. d. Schmerzambulanz u. Schmerzkl.) an d. Abt. f. Anästh. u. Intensivmedizin d. Allg. öff. Krh. d. Stadt, Krankenhausstr. 9, A-4020 Linz; Galvanistr. 12/23, A-4040 Linz. –

* 10. 12. 1941 Plav. – **StE:** 75 Beograd, **Prom:** 82 Wien. – **WG:** Anästh. u. Intensivmed. Linz (Bergmann) u. Beograd (Lalevic). –
BV: Rehabilitation in d. Schmerzambulanz-Schmerzkl. (mit Kepplinger, Klingler), R. Trauner Linz 1981. –
ZV: Cyanidvergiftg. (mit Maurer), Wien. Med. Wschr. Nr. 4/1981. – Zwei Jahre Schmerzkl.-Schmerzambulanz am AKH Linz (mit Klingler, Kepplinger, Löffler, Bergmann), Österr. Ärztetgg. 37/3, 1982.

Rose, Walter, Dr. med., Anästh. (80), Arbeitsamt, Grüner Weg 46, D-3500 Kassel; Karl-Sittig-Weg 8, D-3510 Hann. Münden.

Rosenberg, Bettina, Dr. med., Anästh. (76), Chefärztin d. AnästhAbt. am St.-Anna-Hosp., Hospitalstr. 19, D-4690 Herne 2; Forstring 20, D-4630 Bochum 6. – * 6. 2. 35 Rehbrücke. – **StE:** 59 Berlin, **Prom:** 59 Berlin. – **WG:** Anästh. Essen-Werden (Janda) u. Wuppertal-Barmen (Schara).

Rosenberger, Friedrich M., Dr. med., Anästh. (69), Dept.-Chief u. Chairman d. Dept. of Anaesth. and Pain Control Research im European Inst. for Modern Times Med. and Nature Care Ther., Pain Control Center, A-5163 Mattsee 76, Tel: 06217/293 75 55; Birkenweg 1, A-5400 Taxach-Hallein, Tel: 08245/4173. – * 7. 8. 30 Wien. – **StE.** u. **Prom:** 56 Wien. – **WG:** Anästh. Wien (Arlt). –
HG: Akupunktur in d. Anästh., Intensive Care Unit u. Pain Clinic.

Rossi, Gino, Dr. med., Anästh. FMH, Chefarzt d. Schweizer. Pflegerinnenschule, Schwesternschule u. Spital, CH-8030 Zürich; Carmenstr. 45, CH-8032 Zürich. – * 12. 12. 47 Zürich. – **StE:** 75 Zürich, **Prom:** 80 Zürich.

Roßocha, Wulf-Rüdiger, Dr. med., Anästh. (73), Chefarzt d. Abt. f. klin. Anästh. am Vinzenzkrh., Lange-Feld-Str. 31, D-3000 Hannover 71 (Kirchrode). – * 18. 11. 38 Hohenstein/Opr. – **StE:** 64 Göttingen, **Prom:** 74 Mainz. – **WG:** u. a. 69–72 Anästh. Minden (Nolte).

Rotax, Irmgard, Dr. med., Anästh., Betriebsmed., Betriebsärztin bei Gruner + Jahr, Vossbarg, D-2210 Itzehoe; Wiesengrund 30, D-2211 Krempermoor.

Roth, Friedrich, Dr. med., Anästh. (62), Chefarzt, Leit. d. zentr. Abt. für Intensivbehandlung, Inselspital, CH-3010 Bern; Eichenweg 1, CH-3037 Herrenschwanden. – * 12. 4. 31 Niederbipp. – **StE:** 56 Bern, **Prom:** 57 Bern.

Roth, Hans Gerhard, Dr. med., Anästh. (75), Oberarzt am Zentr. d. Anästh. u. Wiederbeleb. d. Klinikum d. Univ., Theodor-Stern-Kai 7, D-6000 Frankfurt 70; Im Mainfeld 40, D-6000 Frankfurt 71. – * 18. 5. 39 Göttingen. – **StE:** 66 Göttingen, **Prom:** 78 Frankfurt. – **WG:** 69/70 Bw., 70/71 Chir. Hann. Münden, 71–73 Anästh. Lemgo (Wilken), seit 74 Anästh. Frankfurt (Dudziak).

Rothe, Karl Friedrich, PrivDoz. Dr. med. habil., Anästh. (78), Oberarzt am ZentrInst. f. Anästh. d. Univ., Calwerstr. 7, D-7400 Tübingen; Hornsteinstr. 6, D-7407 Rottenburg. – * 5. 5. 45 Anderbeck. – **StE:** 71 Göttingen, **Prom:** 72 Göttingen, **Habil:** 80 Tübingen. – **WG:** 73 Anästh. Tübingen (Schorer), 74/75 Anästh. BwKrh. Hamburg (Klaucke), 76/77 Physiol. Max-Planck Inst. Göttingen (Piiper, Heisler), seit 78 Anästh. Univ. Tübingen (Schorer). –
ZV: Fractional extracellular space and fractional water content of various rat tissues at different extracellular pH values and in uremia, Laboratory animals 13 (1979). – Ataranalgesia – an intravenous anaesthetic technique. Experience with 978 administrations (mit Schorer), Acta anaesth. belg. 31 (1980). – Vergleich d. Kreislaufwirkg. zweier adrenalinhaltiger Langzeitanästhetika nach Periduralanästh.: Bupivacain – Etidocain (mit Hausdörfer u. Schorer), Anästh. Reanimat. 6 (1981). – Flunitrazepam – Ketamin – Kombinationsanästh. in d. Gyn. D. Einfluß d. prä- u. postop. Kreislaufverhältnisse unter Spontanatmg. (mit Schimek u. Hempel), ebd. 7 (1982). – Comparison of intra- and extracellular buffering of clinically used buffer substances: Tris – Bicarbonate (mit Diedler), Acta Anaesth. Scand. 26 (1982). – Verwechslungsgefahr v. in d. Anästh. gebräuchl. Präparaten b. ähnl. Etikettierung d. Ampullen, chir. praxis 31 (1983). – Paradoxe Reakt. d. intrazellulären pH-Wertes b. d. Ther. d. Säuren-Basen-Haushaltes mit Argininhydrochlorid (mit Schimek), Anästhesist 32 (1983). – Tubushernie u. Innenschichtaufquellg. am Silkolatex-Trachealtubus (Woodbridge-Tubus) (mit Flüchter u. Kühn), chir. praxis 1983. – Regulation of intracellular acid-base equilibrium in rats, Acta Anaesth. Scand. 27 (1983). – New aspects of acid-base balance (mit Harzmann), Acta Anaesth. belg. 34 (1983). – Prä-, intra- u. postop. Narkosemanagement b. Myasthenikern (mit Ebeling), Chir. praxis 33 (1984). – New aspects of acid-base influences of NH_4Cl on intra- and extracellular acid-base status of the rat (mit Schimek), J. Med. 15 (1984). – Influences of experimental uremia on the intra- and extracellular acid-base status of the rat (mit Harzmann u. Schorer), Urol. int. 30 (1984). – D. Einfluß v. respirator. u. nicht-respirator. (metabolischen) Veränderg. d. extrazellulären pH-Wertes auf d. intrazellulären pH-Wert versch. Rattengewebe in vivo. Beziehg. zwischen extra- u. intrazellulärem Säuren-Ba-

sen-Haushalt in klin. relevanten Normal- u. Extrembereichen, Anästh. Intensivther. Notfallmed. 19 (1984). – Tierexp. Untersuchg. zur Wirkg. v. Trispuffer (THAM) u. Natriumbikarbonat: Einflüsse auf d. intrazelluläre Bikarbonatkonzentration in vivo, ebd.

Rothenbach, Brigitte, Dr. med., Anästh., niedergel. Anästh. in: Isenschmidstr. 19, D-8000 München 90; Almrauschstr. 6, D-8022 Grünwald. – * 6. 3. 36 Bad Neustadt. – **StE.** u. **Prom:** 60 München. – **WG:** Anästh. München, seit 82 niedergel.

Rothfritz, Franziska, Dr. med., Anästh. (80), 1. Oberarzt d. AnästhAbt. am Krh. St. Josef, Landshuter Str. 65, D-8400 Regensburg; Wolfsteiner Str. 5, D-8400 Regensburg. – * 28. 7. 49 Pforzheim. – **StE.** u. **Prom:** 74 Heidelberg. – **WG:** 76 u. 77/78 Anästh. Regensburg (Prasch), 76/77 Inn. Regensburg (Döring), 78–80 Anästh. München (Peter), seit 80 Anästh. Oberarzt Krh. St. Josef Regensburg (Prasch). –
ZV: Wirkg. von Inhalationsanästh. auf d. Nierenfunkt. (mit Finsterer), Anästh. Intensivmed. 1981.

Rothhammer, Anton, Dr. med. habil., Anästh. (78), Oberarzt am Inst. f. Anästh. d. Univ., Josef-Schneiderstr. 2, D-8700 Würzburg; Sonnenrain 16, D-8701 Reichenberg. – * 19. 11. 47 Bamberg. – **StE.** u. **Prom:** 72 München, **Habil:** 84 Würzburg. – **WG:** Anästh. 74–77 Schweinfurt (Heßler), seit 77 Inst. f. Anästh. d. Univ. Würzburg (Weis). –
BV: D. Wirkg. v. Anästhetika auf d. menschl. Bronchialmuskulatur in vitro (mit Schmidt, Bruch u. Viereck), in: Anästh. Intensivmed., Bd. 130, Springer Berlin, Heidelberg, New York 1980. –
ZV: Kontraktilität menschl. Bronchialmuskulatur u. Anästhetika (mit Skrobek, Schmidt, Bruch u. Trenkel), Atemwegs- u. Lungenkrankh. 6 (1980). – Halothan u. Spontanmotilität menschl. Dickdarmtaenie in vitro (mit Weis, Skrobek, Schmidt, Bruch u. Trenkel), Anästhesist 30 (1981). – D. klin. Brauchbarkeit d. Tramadol-Infusionsnark. (mit Weis u. Skrobek), ebd. – Theophyllin-Äthylendiamin u. Clenbuterol-Untersuchg. zur Dosiswirkungsbeziehg. an menschl. Bronchialmuskulatur in vitro (mit Schmidt, Bruch u. Trenkel), Atemwegs- u. Lungenkrankheiten 8 (1982). – D. spontane Motilität menschl. Dickdarmtaenie unter Morphin, Thiopental u. Dehydrobenzperidol (mit Schmidt, Bruch, Weis u. Gaertner), Anästhesist 32 (1983). – Lachgas-Wirkg. u. Nebenwirkg. (mit Weis), Anästh. Intensivmed. 23 (1982). – D. Fluß-Volumen-Beziehung in d. Schwangerschaft (mit Baar, Kirchner u. Haeggqwist), Atemwegs- u. Lungenkrankh. 9 (1983). – Postop. Lungenfunkt. nach Hysterektomien (mit Baar u. Haubitz), ebd., im Druck. – D. Wirkg. v. Halothan u. Enfluran auf Basaltonus u. Noradrenalinantwort menschl. Arterien in vitro (mit Schmidt, Bruch u. Bönning), Anästh. Intensivmed., im Druck.

Rothmann, Gernot, Dr. med., Anästh. (76), Oberarzt d. AnästhAbt. am Krh. f. Sportverletzte, Paulmannshöher Str., D-5880 Lüdenscheid-Hellersen; Brügger Höh 20, D-5880 Lüdenscheid. - * 4. 7. 43 Meschen. - **StE:** 71 Hamburg, **Prom:** 72 Hamburg.

Rotter, Erwin, Dr. med., Anästh. (74), 1. Oberarzt d. Krankenanst. Rudolfstiftung, A-1021 Wien; Landesfeuerwehrarzt (Stellvertr.) d. Landesfeuerwehrkommando N. Ö. in Wien; Eslarngasse 7, A-1030 Wien. - * 5. 9. 27 Wien. - **StE. u. Prom:** 54 Wien. - **WG:** 58-70 Notarzt (Wiener Rettungsdienst), seit 71 Anästh., seit 71 Feuerwehrarzt.

Rouge, Jean-Claude, PrivDoz. Dr. méd., Anästh. FMH (70), Médecin chef d'unité, anesth. péd., Dépt. d'Anesth., Hôp. cantonal univ., CH-1211 Geneve 4; 6 chemin des Arts, CH-1231 Conches. - * 18. 1. 35. - **StE. u. Prom:** 63 Genève, **Habil:** 68 Genève. - **WG:** Anästh. 63-65 Hôp. St. Loup (Bonard, Hofstetter), 65-68 Hôp. de l'Univ. Philadelphia/USA (Dripps), seit 68 Hôp. cant. univ. de Genève (Gemperle).

Roumer, Michel, Docteur en médecine, Anästh. (77), Prakt. Arzt, amb. Anästh., Böhmerstr. 4, D-6000 Frankfurt 1, Tel: 069/59 21 82. - * 10. 10. 45 Jeremie/Haiti, W. I. - **StE. u. Prom:** 71 Haiti. - **WG:** 73-77 Anästh. Berlin (Eberlein, Brückner), 77-79 Oberarzt d. AnästhAbt. Lungenfachkl. Rohrbach, Heidelberg.

Roznowski, Andrzej, Dr. med., Anästh. (67 Polen, 73 Deutschland), leit. Oberarzt d. Inst. f. Anästh. u. Intensivmed. am Leopoldina-Krh., Gustav-Adolf-Str. 8, D-8720 Schweinfurt, Tel: 097 21/52 22 40; Karl Brand-Str. 11, D-8720 Schweinfurt. - * 25. 11. 32 Grodzik/Polen. - **StE. u. Prom:** 62 Warschau. - **WG:** 63-66 Anästh. Warschau (Kaminski), 66-70 leit. Arzt d. AnästhAbt. d. Reha-Zentrum Konstancin b. Warschau (Weiss), 70-72 leit. Arzt d. Anästh.-Gr. d. Rettungsstat. d. Stadt Warschau, 72 Anästh. Frankfurt (Osterkamp), seit 73 Oberarzt d. AnästhAbt. d. Städt. Krh. Schweinfurt (Heßler).

Rugendorff, Helga, Dr. med., Anästh., Oberärztin d. Abt. f. Anästh. am Krh. Porz a. Rh., Urbacher Weg 19, D-5000 Köln 90. - * 4. 9. 41.

Rügheimer, Erich, Prof. Dr. med., Anästh. (56), Chir. (58), Ordinarius f. Anästh. u. Dir. d. Inst. f. Anästh. d. Univ. Erlangen-Nürnberg, Maximiliansplatz, D-8520 Erlangen; Nußbaumweg 11, D-8521 Rathsberg. - * 16. 2. 26 Nürnberg. - **StE:** 51 Erlangen, **Prom:** 53 Erlangen, **Habil:** 64 Erlangen. - **WG:** 53 Allgemeinchir. Erlangen (Goetze), 54-56 Abdom.- u. Thoraxchir.,

Einrichtg. einer AnästhAbt. Univ. Kl. Erlangen (Goetze), 56-58 Anästh. Erlangen (Silbersiepe), seit 58 Leit. d. AnästhAbt. u. Ausbau zur zentr. AnästhAbt. f. alle op. Kl., 60 Oberarzt d. Kl., 66 Extraordinarius f. Anästh. u. Vorst. d. AnästhAbt., 70 Ordinarius f. Anästh., 74 Inst. f. Anästh. u. Dir. d. Inst. f. Anästh. d. Univ. Erlangen-Nürnberg. -

H: Schriftenr. Klin. Anästhesie u. Intensivtherapie, Z: Notfallmed., Aktuelle Traumat., Intensive Care Medicine. -

BV: D. Komplikat. d. Tracheotomie, ihre Verhütg. u. deren Behandlg., in: Probleme d. Intensivbehandlung, Springer Berlin, Heidelberg, New York 1966. - Intensivther. im op. Bereich, in: Plang., Organisat. u. Einrichtg. v. Intensivbehandlungseinheiten am Krh., ebd. 1969. - Praxis d. Schockbehandlg. (mit Lindenschmidt u. Willenegger), Thieme Stuttgart 1971. - D. NLA. Bilanz einer Methode (mit Heitmann), ebd. 1975. - Kongr.ber. zur Jahrestgg. d. DGAW 1974, Perimed Erlangen 1975. - Aspekte mod. Chir., Festschrift f. Prof. Dr. med. Gerd Hegemann, ebd. 1975. - D. Verwendg. v. Blut u. Blutbestandteilen b. d. Massivtransfus. aus d. Sicht d. transfundierenden Arztes, in: Anästh. u. ZNS, Techn. Gefahren d. Anästh., Medikamentöse Wechselwirkg., Massivtransfus., Springer Berlin, Heidelberg, New York 1975. - Akute u. chron. Pankreatitis (mit Bünte), in: Praxis d. Intensivbehandlung, hrg. Lawin, Thieme Stuttgart 1975. - Erfahrg. mit dem Notarztwagen an d. Chir. Univ. Kl. Erlangen, in: Aspekte mod. Chir., Perimed Erlangen 1977. - Anwendg. u. Dosierg. v. Flunitrazepam in d. Intensivmed. (mit Pasch), in: Rohypnol (Flunitrazepam). Pharmak. Grundlagen - Klin. Anwendg., Springer Berlin, Heidelberg, New York 1978. - Akutes Lungenversagen (mit Ahnefeld, Bergmann, Burri, Dick, Halmágyi u. Hossli), ebd. 1979. - Verkehrstauglichkeit nach ambul. Anästh., in: Verkehrsmed. Risikofaktoren, ADAC München 1980. - 7th World Congr. of Anaesthesiologists. Abstracts (mit Wawersik u. Zindler), Excerpta Medica 1980. - Anaesthesiology Proc. of the 7th World Congr. of Anaesthesiologists, Hamburg 1980 (mit Zindler), Excerpta Medica 1981. - Tetanus (mit Trockel-Glückert), in: Praxis d. Intensivbehandlg., hrg. Lawin, Thieme Stuttgart, 4. Aufl. 1981. - Neuroleptanästh., in: D. intraven. Narkose., Springer Berlin, Heidelberg, New York 1981. - Inhalationsther., D. Tracheotomie, in: Anästh., Intensivmed., Reanimatologie, ebd., 5. Aufl. 1982. - Aufwachraum-Aufwachphase. Eine anästh. Aufgabe (mit Ahnefeld, Bergmann, Burri, Dick, Halmágyi u. Hossli), Springer Berlin, Heidelberg, New York 1982. - Intubation, Tracheotomie u. bronchopulmonale Infektion, ebd. 1983. - Unfallkatastrophen, in: Arzneimittel u. Verkehrssicherheit. Unfallkatastrophen. ADAC München 1983. - Anesthesia, in: Geriatries 3, Springer Berlin, Heidelberg, New York 1984. - Bilanz d. Beatmg. 1960-1980, in: Maschinelle Beatmung gestern-heute-morgen, Thieme Stuttgart 1984. - Interdisz. Kooperat. in d. Intensivmed., in: D. Berufsbild des Anästh., Springer Berlin,

Heidelberg, New York 1984. – Notwendiges u. nützl. Messen in Anästh. u. Intensivmed., ebd. 1985. – Low flow- u. closed circuit-Anaesthesia, in: Balancierte Anästh., ebd. (im Druck). – Indikat. zur Früh- u. Dauerbeatmg. beim Polytrauma, in: Aktuelle Fragen an d. Chir., Urban & Schwarzenberg München (im Druck). – Postop. Risikoanalyse u. Bewertg., in: Kongr.ber. DAK 1984, Springer Berlin, Heidelberg, New York, Tokyo (im Druck). –
ZV: D. Folgen d. intraart. Injekt. v. Barbituraten u. deren Ther. (mit Böhmer), Anästhesist 11 (1962). – D. Tracheotomie, eine nützl. aber gefährl. Methode, Chir. Prax. 8 (1964). – Folgen d. hohen Vagustrenng., Langenbecks Arch. klin. Chir. 308 (1964). – Kalt- oder Warmbluttransfus. beim hämorrhag. Schock (mit Grimm), Bibl. haemat. 20 (1965). – Neue Aspekte zur Elektronark., Anästhesist 15 (1966). – Behandlg. u. Prognose d. Wundstarrkrampfes, Z. prakt. Anästh. 1 (1966). – Neue Gesichtspunkte zur Tracheotomie, ebd. – Physikal. Voraussetzungen d. Inhalationsther., Med. Mitt. (Melsungen) 41 (1967). – D. Bedeutg. d. Anästh. f. d. op. Med., Krankenhausarzt 40 (1967). – Prophylaxe u. Ther. d. respirator. Narkosekomplikationen, Langenbecks Arch. klin. Chir. 322 (1968). – Techn. Neuerungen. Eine neue vollflexible Trachealkanüle (Tracheoflex), Z. prakt. Anästh. 3 (1968). – Spezielle Fragen u. Probleme d. Universitätsanästh., Anästh. Informat. 12 (1971). – Indikat. u. Brauchbarkeit d. versch. Respiratoren, Langenbecks Arch. klin. Chir. 332 (1972). – Fortschritte d. Intensivther. b. Schwerstkranken, Medizin 1 (1972). – Intensivther., Wien. med. Wschr. 123 (1973). – Beatmungsprobleme b. Neugeborenen u. Säuglingen, Z. prakt. Anästh. 8 (1973). – D. Beeinflussg. d. Atemminutenvolumens u. anderer Meßgrößen durch assist. präpulmonale Membranoxygenation (mit Schellerer, Dittrich u. Wagner), ebd. – Symptom Atemstillstand: Pathophysiologie v. Atemstörungen, diagnostik 6 (1973). – Einfluß v. Ethrane auf d. Atmg. (mit Himmler u. Greiner), Z. prakt. Anästh. 9 (1974). – Möglichkeiten d. Nachwuchsförderung f. d. Anästh. (Ber. über eine empirische Untersuchung zur Fächerwahl b. Medizinstudenten), Anästh. Informat. 15 (1974). – Rundgespräch zum Thema: Interdisz. Zusammenarbeit in d. Intensivmed., Langenbecks Arch. klin. Chir. 337 (1974). – D. prolong. Intubat. u. Tracheotomie, Anästh. Informat. 15 (1974). – D. Angst vor d. Messer (mit Wieck), Umschau 75 (1975). – D. wissenschaftl. Grundlagen f. d. Übertragg. v. Aufgaben, Anästh. Informat. 17 (1976). – Ansprache des Dekans - anläßlich d. Ehrenprom. Dr. Weißbauer, ebd. – Momentaufnahme d. Struktur d. Anästh. in d. D (mit Henke), ebd. – D. gebräuchlichsten Atemgeräte (mit Hamer), Intensivbehandlung 1 (1976). – Langzeitintubat. oder Tracheotomie? (Editorial), Notfallmed. 4 (1978). – Aufklärungsbroschüren u. Einwilligungsformulare, Anästh. Informat. 19 (1978). – Zukunftsperspektiven d. Anästh. Vom Narkotiseur zum Homöostatiker, ebd. – Grußwort des Präsidenten, ebd. 20 (1979). – Schmerzausschaltung b. ambul. Eingr., Münch. med. Wschr. 121

(1979). – D. Polytrauma - Indikat. zur Früh- u. Dauerbeatmg., Langenbecks Arch. klin. Chir. 352 (1980). – Studentische Ausbildg. in d. Notfallmed. als interdisz. Aufgabe, Anästh. Intensivmed. 21 (1980). – Begrüßungsrede d. Kongreßpräsidenten, ebd. – D. ambul. Narkose - Möglichkeiten u. Grenzen aus anästh. Sicht, Langenbecks Arch. klin. Chir. 358 (1982). – Klin. Propädeutik f. Anästh., Anästh. Intensivmed. 23 (1982). – Voraussetzungen d. ambul. Anästh. im Krh., Anästh. Intensivmed. 23 (1982). – Wie häufig sind Intubationsgranulome? Ärztl. Prax. 34 (1982). – D. med. Aspekte d. postop. Aufwachphase, Arzt u. Krh. 1 (1983). – Grenzen d. Belastbarkeit aus d. Sicht d. Anästh., Langenbecks Arch. klin. Chir. 364 (1984). – Schockther. u. Intensivbehandlg. b. Polytrauma, Fortschr. Ophthal. 81 (1984).

Ruhfus, Christian, Anästh. (80), Oberarzt d. Anästh. am St. Josef Krh., Heidbergweg 22-24, D-4300 Essen 15; Huffmannstr. 64, D-4300 Essen 16. – * 2. 1. 44 Stargard/Pomm. – StE: 72 Berlin. – WG: 73/74 Chir. Essen-Steele (Frenzel), 75 Anästh. Essen-Steele (Mieländer), 75/76 u. 77 Inn. Hattingen (Nausch), 76/77 Gyn. Hattingen (Höner/Wobith), 77-79 Anästh. Essen-Kupferdreh (Reuschling), 79/80 Anästh. Essen (Stöcker), seit 80 Oberarzt d. Anästh. am St. Josefs-Krh. Essen-Kupferdreh.

Rümmele, Hans, Dr. med., Anästh. (64), Chefarzt d. AnästhAbt. am Krh. Porz a. Rhein, Urbacher Weg 19, D-5000 Köln 90; Urbacher Weg 5, D-5000 Köln 90. – * 8. 7. 30 Rastatt. – StE: 56 Freiburg, Prom: 57 Freiburg. – WG: 58/59 Chir. Köln-Hohenlind (Weisschedel), 59/60 Physiol. Köln (Schneider), 61-67 Anästh. Köln (Eberlein), seit 67 Chefarzt d. AnästhAbt. d. Krh. Porz a. Rhein.

Rupieper, Norbert, Dr. med., Akad. Oberrat, Anästh. (73), Oberarzt d. Abt. Anästh. am Univ. Klinikum, Hufelandstr. 55, D-4300 Essen 1; Bottroper Str. 111, D-4390 Gladbeck. – * 10. 2. 39 Gladbeck. – StE: 67 Tübingen, Prom: 68 Tübingen. – WG: 69 Chir. Gladbeck (Schultheis), 69-71 Anästh. Gladbeck (Niehoff), seit 71 Anästh. Klinikum Essen (Stöcker), seit 73 Oberarzt u. Akad. Oberrat am Univ. Klinikum Essen, Abt. Anästh. (Stöcker), 83 Paul-Mellin-Preis. –
BV: Über d. Blutzuckerverhalten bei Anwendg. von adrenalinhalt. u. adrenalinfreien Lokalanästhetika zu urolog. Eingriffen in Spinalanästh. (mit Brehmer u. Neugebauer), in: Intensivther. (Hrg. Bergmann u. Blauhut), Anästh. Wiederbelb., Bd. 94, Springer Berlin, Heidelberg, New York 1975. – D. Einfluß von Ethrane auf d. Kohlenhydratstoffwechsel (mit Hillscher), in: Inhalationsanästh. mit Ethrane, Hrg. Brückner, ebd., Bd. 99, 1976. – Über d. Bedeutg. rückenmarksnaher Leitungsblockaden für d. transurethralen Eingriffe in d. Urologie (mit Pohlen), Ver-

handl. d. Dtsch. Ges. f. Urol. (30. Tgg.), Springer Berlin, Heidelberg, New York 1979. –
ZV: Lokalanästhetika – Entwicklung, Stand u. Gegenüberstellg., Anästh. Informat. (1974). – Über d. Blutdruckverhalten bei Anwendg. von „Travenol"-Glycine-Spüllösung zu urolog. Eingriffen in Regionalanästh. (mit Brehmer u. Neugebauer), in: ebd. – Serumelektrolyte während Neuroleptanalgesie u. Lumbalanästh. (mit Termeer), Anästhesist 24 (1975). – Anästh.probleme in d. Extremitätenchir. bei geriatr. Pat. (mit Taube), Anästh. Prax. 11 (1975). – Spinalanästh. u. Blutdruckverhalten (mit Ghodsi), Anästh. Informat. (1975). – Besonderheiten d. Anästh. bei urolog. Eingriffen im Säuglings- und Kindesalter (mit Frei), Anästh. Prax. 12 (1976). – Methämoglobinverhalten unter rückenmarksnaher Lokalanästh. mit Bupivacain (= Carbostesin®) (mit Machiedo), Anästhesist 25 (1976). – Elektrokardiographie bei mittelhoher Lumbalanästh., Anästh. Informat. (1976). – Anästh. bei d. Tumorexstirpation von Nebennierengeschwülsten (mit Stöcker), ebd. (1977). – D. Bedeutg. d. Herzinsuffizienz bei zentr. Leitungsanästh. (mit Erbs), Anästh. Prax. 14 (1977). – Enfluran-Ethrane®-Anästh. als Alternative in d. klin. Urol. (mit Pohlen), Anästh. Informat. (1978). – Methaemoglobinverhalten unter Anwendung von Carticain (= Ultracain®), (mit Montel u. Stöcker), Regional-Anästhesie 1 (1978). – Technik u. Ablauf rückenmarksnaher Leitungsanästh. in d. Urol. (mit Hammacher), Anästh. Prax. 16 (1979). – D. Katheter-Periduralanästh. in Ergänzung d. Neuroleptanalgesie u. zur posttraumat. Analgesie nach transperitonealer Tumorchir., ebd. – Ursachen u. Vermeidg. von Nebenreakt. unter örtl. Betäubg., Intensivmed. Prax. 2 (1980). – Über d. Keimbesiedlg. von Epidural- u. Subclavia-Katheter im urolog. Krankengut, Urologe B 20 (1980). – Hämiglobinspiegel unter Lokalanästh. mit Bupivacain, Carticain u. Etidocain (mit Stöcker), Regional-Anästhesie 4 (1981). – Die Langzeit-Epidural-Anästh. in d. op. Medizin, Anästh. Intensivmed. 22 (1981). – Interpretat. zentr. Venendruckmessg. bei polytraumatisierten Pat. (mit Böckers u. Pohlen), Intensivbehandlung 3 (1981). – Plasmakonzentrat. von Etidocain mit u. ohne Adrenalin nach Epiduralanästh. (mit Böckers), Intensivmed. Prax. 4 (1981). – Besonderheiten d. Anästh. in d. Urol., Urologe B 22 (1982). – Rückenmarksnahe Lokalanästh. versus Allgemeinbetäubg. bei d. transurethralen Resekt., Anästh. Intensivmed. (1982). – D. postop. Letalität d. urolog. Alterspat. aus anästh. Sicht (mit Schöneweiß), ebd. 1983. – Ursachen u. Vermeidg. von Nebenreakt. unter örtl. Betäubg., Gyn. Prax. 7 (1983). – Der Einfluß der Spinalanästh. auf die Funktion des unteren Harntraktes (mit Behrendt, Marggraf, Ringert u. Homann), Intensivmed. Prax. 6 (1983). – Lokalanästh. nach 100 Jahren. – Wirkungsmechanismen, Wirkungsdauer u. Wirkungsgrenzen, Dtsch. Ärztebl. 49 (1983). – Haben d. rückenmarksnahen Blockaden einen Einfluß auf d. Funkt. von Leber u. Galle? Anästh. Intensivmed. 6 (1984).

Rupprecht, Wieland, Dr. med., Anästh. (74), Chefarzt d. AnästhAbt. am Krskrh., D-8920 Schongau; Lerchenstr. 13, D-8920 Schongau. – * 15. 7. 39 München. – **StE:** 67 München, **Prom:** 69 München.

Rüter, Gerd, Dr. med., Anästh. (73), Chefarzt f. Anästh. am Krskrh., Schleswigerstr. 114–116, D-2330 Eckernförde.

Ruzic-Stumb, Elisabeth, Dr. med., Anästh. (68), Chefärztin d. AnästhAbt. d. Krskrh., Richardstr. 5–9, D-6620 Völklingen. – * 21. 11. 34 Neunkirchen/Saar. – **StE. u. Prom:** 61 Bonn. – **WG:** 64–68 Anästh. Quierschied/Saar (Markenstein).

Rychlewski, Jan, Dr. med., Anästh. (71 Polen, 79 Deutschland), Leit. Arzt d. Abt. f. Anästh. u. Intensivmed. im Krskrh. Wittgenstein, D-5920 Bad Berleburg; Im Gunzetal 14, D-5920 Bad Berleburg. – * 5. 4. 42 Posen. – **StE:** 65 Posen, **Prom:** 74 Posen. – **WG:** 67–76 Anästh. Posen (Witold, Jorczyk), 76–78 leit. Arzt f. Anästh. u. Intensivmed., Städt. Krh. Posen, 78–82 Anästh.-Oberarzt, Ev. Krh. Essen (Schier), seit 82 leit. Arzt f. Anästh. im Krskrh. Wittgenstein, Bad Berleburg.

Rysanek, Jaroslav, Dr. med., Anästh. (77), Chefarzt d. Anästh. am Heilig Geist Hosp., Kapuzinerstr. 15–17, D-6530 Bingen; Esperantostr. 20, D-6530 Bingen. – * 26. 1. 32 Pilsen. – **StE. u. Prom:** 59 Prag. – **WG:** 69–73 Chir. Ingelheim (Sterr), Anästh. 73–75 Bad Kreuznach (Parandian), 75/76 Darmstadt (Leitner), 76/77 Kaiserslautern (Kapfhammer), seit 77 Chefarzt d. Anästh., Heilig Geist Hosp. Bingen.

S

Sabersky-Müssigbrodt, Gabriele, Dr. med., Anästh. (74), Anästh. an d. AnästhAbt. d. DRK- u. Freimaurer-Krh. Rissen, Suurheid 20, D-2000 Hamburg 56; Sülldorfer Kirchenweg 171, D-2000 Hamburg 55. – * 22. 7. 31 Berlin. – **StE:** 57 München, **Prom:** 58 München. – **WG:** Anästh. 59/60 Centrallasarett Vänersborg/Schweden (Sarne), 60/61 München (Beer), 61/62 u. seit 71 Hamburg-Rissen (Benthin u. Schilke).

Sachs, Gerhard, Dr. med., Anästh. (83), Chefarzt d. Abt. f. Anästh. u. Intensivmed. im St. Elisabeth-Stift, Große Str. 54, D-2845 Damme 1; Jugendherbergsweg 8, D-2845 Damme. – * 18. 2. 50 Münster. – **StE:** 76 Münster, **Prom:** 77 Münster. – **WG:** 78 Anästh. Osnabrück (Cording u. Hahne), seit 78 Anästh. Münster (Lawin), 83 Oberarzt d. Kl. f. Anästh. u. op. Intensivmed. d. Univ. Münster (Lawin), zw.zeitl. Anästh. BwKrh. Hamm (Schmerbauch) u. Osnabrück (Hake), seit 83 Chefarzt d. Abt. f. Anästh. u. Intensivmed. d. St. Elisabeth-Stiftes Damme.

Sadat-Khonsari, Abbas, Dr. med., Anästh., leit. Arzt f. Anästh. u. Intensivmedizin an d. Paracelsus-Kl., Bismarckhöhe, D-5427 Bad Ems, Tel: 02603/13091; Aldegundisstr. 9, D-5400 Koblenz, Tel: 0261/702164.

Sadek, Elisabeth, Dr. med., Anästh. (74), Anästh. Oberarzt im Wilhelminenspital, Montleartstr. 36, A-1160 Wien. - **StE.** u. **Prom:** 68 Wien. - **WG:** Anästh. Wien (Mayrhofer).

Sadighi, Rahim, Dr. med., Anästh. (76), Anästh.-Oberarzt am Berufsgenossenschaftl. Unfallkrh., Bergedorfer Str. 10, D-2050 Hamburg 80, Tel: 040/739611. - * 30. 4. 39 Garatape/Iran. - **StE:** 69 Kiel, **Prom:** 70 Kiel. - **WG:** Chir. Hamburg-Bergedorf (Otto), Anästh. Hamburg-Bergedorf (Zimmer), Anästh. Hamburg (Pahlow), seit 80 Anästh.-Oberarzt BG-Unfallkrh. Hamburg. -
ZV: Cytophotometr. Messg. d. Aktivität v. Naphthol-AS-D-Chloracetat-Esterase in d. norm. menschl. basophilen Granulopoiesezellen (mit Parwaresch), Virchows Archiv, Abt. B. Zellpath. 6 (1970).

Safari, Ali, Dr. med., Chir. (69), Anästh. (84), Anästh. am KrsKrh., D-3330 Helmstedt; Triftweg 8, D-3330 Helmstedt. - * 25. 8. 33 Tabriz/Iran. - **StE:** 61 Berlin, **Prom:** 63 Berlin. - **WG:** 63-69 Chir. Berlin (Hahn), 69-80 Chir. Teheran, seit 80 Anästh. Helmstedt.

Sagawe, Helga, Dr. med., Anästh. (76), niedergel. Anästh. in: Berrenrather Str. 432, D-5000 Köln 41. - * 16. 2. 44 Freiburg. - **StE:** 69 Köln, **Prom:** 72 Köln. - **WG:** Inn. Köln-Kalk (Möckel), Anästh. Köln (Scheck-Specks), Anästh. Köln (Bonhoeffer), Anästh. Köln-Kalk, seit 83 niedergel.

Sagheb, Mohamed-Reza, Dr. med., Anästh. (78), leit. Arzt d. Abt. Anästh. u. Intensivmedizin am St.-Marien-Hosp., Am Boltenhof 7, D-4280 Borken; Millinger Str. 44, D-4134 Rheinberg. - * 15. 3. 39 Tabris/Iran. - **StE.** u. **Prom:** 68 Tabris/Iran. - **WG:** Anästh. 71 Mühlheim/Ruhr (Neumann), 72-74 Neuß (Schlag), 74-76 Düsseldorf (Otten), 77 Duisburg (Möllerfeld), 78 leit. Anästh. Arzt im St. Nicolas-Hosp., Rheinberg, seit 79 leit. Arzt d. AnästhAbt. u. Intensivmedizin, St.-Marien-Hosp. Borken.

Sahlender, Herta-M., Dr. med., Anästh. (78), Praxis für Schmerztherapie, Hauptstr. 25, D-6900 Heidelberg.

Sajonz, Manfred, Anästh. (75), leit. Arzt im Kollegialsystem am Elisabeth-Krh., Weinbergstr. 7, D-3500 Kassel; Am Rande 1, D-3500 Kassel. - * 31. 3. 40 Sebnitz. - **StE:** 67 Marburg. - **WG:** 69/70 Chir. Kirn (Jung), 70-72 BwKrh. Gießen Orthop. (Grusschka), Anästh. (Prinzhorn), 72-75 Anästh. Kassel (Zinganell).

Salehi, Ebrahim, Dr. med., Anästh. (61), Anästh.-Oberarzt am St. Brigida-Krh., D-5107 Simmerath; Sperberweg 35, D-5100 Aachen-Walheim. - * 13. 7. 26 Faridan/Iran. - **StE:** 55 Kiel, **Prom:** 61 Kiel. - **WG:** 55 Unf.Chir. Bremen (Schäfer), 55/56 Lungenheilk. Tönsheide (Hein), 56/57 Chir. Neumünster (Griesmann), 57/58 Chir. Kiel (Fischer), 58 Physiol. Kiel (Lüllies), 58-61 Anästh. Saarbrücken (Sauerwein), 61 Inn. Sulzbach (Scharf), 61-64 Anästh. München (Beer), 64-80 leit. Anästh. d. Urol. Kl. d. TH Aachen, seit 81 St. Brigida-Krh. Simmerath (Bhate). -
BV: Fermentaktivitäts-Untersuchg. im Urin zur Frage d. Nephrotoxizität des Halothans (mit Lymberopoulos), in: Anästh. Wiederbeleb., Bd. 36, Springer Berlin, Heidelberg, New York 1969. - Endoskop. u. mikrochir. Eingr. im Larynx unter NLA, in: Neue klin. Aspekte d. NLA unter bes. Berücksichtigg. method. Varianten (mit Herberhold), Schattauer Stuttgart, New York 1970. - Mikrolaryngoskopie u. endolaryngeale Mikrochir. unter NLA (mit Herberhold), 4. Europ. Anästh.-Kongr., Kongr.bd. 1970. - Larynxmikroskopie unter NLA ohne Intub., Filmvortrag, 4. Kongr. d. Dtsch. Ges. f. Endoskopie, Erlangen 1971, Kongr.bd. 3, Schattauer Stuttgart, New York 1972. - Klin. Erfahrg. mit Ketamin in d. Urol., in: Ketamin, neue Ergebn. in Forsch. u. Kl., Anästh. Wiederbeleb., Bd. 69, Springer Berlin, Heidelberg, New York 1973. - Postop. Schmerzbekämpfg. in d. Urol. (mit Schiffer), 5. Internat. Symp., Bremen 1971, Schattauer Stuttgart, New York 1972. - DBH b. Pat. mit terminaler Niereninsuffizienz, ebd. - Wandel d. Anästh. in d. Kinderurol., in: Anästh. Wiederbeleb., Springer Berlin, Heidelberg, New York 1975. - D. Anästh. b. urol. Noteingr., in: ebd. - Klin. Erfahrg. mit d. Rohypnol-Kombinationsnark., in: Techn. Neuerungen in Anästh. u. Intensivpflege, Anästh. aktuell, Bd. 1, Straube Erlangen 1976. - Anaphylakt. Schock nach Spinalanästh., in: Anästh. Wiederbeleb., 25 Jahre DGAI, Springer Berlin, Heidelberg, New York 1980. - Besonderheiten d. Anästh. b. Restniere, in: Anästh. Intensivmed., Bd. 139, 1: Prä- u. postop. Verlauf, Allgemeinanästh., Hrg. Haid u. Mitterschiffthaler, ebd. 1981. - Characteristics of intensive-care in urological surgery, in: Abstracts, 7th World Congr. of Anaesth. 1980, Hrg. Rügheimer, Wawersik u. Zindler, Excerpta Medica. - Ausschaltung d. Vigilanz während d. Re-

gionalanästh., in: Regionalanästh., Anästh. Intensivmed., Bd. *148,* Springer Berlin, Heidelberg, New York 1982. – Erfahrungen mit d. i. m. Midazolam-Prämedikat. u. kontinuierl. Applikat. v. Midazolam per infusionem, in: Midazolam in d. Anästh., Hrg. Götz, Ed. Roche, 1984. –

ZV: Arzneimittelmarkt in Persien aus d. Sicht d. einheimischen Arztes (mit Ippen), Industriebl. 1955. – Bronchoskop. Erfahrg., Saarl. Ärztebl. *9* (1962). – Opiatantagonisten in d. mod. Anästh., Med. Welt 1965. – Gibt es tiefe Bewußtlosigkeit nach NLA, Chirurg 1965. – NLA in d. Urol.-Chir., Z. Urol. Nephrol. 1965. – Prämedikat. als wichtiger Bestandteil d. Nark., Med. Welt 1966. – Erfahrg. mit d. NLA b. d. urol. Eingr. u. ihre Auswirkg. auf d. Nierenfunkt. (mit Müssiggang u. Lymberopoulos), Urol. 1966. – Allgemeinanästh. in d. Augenchir., Klin. Mbl. Augenheilk. 1966. – Möglichkeiten d. Zwischenfälle b. d. NLA (mit Müssiggang), Acta anaesth. scand., Kongr.bd. *18,* (1966). – Geriatr. Probleme aus d. anästh. Sicht (mit Müssiggang), 7th Internat. Congr. of Geront., Wien 1966, Gerontologie (Kongr.bd.) 516 (1966). – Zur Technik d. Anästh. b. Tonsillektomien, HNO *16* (1968). – D. Anästh. b. hörverbessernden Op. (mit Plath), Z. Laryng. Rhinol. 1968. – D. Stellg. d. intraven. Kurznarkotikums Propanidid in d. Urol.-Chir., Z. Urol. Nephrol. 1968. – Propanid als intraven. Kurznarkotikum in d. HNO-Heilk. (mit Plath), HNO *12* (1968). – Epontol v Urologicke Ambulantni Praxi (mit Charvát), Informacni Zpravy Ceskoslovenske Urologicke Spolecnosti *12* (1968). – D. NLA in d. HNO, Mschr. Ohrenheilk. Laryngo-Rhinol. 1969. – Gefahren infolge techn. Mängel b. d. Verwendg. v. Woodbridgetuben, Chirurg *40* (1969). – Zur Frage d. Anwendg. d. Pantothensäure als Curare-Antidot, Med. Welt 1969. – D. NLA b. d. direkten Mikrolaryngoskopie u. endolaryngealen Mikrochir. (mit Eickhoff), Z. Laryng. Rhinol. (1969). – Schleimhautanästh. kombiniert m. NLA – oft ideale Methode (mit Herberhold), Med. Tribune *4* (1969). – Ein neuer Laryngoskopspatel, HNO *18* (1970). – D. mod. Anästh. in d. Hals-Nasen-Ohren-Kl. (mit Plath), Therapiewoche *23* (1971). – D. dissoziative Anästh. in d. Urol.-Chir., Z. Urol. Nephrol. 1972. – Zur Anwendg. d. Curare b. urol. Eingr., ebd. – Langanhaltende Paralyse nach Pancuroniumbromid, Z. prakt. Anästh. 7 (1972). – Zur Anästh. d. Larynxmikroskopie. Erfahrungen mit kombin. NLA u. Oberflächenanästh. b. 400 Fällen (mit Herberhold), ebd. – D. Anästh. b. Stenosen d. ob. Luftwege, Arch. klin. u. exp. Ohren-, Nasen- u. Kehlkopfheilk. *2* (1971). – D. Anästh. b. Prostatektomien, Z. prakt. Anästh. 1973. – D. Anästh. b. urol. Noteingr. an uräm. Pat., Anästh. Informat. 1975. – Zur Anästh. b. kinderurol. Eingr., Z. KinderChir. *16* (1975). – Anaesth. in pediatric Urol., Urol. Digest (USA) 1976. – Grenzen d. Narkosebelastbarkeit b. metastasierenden Nierentumoren, Anästh. Informat. 1977. – D. heutige Stand d. Spinalanästh. b. urol. Eingr., Z. Urol. Nephrol. *71* (1978). – Erfahrg. mit d. amb. Anästh. in d. Urol., ebd. – D. Spinalanästh. b. urol. Eingr., An-

ästh. Informat. 1978. – Anästh. u. Intensivmed., ebd. – Fehler u. Gefahren b. d. Anästh. in d. transurethr. Diagnostik u. Ther., Therapiewoche *28* (1978). – Prämedikat. mit Rohypnol (Flunitrazepam), Krankenhausarzt 1978. – Narkoserisiko in d. geriatr. Urol., Akt. Gerontologie 1979. – D. Anästh. in d. päd. Urol., Z. Urol. Nephrol. *73* (1980). – Besonderheiten d. Anästh. b. urol. Noteingr., ebd. – D. Anästh. b. TUR-Eingr. im Senium, ebd. – Narkoseinduktion mit Rohypnol (Flunitrazepam) in d. Urol.-Chir., Krankenhausarzt 1980. – Fehler u. Gefahren d. Spinalanästh. b. urol. Eingr. Ursachen, Prophylaxe u. Ther., Krankenhausarzt 1980. – Erfahrg. mit wiederholter subduraler Spinalanästh. in d. geriatr. Urol., ebd. 1981. – D. Psychopharmaka in d. Prämedikat., ebd. – Bemerkungen zu „D. Obturatorius-Reflex u. seine Ausschaltg. durch gezielte Blockade", Regional-Anästhesie *4* (1981). – Anaphylakt. Reakt. nach Bienen- u. Wespenstich, Krankenhausarzt 1984. – Über d. sog. Versagerfälle nach subdur. Applikat. v. Lokalanästhetika, ebd. – Durapunkt. oberhalb L_2 umstritten, Ärzte-Z. 1985. –

HG: Anästh. in d. Urol.

Salentin, H. Wilhelm, Dr. med., Anästh. (74), leit. Arzt d. Abt. f. Anästh. u. op. Intensivmed. am St. Marien-Hosp., Hospitalstr. 44, D-5160 Düren 4; Kreuzherrenstr. 21, D-5160 Düren-Derichsweiler. – * 11. 12. 41 Düren. – **StE:** 68 Köln, **Prom:** 75 Heidelberg. – **WG:** 70–72 Anästh. Düren (Krause), 72–74 Anästh. Leverkusen (Dietzel), seit 75 leit. Arzt d. Abt. f. Anästh. u. op. Intensivmed. St. Marien-Hosp. Düren-Birkesdorf.

Salib, Magdy, Dr. med., Anästh. (81), Anästh. in d. HNO-Kl. Dr. Flechsig, Holtenauer Str. 270, D-2300 Kiel; Robert-Koch-Str. 1–3, D-2300 Kiel. – * 1. 10. 36 Mansura/Ägypt. – **StE. u. Prom:** 70 Graz.

Salomon, Fred, Dr. med., Anästh. (83), Oberarzt d. Abt. f. Anästh. u. op. Intensivmed. am Klinikum d. Univ., Klinikstr. 29, D-6300 Gießen; Goethestr. 15, D-6301 Staufenberg 1. – * 26. 9. 48 Gelsenkirchen. – **StE:** Ev. Theologie 72 Göttingen, Med. 76 Göttingen, **Prom:** Med. 79 Göttingen. – **WG:** 78/79 Inn. Hann. Münden (Quellhorst), 79–81 Anästh. BwKrh. Gießen (Prinzhorn), seit 81 Anästh. u. op. Intensivmed. Gießen (Hempelmann).

BV: Präklin. Ther. z. Prophylaxe d. Schocklunge (mit Hempelmann), in: Schildberg et al. (Hrg.): Atemstörungen im Rettungsdienst – Interdisziplinäre Aspekte, Notfallmed., Bd. 6, Perimed Erlangen 1982. – Anästh. b. neurolog. u. neuromuskul. Erkrankungen, Hrg. mit Hempelmann, Bibliomed Melsungen 1983. – Anästh. b. Myopathien, in: Hempelmann u. Salomon (Hrg.): Anästh. b. neurolog. u. neuromuskul. Erkrankg., ebd. – D. Umgang d. Notarztes mit d. Angehörigen nach erfolgloser Reanimat., in: Schara (Hrg.): Dtsch. Anästhesiekongr. 1982, Anästh. Intensivmed.,

Bd. 161, Springer Berlin, Heidelberg, New York 1984. –
ZV: Meproscillarin zur Ther. d. Herzinsuffizienz b. gleichzeitig eingeschränkter Nierenfunkt., Plasmakonzentrationen b. Langzeitther. (mit Quellhorst), Therapiewoche 31 (1981). – D. Hinführg. d. chronisch Nierenkranken in d. Programm d Dialysebehandlg., D. Schwester/D. Pfleger 20 (1981). – Spinalanästh. mit Bupivacain 0,5% isobar u. Mepivacain 4% hyperbar in einer 1:1-Mischung (mit Leuwer), Wehrmed. Mschr. 25 (1981). – Therapeut. Erfahrg. mit Meproscillarin u. Verträglichkeit b. eingeschränkter Nierenleistung (mit Quellhorst), Therapiewoche 33 (1983). – Anästh. b. Nierenexplantation (mit Hempelmann), Intensivmed. Praxis 6 (1983). – D. Bedeutg. v. Ethik f. d. Intensivmed., Anästhesist 32, Suppl. (1983). – Analyse d. Arbeitssituat. d. Pflegepersonals einer op. Intensivstat. als Grundlage zu einer besseren Patientenversorgg. (mit Vogelsberger, Laubach u. Wirsching), ebd. – Plasmaspiegel nach lumbaler Periduralanästh. mit Bupivacain 0,75% (mit Biscoping u. Hempelmann), Regional-Anästhesie 7 (1984). – Intensivmed. u. Menschlichkeit – zwei Gegensätze? D. Schwester/D. Pfleger 23 (1984).

Salomon-Marien, Käte, Dr. med., Anästh. (69), niedergel. Anästh., Praxis: Am Heesen 12, D-2050 Hamburg 80; Am Heesen 12, D-2050 Hamburg 80. – * 3.8. 35 Zietlitz. – **StE:** 62 Hamburg, **Prom:** 66 Hamburg. – **WG:** Anästh. Hamburg (Fumagalli).

Salzer, Margrit, Dr. med., Anästh. (78), 2. Oberärztin d. AnästhAbt. am Krskrh. Pasing, Steinerweg 5, D-8000 München 60; Radolfzellerstr. 17, D-8000 München 60. – **StE:** 71 München, **Prom:** 73 München.

Samouh, Farid, Dr. med. Prim., Anästh. (79), Leiter d. AnästhAbt. am Allg. öffentl. Krh., Conrathstr. 17, A-3950 Gmünd; Ignaz Halmetschlagergasse 18, A-3950 Gmünd. – * 10.11. 42. – **StE. u. Prom:** 78 Wien. – **WG:** 76–79 Anästh. Wien (Mayrhofer).

Sandtner, Wolfgang, Dr. med., Anästh. (84), Anästh. am Lorenz-Böhler-Krh., Donaueschingenstr. 13, A-1200 Wien; Bennog. 5/1/2/4, A-1080 Wien. – * 31.7. 51 Wiener-Neustadt. – **StE. u. Prom:** 77 Wien.

Sankofi, Peter Odai, Dr. med., Anästh. (78), Anästh. im Allg. öffentl. Krh. d. Stadt, Bahnhofstr. 31, A-6845 Hohenems; Heidenweg 10, A-6800 Tosters/Feldkirch. – * 15.3. 34 Awutu Beraku/Ghana. – **StE. u. Prom:** 73 Wien.

Sansano, Carlos Alberto, Dr. med., Anästh. (71), leit. Arzt f. Anästh. am Regionalspit., CH-4335 Laufenburg/AG; Tramstr. 51, CH-4132 Muttenz/BL. – * 13. 2. 40 Buenos Aires. – **StE:** 65 Buenos Aires, **Prom:** 66 Buenos Aires. – **WG:** 66–72 Anästh. Buenos Aires, 73 Anästh. Lahr (Mutter), 74–78 Anästh. Basel (Hügin), 79–84 Anästh. u. klin. Pharmak. Hoffmann-La Roche Basel (Koch-Weser), seit 85 leit. Arzt f. Anästh. Regionalspit. Laufenburg.

Santer, Margarita, Dr. med., Anästh. (83), Facharzt-Assist. am Inst. f. Anästh. d. a.ö. Krh., Grieskirchner Str. 46, A-4600 Wels; Strassfeld 31, A-4710 Grieskirchen. – * 3.9. 52 Linz. – **StE. u. Prom:** 76 Wien. – **WG:** seit 79 Anästh. u. Intensivmed. Wels (Denk).

Sapinsky, Herbert, Dr. med. univ., Anästh. (82), prakt. Arzt, Anästh. Vertretungstätigkeit, Praxis: Conradstr. 2, A-6020 Innsbruck; Elisabethstr. 3, A-6020 Innsbruck. – * 23. 8. 51 Innsbruck. – **StE. u. Prom:** 75 Innsbruck. – **WG:** 79–83 Anästh. Innsbruck (Haid). – **ZV:** Grundlagenforschg. über d. Membran d. chromaffinen Granula d. Nebennierenmarks, J. Neurochem.

Saradj, Huschang, Dr. med., Anästh. (74), Chefarzt d. Anästh.- u. IntensivAbt. d. Krskrh., Hermann-Löns-Str., D-3138 Dannenberg; Hermann-Löns-Str. 15, D-3138 Dannenberg. – * 14. 3. 37 Khorramshahr/Iran. – **StE:** 65 Göttingen, **Prom:** 75 Göttingen. – **WG:** 68 Inn. Höxter (Vagedes), 68/69 Urol. Höxter (Embach), 69/70 Urol. Gehrden/Hann. (Hasche-Klünder), 70/71 Chir. Salzgitter (Wüttrich), 71–74 Anästh. u. op. Intensivmed. Salzgitter (Kittel), 75 Anästh. Göttingen (Kettler, Sonntag, Burchardi), 75/76 Anästh.-Oberarzt Gifhorn (Gauch), 76/77 Anästh.-Oberarzt Hannover-Laatzen (Podworny), seit 77 Chefarzt d. Anästh.- u. IntensivAbt. Krskrh. Dannenberg.

Sardo, Giovanni Lo, Dr. med., Anästh. (68), leit. Anästh. d. Krankenanst. Mutterhaus d. Borromäerinnen, Feldstr. 16, D-5500 Trier; St. Anna-Str. 101, D-5500 Trier. – * 29.6. 35 Messina. – **StE u. Prom:** 59 Messina. – **WG:** 62/63 Inn. Münster (Hauss), 63/64 Chir. u. Gyn. Münster (Höltzenbein, Robker), 65–69 Anästh. Düsseldorf (Zindler), seit 70 leit. Arzt d. Anästh.- u. IntensivbehandlungsAbt. d. Krankenanst. Mutterhaus d. Borromäerinnen Trier.

Sarmiento, Friederike, Dr. med., Anästh. (68), niedergel. Anästh., tätig in d. Belegarzt-Kl. Hallerwiese, An der Hallerwise, D-8500 Nürnberg; Düsseldorfer Str. 118, D-8500 Nürnberg 90. – * 26.6. 36 Wurzen/Sa. – **StE. u. Prom:** 59 Leipzig. – **WG:** Anästh. 64 Plattling, 64–68 Nürnberg (Opderbecke), 70–72 Anästh. Martha Maria Nürnberg, seit 72 niedergel. Anästh.

Sarubin, Juhani, Dr. med., Anästh. (81), Anästh. am Inst. f. Anästh. d. Städt. Klinikum, Flurstr. 17, D-8500 Nürnberg; Paracelsusstr. 11, D-8500 Nürnberg 70. – * 29. 3. 47 Turku/Finnland. – **StE:** 74 München, **Prom:** 80 Erlangen. –
BV: Serumkaliumanstieg nach Imbretil bei Intensivpat. (mit Gebert). in: Anästh. u. Intensivmed., Bd. 39, Hrg. Weis u. Cunitz, Springer Berlin, Heidelberg, New York 1980. – Muskelrelaxantien (mit Gebert), in: Klin. Anästh. u. Intensivtherapie, Bd. 22, Hrg. Ahnefeld, Bergmann, Burri, Dick, Halmagyi, Hossli u. Rügheimer, Springer Berlin, Heidelberg, New York 1980. – Kaliumfreisitzung nach depolarisierenden Muskelrelaxantien bei immobilisierten Patienten (mit Gebert), in: Muskelrelaxantien, Hrg. Buzello, INA, Bd. 30, Thieme Stuttgart, New York 1981. – Pain Relief with Morphine, Applied Intrathecally or epidural (mit Gebert), in: Spinal Opiate Analgesia, Anästh. u. Intensivmed., Bd. 144, Hrg. Yaksh u. Müller, Springer Berlin, Heidelberg, New York 1982. – Ein neuer Tracheostomietubus mit automat. Manschettendruckregulierg. (mit Ekedahl), in: Intubation, Tracheostomie u. bronchopulm. Infektion, Hrg. Rügheimer, Springer Berlin, Heidelberg, New York, Tokyo 1982. – Erfahrg. mit Midazolam bei d. Narkoseeinleitung, in: Midazolam in d. Anästh., Hrg. Götz Ed. Roche 1984. –
ZV: Überwachg. d. Muskelrelaxation, Anästh. Intensivmed. 21 (1980). – Morphin intrathekal – zur Bekämpfung von tumorbedingten u. postop. Schmerzen (mit Gebert u. Yoeung), Anästhesist 29 (1980). – Klin. Erfahrg. mit einem neuen Hb-Schnellbestimmungsgerät, Anästh. Intensivther. Notfallmed. 16 (1981). – Serumkaliumanstieg nach depolaris. Muskelrelaxantien (mit Gebert), Anästhesist 30 (1981). – La fréquence de thrombophlébites après injection de méthohexitone, d' étomidate, de diazépam et de flunitrazépam. Cah. d' Anesthesist 29 (1981). – Erhöhter Bedarf an Alloferin bei Verbrennungspat., Anästhesist 31 (1981). – Verminderte Thrombophlebitis-Häufigkeit nach i. v.-Gabe von Diazepam in neuem Lösungsmittel (Sojabohnenöl-Emulsion), Fortschr. Med. 45 (1982). – Schmerzbekämfung mit Morphin – intrathekal oder peridural? (mit Gebert), Fortschr. Med. 1983. – Ein neues Plastikbeutel-Überleitungssystem zur Verdünng. von Erythrozytenkonzentraten (mit Enzmann u. Nowak), Anästh. Intensivther. Notfallmed. 18 (1983). – D. Häufigkeit von Thrombophlebitis nach i. v.-Injektion von Methohexital, Etomidate, Diazepam u. Flunitrazepam, Anästh. Intensivmed. 24 (1983). – Erythrozytenkonzentrate statt Vollblut-Konserven auch in der op. Medizin (mit Enzmann u. Nowak), ebd. 25 (1984).

Sattar, Iqbal, Dr. med., Anästh., Chefarzt d. AnästhAbt. am Stadtkrh. – Hessenkl. – Enser Str. 19, D-3540 Korbach; Am Fischerweg 29, D-3540 Korbach. – * 23. 2. 34 Bombay. – **StE:** 62 Heidelberg, **Prom:** 65 Heidelberg.

Sauerwein, Werner, Dr. med., Anästh. (53), Chefarzt d. AnästhAbt. d. Städt. Kl. Winterberg, D-6600 Saarbrücken; Birkenstr. 32, D-6600 Saarbrücken. – * 8. 5. 21 Trier. – **StE. u. Prom:** 47 Heidelberg. – **WG:** 47 Anat. Heidelberg (Hoeppke), 48 Path. Saarbrücken (Rotter), 49 Inn. u. Chir. Saarbrücken (Dietlen, Hesse), 49/50 Anästh. Lyon (Santy, Mallet-Guy), seit 51 leit. Anästh. im Bürgerhosp. Saarbrücken, seit 68 Kl. Winterberg Saarbrücken, Studienaufenthalte in Paris (Mollaret) u. Stockholm. –
BV: Das kleine Narkosebuch (mit Hesse), 12 Auflagen seit 1951. –
ZV: Curare u. seine Anwendg. in d. Narkose, Zbl. Chir. 75 (1950). – Nark. mit Pentothal-Lachgas-Sauerstoff u. curaris. Substanzen, Saarl. Ärzteblatt 1951/1. – D. Entwicklg. d. mod. Narkoseverfahren, ebd. 1951/4, Dent. Reform 1951/21/22. – D. medikament. Beeinflussg. d. Narkose, Anästhesist 1 (1952). – Narkosetechnik u. ihre ther. Bedeutg., Therapiewoche 3 (1952/53). – Potenz. Wirkg. von Antihistamin-Körpern, Anästhesist 2 (1953). – D. potenz. Narkose, Zahnärztl. Welt 1/2, (1954). – Wiederbelegg. u. d. künstl. Beatmg., ebd. 15/16, (1957). – D. Behandlg. v. Trigeminusneuralgie durch Dauerschlaf, Chirurg 26 (1955). – Frage d. künstl. Beatmg., Zbl. Chir. 82 (1957). – Narkoseprobleme beim Säugling u. Kleinkind, ebd. 87 (1962). – Neue Dräger O₂-Ampel, Modell „Saar", Anästhesist 12 (1963).

Sause, Lothar, Dr. med., Anästh. (75), Oberarzt am Inst. f. Anästh. u. op. Intensivmed. d. Diakoniekrh., Elise-Averdieck-Str. 17, D-2720 Rotenburg; Alter Mühlenweg 137, D 2725 Hemsbünde. – * 24. 7. 39 Handorf. – **StE:** 67 Hamburg, **Prom:** 69 Hamburg.

Savasman, Nurdogan, Dr. med., Anästh. (76), Oberarzt d. AnästhAbt. am Krskrh. Schwäbisch Gmünd in D-7075 Mutlangen; Schieferstr. 2, D-7075 Mutlangen. – * 1. 1. 39 Istanbul. – **StE. u. Prom:** 70 Istanbul. – **WG:** Anästh. 72–75 Homberg (Kaspar), 75–77 Detmold (Mottschall), 77/78 Oberarzt in Steinheim (Kiok), 78–81 Leit. Arzt in Steinheim, seit 81 Oberarzt Mutlangen (Holzrichter).

Savic, Borivoje, Dr. med., Anästh. (74), leit. Arzt d. AnästhAbt. am Lukas-Krh., D-5230 Altenkirchen; Lindenweg 5, D-5230 Altenkirchen. – * 19. 11. 23 Belgrad. – **StE. u. Prom:** 55 Belgrad.

Sawires, Roman, Dr. med., Anästh. (73), Leiter d. AnästhAbt. am Krh. d. Stadt Dornbirn, Lustenauer Str. 2, A-6850 Dornbirn; Gutenberg Str. 15, A-6850 Dornbirn. – * 1. 5. 39 Alexandria. – **StE. u. Prom:** 66 Innsbruck. – **WG:** 70–73 Anästh. Innsbruck (Haid), seit 73 Leiter d. AnästhAbt. am Krh. d. Stadt Dornbirn. –
ZV: Anästh., Methodenwahl u. bestimmende Fakto-

ren, Intensivmed. Praxis 1981. – Schilddrüsenop., Vorbereitg. u. Nachbehandlg. durch d. Allgemeinarzt, Tägl. Praxis 1981. – Prophylakt. Dextran 1 bei Dextran-Allergie, Ärztl. Praxis 52/1982. – D. Prophylaxe postop. Komplikationen – Was geht das den Praktiker an?, Der praktische Arzt 1982. – Schilddrüsenchir. :m Endemiegebiet aus d. Sicht d. Anästh., Intensivmed. Praxis 1983. – Klin. Erfahrg. bei Strumaop. in Sitzlage mit Elektrostimulationsanästh., Chir. Praxis 1984.

Schaer, Hansjürg, Prof. Dr. med., Anästh. FMH (67), Chefarzt d. AnästhAbt. am Kreisspital, CH-8708 Männedorf; Ackerstr. 21, CH-8708 Männedorf. – * 22. 5. 35 Zürich. – **StE:** 60 Zürich, **Prom:** 62 Zürich, **Habil:** 72 Zürich. – **WG:** 60/61 Inn. Zürich (Labhart u. Rossier), 62–64 Dept Pharmac., Harvard Med. School (Krayer), 65 Pharmak. Zürich (Waser), 66–71 Anästh. Zürich (Hossli), seit 72 Chefarzt d. AnästhAbt. am Krsspit. Männedorf. –
H: „Der Anästhesist". –
BV: Kreislaufwirkg. von nicht-depolarisierenden Muskelrelaxantien, Anästh. Wiederbeleb., Bd. 63, Springer Berlin, Heidelberg, New York 1972. – Pharmak. für Anästh. u. Intensivmediziner, Huber Bern, Stuttgart, Wien 1982. –
ZV: Effects of Calcium on the membrane potentials of single pacemaker fibres and atrial fibres in isolated rabbit atria, Nature *202* (1964). – Effects of halothane on the sinoatrial node, J. Pharmacol. exp. Ther. *158* (1967). – Blutvolumen, Plasmavolumen u. totales Plasmaalbumin nach Substitut. v. Blutverlusten mit Physiogel, Macrodex 6% u. 1,8% Dextran-Ringerlactat beim Menschen, Bibl. haemat. *37* (197). – Verdampfungsleistg. d. Oxford Miniature Vaporizer (OMV) für Halothan, Anästhesist *22* (1973). – Influence of respiratory and metabolic acidosis on epinephrine-inotropic effect in isolated guinea-pig atria, Pflügers Arch. *347* (1974). – Ionized Calcium in acidosis: Differential effect of hypercapnic and lactic acidosis (mit Bachmann), Brit. J. Anaesth. *46* (1974). – Wirkung v. Ethrane auf die Kreislaufgrößen geriatr. Pat. (mit Haldemann, Schmid, Frey u. Hossli), Anästhesist *24* (1975). – Effects of ionized Calcium of a correction of acidosis with alkalinizing agents, Brit. J. Anaesth. *48* (1976). – D. Auswirkg. einer Volumenrestitut. mit Dextran-Ringerlaktat auf den kreislaufdepressor. Effekt von Ethrane bei geriatr. Pat. (mit Haldemann, Wüst u. Hossli), Anästhesist *25* (1976). – D. Anästh. mit Rohypnol (Flunitrazepam) u. Fentanyl beim geriatr. Pat. (mit Haldemann u. Hossli), ebd. *26* (1977). – Rhabdomyolysis induced by anaesth. with intraoperative cardiac arrest (mit Steinmann, Jerusalem u. Maier), Brit. J. Anaesth. *49* (1977). – D. Atemdepress. nach Fentanyl u. ihre Antagonisierung mit Naloxone (mit Baasch u. Reist), Anästhesist *27* (1978). – Zur Quantifizierung der analgetisch/anästhet. Wirkg. d. Elektrostimulat., ebd. *28* (1979). – Effect of Dextran on blood volume and interactions with volume regulatory systems (mit Haldemann, Spring, Frey, Gebauer

u. Hossli), Intensiv. Care Med. *5* (1979). – Akupunktur-Analgesie/Anästh.: Placebo für Arzt u. Patient?, Schweiz. med. Wschr. *109* (1979). – Ranitidin (Zantic®) zur Aspirationsprophylaxe, Anästhesist *32* (1983). – D. Preis d. Sicherheit, Hosp. *53* (1983). – Vergl. klin. Untersuchg. über Vecuronium, Atracurium u. Pancuronium (mit Baasch u. Nassehi), Anästhesist *33* (1984). – Vergl. klin. Untersuchg. über Vecuronium, Atracurium u. Pancuronium bei alten Pat. (mit Baasch u. Nassehi), ebd.

Schäfer, Gerd, Dr. med., Anästh. (74), Chefarzt d. AnästhAbt. d. Missionsärztl. Kl., Salvatorstr. 7, D-8700 Würzburg; Franz-Stadelmayer-Str. 32, D-8700 Würzburg. – * 19. 2. 42 Dillingen/Saar. – **StE:** 67 Homburg/Saar, **Prom:** 69 Homburg/Saar. – **WG:** 69–71 Chir. Dillingen/Saar (Wendlberger), 71–75 Anästh. Würzburg (Weis), seit 75 Missionsärztl. Kl. Würzburg.

Schäfer, Robert D., Dr. med., Anästh. (77), Geschäftsführ. Arzt d. Ärztekammer Nordrhein, Tersteegenstr. 31, D-4000 Düsseldorf; Weissdornstr. 10, D-4000 Düsseldorf 30. – * 28. 6. 44 Breslau. – **StE:** 70 Bonn, **Prom:** 77 Bonn. – **WG:** Anästh. 71–74 Bonn-Bad Godesberg (Menzel), 74–78 Bonn (Stoeckel).

Schäfer, Ursula, Dr. med. Anästh. (69), leit. Ärztin d. AnästhAbt. u. Intensivstat. am St. Marienhosp. Robert-Koch-Str. 1, D-5300 Bonn-Venusberg; Augustusring 16, D-5300 Bonn 1. – * 12. 8. 35 Essen. – **StE:** 63 Bonn, **Prom:** 65 Bonn. – **WG:** Anästh. Berlin, seit 71 leit. Ärztin St. Marien-Hosp. Bonn.

Schäffer, Johanna, Dr. med., Anästh. (73), Oberärztin, Anästh. an d. chir.-gyn. Abt. d. LKH, A-8230 Hartberg; Körösistr. 145, A-8010 Graz. – * 21. 1. 41 Graz. – **StE.** u. **Prom:** 67 Graz. – **WG:** 70–72 Anästh. Graz (List), 72/73 Anästh. Zürich (Hossli), seit 74 Anästh. am LKH Hartberg.

Schäffer, Jürgen, Dr. med., Anästh. (82), Oberarzt d. AnästhAbt. II an d. Med. Hochschule Hannover, Konstanty-Gutschow-Str. 8, D-3000 Hannover. 61; Dorfmarkhof 6, D-3000 Hannover 61. – * 21. 11. 52 Celle. – **StE:** 78 Göttingen, **Prom:** 78 Göttingen. – **WG:** 78–81 Anästh. Ulm (Ahnefeld, Dick, Grünert), 82–84 Anästh. u. op. Intensivmed. Berlin (Eyrich), seit 84 Zentr. f. AnästhAbt. II d. Med. Hochschule Hannover (Piepenbrock).

Schäffer, Renate, Dr. med., Anästh. (70), Chefärztin d. Abt. f. Anästh. u. Intensivmedizin am Elisabeth-Krh. Rheydt, Hubertusstr. 100, D-4050 Mönchengladbach 2. – * 25. 1. 41 Leipzig. – **StE.** u. **Prom:** 64 Leipzig. - **WG:** 64/65 Chir. Leipzig (Rothe), 65 Inn. Leipzig (Julich), 65/66 Chir. Leipzig (Eichfeld), 66-69 Anästh. Leipzig (Gmyrek), 70 Anästh. Berlin-Buch (Poppelbaum), 70 Blutspende u. Transf. Leipzig (Thierbach), 70 Herzchir. Leipzig (Herbst), 70-73 Anästh. Leipzig (Gmyrek), 73-75 Anästh. Düsseldorf (Zindler), seit 76 Chefärztin d. Abt. f. Anästh. u. interdisz. Intensivmed. Elisabeth-Krh. Rheydt in Mönchengladbach.

Schaffner, Heini, Dr. med., Anästh. FMH, Klin. Oberarzt d. AnästhAbt. Kantonsspital, CH-6004 Luzern; Alte Grenzstr. 18, CH-6204 Sempach.

Schahriari, Schahriar, Dr. med., Anästh. (69), Anästh.-Oberarzt a. Ev. Krh., Wertgasse 30, D-4330 Mülheim/Ruhr; Schlossberg 13, D-4330 Mülheim. - * 18. 4. 36. - **StE:** 63 Frankfurt, **Prom:** 67 Heidelberg. - **WG:** Anästh. Heidelberg (Just).

Schalk, Hanns Volker, Dr. med., Anästh. (78), Oberarzt am Inst. f. Anästh. d. Univ., Auenbruggerplatz, A-8056 Graz; Josefweg 2, A-8043 Graz. - * 3. 1. 44 Selb. - **StE. u. Prom:** 71 Graz. - **WG:** Anästh. Graz (List) u. Cleveland (Gravenstein).

Schaller, Renate, Dr. med., Anästh. (61), Stadtärztin beim Gesundheitsamt, Westring 28/30, D-4630 Bochum 1; Schattbachstr. 14, D-4630 Bochum 1. - * 16. 5. 29 Münsterberg/Schles. - **StE:** 54 Köln, **Prom:** 55 Köln. - **WG:** Anästh. Köln, 61-63 leit. Anästh. Antonius-Krh. Köln, seit 75 Gesundheitsamt Bochum.

Schäller, Ulrich, Dr. med., Anästh., Chefarzt d. Abt. f. Anästh. u. Intensivmed. am Krskrh., D-8832 Weißenburg.

Schaltschi, Mohsen, Dr. med., Anästh. (71), niedergel. Arzt - Schmerztherapie, Praxis: Kurt-Schumacher-Str. 78, D-5470 Andernach; Fielenmacherspfad 38, D-5470 Andernach. - * 3. 9. 40 Teheran. - **StE. u. Prom:** 65 Freiburg. - **WG:** 67-71 Anästh. Hanau (Hennes), 71-74 Doz. f. Anästh. Univ. Isfahan/Iran, 75/76 Oberarzt f. Anästh. am Stadtkrh. Lüneburg (Wittenburg), 76-82 Oberarzt in d. Abt. f. Anästh. u. Intensivmedizin am St. Nikolaus-Stiftshosp. Andernach, seit 82 als niedergel. Arzt in Andernach. - **BV:** Vergleich. u. krit. Analyse von 288 Anästh. bei d. Sectio caes. mit Thiobarbiturat, Propanidid, Methohexital, Ketamine u. Spinalanästh., Proc. ZAK Bremen 1975.

Schamaun-Rainer, Helga, Dr. med., Anästh. (72 Österreich, FMH 79 Schweiz), Orthop. Univkl. Balgrist, Forchstr. 340, CH-8008 Zürich; In der Looren 42, CH-8053 Zürich. - * 5. 12. 41 Tamsweg/Österr. - **StE. u. Prom:** 66 Innsbruck, 79 Zürich.

Schamberger, Magda, Dr. med., Anästh. (74), 1. Oberärztin am Inst. f. Anästh. u. op. Intensivmedizin am Zentralkrh. Reinkenheide, Postbrookstr., D-2850 Bremerhaven; Jierweg 7, D-2858 Schiffdorf. - * 8. 5. 42 Lingen/Ems. - **StE:** 67 Heidelberg, **Prom:** 68 Heidelberg. - **WG:** 70-73 Anästh. Krankenanst. Wesermünde Bremerhaven, seit 73 Zentralkrh. Reinkenheide Bremerhaven.

Schaps, Dagmar, PrivDoz. Dr. med., Anästh. (73), 1. Oberärztin am Zentr. Anästh., Abt. I d. Med. Hochschule, Konstanty-Gutschow-Str. 8, D-3000 Hannover 61; Leunisweg 11, D-3000 Hannover 62. - * 17. 9. 38 Düsseldorf. - **StE. u. Prom:** 67 München, **Habil:** 82 Hannover. - **WG:** 69-71 Anästh. Sanderbusch, 71/72 Anästh. Stade, 73/74 Oberärztin d. AnästhAbt. d. Allg. Krh. f. d. Stadt Hagen, seit 74 am Zentr. Anästh. d. Med. Hochschule Hannover. - **ZV:** Maligne Hyperthermie (mit Hauenschild u. Hempelmann), Anästh. prax. 12 (1976). - Anwendg. von Ketamin bei lebergeschädigten Pat. (mit Hauenschild), Anästhesist 26 (1977). - Zur orthotopen Lebertransplantat. aus anästh. Sicht (mit Hempelmann u. Pichlmayr), ebd. 27 (1978). - The effects of ketamine on coronary $AVDO_2$ and hemodynamics in children with transposition of the great arteries (mit Reichelt, Luhmer, Kallfelz u. Verner), Special Monograph. „Ketamine and the cardiovascular system", Excerpta Medica 1980. - Veränderg. cardiopulmonaler Parameter bei klin. orthotopen Lebertransplantat. (mit Hempelmann u. Pichlmayr), Anästh. Intensivmed. 142 (1981). - Wirkg. von Barbituraten auf Myokardstoffwechsel u. Hämodynamik, Fortschr. Med. (Reihe: Habilitationen) 30 (1982). - Zusammenhänge zw. Barbituratplasmakonzentration u. Myokardstoffwechsel (mit Seitz u. Külpmann), Anästhesist 31 (1982). - Untersuch. über d. Verhalten d. zentr. Venendruckes bei unterschiedl. AnästhArten unter Gabe versch., die Gerinnung beeinflussender Substanzen (mit Seitz, Brackertz, Florey u. Welsch), Anästh. Intensivther. Notfallmed. 18 (1983). - Beeinflussg. d. Herz-Kreislauf- u. Ventilationsparameter durch Alfentanil (mit Striebel, Zuk u. Seitz), Anästhesist 33 (1984). - Beroset Y 23 G - eine neue Teflon-Verweilkanüle, (mit Mehler), ebd. - Therap. Anwendg. von Amezinummetilsulfat - einem neuen, langwirkenden Sympathikomimetikum - bei rückenmarksnaher Leitungsanästh. (mit Seitz, Mehler, Tholen u. Goroll), Anästh. Intensivther. Notfallmed. 19 (1984). - Kardiozirkulat. Effekte des neuen Sympathomimetikums Amezinummetilsulfat - Ergebnisse humanpharmakologischer Studien (mit Seitz, Hetzer, Tholen u. Goroll), Anästhesist 1985 (im Druck).

Schär, Beat, Dr. med., F.A.C.A. (75), Anästh. FMH (75), Amer. Board of Anesth. (77), Chefarzt d. AnästhAbt. am Kantonsspital, CH-4600 Olten; Freie Str. 52, CH-4632 Trimbach. – * 1. 4. 43 Bern. – **StE:** 70 Bern, **Prom:** 70 Bern. – **WG:** 70/71 Anästh. Genf (Gemperle), 71 Inn. Stamford Hosp., Stamford, Conn. USA, 72–75 Anesth., Critical Care Med., Pittsburgh, Pa. (Safar), 75–79 Anästh. Genf (Gemperle).

Schara, Joachim, Dr. med., leit. Med.-Dir., Anästh. (61), Dir. d. Inst. f. Anästh. am Kl. Barmen d. Kl. d. Stadt Wuppertal, Heusnerstr. 40, D-5600 Wuppertal 2, Tel. 0202/566467. – * 29. 10. 28 Konstadt. – **StE:** 54 Hamburg, **Prom:** 55 Hamburg. – **WG:** 56/57 Anästh. Albert-Einstein-Med. Center Philadelphia, Pa./USA (Goldstein), 58 Anästh. Lahey-Clinic Boston, Mass. (Eversole), 58 postgr. course Philadelphia, Pa. (Jackson), 59/60 Chir. Bremen (Scheringer, Rieder), 60 Lungenfunkt. Bremen (Buhr), 61/62 Leit. d. AnästhAbt. am Zentrkrh. Bremen-Nord, seit 63 Dir. d. Inst. f. Anästh. am Kl. Barmen, Kl. d. Stadt Wuppertal. –
BV: Kombinat. v. NLA u. Lokalanästh., in: Fortschritte d. NLA, Hrg. Gemperle, Anästh. Wiederbeleb., Bd. 18, Springer Berlin, Heidelberg, New York 1966. – Langzeitnark. mit Propanidid (mit Hullmann, Adolf, Berta, Gude, Harrfeldt, Heinze, Kirschbaum, Küpper, Langrehr, Linneweber, Oehmig, Stockhausen), in: I.v. Nark. mit Propanidid, Hrg. Zindler, Yamamura u. Wirth, ebd., Bd. 74, 1973. – A procedimientos anestésicos de larga duración con agentes anestésicos de corta duración, Proc. 13. Congr. Anesth., Tomo II, Buenos Aires 1971. – Coronare Herzkrankh. (Hrg.), Anästh. Intensivmed., Bd. 122, Springer Berlin, Heidelberg, New York 1979. – Humane Intensivther. (Hrg.), Perimed Erlangen 1982. – Überlegungen zu einer humanen Intensivther. in: ebd. – D. Recht d. Kranken auf seinen Tod, ebd. – Entscheidg. in d. Intensivther., ebd. – Regeln f. d. Pflege am Intensivkrankenbett, ebd. – D. Zustimmung d. Kranken zur Ther. – Risikoaufklärung u. Selbstverwirklichungsaufklärung, ebd. – Personalbedarf in d. Anästh. f. d. prä-, intra- u. postop. Phase, in: Brückner u. Uter (Hrg.), D. Berufsbild d. Anästh., Anästh. Intensivmed., Bd. 164, Springer Berlin, Heidelberg, New York, Tokyo 1984. – DAK Wiesbaden 1982, Freie Vorträge (Hrg.), Anästh. Intensivmed., Bd. 161, ebd. 1984. – DAK Wiesbaden 1982, Hauptvorträge u. Panels (Hrg.), ebd. (im Druck) 1985. –
ZV: Dauertropfinfus. ohne Armschiene, Chirurg *34* (1963). – Abdeckkorb f. Infus.kanülen, Anästhesist *13* (1964). – Haltevorrichtg. f. Endotrach.kath., ebd. – Versorgg. d. Akutkrh. in Nordrhein u. Westfalen-Lippe mit Anästhärzten 1970–1972, Anästh. Informat. *14*, 23 (1973). – Neue Strukturmodelle f. d. Anästh., ebd. – Frau als Fachärztin f. Anästh., ebd. *15* (1974). – Ärztl. Personalentwicklg. in d. Anästh. in Nordrhein-Westfalen 1970–1973, Bestandsaufnahme u. Folgerg. f. d. Zukunft, ebd. – Grenzen d. Behandlungspflicht in d.

Intensivmed., Münch. med. Wschr. 117 (1975). – D. Grenzen d. Behandlungspflicht in d. Intensivmed., Dtsch. Ärztebl. 73 (1976). – Grenzen ärztl. Behandlungspflicht, Rhein. Ärztebl. 1978. – Grenzen d. Intensivmed., in: Vorgänge, Z. f. Gesellschaftspolitik 36, H. 6 (1978). – „Facharzt"-Prüfg. in d. Anästh., Anästh. Intensivmed. 21 (1980). – Aufforderg. zu einer humanen Intensivther., D. Schwester – d. Pfleger 20 1981. – Ansprache d. Präs. d. DGAI zur Eröffng. ZAK 1981, Anästh. Intensivmed. 22 (1981). – DAK 1982, Zusammenfassg. d. Freien Vorträge u. d. wiss. Ausstellg., Anästhesist 31 (1982). – Rudolf Frey in memoriam, Anästh. Intensivmed. 23 (1982). – Kosten u. Personalbedarf in d. amb. Anästh., ebd. – Facharztprüfg. in d. D, ebd. – Fragen u. Antworten zum humanen Umgang mit d. Intensivpat. D. Schwester – d. Pfleger 1982. – Ansprache d. Präs. d. DGAI zur Eröffng. d. DAK, Wiesbaden 1982, Anästh. Intensivmed. 24 (1983). – Euthanasie – D. Arzt als Erfüllungsgehilfe, Leitartikel: Ärztl. Praxis 35 (1983). – Helfen aus d. Sicht d. Pat., D. Schwester – d. Pfleger 1983. – Rasche u. sichere Überprüfg. d. Tubuslage, Anästhesist 32 (1983).

Scharizer-Würl, Eva, Dr. med., Anästh. (77), leit. Ärztin d. Chir. Anästh. u. d. Intensivstation am Diakonissenkrh., Speyrer Str. 97, D-6800 Mannheim 1; Beethovenstr. 18, D-6800 Mannheim 1. – * 26. 5. 47 Wien. – **StE. u. Prom:** 71 Mannheim/Heidelberg. – **WG:** 73–77 Anästh. Mannheim (Lember, Lutz).

Schaub, Serge, Dr. med., Anästh. FMH, Chefarzt d. AnästhAbt. am Bezirksspit., Lyss-Str. 31, CH-3270 Aarberg; Bern-Str. 24, CH-3270 Aarberg. – * 17. 8. 24 Bern. – **StE:** 53 München, **Prom:** Bern.

Schaudig, Helmut, Prof. Dr. med., Anästh. (57), Chir. (62), Chefarzt d. Chir. Krskrh., D-6990 Bad Mergentheim; Arkaustr. 4, D-6990 Bad Mergentheim-Löffelstelzen. – * 18. 5. 26 Obergünzburg. – **StE:** 52 Würzburg, **Prom:** 52 Würzburg, **Habil:** 69 Erlangen, apl. Prof: 77 Erlangen. – **WG:** 52/53 Inn. Würzburg (Wollheim), 53/54 Path. München (Hueck), 54/55 u. 55/56 Chir. Wuppertal-Elberfeld (Reimers), 55 Chir. Basel (Nissen), 56 Chir. Würzburg (Wachsmuth), 56–66 Chir. Erlangen (Hegemann), seit 67 Chefarzt d. Chir. Krskrh. Bad Mergentheim.

Scheck-Specks, Marlies, Dr. med., Anästh. (62), Chefärztin d. AnästhAbt. im Heilig-Geist-Krh. Köln-Gartenstadt-Nord, Graseggerstr. 105, D-5000 Köln 60; Fürstenstr. 19, D-5000 Köln 80. – * 24. 2. 28 Köln. – **StE:** 54 Köln, **Prom:** 59 Köln. – **WG:** 55/56 Gyn. Köln (Seitz), 56/57 Inn. Köln (Schulten, Mertens), 58 Landpraxis Klein-Gladbach (Hansen), 58 Neurochir. Köln (Tönnis), 59 Chir. Köln (Coersmeier), 60 Physiol. Köln (Mies), 60/61 Anästh. München (Harder),

61/62 Anästh. Köln (Loennecken), 62/63 Anästh. Watertown, N.Y., USA (Rath), 63 Leiterin d. AnästhAbt. St. Marien-Hosp. Köln, seit 64 Leiterin d. AnästhAbt. Hl. Geist-Krh. Köln.

Schefe, Horst, Dr. med., Anästh. (82), Anästh.-Oberarzt, Diakoniekrh., D-2720 Rotenburg/Wümme.

Scheidegger, Daniel, PrivDoz. Dr. med., Anästh. (82), leit. Arzt am Dept. Anästh. d. Univ., Kantonsspital, CH-4031 Basel; Schöngrundweg 20, CH-4144 Arlesheim. - * 3. 2. 48 Basel. - **StE:** 74 Basel, **Prom:** 74 Basel, **Habil:** 84 Basel.

Scheler, Ullrich, Dr. med., Anästh. (74), Allgemeinmed. (82), niedergel. als Allgemeinarzt, Am alten Schlachthof 1, D-4780 Lippstadt. - * 27. 11. 42 Berlin. - **StE:** 67 Köln, **Prom:** 70 Köln. - **WG:** 68/70 Chir. Waldbröl (Pfisterer), 70-71 u. 73-75 Anästh. Waldbröl (Fernandes), 71/72 Anästh. Siegen (Weise), 72/73 Anästh. Siegen (Wilmes), 75-80 Anästh.-Chefarzt am Ev. Krh. Lippstadt, 80-82 Inn. Lippstadt-Bad Waldliesborn (Gradaus), 82 Allgemeinmed., Schwerte-Westhofen (Söcker), seit 82 niedergel. als Allgemeinarzt, gelegentl. anästh. Tätigkeit.

Schellenberger, Armin, Dr. med., Anästh., Chefarzt d. Abt. f. Anästh. u. Intensivmed. am Städt. Krh., D-8200 Rosenheim.

Schempf, Gunter, Dr. med., Anästh. (83), Oberarzt d. Inst. f. Anästh. am Städt. Krh., Röntgenstr. 2, D-7990 Friedrichshafen; Oberfischbacherstr. 1, D-7778 Markdorf 2. - * 26. 4. 49. - **StE:** 76 Berlin, **Prom:** 77. - **WG:** 78/79 Inn. Lindau (Gerner), seit 79 Anästh. Friedrichshafen (Simmendinger).

Schenk, Helge-Detlef, PrivDoz. Dr. med., Anästh. (78), Chefarzt d. Inst. f. klin. Anästh. u. op. Intensivmedizin am Ev. Krh., An der Lutter 24, D-3400 Göttingen-Weende. - * 14. 8. 42 Berlin. - **StE:** 70 Göttingen, **Prom:** 71 Göttingen, **Habil:** 82 Göttingen.

Schenk, Karl-Heinz, Med. Dir. Dr. med., Anästh. (62), Chefarzt d. Abt. f. Anästh. u. Intensivmed. d. Städt. Krankenanst., Burger Str. 211, D-5630 Remscheid; Burger Str. 211 d, D-5630 Remscheid. - * 12. 9. 23 Kaiserslautern. - **StE. u. Prom:** 50 Heidelberg.

Schennen, Albrecht-Ernst, Dr. med., Anästh. (76), Assist. Marienkrankenhaus, Widumgasse 5, D-4770 Soest, Tel: 02921/3911; Krummel 2, D-4770 Soest. -

* 28. 5. 45 Schafhof/Kupferzell. - **StE:** 70 Essen, **Prom:** 70 Essen. - **WG:** 71-74 Anästh. Minden (Nolte), 75-77 Anästh. Düsseldorf (Zindler), 77-79 Oberarzt Huyssens Stift Essen, Malteser Krankenhaus Hamm, seit 80 Marienkrh. Soest.

Scherb, Michael, Dr. med., Anästh. (84), Anästh. an d. AnästhAbt. d. Städt. Krh., Spitalstr. 25, D-7850 Lörrach; Scheffelstr. 10, D-7800 Freiburg. - * 4. 8. 52 Freiburg. - **StE:** 79 Freiburg, **Prom:** 81 Freiburg. - **WG:** 79-83 Anästh. Lörrach (Gottschall), 83/84 Anästh. Hannover (Kirchner).

Scherer, Ralf-Walther, PrivDoz. Dr. med., Dr. (B), Anästh. (83), Oberarzt d. Kl. f. Anästh. u. op. Intensivmed. d. Westfäl. Wilhelms-Univ., Albert-Schweitzer-Str. 33, D-4400 Münster; An der Kleikuhle 11, D-4400 Münster-Roxel. - * 26. 3. 51 Marburg. - **StE:** 77 Louvain (Belgien), **Prom:** 79 Marburg, **Habil:** 84 Münster. - **WG:** seit 79 Anästh. Münster (Lawin). -
BV: Risikoerfassg. in d. Intensivmed., INA, Bd. 17, Thieme Stuttgart 1980. - Periduralanalgesie in d. Geburtshilfe, INA, Bd. 22, ebd. 1980. - Praxis d. Intensivbehandlg., ebd. 1981. - Maschinelle Beatmung gestern, heute, morgen, ebd. 1984. - Anästh. u. Intensivmed. - programmierte Fragen- u. Antwortsammlung, Bibliomed 1984. - Anästh. Aspekte d. Alterschir., Marseille Verlag 1985. -
ZV: Anästh. u. intraokul. Druck (mit Van Aken u. Lawin), Anästh. Intensivther. Notfallmed. 15 (1980). - A rare intraop. complication in a child with neurofibromatosis (mit Van Aken u. Lawin), Anaesthesia 37 (1982). - Einseitiges Lungenoedem nach Thoraxtrauma (mit Reinhold u. Buchholz), Anästh. Intensivther. Notfallmed. 18 (1983). - Sedierg. oder Mobilisation beatmeter Patienten (mit Hannich et al.), ebd. - Oxygen transport during hemodilution in normoxic and hypoxic dogs (mit Wendt, Schneider u. Lawin), Acta Anaesth. Scand. 27 (1983). - Spannungspneumocephalus nach neurochir. Op. (mit Van Aken, Lawin u. Dorsic), Neurochir. 27 (1984). - Cardioresp. changes and prostaglandin in one-lung anesth. (mit Van Aken, Schlegel u. Lawin), Acta Anaesth. Belgica 35 (1984). - Hämodyn. u. respirat. Veränderg. bei unilat. Ventilat. (mit Van Aken u. Lawin), Chirurg 55 (1984). - Pathophysiol. u. Kl. d. Ein-Lungenbeatmung (mit Lawin), Anaesth. Intensivther. Notfallmed. 19 (1984). - Clinical efficacy of low molec. weight heparin (mit Schmitz-Hübner, Freise, Reers u. Schulte van de Loo), Klin. Wschr. 62 (1984). - Prostaglandin F improves oxygen tension and reduces shunt during one-lung ventilation (mit Vigfusson, Hultsch, Van Aken u. Lawin), Anesthesiology 62 (1985). - Pulmonary blood flow reduction by prostaglandin F and pulmonary artery balloon manipulation during one-lung ventilation (mit Vigfusson u. Lawin), Acta Anaesth. Scand. (in press).

Schertler, Rudolf, Dr. med., Anästh. (72), leit. Arzt d. Anästh., Zentr. Anästh. Dienst am Kreuzspital, CH-7000 Chur; Aspermontstr. 28, CH-7000 Chur. - * 28. 6. 40 Bludenz. - **StE.** u. **Prom:** 65 Innsbruck.

Scheunemann, Gabriele, Dr. med., Anästh. (82), freiberufl. tätige Anästh., Privatkl. Dr. Havemann, Barckhausenstr. 57, D-2120 Lüneburg; Im Hainbuchenfeld 7 b, D-2121 Mechtersen. - * 16. 8. 52 Kiel. - **StE.** u. **Prom:** 78 Düsseldorf. - **WG:** Anästh. 78–80 Düsseldorf (Franke), 81–82 Dormagen (Siepmann), seit 83 tätig in Lüneburg.

Scheurecker, Franz, Prim. Dr. med., Anästh. (53), Leit. d. Inst. f. Anästh. u. Reanimation am Krh. d. Barmherzigen Brüder, Seilerstätte 2, A-4020 Linz; Graben 19 a, A-4020 Linz. - * 11. 3. 20 Schärding/Inn. - **StE.** u. **Prom:** 47 Graz.

Scheven, H.-Eberhard v., Dr. med., Anästh. (76), 1. Oberarzt an d. AnästhAbt. d. Städt. Krh., Dhünnberg 60, D-5090 Leverkusen 1; Albertus-Magnus-Str. 36, D-5090 Leverkusen 1. - * 26. 10. 44 Wuppertal. - **StE:** 70 Düsseldorf, **Prom:** 74 Düsseldorf. - **WG:** 72/73 Anästh. Neuß (Schlaak), 73–75 Anästh. Leverkusen (Dietzel), seit 75 1. Oberarzt d. AnästhAbt. d. Städt. Krh. Leverkusen (Dietzel). -
ZV: Hyg. Probleme i. B. d. Anästh. u. Intensivtherapie (mit Dietzel), Z. prakt. Anästh. 10 (1975). - Desinfektion v. Anästh. Instrum. in PES (mit Dietzel), Hyg. + Med. 5 (1980). - Anästh. u. Intensivtherapie bei großen gefäßchir. Eingriffen, medwelt 35 (1984).

Schick, Bärbel, Anästh. (74), Anästh., tätig in d. pneumol. Kl. d. Krskrh., Am Bahnberg 5, D-3201 Diekholzen; Wilhelm-Gusch-Str. 17, D-3201 Diekholzen 2 (Barienrode). - * 15. 8. 41 Zirke/Warthegau. - **StE:** 68 Marburg. - **WG:** 69–75 Anästh. Detmold (Mottschall), 75–77 Oberärztin AnästhAbt. Krskrh. Bielefeld-Rosenhöhe (Jung), 77–80 Chefarzt-Vertretg. AnästhAbt. Marienhosp. Brühl/Köln (Meyer), 80/81 Anästh. Hildesheim (Tschöpe), seit 81 Anästh. Krskrh. Diekholzen (Vallée).

Schiedt, Eva, Dr. med., Anästh. (58), Leiterin d. AnästhAbt. am Städt. Krh., Riedelstr. 5, D-8230 Bad Reichenhall; Frühlingstr. 1, D-8230 Bad Reichenhall. - **StE:** 49 Tübingen, **Prom:** 50 Tübingen.

Schielke, Siegmund, Dr. med., Anästh. (77), Oberarzt d. AnästhAbt. am Krskrh., D-7080 Aalen; Kernerstr. 7, D-7080 Aalen. - * 28. 12. 44 Schönwald. - **StE:** 71 Mainz, **Prom:** 72 Mainz. - **WG:** Anästh. 72–74 Groß-Gerau (Hinze), 74–77 Erlangen (Rügheimer), seit 77 Krskrh. Aalen (Borst). -

BV: Anästh. u. Intensivmed. (mit Borst, Eckstein, Ekmekci, Filinger, v. La Chevallerie, Mletzko, Moritz, Stehle u. Wolf), Fresenius Bad Homburg 1978. -
ZV: Retrospekt. Therapiestudie bei Pat. mit akuter u. chron. Leberentzündung: Effektivität einer Steroidbehandlung (mit Bolte, Olbermann, Michaelis u. Meyer zum Büschenfelde), Verh. Dtsch. Ges. inn. Med. 77 (1971). - Einfaches aus Bird-Originalteilen selbst herstellbares IMV-System mit alternativer Anwendg. von CPAP u. PEEP (mit Borst u. Stehle), Anästhesist 1979. - D. relative Bradykardie bei Volumenmangelschock infolge intraabdom. Blutg. (mit Borst u. Stehle), Notfallmedizin 1979.

Schier, Ute, Dr. med., Anästh. (69), Chefärztin d. Abt. f. Anästh. u. Intensivmedizin am Ev. Krh. „Lutherhaus", Hellweg 100, D-4300 Essen 14; Johannes-Klein-Str. 21, D-4300 Essen 14. - * 20. 9. 38 Weimar. - **StE:** 63 Mainz, **Prom:** 63 Mainz. - **WG:** 65–69 Anästh. Hamburg (Lewin), 69–77 Oberärztin d. AnästhAbt. Hamburg-Altona (Herden).

Schilling, Ernst, Anästh. (79), Oberarzt d. AnästhAbt. d. Ev. Krankenanst. Duisburg-Nord, Fahrnerstr. 135, D-4100 Duisburg 11; Herrenwiese 95, D-4100 Duisburg 11. - * 3. 6. 45 Oelsnitz. - **StE:** 73 Gießen.

Schipulle, Michael, Dr. med., Anästh. (80), Chefarzt d. zentr. AnästhAbt. d. Krskrh. Tuttlingen u. Spaichingen, Krskrh. Schlössleweg 10, D-7200 Tuttlingen. - * 4. 4. 47 Königsfeld. - **StE:** 73 Lübeck, **Prom:** 83 Hannover. - **WG:** 74–76 Chir. Rottweil (Klaiser), 76–83 Anästh. Bremen (Böhmert), seit 83 Chefarzt d. AnästhAbt. in Tuttlingen.

Schirrmacher, Dietrich, Dr. med., Anästh. (83), Assist. Abt. f. Anästh., Univkrh. Eppendorf, Martinistr. 52, D-2000 Hamburg 20, Tel: 040/468 24 15; Wählingsweg 18 b, D-2000 Hamburg 61.

Schlaak, Eberhard, Dr. med., Labordiagn. (63), Anästh. (64), Chefarzt d. AnästhInst. d. Krankenanst. Neuss - Lukaskrh. -, Preußenstr. 84, D-4040 Neuss, Tel: 02101/888(0)3800 u. 3810; Dürerstr. 25, D-4040 Neuss, Tel: 02101/46 18 28. - * 3. 9. 27 Forst/Lausitz. - **StE:** 55 Münster, **Prom:** 57 Münster. - **WG:** 55–59 Chir. u. Anästh. Münster (Sunder-Plassmann, Wiesebrock), 59–61 Physiol. Chemie u. klin. Chemie Münster (Lehnartz), 61–63 Inn. Bakt. u. Blutbank Hamburg (Budelmann, Fromm), 63/64 Anästh. Heidelberg (Just), 64 Anästh. Mainz (Frey), seit 65 Chefarzt d. Anästh. Inst. d. Krankenanst. Neuss.

Schlaeger, Michael, Anästh. (82), Anästh. an d. AnästhAbt. d. Krh. Holwedestr. d. städt. Kl., D-3300 Braunschweig; Stöckenweg 9, D-3405 Rosdorf. – * 1. 11. 46 Oldenburg. – **StE:** 77 Göttingen. – **WG:** 77–85 Anästh. Göttingen (Kettler).

Schlagintweit, Walter, Dr. med., Chir. (65), Anästh. (67), Chefarzt d. AnästhAbt. d. Krh. d. Barmh. Brüder, Romanstr. 93, D-8000 München 19; Agricolastr. 87, D-8000 München 21. – * 29. 4. 30 München. – **StE.** u. **Prom:** 55 München. – **WG:** 56 Chir. Nymphenburg (Scheicher), 56 HNO Nymphenburg (Berg), 57 Inn. München (Bodechtel), 57 Krh. Seefeld (Ehrengut), 60 Chir. Oberföhring (Scherer), 65 Anästh. Harlaching (Rothhaus), seit 79 Chefarzt d. AnästhAbt. Krh. d. Barmh. Brüder München.

Schlarb, Karl, Dr. med., Anästh. (73), Chefarzt d. Abt. f. Anästh. u. Intensivther. d. Krskrh., Karl-Krische-Str. 4–11, D-7150 Backnang; Beethoven-Str. 9, D-7151 Allmersbach/Tal. – * 12. 9. 29 Beschka. – **StE:** 65 Mainz, **Prom:** 66 Mainz. – **WG:** 67–69 Anästh. Göteborg/Schw. (Stenberg), 70 Anästh. Mainz (Frey), 71 Klin. Physiol. Linköping/Schw. (Areskog), 72 Chir. Mariestad/Schw. (Wiklund), 72 Anästh. Mölndal/Schw. (Thorulf), 73 Anästh. München (Doenicke), 73–75 Chefarzt der AnästhAbt. des St. Elisabeth-Krh. Bad Kissingen, 75 Chefarzt d. Abt. f. Anästh. u. Intensivther. d. Krskrh. Backnang. –
ZV: Subclaviapunktion: Technik, Indikat., Kontraindikat., Komplikat. u. Klin. Erfahrg., Anästhesist *21* (1972). – Kontinuierl. Epiduralblockade bei Erfrierung d. unteren Extremitäten, ebd. *29* (1980). – Punkt. d. Vena brachiocephalica, ebd. (im Druck).

Schleifer, Eberhard, Dr. med., Anästh. (69), Chefarzt d. AnästhAbt. d. Krskrh., Hochfeldstr. 2, D-8180 Tegernsee; Quellenweg 2, D-8184 Gmund. – * 23. 7. 33 München. – **StE:** 63 München, **Prom:** 66 München. – **WG:** 65–69 Anästh. München-Harlaching (Rothhaus).

Schlemmer, Hans, Dr. med., Anästh. (72), leit. Arzt d. AnästhAbt. am Ev. Krh., Paul-Zipp-Str. 171, D-6300 Gießen.

Schlickewei, Anneliese, Dr. med., Anästh. (79), Anästh.-Oberarzt am Bruder Klaus Krh., D-7808 Waldkirch; Bifänge 8, D-7800 Freiburg. – * 19. 7. 49 Mosbach/Baden. – **StE.** u. **Prom:** 74 Mannheim. – **WG:** 75–82 Anästh. Freiburg (Wiemers), seit 83 Anästh. Waldkirch (Elgert).

Schliewe, Jürgen, Dr. med., Anästh. (80), Oberarzt d. Chir. Intensivstat. d. Allg. Krh. Wandsbek, Alphonsstr. 14, D-2000 Hamburg 70; Im Rühmt 48, D-2000 Hamburg 73. – * 28. 5. 48 Lübeck. – **StE:** 74 Hamburg, **Prom:** 76 Hamburg. – **WG:** Anästh. Hamburg (Iversen, Nüßgen).

Schlimgen, Rita, PrivDoz. Dr. med., Anästh. (73), Chefärztin d. Abt. f. Anästh. u. op. Intensivmed. am Bundesknappschaftskrh., Dorstener Str. 151, D-4350 Recklinghausen; Elper Weg 105, D-4350 Recklinghausen. – * 5. 6. 41 Güsen, Kreis Jerichow II. – **StE:** 67 Köln, **Prom:** 73 Aachen, **Habil:** 82 Aachen. – **WG:** seit 69 Anästh. Aachen (Kalff), seit 75 1. Klin. Oberarzt d. Abt. Anästh. RWTH Aachen (Kalff). –
BV: Stoffwechselveränder. bei d. Kontroll. Blutdrucksenkung mit Fluothane (mit Daub u. Kalff), Anästh. Wiederbeleb., Bd. 109, Springer Berlin, Heidelberg, New York 1977. – D. Einfluß d. inspirat. Atemstromgeschwindigkeit auf die Oxygenation, in: Anästh. u. Intensivmed., Bd. 130, Springer Berlin, Heidelberg, New York 1980. – Über d. Veränder. d. Inhalationsnarkotikums Halothane durch geheizte Wasserdampfbefeuchter (mit Kosfeld, Hess u. Kalff), ebd. Bd. 130, 1980. – Vergleich. Untersuchg. d. Engströmrespiratoren unter Berücksichtigung d. Ventilationsverteilung am Lungenmodell (mit Lohr), ebd. Bd. 130, 1980. – D. intrapulmonale Rechts-Links-Shunt nach Op. am offenen Herzen (mit Gohla, Marcus, Pyhel, Rupprecht u. Schubert), ebd. Bd. 142/4, 1981. – Stoffwechselveränder. b. d. Kontroll. Blutdrucksenkung mit Natriumnitroprussid (mit Bertram u. Gressner), ebd. Bd. 142/4, 1981. – Erste Erfahrungen mit einem mikroprozessorunterstützten Monitoring System (mit Lohr u. Daub), ebd. – Spurenelemente in d. Parenteralen Ernährg. (mit Behrendt u. Melichar), in: Infusion, Transfusion, Enterale und Parenterale Ernährung, hrg. Schlimgen, Müller u. Kalff, Perimed Erlangen 1981. – Beatmg. polytraumat. Pat. (mit Behrendt), in: Atmung-Beatmung-Schmerzther. Perimed Erlangen 1983. –
ZV: Mikroaerosole zur Desinfekt. von Beatmungsgeräten, Anästh. Inform. 18 (1977). – Narcorex 19 – ein neues Narkosegerät, Z. prakt. Anästh. 12 (1977). – D. Bedeutg. d. endinspirat. Beatmungsplateaus von Respiratoren, ebd. – Megamed 05.2.2.D – ein Analyser atemmech. Größen (mit Gürtler), ebd. 13 (1978). – D. Entwöhng. nach Respiratorther., Intensivmed. 15 (1978). – D. Kontroll. Blutdrucksenkg. in d. HNO-Chir. (mit Hildmann), Laryng. Rhinol. 57 (1978). – Über d. Veränder. d. Inhalationsnarkotika Halothane und Ethrane durch geheizte Atemgasbefeuchter (mit Hess, Kosfeld u. Kalff), Anästhesist 30 (1981). – Anästh. Probl. bei Glomustumoren im Kopf-Hals-Gebiet (mit Hildmann u. Sturm), Anästh. Intensivther. Notfallmed. 16 (1981). – Ergonom. Gestaltg. d. Schnittstelle zw. Anästh. u. Computersystem (mit Trispel), Forschungsbericht Helmholtz-Institut Aachen 1979/80. – Entwicklg. eines intraop. Informationssy-

stems nach ergonom. Gesichtspunkten (mit Trispel, Redecker u. Rau), Biomed. Technik Bd. 26 (Ergänzungsband) 1981. - Erweit. Mandatorisches Minutenvolumen (EMMV) - eine neue Möglichkeit d. Maschinellen Beatmg. (mit Behrendt u. Kalff), Anästhesist 31 (1982). - Intrapulm. Rechts-Links-Shunt nach Aorten- u. Mitralklappenersatz u. aortokoron. Bypassoperation (mit Schubert, Kesseler u. Pyhel), ebd. 32, Suppl. (1983).

Schlosser, Gerhard-Karl, Dr. med., Anästh. (82), Oberarzt d. AnästhAbt. d. Marienhosp. - Univkl. d. Ruhruniv. Bochum -, Hölkeskampring 40, D-4690 Herne 1; Sandforter Str. 2, D-4716 Olfen. - * 4. 11. 49 Bad Homburg. - **StE:** 76 Essen, **Prom:** 85 Bochum.

Schlüter, Franz Josef, Dr. med., Anästh. (77), Chefarzt d. Abt. f. Anästh. u. op. Intensivmed. am St. Josefskrh., Husener Str. 46, D-4790 Paderborn; Oeynhauser Weg 48, 4790 Paderborn. - * 23. 6. 46 Paderborn. - **StE:** 72 Göttingen, **Prom:** 73 Göttingen. - **WG:** Anästh. 73/74 Mikkeli/Finnland, 74-76 Oulu/Finnland, 76/77 Minden (Nolte), 77/78 Oberarzt am Inst. f. Anästh. d. Klinikum Minden, 79-82 Chefarzt d. Abt. f. Anästh. u. Intensivmed. am St. Johannes-Stift in Duisburg-Homberg, seit 83 Chefarzt d. Abt. f. Anästh. u. Intensivmed. d. St. Josefskrh. in Paderborn.

Schmädel, Evelin v., Dr. med., Anästh. (77), Oberärztin d. AnästhAbt. d. St. Elisabethen Krh., D-7980 Ravensburg; Berlinerstr. 44, D-7980 Ravensburg. - * 18. 3. 43 Wien. - **StE.** u. **Prom:** 67 Innsbruck.

Schmalz, Günter, Dr. med., Anästh. (64), Chefarzt d. AnästhAbt. d. Reinhard-Nieter-Krh., Friedrich-Paffrath-Str. 100, D-2940 Wilhelmshaven; Auricher Str. 34, D-2940 Wilhelmshaven. - **StE:** 54 Münster, **Prom:** 57 Münster. - **WG:** bis 61 Chir. Münster (Sunder-Plassmann), Anästh. Gießen (L'Allemand).

Schmerbauch, Dieter, Dr. med., Oberstarzt, Anästh. (73), leit. Arzt d. AnästhAbt. am BwKrh.,Schubertstr. 60, D-6300 Gießen; Pestalozzistr. 51, D-6300 Gießen. - * 2. 1. 39 Köln. - **StE:** 66 Köln, **Prom:** 67 Köln. - **WG:** 68 Chir. Birkesdorf-Düren (Lang), 68-71 Anästh. BwKrh. Gießen (Prinzhorn), 72 Anästh. Gießen (L'Allemand), 73-75 Oberarzt d. AnästhAbt. BwKrh. Gießen (Prinzhorn), 75-81 leit. Arzt AnästhAbt. BwKrh. Hamm, seit 81 leit. Arzt AnästhAbt. BwKrh. Gießen.

Schmicke, Peter, Dr. med., Anästh. (74), Chefarzt d. Zentr. AnästhAbt. d. Krh. im Landkrs. Nienburg (Bollmanns Krh. Nienburg, Krskrh. Stolzenau,

Krskrh. Hoya), Bollmanns Krh., Marienstr. 2, D-3070 Nienburg/Weser, Tel. 05021/66021; Osterberg 9, D-3070 Nienburg, Tel. 05021/13270. - * 20. 6. 44 Prag. - **StE.** u. **Prom:** 69 Berlin. - **WG:** 70-72 Anästh. Berlin (Eberlein), 72 Physiol. Göttingen (Bretschneider), 72-75 Anästh. Bergisch Gladbach (Schönecker-Nikulla), 73-75 Anästh.-Oberarzt in Berg. Gladb., 75/76 Chefarzt in Lengerich/Westf., seit 76 Chefarzt in Nienburg. -
BV: D. Anwendg. v. Piritramid (Dipidolor) b. d. Sectio-Caesarea-Anästh. (mit Nikulla u. Brückner), in: Henschel, NLA, Schattauer Stuttgart, New York 1972. - Dosis-Zeit-Relationen zw. Anästh. u. Zustand d. Kindes in d. op. Geburtshilfe (mit Brückner u. Boden), in: Saling u. Dudenhausen: Perinatale Med. III, Thieme Stuttgart 1972. - Influence of the steroid anaesthetic agent CT 1341 on hemodynamics in dogs (mit Patschke, Brückner, Reinecke, Tarnow u. Eberlein), Excerpta Medica Internat. Congr. Series No. 262, 1972. - D. Einfluß d. Ketaminanästh. auf d. Nierendurchblutg. (mit Patschke, Brückner, Reinecke, Tarnow u. Eberlein), in: Gemperle, Kreuscher u. Langrehr, Ketamin, Anästh. Wiederbeleb., Bd. 69, Springer Berlin, Heidelberg, New York 1973. - Intramyokard. u. epikard. pH-Wert als Indikator d. Wiederbelebbarkeit d. Herzens (mit Knoll, Fuchs, Kalbow, Nordbeck, Paschen, Spieckermann u. Bretschneider), in: Henneberg, Reinhardt u. Eckart, Elektrolyte u. Spurenelemente in d. Intensivmed., de Gruyter Berlin 1974. - Awaress during ceasarean section under general anaesth. (mit Tarnow u. Brückner), in: Bossart et al, Perinatal Medicine, Hans Huber Bern, Stuttgart, Wien 1973. -
ZV: Derzeitige Möglichkeiten d. Messg. d. myokard. Kontraktilität in d. Anästh. u. Intensivpflege (mit Tarnow), Z. prakt. Anästh. 7 (1972). - Exp. Untersuch. zur Beeinflussg. d. Hämodynamik in tiefer Halothannark. durch Dopamin, Glukagon, Effortil, Noradrenalin u. Dextran (mit Tarnow, Brückner, Eberlein, Patschke u. Reinecke), Anästhesist 22 (1973). - Exp. Untersuchg. d. Kreislaufwirkungen v. CT 1341, einen neuen Steroidanaestheticum (mit Patschke, Brückner, Reinecke, Tarnow u. Eberlein), ebd. 21 (1972). - Haemodynamic Reponses to Ethylphenylephrine (Effortil R) During Halothane-induced Myocardial Depression in the Dog (mit Tarnow, Brückner, Eberlein, Patschke u. Weymar), Acta anaesth. Scand. 17 (1973). - D. Wiedererwärmg. v. Menschen in tiefer Hypothermie mit einem Kurzwellentherapiegerät, Anästh. Intensivther. Notfallmed. 19 (1984).

Schmid, Edith R., PrivDoz. Dr. med., Anästh. FMH (74), Oberärztin am Inst. f. Anästh. d. Unispitals Zürich, AnästhAbt. in d. Herz- u. Gefäßchir., CH-8091 Zürich; Haldenbachstr. 10, CH-8006 Zürich. - * 5. 3. 44 Zürich. - **StE:** 69 Zürich, **Prom:** 71 Zürich, **Habil:** 83 Zürich.

Schmidbauer, Herbert, Dr. med., Anästh. (72), Chefarzt d. AnästhAbt. am Krskrh., Eybstr. 16, D-7340 Geislingen/Steige; Konrad-Adenauer-Str. 2, D-7340 Geislingen. – * 6. 2. 38. – StE: 65, Prom: 66. – WG: 67–72 Anästh. Erlangen (Rügheimer), seit 72 Krskrh. Geislingen.

Schmidinger, Stephan, Dr. med., Anästh. (70), Chefarzt d. AnästhAbt. u. leit. Arzt d. op. Intensivstation d. Krh., Dr. Hartmann-Str. 15, D-8910 Landsberg, leit. Notarzt d. Landkrs. Landsberg; Dr. Hartmannstr. 5, D-8910 Landsberg. – * 6. 8. 36 München. – StE: 62 München, Prom: 65 München. – WG: 65 Inn. München (Bodechtel), 65/66 Biochem. Freiburg (Goedde), 66/67 Chir. Starnberg (Grill), 63, 68 u. 70 Anästh. München (Doenicke), 69 Anästh. München (Beer), 70 Inn. München (Lydtin). –
ZV: SCHE-Bestimmg. u. ihr diagn. Wert in d. Klin., Med. Klin. 60 (1965). – SCHE, eine krit. Gegenüberstellg. zweier Bestimmungsmeth., Z. klin. Chemie 4 (1966). – The degradation of succinylcholine in human serum, Humangenetik 2 (1966). – Reaktivität von genet. bedingt. Proteinvarianten d. PCHE, Acta Anästh. Scand. Supp. XXV (1966). – Propanidid zur Einleitg. d. NLA, Anästhesist 19 (1970). – Vergleich. experim. u. klin. Untersuchg. über d. Bestimmg. d. Sauerstoffaufnahme u. d. Sauerstoffverbrauchs i. d. Exspirationsluft bei Spontanatmg. u. b. Beatmg., Anästh. Intensivmedizin 130 (1980).

Schmidl, Jörg, Prim. Dr. med., Anästh. (76), Prim. d. AnästhAbt. d. LKH, A-4560 Kirchdorf/Krems; Seebach 11, A-4560 Kirchdorf. – * 28. 12. 43. – StE: u. Prom: 67 Innsbruck. – WG: Anästh. Innsbruck (Haid).

Schmidramsl, Josef, Dr. med., Anästh. (83), Oberarzt d. AnästhAbt. am Krskrh., Ostenstr. 31, D-8078 Eichstätt; Schimmelleite 40, D-8078 Eichstätt. – * 23. 4. 50 Holzkirchen. – StE: 78 Ulm, Prom: 81 Ulm. – WG: Anästh. 79–81 Ebersberg (Piontek), 82/83 München (Richter), 83 Ebersberg (Piontek), seit 84 Eichstätt (Osterburg).

Schmidt, Alice, Dr. med., Anästh. (64), Chefärztin d. AnästhAbt. im Städt. Krh., Schönblickstr. 45, D-7742 St. Georgen; Haldenweg 14, D-7742 St. Georgen. – * Sarrebourg/Moselle. – StE: 56 Homburg/Saar, Prom: 62 Homburg/Saar.

Schmidt, Annegret, Anästh. (78), Oberärztin d. Anästh. am Krskrh., Jostalstr., D-7820 Titisee-Neustadt; Bärenhofweg 10, D-7820 Titisee-Neustadt. – * 4.3. 48 Kassel. – StE: 72 Marburg. – WG: 74 Anästh. Ziegenhain (Kaspar), 74–78 Anästh. Stuttgart (Bräutigam),

78/79 Anästh. Freiburg (Wiemers), seit 79 Oberärztin d. Anästh. Krskrh. Titisee-Neustadt (Kaudse).

Schmidt, Dieter, Dr. med., Anästh. (75), FachAbteilungsleit. Anästh. am Krskrh. Luitpoldstr. 14, D-6744 Kandel. – * 3.9. 40 Ludwigshafen. – StE: 68 Homburg/Saar, Prom: 71 Homburg/Saar.

Schmidt, Hans, PrivDoz. Dr. med., Anästh. (71), Oberarzt am Zentr. f. Anästh. u. Wiederbeleb. d. Univ., Theodor Stern-Kai 7, D-6000 Frankfurt/M. 70; Steinbacher Hohl 2–26, D-6000 Frankfurt/M. 90. – * 10. 12. 36. – StE: 64 Hamburg, Prom: 66 Hamburg, Habil: 82 Frankfurt/M. – WG: 66–68 Chir. Sulz/Neckar (Kreyenberg), 68–78 Anästh. Frankfurt (Pflüger), seit 78 Zentr. d. Anästh. u. Wiederbeleb. Univ. Frankfurt (Dudziak). –
BV: Thymome bei gleichzeitiger Myasthenia gravis pseudoparalytica, Anästh. und postop. Ther. (mit Vogel u. Pflüger), Anästh. Wiederbeleb., Bd. 56, Springer Berlin, Heidelberg, New York 1972. – Heterogenety of regional cerebral blood flow and regional distribution of relative weights of gray and white matter in normal subjects (mit Herrschaft, Gleim u. Duus), in: Cerebral circulation and metabolism, hrg. Langfitt, McHenry jr., Reivich, Wollman, ebd. 1975. – Pharmakokinetik d. Aufwachphase: Inhalationsanästhetika (mit Dudziak), Klin. Anästh. u. Intensivther. 24 (1983). – Aufnahme u. Elimination von Isoflurane b. Menschen (mit Dudziak), in: Isofluran – Exp. u. Klin. Aspekte, hrg. Peter, Excerpta Medica, Amsterdam, Geneva, Hong Kong, Oxford, Princeton, Tokyo 1984. – D. Duraverhältnisse, Hirngefäße u. Kapillardichte in d. Gehirnen d. europ. Igels (Erinaceus europaeus) u. d. Wüstenigels (Erinaceus algirus Levaudeni) (mit Lierse), Acta anat. 70 (1968). – Nebenwirkg. bei Volumensubstitut. mit Gelatinepräparaten (mit Pflüger), Med. Welt 22 (1971). – Réaction d'intolérance aprés substituts du plasma (mit Pflüger), Anesth. Analg. Réan. 28 (1971). – Cerebral blood flow in man under general anaesth. with regard to several narcotics (mit Herrschaft u. Duus), Europ. Neurol. 6 (1971). – D. quantitative Messg. d. örtl. Hirndurchblutg. in Allgemeinnark. unter Normo-, Hypo- u. Hyperkapnie (mit Herrschaft), Anästhesist 22 (1973). – D. Verhalten d. globalen u. örtl. Hirndurchblutg. unter d. Einfluß v. Propanidid, Ketamine u. Thiopental-Natrium (mit Herrschaft), ebd. 22 (1973). – Effects of angiographic contrast media on regional cerebral blood flow and haemodynamics in man (mit Herrschaft u. Gleim), Neuroradiology 7 (1974). – D. Einfluß v. Methohexital-Na auf d. globale u. regionale Hirndurchblutg. d. Menschen (mit Herrschaft), Anästhesist 23 (1974). – The response of human cerebral blood flow to anaesth. with Thiopentone, Methohexitone, Propanidid, Ketamine and Etomidate (mit Herrschaft, Gleim u. Albus), Adv. in Neurosurgery 3 (1975). – Besondere Indikat. für d. Verwendg. von Ketamin, Erlanger An-

ästh. Seminare *1,* (1977). – Anästh. bei Herzschrittmacher-Implantat. (mit Blaum u. Pflüger), Fortschr. Med. *95* (1977). – L'halothane pour l'anesth. obstétricale – Expérience de 1500 cas (mit Blaum u. Pflüger), Cah. d'Anesth. *26* (1978). – Häufigkeit u. Schweregrad anaphylaktoider Reaktionen nach Gelatineinfusionen (mit Rieber), Allergologie *3* (1980), Intensivbehandlung *5* (1980).

Schmidt, Helga, Anästh. (66), leit. Abteilungsärztin d. AnästhAbt. d. Altonaer Kinderkrh., Bleickenallee 38, D-2000 Hamburg 50; Wolsteinkamp 11, D-2000 Hamburg 52. – * 23. 7. 29 Berlin. – **StE:** 56 Rostock. – **WG:** Anästh. Wiesbaden (Matthes) u. Hamburg (Lawin), seit 67 leit. Ärztin d. AnästhAbt., Kinderkrh. Hamburg-Altona. – **WG:** Anästh. Wiesbaden, Hamburg-Eppendorf (Horatz), Hamburg-Altona (Lawin). –
ZV: Ketanest in d. Kinderanästh. Anästh. Inform. 1978.

Schmidt, Ralf, Dr. med., Anästh. (75), Chefarzt d. AnästhAbt. am Krskrh., D-6930 Eberbach; Louis-Störzbach-Str. 14, D-6930 Eberbach. – * 26. 10. 42 Dresden. – **StE:** 69 München, **Prom:** 74 München. – **WG:** 70 Inn. Kösching (Broemel), 71 Gyn. Kösching (Michel), 71–75 Anästh. München (Beer).

Schmidt, Rudolf, Dr. med., Anästh. FMH (81), frei praktiz. Anästh. in d. Privatkl. St. Anna, CH-6006 Luzern; Pilatusweg 6, CH-6030 Ebikon. – * 24. 2. 45 Steinhaus. – **StE:** 74 Basel, **Prom:** 75 Basel.

Schmidt, Walter, Dr. med., Chir. (62), Anästh. (66), nicht mehr berufstätig; Helene-Frey-Weg 9, D-7290 Freudenstadt.

Schmitt, Hans-Josef, Dr. med., Anästh. (82), Oberarzt am Inst. f. Anästh. an d. Städt. Kl., Grafenstr. 9, D-6100 Darmstadt; Sieboldstr. 25, D-6100 Darmstadt. – * 30. 11. 52 Saarbrücken. – **StE:** 77 Homburg/Saar, **Prom:** 80 Homburg/Saar. – **WG:** 78/79 Anästh. Bwkrh. Hamburg, 80–83 Anästh. Tübingen (Schorer), 83 Physiol. Max-Planck-Inst. Göttingen, seit 83 Oberarzt am Inst. f. Anästh., Städt. Kl. Darmstadt (Götz).

Schmitz, Gisela, Dr. med., Anästh. (74), Inn. (81), Assist.-Ärztin in d. Abt. Psychiatr. d. Med. Hochschule, D-2400 Lübeck; Gartenstr. 22, D-2400 Lübeck. – * 18. 5. 40 Braunschweig. – **StE:** 66 Kiel, **Prom:** 69 Kiel. – **WG:** 69–76 Anästh. Lübeck (Eichler), 77–82 Inn. Bad Oldesloe (Commochan), seit 82 Psychiatr. Med. Hochschule Lübeck (Dilling).

Schmitz, Heinz, Dr. med., Anästh. (70), Chefarzt d. AnästhAbt. am St. Josefshosp., Kurfürstenstr. 69, D-4150 Krefeld 11 (Uerdingen); Gatzenstr. 38, D-4150 Krefeld 1. – * 17. 6. 36 Köln. – **StE:** 63 Köln, **Prom:** 65 Köln. – **WG:** 65/66 Physiol. Köln (Schneider), 66–70 Anästh. Heidelberg (Just).

Schmitz, Herbert, Dr. med., Anästh. Oberarzt d. AnästhAbt. am Krh. Porz, Urbacher Weg 19, D-5000 Köln 90; Mannheimer Str. 48, D-5000 Köln 91. – * 22. 9. 45 Lübeck. – **StE:** 72 Köln, **Prom:** 72 Bonn.

Schmitz, Jürgen, Dr. med., Anästh. (76), Leit. Arzt d. AnästhAbt. am Allg. Krh. Eilbek, Friedrichsberger Str. 60, D-2000 Hamburg 76, Tel: 20200; Friedensallee 63, D-2000 Hamburg 50. – * 8. 12. 40 Sömmerda/Thür. – **StE:** 67 Bochum, **Prom:** 70 Bochum. – **WG:** 70–76 Anästh. Barmbek, 70–72 Bw, 76–84 Leit. Oberarzt Anästh. Barmbek, seit 84 Leit. Arzt Anästh. Allg. Krh. Eilbek.

Schmitz, Jürgen Erik, PrivDoz. Dr. med., Anästh. (77), leit. Oberarzt d. Intensivmed. Einheit am Zentr. f. Anästh., Klinikum d. Univ., Steinhövelstr. 9, D-7900 Ulm; Albert-Schweitzer-Str. 25, D-7913 Senden 1. – * 20. 1. 45 Wiesbaden. – **StE. u. Prom:** 72 Frankfurt, **Habil:** 84 Ulm.

Schmitz, Wolfgang, Dr. med., Anästh. (77), leit. Arzt d. Abt. f. Anästh. u. op. Intensivmed. am Krh. Reinbek – St. Adolf Stift, Hamburger Str. 41, D-2057 Reinbek, Tel: 040/727061; Blocksberg 29, D-2057 Reinbek. – * 27. 1. 42. – **StE:** 72 Hamburg, **Prom:** 73 Hamburg. – **WG:** 73 Chir. Hamburg, 73–75 Anästh. Singapore, 75–77 Anästh. Hamburg, seit 77 ltd. Arzt Reinbek.

Schmolinsky, Axel, Dr. med., Anästh. (79); Keplerstr. 64, D-5205 St. Augustin.

Schnabel, Gisela, Dr. med., Anästh. (80), leit. Ärztin f. Anästh. am Krh. St. Annenstift, D-2832 Twistringen; Schmolte 14, D-2847 Drentwede. – * 28. 5. 40 Köslin. – **StE. u. Prom:** 67 Hamburg. – **WG:** 72–77 Anästh. Pretoria (Lessing).

Schneeweiss, Susanne, Dr. med. univ., Anästh. (69), Oberärztin an d. landschaftl. AnästhAbt. im LKH, Auenbruggerplatz 1, A-8036 Graz; Brucknerstr. 76, A-8010 Graz. – * 28. 6. 35 Graz. – **StE. u. Prom:** 59 Graz. – **WG:** 60 Chir. Graz (Spath), 60/61 Gyn. Graz (Navratil), 61 Inn. Graz (Greif), 62 Infekt. Graz (Lorenzon), 62 Dermat. Graz (Musger), 62 Päd. Graz (Lorenz), 62 HNO Graz (Messerklinger), 63/64 Blutgruppenserol. Graz (Spath), 64–66 Hygiene Graz (Möse), seit 66 Anästh. Graz (Edlinger).

Schneider-Affeld, Dörte, Dr. med., Anästh. (75), niedergel. Anästh. u. Belegärztin, tätig am Diakonissen- u. Krh. Jerusalem, Moorkamp 2, D-2000 Hamburg 6; Heilwigstr. 65, D-2000 Hamburg, Tel: 040/48 73 23. – * 13. 6. 44. – **StE.** u. **Prom:** 70 Kiel. – **WG:** Anästh. 71–73 Homburg/Saar (Hutschenreuter), 73–75 Heidelberg (Just), 76–79 Titularoberärztin an d. Abt. f. Anästh. d. Chir. Univkl. Heidelberg (Just), 80–83 Anästh.-Vertretungen in Hamburg, seit 84 niedergel. Belegärztin in Hamburg.

Schneider, Eberhard, Dr. med., Anästh. (80), Oberarzt d. AnästhAbt. am St. Gertrauden-Krh., Paretzer Str. 12, D-1000 Berlin 31; Stubenrauchstr. 10, D-1000 Berlin 41. – * 12. 11. 46 München. – **StE:** 72 München, **Prom:** 75 München.

Schneider, Gerhard, Dr. med., Anästh. (69), Chefarzt d. Abt. f. Anästh. u. Intensivmed. am Krskrh., Hohenzollernstr. 40, D-7480 Sigmaringen, Tel: 075 71/100 3 30; Frauenstein 24, D-7481 Bingen-Hitzkofen.

Schneider, Hagen, Dr. med., Anästh. Oberarzt d. Abt. f. Anästh. u. Intensivtherapie am Dreifaltigkeits-Hosp., Klosterstr. 31, D-4780 Lippstadt; Klosterstr. 12, D-4780 Lippstadt. - * 7. 5. 39 Paderborn. - **StE:** 69 Münster, **Prom:** 84 Münster.

Schneider, Hans, Dr. med., Anästh. (79), Chefarzt d. AnästhAbt. am Krskrh., August-Holz-Str. 1, D-8490 Cham, Tel: 09971/1201; August-Holz-Str. 36, D-8490 Cham. – * 7. 1. 46 Hemau. – **StE:** 72 Würzburg, **Prom:** 75 Würzburg. – **WG:** 74/75 Bw., seit 75 Anästh. Würzburg (Weis).

Schneider, Hermann, Dr. med., Anästh. (65), Chefarzt d. Abt. f. Anästh. u. op. Intensivmed. am Städt. Krh. - Akad. Lehrkrh. Univ. Würzburg - Lamprechtstr. 2, D-8750 Aschaffenburg, Tel: 060 21/3 95-1; Bachstr. 5, D-8751 Haibach. – * 22. 4. 33 Kronach. – **StE:** 58 Erlangen-Nürnberg, **Prom:** 58 Erlangen-Nürnberg. – **WG:** 60–67 Anästh. Erlangen (Rügheimer). –
BV: Tierexp. Untersuchg. zur Klärg. d. Entstehg. sogen. Atelektasen durch Langzeitbeatmg. in: Just u. Stoeckel: D. Ateminsuffizienz u. ihre klin. Behandlg., Georg Thieme Verlag, Stuttgart 1967 – D. akute Vergiftg. im Rahmen d. Intensivmedizin. Anästh. u. Wiederbel., Bd. 94, hrg. Bergmann, Blauhut, Springer 1975 –
ZV: Besondere Probl bei Verwendg. von Respiratoren

zur Nark. von Neugeborenen u. Kleinkindern. Anästhesist *15* (1966) – D. chron. Bronchitis als Op.gefahr (mit Rügheimer). Verh. Ber. d. Dtsch. Tbctgg., Mainz 1966 - Spez. Fragen u. Probl. d. „Krhanästh.", Anästh. Inform. 1971. – D. Narkoserisiko beim Neugeborenen, ebd. 1973. – D. Situation d. Anästh. Abt. in Bayern, ebd. 1974. – Der Anästh. – ein Notarzt? Kongrbd. d. DGAW, Erlangen 1974. – D. Überlebenschancen lebenswichtiger Organe im Schock, Fortschr. Med. 1978. – Maligne Hyperthermie – ein kas. Beitrag e. möglweise nicht narkosebedingten Form d. malignen Hyperthermie (mit Krahn), Z. prakt. Anästh. *13* (1978). – D. Rolle d. Kalium – Magnesium – Zink – Aspartate bei urol. Eingr., Cytobiol. Revue 1978. – Maligne Hyperthermie: Path., Kl. u. Ther. dieses lebensbedrohl. Syndroms, ebd. 1978. – D. Anästh. in seiner Verantwortg. bei d. Massivtransfus., Forsch.ergeb. d. Transfus.med. u. Immunhämatol. 1978. – Die Kontamination von Anästhzubehör bei bakteriellen Infekten der Luftwege (mit Singer u Lommel), Anästh. Intensivmed. 1979. – Immunreaktionen: I. Pathomechanismen. Cytobiol. Revue 1979. – II. Kl. ebd. 1980.

Schneider, Johanna, Dr. med., Anästh. (74), Anästhesistin am Krskrh., D-6760 Rockenhausen/Pfalz; Am Pfingstborn 42, D-6760 Rockenhausen/Pfalz. – * 11. 6. 30 Nordhorn. – **StE:** 57, **Prom:** 59.

Schneider, Marianne, Dr. med., Anästh. (69), Chefärztin d. Abt. f. Anästh. u. Intensivmedizin am St. Josefs-Hosp., Solms-Str. 15, D-6200 Wiesbaden; Beethoven-Str. 12, D-6200 Wiesbaden. – * 2. 6. 36 Mannheim. – **StE:** 61 Heidelberg, **Prom:** 61 Heidelberg. – **WG:** 63 Inn. Heidelberg (Schettler), 64 Pharmak. Hamburg (Malorny), 64/65 Inn. Wiesbaden (Schrank), 65–70 Anästh. Freiburg (Wiemers), seit 71 Anästh. Wiesbaden.

Schneider, Monika, Dr. med., Anästh. (76), Anästh. an d. Abt. f. Anästh. d. Allg. Krh., Buscheystr., D-5800 Hagen; Peter-Alfs-Str. 13, D-5828 Ennepeta.

Schneider, Otto, Dr. med., Anästh. (76), leit. Arzt d. Anästh. am Krskrh., Friedrichshafener Str. 82, D-8990 Lindau; Kirchstr. 40, D-8990 Lindau-Bodolz. – * 30. 4. 45 Hildburghausen. – **StE:** 71 Jena, **Prom:** 78 Jena. – **WG:** 71–81 Anästh. u. Intensivther. Jena (Winkler), 82–84 Anästh. Wertheim (Wagner u. Hofmann). –
ZV: Injektorbeatmg. bei endolaryng. Eingr. (mit Küttner u. Klein), Anästh. u. Reanimat. 4 (1979). - Erfahrg. mit einem Injektorbronchoskop (mit Claussen), ebd. 6 (1981).

Schneider, Sigrid, Dr. med., Anästh. (74), Oberarzt f. Anästh. am Unfallkrh. d. allg. Unfallversicherungsanst., A-8775 Kalwang 1. – * 4. 10. 41. – **StE.** u. **Prom:** 66 Wien. – **WG:** Anästh. Wien (Mayrhofer), seit 75 Anästh. am Unfallkrh. Kalwang.

Schöbel, Werner, Dr. med., Anästh. (80), Chefarzt d. AnästhAbt. am Städt. Krh., Uhlandstr. 2, D-7238 Oberndorf; Felbenstr. 12, D-7238 Oberndorf. – * 17. 9. 44 Einsiedel, Krs. Freudenthal. – **StE:** 74 Tübingen, **Prom:** 80 Tübingen. – **WG:** 76 Gyn. Calw (Bass), 77–79 u. 81–83 Anästh. Tübingen (Clauberg), 80 Anästh. Reutlingen (Seybold), seit 84 Städt. Krh. Oberndorf.

Schöch, Gunter, Dr. med., Päd. (74), Anästh. (78), 1. Oberarzt d. AnästhAbt. d. Kinderkrh. Wilhelmstift, Abt. Walddörfer, Duvenstedter Damm 4, D-2000 Hamburg 65, Tel: 040/6070041. – * 4. 1. 39 Aiud/Rumän. – **StE:** 67 Tübingen, **Prom:** 68 Tübingen. – **WG:** 70–74 Päd. Regensburg (Hanssler), 74–77 Anästh. Ulm (Ahnefeld), 77/78 Anästh., DRK Kinderkl. Siegen (Leske), seit 78 Kinderkrh. Abt. Walddörfer Hamburg (Wulff). –
HG: Anästh. u. Intensivpflege im Kindes- u. Säuglingsalter, Luftwegsendoskopie.

Schoeller, Klaus, Dr. med., Anästh. (75) leit. Arzt d. AnästhAbt. am Hosp. z. Hl. Geist, Brüdergasse 4, D-3580 Fritzlar, Tel: 05622/820; Zum Galberg 8, D-3580 Fritzlar. – * 25. 2. 40 Osnabrück. – **StE.** u. **Prom:** 70 Münster.

Schoeppner, Heinz, Prof. Dr. sc. med., Anästh. (67), Oberarzt d. Kl. f. Anästh. u. op. Intensivmed. d. Westf. Wilh.-Univ., Albert-Schweitzer-Str. 33, D-4400 Münster. – **StE:** 55 Greifswald, **Prom:** 61 Greifswald, **Habil:** 75 Berlin. – **WG:** Anästh. 59–67 Greifswald u. Berlin (Schädlich). –
BV: Anästh. u. Reanimat. in d. Kinderneurologie, Thieme Leipzig 1975. – Anwendg. d. i. v. Narkotika bei Stoffwechsel-, Leber- u. Nierenerkrankg., endokrinen u. zentr. Störg., in: Schriftenr. Klin. Anästh. Intensivther., Bd. 23, hrg. Ahnefeld, Springer Berlin, Heidelberg, New York 1981. – Hypno- u. Tranquanalgesie mit Ketamine (mit Sitzer), I. v. Nark. u. Langzeitsedierg., INA, hrg. Lawin etc., Thieme Stuttgart, New York 1982. – Anästh. bei Pat. mit posttraumat. Epilepsie (mit Matz, Rolf, Sitzer u. Hartenauer), Anästh. bei Epileptikern u. Behandlg. d. Status epilept., Ed. Roche Basel 1982. – Zerebrale Syndrome bei Schädel-Hirntrauma, Organversorgg. während Intensivtherapie, hrg. Peter, Lawin u. Jesch, Thieme Stuttgart, New York 1984.

Scholl, Wolfgang, Dr. med., Anästh. (76), Oberarzt d. AnästhAbt. am Krh. d. Kurhess. Diakonissenhaus, Goethestr. 85, D-3500 Kassel; Am Teichweg 1, D-3582 Felsberg. – * 5. 10. 43 Bad Münster am Stein. – **StE:** 68 Marburg, **Prom:** 70 Marburg.

Scholler, Karl-Ludwig, Prof. Dr. med., Anästh. (63), Dir. d. Abt. f. Exp. Anästh., Anästh. Inst. d. Kl. d. Univ., Hugstetter Str. 55, D-7800 Freiburg; Bussardweg 58, D-7800 Freiburg. – * 5. 7. 25 München. – **StE:** 51 Heidelberg, **Prom:** 54 Heidelberg, **Habil:** 67 Freiburg. – **WG:** 51–54 Max. Planck-Inst. f. Med. Forsch. Heidelberg (Kuhn), 54–58 Neurochir. Freiburg (Riechert), 59–65 Anästh. Freiburg (Wiemers), 65/66 Abt. f. Elektronenmikroskopie Frankfurt (Lapp), 67–74 Oberarzt d. Anästh. Inst. d. Univkl. Freiburg (Wiemers), seit 75 Dir. d. Abt. f. Exp. Anästh., Univ. Freiburg. –
BV: Besonderheiten in d. Anästh. in d. KieferChir. (mit Schilli), in: Anästh. Wiederbeleb., Bd. 16, Springer Berlin, Heidelberg, New York 1966. – Lokalanästh. in d. Durchführung diagnost. Eingriffe, in: Lokalanästh. und Lokalanästhetika, hrg. Killian, 2. Aufl., Thieme Stuttgart 1973. – Lungenveränderungen bei Langzeitbeatmung (mit Wiemers), ebd. 1973. – Leber u. Narkotika, in: Anästh. Intensivther., Bd. 130, Springer Berlin, Heidelberg, New York 1980. – Hemmung der reduktiven Biotransformation von Halothan bei übergewichtigen Pat. durch Disulfiram, in: ebd., Bd. 161, 1984. – Serumcholinesterase-Mangel, in: Plasmather. (hrg. Lutz u. Rother), Med. Verlagsges. Marburg 1984. –
ZV: Stereoisomere 2,2-Diamino-bisdiphenylen-äthylene (mit Kuhn u. Zahn), Liebigs Ann. Chem. *582* (1953). – Über Kumulene – VI. Mitt. (mit Kuhn), Chem. Ber. *87* (1954). – Reaktionen d. hämopoet. Systems bei stereotakt. Hirnoperat. (mit Mundinger), Acta neurochir., Suppl. III, 147 (1954). – Allg.-anästh. mit Cyclohexylaminderiv. (mit Wiemers u. Thiess), Anästhesist 9 (1960). – Anästh.verfahren in d. exp. Chir., ebd. *13* (1964). – Hubschraubertransport v. Schwerverletzten, Dtsch. med. Wschr. *90* (1965). – Intub.nark. bei Säuglg. mit Kieferfehlbildg. (mit Schilli), Anästhesist *14* (1965). – Einfluß von Narkotika auf Enzymaktivitäten im Serum, ebd. – Nil nocere! Rückwirk. auf d. Organismus bei d. parenter. Ernährung mit Fettemulsionen (mit Zittel u. Oehlert), Münch. med. Wschr. *109* (1967). – Elektronmikroskopic and autoradiographic studies on the effect of Halothane and Chloroform on liver cells., Acta anaesth. Scand. Suppl. XXXII, 1968. – Pharmakokinet. Reaktion auf Succinylcholin: Ther. d. verläng. Apnoe (mit Goedde u. Altland), Med. Klin. *62* (1967). – D. Langzeitbeatmg. in d. Behandlg. von Thoraxverletzten (mit Vogel, Wiemers, Burchardi u. Groh-Bruch), Dtsch. med. Wschr. *93* (1968). – Modifikation of the toxicity of chloroform on the rat liver, Brit. J. Anaesth. *42* (1970). – D. Auswirkg. d. Biotransformation von Halothan u. Chloroform auf d. Leber, Fortschr. Med. *88* (1970). –

Indikat. u. Ergebn. d. Langzeitbeatmg. nach Abdominalop. (mit Vogel, Adam, Meyer, Zimmermann u. Wiemers), Bruns' Beitr. klin. Chir. *219* (1971). – D. Einfluß d. Enzyminduktion auf d. Wirkungsdauer von Muskelrelaxantien (mit Buzello u. Fritschi), Arzneim. Forsch. *22* (1972). – Induktionsversuche an Mäusen über d. Bedeutg. d. Leberstoffwechsels für d. Wirkungsbeendigg. injizierbarer Narkotika (mit Buzello u. Fritschi), Arzneim. Forsch. *22* (1972). – Zur Speicherung versch. Fettemuls. in d. Retikuloendothelzellen d. Leber, Med. Welt *24* (1973). – Applikation von Serumcholinesterase bei verläng. Apnoe nach Succinylbischolin, Anästhesist *22* (1973). – Anästh. Probleme bei Leberkranken, Med. Klin. *69* (1974). – Halothan – Weg und Problematik eines mod. Inhalationsnarkotikums, Med. Mo. Pharm. 1 (1978). – Pharmakokinet. Besonderheiten in d. päd. Anästh., Anästh. Informat. *19* (1978). – D. Halothanstoffwechsel unter d. Einfluß von Thiopental, Methohexital, Etomidat, Enflurane u. Disulfiram bei klin. Bedingungen, Anästhesist *29* (1980).

Scholten, Stefan, Dr. med., Anästh. (76), Chefarzt d. Abt. f. Anästh. u. op. Intensivmedizin am St. Josef-Hosp., Wilhelmstr. 34, D-4200 Oberhausen-Sterkrade; Försterstr. 26, D-4220 Dinslaken 3. – * 11. 2. 45 Bad Wiessee. – StE: 71 Münster, **Prom:** 73 Münster. – **WG:** 72–78 Anästh. u. Intensivmedizin Duisburg-Rheinhausen (Andree), 76–78 leit. Oberarzt d. Abt. f. Anästh. u. Intensivmedizin am Johanniter-Krh. in Dbg.-Rheinhausen (Andree).

Scholtyssek, Dieter, Dr. med., Anästh. (82), Oberarzt d. Kl. f. Anästh. u. op. Intensivmedizin d. Krankenanst. Sarepta, D-4800 Bielefeld 13 (Bethel). – * 25. 10. 48.

Scholz, Günter, Dr. med., Anästh. (75), Chefarzt d. zentr. AnästhAbt. d. LKH Günzburg, Mindelheimer Str 69, D-8908 Krumbach; Mozartstr. 43, D-8908 Krumbach. – * 17. 4. 40 Ludwigshafen. – StE: 66 Freiburg, **Prom:** 76 München.

Schöne, Valerie, Dr. med., Gyn. (66), Anästh. (69), leit. Ärztin d. AnästhAbt. d. St. Josef-Krh. (Belegärztin), Woogtalstr., D-6240 Königstein; Sperberstr. 67, D-6232 Bad Soden.

Schönecker-Nikulla, Adelheid, Dr. med., Anästh. (71), Chefärztin d. zentr. Abt. f. Anästh. u. Intensivmed. am Ev. Krh., Ferrenbergstr. 24, D-5060 Bergisch Gladbach 2; An der Jüch 72, D-5060 Bergisch Gladbach 2. – * 24. 4. 38 Lyck/Ostpr. – StE: 63 Köln, **Prom:** 67 Köln. – **WG:** Anästh. Intensivmed. 67–69 Köln-Weyertal (Reek), 69/70 Chir. Köln (Heberer), 70–72 Anästh. Berlin-Charlottenburg (Eberlein).

Schöner, Anneliese, Dr. med., Anästh. (69), leit. Ärztin d. Anästh. d. Krskrh., Felixallee 9, D-8482 Neustadt a. d. Waldnaab; Schubertstr. 6 e, D-8480 Weiden. – * 10. 11. 36 Ludwigshafen am Rhein. – StE. u. Prom: 62 München. – **WG:** 66–71 München-Schwabing (Harder), seit 72 leit. Anästh. Krskrh. Neustadt.

Schöning, Bernhard, Dr. med., Anästh. (70), leit. Oberarzt d. Abt. f. Anästh. u. Intensivther. an d. Orthop. Univkl., Schlierbacher Landstr. 200 a, D-6900 Heidelberg-Schlierbach; Panoramastr. 13, D-6901 Wiesenbach. – * 17. 1. 29 Würzburg. – StE: 60 Heidelberg, **Prom:** 64 Heidelberg. – **WG:** 65–67 Anästh. Erlangen (Rügheimer), 67–71 Anästh. Heidelberg (Just), seit 71 Oberarzt d. Abt. f. Anästh. u. Intensivther. an d. Orthop. Univkl. Heidelberg (Koch). –
BV: D. Anwendg. v. Ketamin in d. Orthop. Kl.; Gehäufte allergoide Hautreakt. u. Schock nach Schnellinfus. v. Haemaccel® in Nark., Anästh. Wiederbeleb., Bd. 69 (1973) u. Bd. 94 (1975), Springer Berlin, Heidelberg, New York. – Einsatz v. Ketamin-Infusions-Anästh. b. zerebral vorgeschädigten Pat., Erlanger Anästhseminare 1, Med. Media Analyse Bubenreuth 1977. – Cholecystektomie, in: Klin. Wörterbuch v. Pschyrembel, 254. Aufl., de Gruyter Berlin, New York 1982. – Unerwünschte NW. nach Infus. handelsübl. Plasmasub. (mit Fischer), in: Arzneither., Fortschritte, Fehler u. Gefahren, Hrg. Frey, Fischer Stuttgart, New York 1979. – D. anaphylakt. Schock (mit Fischer), in: D. Schock u. seine Behandlung, Hrg. Frey, ebd. 1982. – Schockther. u. Vol.ersatz, in: Schock u. Schockbekämpfung, Hrg. Wiemann, Med. Verl. Ges. Marburg 1979. – Incidence a. mechanisms of adverse react. to polypeptides in man and dog (mit Lorenz); Lack of evidence for immunol. react. to polygelin (mit Adelmann-Grill); Prevention of cutaneous anaphylactoid react. to polygelin by premed. with H_1- and H_2-receptor antagonists (mit Lorenz): in: Develop. biol. Standard, Karger Basel 1981. – The role of histamine in adverse react. to intravenous agents (mit Lorenz), in: Adverse react. to anaesth. drugs, Hrg. Thronton Elsevier/North-Holland Biomed. Press 1981. – Med. Blockade d. Pathergiequote v. Neo-Plasmagel® durch Promethazin, Anästh. Intensivmed., Bd. 141, Springer Berlin, Heidelberg, New York 1981. – Histaminbestimmungsmethoden (mit Lorenz); Prospektive Studien mit H_1- und H_2-Rezeptorantagonisten (mit Lorenz); Multizentrische Studie mit H_1- und H_2-Rezeptorantagonisten (mit Doenicke), in: 5. Sertürner Workshop, Springer Berlin, Heidelberg, New York 1985. – Besonderheiten d. Nark. b. Kindern mit infantiler Zerebralparese, in: D. infantilen Zerebralparesen, Hrg. Thom, Thieme Stuttgart, New York 1982. – Infusionslösungen; Kolloidale Plasmaersatzmittel, in: Taschenbuch d. unerwünsch. Arzneiwirkg., Hrg. Weber, Fischer Stuttgart, New York 1983. –
ZV: Intensivther. kard. Komplikat. (mit Lutz); Begrenzg. d. Wärmeverlustes mittels Metallfolie (mit Puhl); Herzstillstand unter Dextraninfus. trotz Hap-

tenhemmung; Entgegnung auf d. Stellungnahme v. Laubenthal et al. zur vorgen. Studie, Z. prakt. Anästh. bzw. Anästh. Intensivther. Notfallmed. 2 (1967), 17 (1982), 19 (1984). – Antibioticazusatz zum Knochenzement?; Röntg. Unters. z. Längen- u. Breitenwachstum b. Geburts- u. Poliolähmung. d. ob. Extr.; Hüftgelenksdeform. u. Arthrose b. Epiphysiolysis cap. fem; Statistical analsysis of peri- und postop. mortality of patients with prosthetic replacement of the hip joint; The prophylactic use of antibiotics in alloarthroplasty of the hip joint for coxarthrosis (sämtl. Studien mit Schulitz), Arch. orthop. Unfall-Chir. bzw. Arch. Orthop. Traumat. Surg. 77 (1973), 80 (1974), 86 (1976), 97 (1980). – Multizentr. Erhebg. an 1681 versteiften Skoliosen (mit Rompe); Gesamtblutverlust b. alloarthroplast. Gelenkersatz d. Hüfte u. Eisenmedikat. (mit Zelinke); Infektionsprophylaxe u. Wundheilungsstörg. (mit Schulitz); Hepatitisquote nach orthop. Op. mit großem Blutverl. b. Jugendlichen (mit Rompe), Z. Orthop. 114 (1976), 115 (1977). – Stabilisierg. u. Dekompress. d. WBS b. Kyphosen tuberkul. Genese (mit Schulitz), Orthop. Prax. 13 (1977). – Knochen- u. Hämatomspiegel v. Tobramycin (mit Schulitz), Infection 6 (1978). – Ketamin u. Diazepam zur Anästh. b. infantiler Zerebralparese; Pathergiequote versch. Plasmasubstitute an Haut u. Resp.trakt orthop. Pat. (mit Koch); D. Infusionszwischenfall mit künstl. Plasmasubstituten im Meldekollektiv d. AMK (mit Ahnefeld u. Frey); Suppression d. NW v. Neo-Plasmagel® d. Promethazin (mit Koch), Anästhesist 23 (1974), 24 (1975), 28 (1979), 30 (1981). – Wie gefährlich sind Dextrane? Münch. med. Wschr. 121 (1979). – Inzidenz patherg. NW v. HES 450/0,7: Kritik einer Studie, Intensivbehandlg. 5 (1980) u. Allergologie 3 (1980). – Anaphylaktoide Reakt. (mit Lorenz), Klinikarzt 10 (1981). – Präop. Vorbehandlg. d. Hochbetagten in d. Allgemeinpraxis (mit Koch), Ärztebl. Baden-Württemberg 28 (1973). – Präop. Risikolage u. intraop. Komplikationsquote in d. chir. Orthop. (mit Koch) ZAK 1975, Abstr., Junge & Sohn Erlangen. – Resp. Insuff. b. Kindernark. unter SPA, in: DAK 1974, perimed Erlangen. – H_1- and H_2-receptor antagonists for premedication in anaesth. and surgery: A critical view based on randomized clin. trials (mit Lorenz u. Doenicke), Agents and Actions 10 (1980). – Binding of native and denatured collagen to immunoglobulins and cold insoluble globulin (CIG) in serum of patients undergoing orthop. surgery (mit Adelmann); Definition and classification of the histamine-release response to drugs in anaesth. and surgery: Studies in the conscious human subject (mit Lorenz u. Doenicke); Prophylaxis of anaphylactoid reactions to a polypetidal plasma substitute by H_1- and H_2-receptor antagonists: Synopsis of three randomized controlled trials (mit Lorenz u. Doenicke), Klin. Wschr. 58 (1980), 60 (1982). – Histaminrezeptorenblockade als ergänzendes Prämedikationsprinzip in d. elektiven Chir. (mit Lorenz), Schweiz. Rund. Med. PRAXIS (im Druck 1985). – Effizienz u. unerwünscht. NW des Thalamonal® b. i. v. Prämedikat. i. d. orthop. Anästh. (mit Sommer).

Schönitz, Herbert, Dr. med., Urol. (59), Anästh. (68), Chefarzt d. AnästhAbt. am Krh. Neukölln ö. B. Mariendorfer Weg/ö. B. Britz, Mariendorfer Weg 28–38, D-1000 Berlin 44; Bachestr. 4, D-1000 Berlin 41. – * 3. 4. 27 Zobersdorf. – **StE:** 53 Greifswald, **Prom:** 54 Greifswald. – **WG:** Chir. u. Gyn. Luckenwalde, 56–61 Urol. Berlin-Friedrichshain, 62–64 Urol. Berlin-Moabit, 64–71 Anästh. Berlin-Moabit (Richter), 71/72 Oberarzt in d. AnästhAbt. Krh. Britz, seit 73 Chefarzt in d. AnästhAbt. Krh. Britz u. Mariendorfer Weg, Berlin.

Schönleber, Bernhard, Dr. med., Anästh. (83), Chefarzt (im Kollegialsystem) d. Anästh. am Krskrh. St. Josef, Hauser-Str. 40, D-8493 Kötzting; Reitenstein 280, D-8493 Kötzting, Tel: 099 41/33 27. – * 5. 7. 53 Stuttgart. – **StE:** 78, **Prom:** 80.

Schöntag, Gisela, Dr. med., Anästh. (74), Oberärztin an d. Abt. f. Anästh. d. Univkl. Hamburg-Eppendorf, Martinistr. 52, D-2000 Hamburg 20.

Schopp, Helga, Anästh. (83), Anästh. am Inst. f. Anästh. d. Univkl. d. Saarlandes, D-6650 Homburg; Am Steinhübel 11, D-6650 Homburg. – * 23. 10. 54 Zweibrücken. – **StE:** 78 Homburg/Saar. – **WG:** seit 79 Anästh. Homburg (Hutschenreuter).

Schorer, Rudolf, Prof. Dr. med., Anästh. (63), Dir. d. Zentr.-Inst. f. Anästh. d. Univ., Calwerstr. 7, D-7400 Tübingen; Burgholzweg 103, D-7400 Tübingen. – * 27. 6. 26 Weilbach. – **StE. u. Prom:** 58 Göttingen, **Habil:** 64 Göttingen. – **WG:** 61–67 Anästh. Göttingen (Stoffregen), 62–64 Med. Forsch. Anstalt d. M.-Planck-Ges. Göttingen, 67/68 Leit. d. AnästhAbt. Städt. Kl. Augsburg, seit 68 Dir. d. Zentr.-Inst. f. Anästh., Univ. Tübingen. –
BV: Auswirkg. d. Atemmechanik auf d. Kreislauf, Anästh. Wiederbeleb., Bd. 10, Springer Berlin, Heidelberg, New York 1965. – NLA u. Kombinationsnark. (mit Stoffregen), in: Fortschr. d. NLA, hrg. Gemperle, ebd., Bd. 18, 1966. – Entwicklg. d. Narkosetechnik b. Op. mit d. Herz-Lungen-Maschine, krit. Rückblick nach 700 Fällen (mit Stoffregen u. Nassr-Esfahani), in: Anästh. in d. Gefäß- u. Herzchir., hrg. Just u. Zindler, ebd., Bd. 20, 1967. – Vermeidg. v. Hypoxämie u. Azidose beim Atemstillstand, in: Hypoxie, hrg. Frey, Halmágyi, Lang u. Thews, ebd., Bd. 30, 1969. – Beurteilg. u. Ther. d. Veränderg. v. pH, pCO, HCO_2 u. pO_2 im Blut nach neuen Nomogrammen (mit Heisler), in: D. Störg. d. Säure-Basen-Haushaltes, hrg. Feurstein, ebd., Bd. 35, 1969. – Verhalten d. Gasaustausches u. d. Kreislaufes b. apnoischer Oxygenat. (mit Blaschke u. Heisler), in: ebd. – Probl. d. Meßmethoden u. Nomogramme im Säure-Basen-Haushalt (mit Heisler u. Unseld), in: Schock, Stoffwechselver-

änderg. u. Ther., hrg. Zimmermann u. Staib, Schattauer Stuttgart, New York 1970. – Rechnergestützte Intensivpflege (mit Epple, Junger, Bleicher, Apitz u. Faust), INA, Bd. 26 u. 44 Thieme Stuttgart 1981 u. 1983. – Klin. Transfusionsmed. (mit Schneider), Ed. Med. Weinheim 1982. – Memo Anästh. (mit Lenz u. Kottler), Enke Stuttgart 1985. –
ZV: Alveol. Gasaustausch b. vergr. HZV in Hypoxie (mit Piiper u. Cerretelli), Pflügers Arch. Physiol. *276* (1963). – HZV, ven. Beimischg. u. Atemtoträume b. Veränderg. d. mittl. intrapulm. Druckes (mit Piiper), ebd. *277* (1963), *278* (1963). – Kreislauf u. Gasaustausch b. Veränderg. d. mittl. Beatmungsdruckes, Anästhesist *13* (1964). – Nettoeffekt v. Atembewegg. auf d. Kreislauf am nark. Hund (mit Piiper), Pflügers Arch. Physiol. *284* (1965). – Technik d. Thermo-Injektionsmethode mit Direktanzeige zur Bestimmg. d. HZV, Z. prakt. Anästh. 2 (1967). – Veränderg. d. HZV durch Halothan-Narkose u. durch NLA (mit Göring), ebd. – Messg. d. HZV während d. Anästh. mit d. Thermo-Injektionsmethode u. direktanzeig. Rechengerät, Anästhesist *18* (1969). – Effect of Propanidid, Halothane Anaesth. and NLA on Cardiac Output, Proc. 4. World Congr. Anaesth. London 1968. – Graph. Darstellungsweise d. Säure-Basen-Haushaltes zur quant. Ther. seiner Störg. (mit Heisler), Anästhesist *19* (1970). – Stromafreie Hämoglobinlösg. als Blutersatz (mit Unseld, Teichmann u. Heisler), Proc. 3. Europ. Anaesth. Kongr. Prag 1970. – Postop. Lungenfunktionsstörg. (mit Voigt, Hilpert u. Junger), Thoraxchir. *21* (1973). – Ventilat. Verteilungsstörg. als Ursache d. postop. Hypoxämie b. herzthoraxchir. Eingriffen (mit Voigt, Braun u. Stunkat), ebd. *23* (1975). – Closing Volume u. ventilat. Verteilungsstörg. (mit Voigt u. Braun), Anästhesist *25* (1976). – The Significance of Local Extracellular Ion Activities for Regulation of Cerebral Blood Flow during Administration of Etomidate (mit Heuser u. Betz), Bibliotheca Anatomica, No. *18* – 10th Europ. Conf. Microcirculation, Cagliari 1978. – Einschwemmg. v. Spülflüssigkeit b. transurethr. Prostataresekt., Impedanzcardiograph. Untersuchg. (mit van Deyk, Harmann u. Bichler), Anästhesist *30* (1981). – Systol. Zeitintervalle b. steigenden linksventr. Füllungsdrucken nach extracorp. Zirkulat. Eine vergleichende impedanzcardiograph. Untersuchg. (mit van Deyk, Seybold-Epting u. Voigt), ebd. – Influences of Experimental Uremia on the Intra- and Extracellular Acid-Base Status of the Rat (mit Rothe u. Harzmann), Urol. int. *39* (1984). – Konzentrations- u. Aktivitätsmessg. wichtiger Serumproteinanteile in Serumkonserven (mit Wollmann, Heller u. Hempel), Infusionsther. *11* (2/1984). – Effektivitätsmessg. antialkalot. Substanzen: Ammoniumchlorid – Arginin-HCl (mit Rothe), Langenbecks Arch. klin. Chir., Suppl. (Hrg. Koslowski), 1984.

Schräder, Christian, Dr. med., Inn., Anästh., Oberarzt d. Abt. f. Anästh. u. Intensivtherapie am Karolinen-Hosp., Stolte Ley 5, D-5760 Arnsberg; Lechteike 10, D-5760 Arnsberg. – * 17. 7. 38. – **StE.** u. **Prom:** 65 München.

Schreiber, Christa, Dr. med., Anästh. (71), Vertretungen in Anästh., Lindenallee 88, D-7500 Karlsruhe 21. – * 21. 1. 36 Hamburg. – **StE.** u. **Prom:** 62 Hamburg. – **WG:** 66/67 Anästh. Karlsruhe (Pascht), 67/68 Chir. Karlsruhe (Penitschka), 69/70 Anästh. Karlsruhe (Pascht), 71–75 leit. Ärztin d. Anästh. in Karlsbad-Langensteinbach, seither Vertretungen.

Schreiber, Hans, Dr. med., Anästh. (62), Chefarzt a. D.; Völklingerstr. 138, D-6625 Püttlingen. – * 12. 5. 16 Nordhausen. – **StE:** 41, **Prom:** 61.

Schreier-Oehler, Karin, Dr. med., Anästh. (74), Oberwilerstr. 50, CH-4054 Basel. – * 12. 6. 40 Hagen/Westf. – **StE.** u. **Prom:** 65 Berlin.

Schreiner-Hecheltjen, Josefa, PrivDoz. Dr. med., Anästh. (73), Oberärztin am Zentr. f. Anästh. u. Wiederbeleb. d. JWG-Univ., Theodor-Stern-Kai 7, D-6000 Frankfurt 70; Graf-Folke-Bernadotte-Str. 1, D-6078 Neu Isenburg. – * 1. 5. 40 Monschau. – **StE:** 67 Bonn, **Prom:** 68 Bonn, **Habil:** 79 Frankfurt. – **WG:** 70/71 Anästh. Porz/Rh. (Rümmele), 71/72 Anästh. Zürich (Hossli), 72 ECFMG Bern, 73/74 Anästh. Düsseldorf (Zindler) u. New York (Orkin), seit 74 Anästh.-Oberärztin am ZAW Frankfurt (Dudziak). –
BV: Einsatz versch. Barbiturate bei kard. Risikofällen (mit Chulamoka, Dudziak, German u. Kandilciyan), in: I. v. Narkosemittel, hrg. Lehmann, Landauer u. Roth, perimed Erlangen 1984.

Schreiner, Hilde, Dr. med., Anästh. (85), Anästh. an d. Abt. f. Anästh. u. Intensivmedizin d. Univkl., Klinikstr. 29, D-6300 Giessen; Mühlenkopfstr. 18, D-6333 Braunfels-Tiefenbach. – * 31. 12. 51 Frankfurt/M. – **StE:** 78 Gießen, **Prom:** 84 Gießen. – **WG:** seit 78 Anästh. u. Intensivmed. Gießen (Hempelmann).

Schreyvogel, Rudolf, Dr. med., Anästh. FMH (73), Anästh. u. Vertretg. d. leit. Anästh. am Merian Iselin Spital, Föhrenstr. 2, CH-4054 Basel; Kornfeldstr. 77, CH-4125 Riehen. – * 9. 7. 40 Basel. – **StE.** u. **Prom:** 67 Basel.

Schröder, Friedrich-Karl, Dr. med., Anästh. (72), Chefarzt d. Abt. f. Anästh. u. Intensivtherapie am Karolinen-Hosp. Hüsten, Stolte Ley 5, D-5760 Arnsberg 1; Stockhausenweg 55, D-5760 Arnsberg 1. – * 24. 7. 37 Todenbüttel. – **StE.** u. **Prom:** 65 Tübingen. – **WG:**

Chir. Remagen (Neyses), 69–72 Anästh. Bonn (Havers).

Schröder, Gertraud, Dr. med., Anästh., niedergel. Anästh., Beuthener Weg 3, D-3406 Bovenden. – * 4. 1. 44 Meissen. – **StE:** 70 Heidelberg, **Prom:** 71 Heidelberg. – **WG:** Anästh. 71–73 Göttingen-Weende (Blaschke), 73–75 Göttingen (Stoffregen, Kettler, Sonntag, Burchardi), seit 75 niedergel. Anästh.

Schröder, Heide, Anästh. (72), Oberärztin an d. AnästhAbt. d. Marienhosp., Marienstr. 6, D-2848 Vechta; Gildestr. 30, D-2848 Vechta. – * 30. 12. 38 Rostock. – **StE:** 65 Freiburg. – **WG:** Anästh. Bremen (Henschel).

Schröder, Hildegard, Anästh., gelegentl. Vertretungen; Am Pfaffenwald 24, D-6470 Büdingen. – * 22. 2. 47 Büdingen. – **StE:** 72 Gießen. – **WG:** Anästh. 73–75 u. 78/79 Gießen, 77/78 Lich, seit 80 niedergel. Anästh.

Schubert, Frank, Dr. med., Anästh. (78), Chefarzt d. AnästhAbt. am St. Josef-Krh., Dr. Krismann-Str. 8, D-4796 Salzkotten; Meinolfasallee 2, D-4796 Salzkotten. – * 7. 7. 46 Berlin. – **StE:** 73 Berlin, 80 Düsseldorf. – **WG:** 74–76 Anästh. Berlin (Gromotke), 76/77 Anästh. Essen (Gringmuth-Dallmer), 77–81 Anästh. Duisburg (Grabow), seit 82 Chefarzt am St. Josef-Krh. Salzkotten.

Schuh, Friedrich Theodor, Prof. Dr. med. habil., Anästh. (74), Pharmak., F. A. C. A., Chefarzt d. Zentr. Abt. f. Anästh. u. Intensivmed. am Friederikenstift, Humboldtstr. 5, D-3000 Hannover 1. – * 18. 3. 40 Norden/Ostfriesl. – **StE. u. Prom:** 67 Kiel, **Habil:** 79 Kiel. – **WG:** Pharmak. Kiel (Lüllmann), Anästh. Kiel (Wawersik), Buffalo, N. Y.: Pharmak. (Smith u. Albuquerque), Anästh. (Terry).

Schuh, Sigrid, Dr. med., Anästh. (72), F. A. C. A., niedergel. Anästh., in: Wallmodenstr. 48a, D-3000 Hannover 61. – * 13. 2. 42 Büsum. – **StE:** 68 Kiel, **Prom:** 69 Berlin. – **WG:** Anästh. Kiel (Schmitz, Wawersik), Buffalo Gen. Hosp. u. Children's Hosp. State Univ. N. Y. (Terry).

Schulmeyer, Bernd, Dr. med., Anästh. (80), Oberarzt am Inst. f. Anästh., Städt. Kl., Grafenstr. 9, D-6100 Darmstadt. – * 11. 5. 48 Darmstadt.

Schulte am Esch, Jochen, Prof. Dr. med., Anästh. (73), Dir. d. Abt. f. Anästh. d. Univkrh. Eppendorf, Martinistr. 52, D-2000 Hamburg 20; Arnold-Heisestr. 27, D-2000 Hamburg 20. – * 5. 10. 39 Leipzig. – **StE:** 66 Bonn, **Prom:** 67 Bonn., **Habil:** 77 Bonn. – **WG:** 68/69 Pharmak. Bonn (Domenjoz), 69–73 Anästh. Bonn (Havers), 74–82 Anästh. Bonn (Stoeckel), seit 82 Dir. d. Abt. f. Anästh. am Univkrh. Hamburg-Eppendorf. –

BV: Veränderg. d. Katecholaminstoffw. b. zentr. Sympathikusdpfg. d. Halothan (mit Kreppel), in: anaesth. and resuscitation, Vol. I, medical press Prague 1972. – Z. Probl. d. Beatmung u. d. pulm. hyal. Membranen b. Erwachs. (mit Cremer), in: Wiemers u. Scholler, Lungenveränderg. b. Langzeitbeatmg., Thieme Stuttgart 1973. – Wirkgn. v. Halothan u. Dehydrobenzperidol a. d. Kreislauf u. d. zentr. Sympathikustonus (mit Tauberger, Clostermann u. Wagner), in: Anästh. Wiederbeleb., Bd. 93, Hrg. Bergmann u. Blauhut, Springer Berlin, Heidelberg, New York 1975. – Zur Entstehung pulm. hyal. Membranen: Akute dissem. intravas. Gerinnung u. konditionale Faktoren (mit Cremer), in: ebd. – Tierexp. Untersuchg. z. Pathogenese d. pulm. hyal. Membranen (mit Cremer, Pannewig u. Etzel), in: Verh. Dtsch. Ges. f. Path., Bd. 62, 1978. – Wirkg. v. CPPB u. CPPV b. Lungenveränd. d. Thrombininf. u. adrenerge Stimul. (mit Cremer u. Knoche), in: Akutes progressives Lungenversagen, Hrg. Mayrhofer-Kramml, Schlag u. Stoeckel, INA, Bd. 16, Thieme Stuttgart 1979. – The influence of Droperidol on the hemodynamic effects of Norepinephrin in man (mit Murday u. Pfeifer): Congr. Ser. Excerpta medica Amsterdam, Oxford 1979. – Z. Entwcklg. v. Lungenveränd. d. Thrombininf. u. adrenerge Stimul.: Gasaustausch, Rö-befunde u. Histologie i. Tierexp. (mit Cremer u. Etzel), Hrg. Brückner, Springer Berlin, Heidelberg, New York 1980. – On the initial treatment of head injuries: Secondary complications in connection with the means of transportation (mit Pfeifer u. Murday), in: Disaster Medicine, Ed. Frey u. Safar, Vol. I, ebd. 1980. – Interaktionen einig. Injektions- u. Inhal.-anästh. i. ihrem Einfluß a. d. intrakran. Druck (mit Pfeifer u. Thiemig), in: Anästh. Intensivmed., Bd. 130, Hrg. Weis u. Cunitz, ebd. 1980. – Vergl. Untersuch. ü. d. zeitl. Verl. d. Nüchternwerte v. Plasmaaminos. b. Schwerverl. (mit Stoeckel u. Mosebach), in: ebd. – Wirkg. v. Thiopental u. Etomidate auf intrakran. Drucksteigerungen b. kindl. SHT. (mit Thiemig), in: Päd. Intensivmed. III, Hrg. v. Loewenich, Thieme Stuttgart 1982. – Etomidate per infusion in the treatment of severe craniocerebral trauma in children (mit Entzian u. Preger), in: Monogr. paed., Vol. 15, Ed. Falkner, Karger Basel 1982. – Spez. Narkosetechn. b. neurochir. Op. u. d. Versorg. v. SH-Verletzten in: Anästh. Intensivmed., Bd. 157, Hrg. Brückner, Springer Berlin, Heidelberg, New York 1983. – Dauerinf. m. Etomidate in cerebr. Notfallsit. b. schweren SHT (mit Preger u. Keiser), in: Proc. ZAK, Berlin 1981, ebd. (im Druck). – Etomidat i. d. Behandlg. d. Mittelhirn-Syndroms b. schwerem SHT (mit Preger), in: D. traumat.

Mittelhirn-Syndr. u. Rehabil., Hrg. Müller, ebd. 1982. – Z. Behandlg. d. traumat. Mittelhirn-Syndr. d. d. hyperb. Oxygenierg. (mit Wassmann u. Holbach), in: ebd. – Vorb. u. Durchf. d. Anästh. b. Funktionsstörg. d. Hypothalamus-Hypophysensystems, in: D. Risikopatient i. d. Anästh., Stoffwechselstörungen, Klin. Anästh. Intensivmed., ebd. (im Druck). – Maligne Hyperthermie (mit Helpap u. Gullotta), INA, Bd. 42, Thieme Stuttgart 1983. – Aktuelle Proktologie: Anästh., Pflaum München 1984. – Somatosensorisch evozierte Potentiale u. Anästh. mit Etomidat u. Lachgas (mit Kochs): in: Notwendiges u. nützl. Messen in d. Anästh., Hrg. Rügheimer, Springer Berlin, Heidelberg, New York 1985. – Beeinflussg. somatosens. evozierter Potent. d. Etomidat (mit Kochs u. Trede), in: Proc. Dtsch. Neurol. Kongr., Heidelberg 1984, ebd. (im Druck). –

ZV: D. Wirkg. d. Massage a. d. Leistungsfähigkeit v. Muskeln (mit Müller), Int. Z. angew. Physiol. einschl. Arbeitsphysiol. 22 (1966). – Aminosäurenbest. i. Serum b. d. parent. Ernährg. Schwerkranker (mit Breuer u. Dohmen), Langenbecks Arch. klin. Chir. 329 (1971). – Allg. Intensivüberwchg. d. op. Pat. (mit Raschke), Ther. Ber. 44 (1972). – Wirkg. v. Halothan a. d. Kreislauf u. d. zentr. Sympathikustonus d. Katze i. Stickoxydulnark. (mit Tauberger u. Clostermann), Anästhesist 23 (1974). – Z. Problem d. pulm. hyal. Membranen b. Erwachsenen (mit Cremer u. Popov), ebd. – Vorl. Erfahrg. m. Piracetam i. d. Intensivther. schwerer SH-Verl. (mit Pfeifer), Med. Klin. 69 (1974). – D. Einfluß v. Stickoxydul u. Chloralose-Urethan a. d. Kreislauf u. d. Prägangl. Sympathikusakt. d. Katze (mit Tauberger u. Schmitz), Naunyn-Schmiedebergs Arch. Pharmak. 284 (1974). – Mediastinal- u. Pleuraerguß als Folge frischer Frakturen d. Brustwirbelsäule (mit Vlajic, Pfeifer u. Wappenschmidt), Chirurg 46 (1975). – Z. Problem d. Stressreakt. i. d. unmittelb. postop. Phase (mit Hack, Freiberger u. Havers), Fortschr. Med. 93 (1975). – Retrograde Katheterisierung d. Vena jug. int. z. Entnahme v. hirnven. Blut (mit Pfeifer), Z. prakt. Anästh. 10 (1975). – D. tracheobronch. Aspir. b. Bewußtl. (mit Pfeifer), ebd. – Tierexp. Unterschg. d. Sympatikusakt. u. d. Kreislaufs b. NLA (mit Tauberger, Engelhardt u. Wagner), Anästhesist 24 (1975). – D. Einfluß komb. Narkosen m. Halothan u. NLA a. d. Prägangl. Sympathikusakt. d. Atemzentrums u. d. Kreislf. (mit Tauberger u. Steinringer), ebd. – Lungenveränderg. SH-Verletzter u. Beatmung m. hohen Sauerstoffkonz. (mit Pfeifer), Acta Neurochir. 33 (1976). – Wirkungen v. Halothan a. d. Katecholaminstoffw. i. Hirnstamm v. Ratten, Arzneimi.-Forsch./Drug Res. 26 (1976). – Exp. aorto-cor. Bypass ohne Herz-Lungen-Maschine (mit Neuhaus, Simon, Straaten u. Thelen), Thoraxchir. 24 (1976). – Op. eines hirnart. Aneurysmas b. term. Niereninsuff.: Anästh. u. intensivmed. Maßnahmen (mit Pfeifer, Konner u. Holbach), Z. prakt. Anästh. 11 (1976). – Gerinnungsstörg. n. schweren SH-Verletzg. (mit Pfeifer u. Etzel), ebd. 12 (1977). – D. Bedeutg. d. Beatmg. f. d. krisengefährdeten Myastheniker (mit Pfeifer u. Kö-

nig), Fortschr. Neurol. Psychiat. 45 (1977). – D. Einfluß v. Etomidate u. Thiopental a. d. gesteigert. intracran. Druck (mit Pfeifer u. Thiemig), Anästhesist 27 (1978). – The influence of intraven. anaesthetic agents on the primarily increased intracranial pressure (mit Pfeifer, Thiemig u. Entzian), Acta neurochir. 45 (1978). – Wirkg. v. Etomidate a. d. zentr. Sympathikus d. Atmung u. d. Kreislaufs im Tierexp. (mit Pfeifer u. Tauberger), Z. prakt. Anästh. 13 (1978). – D. Wirkg. einiger Inhal.-anästh. a. d. intracran. Druck unter bes. Berücks. d. Stickoxyduls (mit Pfeifer, Entzian u. Thiemig), Anästhesist 28 (1979). – Dauerbehandl. m. Psychopharmaka u. Antiepileptika: Anästh. Probleme, diagnostik u. Intensivther. 4 (1979). – Kreislaufwirkg. v. Dehydrobenzperidol – Hämodyn. Wirkg. b. SH-Verletzten (mit Murday u. Pfeifer), Anästh. Intensivther. Notfallmed. 15 (1980). – D. Verhalten d. hGH-Sekretion b. Schwerverl. (mit Josten, Stoeckel, Lauven, Mosebach u. Rommelsheim), ebd. – Z. Stellenwert d. Hubschrauberrettg.: Konkurrenztransp., Ersatzlösg. o. unverzichtbare Ergänzg. bodengebund. Rettungssyst. (mit Pfeifer, Hack u. Stenger), Notfallmed. 6 (1980). – Haemodynamic changes in Patients with severe head injury (mit Murday u. Pfeifer), Acta neurochir. 54 (1980). – Wirkg. v. Injektions-Anästh. a. d. Stickoxydul-bed. intracran. Druckanstieg (mit Thiemig), Anästhesist 29 (1980). – Wirkg. v. Ketamine a. d. zentr. Sympathikus, d. Atmg. u. d. Kreisl. i. Tierexp. (mit Pfeifer u. Tauberger), Anästh. Intensivther. Notfallmed. 16 (1981). – Behandlungsbed. Spätkompl. d. Kehlkopfes n. prolong. nasotrach. Intubation (mit Hausmann u. Koch), ebd. – D. schwerstverl. Pat. i. d. klin. Erstbeh., Anästh. Probleme, Krankenhausarzt 53 (1980). – Pharmacokinetical evaluation of new parenteral maintance solution for severely injured patients (mit Mosebach, Stoeckel u. Caspari), J. parent. ent. nutrition 4 (1980). – Klin. Erstbeh. u. Anästh. b. schweren SHT, Notfallmed. 8 (1982). – Z. diagnost. Wert einiger intensivmed. Parameter b. Langzeitintub. neurochir. Pat. (mit Hausmann), Anästh. Intensivther. Notfallmed. 17 (1982). – Hämodyn. Wirk. hypertoner Sorbitlösg. unter Narkosebed. (mit Fromm), ebd. – Indikat. d. Doppellumentubus i. d. Intensivbeh. einseitg. pulm. Komplik. (mit Keiser u. Horstmann), Anästhesist 31 (1982). – Tierexp. Unterschg. z. Mechan. d. Wirkg. v. Flunitrazepam a. d. Kreislauf u. d. Atmung (mit Schröder u. Tauberger), Anästh. Intensivther. Notfallmed. 17 (1982). – Z. Einfl. d. Dexamethason- u. Beatmungsther. a. d. Sondenreflux b. d. komb. ent.-parent. Ernährg. neurochir. Intensivpat. (mit Hausmann), Infusionsther. 9 (1982). – Tierexp. Untersuchg. z. Pathogenese d. pulm.hyal. Membranen (mit Cremer u. Etzel), Zbl. allg. Path. u. pathol. Anat. 123 (1979). – SHT: Anästh. u. intensivmed. Gesichtspunkte, Anästhesist 32, Suppl. (1983). – Electrophysiologic effects of intravenous Dantrolene in dog hearts (mit Roewer, Kuck, Nienaber u. Schroeder), Anesthesiology 61 (1984). – Neuere Ges.punkte z. kardio-pulmon. Wiederbeleb. unter bes. Berücks. d. Gehirns, Anästh. Intensivther. Notfallmed. 18 (1983).

– Hormone d. Hypophysen-Nebennierenrindensyst. b. Pat. unter Langzeitsed. m. Etomidat u. Fentanyl (mit Kochs), Anästhesist 33 (1984). – Verhalten v. somatosens. evoz. Potentialen u. Narkoseeinltg. m. Etomidat (mit Kochs u. Treede), Biomed. Techn. 29, Suppl. (1984). – Inotrope u. elektrophysiolog. Wirkung. v. Dantrolen a. d. isol. Ventrikelmyocard (mit Roewer u. Rumberger), Anästhesist 33 (1984). – Hormone d. Nebennierenrindensyst. u. Langzeitsed. m. Etomidat/Fentanyl u. Flunitrazepam/Fentanyl (mit Kochs), Intensivmed. 21 (1984). – Effects of Dantrolene on excitation-contraction coupling in isolated heart muscle (mit Roewer u. Rumberger), Anesthesiology 61 (1984). – Myoclonus under Etomidate anaesth. clinical physiologic findings (mit Kochs u. Treede), Electroenceph. Clin. Neurophysiol. 1985.

Schulte, Heinz, Dr. med., Lungenkrh. (53), Anästh. (62), nicht mehr tätig, Adickesstr. 9, D-3000 Hannover. – * 14. 4. 12 Câmpina/Rumän. – **StE:** 37 Würzburg, **Prom:** 39 Würzburg.

Schulte-Herbrüggen, Maria, Dr. med., Anästh. (81), niedergel. Anästh. – Schmerztherapie –, Praxis: Roßmarkt 23, D-6000 Frankfurt 1; Neuhaußstr. 9, D-6000 Frankfurt 1. – * 2. 7. 43 Dresden. – **StE:** 70 Berlin, **Prom:** 74 Berlin. – **WG:** Anästh. 73–75 Berlin-Steglitz (Henneberg), 78–81 Frankfurt (Dudziak), seit 84 Niederlassung als Schmerztherapeutin.

Schulte-Steinberg, Ottheinz, Dr. med., D. A. (McGill), Anästh. (65), im Ruhestand; Dietrichweide 7, D-8130 Starnberg 2. – * 25. 10. 20 Hannover. – **StE. u. Prom:** 46 Göttingen. – **WG:** 48 Inn. München (Bingold), 48/49 Inn. Karlsruhe (Volhard), 49–51 Inn. Amer. Militärkrh. Heidelberg, 51–53 Internship an Ottawa Civic Hosp., Can., 53–62 Allg.-praxis in Almonte, Ontario, Can., u. Staff Almonte Gen. Hosp., 62–64 Diplomkurs f. Anästh. an d. McGill Univ. i. Montreal, Can. (Bromage, Gilbert, Davenport u.a.), 64/65 Dept. of Anaesth., Scarborough Gen. Hosp. Toronto, Can., 65–83 Chefarzt d. AnästhAbt. d. Krskrh. Starnberg, 84 Gastprofessur a. d. Univ. Natal, Durban, Südafrika. – **H:** „Regional-Anästhesie" in „Der Anästhesist". – **BV:** D. Dauerperidural-Anästh. als Methode f. d. postop. Analgesie, in: Regionale Anästh. mit d. Langzeitanästhetikum Bupivacain, Internat. Symp. Bad Oeynhausen 1970, Thieme Stuttgart 1971. – Erfahrg. mit Bupivacain b. Stellatumblockaden u. Dauerperidural-Anästh. zur Behandlg. v. Schmerzzuständen u. Durchblutungsstörg., in: ebd. – „Ketalar®" – A useful adjunct in regional anaesth., in: Ketalar (ketamine hydrochloride), Parke-Davis & Comp. Ltd. Quebec 1971. – Komplikat. während u. nach d. Anästh. b. präop. Digitalisierung. Zur Problematik d. Digitalismedikat., in: Herzrhythmus u. Anästh., Hrg. Nolte u. Wurster, Anästh. Wiederbeleb., Bd. 77, Springer Berlin, Heidelberg, New York 1973. – D. Beeinflussg. d. Wirkungszeiten v. Lokalanästhetika unter Einwirkg. v. CO_2, in: D. periph. Leitungsanästh., 3. Internat. Symp. f. Leitungsanästh. Minden 1974, Thieme Stuttgart. – Spez. Techniken b. d. Kaudalanästh., in: Die rückenmarksnahen Anästh., Internat. Symp. Minden 1972, Thieme Stuttgart. – Vergleichende Untersuchg. zwischen CO_2-Bupivacain u. anderen Lokalanästhetika b. Epidural- u. Plexusanästh., in: D. Pharmak., Toxikologie u. klin. Anwendg. langwirkender Lokalanästhetika, 4. Internat. Symp. über d. Regionalanästh., Minden 1976, Thieme Stuttgart. – Anwendg. u. Dosierg. v. Flunitrazepam in Komb. mit d. Regionalanästh., in: Rohypnol (Flunitrazepam), Pharmak. Grundlagen – Klin. Anwendg., Klin. Anästh. Intensivther., Bd. 17, Springer Berlin, Heidelberg, New York 1978. – D. Regionalanästh. im Kindesalter, in: Lokalanästh., Klin. Anästh. Intensivther., Bd. 18, Springer Berlin, Heidelberg, New York 1978. – Neural Blockade for Pediatric Surgery, in: Neural Blockade in Clinical Anesth. and Management of Pain, Ed. Cousins and Bridenbaugh, Lippincott Comp. Philadelphia, Toronto 1980. – D. Epiduralanästh. im Kindesalter, in: Epiduralanästh., Moderne Beatmungsmethoden, Fettembolie, Fettemulsionen, 10. Symp. Schloß Korb, Missian-Eppan/Südtirol 1981, Hrg. Reissigl, Bibliomed Melsungen. – D. kontinuierl. Kaudalanästh. b. Erwachsenen u. Kindern, in: D. kontinuierl. Periduralanästh., 7. Internat. Symp. über d. Regionalanästh., Minden 1982, Thieme Stuttgart. – D. Kaudalanästh. im Kindesalter, zur Frage d. Ausbreitg. v. Lokalanästhetika im kindl. Epiduralraum, in: Epiduralanästh. b. Kindern u. älteren Erwachsenen (mit Wüst), Springer Berlin, Heidelberg, New York, Tokyo 1983. – Vorzüge d. Regionalanästh. gegenüber d. Allgemeinanästh.; Kaudalanästh. (mit Niesel); Techniken d. Regionalanästh. zur Sectio caesarea (mit Müller-Holve), in: Regionalanästh., Hrg. Astra Chemicals, Fischer Stuttgart, New York, 1. Aufl., 1981 u. 2. Aufl., 1985. –
ZV: Erwiderg. zur Arbeit Henneberg u. Kolb: Zur Wechseldruckbeatmg. intub. Säuglinge u. Kleinkinder mit d. Spülsystem in Kombinat. mit einem Pulmomaten, Anästhesist 13 (1964). – D. klin. Anwendg. v. THAM, Mannitol u. Urea, Chirurg 35 (1964). – Anmerkg. zur Arbeit Mathes: Untersuchg. u. Ergebn. b. d. supraclav. Blockade d. Plex. brach., Anästhesist 14 (1965). – Aufgabenbereiche d. Anästh. außerhalb d. Op.- u. Kreißsaales, Münch. med. Wschr. 107 (1965). – Leitungsblockaden in d. mod. Anästh., 1. Teil: Blokkaden als Anästh., 2. Teil: Blockaden als selbständige Behandlungsmaßnahme, Anästh. Prax. 2 (1967). – Ein Patientenfragebogen f. d. Anästh., Anästhesist 16 (1967). – „Nil nocere" b. medikament. Vorbehandlg. v. Op.-pat., Münch. med. Wschr. 1967. – D. intraop. Singultus u. seine wirksame Behandlg. mit Methylphenidat (Ritalin®), Z. prakt. Anästh. 2 (1967). – Über d. Einleitg. d. Methoxyfluran-(Penthrane®) Nark. mit Propanidid (Epontol®), Anästhesist 18 (1969). – Propanidid and Methoxyflurane: A useful Combination,

Brit. J. Clin. Pract. 23 (1969). – Über d. Einfluß d. Epiduralanästh. auf d. postop. Komplikat. b. Ileuspat. Ein Vergleich zweier Patientengruppen, Langenbecks Arch. klin. Chir. 327 (1970). – Carbon dioxide salts of lignocaine in brachial plexus block, Anaesthesia 25 (1970). – Zur Frage d. Digitalisanwendg. vor, während u. nach Op., Stellungnahme zu d. Artikel v. J. Meyer, Anästhesist 20 (1971). – Intra- u. postop. Analgesie mit Splanchnicus- u. Intercostalnervblockade, ein Fallbericht, ebd. – Einsatz d. Leitungsanästh. in d. Schmerzther., Teil I: Anatomie, Physiol. u. Methodik, Teil II: Klin. Anwendg., Z. prakt. Anästh. 8 (1973). – Caudal-Anästh. b. Kindern u. d. Ausbreitg. v. 0.25%iger Bupivacain-Lösg. (mit Rahlfs), Anästhesist 21 (1972). – Zwischenfälle b. d. Lokalanästh., diagnostik 6 (1973). – Zur Frage d. Nachwuchsförderg. im Fach d. Anästh., Anästh. Informat. 6 (1974). – Regionalanästh. heute, D. Kapsel 34 (1976). – Caudal Anaesth. in Children and Spread of 1% Lignocaine (mit Rahlfs), Brit. J. Anaesth. 42 (1970). – Neuere Gesichtspunkte zur Infiltrat.- u. peripheren Leitungsanästh., Langenbecks Arch. klin. Chir. 345 (1977). – Periph. Nervblockaden in d. Schmerzbehandlg., Therapiewoche 27 (1977). – Spread of Extradural Analgesia Following Caudal Injection in Children (mit Rahlfs), Brit. J. Anaesth. 49 (1977). – Totale Spinalanästh. b. Epiduralanästh. u. Testinjekt.: Arteria spinalis ant.-Syndrom, Editorial, Regional-Anästhesie 3 (1980). – Zum gegenwärtigen Stand d. kaudalen Epiduralanästh. im Kindesalter, Anästh. Reanimat. 6 (1981). – Supraclav. Verfahren, Langenbecks Arch. klin. Chir. 358 (1982). – Pelviskopie unter Epidural- u. Allgemeinanästh., ein Vergleich zweier Verfahren (mit Neumüller), Regional-Anästhesie 5 (1982). – Regional Anaesth. for Children, Ann. Chir. et Gyn. 73 (1984). – Thoracic Epidural Analgesia, Relationship Between Dose of Etidocaine and Spread of Analgesia, Regional Anesthesia 9 (1984). –
HG: Allgemein- u. Regionalanästh., Schmerzther.

Schulte-Wörmann, Ulrich, Dr. med., Anästh. (78), Chefarzt d. Abt. f. Anästh. u. Intensivmedizin am Krh. St. Raphaelstift, Bremer Str. 31, D-4514 Ostercappeln; von Bodelschwingh-Str. 25, D-4514 Ostercappeln 1. – * 28. 1. 46 Münster. – **StE:** 73 Münster, **Prom:** 74 Münster.

Schulten, Hildegard, Anästh. (71), Chefärztin d. AnästhAbt. d. Städt. Krh., Sassenfelder Kirchweg 1, D-4054 Nettetal 1; Weimarer Str. 16, D-4054 Nettetal 1. – 25. 1. 36 Düsseldorf. – **StE:** 63 Düsseldorf. – **WG:** Anästh. Krefeld (Körner).

Schulz, Hans Karl, Dr. med., Anästh. (77), Niederlassung als prakt. Arzt, ambul. Anästh. Tätigkeit, Praxis: Heimfelder Str. 42, D-2100 Hamburg 90, Corduaweg 6, D-2100 Hamburg 90. – * 9. 10. 42 Lodz. – **StE.**

u. **Prom:** 68 Hamburg. – **WG:** 70 Gyn. Elmshorn, 70–72 Path. Hamburg-Barmbek, 72–74 Chir. Hafenkrh. Hamburg, 74–76 Anästh. Hamburg (Winter), 76/77 Anästh. Hamburg-Altona (Herden), 77–82 freiberufl. Anästh. Tätigkeit, 79–82 leit. Anästh. Krh. Salzhausen, 80–82 niedergel. Anästh., seit 82 Niederlassung als prakt. Arzt, ambul. Anästh.

Schulze, Gertrud, Dr. med., Anästh. (82), Oberärztin an d. Abt. f. Anästh. u. Intensivmedizin d. Städt. Krh., Dhünnberg 60, D-5090 Leverkusen; Saarbrücker Str. 2, D-5090 Leverkusen. – * 22. 3. 47 Passau. – **StE:** 72 München, **Prom:** 73 München. – **WG:** 74 Chir. Leverkusen (Rahmel), 75 Päd. Leverkusen (Sondermeier), seit 76 Anästh. Leverkusen (Dietzel).

Schulze, Michael, Dr. med., Anästh. (78), Oberarzt d. Inst. f. Anästh. d. Univ., Calwer Str. 7, D-7400 Tübingen 1; Hainbuchenweg 15, D-7400 Tübingen. – * 17. 4. 46 Bielstein. – **StE:** 72 Köln, **Prom:** 79 Tübingen. – **WG:** Gyn. Köln-Weyerthal (Zinser), 74–78 Anästh. Tübingen (Schorer), seit 79 Oberarzt am Inst. f. Anästh., Univ. Tübingen (Schorer).

Schum-Gühring, Margot, Dr. med., Anästh. (74), Betriebsmed. (85), Arbeitsmed. in d. Fa. Gottlieb Gühring, Spiralbohrer- u. Maschinenfabrik, Herderstr. 50–54, D-7470 Albstadt 1 – Ebingen; Herzogweg 12, D-8184 Gmund am Tegernsee. – * 28. 7. 40. – **StE:** 67 Münster, **Prom:** 70. – **WG:** 70 Anästh. München (Lehmann), 71–74 Anästh. Mainz (Frey).

Schumacher, Ingrid, Dr. med., Anästh. (81), Oberärztin d. AnästhAbt. d. Alfried-Krupp-Krh., Alfried-Krupp-Str. 21, D-4300 Essen.

Schumacher, Wolfgang, Dr. med., Anästh. (66), Chefarzt d. Allg. AnästhAbt. d. Krskrh. – Kreisstiftung – Akad. Lehrkrh. d. Univ. Heidelberg –, Gutleutstr. 9–14, D-7520 Bruchsal; Steinackerstr. 21, D-7520 Bruchsal. – * 28. 7. 33 Neuruppin. – **StE:** Berlin, **Prom:** 61 Berlin. – **WG:** Anästh. Heidelberg (Just).

Schuster, Herta, wirkl. Hofrat, Dr. med., Anästh. (56), nicht mehr tätig; Kreuzplatz 21, A-4820 Bad Ischl.

Schuster, Norbert, Dr. med., Anästh. (69), Oberarzt Anästh. Unfallkrh., A-5020 Salzburg; Mayrwies 224, A-5023 Salzburg. – * 19. 12. 31 Vöcklabruck. – **StE.** u. **Prom:** 58 Wien. – **WG:** Unfallchir. Salzburg, Gyn. Wels, Anästh. Innsbruck (Haid) u. Salzburg (Feurstein).

Schuster, Wilhelm, Dr. med., Anästh. (78) Chefarzt d. Zentr. AnästhAbt. Ostallgäu am Krskrh., D-8952 Marktoberdorf; Herzog-Friedrich-Str. 33, D-8950 Kaufbeuren. – * 20. 9. 44 Oelsnitz/Vogtland. – StE: 72 München, **Prom:** 75 München. – **WG:** 74–77 Anästh. München-Pasing (Breinl), seit 78 Chefarzt d. AnästhAbt. Ostallgäu.

Schuster, Wolfgang, Dr. med., Anästh. (77), leit. Arzt d. Abt. f. Anästh. u. Intensivmedizin am Verbandskrh., Dr. Möller Str. 15, D-5830 Schwelm; Nierenhofer Str. 6, D-4300 Essen 15. – * 16.12. 44 Wuppertal. – StE: 71 Bonn, **Prom:** 75 Bonn. – **WG:** Anästh. St. Josef-Krh. Essen (Reuschling) u. Univkl. GHS Essen (Stöcker).

Schütte, Franz-Heiner, Dr. med., Anästh. (78), Chefarzt d. Anästh. u. op. Intensivmedizin am Stadtkrh., August-Bebel-Str. 59, D-6090 Rüsselsheim; An den Fichten 12, D-6090 Rüsselsheim. – * 11. 5. 47 Bornheim. – StE: 73 Aachen, **Prom:** 74 Aachen.

Schütz, Helmut, Dr. med., Anästh. (75), Chefarzt f. Anästh. am Krskrh., D-8304 Mallersdorf. – StE. u. **Prom:** 70 München.

Schvetz, Theodor, Dr. med., Anästh. (73), Anästh. am Inst. f. Anästh. d. Dtsch. Herzzentr., Lothstr. 11, D-8000 München 2; Harthauserstr. 54, D-8000 München 90. – * 31. 7. 40 Caracal/Rumän. – StE. u. **Prom:** 63 Temeschburg/Rumän. – **WG:** Anästh. 70–73 München-Harlaching (Rothaus), 74 Stuttgart (Toth), 74–76 München (Kühnemann), 76–79 leit. Arzt d. AnästhAbt. d. Chir. Kl. Dr. Rinecker München, seit 79 Dtsch. Herzzentr. München (Richter).

Schwab, Hans-Michael, Dr. med., Anästh. (79), Chefarzt d. AnästhAbt. (im Kollegialsystem) am Krskrh., Vinzentiusstr. 56, D-8228 Freilassing, Tel: 08654/9091; Salzburghofener Str. 22, D-8228 Freilassing. – * 24. 10. 46 Schwabmünchen. – StE: 72 München, **Prom:** 73 München. – **WG:** 74–77 Anästh. Landsberg a. Lech (Schmidinger), 77–80 Anästh. München (Peter), seit 80 Chefarzt d. AnästhAbt. am Krskrh. Freilassing.

Schwab, Michiko, Anästh. (82), Anästh. am Inst. f. Anästh. u. Intensivmed. d. Städt. Kl., Grafenstr. 9, D-6100 Darmstadt; Felsbergstr. 29, D-6104 Seeheim-Jugenheim. – * 4. 3. 43. – StE: 68 Nippon Med. School.

Schwalm, Axel, Dr. med., Anästh. (76), Leit. Arzt Zentr. AnästhAbt. Krskrh. Osterode a. H., Dr. Hermannes-Weg 1, D-3420 Herzberg a. H.; Erfurter Str. 10, D-3420 Herzberg a. H. – * 6. 2. 45 Bernau b. Berlin. – StE: 71 FU Berlin, **Prom:** 71 FU Berlin. – **WG:** 72–75 Anästh. Berlin (Eberlein), 75–78 Oberarzt Anästh. Osterode (Passian), seit 79 Leit. Arzt Osterode.

Schwander, Dominique, PrivDoz. Dr. med., Anästh. FMH (72), Chefarzt d. Service d'Anesthésiologie-réanimation, Hôp. Cantonal, CH-1708 Fribourg; Petite Fin 7, CH-1752 Villars-sur Glâne. – * 15. 12. 37 Lausanne. – StE: 65 Lausanne, **Prom:** 72 Bern, **Habil:** 75 Lausanne. – **WG:** 65/66 Gen.-Hosp. Caja de Seguro/Panama, 66/67 Hosp. Univ. Santo Tomas/Panama, 67–73 Anästh. Bern (Tschirren), 73–80 Médecin-chef au Service d'anesthésiologie du CHUV à Lausanne (Freeman). –
BV: Lipides et nutrition intraveineuse, Ed. Méd. et Hygiène 1977.

Schwarz, Gabriele, Dr. med., Anästh. (81), Fachanästh. am Krh. Gersthof, Wielemanstr., A-1180 Wien; Denglerg. 6–8/11, A-1150 Wien. – * 15. 12. 50 Wien. – StE. u. **Prom:** 74 Wien. – **WG:** 74–81 Anästh. Krh. d. Stadt Wien-Lainz.

Schwarz, Gerhard, Dr. med., Anästh. (82), Oberarzt am Inst. f. Anästh. d. Univ. Graz, A-8036 LKH Graz; St. Peter-Haupt-Str. 29F, A-8010 Graz, Tel: 0317/45614. – * 22. 5. 47 Graz. – StE. u. **Prom:** 75 Graz.

Schwarzhoff, Wilfried, Dr. med., Anästh. (78), Chefarzt d. AnästhAbt. am Marien-Hosp., Hervester Str. 57, D-4370 Marl. – * 6. 10. 45 Duisburg. – StE. u. **Prom:** 71 Tübingen. – **WG:** 72 Gyn. Dinslaken (Jagodzki), 72/73 Truppenarzt, 74–80 Anästh. Düsseldorf (Zindler).

Schwarzkopf, Konrad, Dr. med., Anästh. (74), Chefarzt d. zentr. AnästhAbt. d. Landkreises Hof, Krskrh., Hofer Str. 40, D-8660 Münchberg; Schillerstr. 19, D-8660 Münchberg. – * 28. 6. 42 Nürnberg. – StE: 68 Erlangen, **Prom:** 69 Erlangen.

Schwarzmaier, Klaus, Anästh. (84), Anästh. in d. AnästhAbt. d. Krskrh. München-Pasing, Steinerweg 5, D-8000 München 60; Romanstr. 44 c, D-8000 München 19. – * 15. 8. 49. – StE: 78 München. – **WG:** 79/80 Chir. Aichach (Kick), 80/81 Chir. Weilheim (Schulz), seit 81 Anästh. München-Pasing (Breinl).

Schweder, Nelly, Dr. med., Chir. (54), Anästh. (59), seit 1976 im Ruhestand; Schönhausen Str. 31 A, D-2800 Bremen. - * 29. 4. 11 Berlin. - **StE:** 36 Berlin, **Prom:** 37 Berlin.

Schwegmann, Franz-Josef, Dr. med., Anästh. (84), Oberarzt d. AnästhAbt. Marienhosp., Johannisfreiheit 2-4, D-4500 Osnabrück; Herderstr. 22, D-4500 Osnabrück. - * 10. 11. 51. - **StE:** 80 Mainz, **Prom:** 82 Mainz. - **WG:** 80-81 Anästh. Mainz (Frey), seit 81 Anästh. Marienhosp. Osnabrück (Hahne/Cording).

Schweichel, Elke, Dr. med., Anästh. (74), leit. Ärztin Anästh. im Städt. Krh., D-2807 Achim.

Schweppe, Marie-Luise, Dr. med., Anästh. (82), Chefärztin d. AnästhAbt. am St. Josef-Stift, Westtor 7, D-4415 Sendenhorst; Weststr. 29, D-4415 Sendenhorst. - * 20. 9. 48 Herford. - **StE:** 75 Würzburg, **Prom:** 77 Würzburg. - **WG:** 75/76 Chir. Bad Kissingen (v. Hayel), 77-79 Anästh. Braunschweig (Müller), 79-82 Anästh. Münster (Lawin).

Schwiete, Walther M., Dr. med., Chir. (62), Anästh. (66), Chefarzt d. zentr. AnästhAbt. d. St. Josef-Hosp. Bochum - Univkl. -, Lehrbeauftragter f. Anästh. a. d. Ruhr-Univ. Bochum, Gudrunstr. 56, D-4630 Bochum 1, Tel: 0234/509-320(-1); Gudrunstr. 43, D-4630 Bochum 1. - * 12. 1. 22 Paderborn. - **StE:** 55 Münster, **Prom:** 65 Münster. - **WG:** 56/57 Inn. Münster (Hauss), 57-63 Chir. Soest (Schomberg, Hollenbeck), 63 Inn. Soest (Strotmeyer), 64-67 Anästh. Marburg (Oehmig), 66 Pharmak. Marburg (Schmid), seit 68 Chefarzt d. zentr. AnästhAbt. St. Josef-Hosp. Bochum.

Schwind, Wassiliki, Anästh. (84), Oberärztin am Inst. f. Anästh. d. Univ. Köln, Joseph Stelzmann-Str. 9, D-5000 Köln 41; Birresborner Str. 18, D-5000 Köln 41. - * 20. 6. 49 Karterion/Griechenland. - **StE:** 76 Köln. - **WG:** seit 78 Inst. f. Anästh. d. Univ. Köln (Bonhoeffer).

Schylla, Gernot, Dr. med., Anästh. (74), Anästh. am Belegkrh. St. Alice-Hosp., Dieburger Str. 31, D-6100 Darmstadt, Tel: 06151-4021.

Scudieri, Christine, Dr. med., Anästh. (75), Chefärztin d. Zentr. AnästhAbt. d. Krskrh., St.-Peter-Str. 31, D-8593 Tirschenreuth; Dr. Hauer-Weg 5, D-8593 Tirschenreuth. - * 18. 4. 43 Fürth. - **StE:** 69 Erlangen, **Prom:** 74 Erlangen.

Seddiqzai, Abdul Rashid, Anästh. (81), Assist. an d. Zentr. AnästhAbt. d. BG-Krankenanst. Bergmannsheil - Univkl. -, Hunschleidtstr. 1, D-4630 Bochum 1. - * 20. 10. 44 Kabul. - **StE. u. MD:** 71 Kabul. - **WG:** 71/72 Milit. Sanitätsdienst, 72-75 Inn. Kabul (Poroy), seit 77 Anästh. Bochum (Harrfeldt).

Seeling, Wulf Dieter, Prof. Dr. med., Anästh. (75), Oberarzt am Zentr. f. Anästh., Klinikum d. Univ., Steinhövelstr. 9, D-7900 Ulm; Schwarzenbergstr. 147, D-7900 Ulm-Jungingen. - * 8. 1. 42 Boizenburg. - **StE:** 68 Freiburg, **Prom:** 70 Freiburg, **Habil:** 81 Ulm. - **WG:** 70 Gyn. Karlsruhe (Lutz), 71 Chir. Backnang (Landfried), 72/73 Anästh. Schwäb. Hall (Hepting), seit 73 am Zentr. f. Anästh., Klinikum d. Univ. Ulm. **BV:** Spurenelemente in d. parenteralen Ernährg., in: Ahnefeld, Bergmann, Burri, Dick, Halmágyi u. Rügheimer (Ed.), Grundlagen der Ernährungsbehandlg. im Kindesalter, Klin. Anästh. Intensivther., Bd. 16, Springer Berlin, Heidelberg, New York 1978. - D. Bedeutg. d. Zinks als essentielles Kation im menschl. Organismus, in: Kruse-Jarres (Ed.), Zinkstoffwechsel, Bedeutung für Kl. und Praxis, Thieme Stuttgart 1979. - Chromium in parenteral nutrition (mit Ahnefeld et al.), in: Shapcott and Hubert (Ed.), Chromium in nutrition and metabolism, Elsevier 1979. - Trace elements in parenteral nutrition, in: Howard and McLean Baired (Ed.), Recent advances in clinical nutrition, Libbey John London 1981. - Ursachen, Erkenng. u. Behandlg. von Störungen d. Stoffwechsels, Wasser-Elektrolyt- u. Säuren-Basen-Haushalt nach Anästh. u. Op., in: Ahnefeld, Bergmann, Burri, Dick, Halmágyi, Hossli u. Rügheimer (Ed.), Aufwachraum - Aufwachphase, eine anästh. Aufgabe, Klin. Anästh. Intensivther., Bd. 24, Springer Berlin, Heidelberg, New York, Tokyo 1982. - Spurenelemente in d. parenteralen Ernährg., in: Zumkley (Ed.), Spurenelemente, Thieme Stuttgart, New York 1983. - Vorbereitg. u. Durchführg. d. Anästh. bei Störg. d. Nebenschilddrüsenfunktion sowie beim nichtparathyreogenen Hyperkalzämiesyndrom, in: Ahnefeld, Bergmann, Beyer, Dick, Halmágy u. Schuster (Ed.), D. Risikopatient in d. Anästh., Stoffwechselstörungen, Springer Berlin, Heidelberg, New York, Tokyo 1984. - **ZV:** Untersuchg. zum Verhalten d. Chroms in Serum u. Urin polytraumat. Pat. sowie d. Chromkonzentration versch. Infusionslösg., Infusionsther. 2 (1975). - D. biolog. Bedeutg. d. Zinks (mit Ahnefeld et al.), Anästhesist 24 (1975). - D. Einfluß d. Bio-Elementes Zink auf Gewebsneubildung u. Wundheilg. (mit Ahnefeld et al.), Med. Welt 27 (1976). - D. Funkt. d. Zinks im Organismus - dargestellt am Beispiel der Acrodermatitis enteropathica (mit Ahnefeld et al.), ebd. 28 (1977). - The trace elements chromium, manganese, copper and zinc in fetal liver tissue (mit Ahnefeld et al.), J. perinat. Med. 5 (1977). - D. Zufuhr von Wasser, Elektrolyten u. Spurenelementen in d. periop. Phase (mit Ahnefeld et al.), Akt. Ernährung 4 (1979). - Bestimmg. v. Chrom in menschl. Serum u. Plasma mit d.

flammenlosen Atomabsorptions-Spektrophotometrie, Fresenius Z. Anal. Chem. 299 (1979). – D. kontinuierl. thorakale Periduralanästh. zur intra- u. postop. Analgesie, Anästhesist 31 (1982). – Bupivacainkonzentrat. im Serum mit kontinuierl. thorakaler Katheterperiduralanästh., ebd. – Untersuchg. über d. Einfluß d. Blutabnahmetechnik u. Probenvorbereitg. bei d. Bestimmg. von Zink im Serum u. Plasma sowie über d. Häufigkeitsverteilung d. Plasma-Zink-Konzentration bei männl. u. weibl. Blutspendern, Magnesium-Bulletin 4 (1982). – Notfalldiagnostik u. Notfallther. bei Hitzeschäden (mit Ahnefeld et al.), Therapiewoche 33 (1983). – Notfalldiagnostik u. Notfallther. bei Kälteschäden (mit Ahnefeld et al.), ebd. – Zink in d. parenteralen Ernährg., Akt. Ernährg. 8 (1983). – Untersuchg. zur postop. Lungenfunkt. nach abdom. Eingr., Vergleich zw. kontinuierl., segmentaler, thorakaler Periduralanästh. u. intramuskulär injiziertem Piritramid, Anästhesist 33 (1984). – Glucose, ACTH, Kortisol, T$_4$, T$_3$ und rT$_3$ im Plasma nach Cholezystektomie. Vergl. Untersuchg. zw. kontinuierl. Periduralanästh. u. Neuroleptanästh., Regional-Anästhesie 7 (1984). – Eine thorakale PDA mit 0,75%igem Bupivacain hat keinen Einfluß auf die ACTH-stimulierte Kortisolsekret., ebd.

Seemann, Eva, Dr. med. univ., Anästh. (58), frei niedergel. Anästh. im Wallis, Chalet Asklepios, CH-1920 Martigny VS. – * 20. 12. 21 Wien. – **StE. u. Prom:** 50 Wien. – **WG:** bis 55 Anästh. Wien-Lainz, 55–58 Anästh. Wien (Kucher, Steinbereithner), 53 WHO Stip. Istanbul, 56 Anästh. Paris (Laborit), 58/59 Leit. d. AnästhDienstes Krh. Klosterneuburg/Wien, seit 59 niedergel. in Martigny.

Sefrin, Peter, apl. Prof. Dr. med., Anästh. (73), Oberarzt d. Inst. f. Anästh. d. Univ., D-8700 Würzburg; Sandweg 10, D-8700 Würzburg. – * 20. 5. 41 Heidelberg. – **StE:** 67 Würzburg, **Prom:** 69 Würzburg, **Habil:** 78 Würzburg. –
H: Zeitschrift: D. Notarzt-Notfallmed. Informat., Thieme Stuttgart. – Klin. u. Exp. Notfallmed. I+II, Zuckschwerdt München 1983/84. –
BV: Liquordruck unter Ketamin (mit Eyrich u. Brakkebusch), in: Ketamin, Hrg. Gemperle, Kreuscher u. Langrehr, Anästh. Wiederbeleb., Bd. 69, Springer Berlin, Heidelberg, New York 1973. – Erfahrg. in d. Ausbildg. v. Rettungssanitätern, in: Handb. d. Rettungswesens, Hrg. Biese, Lüttgen, Versen u. Kreutt, v. d. Linnepe Verlagsges. – D. Drogennotfall aus d. Sicht d. Notarztes, in: Drogenabhängigkeit, Hrg. Biniek, Wege d. Forsch., Bd. 458, Wissenschaftl. Buchges. Darmstadt 1978. – Mit Schulz u. Metter: D. Bedeutg. d. Notarztversorgg. f. d. Prognose b. Schwerverletzten. Eine Untersuchg. v. Unfällen mit tödl. Ausgang, in: Arzt u. Kraftfahrer, Verlag d. Österr. Ärztekammer 1979. – Erste Hilfe b. polytraumat. Verletzten, in: Streicher u. Rolle: Mehrfachverletzungen, Springer Berlin, Heidelberg, New York 1980. – Pathophysiol. d. Polytrau-

mas, in: ebd. – Mit Riediger u. d. Bay. Staatsministerium d. Inn.: Modellversuch – Notfallrettg. Unterfranken, Dokumentat., Hrg. Dtsch. Verkehrssicherheitsrat, Bay. Staatsmin. d. Inn. Bonn 1980. – Polytrauma u. Stoffwechsel, Anästh. Intensivmed., Hrg., Bd. 135, Springer Berlin, Heidelberg, New York 1981. – Notfallmed. – Praxis u. Tendenzen, Hrg., Schlütersche Verl.Ges. 1981. – Erste Hilfe in d. Krankenpflege, Hrg., ebd. 1981. – Notfallther. im Rettungsdienst, Hrg., Urban & Schwarzenberg München 1977/1981. – The effect of Dexamethasone on the level of adrenaline and noradrenaline in patients with multiple injuries, in: Treatment of Cerebral Edema, Hrg. Hartmann u. Brock, Springer Berlin, Heidelberg, New York 1982. – Stoffwechselveränderg. u. Blutgerinng. b. polytraumat. Verletzten in d. Frühphase d. traumat.-hämorrhag. Schocks, in: D. Schock u. seine Behandlg., Hrg. Frey u. Stossek, Fischer Stuttgart, New York 1982. – Indikat. zur Beatmg. u. Narkose im Rettungsdienst, in: Atemstörg. im Rettungsdienst, Hrg. Schildberg u. de Pay, perimed Erlangen 1982. – Erstversorgg. am Unfallort, in: Schädel-Hirn-Trauma, Hrg. Bushe u. Weis, Med. Mitt., Bd. 54, Bibliomed Melsungen 1982. – Erfahrg. im Notfalldienst – Intoxikationen im Notarztdienst, in: Schuster (Hrg.), Sofortther. b. Vergiftungen, perimed Erlangen 1983. – Erste-Hilfe (mit Hosslig, Meng u. Pickel), ebd. 1983. – Indikat. u. Technik d. Beatmg. im Notarztwagen u. Rettungshubschrauber beim Polytrauma, in: Atemstörg. b. Polytrauma – präklin. Aspekte, Hrg. Schildberg, Hohlbach u. de Pay, Zuckschwerdt München 1984. – Organisat. d. Notarztdienstes, in: D. Berufsbild d. Anästh., Hrg. Brückner u. Uter, Anästh. Intensivmed., Bd. 164, Springer Berlin, Heidelberg, New York, Tokyo 1984. – Zusammenarbeit d. Rettungsdienste, in: Katastrophenschutz, Hrg. Heberer, Peter u. Ungeheuer, Bergmann München 1984. –
ZV: Erste-Hilfe-Kurs f. Med.stud. in Würzburg, Dtsch. Ärztebl. 62 (1967). – Warum Erste-Hilfe-Kurs f. Med.stud., Landarzt 43 (1967). – Erste-Hilfe als Pflichtfach während d. Med.studiums, Münch. med. Wschr. 111 (1969). – Med.stud. im Unfallrettungsdienst u. Krankentransport, ebd. 113 (1971). – Mod. Asp. d. Salmonellosen im Kindesalter (mit Ambs), Mschr. Kinderheilk. 119 (1971). – Wiederbeleb. nach Erfrierg., Therapiewoche 21 (1971). – Indikat. f. d. Einsatz eines Notarztes, Z. Allgemeinmed. 47 (1971). – Unfallbilanz aus d. Gebiet einer mittl. Großstadt, Bay. Ärztebl. 27 (1972). – D. Fünf-Min. Grenze d. Wiederbeleb., Monatskurse f. ärztl. Fortbild. 21 (1971). – Klin. Erfahrg. mit Ketamine, Chirurg 43 (1972). – Drogennotfall aus d. Sicht d. Notarztes, Therapiewoche 22 (1972). – Verbesserg. b. Wiederbeleb.versuchen im Notarztwagen, Med. Klin. 68 (1973). – Einrichtg. eines Notarztwagens, Med. 14 (1973). – Werden d. Möglichk. d. Ersten Hilfe richtig u. ausreichend genützt? Z. Allgemeinmed. 49 (1973). – D. Cava-Katheter im Notfalleinsatz, Intensivbehandlung 3 (1978). – Mit Brunswig: Gerinnungsveränderg. b. Polytraumatisierten, Infusionsther. 5 (1978). – Vakuum-

teilmatratze, Notfallmed. *4* (1978). – Mit Gattenlöhner: D. EKG im Notarztwagen: Schwierigkeiten b. d. Ableitg. u. ther. Konsequenzen, Tempo Medical *2* (1978). – D. Rendezvoussystem. Brandschutz, Dtsch. Feuerwehrzeitg. *32* (1978). – Mit Albert: Tödl. Gurtverletzg., Unfallheilk. *81* (1978). – Mit Eyrich, Braun-Heine u. Wiebecke: Klin. Gesichtspunkte d. Massivtransfus., Infusionsther. *5* (1978). – Mit Döll: Hygiene im Rettungswagen, DRK-Zentralorgan 1978, Beilage Rettungswesen I. – D. präklin. Versorgg. v. Notfallpat., Notfallmed. *5* (1979). – Ausbildg. im Rettungsdienst – Vorfeld d. Katastrophenhilfe, ebd. – Mit Albert: Herzdruckmassage mit dem Fuß? Dtsch. med. Wschr. *104* (1979). – Mit Hauptvogel: Intoxikat. im Notarztdienst, Notfallmed. *5* (1979). – D. versch. Notarztsysteme, Tempo Medical *5* (1979). – Mit Thiemens, Schorr, Gorgas u. Ahnefeld: Ausrüstg. v. Notarzteinsatzfahrzeugen, Unfallchir. *5* (1979). – Notarzt – D. Arzt im Rettungsdienst, Ther. d. Gegenw. *118* (1979). – Stoffwechselveränderg. b. Polytraumatisierten, Fortschr. Med. *97* (1979). – Mit Albert: Herzdruckmassage durch Fußkompress., Anästhesist *28* (1979). – Mit Rupp: Reanimat. im Notarztwagen, Münch. med. Wschr. *121* (1979). – Narkosegerät im Notarztwagen, Notfallmed. *5* (1979). – Anforderg. d. Notarztes – Kriterien d. Alarmierg., Brandschutz 1980. – Mit Sprotte: D. Einsatz d. Vakuumkissens in d. Intensivpflege u. b. d. Regionalanästh., Anästh. Intensivther. Notfallmed. 15 (1980). – Ausbildg. zum Notarzt, Fortschr. Med. 98 (1980). – Mit Skrobek: Qualifikat. d. Notarztes, Dtsch. med. Wschr. 105 (1980). – D. Einsatz als Notarzt, Arzt im Krh. 33 (1980). – D. versch. Notarztsysteme, d. landkrs. 50 (1980). – Mit Albert: Herzdruckmassage mit dem Fuß? Notfallmed. 6 (1980). – Erstbetreug. u. Transport v. Risikoneugeborenen, Notfallmed. 6 (1980). – D. versch. Notarztsysteme, arzt + auto 56 (1980). – D. Zusammenarbeit zw. Notarzt u. Rettungssanitäter, Anästh. Intensivmed. 21 (1980). – Mit Albert u. Schulz: Konsequenzen f. d. Primärversorgg. v. Notfallpat. aus einer prospektiven Studie an 106 tödl. Verläufen, Anästhesist 29 (1980). – D. geplante Baby-Holdienst in Würzburg, Humana-Informat., Akt. Schriftenr. 1980. – Mit Albert u. Schulz: Prognose v. Notfallpat., Lebensversichergsmed. 33 (1981). – Brand-, Wasser- u. and. „konventionelle" Katastrophen u. ihre Bekämpfg. aus ärztl. Sicht, Therapiewoche 31 (1981). – Messg. d. art. Blutdrucks, Mod. Med. 9 (1981). – Erste Maßnahmen b. Unterkühlg., ebd. – Notfallmed. als Studienfach, Fortschr. Med. 99 (1981). – Fußdruckmassage oder manuelle Herzmassage, Notfallmed. 7 (1981). – Mit Blumenberg: Notarzteinsatzprotokolle, ebd. – D. Modellversuch „Notfallrettg. Unterfranken", arzt + auto 57 (1981). – D. Cava Katheter in Notfall- u. Intensivmed., Wiss. Inform. Fresenius 10 (1981). – Notfallrettung Unterfranken – Med. Konsequenzen aus d. Modellversuch, Münch. Med. Wschr. 123 (1981). – Welche Soforthilfen stehen im Katastrophenfall zur Verfügung? Wehrmed. Wehrpharmazie 1981, Sonderheft 28–37. – Notfallmed. Ausbildg.

während d. Med.-Studiums, Arzt im Krh. 1/1982. – Mit Brunswig u. Wenzel: Antithrombin III-Aktivität b. Hämostasestörg. polytraumat. Pat., Dtsch. med. Wschr. 107 (1982). – Mit Brunswig u. Wenzel: Frühzeitige Heparin-Gabe beim traumat. hämorrhag. Schock? Med. Welt 33 (1982). – EKG-Gerät u. Defibrillator Lifepak 5: leicht transportabel, handl. u. zuverlässig, Notfallmed. 8 (1982). – Leben retten – Leben erhalten, arzt + auto 58 (1982). – Eine Herausforderung an jeden Arzt (Editorial), Mod. Med. 9 (1982). – Notfallmed. heute, Fortschr. Med. 100 (1982). – Notfall-Ther. d. Pneumothorax mit Hilfe d. Tiegel-Ventils, ebd. – Mit Gatzenberger: Anästh. u. Notfallmed., Anästh. Intensivmed. 23 (1982). – Mit Sprotte: Schmerzbehandlg. in d. Notfallmed., Monatskurse f. ärztl. Fortb. 32 (1982). – Präklin. ärztl. Aufgaben im Rettungsdienst, ebd. – Notfall – Was tun? Praxis & Helferin 12 (1982). – Mit Klaue: Erstversorgg. b. Verbrenng., Intensivbehandlung 8 (1983). – Mit Gatzenberger: Notfall u. Notarzt (Praxisalltag), D. Allgemeinarzt 5 (1983). – Mit Gaab: Schädelhirntrauma – welche Sofortmaßnahmen ergreifen? Notfallmed. 9 (1983). – Erstmaßnahmen b. respir. Störg. im präklin. Bereich, arzt + auto 59 (1983). – Mit Bernoulli: Prim. Infusionsther. b. traumat. Notfallpat., Fortschr. Med. 43 (1983). – Mit Homann u. Sperling: D. Sørensen-Autotransfusionsgerät in d. Gefäßchir., angio archiv 5 (1983). – Befreig. v. d. Gurttragepflicht – Fragen d. Befürwortg. durch d. Arzt, Dtsch. Ärztebl. 80 (1983). – Medizinstudenten im Rettungsdienst: Frühzeitig d. prakt. Fertigkeiten fördern, Notfallmed. 9, Suppl. Notarzt 4 (1983). – Erstmaßnahmen b. polytraumat. Verletzten im traumat. hämorrhag. Schock, Hefte Unfallheilk., H. 156 (1983). – Mit Heine, Heinrich u. Appel: Traumat. Schock als Auswirkg. einer frühzeit. Stimulat. d. sympatho-adrenergen Systems u. seine Auswirkg. auf d. Lungenendstrombahn, ebd. – Erstther. b. akuten Baucherkrankg., Intensivmed. prax. 6 (1983). – Erstmaßnahmen b. Pneumothorax, Niedergel. Arzt 32 (1983). – Mit Gatzenberger: D. Infus. im Notfall I, D. Allgemeinarzt 5 (1983). – Mit Gatzenberger: D. Infus. im Notfall II, III u. IV, ebd. 6 (1984). – Ausbildg. im Ber. „Notfallmed." in d. DDR, Fortschr. Med. 102 (1984). – Nächtl. Verkehrsunfälle: Mit welchen Besonderheiten ist zu rechnen? Notfallmed. 10 (1984). – Erstversorgg. v. Kranken mit respir. Insuffizienz, Intensivmed. 21 (1984). – Maßnahmen b. Kohlenmonoxydvergiftg., Niedergel. Arzt 33 (1984). – Mit Blumenberg: Qualifikat. d. Notarztes – Eine Standortbestimmg., Anästh. Intensivmed. 25 (1984). – Päd. Notfall: An was muß d. Notarzt denken? Notfallmed. 10 (1984). – D. Befreig. v. d. Gurttragepflicht – Fragen d. Befürwortg. durch d. Arzt, Ärztebl. Rheinl.-Pfalz 37 (1984). – Mit Henning: D. Gabe v. Aminosäuren-Lösg. in d. frühen posttraumat. Phase b. polytraumat. Verletzten, Intensivbehandlung 9 (1984). – Notarzt u. Rettungsdienst, Fortschr. Med. 102 (1984). – Wer stellt den Notarzt? (Editorial), Notfallmed. 10 (1984). – Mit de Pay: Frühzeitige Beatmg. im Rettungsdienst b. Polytrauma, ebd.

Sehhati-Chafai, Gholam, Prof. Dr. med., Anästh. (73), Chefarzt d. Abt. f. Anästh., Intensivmedizin u. Schmerztherapie am Rotes-Kreuz-Krh., St.-Pauli-Deich 24, D-2800 Bremen 1; Hermann-Frese-Str. 17, D-2800 Bremen 33. – * 22.7.37 Täbriz/Iran. – **StE:** 67 Düsseldorf, **Prom:** 72 Mainz, **Habil:** 77 Mainz. – **WG:** 67 Anästh. Mainz, 68 Chir. Bad Salzuflen, 68 Gyn. Mainz, 69 Dermat. Mainz, 69 Inn. Bad Salzuflen, 69–80 Anästh. Mainz, seit 80 Rotes-Kreuz-Krh. Bremen. –
BV: Zum Problem d. Aspiration bei d. Narkose, Anästh. u. Intensivmed., Bd. 115, Springer Berlin, Heidelberg, New York 1979. – ABC d. lebensrett. Sofortmaßnahmen u. Erste Hilfe (mit Frey), Fischer Stuttgart 1980. –
ZV: 138 wiss. Publ., 4 Lehrfilme. – **HG:** Nofallmed., Geriatr. Med., Hyperbare Med., Regionalanästh., Elektromanometrie, Schmerztherapie.

Seidat, Heidemarie, Dr. med., Anästh. (73), Oberärztin d. ZentrAbt. f. Anästh., Reanimat. u. Intensivtherapie an d. BG-Unfallkl., Großenbaumer Allee 250, D-4100 Duisburg-Buchholz; Zellerstr. 6, D-4100 Duisburg 25. – * 7. 12. 40 Marienburg/Westpr.

Seidat, Knut H., Dr. med., Anästh. (73), Chefarzt d. ZentrAbt. f. Anästh., Reanimat. u. Intensivtherapie an d. BG-Unfallkl., Großenbaumer Allee 250, D-4100 Duisburg-Buchholz; Zellerstr. 6, D-4100 Duisburg 25. – * 20. 2. 39 Berlin.

Seiderer, Edgitha, Anästh., Oberärztin, Elisabethkrh., D-8440 Straubing; Mühlbogenstr. 22, D-8360 Deggendorf. – * 14. 12. 41 München.

Seifert, Bernd, Dr. med., Anästh. (74), Chefarzt d. Anästh. u. interdisz. IntensivAbt. am Krskrh., Erichsenweg 16, D-2250 Husum; Tjärke, D-2251 Schobüll. – * 7. 5. 42 Berlin. – **StE:** 68 Kiel, **Prom:** 75 Kiel. – **WG:** 70–77 Anästh. u. Intensivmed. Kiel (Wawersik), 77 Chefarzt f. Anästh. u. Intensivmed. an d. Nordlandkl. (Paracelsus-Kl.) Henstedt-Ulzburg, seit 77 Chefarzt f. Anästh. u. Intensivmed. am Krskrh. Husum/Tönning.

Seifert, Hans, Dr. med., Anästh. (76), Oberarzt d. AnästhAbt. d. Martin-Luther-Krh., Lutherstr. 22, D-2380 Schleswig; Am Hang 5, D-2381 Busdorf. – * 15. 2. 39 Kiel. – **StE:** 66 Kiel, **Prom:** 67 Kiel.

Seifert-Lehmann, Magda, Dr. med., Anästh. (83), freiberuflich ambul. Nark. in Praxen niedergel. Ärzte, Assist. an d. Abt. f. Anästh. u. Intensivmed. am St. Josefskrh., Hermann-Herder-Str. 1, D-7800 Freiburg; Zasiusstr. 114, D-7800 Freiburg. – * 13. 3. 49 Winsen. –

StE: 76 Freiburg, **Prom:** 81 Freiburg. – **WG:** 78/79 Anästh. Freiburg (Wiemers), 80 Anästh. Breisach (Suter-Gödan), seit 80 Anästh. Freiburg (Brummert).

Seiler, Hubert, Dr. med., Anästh. FMH (64), 2. Chefarzt d. Inst. f. Anästh. am Kantonsspital, CH-9007 St. Gallen; Tutilostr. 7 a, CH-9011 St. Gallen. – * 31. 10. 27 Fischbach/AG. – **StE:** 56 Zürich, **Prom:** 63 Zürich.

Senger, Alexander, Anästh. (83), Anästh. an d. AnästhAbt. d. Städt. Krh., Friedrich-Engels-Str. 25, D-6750 Kaiserslautern, Tel: 0631/2031-578; Ludwigstr. 26, D-6750 Kaiserslautern. – * 2. 11. 45 Woldino/UdSSR. – **StE:** 71. – **WG:** 71/72 Chir. Zelinograd, 72–74 Militär-Arzt Wladiwostok, 74–79 Anästh. Alma-Ata, seit 81 Anästh. Kaiserslautern (Kapfhammer).

Sesvečan, Božidar, Dr. med., Anästh. (70), Oberarzt d. AnästhAbt. am Städt. Krh., Riedstr. 12, D-7120 Bietigheim; Lehmgrubenweg 3, D-7120 Bietigheim. – * 2. 1. 29 Dugo Selo. – **StE.** u. **Prom:** 58 Zagreb. – **WG:** Arbeitsmed. Zagreb (Reicherzer), 66–70 Anästh. Stuttgart (Bräutigam).

Seybold, Rolf, Dr. med., Anästh. (68), Chefarzt Krskrh., Steinenbergstr. 25, D-7410 Reutlingen; Orchideenweg 10/1, D-7410 Reutlingen. – * 17. 11. 35 Stuttgart. – **StE.** u. **Prom:** 60 Tübingen. – **WG:** 63/64 Chir. Esslingen (Simon-Weidner), 64/65 Inn. Esslingen (Laberke), 65–68 Anästh. Stuttgart (Bräutigam). – **BV:** Anästh. in d. Lungenchir. (mit Bräutigam). in: Handbuch d. Tuberkulose, Thieme Stuttgart 1975. – **ZV:** Verlängerte Succinylapnoe als Hinweis auf eine Alcylphosphatvergiftg. (mit Bräutigam). Dtsch. med. Wschr. 93 (1968). – Hyperthermie durch Allgemeinanästh. (mit Bräutigam), Anästhesist 18 (1969). – Tilidin u. Narkose (mit Menninger u. Hahn). Med. Welt 26 (1975). – Tilidin als Analgetikum bei d. Kombinationsnark. (mit Menninger u. Hahn), Fortschr. d. Med. 95 (1977).

Seyringer, Johann, Dr. med., Anästh. (81), Oberarzt d. Inst. f. Anästh. am Krh. d. Barmherzigen Schwestern, Langgasse 16, A-4020 Linz; Bockgasse 43/II, A-4020 Linz. – * 6. 12. 46 Gampern O.Ö. – **StE.** u. **Prom:** 73 Wien. – **WG:** 75–81 Anästh. Linz (Oman).

Siauw, Poo Tik, Dr. med., Anästh. (76), leit. Arzt d. Abt. f. Anästh. u. op. Intensivmedizin am St. Elisabeth Hosp., Große Str. 41, D-4530 Ibbenbüren 1; Mühlengrube 18, D-4530 Ibbenbüren 1. – * 16. 4. 44 Ambarawa/Indonesien. – **StE:** 69 Tübingen, **Prom:** 70 Tübingen. – **WG:** 70/71 Inn. Recklinghausen (Wieneke), 71–75 Anästh. Stuttgart (Toth), 75–79 Anästh. u. Intensivmedizin Freiburg (Wiemers).

Siepmann, Hermann P., Prof. Dr. med., KreismedizinalDir., Anästh. (74), Chefarzt d. AnästhAbt. am Krskrh., Dr. Geldmacher-Str. 20, D-4047 Dormagen; Mörikestr. 5, D-4047 Dormagen-Zons. – * 27. 2. 38 Mülheim/Ruhr. – **StE.** u. **Prom:** 66 Freiburg, **Habil:** 77 Düsseldorf. – **WG:** 68 Röntg. Lüdenscheid (Bohlig), 69 Path. Würzburg (Altmann), 70–80 Anästh. Düsseldorf (Zindler).

Sigl, Helga, Anästh. (74), niedergel. Anästh., Praxis: Voßnacker Weg 90 B, D-4300 Essen 15. – * 25. 10. 39 Marktredwitz. – **StE:** 66 Marburg. – **WG:** 68–70 Anästh. Braunschweig (Müller, Bickel), 71–75 Anästh. Essen (Elsasser), 76–84 Anästh. im St. Elisabeth-Krh. Hattingen-Niederwenigern, seit 84 niedergel. Anästh.

Simandl, Edith, Dr. Univ. Med., Anästh. (53), Oberärztin d. Dept. f. Anästh. d. Univ. Kliniken, LKH, A-8020 Graz; Testarellogasse 7, A-1130 Wien. – * 19. 7. 21 Wien. – **StE.** u. **Prom:** 45 Wien. – **WG:** 45–49 Chir. Wien (Denk), 49/50 Rockefeller Fellow (Anästh.): Memorial Hosp. New York City u. Univ. Hosp. Iowa City (Cullen), 53/54 Anästh. Boston (Beecher), 60 Tufts Univ., New England Center Hosp. (Etsten), Columbia Presbyterian Hosp., Cardio-vasc. Res. (Humphreys II), 61–69 Anästh. Wien (Mayrhofer), 69/70 Anästh. Toronto (Gordon), seit 70 Anästh. Graz. –
BV: Problem of Anaesth. for Op. of Congen. Malformat. of the heart, Anaesth. et Analgesie Fevrier, Tome IX, Masson et Cie Paris 1952. – Anästh. in d. Herzchir., in: Klin. Fortschr. Chir., Urban u. Schwarzenberg Wien, München 1954. – Propranolol and the cardiovasc. response to CO_2 during cyclopropane anaesth. in dogs (mit Lee u. Morris), Federation proc., Vol. 30, 1376. – D. Magister u. Operateur Anton Hinterthür, 1815–1860 – Pionier einer 130 jähr. Geschichte d. Anästh. in Graz, Histor. Jahrb. d. Stadt Graz, Bd. 7/8, 1975. – Johann Nepomuk Kömm – Aus d. Geschichte d. Anästh. in Graz, ebd. Bd. 9, 1977. – Laienausbildung zur Rettung Scheintoter 1813, ein Aktenfund, ebd., Bd. 10, 1979. – D. Werden d. Med.-Chir. Lehrtätigkeit in Graz bis zur Gründung d. Fakultät im Jahre 1863 (mit List), ebd., Bd. 10, 1979. –
ZV: First successful pylorectomy for Cancer (mit Brunschwig), Surg. Gynec. and Obstetr. *92* (1951). – Trilenanästh. b. unfallchir. Eingr. (mit Salem), Wien. Klin. Wschr. *64* (1952). – Wiederholte extrathor. Herzmassage u. elektr. Defibrillat. im postop. Verlauf, Anästhesist *13* (1964). – Indikat. u. Technik d. Tracheotomie nach herzchir. Eingr., Les Bronches *15* (1965). – Blutgerinnungsstörg. nach Herzop. mit Hilfe d. extracorp. Zirkulat. (mit Fischer, Lechner, Helmer, Lorbek,

Domanig jr. u. Hovanietz), Thoraxchir. *15* (1967). – Relationship between pulm. hypertension, phonocardiograms and direction of thew shunt in „atypical" ductus arteriosus with balanced pressure, Criteria for closure (mit Rogers, Humphreys II., Malm u. Harrison), J. cardiovasc. Surgery, Proc. VIII. Congr. of internat. cardiovasc. Soc. – Einige Probl. d. Nachbehandlg. nach Herzop. aus d. Sicht d. Anästh. (mit Mayrhofer), Acta Anaesth. Scand., Proc. II, 195, 1966. – Probl. d. Schrittmacherimplant. aus d. Sicht d. Anästh. (mit Mayrhofer), Anästhesist *18* (1969).

Simgen, Wolfang L. A., Dr. med., Anästh. (80), 1. Oberarzt d. AnästhAbt. d. Krh. Moabit, Turmstr. 21, D-1000 Berlin 21; Rottweiler Str. 16, D-1000 Berlin 46. – * 30. 10. 47 Ludwigshafen. – **StE:** 73 Homburg/ Saar, **Prom:** 79 Berlin. – **WG:** Anästh. Berlin (Henneberg, Eyrich). –
BV: Regionalanästh., Gustav Fischer Stuttgart 1981, 2. Aufl. 1985.

Simmendinger, Hans-Joachim, PrivDoz. Dr. med., Anästh. (72), Chefarzt d. Inst. f. Anästh. am Städt. Krh., Röntgenstr. 2, D-7990 Friedrichshafen. – * 5. 4. 36 Mannheim. – **StE:** 63 Heidelberg, **Prom:** 65 Heidelberg, **Habil:** 76 Heidelberg. – **WG:** 66/67 Path. Pforzheim (Diezel), 67/68 Inn. Pforzheim (Stodtmeister), 68–75 Anästh. Heidelberg (Just), seit 75 Chefarzt d. Inst. f. Anästh., Städt. Krh. Friedrichshafen.

Simon, Charles A., Dr. med., Anästh. FMH (81), Chefarzt d. AnästhAbt. am Oberwalliser Kreisspital, CH-3900 Brig; Dammweg 1, CH-3904 Naters. – * 26. 3. 46 Brig. – **StE:** 74 Basel, **Prom:** 80 Basel. – **WG:** 77 Inn. Brig (Escher), 74 Anästh. Basel, Chir. Rheinfelden, 75–77 Anästh. Basel (Hügin), 78 Anästh. u. Intensivmed. Basel (Wolff), 79–83 Anästh. u. Intensivmed. Basel (Laver). –
ZV: Occlusion Pressure-Response in Patients with Chronic Obstructive Lung Disease, Respiration 40 (1980). – Letter to the Editor: Management of Status Epilepticus, The New England J. Med. 307 (1982). – Anästh. u. Erstversorgung beim Schädel-Hirn-Trauma, Therapeut. Umschau 40 (1983).

Simons, Franz, Dr. med., Anästh. (74), Chefarzt d. AnästhAbt. d. Johanniter-Kinderkl., D-5205 St. Augustin; Elsa-Brandström-Str. 7, D-5300 Bonn 3. – * 1. 1. 44 Bad Reichenhall. – **StE:** 68 Köln, **Prom:** 72 Köln. – **WG:** 70–74 u. 75–79 Anästh. Köln (Bonhoeffer), 74/75 Kinderkard. Kiel (Heintzen), seit 79 Chefarzt d. AnästhAbt. St. Augustin.

Simunovic, Zlatko, Dr. med., Anästh. FMH (69), Chefarzt f. Anästh. u. Reanimation, Ospedale Distrettuale „La Carita", CH-6600 Locarno; C. P. 444, CH-6600 Locarno. - * 31 Koprivnica. - **StE. u. Prom:** 57 Zagreb.

Sinangin, Selim Macit, Dr. med., Anästh., AnästhAbt. d. Krskrh., D-6744 Kandel/Pfalz; Mozartstr. 3, D-7514 Eggenstein. - * 16. 12. 46 Istanbul. - **StE. u. Prom:** 72 Istanbul. - **WG:** Anästh. 75-79 Karlsruhe (Merkel), 80-82 Friesoythe, seit 82 Kandel/Pfalz (D. Schmidt).

Singbartl, Günter, Dr. med., Anästh. (77), leit. Oberarzt d. Abt. f. Anästh. u. op. Intensivtherapie am Knappschaftskrh. - Univkl. -, In der Schornau 23-25, D-4630 Bochum 7; Drusenbergstr. 95, D-4630 Bochum 1. - * 19. 10. 41. - **StE. u. Prom:** 69 Lübeck.

Singer, Eva, Dr. med., Anästh. (78), Oberärztin in d. AnästhAbt. d. Städt. Krankenanst., Luisenstr. 7, D-7750 Konstanz; Orchideenweg 8, D-7410 Reutlingen. - * 30. 6. 46 Reutlingen. - **StE. u. Prom:** 72 Tübingen. - **WG:** Päd. Tübingen (Bierich), 74-82 Anästh. Aschaffenburg (Schneider).

Sitzmann-Georgiewa, Joti, Dr. med., Anästh., Oberärztin d. AnästhAbt. in d. Plast. u. Wiederherstellungschir., Marienhospital, Böheimstr. 37, D-7000 Stuttgart 1; Melittastr. 3, D-7000 Stuttgart 70. - * 10. 12. 36 Sofia. - **StE:** 60 Sofia, **Prom:** 71 Erlangen.

Skarvan, Karl, Dr. med., Anästh. FMH (77), Oberarzt am Dept. f. Anästh. d. Univ. Basel, Leit d. Herz/Thoraxanästhdienstes, Kantonsspital Basel, Spitalstr. 21, CH-4031 Basel; Feldstr. 86, CH-4123 Aallschwil.

Skubella, Ulrich, Dr. med., Anästh. (76), Chefarzt d. AnästhAbt. d. Hosp. zum Heiligen Geist, D-3580 Fritzlar; Galbaecher Warte 6, D-3580 Fritzlar. - * 4. 3. 41 Gleiwitz. - **StE:** 67 Mainz, **Prom:** 69 Mainz. - **WG:** 69 Psychiatr. Bremen (Heines), 70/71 Bw., 72-74 Anästh. Eschweiler (Schumann), 74-76 Anästh. Bremen (Henschel). -
BV: D. vorgezog. anxiolyt. Prämed. mit Dikalium-Clorazepat., in: Kinderanästh., hrg. Brückner, Anästh. Intensivmed. Bd. 157, Springer Berlin, Heidelberg, New York, Tokyo 1983. -
ZV: Abendl. Prämed. mit Dikaliumclorazepat in d. Anästh. - Doppelblindstud. gegen Diazepam u. Plazebo (mit Henschel u. Franzke), Anästh. Intensivther. Notfallmed. 16 (1981). - Prämed. mit Clorazepat: eine Alternative zur konvent. Prämed., Therapiewoche 34 (1984). - Aspiratgewinnung durch Intub. in Kurznark., Klinikarzt 13 (1984).

Slanicka, Michaela, Dr. med., Anästh. (79), Anästh.-Oberärztin am Gemeindespital, Schützengasse 37, CH-4125 Riehen; Bettingerstr. 253, CH-4125 Riehen. - * 27. 5. 43 Prag. - **StE. u. Prom:** 66 Prag. - **WG:** 66-68 Neurol. Pardubice/CSSR (Macak), 70-74 Pharmak. Ciba-Geigy Basel (Staehelin), 74-79 Anästh. Lörrach u. Rheinfelden (Gottschall).

Sloboda, Jochen, Dr. med., Anästh. (84), Assist. d. AnästhAbt. am Lukas Krh., Preußenstr. 84, D-4040 Neuss; Werstenerdorfstr. 27, D-4000 Düsseldorf 13. - * 20. 3. 52 Bukarest. - **StE. u. Prom:** 78 Düsseldorf. - **WG:** Anästh. Neuss (Schlaak).

Smat, Gertrude, Prim. Dr. med., Anästh. (78), Vorstand d. AnästhAbt. d. Krh. d. Elisabethinen, Fadingerstr. 1, A-4010 Linz; Huemerstr. 21, A-4020 Linz. - * 27. 8. 46 Kirchberg/Thürnau O. Ö. - **StE. u. Prom:** 71 Innsbruck. - **WG:** Anästh. Linz (Mattes).

Sobesky, Ivo, MUDr., Anästh. (71), Leit. d. AnästhAbt. d. St. Elisabeth-Krh., Im Vogelsang 5-11, D-4320 Hattingen 13; Heintzmannstr. 174, D-4630 Bochum. - * 20. 1. 28 Neuhaus/CSSR. - **StE. u. Prom:** 52 Prag. - **WG:** Anästh. bis 64 Univ. Pilsen, 64/70 Univ. Pressburg, 70/71 Leit. d. AnästhAbt. St. Elisabeth-Krh. Hattingen, 71-76 Leit. d. AnästhAbt. d. Allg. Krh. Hagen, 77-79 Leit. d. AnästhAbt. d. Verbands-Krh. in Schwelm, seit 79 Leit. d. AnästhAbt. St. Elisabeth-Krh. Hattingen 13. -
ZV: 20 wiss. Publ. in CSSR-Fachzeitschr.

Soboll, Karl Ulrich, Dr. med., Anästh. (78), 1. Oberarzt d. Anästh. Inst. d. Lukas-Krh., Preußenstr. 84, D-4040 Neuss; Richard-Wagner-Str. 8, D-4047 Dormagen 5. - * 26. 6. 43 Kassel. - **StE:** 70 München, **Prom:** 81 München. - **WG:** 71 Chir. München (Snopkowski), Anästh. 72-79 München (Beer, Peter), seit 80 Lukas-Krh. (Schlaak).

Soklaridis, Germanos, Dr. med., Anästh. (71), Prim., Leiter d. Inst. f. Anästh. am Krh., A-3340 Waidhofen/Ybbs; Rabenbergstr. 68, A-3340 Waidhofen/Ybbs. - * 7. 4. 33 Agios Germanos/Griechenland. - **StE. u. Prom:** 64 Graz. - **WG:** 67-71 Anästh. Linz/Donau (Scheurecker), 71-77 Ass. u. Oberarzt ebda., seit 77 Leiter d. Inst. f. Anästh. Waidhofen/Ybbs.

Sold, Markus, Dr. med., Anästh. (81), Oberarzt am Inst. f. Anästh. d. Univ., Josef-Schneider-Str. 2, D-8700 Würzburg; Pfalzstr. 14, D-8700 Würzburg, Tel: 09 31/2 12 21. - * 15. 9. 49 Ludwigshafen/Rhein. - **StE:** 74 Heidelberg, **Prom:** 75 Heidelberg. - **WG:** seit 77 Anästh. Würzburg (Weis), 80-81 Dept. of Anästh., Welsh Nat. Med. School Cardiff (Vickers).

Solhdju, Hedwig, Dr. med., Anästh. (75), Oberärztin d. AnästhAbt. u. Intensivmedizin am Knappschafts-Krh., Dr.-Hans-Böckler-Platz, D-5102 Würselen-Bardenberg; Langau 7, D-5102 Würselen. - * 28. 12. 37 Niederhohndorf/Zwickau. - **StE:** 62 München, **Prom:** 63 München.

Solhdju, Hossein, Dr. med., Anästh. (70), Chefarzt d. AnästhAbt. u. Intensivmedizin am Knappschafts-Krh., Dr.-Hans-Böckler-Platz, D-5102 Würselen-Bardenberg; Langau 7, D-5102 Würselen. - * 29. 5. 34 Yasd/Iran. - **StE:** 61 München, **Prom:** 64 München. - **WG:** 63/64 Chir. Freising (Birks), 64-66 Päd. München (Lutz), 66-70 Anästh. München (Beer), seit 70 Chefarzt d. AnästhAbt. u. Intensivmedizin im Knappschafts-Krh. Bardenberg.

Solms-Laubach, Eva Maria Gräfin zu, Dr. med., Anästh. (70), Anästh.-Oberärztin am Krskrh., Meisenhartweg 14, D-7880 Bad Säckingen; Fridolinstr. 107, D-7880 Bad Säckingen. - * 3. 8. 35 Dresden. - **StE:** 64 Berlin, **Prom:** 69 Marburg. - **WG:** 66-70 Anästh. Marburg, 70-72 Anästh.-Oberärztin am Krskrh. Bielefeld-Senne I, 73-76 niedergel. Anästh. in Rosenheim, 76-81 Anästh.-Oberärztin an d. Krankenanst. Sarepta Bielefeld, seit 81 Anästh.-Oberärztin am Krskrh. Bad Säckingen.

Sommer, Hans-Michael, Dr. med., Anästh. (75), Chefarzt d. AnästhAbt. am Krskrh. St. Marienberg, Conringstr. 26, D-3330 Helmstedt; Heinrich Kremp-Str. 1, D-3330 Helmstedt.

Sommer, Siegfried, Dr. med., Anästh. (76), Chefarzt (im Kollegialsystem) an d. zentr. AnästhAbt. d. Krankenanst. d. Krs. Minden-Lübbecke, Krskrh. Lübbecke u. Rahden, Virchowstr., D-4990 Lübbecke 1. - * 16. 2. 42 Münster. - **StE:** 69 Münster, **Prom:** 71 Münster.

Sonke, Peter, Dr. med., Anästh. (77), Chefarzt d. Zentr. AnästhAbt. am Krskrh., Jennisgasse 7, D-8850 Donauwörth; Konrad-Adenauer-Ring 43, D-8850 Donauwörth. - * 28. 1. 47 Lichtenfels. - **StE:** 72 Erlangen, **Prom:** 73 Erlangen. - **WG:** 73-77 Anästh. Erlangen (Rügheimer).

Sorg, Albert, Dr. med., Anästh. (61), frei niedergel. Anästh. u. Belegarzt im Maingau-Krh., Scheffelstr. 2-16, D-6000 Frankfurt/M.; Rheinallee 12, D-6500 Mainz, Tel: 06131/611602. - * 6. 2. 22 Riedrichsthal/Saar. - **StE:** 51 Mainz, **Prom:** 54 Mainz. - **WG:** 53 Dermat. Mainz (Keining), 54 Inn. Mainz (Mosler), 54/55 Gyn. Mainz (Flohr), 56-58 Chir. Völklingen (Honecker), 58/59 Anästh. Wiesbaden (Matthes), 59/60 Anästh. Remscheid (Schneider), 60 Pharmak. Bayer Elberfeld (Wirth), 61 Anästh. LVA Saarbrücken, seit 62 frei niedergel. Anästh. im Maingau-Krh., seit 84 Gemeinschaftspraxis mit Koch. -
ZV: Spektr. Absorpt. einiger ther. wichtiger Pyrazol-Salizyl.-Phenothiaz.- u. Pyridilbenzylamin-Deriv., Pharmaz. *11* (1956).

Sostegno, Carmelo, Dr. med., Anästh. (80), 1. Oberarzt d. Anästh.- u. IntensivAbt. am Krskrh., Osterstr. 110, D-2980 Norden 1. - * 20. 1. 46 Butera/Italien. - **StE:** 74 Mainz, **Prom:** 80 Mainz. - **WG:** 75-80 Anästh. Mainz (Frey), seit 80 Anästh.-Oberarzt am Krskrh. Norden (Berkovic).

Spahn, Alain, Dr. med., Anästh. FMH (81), Indépendant, Carcellière 22, CH-1222 Vésenar/GE. - * 31. 8. 42 Lausanne. - **StE:** 68 Lausanne, **Prom:** 80 Genève.

Spaich, Margit, Dr. med., Anästh. (70), z. Zt. nicht berufstätig; Gustav-Adolf-Str. 8, D-7320 Göppingen. - * 12. 9. 23 Eislingen. - **StE. u. Prom:** 50 Tübingen.

Spandau, Silvia Regina, Dr. med., Apothekerin, Anästh. (84), Anästh. am Inst. f. Anästh. d. Städt. Krh., Virchowstr. 10, D-7700 Singen; Hegaustr. 12, D-7760 Radolfzell. - * 29. 3. 50 Braunschweig. - **StE:** 80 Bonn, **Prom:** 81 Bonn. - **WG:** seit 80 Anästh. Singen (Läufer, Hack).

Späth, Paul, Dr. med., Anästh. (82), Anästh. am Inst. f. Anästh. d. Dtsch. Herzzentrum, Lothstr. 11, D-8000 München 2; Ilmstr. 16, D-8000 München 82. - * 16. 2. 45 Lauingen/Donau. - **StE:** 73 München, **Prom:** 76 München. - **WG:** 77-80 Anästh. Ebersberg (Piontek), seit 80 Inst. f. Anästh. DHZ München (Richter).

Speck, Doris, Dr. med., Anästh., Assist. an d. AnästhAbt. d. Johannes-Hosp., Kölnstr. 54, D-5300 Bonn; Antoniusweg 21, D-5300 Bonn 3. - * 19. 1. 46. - **StE. u. Prom:** 71 Hannover.

Speh, Bernhard, Dr. med., Anästh. (71), Anästh. an d. AnästhAbt. d. Allg. Krh. Wandsbek, Alphonsstr. 14, D-2000 Hamburg 70, Tel: 040/656651; Isestr. 15, D-2000 Hamburg 13, Tel: 040/4203206. - **StE:** 65 Mainz, **Prom:** 71 Hamburg. - **WG:** Anästh. 67-73 Hamburg (Horatz), 73/74 Anästh.-Chefarzt Krh. St. Marienwörth Bad Kreuznach, 74-81 Anästh.-Oberarzt am Krh. Alten Eichen Hamburg (Schlicht-

Mann u. Stefani), 79 Minden (Nolte), seit 82 Krh. Wandsbek, Hamburg (Iversen). –
BV: Ketamin in d. op. Frakturenbehandlg. b. alten u. Risikopat., in: Anästh. Wiederbeleb., Bd. 69, Springer Berlin, Heidelberg, New York 1973. –
ZV: Ergebn. d. halbmaschinellen kardiozirkulat. Wiederbeleb. mit d. mobilen Reanimationseinheit MAX aus d. Krankengut d. AnästhAbt. d. Univ.-Krh. Hamburg-Eppendorf, Anästh. Informat. 1971.

Spielhoff, Rita, Dr. med., Anästh. (78), niedergel. Anästh., tätig in Praxiskl. Mümmelmannsberg, Oskar-Schlemmer Str. 15, D-2000 Hamburg 74. – * 12. 6. 46. – **StE:** 72 Berlin, **Prom:** 78 Hamburg. – **WG:** Anästh. Hamburg (Horatz), seit 78 niedergel.

Spieß, Karl Wolfgang, Dr. med., Chir. (60), Anästh. (64), nicht mehr berufstätig; Rothenberg Süd 20, D-8113 Kochel am See. – * 3. 5. 25 München. – **StE:** 51 München, **Prom:** 57 München, **WG:** 51/52 Dermat. München (Marchionini), 52–60 Chir. München-Oberföhring (Scherer), 60–64 Anästh. München (Doenicke, Beer), 65–83 Chefarzt d. AnästhAbt. am Krskrh. Bad Hersfeld, Akad. LehrKrh. d. Univ. Gießen. –
BV: NLA b. Risikofällen im Alter (mit Doenicke u. Gürtner), in: Proc. 1. Europ. Kongr. Anästh., Wien 1962. – Etomidate u. andere intraven. Hypnotica in d. Einleitungsphase d. NLA (mit Doenicke et al.), in: Ber. über d. 6. Bremer NLA-Symp. 1974, Perimed Erlangen. – Klin. Erfahrg. mit Etomidate b. diagn. Untersuchg. u. kurzen Op. (mit Doenicke et al.), in: ebd. – Halothan-Lachgas-Nark. im geschlossenen System, in: 20 Jahre Fluothane, Anästh. Intensivmed., Bd. 109, Springer Berlin, Heidelberg, New York 1978. – Effects of some distribution processes of some inhalation anesthetics on their concentration in closed circuits, in: Low flow and closed system anesthesia, Grune a. Stratton New York 1979. – Critical examination of the Virtue method: advantages, disadvantages, limitations, in: ebd. – Drawbacks and hazards of closed circuits: significance and prevention, in: Proc. of the 7. World Congr. of Anaesth., Hamburg 1980, Excerpta medica Amsterdam 1981. –
ZV: Komplikat. nach Estilnark. (mit Doenicke u. Gürtner), Anästhesist *11* (1962). – Zur Reaktivität d. Kreislaufs unter Halothan (mit Felix), Arch. exp. Path. Pharmak. *247*(1964). – Analysis of the blood circulation after administration of Propanidid (mit Doenicke), Acta anaesth. Scand., Suppl. XVII (1965). – D. Erholungszeit nach Nark. mit Droperidol u. Fentanyl (mit Doenicke et al.), Arzneim. Forsch. *15*(1965). – Eine vorteilhafte neue Narkosetechnik beim Kaiserschnitt, Acta Anaesth. Scand. Suppl. XXIV (1966). – Mod. Kombinationsnark. (mit Doenicke), Z. prakt. Anästh. *3* (1968). – Anästh. probleme b. Abdominaleingriffen in d. Geriatrie (mit Demsic-Durn), Anästh. prax. *9*(1974). – Klin. Prüfung einer neuen Lösung v.

Meclastinum, Anästhesist *25* (1976). – Nark. im geschlossenen System mit kontinuierl. inspirat. Sauerstoffmessung, ebd. *26* (1977). – R 33812 (Domperidon) intraven. u. oral als antiemet. Adjuvans b. Etomidate-induzierten Kurznark., ebd. *28* (1979). – Motilium vor Anästh. zum Kaiserschnitt, ebd. *29* (1980). – Kohlenmonoxydbelastung b. Empfängern v. Blutkonserven (mit Weißhaar u. Vojdanovski). Anästh. Intensivther. Notfallmed. *15* (1980). – Minimalflow-Anästh. – eine zeitgemäße Alternative f. d. Klinikroutine, Anästh. Reanimat. *5*(1980). – Low Flow u. Minimal Flow: Methoden f. d. Routine, Anästhesist *32,* Suppl. 104 (1983). – To what degree should we be concerned about carbon monoxide accumulation in closed circuit anesthesia? The Circular *1* (1984).

Spilker, Angelika, Dr. med., Anästh. (73), Leit. Ärztin d. AnästhAbt. am Krskrh., Sandstr. 1, D-7910 Neu-Ulm; Prittwitzstr. 61, D-7900 Ulm. – * 23. 1. 42 Marl. – **StE:** 67 Berlin, **Prom:** 71 Berlin. – **WG:** 69–72 Anästh. Berlin-Steglitz (Kolb), 72–74 Anästh. München (Kolb), 74 leit. Anästh.-Ärztin Krh. Blaubeuren u. Krh. Langenau, seit 74 leit. Anästh.-Ärztin Krskrh. Neu-Ulm.

Spilker, Diethelm, PrivDoz. Dr. med., Anästh. (73), Geschäftsführ. Oberarzt am Zentr. f. Anästh. d. Klinikum d. Univ., Steinhövelstr. 9, D-7900 Ulm/Donau; Prittwitzstr. 61, D-7900 Ulm. – * 24. 5. 40 Bielefeld. – **StE:** 64 Düsseldorf, **Prom:** 65 Düsseldorf, **Habil:** 81 Ulm. – **WG:** 65 Stipendiat am Inst. f. Respir. Physiol. d. Univ. Oslo (Eriksen), 68/69 Chir. Kassel (Fuchs), seit 69 Zentr. f. Anästh. d. Univ. Ulm.

Spillmann, Christine, Dr. med., Anästh. FMH, Oberarzt im Reg. AnästhDienst d. Zürcher Oberlandes, Kreisspital, CH-8620 Wetzikon; Bruggächerstr. 13, CH-8617 Mönchaltorf. – **StE:** 67 Zürich, **Prom:** 73 Zürich. –

Spiss, Christian, Dr. med., Anästh. (81), Assist. an d. Kl. f. Anästh. u. Allg. Intensivmed. d. Univ., Spitalgasse 23, A-1090 Wien; Hernalser Hauptstr. 34/10, A-1170 Wien. – * 31. 5. 52 Wien. – **StE.** u. **Prom:** 75 Wien. – **WG:** 77–81 Anästh. Wien (Mayrhofer), davon 2 Jahre Allg. Intensivmed. u. 15 Monate postkardiochir. Intensivstat., 83/84 Fellowship am Dept. f. Anästh. d. Stanford Univ., Calif./USA. –
BV: Intraop. Beeinflussg. d. Gallengangdruckes (mit Funovics, Lackner, Mühlbacher, Porges u. Schulz), Anästh. Intensivmed., Bd. 130, Springer Berlin, Heidelberg, New York 1978. – Antiplasmin- u. Antithrombin-Spiegeveränderg. bei cholecystektomierten Pat. (mit Schulz u. Fridrich), in: ebd. Bd. 139, 1981. – Urinary kallikrein excretion, plasma renin activity and renal blood flow in intensive care unit (ICU) patients (mit Maier, Rana, Zhegu, Polivka, Sporn u. Bin-

der), in: Recent Progr. on Kinins, Agents and Actions Supplements (1982). – Zur Plasmapherese bei schwersten Formen d. akut. Polyneuritis (mit Mamoli, Binder, Höcker, Maida, Mayr u. Sporn), in: Metabol. u. entzündl. Polyneuropathien 1984. –
ZV: Mittlerer AV-Knotenrhythmus bei endolaryngealem mikrochir. Eingriff (mit Draxler), Anästhesist 28 (1979). – Änderg. d. Gallengangdruckes durch Fentanyl (mit Lackner, Porges, Funovics, Schulz u. Schemper), Anästh. Intensivmed. 21 (1980). – Oszillator. Impedanz als intraop. Lungenfunktionsparameter bei Skoliosepat. (mit Kummer, Tschakaloff, Meznik, Mauritz u. Pflüger), Z. Orthop. 118 (1980). – Infusionshydrothorax nach Katheterisierung der Vena jugularis interna rechts (mit Mauritz, Hertz u. Sporn), Anästh. Intensivther. Notfallmed. 16 (1981). – Ein neuer Adapter für Endotrachealtuben zur Absaugg. unter kontinuierl. Beatmg. (mit Mauritz u. Sporn), Anästhesist 30 (1981). – Trachealperforat. (mit Mauritz, Mühlbacher, Spiss u. Sporn), ebd. 31 (1982). – D. Einfluß d. Verabreichg. von Sauerstoff u. Natriumbikarbonat an Gebärende auf d. Blutgas- u. pH-Werte von Mutter u. Fetus (mit Neumark, Gruber u. Feichtinger), Z. Geburtsh. Perinat. 185 (1981). – Komplikationsrisiko d. Pulmonaliskatheters bei abdom. Sepsis (mit Mauritz, Zadrobilek u. Sporn), Anästh. Intensivther. Notfallmed. 17 (1982). – Stoffwechsel im Schock (mit Haider, Duma u. Mohl), Hefte Unfallheilk. 156 (1983). – Hämodynam. Wirkg. von hohen Insulin-Glukose-Dosen nach einer Streßsituat. (mit Haider, Duma, Ilias, Riss u. Semsroth), Klin. Ernährg., Intensivmed. Aspekte bei parenteraler Ernährg. 8 (1981). – Entwöhng. nach postop. Beatmg. kardiochir. Pat., CPAP versus ZEEP (mit Koller, Fina u. Duma), Anästhesist 32 (1983). – D. Indikationsstellg. zur Tracheotomie beim langzeitbeatmeten Intensivpat. (mit Zadrobilek, Mauritz, Draxler u. Sporn), Anästh. Intensivther. Notfallmed. 19 (1984). – Haemodynamic effects of Fentanyl or Alfentanil as Adjuvants to Etomidate for induction of anaesth. in cardiac patients (mit Coraim, Haider u. White), Acta Anaesth. Scand. 28 (1984). – Überwachg. d. Spontanatmg. mit kontinuierl. positivem Atemwegsdruck (continous postive airway pressure-CPAP) mit Hilfe d. transthorakalen Grundimpedanz (mit Duma, Polzer, Schlik u. Schuhfried), Anästhesist 33 (1984). – A multicenter study of the prevalence of hepatitis B viral serologic markers in anesth. personnel (mit Berry, Isaacson, Kane, Schatz, Bastron, Maze, Rizk, Ronai u. Kimovec), Anesth. Analg. 63 (1984). – Alpha-adrenergic resposiveness correlates with epinephrine dose for arrhythmias during halothane anesth. in dogs (mit Maze u. Shmith), ebd. – Halothane-Epinephrine arrhythmias and adrenergic responsiveness after chronic imipramine administration in dogs. (mit Smith u. Maze), ebd. – Prolonged hyporesponsiveness of vascular smooth muscle contraction after halothane anesth. in rabbits (mit Smith, Tsujimoto, Hoffmann u. Maze), Anesth. Analg. 64 (1985), in press. – Adrenozeptoren (mit Maze), Anästhesist 34 (1985).

Splisgardt, Horst, Dr. med., Anästh. (79), Chefarzt f. Anästh. u. Intensivmed. am Kantonsspital, CH-8200 Schaffhausen; Randenstr. 192 a, CH-8200 Schaffhausen. – * 21. 4. 40 Köln. – **StE. u. Prom:** 77 Köln. – **WG:** 68/69 Anästh. Köln (Loenneken), 70–74 Anästh. Köln (Bonhoeffer), 74/75 Anästh. Lausanne (Freeman), 75–78 Basel (Hügin), 79 leit. Arzt, seit 80 Chefarzt f. Anästh. u. Intensivmed. Kantonsspital Schaffhausen.

Splitt, Manfred Erwin, Dr. med., Anästh. (84), Oberarzt am Inst. f. Anästh. im Bethesda-Krh., Heerstr. 219, D-4100 Duisburg 1; Heeskampshof 4, D-4300 Essen 1. – * 21. 4. 48 Apolda. – **StE:** 80 Düsseldorf, **Prom:** 83 Düsseldorf. – **WG:** seit 80 Anästh. Duisburg (Rink).

Spreitzer, Franz, Dr. med., Anästh. (82), Oberarzt d. AnästhAbt. d. Städt. Krh., Röntgenstr. 2, D-7990 Friedrichshafen. – * 6. 2. 51 Dachsberg. – **StE:** 78 Tübingen, **Prom:** 80 Tübingen. – **WG:** 78/79 Anästh. Ruit/Ostfildern (Kleinert), 80–82 Anästh. Esslingen (Zeller), 82/83 Pneumol. Fachkl. Schillerhöhe (Dierkesmann), 83/84 Anästh. Bad Cannstatt (Gerbig), seit 84 Anästh.-Oberarzt d. AnästhAbt. d. Städt. Krh. Friedrichshafen (Simmendinger).

Sprem, Franje, Dr. med., Anästh. (74), Psychiatr. (81), OberRegMedRat d. Versorgg. Amt Stuttgart, ärztl. Dienst, Teckstr. 56, D-7000 Stuttgart 1. – * 19. 9. 43 Osijek/Kroatien. – **StE:** 68 Zagreb/Jugoslawien, **Prom:** 84 Heidelberg. – **WG:** 70–75 Anästh. Tuttlingen (Schubert), seit 74 Oberarzt, 76 Oberarzt d. AnästhAbt. Kirchheim/Teck (Lichstein), 76–78 Psychiatr. Zwiefalten (Krietsch), 78 Psychiatr. Calw-Hirsau (Linden), 79 Versorgg. Amt Stuttgart (Schulz), 79/80 Psychiatr. Ludwigsburg (Ronge), 80/81 Neurol. Westerstede (Piepgras), seit 81 Versorgg. Amt Stuttgart (Wiedenmann).

Sprenger, Anne, Dr. med., Anästh. (79), Anästh. an d. AnästhAbt. d. St.-Elisabeth Hosp., Elisabethstr. 10, D-4720 Beckum.

Spring, Gerlinde, Dr. med., Anästh. (73), selbständ. Anästh. im Krskrh., D-8742 Bad Königshofen; Am Entensee 18, D-8720 Schweinfurt. – * 8. 9. 41 Eger. – **StE. u. Prom:** 67 München. – **WG:** Anästh. 69/70 München (Pankofer), 70–72 Ulm (Ahnefeld), 72/73 Hannover (Kirchner), 73–76 Ärztin f. Anästh. im Nervenkrh. Günzburg, 76–81 Hannover (Kirchner). **ZV:** Veröffentlichungen auf dem Gebiet der kontrollierten Hypotension bei neurochir. Eingriffen.

Sprotte, Günter, PrivDoz. Dr. med., Anästh. (76), Oberarzt am Inst. f. Anästh. d. Univ., Josef-Schneider-Str. 2, D-8700 Würzburg; Oberer Geißelring 13, D-8701 Randersacker/Lindelbach. – * 23.4. 45 Heigenbrücken. – **StE:** 70 Würzburg, **Prom:** 72 Würzburg, **Habil:** 82 Würzburg. – **WG:** seit 72 Anästh. Würzburg (Weis).

Stadelmann, Ursula, Dr. med., Anästh. FMH (72), Anästh. am Rotkreuzspital CH-8028 Zürich; Kantstr. 16, CH-8044 Zürich. – * 31. 7. 40 Luzern. – **StE:** 66 Zürich, **Prom:** 68 Zürich.

Standfuss, Klaus, Prof. Dr. med., Obermed.dir., Anästh. (68), Leit. Arzt d. Abt. f. Anästh. u. Intensivtherapie am Knappschaftskrh. Dortmund, Wieckesweg 27, D-4600 Dortmund 12. – * 29. 1. 37 Erfurt. – **StE:** 61 Köln, **Prom:** 63 Köln, **Habil:** 71 Köln. – **WG:** 64–77 Anästh./Intensivmedizin Köln (Eberlein, Bonhoeffer).

Stangl, Johannes, Dr. med., Anästh. (74), Oberarzt d. AnästhAbt. am Stadtkrh., D-8940 Memmingen; Höppweg 5, D-8940 Memmingen. – * 11. 9. 40 Rotzendorf. – **StE:** 67 Würzburg, **Prom:** 70 Würzburg. – **WG:** 69–70 Chir. Weiden (Weiß), 70–71 Päd. Weiden (Fehr), 71–73 Anästh. Amberg (Bialek), 74 Anästh. Erlangen (Rügheimer), 75/76 Anästh. Weiden (Tawrel).

Stanisavac, Borislav, Dr. med., Anästh. (73), Chefarzt d. AnästhAbt. am Krskrh., Torstr., D-6640 Merzig; Fliederstr. 19, D-6645 Beckingen 2. – * 14. 10. 38 Dubica/Jugosl. – **StE. u. Prom:** 64 Beograd. – **WG:** 68–70 Chir. Lindenberg/Allgäu (Müller), 70–72 Anästh. Singen (Läufer), 72–74 Anästh. Eschweiler (Schumann), seit 74 Chefarzt, Krskrh. Merzig.

Stankovic, Ranka, Anästh. (74), Oberärztin d. AnästhAbt. am Stadtkrh. D-6090 Rüsselsheim; Igelweg 33, D-6090 Rüsselsheim. – * 29. 12. 43 Konjuh/Jugosl. – **StE:** 68 Belgrad.

Stauber, Josef, Dr. med., Anästh. (81), Chefarzt d. AnästhAbt. am Krskrh., Paracelsusstr. 30, D-8530 Neustadt/Aisch; Hampfergrundweg 20, D-8530 Neustadt/Aisch. – * 20. 10. 49 Würzburg. – **StE:** 75 Würzburg, **Prom:** 76 Würzburg. – **WG:** 77–81 Anästh. u. Intensivmedizin Ansbach (Kipka).

Stauber, Otto, Dr. med., Chir. (62), Anästh. (69), Chefarzt d. Inst. f. Anästh. am Elisabeth Krh., Elisabeth-Str. 23, D-8440 Straubing; Kreuzbreite 28 a, D-8440 Straubing. – * 22. 2. 22 Fürth. – **StE. u. Prom:** 53 Erlangen.

Steeb, Dorothee, Dr. med., Anästh. (76), Oberarzt d. AnästhAbt. am Heilig-Geist-Krh., Virchowstr. 7, D-6600 Saarbrücken; Scheidterstr. 48, D-6601 Scheidterberg. – * 6. 5. 43 Stuttgart. – **StE:** 68 Homburg/Saar, **Prom:** 70 Homburg/Saar. – **WG:** 70/71 Inn. Ottweiler/Saar (Gerstner), 71–74 Anästh. Homburg/Saar (Hutschenreuter), 74–77 Anästh. Neunkirchen (Dunkel), seit 78 Anästh.-Oberarzt Saarbrücken.

Stegbauer, Hans Peter, Dr. med., Anästh. (75), leit. Arzt d. Abt. f. Anästh. u. Intensivtherapie am Krskrh., Rutesheimer Str. 50, D-7250 Leonberg. – * 7.3. 43. – **StE:** 68 Düsseldorf, **Prom:** 69 Düsseldorf.

Stehlin, Hans Georg, Dr. med., Anästh. (67), Chefarzt d. AnästhAbt. am Krskrh., Westring 55, D-6718 Grünstadt 1; Westring 51, D-6718 Grünstadt 1. – * 28.8. 34 Karlsruhe. – **StE:** 59 Heidelberg, **Prom:** 64 Heidelberg. – **WG:** 62/63 Chir. Worms (Weissenborn), 63–67 Anästh. Heidelberg (Just), 67–69 Chefarzt f. Anästh. am Städt. Krh. Pirmasens, seit 70 Chefarzt f. Anästh. am Krskrh. Grünstadt.

Steiger, Martha, Dr. med., Anästh. FMH (70), freipraktizierende Anästh., tätig an d. Kl. St. Anna, St. Anna-Str. 32, CH-6004 Luzern; Zumhofstr. 17, CH-6048 Horw. – * 6. 4. 36 Luzern. – **StE:** 63 Zürich, **Prom:** 68 Zürich.

Steinbereithner, Karl, o. Univ. Prof. Dr. med. univ., Anästh. (55), Leiter d. Experim. Abt., Leiter d. Boltzmann-Inst. f. Experim. Anästh. u. Intensivmed. Forschung, Kl. f. Anästh. u. Allg. Intensivmedizin d. Univ., Spitalg. 23, A-1090 Wien; Alserstr. 23/15, A-1080 Wien. – * 18. 9. 20 Weyer/O.Ö. – **StE. u. Prom:** 48 Wien, **Habil:** 63 Wien. – **WG:** 49–51 Chir. u. Inn. Wien (Schönbauer, Fellinger), seit 51 Anästh., seit 61 Inst. f. Anästh. (jetzt Kl. f. Anästh. u. Allg. Intensivmedizin), Univ. Wien, 63–73 Leiter d. Intensivtherapie I, 73 Leiter d. Experim. Abt., 77 Leiter d. Boltzmann-Inst. f. Experim. Anästh. u. Intensivmed. Forschung, 82 o. Univ. Prof. f. Experim. Anästh., Gastprofessuren in Caracas, Mainz, New York. – **H:** Zeitschriften: Der Anaesthesist, Heidelberg, Agressologie, Paris, Notfallmedizin, Erlangen, Intensivbehandlung, München, Infusionstherapie und klin. Ernährung, München, European Journal of Anaesthesiology, London – Buchreihe: Beiträge zur Anästh. und Intensivmedizin, Wien. – **BV, – ZV:** Künstl. Winterschlaf, Wien 1954. – Probleme d. patientennahen elektron. Überwachg., Wien 1971. – Intensivstation – Intensivpflege – Intensivtherapie, Stuttgart 1972, 2. Aufl. 1984. – 415 wiss. Publik. (einschl. Beiträgen zu versch. Lehr- u. Handbüchern).

Steiner, Jost, Dr. med. Anästh. FMH (80), Oberarzt d. AnästhAbt. d. Univspitals, Inselspital, CH-3010 Bern; Humboldtstr. 35, CH-3013 Bern. – * 29. 12. 47 Bern. – **StE:** 73 Bern, **Prom:** 74 Bern. – **WG:** 74/75 Anästh. Bern, 75 Inn. Chur, 77–79 Residency in Anaesth, Seattle, Wa., 80 Anästh. Basel, 81 Anästh. Malmö, seit 81 Oberarzt Univspital Bern.

Steingass, Ulf, Dr. med., Anästh. (74), Chefarzt d. AnästhAbt. d. Krskrh., Wilhelm Seipp-Str. 3, D-6080 Groß-Gerau; Am Schinnergraben 24, D-6500 Mainz-Hechtsheim. – * 29. 10. 41 Stuttgart/Bad Cannstatt. – **StE:** 68 Mainz, **Prom:** 70 Mainz. – **WG:** 70 Inn. Nordenham (Osmers), Anästh. 70–73 u. 74–79 Mainz (Frey), 73/74 BwZentrkrh. Koblenz (Lange), seit 79 Chefarzt d. AnästhAbt. d. Krskrh. Groß-Gerau. –
BV: Sedation of infants and non-cooperative patients with Somsanit® for CT-investigations, Springer Berlin, Heidelberg, New York 1976. – Carotisangiographie mit Metrizamid (Amipaque®), Registrier. von Kreislauffunktionen u. Hirnstrombild beim anästh. Pat. (Amipaque Workshop Berlin), Excerpta Medica Amsterdam 1978. – Erfahrg. mit Nefopam zur Schmerzausschaltg. bei d. Elektrokoagulation des Ganglion Gasseri, Fischer Stuttgart 1979.

Steinle, Elisabeth, Dr. med., Anästh. (62), Chir. (67), Hartliebstr. 3, D-8000 München 19. – **StE:** 47 München, **Prom:** 49 München.

Stelzner, Jörg, Dr. med., Anästh. (75), Chefarzt d. Anästh.- u. Intensiv-Abt. am Krskrh. Großburgwedel d. LKH Hannover – Akad. Lehrkrh. –, Fuhrberger Str. 8, D-3006 Burgwedel 1; Gerstenstiege 21, D-3006 Burgwedel 1. – * 1. 4. 42 Magdeburg. – **StE:** 68 Göttingen, **Prom:** 68 Göttingen. – **WG:** 70 Chir. Verden/Aller (v. Oeynhausen), 70–72 Stabsarzt Bw, 72–78 Anästh. Göttingen (Stoffregen, Kettler), seit 78 Oberarzt am Inst. f. klin. Anästh. d. Univ. Göttingen, seit 78 Chefarzt am Krskrh. Großburgwedel.

Stempel, Doris, Dr. med., Anästh. (70), Oberarzt d. AnästhAbt. d. Städt. Krankenanst., Bremserstr. 79, D-6700 Ludwigshafen. – * 27. 12. 36 Ludwigshafen/Rh. – **StE. u. Prom:** 62 Heidelberg.

Stenger, Ingrid, Dr. med., Anästh. (79), 1. Oberarzt d. AnästhAbt. am Krskrh., Karl-Krische-Str. 4–11, D-7150 Backnang; Schaftrieb 4, D-7150 Backnang. – * 16. 5. 42 Ottweiler/Saar. – **StE:** 73 Homburg/Saar, **Prom:** 76 Homburg/Saar. – **WG:** 75–77 Anästh. Trier

(LoSardo), 77/78 Inn. Engelskirchen (Panzer), 78–83 Anästh. Bonn (Stoeckel), seit 83 Anästh. Krskrh. Backnang (Schlarb).

Steppes, Otto, Dr. med., Anästh. (70), Anästh.-Oberarzt am Krskrh., Pfarrer Guggetzer Str. 3, D-8017 Ebersberg; Weinleite 14, D-8017 Ebersberg. – * 14. 8. 35 Burghausen. – **StE:** 63 München, **Prom:** 64 München. – **WG:** 66 Chir. Augsburg (Gumrich), 67/68 Chir. u. Anästh. Maria Theresia-Kl. München, 68 Anästh. Starnberg (Schulte-Steinberg), 70/71 Anästh. München (Beer), seit 73 Oberarzt d. AnästhAbt. KrsKrh. Ebersberg (Piontek).

Stergar, F. O. Branko, Anästh. (79), leit. Arzt f. Anästh. am Maria Hilf Krh., Hospitalstr. 3–7, D-4788 Warstein. – * 25. 2. 47 Eckernförde. – **StE. u. Prom:** 71 Zagreb. – **WG:** 72–75 Allg. Med. in Yugosl., 75–77 Anästh. Duisburg (Mance), 78/79 Anästh. Duisburg (Rink), 79–84 Anästh. Oberarzt in Moers (Živković), seit 84 in Warstein.

Stern, Aurel, Dr. med., Anästh. (Rumänien 63, Deutschland 74), Arzt für Allgemeinmed., Praxis: Krugenofen 43, D-5100 Aachen; Eupener Str. 27, D-5100 Aachen. – * 19. 1. 23 Bukarest. – **StE:** 50 Bukarest, **Prom:** 52 Bukarest. – **WG:** 50–53 Chir. Bukarest, 53–58 KinderChir. Bukarest, 58–63 Anästh. Bukarest (Carp, Balabau, Constantinescu), 63–73 Gyn. Bukarest (Tomescu), 73–75 Anästh. Aachen (Kalff), 75 Anästh.-Oberarzt ebd., seit 75 niedergel. als Arzt f. Allgemeinmed.

Sticht, Helmut, Anästh. (83), leit. Arzt f. Anästh. am Marienhosp., D-5042 Erftstadt-Frauenthal; Im Bungert 8, D-5042 Erftstadt-Blessem. – * 5. 10. 44 Lahnstein. – **StE:** 76 Köln.

Sticker, Rosemarie, Dr. med., Anästh. (75), Oberärztin d. AnästhAbt. am Städt. Krh., Sindelfingen, Arthur-Gruber-Str. 70, D-7032 Sindelfingen.

Stiens, Reinhard, Dr. med., Anästh. (84), 1. Oberarzt d. AnästhAbt. d. St. Agnes-Hosp., Weberstr. D-4290 Bocholt. – * 2. 9. 45 Uelzen. – **StE:** 79 Berlin, **Prom:** 80 Berlin.

Sting, Werner, Dr. med., Anästh. FMH (61), leit. Arzt f. Anästh. am Kreisspital Oberengadin, CH-7503 Samedan; Chesa al Godin, Quadratscha 17, CH-7503 Samedan. – * 7. 5. 28 Zürich. – **StE:** 54 Zürich, **Prom:** 57 Zürich. – **WG:** 55 Dermat. Zürich (Burckhardt), 56/57 Chir. Samedan (Ryffel), 57–59 Anästh. Genève

(Junod), 59/60 Inn. Münsterlingen (Schildknecht), 60/61 Anästh. Bradford, Yorkshire (Mc Cully/Evans).

Stingele, Eleonore, Dr. med., Anästh. (70), Chefärztin d. AnästhAbt. am Krskrh., D-7129 Brackenheim.

Stobbe, Werner, Anästh. (84), Dipl. Phys., Anästh. am Inst. f. Anästh. d. Städt. Krh., Virchowstr. 10, D-7700 Singen; Randenstr. 6, D-7709 Hilzingen 6. - * 7. 9. 46 Wolfsburg. - **StE:** 80 Kiel. - **WG:** Anästh. seit 80 Singen (Läufer, Hack).

Stock, Volker, Dr. med., Anästh. (84), Chefarzt d. Anästh. (im Kollegialsystem) am Krskrh. St. Josef, Hauserstr. 40, D-8493 Kötzting; Schattenaustr. 6 a, D-8493 Kötzting. - * 20. 7. 49 Northeim. - **WG:** Anästh. Würzburg (Weis).

Stöckelle, Günter, Dr. med., Anästh. (71), Oberarzt d. AnästhAbt. am Hanuschkrh., Heinrich Collinstr. 30, A-1140 Wien; An der Niederhaid 19, A-1140 Wien. - * 30. 7. 39 Wien. - **StE. u. Prom:** 64 Wien. - **WG:** 68-71 Anästh. Wien (Mayrhofer), Anästh.-Oberarzt, Hanuschkrh. Wien (Arlt, Ammann).

Stöcker, Ludwig, o. Prof. Dr. med., Anästh. (63), Dir. d. Abt. f. Anästh. am Univ. Klinikum, Hufelandstr. 55, D-4300 Essen 1; Kemmannsweg 11, D-4300 Essen 18. - * 25. 4. 30 Münster. - **StE. u. Prom:** 56 Frankfurt, **Habil:** 69 Bochum. - **WG:** 58/59 Chief surgical Resident St. Louis, USA, 59/60 Gyn. Wuppertal (Anselmino), Anästh. (Beck), 60/61 Anästh. Düsseldorf (Zindler), 62 Pharmak. Wuppertal (Wirth, Hofmeister), seit 63 Anästh. Städt. Krankenanst. Essen, Münster, später Bochum, 74 o. Prof. f. Anästh., Univ. Klinikum Essen. -
H: Spezielle Chir. für die Praxis (mit Baumgartel, Kremer, Schreiber), Aktuelle Chir. -
BV: Narkose, Eine Einführung, Thieme Stuttgart 1967, 1969, 1972, 1976. - Prämedikationseffekte auf Bronchialwiderstand u. Atmung, Anästh. Wiederbeleb., Bd. 51, Springer Berlin, Heidelberg, New York 1971. -
HG: Allgemeine u. Regional-Anästh., Prämedikation.

Stöcker, Martha, Dr. med., Anästh. (77), Chefarzt an d. AnästhAbt. d. Caritas-Krh., An d. Heeresstr., D-6610 Lebach. - * 21. 9. 44 Thalexweiler. - **StE:** 72 Homburg/Saar, **Prom:** 76 Homburg/Saar.

Stöckle, Helmut, Dr. med., Chir. (72), Anästh. (76), Chefarzt d. AnästhAbt. d. St. Ansgar-Krh., Brenkhäuser Str. 71, D-3470 Höxter. - * 30. 5. 39 Hameln. - **StE:** 65 Göttingen, **Prom:** 65 Göttingen. - **WG:** 67/68 Chir. Bw Bad Zwischenahr (Titze), 68/69 Chir. Recklinghausen (Hammerschlag), 69/70 Unfallchir. Bremen (Sieber), 70-72 Chir. Bremen (Schütz), 73-77 Anästh. Bremen (Henschel), seit 76 Oberarzt an d. AnästhAbt. Zentralkrh. Jürgenstr. Bremen (Henschel), seit 77 AnästhOberarzt am Nikolaikrh. Höxter, seit 79 Chefarzt d. AnästhAbt. St. Angarkrh. Höxter.

Stöckli, Charles, Dr. med., Anästh. FMH (71), Chefarzt d. AnästhAbt., Kantonales Spital, CH-6210 Sursee; Zellburg 1, CH-6214 Schenkon. - * 27. 5. 34 Fischbach/LU. - **StE:** 61 Basel, **Prom:** 64 Basel.

Stoeckel-Heilenz, Christel, Anästh. (80), Anästh.-Oberärztin am Krh. Am Urban, Dieffenbachstr. 1, D-1000 Berlin 61; Am Grüngürtel 4 A, D-1000 Berlin 26. - * 4. 2. 49 Baden-Baden. - **StE:** 74 Berlin. - **WG:** Anästh. 75-78 Berlin, Kl. Steglitz (Henneberg), seit 78 Berlin, Krh. Am Urban (Henneberg).

Stoeckel, Horst, Prof. Dr. med., Anästh. (62), Dir. d. Inst. f. Anästh. d. Univ., Sigmund-Freud-Str. 25, D-5300 Bonn-Venusberg; Hobsweg 87, D-5300 Bonn-Röttgen. - * 26. 9. 30 Lodz. - **StE:** 55 Berlin, **Prom:** 56 Berlin, **Habil:** 69 Heidelberg. - **WG:** 58 Chir. u. Gyn. Marienberg, 59/60 Anästh. Berlin-Buch (Poppelbaum), 61 Physiol. Berlin (Pichotka), 62-74 Anästh. Heidelberg (Just), seit 74 Dir. d. Inst. f. Anästh. d. Univ. Bonn. -
H: Z. „Anästh., Intensivther., Notfallmed.", Thieme Stuttgart, New York; Schriftenr. „INA - Intensivmed., Notfallmed., Anästh.", ebd. (Mitherausgeber). -
BV: Bluttransfus. u. Leberfunkt., in: Leberfunkt. u. op. Eingr., Hrg. Just, Thieme Stuttgart 1964. - Behandlg. hoher Rückenmarksverletzg., in: Anästh. u. Notfallmed., Hrg. Hutschenreuter, Anästh. Wiederbeleb., Bd. 15, Springer Berlin, Heidelberg, New York 1966. - Spez. Anästh.-Probl. b. Eingr. an d. A. carotis, b. port. u. ren. Hypertension u. pulm. Embolektomie, in: Anästh. in d. Gefäß- u. Herzchir., Hrg. Just u. Zindler, ebd., Bd. 20, 1967. - Physiol. u. Pathophysiol. d. zentr. Venendrucks (mit Lutz), in: Venendruckmessg., Hrg. Allgöwer, Frey u. Halmágyi, ebd., Bd. 34, 1969. - Spez. Anästh.-Probl. beim Cushing-Syndrom, in: Anästh. b. Eingr. an endokrin. Organen u. b. Herzrhythmusstörg., Hrg. Hutschenreuter u. Zindler, ebd., Bd. 56, 1972. - Endokrine Organe, in: Diagnostik d. Nark.- u. Op.-Fähigkeit, Hrg. Kronschwitz u. Lawin, ebd., Bd. 76, 1973. - Einfluß versch. Ventilat.formen auf Stoffwechsel u. Durchblutung d. Gehirns b. schw. Schädeltraumen (mit Hoyer, Hamer u. Albert), in: Engström-Respirator, Hrg. Kalff u. Herzog, ebd.,

Bd. 82, 1974. – Postop. Indikat. zur Respiratorbe-handlg., in: Ateminsuffizienz u. ihre klin. Behandlg., Hrg. mit Just, Thieme Stuttgart 1967. – Intra- u. postop. Beurteilg. d. Kreislaufs durch zentr. Venen-druckmessg., in: Kreislauf- u. Stoffwechselprobl. b. Neugeborenen u. Säuglingen, Hrg. Hecker u. Wolf, Urban u. Schwarzenberg München 1968. – Late Com-plicat. after Tracheostomy, in: Progr. of Anaesth., Ex-cerpta Medica Intern. Congr. Series Nr. 20, 825 (1970). – Ursache u. Kl. d. Schocks (mit Just), in: Praxis d. Schockbehandlg., Hrg. Lindenschmidt, Rügheimer u. Willenegger, Thieme Stuttgart 1971. – Stoffwechsel d. Gehirns b. schw. Hirntraumen unter versch. Venti-lat.bedingg. (mit Hoyer), in: Proc. V. Symp. Anaesth. Internat., Vol. 1, Dresden 1972. – Hyperbilirubinämie nach Op. mit d. Herz-Lungenmaschine (mit Storch, Oloff u. Peter), in: Proc. V. World Congr. of Anaesth., Exc. Medica Amsterdam 1973. – Effect of Hypercar-bia on Cerebral Blood Flow and Carbohydrate Me-tabolism in Deep Normovol. Hypotens. (mit Hamer, Hoyer, Albert u. Packschies), Brain Edema, in: Adv. of Neurosurg., Hrg. Schürmann, Brock, Reulen u. Voth, Springer Berlin, Heidelberg, New York 1973. – NLA b. Eingr. am endokrinen System, in: NLA, Hrg. Rüg-heimer, Thieme Stuttgart (im Druck). – NLA b. Ein-griffen am endokrinen System, in: NLA, Bilanz einer Methode, Hrg. Rügheimer, Thieme Stuttgart (1975). – Mit Schlag u. Botzenhart: D. intravasale Katheter, in: Praxis d. klin. Hygiene in Anästh. u. Intensivpflege, Hrg. Just, INA, Bd. 9, ebd. 1977. – Mit Rommelsheim: Intensivmed. Aspekte zur Ileusbehandlg., INA, Bd. 10, ebd. 1978. – Mit Garstka u. Hack: Katheter-Peri-duralanästh. u. Intubat. mit kontrollierter Beatmg. beim Risikopat., Kongr.bd. 25. Jahrestgg. d. DGAI, Würzburg 1978. – Mit Killian, Kanz u. Ahnefeld: D. Beatmungspat., in: Klin. Hygiene u. Intensiv-ther.-Pat., INA, Bd. 18, Thieme Stuttgart 1979. – D. akute progressive Lungenversagen, INA, Bd. 16, Hrg. mit Mayrhofer-Krammel u. Schlag, ebd. 1979. – Mit Gabriel: Allgemeinanästh. in d. HNO unter bes. Be-rücksichtigg. d. Zwischenfälle, in: Handbuch d. HNO, 2. Aufl., Bd. II, Hrg. Berendes, Link u. Zöllner, ebd. 1980. – Mit Garstka u. Hack: Katheter-Peridural-anästh. u. Intub. mit kontrollierter Beatmung beim Ri-sikopat., in: Weis u. Cunitz: 25 Jahre DGAI, Anästh. Intensivmed., Bd. 130, Springer Berlin, Heidelberg, New York 1980. – Mit Mosebach, Müller, Caspari, Rommelsheim u. Lippoldt: Eliminat. u. Transfer in-fundierter Plasmaaminosäuren b. Schwerverletzten, in: ebd. – Mit Schüttler, Lauven, Hengstmann u. Wilms: Ion-Trapping – ein generelles Phänomen lipo-philer bas. Pharmaka mit hohem pKa-Wert, in: ebd. – Mit Mosebach, Josten, Schulte am Esch u. Schilling: Vergleichende Untersuchg. über d. zeitl. Verlauf d. Nüchternwerte v. Plasmaaminosäuren b. Schwerver-letzten, in: ebd. – Endocrinology in anaesth. and sur-gery, Hrg. mit Oyama, Anästh. Intensivmed. Bd. 132, Springer Berlin, Heidelberg, New York 1980. – Mit A. u. U. D. Koenig u. Schlebusch: D. Verhalten d. Im-munglobuline IgG, IgM u. IgA unter Op., Anästh. u.

im postop. Verlauf, in: Haid u. Mitterschiffthaler (Hrg.): ZAK Innsbruck 1979, Bd. 3: Exp. Anästh., Monitoring, Immunologie, Anästh. Intensivmed., Bd. 141, Springer Berlin, Heidelberg, New York 1981. – Mit U. D. u. A. Koenig, Dolle u. Binhold: Unter-suchg. zur Lymphozytenstimulierbarkeit unter Op. u. Anästh., in: ebd. – Mit A. Koenig: D. Überwachg. d. Vitalfunkt. als „Stand-by"-Aufgabe d. Anästh., Fo-rens. Probleme in d. Anästh., in: Opderbecke u. Weiss-auer (Hrg.), Forens. Probleme in d. Anästh., perimed Erlangen 1981. – Mit Lauven u. Schüttler: Rebound-Phänomene intraven. Anästhetika, in: Rügheimer (Hrg.), Erlanger Anästh.-Seminare, Med. Media Ana-lyse Bubenreuth 1981. – Mit Schwilden, Lauven u. Schüttler: Applications of pharmacokinetics – Intra-venous infusion of etomidate for anaesth., in: Rüghei-mer u. Zindler (Hrg.), Proc. of the 7th World Congr. of Anaesth., Hamburg, Excerpta Medica Amsterdam 1981. – Mit Schwilden, Lauven u. Schüttler: EEG pa-rameters for evaluation of depth of anaesth., in: Vik-kers u. Crul (Hrg.), Europ. Academy of Anaesth., Proc. 1980, Main Topic: Mass Spectrometry in An-aesth., Springer Berlin, Heidelberg, New York 1981. – Mit Lauven: Grundlagen d. Pharmakokinetik, in: Wüst u. Zindler (Hrg.), Neue Aspekte in d. Regional-anästh., Anästh. Intensivmed., Bd. 138, Springer Ber-lin, Heidelberg, New York 1981. – Mit Schwilden: The distribution of EEG frequency bands revealed by factor analysis during anaesth. with halothane and en-flurane, in: Inhalationsanästh. heute u. morgen, Hrg. Peter u. Jesch, ebd., Bd. 149, 1982. – Mit Lauven: Ex-posit. gegen Spurendosenkonzentrat. flüchtiger An-ästhetika – gegenwärtige Beurteilg., in: ebd. – Mit Schwilden, Hengstmann, Schüttler u. Lauven: Ein-leitg. d. intraven. Anästh. u. pharmakokinet. Grundla-gen f. eine optimierte Dosierg., in: Aronski (Hrg.), Proc. of 8th Congr. of Polish S. of Anaesth. and 3rd In-ternat. Congr. of Anaesth., Vol. I, Towarzystow An-estezjologow Polskich Wroclaw 1982. – Mit Schüttler, Wilms, Lauven, Schwilden u. Hengstmann: Narkose-einleitg. u. Aufrechterhaltg. mit Etomidat unter Ver-wendg. eines Infusionsmodells, ebd. – Mit Hengst-mann u. Schüttler: Einleitg. u. Aufrechterhaltg. d. Anästh. mit Fentanyl, Pharmakokinetik u. Entwicklg. eines Infusionsmodells, in: ebd. – Mit Schwilden, Schüttler u. Lauven: Pharmacokinetic data of fenta-nyl, midazolam and enflurane as obtained by a new method for arbitary schemes of administration, in: Prys-Roberts u. Vickers (Hrg.), Europ. Academy of Anaesth. Proc. 1981, Main Topic: Cardiovascular Measurement in Anaesth., Springer Berlin, Heidel-berg, New York 1982. – Mit Schüttler, Hack u. Lau-ven: Plasma-Cortisol u. hGH unter versch. Fentanyl-Dosierg., in: Schara (Hrg.), Proc. DAK 1982 (im Druck). – D. zentr.-anticholinerg. Syndrom: Physo-stigmin in d. Anästh. u. Intensivmed., Hrg., INA, Bd. 35, Thieme Stuttgart, New York 1982. – Mit Lauven u. Schüttler: Zur Pharmakokinetik intraven. Anästheti-ka, in: Lawin, Götz u. Huth (Hrg.), Intraven. Nark. u. Langzeitsedierg., Symp. in Münster, ebd., Bd. 31,

1982. – Mit Schwilden, Schüttler u. Lauven: Probleme d. Narkoseausleitg. u. d. frühen postop. Phase, in: ebd. – Mit Schwilden, Schüttler u. Lauven: Strategies of infusion for intravenous anaesth., in: Tiengo u. Cousins (Hrg.), Pharmacological basis of anesth.: Clinical pharmac. of new analgesics and anesthetics, Raven Press New York 1983. – Mit Lauven: Klin. Pharmakokinetik v. Midazolam, in: Götz (Hrg.), Midazolam in d. Anästh., Internat. Symp. in Darmstadt 1983, Ed. Roche Basel 1984. – Mit Schwilden u. Lauven: Dosisfindg. v. Midazolam u. Wirkkontrolle über EEG, in: ebd. – Mit Schwilden: Quantitative EEG-Analysis and Monitoring Depth of Anaesth., in: Gomez, Egay u. de la Cruz-Odi (Ed), Anaesth., safety for all, Excerpta Medica Amsterdam, New York, Oxford 1984. – Mit Schwilden, Schüttler u. Lauven: Möglichkeiten zur Quantifizierg. d. Wirkg. intraven. Anästhetika, in: Rügheimer u. Pasch (Hrg.), Notwendiges u. nützl. Messen in Anästh. u. Intensivmed., 2. Erlanger Anästh.-Symp. 1984 (im Druck). – Mit Schwilden: Vergleichende Pharmakodynamik halogenierter Anästhetika, Quantitative EEG-Analyse zur Objektivierg. d. zentralnerv. Effekte, in: Peter (Hrg.), Inhalationssymp., München 1984 (im Druck). – Mit Lauven: Möglichkeiten d. Antagonisierg. v. Anästhetika-Wirkg., in: Just u. Wiedemann (Hrg.), D. anästh. Polikl. – Anästh.ambulanz – Ambulanznark., Schmerzambulanz. 4. Internat. Heidelberger Anästh.-Symp., INA, Thieme Stuttgart, New York 1985 (im Druck). – Mit Schwilden, Schüttler u. Lauven: Pharmakokinetik halogenierter, volatiler Anästhetika, in: Brückner (Hrg.), ZAK Berlin 1981 (im Druck). – Mit Lauven, Schüttler u. Schwilden: Biotransformat. intraven. Anästhetika, in: ebd. – Mit Schüttler, Lauven u. Schwilden: Neue intraven. Anästhetika: Hypnotika u. Opioide, in: ebd. – Mit Lauven: Toxikol. Aspekte d. Inhalationsanästhetika, in: ZAK Zürich 1983 (im Druck). – Mit Schüttler, Schwilden u. Lauven: Prinzipien d. klin. Pharmakokinetik in d. intraven. Anästh., in: ebd. – Mit Schwilden: Fortschritte in d. Inhalationsanästh. durch neue Gerätesysteme unter d. Bedingg. in Entwicklungsländern, in: ebd. – Mit Schwilden, Lauven u. Schüttler: Pharmakinet. Prinzipien d. Inhalationsnark., in: ebd. – Mit Lauven, Ochs u. Greenblatt: Pharmakinet. Untersuchg. mit neuen wasserlösl. Benzodiazepin Midazolam, in: Doenicke (Hrg.), Midazolam, Sertürner Workshops, Bd. 1, Springer Berlin, Heidelberg, New York, Tokyo (im Druck). – Mit Murday, Hack, Schüttler u. Wenning: Kontinuierl. Applikat. v. Alfentanil b. koronarchir. Eingr., Anästh. u. hämodynam. Aspekte, in: Doenicke (Hrg.), Alfentanil – ein neues kurzwirkendes Opioid, Sertürner Workshop, Bd. 4, ebd., 1985 (im Druck). – Mit Schüttler, Lauven u. Schwilden: Klin. Pharmakokinetik v. Alfentanil, in: ebd. – Mit Schüttler, Schwilden u. Lauven: Pharmakokinetisch begründete Infusionsmodelle f. d. Narkoseführg. mit Alfentanil, in: ebd. – Mit Schüttler, Mück, Schwilden u. Lauven: Anwendg. v. Alfentanil b. Kurzeingriffen, Dosierungsvorschläge u. klin. Aspekte, in: ebd. – Mit Lauven: Al-

fentanil b. abdom. Hysterektomien: Repetition vs. Infusion, in: Zindler u. Hartung (Hrg.), Rapifen (Alfentanil) ein neues kurzwirksames Narkotikum, Schattauer Stuttgart, New York 1985 (im Druck). – Mit Murday, Hack, Schüttler u. Wenning: Alfentanil als Monoanästhetikum b. aortocor. Bypass – Op., in: ebd. – Mit Schüttler u. Mück: Alfentanil b. Kurznarkosen f. Mikrolaryngoskopien unter Jet – Ventilat., in: ebd. – Mit Schüttler u. Schwilden: Grundlagen d. Infusionsnark. mit Alfentanil, in: ebd. – Mit Schüttler: Pharmakokinetik v. Alfentanil beim Menschen, in: ebd. – Mit Schüttler: Quantification of stress under surgery and anaesth. by hormonal and metabolic parameters, in: Stoeckel (Ed), Quantification, modelling and control of anaesth., Thieme-Stratton Publ. New York 1985 (im Druck). – Mit Schüttler, Schwilden u. Lauven: Pharmacokinetic and pharmacodynamic data for control of anaesth.: Hypnotic drugs, in: ebd. – Mit Lauven, Schwilden u. Schüttler: Applications of pharmacokinetic concepts in clinical anaesth., in: ebd. – Mit Lauven: Pharmacokinetic and pharmacodynamic data for control of anaesth.: Benzodiazepines, in: ebd. – Mit Schwilden: The derivation of EEG parameters for moedelling and control of anaesthetic drug effect, in: ebd. – Mit Schwilden, Schüttler u. Lauven: Interactive drug rate control in open loop systems, in: ebd. – Mit Schüttler u. Schwilden: Clinical experience with interactive rate control of intravenous anaesth., in: Prescott u. Nimmo (Ed), Proc. of the 2nd internat. conference on drug absorption, Rate control in drug ther., Churchill Livingstone New York, Edinburgh, London, Melbourne 1985 (im Druck). – Mit Schwilden u. Schüttler: Advances in the rate control of intravenous agents, in: ebd. – Mit Lauven, Schwilden u. Murday: Benzodiazepine in d. Anästh., in: Hippius, Engel u. Laakmann (Hrg.), Benzodiazepine – Rückblick u. Ausblick 1985, Springer Berlin, Heidelberg, New York, Tokyo (im Druck). –

ZV: Fall v. Monosporium-Mycetom d. Lunge (mit Ermer), Beitr. klin. Erforsch. Tuberk. *122,* 30 (1960). – D. Rolle d. Bluttransfus. f. d. Entstehg. d. postop. Ikterus (mit Alter u. Voll), Langenbecks Arch. klin. Chir. *313* (1965). – Wert d. Transaminase-Bestimmg. f. d. Blutspenderauswahl, insb. zur extrakorp. Perfus. (mit Walter, Kuhn u. Huhnstock), Thoraxchir. *13* (1965). – 144 Fälle v. Wundstarrkrampf an d. Heidelberger Chir. Univkl. v. 1935 bis 1964. Forderg. d. aktiven Impfg. (mit Heinzel u. Chryssikopulos), Bruns' Beitr. klin. Chir. *211* (1965). – Gewerbl. Vergiftg. durch Mevinphos (mit Meinecke), Arch. Toxikol. *21* (1966). – Klin. u. techn. Grundlagen d. Langzeitbeatmg. mit Respiratoren (mit Just), Z. prakt. Anästh. *1* (1966). – Erfahrg. mit d. Respiratorbehandlg. im postop. Verlauf (mit Lutz), ebd. – Technik d. serolog. Kreuzprobe, ebd. – Anästh. Vorbereitg. b. Eingr. am endokrinen System, ebd. *2* (1967). – Hyperbare O$_2$-Behandlg., ebd. *3* (1968). – Akute postop. Leberschäden unter bes. Berücksichtigg. d. Halothan (mit Jansen, Brehmer u. Grözinger), Langenbecks Arch. klin. Chir. *317* (1967). – Spätkomplikat. nach Tracheotomie, Ergebn.

u. Schlußfolgerg. einer katamnest. Untersuchg. (mit Beduhn), ebd. *323* (1968). – Ber. über d. Nierentransplantationsprogramm in Heidelberg (mit Röhl, Franz, Ziegler u. Potempa), Münch. med. Wschr. *110* (1968). – Wert d. Messg. d. zentr. Venendruckes in d. Chir. d. Säuglings- u. Kleinkindesalters, Anästhesist *18* (1969). – Ist d. Anwendg. v. Curare b. d. Durchführg. einer doppelseit. Nephrektomie bzw. einer Nierentransplantation erlaubt? Z. prakt. Anästh. *4* (1969). – Klin. Untersuchg. zur Desinfektionsleistg. v. Chlorhexidingluconat (Hibitane G) in d. Anästh. (mit Hart), ebd. – Ergebn. kardiozirkulat. Wiederbeleb., ebd. – Problematik d. Massentransfus. mit ACD-Blut (mit Stober), ebd. *5* (1970). – Pathophysiol. u. Ther. d. Ertrinkungsunfalls (mit Hegendörfer u. Dietzel), ebd. – Allg.-Anästh. in d. op. Ophthal. (mit Hart), ebd. *6* (1971). – Neuer Beatmungs-Monitor, ebd. – Änderg. d. Säure-Basen-Haushaltes, d. Serum-Elektrolyte u. Leberfunktionswerte nach Massivtransfus., Bibl. Haemat. *37* (1971). – Neuere Aspekte z. Prognose u. Ther. d. Wundstarrkrampfes, Therapiewoche *20* (1970). – Massenblutg. u. Massivtransfus., ebd. *21* (1971). – Erhebungsbogen z. Dokumentat. in d. Intensivbehandlg. (mit Simmendinger), Z. prakt. Anästh. *6* (1971). – Hirndurchblutg. u. Hirnstoffwechsel nach schw. Hirntraumen (mit Hoyer), ebd. – Verhalten d. Aldosteronexkret. u. Hydrocortisonsekret. b. prolong. Streß u. Langzeitbeatmg. (mit Korpassy), ebd. *7* (1972). – Welche Muskelrelaxantien sind b. chron. dialys. Pat. zu empfehlen? ebd. – Pharmakokinetik v. 14-C-Dimethyl-Tubocurarin b. Nierengesunden u. terminaler chron. Niereninsuff. (incl. anephrische Pat.) (mit Nold), ebd. – Entwicklg. u. Möglichk. d. Langzeit-Respiratorther., Med. Welt *23* (1972). – Erfordernisse z. Desinfekt. u. Sterilisat. v. Anästh.gerät u. -instrument., Anästh. Informat. *13* (1972). – CBF and Metabolism in Pat. with Acute Brain Injury with Regard to Autoregulat. (mit Hoyer, Piscol, Hamer, Kontopoulos, Wolf u. Weinhardt), Europ. Neurol. *8* (1972). – Investigat. of Hydrocortisone Secret. and Aldoserone Excret. in Pat. with Severe Prolonged Stress (mit Korpassy u. Vecsei), Acta Anaesth. Scand. *16* (1972). – Ketanestnarkose b. Luftencephalographie v. Kindern (mit Betz), Radiologe *12* (1972). – Untersuchg. b. exp. Lebertransplantat., I.: Hämodynamik u. Säure-Basen-Haushalt, II.: Blutgerinng. (mit Peter, Dietz, Papenberg, Nicklis), Z. exp. Chir. *6* (1973). – Akute Hämodialyse als Maßnahme d. Intensivther. im Kindesalter (mit Schüler, Asbach, Beduhn u. Hocevar), Anästhesist *23* (1974). – Frage d. cerebr. Hypoxie unter Hyperventilat.-beatmg., tierexp. u. klin. Untersuchg. (mit Alberti, Hamer u. Hoyer), ebd. – Erfahrgs.ber. über 3 J. Beatmgs.stat. d. AnästhAbt. d. Univkl. Heidelberg. Computer-Auswertg. eines Dokumentationsbogens (mit Simmendinger, Just u. Ekker), Z. prakt. Anästh. *8* (1974). – Treatment of Hypercatabolic Acute Renal Failure by Adaequate Nutrit. and Haemodialysis (mit Asbach, Röhl, Schüler, Conradi u. Wiedemann), Acta Anaesth. Scand. *18* (1974). – Cerebral Blood Flow and Metabolism at Different Levels of Decreased Cerebral Perfus. Pressure Induced by Raised Intracran. Pressure and Normovol. Arterial Hypotens. (mit Hamer, Hoyer u. Alberti), Cerebral Circulation and Metabolism 1974. – CBF and Metabolism with Regard to Autoregulat. in Cerebral Perfus. Pressure Experiments (mit Hoyer, Hamer, Alberti u. Weinhart), ebd. – Op.vorbereitg. aus anästh. Sicht: Bronchopulm. Vorbereitg. (mit Simmendinger), Langenbecks Arch. klin. Chir. 1973. – Veränderg. d. Hirndurchblutg. u. d. oxydat. Hirnstoffwechsels b. Pat. mit akut. substant. traumat. Hirnschäden (mit Hoyer u. Penzholz), Dtsch. med. Wschr. (im Druck). – Cerebral Blood Flow and Cerebral Metabolism in acute Increase of Intracran. Pressure (mit Hamer, Hoyer, Alberti u. Weinhart), Acta Neurochir. *28* (1973). – Vena subclavia Punktionsbesteck „Cavafix", Z. prakt. Anästh. *8* (1973). – Kamen-Wilkinson-Trachealkanüle, ebd. – Treatment of Acute Renal Failure in Surg. Pat. (mit Schüler, Asbach, Röhl u. Meinel), Bull. Soc. Intern. Chir. *32* (1973). – Effect of Stepwise Art. Hypotens. on Blood Flow and Oxydat. Metabolism of the Brain (mit Hoyer, Hamer, Alberti u. Weinhart), Pflügers Arch. ges. Physiol. 1974. – Technik u. Erfahrg. mit d. Subclavia-Katheter (mit Simmendinger), Mels. Wiss. Mitt. 1974. – Hämodialyse b. Intoxikat. im Kindesalter (mit Schüler), Intensivmed. *11* (1974). – Treatment of Hypercatabolic Acute Renal Failure (mit Asbach, Schüler, Conradi, Möhring, Röhl u. Wiedemann), Acta Anaesth. Scand. 1974. – Zerebr. Hypoxie u. Anästh., Z. prakt. Anästh. *10* (1975). – Bronchospasmus unter Enflurananästh. (mit Hack, Rommelsheim u. Pless), ebd. *11* (1976). – Zur klin. Pharmak. d. Anästhetika u. Anästh.adjuvantien b. Niereninsuffizienz, ebd. *12* (1977). – Diaplazentarer Transfer v. Lokalanästhetika (mit Garstka), ebd. *13* (1978). – Anästh. u. Immunologie – Eine Übersicht (mit A. u. U. D. Koenig), ebd. – Auswirkg. versch. Narkoseverfahren auf Leberenzyme u. Bilirubin (mit Garstka, Schlebusch u. Schneider), ebd. *14* (1979). – D. Leberenzymmuster nach „atraumat." Eingriffen unter Halothan- u. Neuroleptanästh. (mit Koenig, Schlebusch u. Garstka), ebd. – Indikat. u. Stellenwert d. Röntgenthoraxaufnahme b. Pat. mit respirat. Insuffizienz (mit Rommelsheim u. Thelen), ebd. – EEG-Spektralanalyse zur Dokumentat. d. Narkosetiefe (mit Lange, Burr, Hengstmann u. Schüttler), ebd. – Pharmacokinetics of fentanyl as a possible explanat. for recurrence of respiratory depress. (mit Hengstmann u. Schüttler), Brit. J. Anaesth. 41 (1979). – Gaschromatograph. Bestimmg. d. Verteilungskoeffizienten f. volatile Anästhetika (mit Lauven u. Hack), Anästhesist 28 (1979). – Endokrine Erkrankg.: Anästh. u. Dauermedikat. (mit Hack), diagnostik u. Intensivther. H. 1 (1980). – Erste Erfahrg. mit rückenmarksnahen Regionalanästhesietechniken b. Hämophiliepat. (mit Hack, Hoffmann, Brackmann u. Pichotka), Anästh. Intensivther. Notfallmed. 15 (1980). – D. Verhalten d. hGH-Sekret. b. Schwerverletzten (mit Josten, Lauven, Mosebach, Schulte am Esch u. Rommelsheim), ebd. – Infusion model for fentanyl based on pharmacokinetic analysis (mit Hengstmann u. Schüttler), Brit. J. Anaesth. 52 (1980). – Pharmacokinetical evaluation of new parenteral maintenance solution for severely injured patients (mit Mosebach, Caspari, Müller, Schulte am Esch, Lippold u. Prahl), J. parent. ent. nutrition 4 (1980). – Eine Dantrolenlösg. mit hoher Wirkstoffkonzentration (vorläufige Mitt.) (mit Rommelsheim, Lauven, Westhofen u. Stenger), Anästh. Intensivther. Notfallmed. 15 (1980). – Spektrale EEG-Parameter als Indikatoren d. Narkosetiefe (mit Schwilden), ebd. – Pharmakokinet. Untersuchg. über Etomidat beim Menschen (mit Schüttler, Wilms, Lauven u. A. Koenig), Anästhesist 29 (1980). – Ein pharmakokinetisch begründetes Infusionsmodell f. Etomidat zur Aufrechterhaltung v. steady-state Plasmaspiegeln (mit Schüttler, Wilms, Schwilden u. Lauven), ebd. – Pharmakokinet. Untersuchg. mit dem neuen Benzodiazepin Midazolam (mit Lauven, Ochs u. Greenblatt), ebd. 30 (1981). – Verhinderg. d. Fentanyl-Rebound-Phänomens durch Cimetidin-Medikat. (mit Lauven, Schüttler u. Schwilden), ebd. – Klin. Pharmakokinetik v. Midazolam, Flunitrazepam u. Diazepam (mit Lauven u. Schüttler), Anästh. Intensivther. Notfallmed. 16 (1981). – Vergleich versch. empirischer Dosierungsvorschläge f. Etomidat-Infus. anhand pharmakokinet. Berechng. (mit Schwilden, Schüttler u. Lauven), ebd. – Benzodiazepine zur Prämedikat., Regional- u. Allgemeinanästh. (mit Hack), ebd. – Raumluftkonzentrat. d. Inhalationsanästhetika im Operationssaal. D. Einfluß v. Schutzmaßnahmen (mit Lauven), Anästh. Intensivther. 23 (1982). – Plasma and urine constitutents suitable for prognosis in traumatized and burned patients (mit Josten, Rommelsheim, Schulte am Esch, Hausmann, Lippoldt, Müller, Palluk, August u. K. O. u. H. Mosebach), Clin. Nutrition 1, Suppl. (1982). – Plasma fentanyl concentrations and the recurrence of ventilatory depression in volunteers (mit Schüttler, Magnussen u. Hengstmann), Brit. J. Anaesth. 54 (1982). – Kinetics of high-dose i.v. diazepam (mit Ochs, Greenblatt, Lauven u. Rommelsheim), ebd. – Alfentanil (R 39209), ein neues kurzwirkendes Opioid. Pharmakokinetik u. erste klin. Erfahrg. (mit Schüttler), Anästhesist 31 (1982). – Ein pharmakokinetisch begründetes Infusionsmodell f. Midazolam. Eine mikroprozessorgesteuerte Applikationsform zur Erreichg. konstanter Plasmaspiegel (mit Lauven u. Schwilden), ebd. – Schwilden u. Stoeckel: Bemerkg. zur Arbeit v. Lehmann, Gensior u. Daub: „Analget." Fentanyl-Blutkonzentrat. unter NLA in: Anästhesist 31 (1982) (mit Schwilden), Anästhesist 32 (1983). – Prinzipien d. klin. Pharmakokinetik in d. Anästh. (mit Schwilden, Lauven u. Schüttler), Anästh. Intensivther. Notfallmed. 17 (1982). – Chem. Befunde b. Gestose-Patientinnen mit Lungenkomplikat. (mit Schlebusch, Garstka, Rommelsheim u. Grünn), ebd. 18 (1983). – Enteral-parenterale Ernährg. mit hohem Eiweißangebot b. schw. Schädel-Hirn-Trauma (mit Hausmann, Mosebach, Caspari, Feller u. Lippoldt), Infusionsther. 10 (1983). – Pharmacokinetics as ap-

plied to total intravenous anaesth.: Practical implications (mit Schüttler u. Schwilden), Anaesthesia 38, Suppl. (1983). – Pharmacokinetics as applied to total intravenous anaesth.: Theoretical considerations (mit Schwilden u. Schüttler), ebd. – Elektrostimulationsanästh. im Vergleich zur Enfluran-Stickoxydul-Nark. b. gyn. Op. 2. Mitt.: Hormonelle Reakt. im prä-, intra- u. postop. Verlauf (mit Bellmann, Fritsche u. Hengstmann), Anästh. Intensivther. Notfallmed. 19 (1984). – Infusion strategies to investigate the pharmacokinetics and pharmacodynamics of hypnotic drugs: etomidate as an example (mit Schüttler u. Schwilden), Eurup. J. Anaesth. 2 (1985), im Druck. – Quantitation of the EEG and pharmacodynamic modelling of hypnotic drugs: etomidate as an example (mit Schwilden u. Schüttler), ebd.

Stoffregen, Jürgen, Prof. Dr. med., ordentl. Prof. f. Anästh. d. Univ. Göttingen, Anästh. (58), Chefarzt d. ZentrInst. f. Anästh. u. Intensivbehandlg. d. Krh. St. Marien, St. Josef u. St. Johannes, Bergstr. 56, D-5800 Hagen 1; Am Teich 11, D-5800 Hagen 1. – * 29. 9. 25 Braunschweig. – **StE:** 51 Hamburg, **Prom:** 52 Hamburg, **Habil:** 58 Göttingen. – **WG:** 53/54 Physiol. Max-Planck-Inst. Heidelberg (Rein), 54–57 Anästh. Heidelberg (Frey), 57 Gastprof. in Anästh., Univ. of Chicago, USA, 57–74 Leit. d. AnästhAbt. Göttingen, seit 74 Chefarzt ZentrInst. Anästh. Hagen. –
BV: Hämodynam. Rückwirkg. d. künstl. Beatmg., in: Lehrb. d. Anästh., hrg. Frey, Hügin u. Mayrhofer, Springer Berlin, Göttingen, Heidelberg 1955. – Geschwülste u. Cysten d. Mediastinums (mit K. H. Bauer), in: Handb. d. Thoraxchir. (Encyclopedia of Thoracic Surgery), hrg. Derra, Springer Berlin, Göttingen, Heidelberg 1958, III. Band, II. Teil. – Künstl. Beatmg., Symp. über aktuelle Fragen d. Anästh., Berlin 1957, Abh. d. Dtsch. Akad. d. Wiss. Berlin, Akademie-Verlag Berlin 1959. – Atmung u. Beatmg.; Synopsis atemmechan. Probl. für d. klin. Anaesth., Hüthig Heidelberg 1961. – Fehler u. Gefahr. d. Anästh. beim off. Thorax, Berliner Symp. über Anästhprobl. d. off. Thorax 1959, Abh. d. Akad. d. Wiss. zu Berlin, Akademie-Verlag Berlin 1961. – Erste Erfahrg. in d. Langzeitbehandlg. v. Tetanus-Krank. mit hoh. Dos. Thalamonal (mit Schorer u. Kettler), in: 2. Bremer Neuroleptanalg.-Symp. 1964, hrg. Henschel, Springer Berlin, Heidelberg, New York 1965. – Grundl. u. Techn. d. mod. Anästh. f. d. plast u. wiederherstell. Chir., in: Atlas für plast. Chir., v. Gelbke, Thieme Stuttgart.
ZV: D. endogene 24-Std.-Periodik d. Blutretikulocyten b. d. Labor.- u. Wanderratte (mit Goldeck), Z. vergl. Physiol. 34 (1952). – Z. Beatmg. v. Poliomyelitispat. in d. Eis. Lunge (mit Brüner, Hörnicke), Dtsch. med. Wschr. 1954. – Eis. Lunge u. Kreislauf (mit Brüner, Hörnicke), ebd. 1955. – Durchblutgs.messg. an einz. Lungenlappen b. einphas. u. Wechseldr.-Beatmg. (mit Brüner, Hörnicke), Anästhesist 4 (1955). – Hämodynam. Veränderg. b. d. künstl. Atmg. (Dauerbeatmg.), Vortr. 1955 in Karlsruhe, Klin. Wschr. 1956.

– Comparison betw. mechan. respirat. with posit. pressure and alternat. pressure in animal experim. (mit Hörnicke), Proc. World Congr. Anesth. Scheveningen 1955, 1956. – Vergl. zw. Überdruck-Beatmg. u. Wechseldruck-Beatmg. im Tierexperim. (mit Hörnikke), Langenbecks Arch. klin. Chir. 283 (1956). – Künstl. Beatmg. u. ihre Bedeutg. f. d. Beatmgs.zentren (Poliomyelitis) (mit Oehmig), Dtsch. med. Wschr. 1956. – Gerät z. Erzielg. künstl. Hustenstöße (mit Oehmig), Langenbecks Arch. klin. Chir. 284 (1956). – Luftembolie (mit Sigwart), ebd. 284 (1956). – Hustengerät (mit Oehmig), Anästhesist 6 (1957). – D. Wechseldr.-Beatmg. unter Apnoe b. geschl. u. off. Thorax u. z. Reanimat., Diskuss.bemerk. zu F. Poppelbaum, ebd. – Künstl. Hustenstöße mit einer App., Röntg.kinematogr. Film (in Zus.arbeit mit d. Röntg.inst. Janker, Bonn). – Diastol. Geräusch b. off. Ductus art. (mit Holldack u. Gnüchtel), Acta cardiol. (1957). – Luftembolie u. Wechseldr.-Beatmg., Anästhesist 6 (1957). – Atemstillst. (mit Frey), Dtsch. med. Wschr. 1957. – Artificial coughing; a new apparatus, Dis. Chest 1959. – Automat. Nark.-Beatmg. (mit Hohmann), Anästhesist 7 (1958). – Anéth. et Respiration (mit Frey), Anésth. et Analg. (1959). – D. „kl. amb. Nark.", Med. Klin. 1958. – Bess. zahnärztl. Behandlgsmöglichk. b. Geisteskrank. in Intub.nark. (mit Sonnabend), Zahnärztl. Welt (1959). – D. aussichtsreiche Behandlg. d. Nark.-Herzstillst., Anästhesist 9 (1960). – Atmgs.- u. Beatmgsprobl. bei d. Kleinkindernark., ebd. – Bronchoskopie in Nylonhemd-Beatmg. mit d. Emerson-Chest-Respirat. (mit Stenger), HNO-Wegweiser 9 (1960). – Halothan-Nark. unter bes. Berücksichtigung hirnchir. Eingr. (mit Bushe), Anästhesist 9 (1960). – D. Vermeidg. insuff. Nark.-Respirat., Zbl. Chir. 86 (1961). – Ein neues Kreisl.überwachgs.gerät (Pulsometer), Anästhesist 11 (1962). – D. Verhalten d. Wasserstoffionenkonzentr. b. versch. Nark.verfahren (mit Thürigen u. Fischer), ebd. 11 (1962). – D. Beatmgs.bronchoskopie mit d. Emerson-Chest-Respirator (mit Fischer u. Stenger), ebd. 11 (1962). – Tiefe extrakorp. Blutstromkühlg. mit Kreisl.stillst. z. op. Behandlg. intrakran. Aneurysmen, Langenbecks Arch. klin. Chir. 301 (1962). – D. Penthran-Nark. (mit Fischer u. Mottschall), Proc. 1. Europ. Anästh.-Kongr., Wien 1962. – Nark. unter extremen Bedingg. (mit Gregl u. Schorer), ebd. – Hämodynam. u. biochem. Veränderg. beim eröff. Thorax (mit Schorer), Kong.-Ber. 4. Chir.-Kongr. d. DDR, Berlin 1964. – Entwicklg. d. Nark.-Technik im Op. mit d. Herz-Lungen-Maschine, krit. Rückblick nach 700 Fällen (mit Schorer u. Nassr), Anästhesist 15 (1966). – D. Sofortnark. beim unvorbereit. Pat. mit hohem Risiko, ebd. – Neuroleptanalg. u. Kombinat.nark. (mit Schorer), ebd. – Assist. Spontanatmg., vergl. Untersuchg. am Bird- u. Bennett-Assistor (mit Schorer u. Heisler), ebd. – Weitere Angaben fehlen. – Film: D. Infusionsnark. mit Tramadol. – Nark.-techn. Entwicklg.: 68 halboff. Nark.-Syst. mit Takaoka-Respirator, 79 Beatmunsmonitore Ventkontrol, Takontrol, 83 off. TS CODIC (Computersteuerung als Ther. Syst. f. opt. i. v. In-

tensivther. einschl. programmierter Analgetika-Infus. ‚no demand' u. ‚on demand'). – Weitere 60 wiss. Publ.

Stoller, Hans Christian, Dr. med., Anästh. FMH (66), nicht mehr berufstätig, pension. Chefarzt Kantonsspital Bruderholz; Eigerweg 17, CH-3038 Kirchlindach. – * 18. 11. 18 Goenoeng Malajoe/Sumatra. – **StE.** u. **Prom:** 44 Zürich. – **WG:** Allg. Praxis, Anästh. Basel (Hügin), leit. Anästh. Zieglerspital Bern, Chefarzt Anästh. u. Intensivpflege Kantonsspital Bruderholz.

Stoller-Peter, Hanni, Dr. med., Anästh. (76), nicht berufstätig; Eigerweg 17, CH-3038 Kirchlindach. – * 19. 5. 19 Aarberg. – **StE:** 44 Bern, **Prom:** 46 Bern.

Stosić, Ante, Dermat. (74), Anästh. (79), 1. Oberarzt d. AnästhAbt. am Bürgerhosp., Nibelungenallee 37–41, D-6000 Frankfurt 1; Bettinastr. 53, D-6050 Offenbach. – * 8. 8. 41 Sibenik/Jugosl. – **StE.** u. **Prom:** 66 Zagreb. – **WG:** 68–71 Dermat. Sibenik, 71–73 Dermat. Bengazi/Libyen, 73/74 Dermat. Zagreb, seit 74 Anästh. Frankfurt (Zwilling), seit 79 Oberarzt AnästhAbt. Bürgerhosp. Frankfurt (Zwilling, Junghänel).

Stosseck, Klaus, Prof. Dr. med., Anästh. (75), Chefarzt d. Abt. f. Anästh. d. Ev. Diakoniekrh. – Akad. Lehrkrh. d. Univ. Freiburg –, Wirthstr. 11, D-7800 Freiburg-Landwasser; Reutebachgasse 38 E, D-7800 Freiburg. – * 28. 8. 38 Marburg. – **StE:** 65 Marburg, **Prom:** 66 Marburg, **Habil:** 76 Mainz. – **WG:** 67–72 Max-Planck-Inst. f. Arbeitsphysiol. Dortmund (Lübbers), 72–83 Anästh. Mainz (Frey), seit 81 leit. Oberarzt, 82/83 Kommiss. Leit. am Inst. f. Anästh. d. Univ. Mainz, seit 83 Chefarzt f. Anästh. am Ev. Diakoniekrh. Freiburg. –
H: Disaster Medicine, Springer Berlin, Heidelberg, New York. –
BV: Transcutane Sauerstoffmessung, Anästh. Wiederbeleb., Bd. 108, Springer Berlin, Heidelberg, New York 1977. – Katastrophenmed.-Leitfaden f. d. ärztl. Versorgg. im Katastrophenfall, D. Bundesminister des Innern, Bonn 1982. – Oxygen Carrying Colloidal Blood Substitutes, Zuckschwerdt München 1982. – D. Schock u. seine Behandlg. (mit Frey, Hrg.), Fischer Stuttgart 1982. –
ZV: Determination of Local Blood Flow (Microflow) by Electrochemically Generated Hydrogen (mit Lübbers u. Cottin), Pflügers Arch. ges. Physiol. 348 (1974). – Transcutaneous Measurement of Arterial Oxygen Partial Pressure During Anesth. with Prolonged Artificial Ventilation (mit Huch, Lübbers u. Frey), Resuscitation 3 (1974). – Einfluß halogenierter Kohlenwasserstoffe auf d. polarograph. Sauerstoffpartialdruckmessung, Anästhesist 26 (1977). – Ausbildg. u. Aufgaben d. Rettungssanitäters, Anästh. Intensiv-

med. 21 (1980). – Sauerstoffther. beim Schock, in: ebd. – Anästh. u. Schmerzbekämpfg. unter Katastrophenbedingg., in: ebd. –
HG: Monitoring in Nark., Nicht-invasive Sauerstoffmessung in Nark., Anästh. in d. Notfall- u. Katastrophenmed., Periop. Lungenfunktionsdiagnostik.

Stoyanov, Marc, Dr. med., Anästh. (80), Oberarzt d. Abt. f. Anästh. u. op. Intensivmed. d. Univ., Klinikstr. 29, D-6300 Gießen; Ebelstr. 18, D-6300 Gießen. – * 27. 4. 49 Sofia. – **StE:** 75 Montpellier, **Prom:** 76 Montpellier. – **WG:** 76/77 Anästh. Stuttgart (Fratz), seit 77 Abt. f. Anästh. u. op. Intensivmed. d. Univ. Gießen (Hempelmann). –
BV: Peridurale Opiatgabe bei chron. Schmerzen, in: Peridurale Opiatanalgesie, Bibliomed. Melsungen 1981. – Kreislaufuntersuchg. zu Midazolam, einem neuen wasserlösl. Benzodiazepin, im Vergleich zu einer Kombinat. von Midazolam u. Ketanest zur Narkoseeinleitg. bei kardiochir. Pat., in: Ergebn. d. ZAK Berlin 1981, Springer Berlin, Heidelberg, New York. – **ZV:** L'intéret des dérivés morphiniques par voie péridurale en per- et post-opératoire, Ann. Anaesth. Franc. 4 (1981). – Traitement des douleurs chroniques. Utilisation des morphinoides par la voie péridurale, Anesth. Analg. Réan. 38 (1981). – Präop. Vorbereitg. alter Pat. mit kardiovask. Erkrankg., Akt. Gerontol. 11 (1981). – Einfluß unterschiedl. Vorinjekt. auf unerwünschte Begleiterscheinungen d. Succinylcholinblocks, Anästhesist 31 (1982). – Hämodynam. Wirkg. bei Antagonisierg. d. neuromuskul. Blockade, ebd. 33 (1984).

Strasser, Kirsten, Dr. med., Anästh. (66), Anästh. d. AnästhAbt. d. Krh. d. Barmherz. Brüder, Große Mohreng. 9, A-1020 Wien; Hauptstr. 21, A-2531 Gaadens. – * 13. 1. 32 Hannover. – **StE. u. Prom:** 58 Wien. – **WG:** 60–63 Anästh. Wayne Univ. Detroit, 64/65 Anästh. Wien (Krh. Wien-Lainz u. Univ.), seit 67 Anästh. Krh. Wien-Lainz, Dornbirn, Krh. Barmh. Brüder Wien.

Strasser, Klaus, Prof. Dr. med., Anästh. (73), leit. Arzt d. Kl. f. Anästh. u. Intensivmed. d. Alfried Krupp von Bohlen und Halbach-Krh., Alfried-Krupp-Str. 21, D-4300 Essen 1; Wagnerstr. 3, D-4030 Ratingen 8. – * 3. 5. 39 Düsseldorf. – **StE:** 66 Düsseldorf, **Prom:** 67 Düsseldorf, **Habil:** 78 Düsseldorf. – **WG:** 69/70 Chir. Ratingen (Müller), 70–80 Anästh. Düsseldorf (Zindler), seit 80 Anästh. u. Intensivmed. Alfried Krupp Krh. Essen.

Strasser, Peter, Dr. med., Anästh. (79), Chefarzt d. AnästhAbt. d. Krskrh., Harrasserstr. 61–63, D-8210 Prien; Gedererweg 3, D-8210 Prien. – * 18. 8. 46 Pfakofen. – **StE. u. Prom:** 72 Erlangen. – **WG:** 75–78 Anästh. München (Kolb), seit 79 Chefarzt d. AnästhAbt. Krskrh. Prien.

Strassner, Ralf Alexander, Dr. med., Anästh. (76), Chefarzt d. Zentr. AnästhAbt. d. Landkrs. Günzburg am Krskrh., Ludwig-Heilmeyer-Str. 1, D-8908 Krumbach; Krumbachweg 5, D-8908 Krumbach-Edenhausen. – * 12. 11. 42 Steinhöring. – **StE:** 67 München, **Prom:** 70 München.

Stratmann, Dieter, Dr. med., Anästh. (80), Chefarzt im Inst. f. Anästh., Klinikum Minden, Friedrichstr. 17, D-4950 Minden; Märchenweg 13, D-4950 Minden. – * 11. 4. 44 Münster-Hiltrup. – **StE:** 75 Münster, **Prom:** 76 Mainz.

Streng, Hermann, Anästh. (78), Chefarzt d. AnästhAbt. d. Städt. Krh., Ansbacher Str. 131, D-8803 Rothenburg o. d. T.; Leydigstr. 11, D-8803 Rothenburg. – * 21. 4. 44 Würzburg. – **StE:** 71 Würzburg. – **WG:** Anästh. Würzburg (Weis).

Striebel, Jens-Peter, Prof. Dr. med., Anästh. (74), 1. Oberarzt d. Inst. f. Anästh. u. Reanimat. am Kl. Mannheim d. Univ. Heidelberg, Theodor-Kutzer-Ufer, D-6800 Mannheim 1; Rudolstadter Weg 6, D-6800 Mannheim 31. – * 20. 4. 43 Mannheim. – **StE:** 67 Heidelberg, **Prom:** 72 Heidelberg, **Habil:** 77 Heidelberg. – **WG:** 69 Gyn. Germersheim (Janson), seit 70 Inst. f. Anästh. u. Reanimat. am Kl. Mannheim (Lutz). –
BV: Mit Klose, Hildebrandt, Harstadt, Lutz u. Peter: Spätergebn. nach Intensivther. – Eine Studie zur Erfassg. d. Spätschicksale v. Intensivpat. in: Lawin u. Morr-Strathmann (Hrg.), Kongr.ber. d. Jahrestgg. d. DGAW Hamburg 1972, Springer Berlin, Heidelberg, New York 1974. – Mit Klose, Mayr u. Peter: Langzeitnark. b. Brandverletzten mit Ketamin, in: ebd. – Mit Mayr u. Frey: Klin. Studie über Zusammenhänge zw. Herzrhythmusstörg. u. Halothankonzentrat. im Patientenblut, in: ebd. – Mit Frey, Kaiser u. Lindenmaier: Automat. Einsäulenchromatographie – eine quantitat. Analysemethode zur Ermittlg. d. freien Plasmaaminosäuren b. Pat. in d. Intensivmed., in: Rügheimer (Hrg.), Kongr.ber. d. Jahrestgg. d. DGAW Erlangen 1974, Perimed Erlangen 1975. – Mit Peter, Martin, Missler, Schmidt u. Schmitz: Increase of efficiency of a parenteral alimentation by additional application of Albuminglobulin-Fractions. A comparting clinical study, in: Internat. Symp. on intensive Ther. – Total parenteral Nutrition, Abstr., Rome 1975. – Elektrolyte in d. postop. Infusionsther., in: Heller (Hrg.), Bedarfsgerechte Infusionsther., Stuttg. Infusionssymp. 1975, Morgen Mannheim 1977. – Substitut. v. Wasser u. Elektrolyten im Rahmen einer bedarfsgerechten Volumenersatzther., in: Lutz (Hrg.), Bedarfsgerechte In-

fusionsther., Stuttg. Infusionssymp. 1976, ebd. – Mit Lutz: Aminosäurenzufuhr b. Pat. mit Lebererkrankg., in: Eckart, Heuckenkamp u. Weinheimer (Hrg.); Grundlagen u. neue Aspekte d. parenteralen u. Sondenernährg., Symp. Homburg/Saar 1977, Intensiv- u. Notfallmed., Thieme Stuttgart 1978. – Spez. Probleme b. Verbrenng., in: ebd. – Mit Lutz: Freie Plasmaaminosäuren in d. posttraumat.-postop. Ernährungsphase, in: ebd. – Mit Holm, Fiene, Haux u. Kirchmeier: Spontane u. infusionsabhängige Konzentrat. d. Plasmaaminosäuren b. Leberinsuffizienz. Biochem. Daten u. EEG, in: Walka u. Dragisics (Hrg.), Aminosäuren, Ammoniak u. hepat. Encephalopathie, Fischer Stuttgart 1978. – Mit Höhn, Wiest u. Hiltmann: Free serum amino acids during high dose of β-sympathicomimetics drugs, in: Salvadoris u. Bacci (Ed.), Pure intrauterine fetal, Edizioni Minerva Medica 1978. – Mit Klose u. Schaub: Postop. Flüssigkeits-, Elektrolyt- u. Kalorienersatz mit einer Komplettlösg., Kongr.ber. Boehringer Mannheim 1978. – Mit Meisinger, Holm, Hiltmann u. Langhans: Infus. v. Aminosäuren zur adjuvanten Behandlg. d. hepat. Encephalopathie, Beitr. Infusionsther. klin. Ern. IV, Karger München 1975. – Mit Tolksdorf u. Lutz: Zum Problem d. Anästhverfahrens b. transurethralen Prostataresekt., in: Kolle (Hrg.), Kongr.ber. d. Vereinigg. Norddtsch. Urol., Hanseat. Verlagskontor Lübeck 1979. – Mit Rohowsky, Osswald u. Reiber: Einfluß schwerer Infekt. auf d. Plasmaspiegel v. IgG, IgM u. IgA b. Intensivpat., in: Cilag-Chemie Wien (Hrg.), ZAK Innsbruck 1979, Kongr.band 1979. – Mit Scherrer, Stähler-Hambrecht u. Lutz: Wertigkeiten versch. Parameter b. d. präop. Beurteilg. d. Anästh.-Risikos, in: ebd. – Mit Gast, Hartung, Rohowsky u. Haddenbrock: Immunglobulinspiegel-Bestimmg. b. einem chir.-sept. Patiententgut mittels Laser-Nephelometrie, in: ebd. – Mit Holm, Meisinger, N.H.E. u. S.G.W.Mezitis: Amino acid solution for parenteral nutrition and for adjuvant treatment of encephalopathy in liver cirrhosis, in: Abstr. of 2nd Europ. Congr. on parenteral and enteral nutrition, Newcastle upon Tyne 1980. – Mit Holm, Heim, Meisinger, Staedt u. Blatter: Arterial and venous plasma levels of amino acid and carbohydrate metabolites in patients with malignat tumor, in: ebd. – Mit Armstrong u. Thalacker: Einfluß d. Dauer-Peritonealdialyse (CAPD) auf d. Plasmaaminosäurenkonzentrat. v. Patienten mit chron. Niereninsuffizienz, in: Fuchs u. Scheler (Hrg.), Dauerperitonealdialyse CAPD, Dustri München-Deisenhofen 1980. – Mit Holm, Langhans, Kattermann u. Werm: Beziehg. zw. Plasmaammoniak, Plasmaaminosäuren u. weiteren Parametern b. Lebercirrhose. – Zwei Hauptkomponentenanalyse, in: Schlegel (Hrg.), Verhandlg. d. Dtsch. Ges. Inn. 86. Kongr., Bergmann München 1980. – Mit Holm, Bardehle, Kihm, Schneider u. Klimm: Aminosäureninfus. b. 73 internist. u. 25 frischop. Pat. mit Lebercirrhose. – Parenter. Ernährg. u. adjuvante Komabehandlg., in: Ahnefeld, Holm u. Kleinberger (Hrg.), Klin. Ernährg. 2, Zuckschwert München 1980. – Mit Holm, Kattermann, Schick u.

Behne: Encephalopathy resulting from portocaval anastomosis in cats. Ammonia, amino acids and cerebral electrical activities, in: Abstr. 4. Internat. Ammoniak-Symp. Encephalopathie b. Leberkrankheiten, Heidelberg/Mannheim 1980. – Mit Holm u. Meisinger: Amino acid solutions for parenteral nutrition and for adjuvant treatment of encephalopathy in liver cirrhosis, in: Abstractbook, Internat. Symp. of Metabolism and Clinical Implications of Branched Chain Amino and Ketoacids, Kiawah Island Charleston 1980. – Mit Ungemach, Jaminet u. Tolksdorf: Bakteriolog. Studien b. Katheter-Periduralanästh., in: Weis u. Cunitz (Hrg.), 25 Jahre DGAI, Anästh. Intensivmed., Bd. 130, Springer Berlin, Heidelberg, New York 1980. – Mit Tolksdorf, Peters u. Raiss: Intubationsnark. oder Leitungsanästh. b. geriatr. Patienten? – Eine randomisierte Studie –, in: ebd. – Mit Osswald u. Börner: Maltoseutilisat. b. kurzfristiger parenteraler Ernährg., in: ebd. – Mit Stemmler, Lutz u. Legler: Auswirkg. v. Halothan u. Neuroleptika auf d. freien Plasmaaminosäuren, in: ebd. – Mit Zenz, Henkel, Helms u. Weitzel: Vergleich. Untersuchg. über Stoffwechsel u. Plasmaaminosäuren in d. frühen postop. Phase, in: ebd. – Mit Osswald, Rohowsky u. Waag: Aminosäurenhomöostase während totaler parenteraler Ernährg. nach abdom. Eingriffen im Kindesalter, in: ebd. – Mit Osswald, Schwarz u. Waag: Metabol. Veränderg. im Rahmen d. totalen parenteralen Ernährg. im Kindesalter, in: ebd. – Mit Tolksdorf, Raiss u. Lutz: Intra- u. postop. kardiopulm. Komplikat. b. transurethralen Prostataresekt. in Intubationsnark. u. rückenmarksnaher Leitungsanästh., in: Wüst u. Zindler (Hrg.), Neue Aspekte d. Regionalanästh., 1. Wirkg. auf Herz u. Kreislauf u. Endokrinum. Postop. Periduralanalgesie, Anästh. Intensivmed., Bd. 124, Springer Berlin, Heidelberg, New York 1980. – Mit Holm, Möller u. Hartmann: Amino Acid Solution for Parenteral Nutrition and for Adjuvant Treatment of Encephalopathy in Liver Cirrhosis: Studies Concerning 120 Patients, in: Walser u. Williamson (Hrg.), Metabolism and Clinical Implications of Branched Chain Amino and Ketoacids, Elsevier Nord-Holland 1981. – Mit Holm, N.H.E. u. S.G.E. Mezitis: Amino Acid Solution for Parenteral Nutrition and for Adjuvant Treatment of Encephalopathy in Liver Cirrhosis, in: Howard u. Baird (Ed.), Recent advances in clinical nutrition, Vol. 1, J. Libbey + Comp. 1981. – Mit Heim, Holm u. Blatter: Plasma levels of amino acids and carbohydrate metabolites in patients with malignant tumors, in: ebd. – Mit Rohowsky, Reiber u. Osswald: Einfluß schwerer Infekt. auf d. Plasmaspiegel v. IgG, IgM u. IgA b. Intensivpat., in: Haid u. Mitterschiffthaler (Hrg.), ZAK 1979, Anästh. Intensivmed., Bd. 141, Teil 3, Springer Berlin, Heidelberg, New York 1981. – Mit Gast, Hartung, Rohowsky u. Haddenbrock: Immunglobulinspiegel-Bestimmg. b. einem chir.-sept. Patientengut mittels Laser-Nephelometrie, in: ebd. – Mit Scherrer, Stähler-Hambrecht u. Lutz: Wertigkeiten versch. Parameter b. d. präop. Beurteilg. d. Anästhrisikos, in: ebd., Bd. 141, Teil 1, 1981. – Mit

Staedt, Holm u. Gasteiger: Amino acid concentrations in plasma and intracellular water of muscle in cats given a portocaval anastomosis. Effects of brief intravenous nutrition including a BCAA-enriched solution, in: Abstr. of the 4. ESPEN-Congr. Wien 1982, J. Europ. S. Parenteral and Enteral Nutrition. Clinical Nutrition, Vol. 1, Suppl. 1982. – Mit Staedt, Leweling, Holm u. Bäßler: Plasma amino acid-, intracellular amino acid pattern of muscle and substrates of energy metabolism in septic rats, in: ebd. – Mit Holm, Bäßler, Staedt u. Leweling: Parenterale Fettzufuhr b. Lebercirrhose, in: Eckart u. Wolfram (Hrg.), Fett in d. Parenteralen Ernährg., Zuckschwerdt München 1982. – Mit Holm, Kattermann, Schick u. Staedt: Encephalopathy resulting from portacaval anastomosis in cats. Amonia, amino acid and cerebral electrical activity, in: Holm (Hrg.), Aminosäuren- u. Ammoniakstoffwechsel b. Leberinsuffizienz, Witzstrock Baden-Baden, Köln, New York 1982. – Mit Benkeser u. Lutz: Utilisation of N-acetyl-L-Tyrosine in parenteral nutrition, in: Abstract of ASPEN, San Francisco/Calif. 1982. – Mit Trapp, Kehr u. Kramer: Parenterale Ernährg. b. akutem Nierenversagen unter kontinuierl. arterio-ven. Hämofiltration (CAVH), in: Kramer (Hrg.), Arterio-ven. Hämofiltrat., Nieren-(Ersatz)-Ther. im Intensivpflegebereich, Vandenhoeck u. Ruprecht Göttingen, Zürich 1982. – Mit Holm, Leweling, Specker u. Weber: Parenterale Ernährg. b. Leberinsuffizienz, in: Eigler (Hrg.), Parenterale Ernährg., Zuckschwerdt München, Bern, Wien 1983. – Mit Holm, Leweling, Staedt u. Jacob: The metabolic rate of branched-chain amino acids, in: Capocaccia u. Rossi Fanelli (Ed.), Hepatic Encephalopathy, Plenum New York, London, Washington (D.C.), Boston 1984. – Mit Leweling, Holm, Staedt u. Tschepe: Intra- and extracellular amino acid concentrations in ammoniuminfused rats. Evidence that hyperammonemia reduces BCAA levels, in: Abstract Book 5th Internat. Symp. on Ammonia: Advances in Hepatic Encephalopathy and Urea Cycle Diseases, Semmering 1984. – Mit Leweling, Holm, Staedt u. Tschepe: Intra- and extracellular amino acid concentrations in ammonium-infused rats. Evidence that hyperammonemia reduces BCAA levels, in: Abstract Book Falk Symp. No. 41: Nutrition in Liver Disease, Freiburg 1984. – Mit Holm, Leweling, Staedt u. Tschepe: Nutritional effects of BCAA-enriched diets in liver insufficiency, in: Adibi u. Schauder (Ed.), Branched Chain Amino and Keto Acids in Health and Disease, Karger Basel. – Mit Leweling, Staedt, Holm, Zelder u. Feussner: Plasmaammoniak u. extra- sowie intrazelluläre Aminosäuremuster portocaval shunt-operierter Ratten b. totaler parenteraler Ernährg. unter Verwendg. einer konventionellen u. einer transferadaptierten Aminosäurenlösg., in: Zelder, Röher, Fischer u. Bode (Hrg.), Exp. u. klin. Hepatologie, Schattauer Stuttgart, New York 1984. – Mit Lutz: Value of an improved checklist for an individual calculation of risk in anesth., in: Abstract Book 7th World Congr. of Anaesth., Hamburg 1980. – Mit Leweling, Staedt, Tschepe,

Langhans u. Holm: Verzweigtkettige Aminosäuren in d. parenteralen Ernährg. b. Leberzirrhose, in: Maier (Hrg.), Grundlagen u. Erfahrg. d. Anwendg. oraler verzweigtkettiger Aminosäuren in d. Hepatologie, Workshop Titisee 1983, Falk Foundation 1984. – Mit Staedt, Holm, Tschepe u. Gasteiger: Effects of TPN on intracellular amino acid concentrations of muscle in rabbits before and during sepsis, in: Abstract Book 6th Congr. of the Europ. S. of Parenteral and Enteral Nutrition, Milano 1984. – Mit Leweling, Holm, Klein u. Weber: Plasma and muscle amino acid concentrations in ammonium infused rats. Evidence that hyperamonemia reduces BCAA levels, in: ebd. – Mit Lutz, v. Ackern, Geiger, Hartung, Klose, Martin, Osswald, Peter u. Tolksdorf: Anästh. Praxis, Springer Berlin, Heidelberg, New York, Tokyo 1984. –

ZV: Techn. Möglichkeiten zur Überprüfg. v. Zusammenhängen zw. Herzrhythmusstörg. u. Halothankonzentrat. im Patientenblut, Med. Techn. 1973. – Mit Peter, Hissen, Kersting u. Lutz: Neuentwickelter Blutfilter nach Swank zur Anwendg. b. Bluttransfus., ebd. 1974. – Mit Frey u. Peter: Infusionstechnik b. Verbrannten, ebd. – Mit Frey u. Peter: Nährstoffe u. Energiesubstitut. b. Verbrannten, Med. Mitt. Melsungen 48 (1974). – Parenterale Ernährg. im Kindesalter – Probleme b. langfristiger parenteraler Ernährg., 3. Podiumsgespräch über parenterale Ernährg. im Kindesalter, Homburg/Saar 1974, Z. prakt. Anästh. 11 (1976). – Mit Peter, Rabold, Schaub, Schmidt u. Schmitz: D. Verhalten d. freien Plasmaaminosäuren u. einiger Stoffwechselparameter während parenteraler Ernährg. in d. postop.-posttraumat. Phase, Infusionsther. 3 (1976). – Mit Mohr, Peter u. Schaub: Beeinflussg. v. Harnstoff N u. Kreatinin durch bedarfsadaptierte Aminosäuren während parenteraler Ernährg. in d. Intensivther., ebd. 4 (1977). – Mit Lutz: Parenterale Ernährg. b. beeinträchtigter Leberfunkt., Z. prakt. Anästh. 12 (1977). – Mit Holm, Münzenmaier u. Kattermann: Pathogenese d. hepat. Enzephalopathie, Leber-Magen-Darm 7 (1977). – Mit Holm, Meisinger, Haux, Langhans u. Becker: Aminosäurengemische zur parenteralen Ernährg. b. Leberinsuffizienz, Infusionsther. 5 (1978). – Mit Tolksdorf, Klose u. Lutz: Prophylaxe schw. Hypotens. durch Periduralanästh. b. transurethralen Prostataresekt., Z. prakt. Anästh. 13 (1978). – Mit Sieg, Gärtner, Lanzinger-Rossnagel, Kommerell u. Czygan: Parenterale Aminosäurenbehandlg. b. Pat. mit Lebercirrhose, Inn. Med. 6 (1979). – Mit Osswald u. Boerner: Maltoseutilisat. b. kurzfristiger parenteraler Ernährg., Z. prakt. Anästh. 14 (1979). – Mit Holm, Lutz u. Storz: Parenteral Nutrition and Coma Ther. with Amino Acids in Hepatic Failure, J. Parenteral and Enteral Nutrition 3 (1979). – Mit Armstrong u. Thalacker: Einfluß d. Dauer-Peritonealdialyse (CAPD) auf d. Plasmaaminosäurenkonzentrat. v. Pat. mit chron. Niereninsuffizienz, Nieren- u. Hochdruckkrankh. 5, Z. Klin. Nephrol. Randgebiete (1979). – Bedeutg. d. Aminosäurenzufuhr im Rahmen d. parenteralen Ernährg., Krankenhausarzt 1979. – Mit Tolksdorf, Berlin, Bethke, Westphal u. Lutz: Rohypnol (Flunitrazepam) als Sedativum b. Leitungsanästh. unter bes. Berücksichtigg. d. anamnest. Wirkg., Z. prakt. Anästh. 14 (1979). – Mit Lutz: Blutersatz heute, I. u. II., Pharmazie heute 2 (1979). – Mit Lutz: Blutersatz unter Katastrophenbedingg., Wehrmed. Mschr. 1979. – Mit Osswald, Rohowsky u. Waag: Bedarfsorientierte variable parenterale Ernährg. f. d. Kindesalter – 1. Mitt.: Stoffwechselverhalten, 2. Mitt.: Proteinhaushalt, Akt. Ernährungsmed. 2 (1979). – Mit Lutz: Infusionsther.: Indikat., Zielsetzg. u. Durchführg., Klinikarzt 8 (1979). – Mit Sievers u. Hohlweg-Majert: Prä- u. postop. Probleme in d. Gyn., ebd. – Mit Stemmler, Lutz u. Legler: Auswirkg. v. Halothan u. Neuroleptika auf d. freien Plasmaaminosäuren, Z. prakt. Anästh. 14 (1979). – Mit Zenz u. Weitzel: Plasmaaminosäuren u. Stickstoffbilanz in d. postop. Phase b. Stoffwechselgesunden, ebd. – Mit Zenz u. Weitzel: Untersuchg. über d. postop. Verhalten d. Plasmaaminosäuren beim Stoffwechselgesunden, ebd. – Mit Fuchs, Dorn, Rieger, van Doorn u. Scheler: Capabilities of the Redy® Cartridge for Regeneration of Hemofiltrate, Thoughts and Progress 1979. – Aminosäurenzufuhr b. Leberinsuffizienz, Akt. Ernährungsmed. 1980. – Mit Sievers: Infusionsther. nach gyn. Op., Intensivmed. Prax. 2 (1980). – Mit Holm, Langhans, Altstaedt u. Schmülling-Ziegert: Amino acid solutions for parenteral nutrition and for adjuvant treatment of encephalopathy in liver cirrhosis, Revista de Diagnostico Biologico 29 (1980). – Mit Scherrer: Den Notfall durch Planung beherrschen, Klinikarzt 9 (1980). – Mit Sievers: Infusionsther. nach gyn. Op., Gyn. Praxis 5 (1981). – Mit Lutz: Objektive, individuelle Kalkulat. d. Anästhrisikos, Klinikarzt 10 (1981). – Aminosäurenbedarf in d. prä-, per- u. postop. Phase, Anästh. Intensivther. Notfallmed. 2 (1981). – Mit Lutz: Aminosäuren in d. parenteralen Ernährg. u. im Postaggressionsstoffwechsel, Anästh. Intensivmed. 1981. – Komplettlösg. in d. parenteralen Ernährg. – d. aktuelle Interview, Infusionsjournal (Boehringer Mannheim – Salvia Werk, Hrg.) 10 (1981). – Mit Reiber: Einfluß schw. Infekt. auf d. Plasmaspiegel v. IgG, IgM u. IgA b. Intensivpat., Krankenhausarzt 1982. – Abwägen zw. Bedarferhaltg., Ersatz- u. Korrekturther. u. parenteraler Ernährg., Klinikarzt 11 (1982). – Mit Scherrer: Anästh. u. Diabetes mellitus, Saarländ. Ärztebl. 1982. – Mit Leweling, Holm, Staedt, Feussner u. Zelder: Totale parenterale Ernährg. b. Ratten mit portokavaler Anastomose, Infusionsther. klin. Ernährg. 1982. – Aufgaben d. Anästh. in d. Notfallmed., Therapiewoche 33 (1983). – Mit Scherrer: Beurteilg. d. Anästhrisikos mit versch. Parametern u. deren Wertigkeit, Krankenhausarzt 1983. – Mit Osswald: Verminderg. d. Anästhrisikos durch präop. Vorbereitg., Fortschr. Med. 18 (1983). – Mit Holm, Tschepe, Staedt u. Leweling: Concentrations of energy yielding substrates and metabolites in the postabsorbtive state and during parenteral nutrition (Lipid systems) in patients with liver cirrhosis, Clin. Nutr. 2, Suppl. (1983). – Mit Leweling, Staedt, Langhand, Ferreira dos Santos u. Fezer:

Transfer-adapted Amino and infusion in cirrhotic patients: Effects of plasma amino acid levels, Hyperammonemia, clinical encephalopathy and nutritional variables, Hepatology, Symp. Falk, Wien 1983. – Mit Staedt, Leweling, Grünert, Kühnle u. Holm: Konzentrat. energieliefernder Substrate u. ihrer Metaboliten unter TPE mit versch. Aminosäurenlösg. b. tierexp. Sepsis, Infusionsther. klin. Ernährg. 1984. – Mit Leweling, Staedt, Tschepe, Langhans u. Holm: Verzweigtkettige Aminosäuren in d. parenteralen Ernährg. b. Leberzirrhose, Krankenhausarzt 1984.

Strnad, Heinrich, Dr. med., Anästh. FMH (74), leit. Arzt d. Anästh. am Merian Iselin Spit., Föhrenstr. 2, CH-4054 Basel; Schweissbergweg 37, CH-4102 Binningen. – * 12. 1. 38. – **StE:** 62 Prag, 73 Zürich, **Prom:** 65 Prag.

Strobl, Wolfgang, Dr. med., Anästh. (78), leit. Arzt d. Abt. f. Anästh. u. op. Intensivmed., Wilhelm-Anton-Hosp., D-4180 Goch 1. – **StE:** 71 Düsseldorf, **Prom:** 71 Düsseldorf.

Stroschneider, Ernst, Anästh. (84), Anästh. an d. Univkl. f. Anästh., Anichstr. 35, A-6010 Innsbruck; Beethovenstr. 9, A-6020 Innsbruck.

Strothmann, Ute, Dr. med., Anästh. (75), Assist.-Ärztin Inn. St. Elisabeth-Hosp., Domhof 1, D-4830 Gütersloh 1; Dorotheenstr. 19, D-4800 Bielefeld 1. – * 16.9. 41 Detmold. – **StE. u. Prom:** 69 Münster. – **WG:** 70–73 Anästh. Bielefeld (Pulver, Opitz), 73–80 Anästh. Bielefeld (Heinze).

Strubelj, Jamez, Dr. med., Anästh. (72), leit. Anästh. am Marienhosp. Osterfeld, Nürnberger Str. 10, D-4200 Oberhausen 12; Hermannstadtstr. 35, D-4200 Oberhausen 17. – * 25. 8. 24 Ljubljana. – **StE. u. Prom:** 55 Ljubljana. – **WG:** 55–61 prakt. Arzt, 61–66 Gyn., 67–73 Anästh. Bottrop (Urh), seit 73 Chefarzt am Marienhosp. Osterfeld.

Strüder, Elisabeth, Dr. med., Anästh. (76), 1. Oberärztin d. Abt. f. Anästh. u. Intensivmedizin am St. Josef-Hosp., Hermannstr. 37, D-5300 Bonn 3 (Beuel). – **StE:** 70 Würzburg, **Prom:** 72 Würzburg.

Strunz, Monika, Dr. med., Anästh. (73), leit. Ärztin d. Anästh.- u. IntensivAbt. am Marienkrh., Goethestr. 19, D-5840 Schwerte; Am Kleinenberg 13 c, D-5840 Schwerte. – * 17. 8. 40 Dortmund. – **StE:** 66 Essen, **Prom:** 68 Essen. – **WG:** 68–70 Chir. Schwerte (Blank), 70–73 Anästh. Essen (Stöcker).

Strüwing, Hans-Wolfgang, Dr. med., Anästh. (68), Chefarzt d. Abt. f. Anästh. u. Intensivmedizin am Ev. Diakonissen-Krh. D-7500 Karlsruhe-Rüppurr; Elfenweg 15, D-7500 Karlsruhe-Rüppurr. – * 14. 5. 34 Neupetershain. – StE: 60 Marburg, **Prom:** 61 Marburg. – **WG:** 63 Physiol. Bad Nauheim (Thauer), 63/64 Inn. Neustadt/Weinstraße (Parade), 64/65 Anästh. Kaiserslautern/Hanau (Hennes), 66–68 Anästh. Heidelberg (Just), 68–70 Chefarzt d. AnästhAbt. d. Krskrh. Calw, seit 71 Chefarzt d. Abt. f. Anästh. u. Intensivmed. d. Diakonissen-Krh. Karlsruhe-Rüppurr.

Stubbe-Renk, Christiane, Dr. med., Anästh. (81), Oberärztin an d. Zentr. AnästhAbt. d. Krh. Jungfernheide, Max Dohrnstr. 10, D-1000 Berlin 10; Am Vogelherd 10, D-1000 Berlin 19. – * 29. 11. 48 Lübeck. – **StE:** 75 Würzburg, **Prom:** 76 Würzburg. – **WG:** 77–83 Inst. f. Anästh. im Klinikum Steglitz, FU Berlin (Eyrich), seit 81 als Oberärztin, seit 83 Oberärztin d. Zentr. AnästhAbt. Krh. Jungfernheide Berlin (Conrad).

Stümper, Wilfriede, Dr. med., Anästh. (60), Chefärztin am Inst. f. Anästh. u. Blutbank d. Ferdinand-Sauerbruch-Klinikum, Arrenberger Str. 20–54, D-5600 Wuppertal-Elberfeld; In der Beek 159, D-5600 Wuppertal 1. – * 24. 12. 23 Seelscheid/Siegkreis. – **StE:** 51 Bonn, **Prom:** 51 Bonn. – **WG:** 51/52 Inn. Bonn (Martini), 52 Gyn. Beuel (Stürmer), 52/53 Muhlenberg-Hosp., Plainfield USA, 54 Chir. Bonn (Gütgemann), 54/55 Gyn. Siegburg (Rienhoff), 55/56 Anästh. WHO-Kurs Kopenhagen/Dänemark, 56–58 Anästh. LVA Saarland (Krauter), seit 58 Leitung d. Anästh. Ferdinand-Sauerbruch-Klinikum Wuppertal-Elberfeld.

Stürtzbecher, Fritz, Dr. med., Chir. (51), Anästh. (54), Unf.Chir. (72), Ärztl. Dir. d. Ev. Krh. „Bethesda", Ludwig-Weber-Str. 15, D-4050 Mönchengladbach 1; Bergstr. 133, D-4050 Mönchengladbach 1. – * 11. 2. 17 Königsberg. – **StE:** 42 Königsberg, **Prom:** 42 Königsberg. – **WG:** bis 50 Chir. u. Anästh. Lübeck (Meyer-Burgdorf, Lezius), 51–59 Anästh. u. Thoraxchir. Hamburg-Eppendorf (Lezius, Zukschwerdt), seit 55 Leit. d. thoraxchir. Abt. ebd., seit 59 Chefarzt d. chir. Abt. Ev. Krh. „Bethesda" Mönchengladbach.

Stuttmann, Ralph Otto, Dr. med., Anästh. (82), Oberarzt d. Abt. f. Anästh. d. Krankenanst. Köln-Merheim, Ostmerheimer Str. 200, D-5000 Köln 91. ; Werheider Str. 9, D-5000 Köln 80. – * 10. 7. 51 Köln. – **StE:** 78 Erlangen, **Prom:** 79 Erlangen. – **WG:** Anästh. 78–80 Aachen (Hauger), seit 80 Köln-Merheim (Matthes).

Sudhoff, Jürgen, Dr. med., Orthop. (69), Anästh. (72), Chefarzt (im Kollegialsystem mit Frau Dr. Ludolph) d. AnästhAbt. d. Orthop. Kl., Am Mühlenberg, D-3436 Hess. Lichtenau; Hollenbachstr. 16, D-3436 Hess. Lichtenau. – * 20. 4. 26 Salzwedel. – **StE:** 61 Hamburg, **Prom:** 64 Hamburg. – **WG:** Chir. Hamburg (Buchholz), Anästh. Hamburg (Bergemann), Orthop. Hess. Lichtenau (Langhagel), Orthop. Osnabrück (Praxis u. BelegAbt. Dr. Baer), Arbeitsphysiol. Hess. Lichtenau (Hildebrandt), Anästh. Kassel (Zinganell).

Suhayda, Anton, Dr. med., Anästh. (67), Chefarzt d. Abt. f. Anästh. u. Intensivtherapie, Krh. St. Elisabethen u. St. Nikolaus, Klinikum d. Zentralversorgung, D-7980 Ravensburg; Erlenweg 27, D-7980 Ravensburg. – * 9. 8. 37 Großwardein. – **StE:** 59 Neumarkt/Siebenbürgen, **Prom:** 59 Neumarkt u. 68 Freiburg. – **WG:** 63–67 Anästh. Klausenburg u. Bukarest (Litařczek), 67–72 Freiburg (Wiemers), seit 72 Chefarzt Ravensburg.

Šulc, Ivan, MUDr., Anästh. (72), Chefarzt d. Abt. f. Anästh. u. Intensivtherapie am Ev. Krh., Grutholzallee 21, D-4620 Castrop-Rauxel.

Sulzgruber, Stefanie, Dr. med., Anästh. (84), Anästh. am Kaiserin Elisabethspital, Juchgasse 1–3, A-1150 Wien; Zimmermanngasse 11/13 a, A-1090 Wien. – * 27. 3. 51 Wien. – **Prom:** 75 Wien. – **WG:** 81–84 Anästh. Wien (Benke), seit 84 Kaiserin Elisabethspital Wien (Krenn). –
ZV: Verteilung d. sensiblen u. motorischen Axone d. Intercostalnerven u. ihrer Äste beim Menschen, Anat. Anz. 1979. – Distribution of motor and sens. fibres, Plastic Reconst. Surg 1978. – Faseranalyse d. vord. u. hint. Rückenmarkswurzeln des Menschen, Acta anat. 103 (1979).

Sundergeld-Charlet, Dorothea, Dr. med., Anästh. (71), Chefarzt d. AnästhAbt. am Stadtkrh., D-8940 Memmingen; Schlachthofstr. 19, D-8940 Memmingen. – * 1. 9. 39 Elster/Elbe. – **StE:** 64 München, **Prom:** 65 München. – **WG:** 67 Anästh. Frankfurt-Höchst (Herbst), 67–71 Anästh. München (Beer).

Susir, Peter, Anästh. (83), Oberarzt d. AnästhAbt. d. Prosper Hosp., Mühlenstr. 27, D-4350 Recklinghausen; Dorstener Str. 31, D-4350 Recklinghausen. – * 31. 5. 49 Prag. – **StE:** 77 Freiburg. – **WG:** Anästh. 79–81 Recklinghausen (Lenz), 81/82 Bochum-Langendreer (Cunitz), seit 82 Recklinghausen (Lenz).

Süß, Reinhard, Dr. med., Anästh. (80), Chefarzt d. AnästhAbt. am Städt. Krh., Schönblickstr. 45, D-7742 St. Georgen. – * 6. 3. 45. – **StE:** 72 Mannheim, **Prom:** 73 Mannheim.

Suter-Gödan, Renate, Dr. med., Anästh. (78), Chefarzt d. Abt. f. Anästh. u. Intensivmed. am Rosmann-Krh., Zeppelinstr. 37, D-7814 Breisach. – **StE. u. Prom:** 70 Mainz. – **WG:** Anästh. Freiburg (Wiemers).

Sweschtarowa, Mariana, Dr. med., Anästh. (83), Anästh. an d. Abt. f. Anästh. u. Intensivmedizin, Johanniter-Krh., Kreuzacker 1–7, D-4100 Duisburg 14; Ehrenstr. 57, D-4100 Duisburg 17. – * 24. 5. 37 Lowetsch/Bulg. – **StE:** 68 Sofia, **Prom:** 69 Sofia.

Swozil, geb. Künzle, Urda, Sieglinde, Dr. med., Anästh. (73), Oberärztin f. Anästh., akad. Oberrätin am Inst. f. Anästh. d. Univ., Klinikum Großhadern, Marchioninistr., D-8000 München; Kernbauernstr. 18 a, D-8027 Neuried. – * 19. 11. 38 Gross Kuhren/Samland. – **StE:** 63 München, **Prom:** 66 München. – **WG:** 68/69 Inn. München (Bodechtel), Anästh. München, 66–68 u. 69–72 (Enzenbach), 72/73 (Beer).

Szappanyos, Heidemarie, Dr. med., Anästh. (81), Anästh. in d. Clinique Generale Beautieu, Chemin Beau Soleil, CH-1206 Geneve; Av. Peschier 22, CH-1206 Geneve. – * 29. 2. 44. – **StE:** 72, **Prom:** 81 Genf. – **WG:** 73–81 Anästh. Genf (Gemperle).

Szönyi, Laszlo, Dr. med., Chir./Ungarn (64), Urol./Ungarn (70), Chir./Deutschl. (74), Anästh. (78), Oberarzt d. AnästhAbt. am Krh. Rummelsberg, Postfach 60, D-8501 Schwarzenbruck; Östl. Ring 3, D-8070 Ingolstadt. – * 27. 4. 35 Debrecen/Ungarn. – **StE. u. Prom:** 60 Pecs/Ungarn. – **WG:** 60–65 Chir. Kaposvar/Ungarn (Szabo), 65–70 Urol. Kaposvar/Ungarn (Bard), 70–72 Urol. Budapest (Chefarzt), 72–74 Chir. Lauingen/Donau (von Höslin), 74–76 Anästh. Neuburg/Donau (Csernohorszky), 76–83 Anästh. Ingolstadt (Bihler), seit 83 Anästh. Rummelsberg (Auffermann).

Szüts, Ervin, Dr. med., Anästh. (79), Oberarzt d. Abt. f. Anästh. am Ev. Jung-Stilling-Krh., Wichenstr. 40, D-5900 Siegen 1; Eschenweg 2/b, D-5900 Siegen-Geisweid. – * 25. 2. 33 Dévaványa/Ungarn. – **StE. u. Prom:** 57 Pécs/Ungarn. – **WG:** 60–75 Allg. Arzt in Ungarn, 74–76 Anästh. Friedberg (Koch), 77–79 Anästh. Wetzlar (Günzler), seit 80 AnästhAbt. Ev. Jung-Stilling-Krh. Siegen (Wrbitzky).

T

Tabache, Mohamed, Anästh. (73), Allgemeinmed. (85), Arzt für Allgemeinmed. in: Hauptstr. 3, D-3206 Lamspringe; Kantstr. 16, D-3206 Lamspringe. – * 3. 3. 40 Beirut. – **StE:** 66 Köln.

Taeger, Kai, Dr. med., Anästh. (79), Oberarzt, Leit. d. Forschungslabors am Inst. f. Anästh. d. Univ., Klinikum Großhadern, Marchioninistr. 15, D-8000 München; Gartenstr. 2 a, D-8080 Fürstenfeldbruck. – * 5. 10. 42 München. – **StE. u. Prom:** 70 München. – **WG:** 71–75 Pharmak. München (Kiese), seit 75 am Inst. f. Anästh., Univ. München (Peter).

Tamgüney, Günay, Dr. med., Anästh. (77), leit. Ärztin d. AnästhAbt. d. Krskrh. u. St.-Bernard Hosp., D-2880 Brake; Diddestr. 2, D-2880 Brake. – * 24. 9. 42 Bursa/Türkei. – **StE. u. Prom:** 68 Istanbul.

Tanner-Koesters, Annelie, Dr. med., Anästh. (84), Oberarzt d. Anästh. am Stadtspit. Triemli, Birmensdorfer Str. 497, CH-8063 Zürich; Alte Landstr. 26, CH-8700 Küsnacht. – * 29. 1. 42 Paderborn. – **StE:** 68 Köln, 84 Zürich, **Prom:** 84 Zürich. – **WG:** Anästh. Köln-Gartenstadt-Nord (Specks), Anästh. Aarau (Alder), Anästh. Triemli Zürich (Frey), Inn. Triemli Zürich (Hämmerli), seit 75 Anästh.-Oberarzt Triemli Zürich

Tarmann, Hubert, Dr. med., Anästh. (75), Oberarzt f. Anästh. am Diakonissen-Krh., Imbergstr. 31, A-5020 Salzburg; Alberto Susut-Str. 7/14, A-5026 Salzburg. – * 9. 10. 40 Salzburg. – **StE. u. Prom:** 67 Wien. – **WG:** Anästh. 72–75 Bochum (Chraska), 76–78 Saudi-Arabien, 78/79 Straubing (Stauber), 79–83 Braunau/Inn (Buttazoni), seit 83 Salzburg.

Tarnow, Jörg, Prof. Dr. med., Anästh. (73), Leit. d. kardiochir. Anästh. am Inst. f. Anästh. d. Univkl. Berlin-Charlottenburg, Spandauer Damm 130, D-1000 Berlin 19. – * 22. 5. 40 Wilhelmshaven. – **StE:** 65 Kiel, **Prom:** 66 Kiel, **Habil:** 75 Berlin. – **WG:** 68 Kard. Berlin, 69 Pulmonol. Kiel. –
H: „Anaesth., Intensivther., Notfallmed." u. „Anästh. und Intensivmed.". –
BV: Anästh. u. Kardiol. in d. Herzchir., Springer Berlin, Heidelberg, New York 1983. –
ZV: 93 wiss. Publ., davon 23 in englischsprach. Fachzschr., u. a.: – Blood pH and P_aCO_2 as chemical factors in myocardial blood flow control (mit Gethmann, Hess, Patschke u. Eberlein), Basic Res. Cardiol. *70* (1975). – Haemodynamics and myocardial

oxygen consumption during isoflurane (Forane) – anaesth. in geriatric patients (mit Brückner, Eberlein, Hess u. Patschke), Brit. J. Anaesth. 48 (1976). – Hämodynamik, Myokardkontraktilität, Ventrikelvolumina u. Sauerstoffverbrauch d. Herzens unter versch. Inhalationsanaesthetika (mit Eberlein, Oser, Patschke, Schneider, Schweichel u. Wilde), Anästhesist 26 (1977). – Haemodynamic interactions of haemodilution, anaesth. propranolol pretreatment and hypovolaemia. I. Systemic circulation, II. Coronary circulation (mit Eberlein, Hess, Schneider, Schweichel u. Zimmermann), Basic Res. Cardiol. 74 (1979). – Vasodilatatoren: Ther. d. Herzversagens u. d. akuten Myokardischämie, Anästhesist 30 (1981). – Cardiovascular responses to nitrous oxide in patients with normal and high pulmonary vascular resistance (mit Schulte-Sasse u. Hess), Anesthesiology 57 (1982). – Swan-Ganz catheterization – Application, Interpretation and Complications, Thorac. Cardiovasc. Surgeon 30 (1982). – Haemodynamic responses to induction of anaesth. using midazolam in cardiac surgical patients (mit Schulte-Sasse u. Hess), Brit. J. Anaesth. 54 (1982). – Comparison of halothane and isoflurane when used to control intraoperative hypertension in patients subjected to coronary artery bypass surgery (mit Hess u. Schulte-Sasse), Anesth. Analg. 62 (1983). – Cardiovascular interactions of halothane anesth. and nifedipine in patients subjected to elective coronary artery bypass surgery (mit Schulte-Sasse, Hess u. Markschies-Horung), Thorac. Cardiovasc. Surgeon 31 (1983). – Nifedipine versus nitroprusside for controlling hypertensive episodes during coronary artery bypass surgery (mit Hess u. Schulte-Sasse), Eur. Heart J. 5 (1984). – Combined effects of halothane anesth. and verapamil on systemic hemodynamics and left ventricular myocardial contractility in patients with ischemic heart disease (mit Schulte-Sasse, Hess u. Markschies-Hornung), Anesth. Analg. 63 (1984).

Tarruhn, Michaela, Dr. med., Anästh. (73), leit. Ärztin d. AnästhAbt. am Maria-Josef-Hosp., Lindenstr. 29, D-4402 Greven 1.

Tatai, Viktor, Anästh. (72), Chefarzt d. AnästhAbt. am St. Martinus Hosp., Hospitalweg 6, D-5960 Olpe; Virchow Str. 6, D-5960 Olpe. – * 1. 7. 37 Fityehaz/Ungarn. – **StE.** u. **Prom:** 66 Lüttich. – **WG:** 74–76 Chir. Hannover (Knepper), 68–72 Anästh. Hannover (Uter), 72–74 Anästh. Hannover (Weimann).

Tataryan, Hacik Misak, Dr. med., Anästh. (83), Assist. an d. AnästhAbt. d. Bürgerhosp., Nibelungen-Allee 37–41, D-6000 Frankfurt/Main 1; In den Zeuläckern 32, D-6000 Frankfurt/Main 60. – * 24. 2. 48 Istanbul. – **StE.** u. **Prom:** 74 Istanbul. – **WG:** 74–76 Militärarzt Türkei, 75/76 Prakt. Arzt Izmir/Türkei, 76–79 Anästh. Waiblingen, seit 80 AnästhAbt. Bürgerhosp. Frankfurt.

Taube, Hans-Detlef, PrivDoz. Dr. med., Anästh. (74), Chefarzt d. AnästhAbt. am Allg. Krh. Heidberg, Tangstedter Landstr. 400, D-2000 Hamburg 62; Dorfstr. 56, D-2000 Tangstedt 1. – * 11. 1. 39 Magdeburg. – **StE:** 67 Hamburg, **Prom:** 69 Frankfurt, **Habil:** 78 Essen. – **WG:** 70–79 Anästh. Essen (Stöcker), 74–77 Pharmak. Essen (Schümann). –
BV: Presynaptic Receptor Systems on Noradrenergic Nerves, in: Chemical Tools in Catecholamine Research, Vol. II, North-Holland Publishing Company Amsterdam 1975. – Mechanisms of Neurotransmission, in: Regulation of Blood Pressure by the Central Nervous System, Grune and Stratton 1976. – Regelung d. peripheren u. zentr. noradrenergen Erregungsübertragung, in: Beta-adrenerge Blocker und Hochdruck, Thieme Stuttgart 1976. – Anästhprobleme bei Nierentransplantation, in: Praxis d. Nierentransplantat. Schattauer Stuttgart, New York 1980. – Einfluß von Opiaten u. Methionin-Enkephalin auf d. Freisetzg. von Noradrenalin aus zentr. noradrenergen Neuronen der Ratte, in: Schmerzforschung, Schmerzmessung, Brustschmerz, Springer Berlin, Heidelberg, New York 1981. – Metabolismus und Pharmakokinetik. – Opiatartige Analgetika und Antagonisten, in: Die intraven. Narkose, ebd. 1981. –
ZV: Allgemeinnark. bei augenärztl. Op., Klin. Monatsbl. Augenheilk. 152 (1973). – Intrakran. Druckverhältnisse unter Ketamin, Anästh. Wiederbeleb. 69 (1973). – Anästhprobleme in d. Extremitätenchir. bei geriatr. Pat., Anästh. Praxis 11 (1975). – Morphine Tolerance and Dependence in Noradrenaline Neurones of the Rat Cerebral Cortex, Naunyn-Schmiedeberg's Arch. Pharmac. 288 (1975). – Influence of Morphine and Naloxone on the Release of Noradrenaline from Rat Cerebellar Cortex Slices, ebd. – Phencyclidine and Ketamine: Comparison with the Effect of Cocaine on the Noradrenergic Neurones of the Rat Cortex, ebd. 291 (1975). – Pre- and postsynaptic components in effect of drugs with adrenoceptor affinity, Nature (London) 254 (1975). – Relative Pre- and Postsynaptic Potencies of Adrenoceptor Agonists in the Rabbit Pulmonary Artery, Naunyn-Schmiedeberg's Arch. Pharmac. 291 (1975). – Enkephalin: a potential modulator of noradrenaline release in rat brain, Europ. J. Pharmac. 38 (1976). – Presynaptic Receptor Systems on the Noradrenergic Neurones of the Rabbit pulmonary Artery, Naunyn-Schmiedebergs Arch. Pharmac. 296 (1977). – Presynaptic Receptor Systems in Catecholaminergic Transmission, Biochem. Pharmac. 26 (1977). – Presynaptic Receptor Systems on the Noradrenergic Neurones of Rat Brain, Naunyn-Schmiedeberg's Arch. Pharmac. 299 (1977). – Anästh. Gesichtspunkte bei d. Entnahme von Spendernieren u. Nierentransplantat., Z. prakt. Anästh. 12 (1977). – Mechanism of Action of Antihypertensive Agents, Contr. Nephrol. 8 (1977). – Pre- and Postsynaptic Receptors in Catecholaminergic Transmission, Naunyn-Schmiedeberg's Arch. Pharmac. 297, Suppl. 43 (1977). – Bradykinin and Postganglionic Sympathetic Neurotransmission, ebd. 299 (1977). – Opiatre-

zeptoren und Endorphine, Anästhesist *27* (1978). – Pharmak. von Injektionsanästhetika, Intensivmed. Praxis *1* (1979). – Präsynapt. Rezeptor-Systeme an zentr. noradrenergen Neuronen, Fortschr. Med. *97* (1979).

Tauchnitz, Gisela, Dr. med., Anästh. (78), Oberärztin d. AnästhAbt. d. Marienhosp., Zeise 4, D-5100 Aachen; Im Johannistal 37, D-5100 Aachen. – * 2.9. 47 Bermershausen. – **StE:** 72 Freiburg, **Prom:** 73 Freiburg.

Tawakoli, Hamid, Dr. med., Anästh. (73), leit. Arzt d. AnästhAbt. d. Ev. Elisabeth-Krh., Theobaldstr. 12, D-5500 Trier; Laurentius-Zeller-Str. 12, D-5500 Trier. – 28. 2. 34 Lahidjan/Iran. – **StE:** 66 Homburg/Saar, **Prom:** 73 Homburg/Saar. – **WG:** 68/69 Inn., Chir. Kevelaer/NL, 69–73 Anästh. Homburg/Saar (Hutschenreuter).

Tawrel, Nikolaus, Dr. med., Med. Dir. i. R., Anästh. (75), nicht mehr tätig; Staudenhutstr. 10, D-8480 Weiden. – * 22. 10. 15 Woskresiensk/UdSSR. – **StE. u. Prom:** 50 München.

Teichmann, Dieter, Dr. med., Anästh. (70), Chefarzt d. Abt. f. Anästh. u. Intensivmed. d. Ev. Amalie Sieveking Krh., Haselkamp 33, D-2000 Hamburg 67 (Volksdorf); Farmsener Landstr. 95 A, D-2000 Hamburg 67, Tel: 040/6036-467. – * 24.9. 37 Schwäbisch Hall. – **StE:** 62 München, **Prom:** 63 München. – **WG:** 65/66 Chir. Hamburg, 66–68 Anästh. Hamburg Barmbek (Fumagalli), 68–70 Anästh. München (Beer).

Teiner, Christine, Dr. med., Anästh. (82), Anästh. im Kaiserin Elisabeth-Spit., Huglg. 1–3, A-1150 Wien; Embelg. 52/10, A-1050 Wien. – * 24. 3. 47 Waidhofen. – **StE. u. Prom:** 75 Wien.

Tempel, Gunter, Prof. (C3) Dr. med. Dr. med. habil., Anästh. (71), leit. Oberarzt am Inst. f. Anästh. d. Techn. Univ. München, Kl. rechts d. Isar, Ismaninger Str. 22, D-8000 München 80; Buchenlandstr. 5, D-8028 Taufkirchen. – * 2. 2. 40 Worms. – **StE:** 65 Düsseldorf, **Prom:** 66 Düsseldorf, **Habil:** 76 München. – **WG:** 67 Anästh. FU Berlin-Charlottenbg. (Kolb), 69 Anästh. FU Berlin-Steglitz (Kolb), seit 72 Anästh. Techn. Univ. München (Kolb). –
BV: Intensivbehandlg. b. diff. Peritonitis, Zuckschwerdt München 1982. – Diff. Peritonitis – akt. therap. Aspekte, Zuckschwerdt München 1985. – The turnover of ^{125}I-labelled serum albumin after surgery and injury (mit Eckart, Schreiber, Schaaf, Oeff u.

Schürnbrand), in: Wilkinson, Parenteral Nutrition, Churchill – Livingstone Edinburgh, London 1972. – Vergleichende Untersuchg. zur Behandlg. d. postop. Darmatonie (mit Dremburg u. Eckart), in: Elektrolyte u. Spurenelemente in d. Intensivbehandlg., de Gruyter Berlin, New York 1974. – Letalität in d. Intensivther. b. Alterspat. d. op. Med., Auswertg. v. über 500 Fällen (mit Eckart, Lorbach u. Schaaf), in: Lang, Frey u. Halmágyi, Intensivther. im Alter, Anästh. Wiederbeleb., Bd. 86, Springer Berlin, Heidelberg, New York 1974. – D. Utilisat. parenteral verabreichter Fette in d. postop. u. posttraumat. Phase (mit Eckart, Kaul u. Schürnbrand), in: Heller, Schultis u. Weinheimer, Grundlagen u. Praxis d. parenteralen Ernährg., Thieme Stuttgart 1974. – Bedarfsadaptierte Heparinisierung b. d. Hämodialyse (mit Vogel, Kopp u. Jelen), in: Verhandlg. d. Dtsch. Ges. f. Inn. Med., Bd. 82, Bergmann München 1977. – Untersuchg. über Polyensäureveränderg. b. polytraumat. Pat. (mit Lohninger, Jelen u. Blümel), in: Wretlind, Frey, Eyrich u. Makowski, Fettemuls. in d. parenteralen Ernährg., Anästh. Wiederbeleb., Bd. 103, Springer Berlin, Heidelberg, New York 1977. – Transthorak. Impedanz zur Beurteilg. d. Hydratationszustandes d. Lunge (mit v. Hundelshausen u. S. u. G. Jelen), in: Impedanzcardiographie, Grundlagen, Anwendg. u. Grenzen d. Methode, Hrg. Lang, Kessel u. Wikl, Silinsky Nürnberg, Paris, London 1978. – Metabol. Wirkg. einer kontinuierl. intraven. Zufuhr menschl. Wachstumshormons b. traumat. Erwachsenen unter d. Bedingg. d. totalen parenteralen Ernährg. (mit Jürgens, Lohninger, v. Werder u. Blümel), in: Beiträge zur Infusionsther. u. klin. Ernährg. – Forschg. u. Praxis, Bd. 1, Karger Basel, München, Paris, London, New York, Sydney 1978. – Aspekte d. Intensivbehandlg. polytraumat. Pat. (mit Jelen, Kolb u. Weinberger), in: Behandlungsgrundsätze d. Chir., Hrg. Maurer, Fischer, Scholze, Theisinger u. Pfohl, Schattauer Stuttgart, New York 1979. – Untersuchg. zur Bedeutg. d. pulmonalen Hydratationszustandes b. d. Entstehg. u. d. Ther. d. posttraumat. respirat. Insuffizienz (mit Jelen u. v. Hundelshausen), in: Kreislaufschock, Hrg. Brückner, Anästh. Intensivmed., Bd. 125, Springer Berlin, Heidelberg, New York 1980. – Untersuchg. zur Blutgerinng. b. polytraumat. Pat. (mit v. Hundelshausen, Jelen u. Hauck), in: ebd. – Zum Problem d. Verbrauchskoagulopathie im unmittelbaren posttraumat. Verlauf (mit v. Hundelshausen, Jelen u. Hauck), in: 25 Jahre DGAI, Hrg. Weis u. Cunitz, Anästh. Intensivmed., Bd. 130, Springer Berlin, Heidelberg, New York 1980. – Differentialdiagnose d. posttraumat. Hyperbilirubinämie (mit Jelen u. Kaminski), in: ebd. – Zur Bedeutg. d. Zeitfaktors in d. Entwicklg. d. akuten posttraumat. Ateminsuffizienz (mit Jelen u. v. Hundelshausen), in: ebd. – Sedativa u. Hypnotika in d. op. Intensivmed. (mit Hegemann u. Jelen), in: ebd. – Diagnose u. Ther. d. Entzugsdelirs in d. op. Intensivmed. (mit Jelen u. v. Hundelshausen), in: ebd. – D. Wirkg. v. somatotropen Hormonen auf d. Stickstoffhaushalt b. Polytraumatisierten (mit Jelen, Jürgens, v. Werder u.

Blümel), Klin. Ernährung 1, Hrg. Ahnefeld, Zuckschwerdt München 1980. – Impedanzkardiographie zur Erfassg. d. Hydratationszustandes (mit Jelen), in: Mehrfachverletzungen, Hrg. Streicher u. Rolle, Anästh. Intensivmed., Bd. 127, Springer Berlin, Heidelberg, New York 1980. – Verhalten d. mehrfach ungesättigten Fettsäuren in d. posttraumat. Phase (mit Jelen u. Lohninger), in: ebd. – D. parenterale Ernährg. d. Polytraumatisierten (mit Jelen u. v. Hundelshausen), in: Krankheitsadaptierte Ernährungsther., Hrg. Ibe, Zuckschwerdt München 1980. – Determination of pulmonary Hydratation by Means of Transthoracic Impedance Measurements (mit v. Hundelshausen), in: Computers in Critical Care and Pulmonary Medicine, Hrg. Sreedhar Nair, Plenum Press New York, London 1980. – Infusions-, Transfusions- u. Injektionszubehör, Infusionslösungen, Katheter u. Sonden. Inhalations- u. Anästhbedarf, in: Liste Hospitex, IMP Verlagsges. Neu Isenburg 1981. – Stickstoffbilanz u. Serum-Aminosäurenkonzentrat. b. polytraumat. Pat. unter totaler parenteraler Ernährg. u. Zufuhr v. Wachstumshormon (mit Jelen), in: Hochkalor. parenterale Ernährung, Hrg. Müller u. Pichlmaier, Springer Berlin, Heidelberg, New York 1981. – Scz. Prognosen nach schwerem Schädel-Hirn-Trauma (mit Lücking, Perwein, Janssen u. Jelen), in: D. Prognose u. d. Rehabilitat. d. Schädel-Hirn-Traumas, Thieme Stuttgart 1981. – Anästh. Aspekte d. Traumat., in: Anästh. Aspekte d. Traumat., Hrg. Tempel, Schattauer Stuttgart, New York 1981. – Diagnost. u. prognost. Bedeutg. d. Körpertemperatur b. Schwerverletzten (mit v. Hundelshausen), in: ebd. – Behandlungsergebn. nach schw. Schädel-Hirn-Trauma (mit Jelen u. Haasis), in: ebd. – Hydratationszustand d. Lunge u. Lungenfunkt. (mit Schmid u. v. Hundelshausen), in: ebd. – Parenter. Ernährg. polytraumat. Pat. (mit Jelen), in: ebd. – Akute nekrotis. Cholezystitis b. polytraumat. Pat. (mit v. Hundelshausen, Fuchs u. Gullotta), in: ebd. – Untersuchg. zur Blutgerinng. u. Fibrinolyse im unmittelb. posttraumat. Verlauf (mit v. Hundelshausen, Jelen, Stemberger u. Fritsche), in: ebd. – Intensivbehandlg. im subjektiven Erleben d. Pat. (mit Jelen u. Langen), in: ebd. – Krankheitsverläufe polytraumat. Pat. – Fallber. – (mit Jelen, Scholze u. Gullotta), in: ebd. – Weitere Fragen zur Intensivbehandlg., in: ebd. – Intensivbehandlg. im Erleben d. Pat. (mit Jelen u. Kolb), in: Auf dem Weg zu einer humanen Intensivmed., Hrg. Schara, perimed Erlangen 1982. – Posttraumat. Streßkrankg. d. Oberbauches (mit Theisinger u. Ultsch), in: Schriftenr. Unfallmed. Tgg. d. Landesverbände d. Gewerbl. Berufsgenossenschaften Erlangen 1981. – Vollständige parenter. Ernährg. b. polytraumat. Pat. mit Lungen- u. Nierenkomplikat. (mit Jelen-Esselborn u. v. Hundelshausen), in: Klin. Ernährung, Bd. 8, Hrg. Bottermann u. Rakette, Zuckschwerdt München, Bern, Wien 1982. – Parenter. Ernährg. b. bakterio-tox. Komplikat. polytraumat. Pat. (mit v. Hundelshausen), in: Klin. Ernährung, Bd. 11, Hrg. Eigner, ebd. 1983. – D. traumatisierte Abdomen – Anästh. Versorgg. (mit Jelen-Essel-

born), in: D. traumatisierte Abdomen, Hrg. Siewert u. Pichlmayr, Springer Berlin, Heidelberg, New York (im Druck). –

ZV: Prä-, intra- u. postop. Behandlg. b. Gastrektomien u. Kardiaresekt. (mit Eckart, Häring, Kedenburg u. Dremburg), Langenbecks Arch. klin. Chir. *328* (1971). – Untersuchg. zur Utilisation parenteral verabreichter Fette in d. frühen postop. Phase (mit Eckart u. Kedenburg), Med. u. Ernähr. *12* (1971). – Labordiagnostik in d. op. Intensivpflege (mit Eckart u. Schreiber), Dtsch. Med. J. *22* (1971). – Parenterale Ernährg. beim Intensivpflegepat. (mit Eckart u. Schaaf), Melsunger Med. Mitt. *46,* Suppl. 1 (1972). – Gesichtspunkte zur Behandlg. d. Ösophagusvarizenblutg. im Rahmen d. op. Intensivpflege (mit Eckart, Häring u. Schaaf), Med. Welt *23* (1972). – Metabolism of radioactive-labeled fat emulsions in the postop. and posttraumat. period (mit Eckart, Kaul, Witzke, Schürnbrand u. Schaaf), Am. J. Clin. Nutr. *26* (1973). – Untersuchg. zur Utilisation parenteral verabfolgter Triglyceride nach Op. u. Traumen (mit Eckart, Kaul u. Schürnbrand), Infusionsther. *2*(1973/74). – D. Laktatazidose als Folge einer hochdos. parenter. Kohlenhydratzufuhr (mit Eckart u. Jelen), Intensivmed. *11* (1974). – Behandlg. d. traumat. bedingten instabilen Thorax durch Dauerbeatmg. (mit Kolb, Eckart u. Jelen), Mschr. Unfallheilk. *77* (1974). – Nark. f. amb. zahnärztl. Behandlg. (mit Korkor), Dtsch. Zahn-, Mund- u. Kieferheilk. *62* (1974). – D. parenter. Ernährg. in d. postop. u. posttraumat. Phase unter bes. Berücksichtigg. d. Aminosäuren- u. Kohlenhydratzufuhr (mit Eckart), Melsunger Med. Mitt. *48* (1974). – D. Nährstoff- u. Energiebilanz nach Op. u. Traumen (mit Eckart), ebd. – Zur Vermeidg. v. Berufsschäden beim Anästh. (mit Jelen u. Landauer), Anästh. Informat. *16* (1975). – Probleme d. Aseptik b. d. masch. Langzeitbeatmg. (mit Gräber u. Kolb), Anästh. Prax. *10*(1975). – Zur Frage d. Gesundheitsrisikos f. d. Anästhpersonal (mit Jelen), Z. prakt. Anästh. *10*(1975). – D. Verstoffwechslg. parenteral verabreichter radioaktiv markierter Fette (mit Eckart, Kaul u. Schürnbrand), Intensivmed. *12* (1975). – Impedanzkardiographie zur Beurteilg. unterschiedl. Hydratationszustände (mit Jelen, Schmid u. Vogel), Med. Welt *27* (1976). – Intermittierende Minimalheparinisierg. zur Hämodialyse beim akuten postop. u. posttraumat. Nierenversagen (mit Vogel u. Jelen), Z. prakt. Anästh. *11* (1976). – Aktueller Ber.: Mehta, Cole, Chari and Lewin: Operating room air pollution: Influence of Anaesth. circuit, vapour concentration: gas flow and ventilation (mit Jelen), ebd. – Zur Frage, ob Stickoxydul als atoxisch u. unschädl. zu betrachten ist oder ob exp. u. klin. Beobachtg. bekannt geworden sind, die eine Klassifizierung dieser Substanz als gesundheitsschädigenden Stoff rechtfertigen? ebd. – Zur Kontrolle d. Heparinisierg. b. d. Hämodialyse d. akuten Nierenversagens (mit Vogel u. Jelen), Med. Welt *28* (1977). – Entstehung u. Verlauf einer schw. respirat. Insuffizienz nach Ertrinkungsunfall (mit Jelen, Forster, Gullotta u. Daum), Anästhesist *26*(1977). – Clin.

and experimental study of essential fatty acids during different parenteral alimentation after severe injury (mit Lohninger, Jelen u. Blümel), Intensive Care Med. *3* (1977). – Transthoracic electric impedance in the management of acute renal failure (mit Jelen, v. Hundelshausen u. Vogel), ebd. – Anaphylaktoide Reakt. n. Hydroxyäthylstärke (mit v. Matthiessen u. Kolb), Anästh. Prax. 14 (1977/78). – Veränderg. d. essentiellen Fettsäuren in Plasmalipidfraktionen polytraumat. Pat. b. unterschiedl. parenteraler Ernährg. (mit Lohninger, Jelen, Riedl u. Blümel), Anästhesist *27* (1978). – Fortschritte in d. Intensivbehandlg. polytraumat. Pat. unter bes. Berücksichtigg. v. Stoffwechselveränderg., Fortschr. Med. *96* (1978). – Aktueller Ber.: Narkosegasabsaugung (mit Hegemann), Z. prakt. Anästh. *13* (1978). – Buchbesprechung: Hossli, Gattiker u. Haldemann, Dopamin, Grundlagen u. bisherige klin. Erfahrg. vor allem in d. Intensivmed., Intensivbehandlg. *3* (1978). – Changes of the essential fatty acids in plasmalipid fractions of polytraumatized patients with different parenteral nutrition (mit Lohninger, Jelen, Riedel u. Blümel), Resuscitation *6* (1978). – Transthoracic electrical impedance in anesth. and Intensive care (mit Jelen u. v. Hundelshausen), ebd. – D. akute posttraumat. Cholezystitis 55. Tgg. d. Vereinigg. d. Bayer. Chir., Augsburg 1978, Kurzfassg. d. Vorträge (mit Jelen u. v. Hundelshausen), Demeter Gräfelfing 1978. – Hämatothorax u. Hämatomediastinum nach Katheterisierg. d. ob. Hohlvene durch Punkt. d. V. subclavia bzw. d. V. jugularis interna (mit v. Hundelshausen u. Jelen), Anästh. Prax. *16* (1979). – D. Einordng. d. Intensivbehandlg. in d. Anästh. (mit Hegemann), Z. prakt. Anästh. *14* (1979). – Krankheitsverlauf eines polytraumat. Pat. – Fallber. – (mit Jelen, Hauck, v. Hundelshausen u. Gullotta), ebd. – Katamnest. Erhebg. über seelisch-geistige Erfahrg. während d. Behandlg. auf einer op.-traumat. Intensivstat. (mit Jelen u. Langen), ebd. – Buchbesprechg.: Gobiet, Intensivther. nach Schädel-Hirn-Trauma, Anästh. Intensivther. Notfallmed. *15* (1980). – Was erlebt d. Pat. auf d. Intensivstation? (mit v. Hundelshausen), D. Schwester/D. Pfleger *19* (1980). – Buchbesprechg.: Dobutamin, eine neue sympathikomimetische Substanz, Intensivbehandlg. *5* (1980). – Endotoxine beim polytraumat. Pat., 2. Berliner Schock-Symp. 1979, (mit Jelen u. Vaitl), Kongr.bd. (im Druck). – Untersuchg. zur Blutgerinng. u. Fibrinolyse im unmittelb. posttraumat. Verlauf (mit v. Hundelshausen, Jelen, Morschner, Stemberger, Blümel, Haas u. Fritsche), ebd. – Zur nekrotis. Cholezystitis b. polytraumat. Pat. (mit v. Hundelshausen u. Jelen), ebd. – D. radiolog. Symptomatik pleuraler u. pulmonaler traumat. Veränderg. (mit Gullotta, Wuttke u. Schmid), Röntgen-Ber. *10*(1981). – Verhalten d. Körpertemperatur b. Schwerverletzten (mit v. Hundelshausen), Aktuelle Probleme im Notarztdienst, 4. Fortbild.tgg. d. Notärzte d. gemeinsamen Notarztdienstes d. Landeshauptstadt u. d. Landkrs. München, 1980 (im Druck). – D. traumat. Abdomen – Anästh. Aspekte, Selecta *15* (1983). – Changes in Essential Fatty Acids in Plasma Lipid Fractions of Traumatized Patients (mit Jelen, Lohninger u. Blümel) J. Parent. Ent. Nutr. *7*(1983). – Cooperative Group of Additional Immunoglobulin Ther. in Severe Bacterial Infections: Multicenter Randomized Controlled Trial on the Efficacy of Additional Immunoglobulin Ther. in Cases of Diffuse Fibrino-Purulent Peritonitis – Study Design, Klin. Wschr. *61* (1983). – Zum Einsatz v. Adrenalin in d. Behandlg. d. Status asthmaticus (mit v. Hundelshausen, Schneck u. Sack), Dtsch. Med. Wschr. *108* (1983). – Endotoxin u. Blutgerinng. b. Pat. mit hämorrhagisch-traumat. u. bakterio-tox. Schock (mit v. Hundelshausen, Jelen-Esselborn, Schneck, Stemberger u. Blümel), Hefte Unfallheilk. *156*(1983). – Ergotismus b. Heparin-Dihydroergotamin-Medikat. (mit Schneck u. Kramann), Dtsch. Med. Wschr. *108* (1983). – Adrenalin b. d. Behandlg. schwerster Zustände v. Asthma bronchiale (mit v. Hundelshausen u. Schneck), ebd. – Physostigmin u. zentralanticholinerges Syndrom (mit Schneck u. v. Hundelshausen), Intensivbehandlg. *8*(1983). – Detection of Plasma Endotoxin with a Limulus Amoebocyte Lysate (LAL) – Chromogenic Substrate Assay (mit Stemberger, Strasser, v. Hundelshausen u. Blümel), Acta Chir. Scand. *509*, Suppl. (1982). – Fettemuls. in d. parenter. Ernährg., Klin. Erfahrg. b. Polytraumatisierten (mit Jelen-Esselborn u. v. Hundelshausen), Infusionsther. *10*(1983). – Wiederbelebungschancen nach Blitzschlag (mit Schneck u. v. Hundelshausen), Dtsch. Med. Wschr. *108* (1983). – Berufl. u. soz. Rehabilitat. v. Pat. einer op.-traumat. Intensivstat. (mit v. Hundelshausen, Schneck u. Kellner), Zbl. Chir. *109* (1984). – Erfahrg. u. Erlebnisse v. Pat. einer op.-traumat. Intensivbehandlungseinheit (mit v. Hundelshausen, Schneck, Jelen-Esselborn u. Kellner), Anästh. Intensivther. Notfallmed. (im Druck). – Methodological Aspects of the Endotoxin Determination in Polytraumatized Patients (mit Stemberger, Strasser, Wendt, v. Hundelshausen u. Blümel), Klin. Wschr. (im Druck). – Investigation of Protein Metabolism with Respect to Amino Acid Administration (mit Jelen u. Jekat), J. Parent. Ent. Nutr. (im Druck). – D. Re-Expansionsödem d. Lunge (mit Brosch, Abbushi u. Gullotta), Anästh. Prax. (im Druck). – Vollständige parenter. Ernährg. in d. op.-traumat. Intensivbehandlg. (mit Jelen-Esselborn u. v. Hundelshausen), Intensivbehandlg. *9*(1984). – Klin. Erfahrg. beim Einsatz v. Bikarbonat b. d. Akutdialyse (mit Kopp, Schätzle-Schuler, Melamed, Jäger u. v. Hundelshausen), Nieren- u. Hochdruckkrankh. *13* (1984). – Zum Verhalten d. Immunglobuline nach traumat. indizierter Splenektomie (mit Schneck, v. Hundelshausen, Oberdorfer u. Rastetter), Fortschr. Med. *102* (1984). – Cooperative Group of Additional Immunoglobulin Ther. in Severe Bacterial Infections: Results of a Multicenter Randomized Controlled Trial in Cases of Diffuse Fibrino-Purulent Peritonitis, Klin. Wschr. (im Druck).

Termeer, Wolf, Dr. med., Anästh. (76), leit. Arzt d. Anästh.- u. IntensivAbt. am Allg. Krh. f. d. Stadt Hagen, Buscheystr. 15 a, D-5800 Hagen 1; Thorn-Prikker-Str. 8, D-5800 Hagen 1. – * 28. 9. 42 Litzmannstadt. – **StE:** 70 Essen, **Prom:** 73 Freiburg. – **WG:** 72–76 Anästh. Essen (Stöcker), 76 Oberarzt an d. Anästh.- u. IntensivAbt. d. Allg. Krh. f. d. Stadt Hagen (Kuntze), seit 77 leit. Arzt ebd. –
BV: Erfahrg. mit Jugularis-int.-Kathetern bei Säuglingen u. Kleinkindern, Anästh. Intensivmed., Bd. 157, Springer 1983. –
ZV: Serumelektrolyte während NLA u. Lumbalanästh. (mit Rupieper), Anästhesist 24 (1975). – Ketamine als Mono-Anästhetikum bei Säuglingen und Kleinkindern zur neurorad. Diagnostik u. bei Herzkatheter-Untersuchg. (mit Stöcker u. Neugebauer), Anästh. Informat. 17 (1976). – Neue Aspekte d. Beatmg., Informat. Fresenius 8 (1981).

Teske, Ilse, Dr. med., Anästh. (68), Anästh. am Paracelsus Parkhosp., Klingsorstr. 5, D-8000 München 81; Hartliebstr. 5, D-8000 München 19. – * 16. 3. 35 Rostock. – **StE. u. Prom:** 58 Rostock. – **WG:** Anästh. München (Lehmann).

Teuteberg, Heinrich, Dr. med., Anästh. (70), Chefarzt d. AnästhAbt. d. Krh. d. Barmherzigen Brüder, Nordallee 1, D-5500 Trier, ärzt. Leit. d. Notarztwagendienstes d. Stadt Trier; Auf Schwarzfeld 2, D-5500 Trier-Eitelsbach. – * 17. 5. 36 Flensburg. – **StE:** 62 Kiel, **Prom:** 70 Mainz. – **WG:** 64–66 Univ. of Oklahoma, Med. Center, Path. (Lindner), Anästh. (Cutter), 67–71 Anästh. Mainz (Frey), seit 72 Leit. d. AnästhAbt. d. Brüderkrh. Trier.

Tham, Josef, Dr., Anästh. (64), in Pension; Tilakstr. 45, A-1210 Stammersdorf. – * 25. 11. 23 Wien. – **StE. u. Prom:** 53 Wien.

Theiss, Dieter, Dr. med., Anästh. (75), Funktionsoberarzt am Inst. f. Anästh., Univkl., Langenbeckstr. 1, D-6500 Mainz; An der Nonnenwiese 160, D-6500 Mainz. – * 3. 10. 37. – **StE:** 69 Bochum, **Prom:** 75 Essen. – **WG:** seit 71 Anästh. Mainz. –
BV: D. intraven. Regionalanästh. (mit Frey, Gerbershagen u. Sehhati), in: Rügheimer (Hrg.): Kongr.ber. Jahrestgg. d. DGAW Erlangen 1975. – Voruntersuchg. zur Autotransfus. mit d. Haemonetics Cell Saver b. Knochenop. (mit Schillinger, Lanz u. Schütt), Anästh. Wiederbeleb. Intensivbehandlg., Wiss. Inf. Fresenius-Stift. 9 (1980). – Spinalanästh. (mit Lanz), in: Niesel et al. (Hrg.): Regionalanästh. 2. Aufl. Fischer Stuttgart, New York 1984. – Indikat. u. Kontraindikat. d. Spinalanästh., in: Lanz u. Dick (Hrg.): Spinalanästh., Ergebn. eines Workshops, Woelm Pharma Eschwege 1985. –

ZV: Lebensrettende Sofortmaßnahmen am Unfallort ohne Hilfsmittel (mit Frey u. Sehhati), Arbeitsmed. Sozialmed. Präventivmed. 9 (1974). – D. Beherrschg. d. lebensrettenden Sofortmaßnahme – eine Grundvoraussetzg. zur Erkenng. u. Behandlg. v. Alkoholvergifteten (mit Frey, Sehhati u. Rheindorf), Anesth. and Resuscitation 97 (1976). – Exp. Bestimmg. einer optimalen Elektrodenanordnung zur elektr. Nervenlokalisat. (mit Robbel, M. Theiß u. Gerbershagen), Anästhesist 26 (1977). – D. Kondensatorfeldbehandlg. b. Osteosyntheseimplantaten (mit Rehn), Arch. of Orthop. and Traumatic Surgery 91 (1978). – Ein verbessertes Beatmungsbronchoskop (mit Kube, Jung u. Müller), Anästhesist 27 (1978). – Erfahrg., Wissen, Meing. u. Voreinstellg. auf d. Gebiete d. Allg.- u. Regionalanästh. Eine Umfrage in d. Mainzer Bevölkerg. (mit Steiner u. Ludolph), Anästh. Intensivmed. 22 (1981).

Thieme, Gisela, Dr. med., Anästh. (75), Ärztl. Leit. d. Biodesign Inst. f. Kl. Pharmak., Carl-Mez-Str. 81–83, D-7800 Freiburg; Breisacherstr. 56, D-7800 Freiburg. – * 22. 5. 40 Halle/Saale. – **StE:** 68 Tübingen, **Prom:** 69 Tübingen. – **WG:** 69–76 Anästh. Freiburg, 76–79 Kard. Bad Krozingen 79–81 Oberarzt d. Anästh. Krskrh. Offenburg, 81–83 Oberarzt d. Anästh. St. Josefskrh. Freiburg, seit 83 Ärztl. Leit. Biodesign Inst. f. Klin. Pharmak., Freiburg.

Thiemens, Enno, Dr. med., Anästh. (74), Chefarzt d. AnästhAbt. am Ketteler-Krh., Lichtenplattenweg 85, D-6050 Offenbach; Seestr. 19, D-6050 Offenbach. – 29. 7. 40 Köln. – **StE:** 68 Mainz, **Prom:** 71 Ulm. – **WG:** 70–78 Anästh. Ulm (Ahnefeld, Dick, Grünert), seit 79 Chefarzt d. Abt. Anästh. Ketteler-Krh. Offenbach.

Thiemig-Frank, Irmhild, Dr. med., Anästh. (78), Funktionsoberärztin am Inst. f. Anästh. d. Univ., Sigmund-Freud-Str. 25, D-5300 Bonn 1; Mülldorfer Str. 12 b, D-5205 St. Augustin 1.

Thomas, Hermann, Dr. med., Anästh. (69), niedergel. Allgemeinarzt, Bundesstr. 68, D-7803 Gundelfingen; Sonnhalde 33, D-7803 Gundelfingen. – * 24. 10. 35 Mönchengladbach. – **StE:** 61 Freiburg, **Prom:** 62 Freiburg. – **WG:** Anästh. Freiburg (Wiemers), 70–72 Chefarzt d. AnästhAbt. St. Elisabeth-Krh. Neuwied, seit 73 niedergel. Arzt.

Thomson, Dick, Prof. Dr. med., Anästh. (76), Vorsteher d. Dept. Anästh. am Kantonsspital, CH-4031 Basel; Unterer Rheinweg 104, CH-4057 Basel. – * 10. 4. 39 Göteborg/Schweden. – **StE. u. Prom:** 68 Lund/Schweden, **Habil:** 71 Lund/Schweden.

Thürigen, Werner, Dr. med., Anästh. (62), Dir. d. Inst. f. Anästh. u. op. Intensivmedizin d. Städt. Krankenanst., Bremserstr. 79, D-6700 Ludwigshafen/Rh.; Nachtweideweg 37, D-6710 Frankenthal. – * 25. 8. 30 Meissen. – **StE:** 55 Marburg, **Prom:** 55 Marburg. – **WG:** 56–58 Path. Darmstadt (Schopper), 59–61 Anästh. Göttingen (Stoffregen), seit 62 Ludwigshafen.

Thurnher, Friedrich, Prim. Dr. med., Anästh. (77), Leit. d. Inst. f. Anästh. im A. Ö. LKH, Krankenhausstr. 1, A-4150 Rohrbach; Mitterfeld 16 b, A-4150 Rohrbach. – * 1. 3. 45 Wegscheid. – **StE. u. Prom:** 71 Innsbruck. – **WG:** 74–77 Anästh. Steyr (Hoflehner).

Tichy, Rainer Franz, Dr. med., Anästh. (80), Chefarzt f. AnästhAbt. (im Kollegialsystem) am Ev. Krh., Emmeramsplatz 11, D-8400 Regensburg; Bischof-von-Senestreystr. 7 a, D-8400 Regensburg. – * 15. 1. 48 Regensburg. – **StE:** 75 Erlangen, **Prom:** 77 Erlangen. – **WG:** 76–80 Anästh. Regensburg (Manz).

Tio, Kwielian, Anästh. (78), Oberarzt d. Abt. f. Anästh. u. Intensivmedizin am Johanniter Krh., Kreuzakker 1–7, D-4100 Duisburg 14; Auf dem Hastert 22 a, D-4100 Duisburg 46. – * 3. 9. 45 Surabaya. – **StE:** 70 Surabaya/Indonesien. – **WG:** 70–73 leit. Missionsarzt in Flores, 74–78 Anästh. (Andree), 78 Anästh. Oberarzt (Andree), 79 Anästh. Sneek, NL, 79/80 Anästh. Groningen, NL (Langrehr), seit 80 Oberarzt d. Abt. f. Anästh. u. Intensivmed. Johanniter Krh. Duisburg (Andree).

Tocariu, Cornelia-Monica, Dr. med., Anästh. (83), Anästh. an d. AnästhAbt. d. Krskrh., D-6114 Groß-Umstadt; Krankenhausstr. 21, D-6114 Groß-Umstadt. – 13. 7. 47 Bukarest. – **StE:** 75 Bukarest, **Prom:** 75 Bukarest. – **WG:** 75–78 Allg.med. Rumänien, 78–84 Anästh. Ludwigsburg (Ehmann), seit 84 Anästh. an d. AnästhAbt. Krskrh. Groß-Umstadt (Löhner).

Todt, Werner, Dr. med., Anästh. (75), leit. Oberarzt d. Anästh.- u. IntensivpflegeAbt. am UnfKrh. Meidling (AUVA), Kundratstr. 37, A-1120 Wien; Franz Gehrerstr. 18, A-2500 Baden. – * 15. 6. 42 Wien. – **StE. u. Prom:** 68 Wien.

Tögel, Isolde, Dr. med., Anästh. (72), niedergel. Anästh., tätig im Kinderkrh. Josefinum, Kapellenstr., D-8900 Augsburg u. Diakonissenkrh., Fröhlichstr., D-8900 Augsburg; Im Gäßle 26, D-8902 Neusäß. – * 24. 11. 39 Weigelsdorf, Krs. Trautenau. – **StE. u. Prom:** 66 Marburg. – **WG:** 68–72 Anästh. Augsburg (Schäfer).

Toker, Yilmaz, Dr. med., Anästh. (80), z. Zt. ohne Anstellung, Parkstr. 2, D-2250 Husum. – * 2. 6. 43 Nazilli/Türkei. – **StE. u. Prom:** 69 Izmir/Türkei. – **WG:** 69–75 niedergel. Arzt Türkei, 75/76 Physiol. Izmir, 76/77 Anästh. Bassum (Tümer), 77–79 Anästh. Wittlich (Neussel), 79–81 Anästh. Oberarzt Niebüll (Müller), 81–84 Anästh. Oberarzt Husum (Seifert).

Tolksdorf, Werner, PrivDoz. Dr. med., Anästh. (79), Oberarzt am Inst. f. Anästh. u. Reanimat. am Klinikum, Theodor-Kutzer-Ufer 1, D-6800 Mannheim 1; Otto-Beck-Str. 49, D-6800 Mannheim 1. – * 23. 12. 48 Kaiserslautern. – **StE. u. Prom:** 75 Heidelberg, **Habil:** 83 Heidelberg. – **WG:** Anästh. 75/76 Ludwigshafen, seit 77 Mannheim (Lutz), seit 82 Oberarzt ebd. –
BV: Intra- u. postop. kardiopulm. Komplikat. b. transurethralen Prostataresekt. in Intubationsnark. b. rückenmarksnaher Leitungsanästh. (mit Raiss u. Lutz), in: Wüst u. Zindler, Neue Aspekte d. Regionalanästh., 1. Wirkg. auf Herz, Kreislauf u. Endokrinum. Postop. Periduralanalgesie, Anästh. Intensivmed., Bd. 124, Springer Berlin, Heidelberg, New York 1980. – Beeinflussg. d. Atmg. durch Flunitrazepam u. Benzoctamin als Adjuvantien zur Spinalanästh. b. bronchopulmonalen Risikopat. (mit Hartung, Kämmerer u. Rohowsky), in: Weis u. Cunitz, 25 Jahre DGAI, ebd., Bd. 130, 1980. – D. Flunitrazepam NO_2-Narkose b. neuroradiolog. Eingriffen (mit Hartung u. Lutz), in: ebd. – D. Einfluß d. Sedat. auf d. Blutgase b. rückenmarksnahen Leitungsanästh. (mit Ditterich, Hartung u. Lutz), in: ebd. – Psychosomatik in d. Anästh.: Präop. Angst u. ihre Auswirkg. auf d. Narkoseverlauf (mit Berlin, Pfeiffer, Krasberg, Klose, Rey, Ungemach u. Oellers), in: ebd. – D. präop. Streß – Welche Vorbereitg. f. d. Epileptiker? in: Opitz, Degen u. Ungler, Anästh. b. Epileptikern u. Behandlg. d. Status Epilepticus, Ed. Roche Grenzach 1982. – Präop. psych. Befinden u. Risiko d. Anästh. (mit Berlin u. Rey), in: Droh u. Spintge, Angst, Schmerz, Musik in d. Anästh., ebd. 1983. – Midazolam intramuskulär zur Prämedikat.: Wirkg., Nebenwirkg., Dosierg. (mit Wolff, Klimm u. Berlin), in: Brückner, Kinderanästh. (Prämedikat.- Narkoseausleitg.), Springer Berlin, Heidelberg, New York 1983. – Postop. Schmerzther., in: Klose, D. Aufwachraum, Ed. pmi-pharm-medical inform. 1983. – Objekt. Schmerzerfassg. – D. Habituat. beim chron. Schmerzkranken. Psycholog. relevante Faktoren unter Berücksichtigg. d. Vigilanz – (mit Berlin, Klement, David, Kunze u. Erdmann), in: Seithel, Neuralther., Grundlagen – Kl. – Praxis, Hippokrates Stuttgart 1984. – Anästh. Praxis (mit v. Ackern, Geiger, Hartung, Klose, Martin, Osswald, Peter u. Striebel), Hrg. Lutz, Springer Berlin, Heidelberg, New York 1984. –
ZV: Path. Wirbelsäulenveränderg. u. ihre Bedeutg. f. Versagen in d. Periduralanästh. (mit Thürigen u. Lutz), Z. prakt. Anästh. 12 (1977). – Untersuchg. zum sog. TUR-Syndrom u. zum Anästhverfahren b. Prostataresekt., Verh. Dtsch. Ges. Urol. 1978. – Prophyla-

xe schw. Hypotensionen durch Periduralanästh. b. transurethralen Prostataresekt. (mit Klose, Striebel u. Lutz), Z. prakt. Anästh. 13 (1978). – Verhalten d. zentr. Venendrucks b. transurethralen Prostataresekt. in Abhängigkeit vom Anästhverfahren (mit Ditterich, Hartung, Klose u. Lutz), ebd. 14 (1979). – Beeinflussg. d. postop. Lungenfunkt. durch Sedat. mit Diazepam u. Flunitrazepam während Leitungsanästh. beim alten Pat. (mit Rohowsky, Klose u. Lutz), ebd. – Rohypnol (Flunitrazepam) als Sedativum b. Leitungsanästh. unter bes. Berücksichtigg. d. amnestischen Wirkg. (mit Berlin, Bethke, Striebel, Westphal u. Lutz), ebd. – Zweistufen-Elektrostimulationsanästh. u. modifiz. NLA, Techn. i. d. Med. 9 (1979). – Zur Risikoaufklärg. vor Nark. aus psychosomatischer Sicht (mit Berlin, Pfeiffer, Grund u. Rey), Anästh. Intensivmed. 1980. – Beeinflussg. d. Blutgase durch Flunitrazepam u. Benzoctamin als Adjuvantien zur Spinalanästh. b. translumbalen Aortograph. in Bauchlage (mit Rohowsky), Anästh. Intensivther. Notfallmed. 15 (1980). – Zur Wahl d. Anästhverfahren b. translumbalen Aortograph. (mit Rohowsky, Lutz u. Radde), ebd. – Infusionsther. während transurethralen Prostataresekt. (mit Goetz, Peters, Potempa u. Lutz), Infusionsther. 7 (1980). – Elektrostimulationsanästh. u. NLA b. Cholecystektomie (mit Ewen, Klose, Kattermann u. Lutz), Anästhesist 29 (1980). – Untersuchg. zur präop. Angst (mit Gawol, Grund, Pfeiffer, Lutz, Berlin, Berlin u. Langrehr), Anästh. Intensivmed. 1981. – ESA oder Lachgasnarkose? (mit Ewen, Klose u. Lutz), ebd. – Psychosomat. Aspekte b. chron. Schmerzpat. unter Akupunktur u. Elektrostimulationsanalgesie (mit David, Berlin u. Schmollinger), Z. Akupunktur Th. u. Pr.; Sonderbd. 1 (1981). – Elektrostimulationsanästh. - Neuroleptanästh. (mit Berlin, Ewen u. Schmollinger), ebd. – Computertomographisch kontroll. lumbale Grenzstrangblockade (mit Klimm u. Wunschik), Schmerz 1981. – Zur Risikoaufklärg. vor Anästhverfahren aus psychosomat. Sicht (mit Grund, Berlin, Pfeiffer u. Rey), Anästh. Intensivmed. 1981. – D. Blokkade d. Plex. coeliacus unter computertomograph. Kontrolle b. carcinombedingtem Abdominalschmerz (mit Wunschik u. Mering), Anästhesist 31 (1982). – Häufigkeit d. Nebenwirkg. b. 4042 Plexusanästh.: Eine computergestützte Auswertg. (mit Hartung, Osswald, Bender u. Lutz), Anästh. Intensivther. Notfallmed. 17 (1982). – Zum präop. psychischen Befinden u. Verhalten streßrelevanter Parameter b. chir. Pat. unter klin. Bedingg. (mit Andrianopoulos, Schmollinger, Ewen u. Berlin), ebd. – Objektive Schmerzerfassg. – Möglichkeiten mit einem psychophysiolog. Modell – (mit Klement, Berlin, David u. Erdmann), Schmerz 1982. – D. präop. psych. Befinden – Zusammenhänge zu anästh.relevanten psychophysiolog. Parametern –, Anästh. Intensivther. Notfallmed. 18 (1983). – Streßredukt. durch i.m.-Prämedikat. mit sechs Einzelsubstanzen (mit Berlin, Petrakis, Rey u. Schmidt), ebd. 19 (1984). – Computertomographisch kontroll. Plexuscoeliacus-Blockade (mit Wunschik), Schmerz 1984. – D. präop. psychische Befinden, Fortschr. Med. 1984.

– Den präop. Streß verringern, Ärztl. Praxis 68 (1984). – Effect of Acupuncture in chronic headache depending on depression (mit Klimm, Klimczyk u. Penninger), Pain, Suppl. 2 (1984). – CT-guided coeliac plexus block (mit Sehhati-Chafai u. Wunschik), ebd. – Postoperative pain after hysterectomy depending on the analgesic supplement to general anesth. with Halothan/N$_2$O Fentanyl – Buprenorphin (mit Sommer u. Gersch), ebd. – D. präop. Streß, Untersuchg. zum Verhalten psych. u. physiol. Streßparameter nichtprämed. Pat. in d. präop. Phase (mit Berlin, Rey, Schmidt, Kollmeier, Storz, Ridder u. Schaetzle), Anästhesist 33 (1984). – D. Angstprozeß unter versch. hohen Thalamonaldosen zur Prämedikat. (Bemerkg. zur Arbeit v. Höfling), ebd. – Hochdos. Thalamonal/Rohypnol zur Prämedikat. – Eine randomisierte Doppel-Blind-Studie – (mit Wagner u. Schmidt), ebd. – Schmerzdiagnostik u. Schmerzmessg., I. Exp. Verfahren, II. Klin. Aspekte (mit Bangert), Anästh. Intensivther. Notfallmed. 19 (1984).

Tomasetti, Renato, Dr. med., Anästh. FMH (82), Chefarzt d. AnästhAbt. am Ospedale Italiano di Lugano, CH-6962 Viganello-Lugano. – * 8. 10. 48 Locarno. – **StE:** 75 Bern, **Prom:** 82 Bern.

Ton-That, Hua, Doct. en Med., Anästh. (81), Anästh.-Oberarzt an d. Städt. Krankenanst. – Akad. Lehrkrh. Univ. Mainz –, Dr. Ottmar-Kohler-Str. 2, D-6580 Idar-Oberstein; Otto-Hahn-Str. 66, D-8708 Gerbrunn. – * 15. 7. 42 Hué/Viet-Nam. – **StE:** 67 Hué, **Prom:** 68 Hué. – **WG:** Anästh. 76–81 Würzburg (Weis), 81–83 Schweinfurt, 84 Müllheim, seit 84 Städt. Krankenanst. Idar-Oberstein.

Tonczar, Laszlo, UnivDoz. Dr. med., Anästh. (72), Facharzt für Anästh. an d. Kl. f. Anästh. u. Allg. Intensivmed. d. Univ., Spitalgasse 23, A-1090 Wien, Andreas Hoferstr. 20/6/1/6, A-1210 Wien. – * 24. 7. 39 Bukarest. – **StE. u. Prom:** 66 Wien, **Habil:** 82 Wien. – **WG:** seit 69 Kl. f. Anästh., Univ. Wien (Mayrhofer). – **BV:** Kardiopulmonale Reanimat., Springer Berlin, Heidelberg, New York 1982. – **HG:** Schocklunge, intensivther. Probleme, Anästh. in Geriatrie u. Traumatologie, Caissonkrankh.

Tonsa, Anton, Prim. Dr. med., Anästh. (60), Leiter d. AnästhAbt. am LKH, Vordernbergerstr. 42, A-8700 Leoben; Hochstr. 2, A-8010 Graz u. Barbaraweg, A-8700 Leoben. – * 1. 3. 28 Graz. – **StE. u. Prom:** 52 Graz.

Topaldjikowa, Viktoria, Anästh. (74), Chefärztin f. Anästh. u. Intensivtherapie am St. Joseph-Hosp. Laar, Ahrstr. 100, D-4100 Duisburg 12; Bockumer Str. 193,

D-4000 Düsseldorf 31. - * 16. 7. 28 Sofia. - **StE:** 68 Sofia, **Prom:** 69 Sofia. - **WG:** 70–72 Anästh. Mannheim (Lember), 72–74 Anästh. Heidelberg (Just), 74/75 leit. Ärztin d. AnästhAbt. Albertinenkrh. Dissen.

Tospann, Marianne, Anästh. (73), Oberärztin d. AnästhAbt. am Hafenkrh., Zirkusweg 11, D-2000 Hamburg 4; Ohmoor 105, D-2000 Hamburg 61. - **StE:** 68 Hamburg.

Tóth, Georg, Dr. med., Anästh. (64), Chefarzt d. Abt. f. Anästh. u. op. Intensivtherapie am Robert-Bosch-Krh., D-7000 Stuttgart 50; Belaustr. 30, D-7000 Stuttgart 1. - * 16. 8. 30 Budapest.

Tóth, Stefan, Dr. med., Anästh. (71), Chefarzt d. Anästh.- u. IntensivpflegeAbt. d. Krskrh. St. Elisabeth, von Werth Str. 5, D-4048 Grevenbroich, Tel: 02181/6001. - * 28. 7. 36 Püski. - **StE:** 62 Würzburg, **Prom:** 67 Würzburg. - **WG:** Anästh. Erlangen (Rügheimer).

Traub, Edeltrude, Dr. med., Anästh. (70), Oberärztin am Zentr. f. Anästh., Kl. d. Univ., Prittwitzstr. 43, D-7900 Ulm; Amselweg 79, D-7900 Ulm. - * 6. 4. 35 Ulm. - **StE. u. Prom:** 62 Heidelberg. - **WG:** 64–67 Inn. Ulm (Bock), 67/68 Chir. Ulm (Niedner), seit 68 Anästh. Ulm (Ahnefeld). -
BV: CO_2-haltige Lokalanästhetika in d. geburtshilfl. Analgesie (mit Knoche u. Dick), in: Lokalanästh., Bd. 18, Klin. Anästh. u. Intensivther., Springer Berlin, Heidelberg, New York 1978. - Muskelrelaxantien - Besonderheiten in d. Schwangerschaft u. während d. Geburt (mit Dick), in: Muskelrelaxantien, Bd. 22, ebd. 1980. -
ZV: Anästh. in der Schwangerschaft (mit Dick), in: Erkrankungen während d. Schwangerschaft, Thieme Leipzig 1983. - D. Einfluß von Fenoterol auf d. Arrhythmiehäufigkeit während d. Sectio-Narkose (mit Knoche, Dick, Jonatha u. Lindner), Geburtsh. Frauenheilk. 42 (1982). - Investigations on neonatal cardiopulmonary reanimation using an animal model (mit Dick, Lotz, Lindner u. Engels), J. Perinat. Med. 11 (1983).

Traue, Gunter, Dr. med., Anästh. (69), Chefarzt f. Anästh. am St. Hildegardis-Krh., Hildegardstr. 2, D-6500 Mainz; Am Hechenberg 55, D-6500 Mainz-Hechtsheim. - * 10. 12. 34 Bünde. - **StE. u. Prom:** 62 Münster. - **WG:** 65/66 Chir., 66 Anästh. u. 66/67 Inn. Ziegenhain/Hessen, 68/69 Pharmak. Fa. Merck Darmstadt, 69/70 Anästh. Frankfurt (Pflüger), seit 70 Chefarzt f. Anästh. St. Hildegardis-Krh. Mainz.

Trauner, Karl, Dr. med., Anästh. (83), leit. Anästh. am LKH, A-8330 Feldbach; Kalvarienbergweg 8, A-8330 Feldbach. - * 27. 9. 50 Leutschach. - **StE. u. Prom:** 76 Graz. - **WG:** 77/78 Chir. Feldbach (Winkler), 78/79 Inn. Feldbach (Stöckl), 79–82 Anästh. u. op. Intensivmed. Münster (Lawin).

Trauschke, Walter, Prim. Dr. med., Anästh. (54), Chir. (57), Vorstand d. Inst. f. Anästh. an d. Allg. Polikl. d. Stadt Wien, Mariannengasse 10, A-1090 Wien, am Sophienspit. u. am Krh. Floridsdorf; Rosenhügelstr. 171, A-1238 Wien. - * 29. 5. 22. Hollabrunn N. Ö. - **StE. u. Prom:** 47 Wien. - **WG:** 49 Anästh. 2. Chir. Univkl. Wien (Denk), 53 Oberarzt Chir. Abt. Krh. Wien-Lainz (Kunz), 58 leit. Anästh. am Krh. Wien-Lainz, 76 Vorstand d. Inst. f. Anästh. an d. Allg. Polikl., am Sophienspit. u. am Krh. Wien-Floridsdorf. -
BV: Akupunktur-Analgesie. in: Handbuch d. Akupunktur u. Aurikulotherapie, hrg. Bischko, Haug Heidelberg 1982.

Traut, Ottmar, Dr. med., Anästh. (70), Chefarzt d. AnästhAbt. d. Krskrh., Traubenweg 3, D-8420 Kelheim; Gronsdorferhang 41, D-8420 Kelheim. - * 18. 9. 36 Riedenburg. - **StE. u. Prom:** 62. - **WG:** 64–67 Inn., Chir. Kelheim, 67–70 Anästh. München-Harlaching (Rothaus), seit 70 Chefarzt d. AnästhAbt. Krskrh. Kelheim.

Trautner, Werner Johann, Dr. med., Anästh., prakt. Arzt mit AnästhTätigkeit, Praxis: Rathausstr. 1, D-8551 Igensdorf; Walkersbrunn 34, D-8554 Gräfenberg. - * 26. 4. 49. - **StE. u. Prom:** 76 Erlangen. - **WG:** 77 Chir. Roth, 78–81 Anästh. Nürnberg (Opderbekke), 81/82 leit. Anästh. Krh. Pegnitz, 82/83 freiberufl. Anästh., seit 84 als prakt. Arzt niedergel. mit AnästhTätigkeit.

Trentz, Omana Anna, Dr. med., Anästh. (77), beruflich nicht mehr tätig; Lerchenstr. 30, D-6650 Homburg/Saar. - * 6. 1. 40 Trichur/Ind. - **StE:** 69 Erlangen, **Prom:** 77 Hannover. - **WG:** 70/71 Chir. Würzburg (Ott), 71–79 Anästh. Hannover (Kirchner), 80/81 Kinderanästh. Hannover (Hausdörfer), 81–83 leit. Ärztin d. Abt. Kinderanästh. u. Intensivmed. Kinderkrh. auf der Bult, Hannover.

Trepte, Gertrud, Dr. med., Anästh. (81), Reichenauer Str. 1, D-7900 Ulm-Lehr. - * 19. 7. 50 Konstanz. - **StE. u. Prom:** 75 München. - **WG:** 76/77 München (Zierl), 77–80 Würzburg (Weis), 80/81 Heidelberg (Just).

Treutlein, Eckart, Dr. med., Anästh. (72), Chefarzt d. Abt. f. Anästh. u. op. Intensivmed. am Juliusspital, Juliuspromenade 19, D-8700 Würzburg; Drosselweg 6, D-8706 Höchberg. – * 17. 4. 37 Thale. – **StE:** 63 Würzburg, **Prom:** 66 Würzburg. – **WG:** 66–68 Chir. Haßfurt (Körner), 69–71 Anästh. Würzburg (Weis), seit 72 Chefarzt d. Abt. f. Anästh. u. op. Intensivmed. am Juliusspital Würzburg. –
BV: D. Verhalten von Spurenproteinen in d. postop. Phase unter parenteraler Ernährg. (mit Kult), Klin. Anästh. Intensivther., Bd. 13, Springer Berlin, Heidelberg, New York 1977. –
ZV: Endoskopie d. oberen u. mittl. Luftwege bei liegenden Endotrachealtubus (mit Prott), Z. prakt. Anästh. 7 (1972). – Bedeutg. d. postop. parenteralen Ernährg. gemessen am Proteinstoffwechsel (mit Kult u. Heidland), Jahrestgg. DGAW Erlangen 1974, Kongr.ber. d. DGAW 1974. – Wertigkeit d. postop. parenteralen Ernährg., gemessen an versch. Plasmaproteinen (mit Kult, Dragoun u. Heidland), Dtsch. med. Wschr. (1975). – Bedeutg. d. postop. parenteralen Ernährg., gemessen an nieder- u. hochmolekularen Plasmaproteinen (mit Kult, Dragoun u. Heidland), Infusionsther. 2 (1975). – Serumproteine im postop. Verlauf, ihre Beeinflußbarkeit durch adäquate parenterale Ernährung einschl. Aminosäuren (mit Kult, Seiler u. Heidland), Kongr.ber. ZAK, Bremen 1975. – Bedeutg. d. Aminosäurensubstitut. im postop. Verlauf, Symp. „Aktuelles in Diagnostik und Therapie", Würzburg 1976.

Trittenwein, Gerhard, Dr. med., Anästh. (78), Pädiatr. (83), Oberarzt am Inst. f. Anästh. d. Univ. Graz, A-8036 LKH Graz; Kainacherweg 12, A-8010 Graz, Tel: 03 16/28 26 39. – * 4. 11. 48 Wien. – **StE. u. Prom:** 72.

Trombitas-Labancz, Klara, Dr. med., Anästh. (66 Ungarn, 79 Deutschland), Oberärztin d. Inst. f. Anästh. am Klinikum Minden, Friedrich-Str. 17, D-4950 Minden; Eckermann Weg 7, D-4950 Minden. – * 11. 8. 33 Budapest. – **StE. u. Prom:** 57 Budapest. – **WG:** 58–66 Unf.Chir. Budapest, 66–77 Chir. Budapest, 70/71 Anästh. Wien (Mayrhofer), seit 77 Anästh. Klinikum Minden (Nolte). –
BV: D. thorakale kontinuierl. Periduralanästh., in: D. kontinuierl. Periduralanästh., hrg. Meyer u. Nolte, Thieme Stuttgart 1983. –
ZV: Zur Frage gesundheitl. Schädigung d. Anästh. durch chron. Inhalation v. Halothan u. Methoxyfluran, Anästhesist 22 (1973).

Troselj, Zdenka, Dr. med., Anästh. (79), Anästh. an d. AnästhAbt. d. Prosper-Hosp., Mühlenstr. 27, D-4350 Recklinghausen; Elper Weg 83, D-4350 Recklinghausen. – * 3. 7. 48 Starigrad/Jugosl. – **StE. u. Prom:** 72 Zagreb. – **WG:** 74–82 Anästh. Recklinghausen

(Frutschnigg), seit 82 Prosper-Hosp. Recklinghausen (Lenz).

Trovain-Baltes, Monika, Anästh. (84), Anästh. an d. AnästhAbt. d. Städt. Krh., Dhünnberg 60, D-5090 Leverkusen; Geibelstr. 10, D-5090 Leverkusen. – * 27. 12. 45 St. Wendel. – **StE:** 71 Aachen. – **WG:** 77–79 Anästh. Köln-Merheim (Matthes), seit 79 Anästh. Leverkusen (Dietzel).

Troxler, Xaver, Dr. med., Anästh. (83), Oberarzt am Inst. f. Anästh., Inselspital, CH-3000 Bern; Vereinsweg 16, CH-3012 Bern. – * 17. 8. 48 Luzern. – **StE:** 75 Basel, **Prom:** 81 Zürich.

Tryba, Michael, PrivDoz. Dr. med., Anästh. (83), Anästh. am Zentr. f. Anästh. IV d. Med. Hochschule, Podbielskistr. 380, D-3000 Hannover 51; Malerwinkel 5, D-3004 Isernhagen. – * 21. 7. 50 Walsum. – **StE:** 75 Hannover, **Prom:** 77 Hannover, **Habil:** 84 Hannover. – **WG:** 77–80 Unfall.Chir. Hannover (Tscherne), seit 80 Zentr. f. Anästh. IV, Med. Hochschule Hannover (I. Pichlmayr). –
BV: H_2-Antagonisten in d. Prämed., Anästh. Intensivmed., Bd. 172, Springer Berlin, Heidelberg, New York, Tokyo 1985. –
ZV: Klassifizierung v. Erkrankg. u. Verletzg. in Notarztrettungssystemen, Notfallmed. 6 (1980). – Singledrug and combined medication with cimetidine, antacids and pirenzepine in the prophylaxis of acute upper gastrointestinal bleeding, Hepatogastroenterol 30 (1983). – Erleichtert eine Magensonde die Regurgitation in der Narkose? Anästhesist 32 (1983). – Prolonged analgesia after cuff release following i. v. regional analgesia with prilocaine, Brit. J. Anaesth. 55 (1983). – Prophylaxis of acute stress bleeding with sucralfate, antacids or cimetidine- a controlled study with pirenzepine as a basic medication, Amer. J. Med. (1985).

Tschelebiew, Eftim-Christo, Dr. med., Anästh. (69), Oberarzt d. AnästhAbt. am Marienhosp., Böheimstr. 37, D-7000 Stuttgart 1; Adolf-Kröner-Str. 19 B, D-7000 Stuttgart 1. – **StE. u. Prom:** 58 Sofia. – **WG:** 64/65 Chir. Welzheim (Uebel), 66–70 Anästh. Stuttgart (Bräutigam), seit 70 Anästh. Oberarzt Marienhosp. Stuttgart (Hofmeister). –
ZV: Eine neue Methode zur Abgasfilterung beim Kuhn'schen System (mit Hofmeister), Anästh. Informat. 1974. – Eine seltene Form der Atemwegsverlegung bei Intubationsnarkose (mit Wolff u. Hofmeister), Z. prakt. Anästh. 1975. – Routine-Lungenfunktionsprüfung in der Anästhpraxis (mit Hofmeister), Technik in der Med. 1977. – Klin. Erfahrungen mit Methohexital-Natrium-Infusionsnarkosen (mit Guggenberger u. Hofmeister), Z. prakt. Anästh. 1977.

Tschirren, Bruno, Prof. Dr. med., Anästh. FMH (56), Dir. d. Inst. f. Anästh. d. Univ., Inselspital, CH-3010 Bern; Aebnitstr. 4, CH-3074 Muri. - * 2. 4. 21 Gümmenen, Kanton Bern. - StE: 46 Bern, **Prom:** 50 Bern, **Habil:** 66 Bern. - **WG:** 47-51 Physiol. Bern (v. Muralt), 52/53 HNO Zürich (Rüedi), 54-58 Anästh. Zürich (Hossli), seit 59 Chefarzt d. AnästhAbt. d. Univ. u. d. Inselspitals Bern, 70 Extraordinarius, 72 Ordinarius. -
H: „Der Anästhesist" (Redaktionskommission). -
BV: Der Narkosezwischenfall, Huber Bern, Stuttgart, Wien, 1. Aufl. 1966, 2. Aufl. 1976, Aufl. in franz. 1979, engl. 1980, span. 1980, japan. 1980, portug. 1983, 3. Aufl. in Vorbereitung. -
ZV: Ca. 60 wiss. Publ. über Mikrophonpotentiale des Ohres (mit Rüedi), reflektor. Herzstillstand (mit Gattiker), Diallyl-nor-toxiferin (mit Roth), Physiogel (modified fluid gelatin) (mit Lundsgaard-Hansen), Nebenwirkg. d. Anästhetika (mit Senn).

Tschöpe, Hans Joachim, Dr. med., Anästh. (69), Chefarzt d. Zentr. AnästhAbt. am St. Bernward-Krh., Treibestr. 9, D-3200 Hildesheim; Pommernstr. 8, D-3200 Hildesheim. - * 27.9. 35 Leobschütz. - StE: 61 Göttingen, **Prom:** 67 Göttingen. - **WG:** 64/65 Inn. Dortmund, 66 Chir. Salzgitter-Ubenstedt, 66 Anästh. Salzgitter (Kittel), Anästh. Göttingen (Stoffregen), Pharmak. TU Braunschweig, 70 Oberarzt d. Zentr. AnästhAbt. d. Städt. Krankenanst. Salzgitter, seit 71 Chefarzt d. Zentr. AnästhAbt., St. Bernward-Krh. Hildesheim.

Tudosie, Naum Dimitru, Dr. med., Anästh. (Rumänien 59, Deutschland 73), Chefarzt d. Anästh.- u. IntensivpflegeAbt. am St. Marien-Hosp. G.-Buer, Mühlenstr. 5-9, D-4650 Gelsenkirchen 2; Emdener Str. 15, D-4650 Gelsenkirchen 2. - * 29. 1. 24 Rumänien. - StE: 48 Bukarest, **Prom:** 49 Bukarest.

Tümer, Orkan, Dr. med., Anästh. (71), leit. Arzt d. AnästhAbt. d. Krskrh., Sulinger Str. 20, D-2830 Bassum; Goethestr. 14, D-2830 Bassum. - * 10. 12. 36 Ankara. - StE. u. **Prom:** 62 Istanbul. - **WG:** 65/66 Inn. Istanbul, 66-71 Anästh. Hildesheim (Anter), seit 71 leit. Arzt d. AnästhAbt., Krskrh. Bassum.

Turner, Josip, Dr. med., Anästh. (71), Oberarzt am Inst. f. Anästh. u. Reanimat., Kantonsspital, CH-6000 Luzern; Bodenhofstr. 29, CH-6005 Luzern. - * 16. 3. 42 Zagreb/Yu. - StE. u. **Prom:** 65 Zagreb. - **WG:** 67/68 Inn. Zagreb (Radosevic), 68-70 Anästh. Zagreb (Wickerhauser, Bocic), 70-73 Chir., HNO, Inn., Anästh. Osijek, 73-76 Anästh. Basel (Hügin), seit 76 Anästh. Oberarzt Luzern (Binkert).

Tutschek, Ulrike, Anästh. (74), niedergel. Anästh., tätig am Rotes-Kreuz-Krh., Königswarter Str. 15-17, D-6000 Frankfurt/Main; Schönwetterstr. 5, D-6000 Frankfurt am Main. - * 10. 1. 42 Arnau/Elbe. - StE: 68 Frankfurt/Main. - **WG:** 70-74 Anästh. Frankfurt/M. (Kronschwitz).

U

Uehlinger, Walter Peter, Dr. med., Anästh. FMH (83), Oberarzt am Inst. f. Anästh. d. Univspital, CH-8091 Zürich; Im Leisibühl 23, CH-8044 Gockhausen. - * 22. 8. 50 Horgen ZH. - StE: 76 Zürich, **Prom:** 82 Zürich.

Uhl, Hansjörg, Dr. med., Anästh. (85), Anästh. am Inst. f. Anästh. u. Intensivmedizin d. Univ., Calwer Str. 7, D-7400 Tübingen; Zeppelinstr. 12, D-7404 Ofterdingen. - * 21. 4. 49 Esslingen. - StE: 79 Tübingen, **Prom:** 82 Tübingen. - **WG:** 79/81 Anästh. Tübingen (Clauberg), seit 81 Anästh. (Schorer).

Uhl, Otmar, Dr. med., leit. Medizinaldir., Lungen- u. Bronchialheilk. (55), Anästh. (62), Chefarzt d. AnästhAbt. am Bezirkskrh. Kutzenberg, Fachkl. f. Erkrankungen d. Atmungsorgane u. chir. Orthop., D-8621 Kutzenberg-Ebensfeld; Kutzenberg 29 b, D-8621 Ebensfeld. - * 23. 11. 23 Kirchenthumbach/ Neustadt. - StE. u. **Prom:** 48 München. - **WG:** Lungen- u. Bronchialheilk. Kutzenberg, Anästh. Erlangen, Chefarzt d. AnästhAbt. mit Intensivstat. u. Lungenfunktionslabor im Bezirkskrh. Kutzenberg. -
BV: Anästh. u. Atmung, Gastedition Heft 4, Atemwegs- und Lungenkrankheiten 1978. -
ZV: Beitrag zur Narkose bei Pneumolyse, Der Tbk-Arzt 1959. - Fisteldiagnostik bei thoraxchir. Erkrankg., Prax. d. Pneumologie 1966. - Effekt d. Totraumverminderung durch Tracheotomie in Abhängigkeit von gaskinet. u. atemmech. Faktoren (mit Pritsching), Beitr. Klin. Tuberk. 1967. - Indikation zur Tracheotomie bei Lungenop., ebd. 1967. - Lebensbedrohl. Komplikat. bei d. Respiratorbehandlg. wegen Ateminsuffizienz nach Lungenop. (mit Krämmer), Prax. d. Pneumologie 1967. - Bronchoskopie im Kindesalter (mit Bittner), Verh.-Bericht d. Dtsch. Ges. f. Endoskopie Erlangen 1972. - Präop. Beurteilg. u. postop. Prognose bei Thoraxop., Med. Klin. 1973. - Präop. Diagnostik u. Risikobeurteilung bei Lungenop., Atemwegs- u. Lungenkrankh. 1978.

Uhlig, Hans-Erich, Dr. med., Anästh. (84), Oberarzt d. AnästhAbt. d. Stadtkrh., Robert-Weixler-Str. 50, D-8960 Kempten; Hans-Schnitzer-Weg 17, D-8960

Kempten. – * 8. 2. 51 Fulda. – **StE. u. Prom:** 78 München. – **WG:** 79/80 Anästh. Garmisch (Kienzle), 80/81 Chir. Kempten (Madlener), seit 81 Anästh. Kempten (Wörner). –
BV: Erfahrungen mit dem Streptozotozindiabetes beim Miniaturschwein (mit Marshall, Hagen u. Hess), in: Diabet. Angiopathien, hrg. Alexander u. Cachovan, Witzstrock Baden-Baden, Köln, New York 1977.

Ülger, Mehmet Firat, Dr. med., Anästh. (83), Chefarzt d. AnästhAbt. u. d. Intensiv- bzw. Wachstation am Knappschafts-Krh. Bergmannsheil, Schernerweg 4, D-4650 Gelsenkirchen-Buer; Schernerweg 6 b, D-4650 Gelsenkirchen-Buer. – * 20. 11. 34 Ankara. – **StE. u. Prom:** 59 Ankara.

Ullmann, Sybille, Dr. med., Anästh. (80), nicht berufstätig; Appenhoferstr. 10, D-6740 Landau 22. – * 7. 6. 48 Kassel. – **StE:** 73 Würzburg, **Prom:** 75 Würzburg. – **WG:** 75–77 Anästh. Berlin (Palm), 77–80 Anästh. Hamburg (Horatz).

Ulmer, Rita, Dr. med., Anästh. (71), Chefärztin f. Anästh. u. Intensivtherapie am Krh. Maria Hilf, Oberdießemer Str. 94, D-4150 Krefeld; Schwanenweg 16, D-4044 Kaarst. – * 18. 10. 39 Berlin. – **StE:** 64 Freiburg, **Prom:** 66 Freiburg. – **WG:** 67–69 Anästh. Freiburg (Wiemers), 69–71 Anästh. Tübingen (Schorer), 71–74 Oberärztin Anästh. Ev. Krh. Düsseldorf (Funcke), seit 74 Chefärztin, Krh. Maria Hilf, Krefeld.

Unertl, Klaus, Dr. med., Anästh. (81), Funktionsoberarzt d. Anästh.-Intensivtherapiestat. d. Inst. f. Anästh., Klinikum Großhadern, Marchioninistr. 15, D-8000 München 70; Franz Marc-Str. 1, D-8000 München 19. – * 8. 9. 45 Somborn. – **StE:** 73 München, **Prom:** 75 München. – **WG:** seit 75 Inst. f. Anästh., Kl. Großhadern, München (Peter). –
HG: Anästhrisiko, Nosokomiale Infekt.

Ungerer-Wiedhopf, Gertrud, Dr. med., Anästh. (54), Alte Bleiche 131, D-7920 Heidenheim 1, Tel: 07321/50359. – * 4.9. 19 Heidelberg. – **StE:** 44 Heidelberg, **Prom:** 48 Heidelberg. – **WG:** 44–48 Chir. Heidelberg (K. H. Bauer), 48/49 Chir. Wiesbaden (Weber), 49 Päd. Wiesbaden (Fuerstchen), 49 Gyn. Wiesbaden (Oettingen), 50/51 Anästh. Hartford, Conn., USA (Trovell), 52–54 Anästh. Mannheim (Oberdalhoff), 64–67 Vertretg. Krh. Heidenheim, 67–77 Anästh. Giengen, 79–82 Arbeitsmed. Heidenheim.

Unseld, Hans Michael, PrivDoz. Dr. med., Anästh. (67), Chefarzt d. Abt. f. Anästh. u. Intensivmed. am Krskrh., Sonnhaldenstr. 2, D-7710 Donaueschingen; Suntheimstr. 20, D-7710 Donaueschingen. – * 6. 7. 34 Donaurieden. – **StE:** 60 Tübingen, **Prom:** 61 Tübingen, **Habil:** 73 Tübingen. – **WG:** 63–65 Anästh. New York (Foldes), 66–74 Anästh. Tübingen (Clauberg, Schorer), seit 74 Chefarzt d. Abt. f. Anästh. u. Intensivmed., Krskrh. Donaueschingen. –
BV: Blutersatz durch stromafreie Hämoglobinlösung, Anästh. Wiederbeleb., Bd. 85, Springer Berlin, Heidelberg, New York 1974. –
ZV: Einfluß d. Narkose auf d. Beziehg. Blutmenge – Herzzeitvolumen im höheren Lebensalter (mit Trömer u. Schorer), Anästh. Wiederbelebung 47 (1970). – Physiol. u. pathophysiol. Gesichtspunkte bei Thoraktomie u. künstl. Beatmung, Prax. Pneumonol. 24 (1970). – Klin. Untersuchg. über d. Temperatureffekt von Ketamin u. Halothan bei Kindern (mit Haskemia u. Junger), Z. prakt. Anästh. 10 (1975). – Streptokinase bei Lungenembolie u. Herzkreislaufstillstand (mit Hillebrand u. Heinsius), Anästhesist 27 (1978). – Flunitrazepam u. Elektrostimulationsanästh. bei d. akuten intermitt. Porphyrie, Anästh. Intensivther. Notfallmed. 16 (1981). – Anästhdokumentation am mittleren Krh. (mit Hager), Anästhesist 30 (1981). – Resuspension von Erythrozytenkonzentraten: Klin. Untersuchg. mit Humanalbumin u. Oxypolygelatine (mit Schürmann, M. Pfaender u. Voigt), Infusionsther. 3 (1981). – Eine Methode zur Verhütg. schwerer Komplikat. durch V. subclavia-Katheter, Anästh. Intensivmed. 23 (1982). – Rasche u. sichere Überprüfung der Tubuslage, Anästhesist 32 (1983).

Unterberg, Sabine, Dr. med., Anästh. (79), nicht berufstätig; Konradstr. 4, D-7408 Kusterdingen-Jettenburg. – * 4.5. 50 Lüdenscheid. – **StE:** 74 Köln, **Prom:** 77 Köln.

Upmeier, Marita, Anästh. (76), niedergel. Anästh. in: Goethestr. 8, D-4417 Altenberge. – * 10. 6. 38. – **StE:** 66 Bonn. – **WG:** Anästh. Bochum (Harrfeldt), 79–84 Münster, zuletzt als Oberarzt am Ev. Krh. ebd.

Urban, Hans-Georg, Dr. med., Med. Dir., Anästh. (64), Chefarzt d. AnästhAbt. im Hochwald-Krh., Hochwaldstr. 50, D-6350 Bad Nauheim; Hochwaldstr. 47d, D-6350 Bad Nauheim. – * 19. 7. 29 Dessau/Anhalt. – **StE:** 55 Hamburg, **Prom:** 56 Hamburg. – **WG:** 58–61 Chir. Braunschweig (Wollmann), 61–65 Anästh. Göttingen (Stoffregen), seit 65 Hochwald-Krh. Bad Nauheim. –
ZV: Vergl. Prüfg. d. Leberverfettg. nach Chloroform- u. Halothan-Narkose an Ratten, Einfluß d. Wechseldruckbeatmg. mit O_2, Anästhesist 14 (1965).

Urban, Waldemar, Dr. med., Anästh. (75), Oberarzt d. Abt. f. Anästh. u. Intensivmed. am St. Vincenz- u. Elisabeth-Hosp., An der Goldgrube 11, D-6500 Mainz 1; Spitzwegstr. 3, D-6500 Mainz 31. – * 20. 2. 43 Spatenfelde/Kalisch. – **StE:** 68 Mainz, **Prom:** 71 Mainz. – **WG:** 70/71 Pharmak. Mainz (Kuschinsky), 71–75 Anästh. Mainz (Frey), 73/74 Anästh. Kapstadt (Bull), seit 76 Oberarzt am St. Vincenz- u. ElisabethHosp. Mainz (Brecher).

Urh, Marjan, Dr. med., Urol. (61), Anästh. (66), Chefarzt d. AnästhAbt. am Knappschafts-Krh. Essen-Steele, Am Deimelsberg 34 a, D-4300 Essen 14; Am Deimelsberg 42, D-4300 Essen 14. – * 12. 4. 30 Ljubljana/Jugoslawien. – **StE. u. Prom:** 55 Ljubljana/Jugoslawien. – **WG:** 57 Chir. Remscheid (Hammann), 57/58 Chir. Oberhausen-Osterfeld (Stratmann), 58–61 Urol. Oberhausen-Osterfeld (Kleinefenn), 61 Inn. Oberhausen-Osterfeld (Rohde), 61–64 Anästh. Krefeld (Körner), 64/65 Anästh. Dortmund (Bock), 65–72 Chefarzt AnästhAbt. Knappschafts-Krh. Bottrop, seit 72 Chefarzt d. AnästhAbt. Knappschafts-Krh. Essen-Steele.

Urschütz, Liane, Dr. med., Anästh. (75), Assist. a. d. Abt. f. Anästh. d. Krh. Lainz, Wolkersbergenstr. 1, A-1130 Wien; Kirchstettergasse 19/16, A-1160 Wien. – * 31. 1. 43 Wels. – **StE. u. Prom:** 68 Wien. – **WG:** 72–75 Anästh. Wien-Lainz (Chowanetz) u. Wien (Mayrhofer), seit 75 Anästh. Wien-Lainz.

Uter, Peter, Dr. med., Anästh. (67), Chefarzt d. Zentr. AnästhAbt. d. Städt. Krankenanst. Hannover, Städt. Krh. Siloah, Roesebeckstr. 15, D-3000 Hannover 91; Mühlenrär 10, D-3003 Ronnenberg 1. – * 21. 11. 26 Lübeck. – **StE:** 53 Freiburg, **Prom:** 55 Freiburg. – **WG:** 53/54 Pharmak. Freiburg (Janssen), 55 Päd. u. Chir. Lübeck (Jochims u. Remè), 56 Chir. Lübeck (Küchel), 56/57 Chir. u. Gyn. Hamburg (Carriére u. U. Lindemann), 57–60 Chir. u. Anästh. Hamburg-Harburg (Lichtenauer), 61 Inn. Hamburg-Harburg (Czygan), 62–64 u. 66/67 Anästh. Göttingen (Stoffregen), 64/65 Physiol. Göttingen (Schoedel), seit 67 Chefarzt d. Zentr. AnästhAbt. d. Städt. Krankenanst. Hannover, Städt. Krh. Siloah. –
BV: D. Einfluß d. intrapulm. Druckes auf d. Bildg. d. Lungenödems, in: Anästh. Notfallmed., hrg. Hutschenreuter, Schriftenr. Anästh. Wiederbeleb., Bd. 15, Springer Berlin, Heidelberg, New York 1966. – Untersuchg. über d. Halothan-Konzentrat. im Narkosekreissystem in Abhängigkeit vom Beatmungsdruck (mit Koch u. Stoffregen), Proc. Symp. internat. anästh. Prag 1965. – Das Berufsbild d. Anästh. (Hrg. mit Brückner), Springer Berlin, Heidelberg, New York 1984. – Anästh. Sprechstundentätigkeit, in: Anästh. Sprechstundentätigkeit, hrg. Menzel, Zuckschwerdt München, Bern, Wien 1984. –

ZV: Zur Physiol. d. Bronchialsystems (mit Schoedel u. Slama), Ther. Umschau *22* (1965). – Filtrat. v. Flüssigkeit durch d. Alveolar-Capillarschranke in d. isolierten Hundelunge (mit Kotzerke u. Schoedel), Pflügers Arch. ges. Physiol. *289* (1966). – Kolloidosmot. Druck u. Filtration durch d. Alveolar-Capillarschranke in d. Hundelunge (mit Kotzerke u. Schoedel), Pflügers Arch. ges. Physiol. 294 (1967). – D. Verhalten v. Halothan-Verdunstern unter d. Einwirkg. d. Beatmungsdruckes (mit Koch u. Stoffregen), Anästhesist *15* (1966). – D. Narkosesituation im Wandel der Zeiten (mit Zichel), Med. Klin. *62* (1967). – Anästhschäden durch Gerätefehler, Anästh. Intensivmed. *20* (1979). – Voraussetzungen der ambul. Anästh. in d. ärztl. Praxis, ebd. *23* (1982). – D. Delegat. von Aufgaben an Krankenschwestern u. -pfleger in Abhängigkeit vom Weiterbildungsstand, ebd. 24 (1983). – Ambulanz-Nark. oder ambul. Nark., (4. Heidelberger Anästh.-Symp., 1983 – im Druck).

Uysal, Emin, Dr. med., Anästh. (67), Chefarzt d. AnästhAbt. am Krskrh., Elversberger Str. 90, D-6670 St. Ingbert/Saar; Altenwalderstr. 72a, D-6670 St. Ingbert. – * 28. 12. 31 Iskenderun/Türkei. – **StE. u. Prom:** 58 Istanbul/Türkei. – **WG:** 63–67 Anästh. Saarbrücken (Sauerwein).

V

Valipour, Mannoutcher, Anästh. (77), Oberarzt d. AnästhAbt. am Kantonsspital, CH-4600 Olten; Muehlering 1124, CH-4614 Haegendorf. – * 23. 5. 34 Shahi/Iran. – **StE. u. Prom:** 70 Wien.

Vera, Vladimiro, „Medico Cirujano", Anästh. (76), Anästh. - Oberarzt am Ospedale della Beata Vergine, CH-6850 Mendrisio; Via Gaggiolo, CH-6855 Stabio. – * 17.11. 39 Potrerillos/Chile. – **StE. u. Prom:** 66 Santiago/Chile. – **WG:** 66–71 Päd. Chuquicamata/Chile (Recchione), 72/73 Anästh. Stuttgart-Feuerbach (Götz), 74 Anästh. Stuttgart (Bräutigam), 74–76 Anästh. Esslingen a/Neckar (Zeller), 76–79 Anästh. Basel (Hügin), 79–81 Anästh. Schaffhausen (Splisgardt), 81/82 Anästh. Waldshut (Hölzle), seit 82 Anästh. Ospedale della Beata Vergine, Mendrisio (Casanova).

Veth, Norbert, Dr. med., Anästh. (82), Anästh. in d. Abt. f. Kinderanästh. d. Kinderkrh. Walddörfer, Duvenstedter Damm 4, D-2000 Hamburg 65; Eppendorfer Landstr. 156, D-2000 Hamburg 20. – * 13.5. 49 Hamburg. – **StE:** 76 Hamburg, **Prom:** 77 Hamburg. – **WG:** 77–80 Anästh. Bwkrh. Hamburg (Klaucke),

81/82 Anästh. Hamburg-Rissen (Benthien), seit 82 AnästhAbt. Kinderkrh. Walddörfer, Hamburg-Duvenstedt (Wulff). –
ZV: Effects of Droperidol on Cardiovascular Adrenoceptors (mit Göthert, Thies), Arch. internat. de Pharmacodynamie et de Thérapie 224 (1976).

Vicente-Eckstein, Araceli, M.D. (Manila, Philipp.), F.A.C.A. (71), Anästh. (77), Anästh. an d. AnästhAbt. d. Krskrh., Dalkinger Str. 8–12, D-7090 Ellwangen/J., Tel. 0 79 61/8 81-2 97; Karl-Stirner-Str. 55, D-7090 Ellwangen/J. – * 28. 5. 41 Malolos/Philipp. – **StE.:** 66 Philipp., 70 u. 71 USA, **Prom:** 66 Manila/Philipp. – **WG:** Anästh. 68–70 Albert Einstein Coll. of Med. d. Yeshiva Univ., Bronx, N.Y.C./USA, 71–74 Misericordia Hosp., Bronx, N.Y.C., seit 76 Krskrh. Ellwangen. –
BV: Klin. Erprobg. v. CO$_2$-Bupivacain (mit Eckstein, Steiner u. Mißler), in: Lokalanästh., Klin. Anästh. Intensivther., Bd. 18, Hrg. Ahnefeld, Bergmann, Burri, Dick, Halmágyi, Hossli u. Rügheimer, Springer Berlin, Heidelberg, New York 1978. – Ausgewählte Fälle zur zentr. Wirkg. v. Physostigmin (mit Eckstein), in: D. zentralcholinerg. Syndrom: Physostigmin in d. Anästh. u. Intensivmed., INA, Bd. 35, Hrg. Stoeckel, Thieme Stuttgart, New York 1982. –
ZV: Mit Eckstein, Steiner u. Mißler: Klin. Erprobg. v. Bupivacain-CO$_2$, Regional-Anästhesie 1 (1978). – Mit Eckstein u. Steiner: Erfahrg. mit hyperbaren Bupivacain-Lösungen in d. Spinalanästh., ebd. – Mit Eckstein: Fallber. zur zentr. Wirkg. v. Physostigmin, Anästhesist 29 (1980). – Mit Eckstein, Rogačev u. Grahovac: Klin. Gesichtspunkte zur intraven. Regionalanästh. (I.V.R.A.), Regional-Anästhesie 4 (1981). – Mit Eckstein, Rogačev u. Grahovac: Prospektiv vergleichende Studie postspin. Kopfschmerzen b. jungen Pat. (< 51 J.), ebd. 5 (1982). – Mit Eckstein, Rogačev u. Grahovac: Spitzenblutspiegel v. Mepivacain nach intraven. Regionalanästh. (I.V.R.A.) b. Verwendg. unterschiedl. Konzentrat., ebd. 6 (1983).

Victor, Friedrich, Dr. med., Anästh. (74), Oberarzt d. Abt. f. Anästh. am Krh. St. Joseph-Stift, Schwachhauser-Heer-Str. 54, D-2800 Bremen 1, Kurfürstenallee 55, D-2800 Bremen 1. – * 27. 4. 41 Liebstedt/Thür. – **StE.** u. **Prom:** 68 Erlangen.

Vienopulos, Theodora, Dr. med., Anästh. (81), I. Oberärztin d. Anästh. am Kantonsspit., CH-5400 Baden; Nordstr. 6, CH-5032 Rohr. – * 8. 10. 39 Athen. – **StE:** Freiburg, **Prom:** 75 Zürich. – **WG:** 66–68 Rheumat. Basel u. Bad Ragaz, 68–70 Rheumat. Univkl. Genf, 70–77 Inn. Aarau, 77–80 Anästh. Aarau, seit 80 Anästh. Kantonsspit. Baden.

Virneburg, Hiltrud, Chir. (70), Anästh. (73), Oberärztin im Inst. f. Anästh. am Klinikum, Friedrichstr. 17, D-4950 Minden; Hahlerstr. 89, D-4950 Minden, Tel: 05 71/2 41 83. – * 15. 12. 36 Neuhof/Fulda. – **StE:** 63 Frankfurt. – **WG:** 65–70 Chir. Hagen (Hammer), seit 70 Anästh. Minden (Nolte). –
BV: Plang., Aufbau u. Organisat. v. AnästhAbt., hrg. mit Nolte, Meyer u. Wurster, Thieme Stuttgart 1973. – Mitarbeit bei: Kenntn. u. Aufgaben d. Kr.schwestern u. -pfleger in d. mod. Anästh., hrg. Nolte, Meyer u. Wurster, ebd. 1971. – Kenntn. u. Aufgaben f. Kr.schwestern u. -pfleger in d. cardiopulm. Wiederbeleb., hrg. Nolte, Meyer u. Wurster, ebd. 1973. – Herzrhythmus u. Anästh., hrg. Nolte u. Wurster, Anästh. Wiederbeleb., Bd. 77, Springer Berlin, Heidelberg, New York 1973.

Vogel, Gertrud, Dr. med., Anästh. (70), Chefarzt d. AnästhAbt. am Heinrich-Lanz-Krh., Feldbergstr. 68–70, D-6800 Mannheim; Rahnfelsstr. 14, D-6800 Mannheim. – * 26. 7. 39 Zittau. – **StE:** 63 Heidelberg, **Prom:** 64 Heidelberg. – **WG:** Chir., Inn., Pharmak. u. Anästh. Mannheim.

Vogel, Wolfgang Martin, Prof. Dr. med., Chir. (57), Anästh. (66), Komm. Ärztl. Dir. d. Inst. f. Anästh. d. Kl. d. Univ., Hugstetter Str. 55, D-7800 Freiburg; Weilerstr. 43, D-7801 Stegen, Tel: 07661/61105. – * 29. 1. 25 Plauen. – **StE:** 51 Freiburg, **Prom:** 54 Freiburg, **Habil:** 72 Freiburg. – **WG:** 51–56 Chir. Freiburg (Rehn u. Krauss), 56–63 Chir. u. Inn. Aachen (Kuhlmann u. Schröder), 63 Pharmak. Stolberg (Mercker), seit 63 Anästh. u. Intensivmed., Inst. f. Anästh. d. Univ. Freiburg. –
BV: Langzeitbehandlg. mit Fentanyl u. DHB, in: Fortschritte d. NLA, hrg. Gemperle, Anästh. Wiederbeleb., Bd. 18, Springer Berlin, Heidelberg, New York 1966. – Behandlg. d. akut. Nierenversagens unter bes. Berücksichtigg. d. Dialysemethoden (mit Heinze, Freiberg u. Kilian), in: Anästh. u. Nierenfunkt., hrg. Feurstein, ebd., Bd. 36, 1969. – Erste Hilfe (mit Köhnlein, Weller u. Nebel), Thieme Stuttgart 1967. – Schock, Wiederbeleb., Hitzeschäden, D. bewußtlose Pat., Vergiftg., in: Lehrb. f. Krankenschw., hrg. Beske, ebd. 1968. – Intensivther. u. akut. Nierenversagen (mit Heinze u. Kern), in: Techn. u. klin. Aspekte d. extrakorp. Dialyse, ebd. 1970. – Resp. Insuff. durch Verbrauchskoagulopathie b. Polytraumatisierten (mit Burchardi, Mittermayer, Birzle u. Wiemers), in: Anästh. u. Reanimat. b. Polytraumatisierten, hrg. Gauthier-Lafaye u. Otteni, Straßburg 1970. – Techn. d. Infus. u. Transfus., in: Lehrb. d. Anästh., hrg. Frey, Hügin u. Mayrhofer, Springer Berlin, Heidelberg, New York 1971. – Extraren. Komplikat. b. Schocknierenpat. (mit Heinze, Junkers, Jontofsohn, Kern, Tourkantonis u. Vonend), in: Aktuelle Probl. d. Dialyseverfahrens u. d. Niereninsuff., hrg. Dittrich u. Scrabal, Bindernagel Friedberg 1971. – Einfluß v. Pentazo-

zine auf Atmung u. Kreislauf (mit Burchardi), in: Schmerz, Grundlagen-Pharm.-Ther., hrg. Janzen, Keidel, Herz u. Steichele, Thieme Stuttgart 1972. – Effects of plasma substitutes on hemodynamic and metabolic changes after a blood loss of 1000 ml in normal volunteers (mit Zimmermann, Kleine u. Walter), Proc. 5. World Congr. of Anaesth., Kyoto 1972. – Path.-anat. Lungenveränderg. unter Langzeitbeatmg. (mit Mittermayer, Zimmermann, Birzle u. Böttcher), in: Lungenveränderg. b. Langzeitbeatmg., hrg. Wiemers u. Scholler, Thieme Stuttgart 1973. – Röntgenolog. Lungenveränderg. unter Dauerbeatmg. (mit Birzle), in: ebd. – Auswirkg. d. pulm. Fettembolie auf d. Lungenfunkt. (mit Zimmermann, Mittermayer, Birzle, Hirschauer u. Böttcher), in: ebd. – Pulm. Mikrothrombosierg. b. Hyperkoagulabilität (mit Walter, Mittermayer, Böttcher, Zimmermann u. Birzle), in: ebd. – Diagn. u. Behandlg. d. Hyperkoagulabilität (mit Böttcher, Mittermayer, Zimmermann u. Birzle), in: ebd. – Punkt., Katheterisierg. u. Venae sectio peripherer Venen, in: Med. Mitt., Bd. 48, Melsungen 1974. – Schock, Wiederbeleb., Hitzeschäden, bewußtloser Patient, Allgemeinsymptome b. Verletzten u. akut Kranken, in: Lehrb. f. Krankenschwestern u. Krankenpfleger (Hrg. Beske), Thieme Stuttgart 1974. – Technik d. Infus. u. Transfus., in: Lehrb. d. Anästh., Reanimat. u. Intensivther. (Hrg. Frey, Hügin u. Mayrhofer), 3. Aufl., Springer Berlin, Heidelberg, New York 1974. – Les microthromboses intrapulmonaires. Causes d'insuffisiences respiratoires posttraumatiques et postopératoires, in: Enzymologie en Anesth.-Réanimation, L'Imprimère Leconte Marseille 1974. – Sympathico-adrenerge Stimulat. u. Lungenveränderg. (mit Metz, Classen u. Mittermayer), in: Kongr.ber. Jahrestgg. d. DGAW 1974, perimed Erlangen 1975. – Prophylaxe d. funktionellen u. morpholog. Veränderg. d. Lunge im Schock (mit Walter, Kleine, Metz u. Mittermayer), in: ebd. – Neurohämodynam. Frühveränderg. d. Lunge im Schock (mit Metz u. Mittermayer), in: Neurogener Schock (Hrg. Schmidt), Schattauer Stuttgart, New York 1976. – Funktionelle u. morpholog. Veränderg. d. Lunge im Schock (mit Ostendorf, Metz u. Mittermayer), in: ebd. – Stickstoffbilanzen u. Plasmaaminosäuren b. Polytraumatisierten (mit Wehmer, Thieme, Katz u. Kluthe), in: Grundlagen u. neue Aspekte d. parenteralen u. Sondenernährung (Hrg. Eckart, Heuchenkamp u. Weinheimer), Thieme Stuttgart 1978. – Renal Handling of Histidine and 3-Methyl-Histidine in Healthy Subjects and Polytrauma Patients, in: Histidine-Metabolism, Clinical Aspects, Therapeutic Use (Hrg. Kluthe u. Katz), ebd. 1979. – Schock, Wiederbeleb. (zirkulat. u. respirat.), Hitzeschäden, d. bewußtlose Patient, Allgemeinsymptome b. Verletzten u. akut Kranken, Vergiftg., in: Lehrb. f. Krankenschwestern u. Krankenpfleger, 4. Aufl., (Hrg. Beske), ebd. 1980. – Aminosäuren- u. Eiweißstoffwechsel b. beatmeten Patienten unter hochkalor. Ernährg. (mit Leins, Wehmer u. Kluthe), in: Hochkalor. parenterale Ernährg. (Hrg. Müller u. Pichlmeier), Springer Berlin, Heidelberg,

New York 1981. – Technik d. Infus. u. Transfusionen, in: Lehrb. d. Anästh., Reanimat. u. Intensivther., (Hrg. Benzer, Frey, Hügin u. Mayrhofer), ebd., 4. Aufl. 1977, 5. Aufl. 1982. – Veränderg. d. Hämodynamik b. Probanden nach Urapidil, in: Urapidil-Darstellung einer neuen antihypertensiven Substanz (Hrg. Kaufmann u. Bruckschen), Excerpta Medica Amsterdam, Genf, Princeton, Tokyo 1982. – Laryngeale Schäden nach Langzeitintubat. – Kl. u. Verlauf (mit Kopp, Löhle, Hesjedal u. Kitzing), in: Intubat., Tracheotomie u. bronchopulmonale Infekt. (Hrg. Rügheimer), Springer Berlin, Heidelberg, New York 1983. – Postop. Komplikat. d. schw. akuten Pankreatitis (mit Nöldge u. Eisele), in: DAK 1982, Anästh. Intensivmed., Bd. 161 (Hrg. Schara), ebd. 1984. – Neuere Untersuchg. zur parenteralen Ernährg. v. polytraumatisierten Pat. (mit Betzler, Guttmann u. Kluthe), in: Klin. Ernährg. im Gespräch, Klin. Ernährg. 14 (Hrg. Striebel, Henningsen u. Kluthe), Zuckschwerdt München, Bern, Wien 1985. – Erste Hilfe – Ein Leitfaden (mit Köhnlein, Weller, Nobel u. Pabst), Thieme Stuttgart, 6. Aufl. 1983, 7. Aufl. 1985. –

ZV: Technik d. infraclav. Punkt. d. V. subclav. u. Indikat. d. Subclaviakatheters (mit Wrbitzky), Z. prakt. Anästh. *2* (1967). – Aufg. u. Funkt. eines Inst. f. Anästh. (mit Wiemers), Krankenhausarzt *5* (1967). – Wirkg. v. Pentazocine auf d. Atmg. (mit Wrbitzky u. Schmidt), Anästhesist *6* (1967). – Cholostat. Hepatose nach Toxogoninbehandlg. b. einem Fall v. Alkylphosphatvergiftg. (mit Klemm, Blümchen, Pfannenstiel u. Beck), Münch. med. Wschr. *3* (1968). – Nark. b. d. Sectio caes. (mit Schneider), Z. prakt. Anästh. *3* (1968). – Langzeitbeatmg. in d. Behandlg. v. Thoraxverletzten (mit Scholler, Wiemers, Burchardi u. Groß-Bruch), Dtsch. med. Wschr. *93* (1968). – Pulm. Mikrothrombosierg. als Ursache d. resp. Insuff. b. Verbrauchskoagulopathie (mit Mittermayer, Burchardi, Birzle, Wiemers u. Sandritter), ebd. *95* (1970). – Einfluß versch. Analgetika (Pethidin, Pentazocin u. Piritramid) auf Atmg. u. Kreislauf (mit Burchardi), Z. prakt. Anästh. *7* (1972). – Resp. Insuff. b. Polytraumatisierten durch Verbrauchskoagulopathie (mit Burchardi, Mittermayer, Birzle u. Wiemers), ebd. *5* (1970). – Spez. resp. Probl. b. Polytraumatisierten (mit Mittermayer, Burchardi, Birzle u. Wiemers), Langenbecks Arch. klin. Chir. *329* (1971). – Veränderg. d. intrathor. Druckes in d. Hämodynamik b. schw. Thoraxverletzg. (mit Meyer, Zimmermann u. Pabst), ebd. – Bilden d. Serumlipidveränderg. eine Gefahr b. Osteosynthesen? (mit Zimmermann, Kuner, Weyand u. Schäfer), ebd. – Funkt. u. morph. Veränderg. d. Lunge im Schock (mit Mittermayer, Pfrieme u. Zimmermann), ebd. – Endocarditis verr. simplex thrombotica b. Verbrauchskoagulopathie (mit Mittermayer, Waldthaler u. Sandritter), Beitr. Path. *142* (1971). – Indikat. u. Ergebn. d. Langzeitbeatmg. nach Abdominalop. (mit Adam, Scholler, Meyer, Zimmermann u. Wiemers), Bruns' Beitr. klin. Chir. *219* (1971). – Untersuchg. zur Wirkg. vasoakt. Substanzen nach rekonstrukt. Gefäßeingr. (mit Bertram, Blümchen, Passmann u. Schlosser),

Med. Welt 1972. – Einfluß v. Blutverlust u. Infus. versch. Plasmaersatzlösg. auf d. Stoffwechsel freiwilliger Probanden (mit Zimmermann, Kleine u. Walter), Langenbecks Arch. klin. Chir., Suppl.: Chir. Forum 1972. – Gasaustauschstörg. d. Lunge im Schock b. Hyperlipämie u. ihre ther. Beeinflussg. (mit Zimmermann, Walter, Kleine, Hirschauer, Kuner u. Schäfer), ebd. – Blutgaswerte u. Stoffwechselgrößen b. Probanden u. Pat. vor u. nach d. Transfus. v. Erythrozytensedimenten bzw. Blutkonserven unterschiedl. Lagerungsdauer (mit Walter, Zimmermann, Matthes, Kleine u. Schwendel), Transfus. u. Immunhaem. *1* (1973). – Kreislaufverhalten v. Dauerblutspendern während d. Plasmaphorese (mit Kleine, Hoffmann, Matthes, Walter, Zimmermann u. Fetta), ebd. – Einfluß v. Hypovolämie u. Infus. v. Humanalbumin u. Plasmaersatzlösg. auf d. hämodyn. Parameter beim Menschen (mit Walter, Kleine, Fetta u. Zimmermann), ebd. – Einfluß v. Blutverlust u. Infus. versch. Plasmaersatzlösg. auf d. Gasaustausch u. d. Stoffwechsel freiwill. Probanden (mit Zimmermann, Kleine, Walter, Matthes u. Fetta), ebd. – Lungenveränderg. im traumat. Schock (mit Birzle, Mittermayer u. Ostendorf), Radiologe *5* (1973). – Bromcarbamidvergiftg., ein Modell d. Schocklunge (mit Mittermayer, Hagedorn, Neuhof), Klin. Wschr. *50* (1972). – Lungenkomplikat. (mit Wiemers, Mittermayer, Birzle u. Böttcher), Langenbecks Arch. klin. Chir. *332* (Kongr.ber. 1972). – Klin. d. Bromcarbamidvergiftg. (mit Wiemers, Metz, Böttcher u. Heinze), Intensivmed. *10* (1973). – Über d. Gestaltwandel d. Schocksyndroms innerhalb zweier Jahrzehnte (mit Mittermayer, Thomas, Rengholt, Martinez u. Sandritter), Klin. Wschr. *51* (1973). – Disturbances in pulmonary gas exchange in traumatic shock and their treatment (mit Zimmermann, Walter, Kuner u. Schäfer), Excerpta Medica Amsterdam 1972. – Effects of transfusion of fresh and stored blood on blood pressure, blood gas and biochemical parameters in normal persons and patients (mit Walter, Kleine u. Zimmermann), ebd. – Effects of plasma substitutes on hemodynamic and metabolic changes after a blood loss of 1000 ml in normal volunteers (mit Zimmermann, Kleine u. Walter), ebd. – Schockzustände – Erkenng. u. Intensivther. (mit Zimmermann, Mittermayer u. Hirschauer), Ther. Ber. 2 (1972). – Pulmonary perfusion and morphologic changes in the lung in shock (mit Walter, Kleine u. Mittermayer), Excerpta Medica Amsterdam 1974. – Disturbances of gas exchange in the lung after traumatic hemorrhagic shock and multiple fractures (mit Zimmermann, Mittermayer, Weyand, Kuner u. Hirschauer), ebd. – Probleme d. Bluttransfus. b. Polytraumatisierten (mit Kleine u. Walter), Krankenhausarzt 8 (1974). – Schlafmittelintoxikat. (mit Walter), Dtsch. Kr.pflege-Z. 7 (1974). – Sympathico-adrenerge Stimulation u. Lungenveränderungen (mit Metz, Schumacher, Mittermayer, Marquardt u. Wiemers), Naunyn-Schmiedebergs Arch. exp. Path. Pharmak. 282, Suppl. (1974). – Akuter Streß u. Lungenödem (mit Metz, Spieß, Classen u. Mittermayer), Arzneimit-

telforschung (Drug Res.) 24 (1974). – D. Bedeutg. d. diss. intravas. Gerinng. in d. terminalen Lungenstrombahn f. d. postop. u. posttraumat. respirat. Insuffizienz, Chirurg 45 (1974). – Pulmonary Radiographic Abnormalities in Shock (mit Ostendorf, Birzle u. Mittermayer), Radiology 115 (1975). – Untersuchg. zum Phänomen d. Schocklunge (mit Joachim u. Mittermayer), Z. Rechtsmed. 78 (1976). – Über d. Wirkg. v. Tramodol auf Atmung u. Kreislauf (mit Buchardi, Sihler u. Valic), Arzneimittelforschung (Drug Res.) 28 (1978). – Aminosäuren in d. Infusionsther. b. polytraumatisierten Pat. (mit Wehmer u. Kluthe), Akt. Ernährungsmed. 3 (1978). – Langzeitanalyse d. Aminosäuren- u. Eiweißstoffwechsels nach schwerem Polytrauma, I. Mitt.: Zur Frage d. Kalorien- u. Aminosäurenzufuhr in d. ersten 10 Tagen nach Polytrauma (mit Wehmer, Leins u. Kluthe), ebd. (1979). – D. Intensivther. b. Thoraxtrauma (mit Kopp, Blanig u. Rabenschlag), Prax. Pneumol. 33 (1979). – Dynam. Blutglukoseeinstellg. b. Diabetikern (mit Kruse-Jarres, Brsch, Lehmann u. Letule), Infusionsther. 7 (1980). – Aminosäurensubstitution b. polytraumatisierten Patienten, Akt. Ernährungsmed. 5 (1980). – Realismus in d. Krankenhaushygiene – Endotrach. Absaugg. (mit Dietzel, Giebel et al.), Hygiene u. Med. 6 (1981). – Intensivther. b. Polytraumatisierten (mit Wiemers), Z. Allg. Med. 57 (1981). – Human endothelial cell proliferation inhibiting activity in the sera of patients suffering from „shock and sepsis" (mit Schöffel, Kopp, Männer u. Mittermayer), Eur. J. Clin. Invest 12 (1982). – Osmolaritätsparameter u. Nierenfunkt. polytraumatisierter Intensivpat. (mit Abel), Infusionsther. 9 (1982). – Mikrothrombosierg. d. Endstrombahn als Ursache schockbedingter Organkomplikat. (unter bes. Berücksichtigg. d. Schocklunge) (mit Riede, Mittermayer, Rohrbach, Joh u. Frings), Hämostasiologie 2 (1982). – Krankenhausinfekt. in einer postop. Intensivtherapiestat. – Ergebn. einer vierjähr. prospektiven Untersuchg. (mit Daschner, Scheerer-Klein u. Langmaack), Anästhesist 31 (1982). – Zur Messg. u. Berechng. d. kolloidosmot. Druckes b. polytraumat. Intensivpat. mit akutem Lungenversagen (mit Abel), Anästh. Intensivmed. 24 (1983). – Kolloidosmot. Druckmessg. zur rationellen Albuminther. unter Katastrophenbedingg. (mit Abel), Wehrmed. Mschr. 4 (1983). – Verlaufsbeobachtg. b. überlebter Schocklunge (ARDS) (mit Kauffmann, Rühle, Friedburg u. Papacharalampous), Fortschr. Röntgenstr. 138.3 (1983). – Spätuntersuchg. d. Lungenfunkt. b. Pat. mit Schocklunge (mit Rühle, Schuster, Kauffmann, Fischer, Wenz, Wiemers u. Mathys), Prax. Klin. Pneumol. 37 (1983). – Morphinkonzentrat. im Serum unter bedarfsgesteuerter, periduraler Morphininfus. (mit Chrubasik u. Friedrichs), Anästh. Intensivther. Notfallmed. 19 (1984). – Kolloidosmot. Druckwerte respir. insuffizienter Neugeborener versch. Gestationsalter. – Vergl. Darstellg. gemessener u. berechneter Werte (mit Abel u. Otto), Infusionsther. 11 (1984). – Albuminther., intracran. Blutg. u. kolloidosmot. Druck b. Früh- u. Neugeborenen (mit Abel, Straßburg

u. Otto), Päd. Intensivmed. 4 (1984). – Langzeitanalyse d. Aminosäuren- u. Eiweißstoffwechsels nach schwerem Polytrauma. II. Mitt. (mit Kluthe u. Betzler), Akt. Ernährungsmed. 10 (1985).

Vogt, Kristina, Dr. med., Anästh. (83), Oberärztin; Heidenheimer Str. 94, D-7900 Ulm. – * 29. 3. 51.

Voigt, Christian, Dr. med., Anästh. (71), Chefarzt d. Anästh.- u. op. IntensivtherapieAbt. d. Krh., Königstr. 100, D-5632 Wermelskirchen 1.

Voigt, Edgar, Prof. Dr. med., Anästh. (74), Chefarzt d. Abt. f. Anästh. u. Intensivmed., Städt. Krh. Süd, Kronsforder Allee 71–73, D-2400 Lübeck. – * 7. 4. 39 Remscheid. – **StE:** 64 Tübingen, **Prom:** 65 Tübingen, **Habil:** 75 Tübingen. – **WG:** 67/68 Physiol. Tübingen (Brecht), 68/69 Bw., 69/70 Inn. Tübingen (Bock), 70–83 Anästh. Tübingen (Schorer), seit 83 Chefarzt d. AnästhAbt. d. Städt. Krh. Süd Lübeck. –
BV: Veränderg. d. Lungenfunkt. während u. nach Op. u. Nark. (mit Schorer), in: Klin. Anästh. Intensivmed., Bd. 12, Springer Berlin, Heidelberg, New York 1975. – The relationship between closing volume, compliance and ventilatory disturbances (mit Schmieder), in: Verhandl. d. Ges. f. Lungen- u. Atmungsforsch., Hrg. Ulmer, Bd. 6, 1976. – D. Beurteilg. ventilat. Verteilungsstörg. d. Lunge anhand von Stickstoffauswaschkurven d. Lunge und einem daraus abgeleiteten Verteilungs-Index (IDI), Europ. Hochschulschriften, Reihe VII, Bd. 1, Lang Frankfurt, Basel 1977. – Leberdurchblutg. unter kontroll. Hypotens. mit Natriumnitroprussid (mit Gabricevic u. Hempel), in: Anästh. Wiederbeleb., Bd. 130, Springer Berlin, Heidelberg, New York 1978. – Rechnergestützte Blutgasanalytik, in: INA, Bd. 26, Thieme Stuttgart 1980. – Reanimation (mit Hempel), Kohlhammer-Studienbücher-Krankenpflege, Kohlhammer Stuttgart, Berlin, Köln, Mainz 1980. – Medikamentöse Schmerzbehandlg. Brandverletzter, in: Klin. Anästh. Intensivther., Bd. 25, Springer Berlin, Heidelberg, New York 1980. – Teaching the interpretation of acid-base and blood gas parameters by computer application, in: Computing in Anesth. and intensive Care, Ed. Prakash, Nijhoff Publishers Boston, The Hague Dordrecht/Lancaster 1983. –
ZV: 53 wiss. Publ., u. a. Wirkg. von ACD- u. CPD-Blut auf d. Säure-Basen-Gleichgewicht während extrakorp. Zirkulat. bei Herzop., Anästhesist 22 (1973). – Gasaustausch u. Lungenmechanik unter Narkosebeatmg. (mit Weitzäcker), ebd. 24 (1975). – Beatmg. Frühgeborener mit d. Bennett-PR-2, Z. prakt. Anästh. 12 (1977). – Akutes posttraumat. Nierenversagen nach Antibiotika u. Beta-Aescinther. (mit Junger), Anästhesist 27 (1978). – Datenverarbeitung im Blutgaslabor, ebd. – Notwendigkeit d. exspirat. CO_2-Kontrolle während laparoskop. Eingriffe in Allgemeinnark. mit

künstl. Beatmg., ebd. – Enlarged Acid-Base and blood gas calculations by electrical data computing in the blood-gas-laboratory, Med. Progr. Technol. 5 (1978). – Einfluß d. linken Vorhofdruckes u. d. Herzzeitvolumens auf d. pulmonalen Gasaustausch (mit van Deyk u. Seybold-Epting), Anästhesist 33 (1982). – O_2-CO_2-Diagramm and Isoshunt lines for Assessment of pulmonary gas exchange during arteficial respiration (mit van Deyk u. Münch), Intensive Care Med. 8 (1982).

Voigtmann, geb. Eberle, Christa, Anästh. (74), 1. Oberarzt d. AnästhAbt. d. St. Anna-Hosp., Hospitalstr. 19, D-4690 Herne 2; Im Hagenacker 10 b, D-4630 Bochum 4. – * 3. 3. 43 Bochum. – **StE:** 69 Kiel. – **WG:** 70 Inn. Köln-Mülheim, 70–74 Anästh. Köln 41 (Reek), 74–80 Oberarzt, Ev. Krh. Weyertal, Köln (Reek), seit 80 Oberarzt Anästh. St. Anna-Hosp. Herne (Rosenberg).

Völk, Eva, Anästh. (78), Anästh. Oberärztin, Kl. am Eichert, D-7320 Göppingen; Keplerstr. 86, D-7320 Göppingen. – * 12. 7. 44 Gessertshausen. – **StE:** 70 Freiburg.

Vollmar, Albert, Dr. med., Anästh. (74), Chefarzt d. AnästhAbt. am St. Marien-Hosp., Altstadtstr. 23, D-4670 Lünen, Tel: 02306/770; Auf dem Sande 4, D-4670 Lünen, Tel: 02306/61433. – * 17. 11. 42 Bonn. – **StE:** 69 Bonn, **Prom:** 70 Bonn. – **WG:** 70–74 Anästh. München (Havers), 74/75 Anästh. Köln (K. Weber), 75/76 Chefarzt d. St. Elisabeth-Krh. Bonn, 77–81 Oberarzt AnästhAbt. RWTH Aachen (Kalff), 81–83 leit. Oberarzt St. Marien-Hosp. Lünen (Dietzel), seit 83 Chefarzt d. AnästhAbt. St. Marien-Hosp. Lünen.

Vonderschmitt, Helmut, Prof. (em.) Dr. med., Anästh. (57), Hochschullehrer (tätig in d. Ausbildung v. Studenten im Klinikum d. J. W. Goethe-Univ. Frankfurt in „Anästh. u. Wiederbeleb."), Zentr. d. Anästh. u. Wiederbeleb., Theodor Stern-Kai 5–7, D-6000 Frankfurt 70, Tel: 069/6301-5186; Zeppelinstr. 5, D-6078 Neu Isenburg, Tel: 06102/8091. – * 17. 2. 14 Sterkrade/Rhld. – **StE:** 39 Frankfurt, **Prom:** 53 Frankfurt, **Habil:** 65 Frankfurt. – **WG:** seit 40 Chir. Frankfurt, Truppenarzt, seit 50 chir. Univkl. Frankfurt (Geissendörfer), seit 55 Leit. d. AnästhAbt. d. chir. Univkl. Frankfurt, seit 70 Leit. d. Abt. f. techn.-exp. Anästh. am ZAW d. Klinikum d. JWG-Univ. Frankfurt, 79 emer. –
BV u. ZV: zahlreiche wiss. Publ. a. d. Gebiet d. Anästh. u. Wiederbeleb., mehrere Patente a. d. Anästh.-Sektor.

Voßmann, geb. Walz, Almut, Dr. med., Anästh. (74), freipraktizierende Anästh., tätig im Krskrh., Rathausstr. 8, D-6832 Hockenheim; Pfalzring 82, D-6704 Mutterstadt. - **StE.** u. **Prom:** 68 Heidelberg.

Vrcelj, Jovan, Dr. med., Anästh. (78), Anästh. in d. AnästhAbt. d. DRK- u. Freimaurer-Krh. Hamburg-Rissen, Suurheid 20, D-2000 Hamburg 56; Suurheid 20, D-2000 Hamburg 56. - * 20. 1. 47 Belgrad. - **StE:** 72 Belgrad, **Prom:** 83 Hamburg. - **WG:** 73 Chir. Buxtehude (Haag), 73/74 Chir. Neustadt/Holst. (Preisner), 75 Anästh. Hamburg (Montag), 76-80 Anästh. Hamburg-Rissen (Benthien), 80-82 Anästh. Buxtehude (Buchwald), seit 83 Anästh.-Vertretungen in Hamburg.

Vries, Rachelle de, M. B., Anästh. (84), Anästh. in d. AnästhAbt. d. Krh. Nordwest d. Stiftung zum Heiligen Geist, Steinbacher Hohl 2-26, D-6000 Frankfurt/M. 90; Auf der Erlenwiese 59, D-6392 Neu-Anspach 2. - * 16. 1. 53 Salford/Engl. - **StE:** 76 Manchester, **Prom:** 77 Manchester. - **WG:** Anästh. Frankfurt-Höchst (Herbst) u. Frankfurt Nordwest (Pflüger).

Vuckovic, Maja, Dr. med., Anästh. (80), Anästh. im St. Willibrord-Spital Emmerich-Rees, Willibrordstr. 9, D-4240 Emmerich; Parkring 39, D-4240 Emmerich. - * 23. 9. 48 Jugosl. - **StE.** u. **Prom:** 74 Zagreb. - **WG:** Anästh. 76-83 Stuttgart (Bräutigam), seit 83 St. Willibrord-Spit. Emmerich-Rees (Loers).

Vukadinovic, Slobodan, Dr. med., Anästh. (77), leit. Arzt d. AnästhAbt. am Krskrh., Kratzberg 1, D-6442 Rotenburg/F.; Über dem Gericht 7, D-6442 Rotenburg/F. - * 28. 5. 47 Belgrad. - **StE:** 72 Belgrad, **Prom:** 73 Belgrad.

Vuletic, Nikola, Dr. med., Anästh. (73), leit. Anästh. an d. Kl. Sonnenrain, Socinstr. 59, CH-4052 Basel; Lange Gasse 86, CH-4052 Basel. - * 15. 11. 39 Zagreb. - **StE.** u. **Prom:** 65 Zagreb. - **WG:** 69-73 Anästh. Zagreb (Formanek), 74-76 Anästh. Basel (Hügin), 76-82 AnästhAbt. d. Frauenkl. Basel (Radakovic).

W

Wagner, Frank, Dr. med., Anästh. (79), Oberarzt d. AnästhAbt. am Krskrh., Ebertplatz 12, D-7600 Offenburg; Königenberg 34, D-7600 Offenburg. - * 6. 4. 48 Zwiesel. - **StE:** 72 München, **Prom:** 79 München. -

WG: Anästh. 74-76 Fürstenfeldbruck (Ertel), 76/77 Starnberg (Schulte-Steinberg), 77-79 München (Peter), 79/80 Melbourne (Brown), 80 Stockholm (Norlander), 80-83 Starnberg (Schulte-Steinberg).

Wagner, Hanns, Dr. med., Anästh. (76), Oberarzt an d. AnästhAbt. d. Krh. d. Landeshauptstadt, Carl-Pedenzstr. 2, A-6900 Bregenz; Im Wingat 12, A-6900 Bregenz. - * 21. 9. 43 Bregenz. - **StE.** u. **Prom:** 69 Innsbruck. - **WG:** 73-76 Anästh. Innsbruck (Haid), seit 76 Oberarzt an d. AnästhAbt. d. Krh. Bregenz.

Wagner-Huesmann, Anna-Maria, Dr. med., Anästh. (74), nicht berufstätig; Max-Reger-Str. 35, D-4460 Nordhorn, Tel: 05921/75556. - * 15. 10. 41 Neuß. - **StE:** 67 Münster, **Prom:** 69 Münster.

Wagner, Klaus, Dr. med., Anästh. (77), Chefarzt d. AnästhZentr. d. LKH Unterallgäu f. d. KrsKrh. Babenhausen, Memmingen, Ottobeuren, Buxacher Str. 16, D-8940 Memmingen. - * 2. 1. 40 Nordhausen/Harz. - **StE:** 71 Würzburg, **Prom:** 77 Würzburg. - **WG:** 72-76 Anästh. Würzburg (Weis), 76-78 Anästh. Ulm (Ahnefeld), 78/79 AnästhZentr. d. LKH Ostallgäu (Rogg, Schuster), seit 79 Chefarzt d. AnästhZentr. d. LKH Unterallgäu. -
ZV: Erfolgreiche Reanimat. nach Beinahe-Ertrinken, Notfallmedizin 1984 - Todesfall nach Fructose- und Sorbitinfus., Anästhesist 1984.

Wahab, Wadhah, Dr. med., Anästh. (74), Oberarzt an d. zentr. AnästhAbt., Krh. Maria Hilf, Sandradstr. 43, D-4050 Mönchengladbach 1; Hettweg 16, D-4050 Mönchengladbach 1. - * 23. 12. 39 Bagdad. - **StE:** 65 Köln. - **WG:** 70-72 Anästh. Bielefeld, seit 73 Oberarzt an d. zentr. AnästhAbt. Krh. Maria Hilf Mönchengladbach.

Wahl, Sabine, Dr. med., Anästh. (62), Betriebsmed. (80), Werksärztin, Waltraudstr. 4, D-1000 Berlin 37. - * 23. 8. 28 Schweidnitz/Schl. - **StE.** u. **Prom:** 54 Düsseldorf. - **WG:** Chir. Baden-Baden (Sigmann), Inn. Baden-Baden (Fähdrich), Anästh. Krefeld (Körner), 62-66 freiberufl. Praxis, Anästh. Belegkl. Billerbeck/Westf., seit 66 freiberufl. Anästh. in Berlin, seit 78 zusätzl. Werksärztin, seit 85 Werksärztin (angestellt u. freiberufl. tätig).

Waidelich, Ernst, Dr. med., Anästh. (72), leit. Arzt d. AnästhAbt. am Kinderspital St. Gallen, Claudiusstr. 6, CH-9006 St. Gallen; Salen 249, CH-9035 Grub-Ar. - * 31. 10. 39. - **StE:** 64 Tübingen, **Prom:** 65 Tübingen.

Waigand, Edda, Dr. med., Anästh. (74), Oberärztin (Anästh.) d. Krh. d. LKH, Ziegelhausstr., D-7950 Biberach/Riß; Schlehenhang 17/3, D-7950 Biberach 1. – * 30. 4. 41 Kassel. – **StE:** 66 Heidelberg, **Prom:** 66 Heidelberg. – **WG:** 68 Inn. Grünstadt (Pfalz), 69–74 Anästh. Mannheim (Lutz), 75 Anästh. Ludwigshafen, 75 Oberärztin Anästh. am St. Vinzenz-Krh. Speyer, seit 76 Oberärztin Anästh. Krskrh. Biberach (Lamke, Lanz).

Waiss-Schulz, Sybille, Dr. med., Anästh. (72), Konsiliarärztin am Knappschaftskrh., Hauptstr. 55, D-8123 Peißenberg; Zöpfstr. 6, D-8120 Weilheim. – * 11. 5. 35 Berlin. – **StE:** 65 Berlin, **Prom:** 66 Berlin. – **WG:** 68–72 Anästh. Hamburg-Altona (Lawin).

Wald-Oboussier, Gabriele, Dr. med., Anästh. (78), leit. Oberärztin d. Abt. f. Anästh. d. Städt. Krankenanst. Köln-Merheim, Ostmerheimer Str. 200, D-5000 Köln 91; Peter Kintgenstr. 10, D-5000 Köln 41 (Deckstein). – * 1. 4. 48. – **StE:** 72 Köln, **Prom:** 74. – **WG:** Anästh. Köln-Merheim (Matthes). –
ZV: EKG – Veränderg. bei Infiltrationsanästh. mit Mepivacain (mit Griebenow, Saborowski u. Matthes). Intensivmed. 16 (1979). – EKG-Veränderg. unter axill. Blockade d. Plex. brachialis mit Carticain (mit Griebenow, Saborowski, Matthes u. Bodsch), Intensivmed. 18 (1981).

Waldhausen, Erhard, Dr. med., Anästh. (72), Chefarzt d. AnästhAbt. am Johanna-Etienne-Krh., Am Hasenberg 46, D-4040 Neuß. –
ZV: Erfahrg. aus 31 anaphylakt. Reaktionen, Anästhesist 30 (1981).

Waldmann, Elisabeth, Dr. med., Anästh. (63), niedergel. Anästh., tätig an d. Diakonissen-Anst., Heß-Str. 22, D-8000 München 40; St. Magnusstr. 11, D-8000 München 90. – * 17. 9. 31 Ansbach. – **StE.** u. **Prom:** 57 München. – **WG:** 59 Chir. München (Fick), 60–63 Anästh. München (Lehmann), 63–67 frei niedergel. u. Belegarzt, seit 67 Diakonissenanst. München.

Waldvogel, Hermann Hans, Dr. med., Anästh. FMH (74), Chefarzt Service d'Anesthésie Clinique Montchoisi, CH-1006 Lausanne; Chemin Bochat 21, CH-1094 Paudex. – * 16. 11. 40 Luzern. – **StE:** 68 Basel, **Prom:** 74 Basel. – **WG:** 68–70 Anästh. Basel (Hügin), 70/71 Anästh. u. Intensivpflege Berlin (Kolb, Eckart, Henneberg), 71 Anästh. u. Intensivpflege Rigshospitalet Copenhagen (Secher), 72 Pneumologie, Abt. f. Atmungskrankh. Basel (Herzog), 73/74 Oberarzt Anästh./Intensivpflege Bern (Tschirren), 74–76 Chefarzt Black Lyon Hosp. Addis Abeba, seit 77 Clinique de Montchoisi Lausanne. –

ZV: Neurolept Analg. for Bronchoscopic Examinations, CHEST 67, 1975. – Prophylaxie de l'iléus paralytique par blocage sympathique péridural continu, Helv. chir. Acta 46 (1979). – Peridural Administr. of morphine with or without adrenaline, Acta anaesth. belg., 1982. – L'anesthésie obstétricale à la Clinique de Montchoisi Rév. Méd. SR, 103 (1983). – Transdermales Scopolamin gegen postop. Erbrechen: eine neue Prämedikationsformel? Anästh. Intensivther. Notfallmed. 18 (1983). – Extradural Administr. of Lofentanyl for Balanced Postop. Analg., Anästhesist 32 (1983), Suppl. V.

Walther, Udo, Dr. med., Anästh. (75), Oberarzt d. AnästhAbt. an d. Dr.-Horst-Schmidt-Kl., Ludwig-Erhardt-Str. 100, D-6200 Wiesbaden.

Waltl, Ewald, Dr. med., Anästh. (84), leit. Arzt d. AnästhAbt. am Krskrh., Kronacher Str. 26, D-8652 Stadtsteinach; Haag 46, D-8391 Neukirchen v. W. – * 2. 10. 41 Lienz. – **StE.** u. **Prom:** 76 Wien. – **WG:** 78 Chir. Fürstenzell (Stark), Inn. Freyung (Bergel), 79 Anästh. Deggendorf (Pelikan), 80–82 Anästh. Augsburg (Eckart), 83/84 Anästh. Prien (Strasser), seit 84 Stadtsteinach.

Walzel, Eckhardt, Dr. med., Anästh. (75), Oberarzt d. AnästhAbt. d. Krskrh., Am Krankenhaus 1, D-2150 Buxtehude; Ottensener Weg 63 b, D-2150 Buxtehude. – * 26. 12. 42 Tetschen/Elbe. – **StE:** 68 Hamburg, **Prom:** 73 Hamburg. – **WG:** Anästh. Hamburg (Horatz), seit 75 Oberarzt d. AnästhAbt., Krskrh. Buxtehude (Buchwald).

Wangemann, Birgit, Dr. med., Anästh. (80), Anästh. am Inst. f. Anästh. d. Univ. Kl. Langenbeckstr. 1, D-6500 Mainz; Südring 128, D-6500 Mainz. – * 23. 8. 42 Breslau. – **StE.** u. **Prom:** 69 München. – **WG:** Anästh. München u. Mainz.

Warncke, Siegfried, Dr. med., Anästh. (66), Chefarzt d. AnästhAbt. am St.-Joseph-Hosp., Wiener Str. 1, D-2850 Bremerhaven; Cherbourger Str. 24, D-2850 Bremerhaven. – * 31. 5. 23.

Watermann, Werner F., Dr. med., Anästh. (81), Fachkundenachweis Rettungsdienst (84), Oberarzt d. AnästhAbt. d. St. Joseph-Krh., Kalvarienberg 4, D-5540 Prüm; Oberbergstr. 31, D-5540 Prüm. – * 9. 2. 48 Minden. – **StE.** u. **Prom:** 73 Münster. – **WG:** 75 Chir. Willich (Fuchs), 75–81 Anästh. Minden (Nolte), Oberarzt am Inst. f. Anästh., Klinikum Minden (Nolte), seit 83 Anästh.-Oberarzt am St. Joseph-Krh. Prüm (Nicolai).

Watzinger, Johannes Paul, Dr. med., Anästh. (82), Chefarzt (im Kollegialsystem) am Krskrh., Krankenhausstr. 11, D-8890 Aichach; Samfeldweg 30 a, D-8904 Friedberg. - * 24. 3. 47 Augsburg. - **StE:** 73 München, **Prom:** 79 München. - **WG:** 75–77 Chir. Aichach (Kick), 77/78 Anästh. Augsburg (Eckart), 78/79 Orthop. Augsburg (Thiemel), 79–81 Anästh. Augsburg (Eckart), seit 81 Anästh. am Krskrh. Aichach.

Wawersik, Jürgen, Prof. Dr. med., Anästh. (65), Dir. d. Zentr. Abt. f. Anästh. d. Klinikums d. Christian-Albrechts-Univ., Hospitalstr. 40, D-2300 Kiel. - * 20. 8. 33 Beuthen/Oberschles. - **StE:** 58 Hamburg, **Prom:** 59 Hamburg, **Habil:** 66 Heidelberg. - **WG:** 59 Gyn. Wuppertal-Elberfeld (Anselmino), 59/60 Inn. Düsseldorf (Oberdisse), 60/61 Chir. Berlin (Linder), 61–71 Anästh. Berlin u. Heidelberg (Just), seit 71 Dir. d. Abt. f. Anästh. d. Univ. Klinikums Kiel. -
H: seit 81 Redaktionsmitglied „Der Anästhesist", Springer Berlin, Heidelberg, New York, Tokyo. -
BV: Ventilation u. Atemmechanik bei Säuglingen u. Kleinkindern unter Narkosebedingg., Anästh. Wiederbelebg., Bd. 24, Springer Berlin, Heidelberg, New York 1967. - Narkose u. Lokalanästh., in: Berchtold, Hamelmann u. Peiper, Arbeitsbuch Chir., Bd. 2, Urban + Schwarzenberg München, Wien, Baltimore 1982. -
ZV: Photometr. Bestimmg. d. intraop. Blutverlustes bei Säuglingen u. Kleinkindern, Chirurg 36 (1965). - D. Bedeutg. d. Atemmechanik bei postop. Gasaustauschstörungen im Erwachsenen u. im Kindesalter, Langenbecks Arch. klin. Chir. 319 (1967). - Todeszeitpunkt u. Organtransplantation, Dtsch. Ärztebl. 66 (1969). - Narkosekomplikat. bei Noteingriffen unter d. Aspekt bes. Risikofaktoren, Langenbecks Arch. klin. Chir. 327 (1970). - Narkosen im Kindes- u. Greisenalter, Chirurg 43 (1972). - Physiol. u. Pathophysiol. d. Blutgerinng. im Zusammenhang mit Probl. beim Blutverlust u. Blutersatz (mit Harke), Z. prakt. Anästh. 9 (1974). - D. Berechng. stat. Maßzahlen aus pH-Werten, Anästhesist 29 (1980). - D. Geschichte d. Narkoseapparates in Grundzügen, ebd. 31 (1982).

Weber, Dietrich, Dr. med., Chir. (62), Anästh. (65), Chefarzt d. Inst. f. Anästh. am Ev. Johannes-Krh., Schildescher Str. 99, D-4800 Bielefeld 1, Tel: 0521/802288; Torfstichweg 3, D-4800 Bielefeld 1, Tel: 0521/881511. - * 30.8. 24 Altenburg/Thür. - **StE. u. Prom:** 53 Göttingen. - **WG:** 55–59 u. 61–63 Chir. Hameln (Leue), 60 Inn. Hameln (Busche), 63–66 Anästh. Göttingen (Stoffregen), 65 Pharmak. Göttingen (Lendle), seit 66 Chefarzt d. Inst. f. Anästh. Ev. Johannes-Krh. Bielefeld.

Weber-Dourcy, Anne-Marie, Dr. med., Anästh. (67 Frankreich, 75 Deutschland), 1. Oberarzt an d. Abt. f. Anästh. u. Intensivmed. am Stadtkrh., Gabriel-von-Seidl-Str. 31, D-6520 Worms; Auf der Au 45, D-6520 Worms 21. - * 12. 5. 41 Bordeaux. - **StE:** 65 Bordeaux, **Prom:** 67 Bordeaux.

Weber, Karl, Dr. med., Anästh. (71), Chefarzt d. AnästhAbt. am Ev. Krh. Bethanien, Hugo-Fuchs-Allee 3, D-5860 Iserlohn; Hermannstr. 19, D-5860 Iserlohn. - * 25. 10. 23 Homberg/Nrh. - **StE. u. Prom:** 49 Frankfurt.

Weber, Konrad, Dr. med., Anästh. (66), Im Hohen Rech 36, D-6570 Kirn/Nahe, Tel: 06752/8080. - * 10. 8. 35 Detmold. - **StE:** 59 München, **Prom:** 61 Hamburg.

Weber, Renate, Dr. med., Anästh. (63), Chefärztin d. AnästhAbt. am Ev. Krh. Marienstr. 4, D-2900 Oldenburg; Fliederweg 5, D-2906 Wardenburg-Tungeln. - 4. 3. 27 Göttingen. - **StE:** 57 Göttingen, **Prom:** 59 Göttingen. - **WG:** Neurol. Göttingen (Conrad), Kinderpsychiatr. Göttingen (Duensing), Nephrol. Max-Planck-Inst. Göttingen, Anästh. Göttingen (Stoffregen), seit 63 Chefärztin AnästhAbt. Ev. Krh. Oldenburg. -
BV: EEG, in: Chir. d. Gehirn u. d. Rückenmarks b. Kindern u. Jugendl., hrg. Bushe u. Glees, Stuttgart 1963.

Weber, Rodolfo, Anästh. (80), Oberarzt d. AnästhAbt. d. Katharinenhosp., Kriegsbergstr. 60, D-7000 Stuttgart 1; Nelkenweg 5, D-7120 Bietigheim-Bissingen. - * 7. 8. 47 San Carlos de Bariloche/Argentinien. - **StE:** 73 La Plata Universität. - **WG:** Anästh. bis 77 in Argentinien, 77–80 Bielefeld (Opitz), 80–84 Beckum (Oberwetter), seit 84 Katharinenhosp. Stuttgart (Bräutigam).

Wegener, Elisabeth, Dr. med., Anästh. (65 Frankr., 69 Deutschl.), niedergel. Anästh., Praxis: Bleibiskopfstr. 61, D-6370 Oberursel, Klinik: Rotes Kreuz Krh., Königswarterstr. 16, D-6000 Frankfurt am Main 1. - * 21. 4. 36 Charenton/Frankreich. - **StE:** 61 Paris, **Prom:** 64 Paris. - **WG:** 61/62 Anästh. Paris (Huguenard), 62–65 Anästh. (Laborit) u. Labor. expér. de Phys. méd. Paris (Cara), 65–68 Anästh. Bonn (Gött), 70–74 Anästh. Frankfurt (Kronschwitz), seit 74 frei niedergel. Anästh. Frankfurt u. Oberursel.

Weibel, Luc, Dr. med., Anästh. FMH (80), Oberarzt am Inst. f. Anästh. u. Reanimat. d. Stadtspit. Triemli, Birmensdorfer Str. 497, CH-8063 Zürich; Birmensdorfer Str. 526 c, CH-8055 Zürich. - * 6. 1. 46 Lausanne. - **StE:** 74 Zürich, **Prom:** 80 Zürich.

Weidauer, Dieter, Dr. med., Anästh. (78), Oberarzt d. AnästhAbt. am Krskrh., Krankenhausstr. 2, D-8313 Vilsbiburg; Pröllerweg 3, D-8313 Vilsbiburg. - * 4. 12. 45 Spittal/Drau. - **StE:** 72 München, **Prom:** 73 München. - **WG:** Anästh. 73/74 Landsberg (Schmiedinger), 74-76 Koblenz (Lange), 76-78 Düsseldorf (Zindler), seit 78 Vilsbiburg (Warth).

Weigand, Heribert, Dr. med., Anästh. (65), Chefarzt d. AnästhAbt. d. Dreifaltigkeits-Krh., Aachener Str. 445, D-5000 Köln 41; Bachemer Str. 316, D-5000 Köln 41, Tel: 02 21/43 42 38. - * 25. 5. 28 Köln. - **StE:** 55 Köln, **Prom:** 56 Köln. - **WG:** 55 Inn. Köln-Deutz, 55/56 Neurol. u. Psych. Köln (Scheid), 56-59 Mikrobiol. N. Y. State, Dept. of Health, Albany N. Y. (Dalldorf), 60 Chir. Köln-Kalk, 61-63 Neurochir. u. Anästh. Köln (Tönnis u. Loennecken), 64 Inn. Köln (Knipping), 64/65 Anästh. Freiburg (Wiemers), 65-72 Leit. d. AnästhAbt. HNO-Univkl. Köln, akad. Oberrat, 72/73 Anästh. Köln (Bonhoeffer), seit 74 Chefarzt d. AnästhAbt. Dreifaltigkeits-Krh. Köln. -
BV: Die Neuroleptanalgesie bei der Tympanoplastik u. endolaryngealen mikrochir. Eingriffen, in: Neue klin. Aspekte der Neuroleptanalgesie, hrg. Henschel, Schattauer Stuttgart, New York 1970. - 46 Intubationsnark. unter Anwendg. von Fluothane bei einem zweijähr. Kind mit Oesophagusstenose (mit Dobbelstein), in: 20 Jahre Fluothane, hrg. Kirchner, Anästh. Intensivmed., Bd. 109, Springer Berlin, Heidelberg, New York 1978. - Erfahrg. bei Mehrfachnark. unter Berücksichtigg. von Halothane u. Leber-Affektionen (mit Dobbelstein), in: 25 Jahre DGAI, hrg. Weis u. Cunitz, ebd., Bd. 130, 1980. - Abrechng. u. Vergütg. ambul. anästh. Leistg. nach d. neuen GOÄ, in: Anästh. Sprechstunde, hrg. Menzel, Zuckschwerdt München, Bern, Wien 1984. - Kassenarztrecht. Probleme d. ambul. Operierens im Krh., in: Klin.-ambul. Operieren von Kindern aus anästh. Sicht, hrg. Büttner, INA, Bd. 51, Thieme Stuttgart, New York 1985. - Berufspolit. u. kassenarztrechtl. Probleme in d. Anästh.-Ambulanz, in: Die anästh. Polikl., hrg. Just u. Wiedemann, ebd, Bd. 53, 1985. - Zur Problematik d. anästhrelevanten präop. Untersuchg. im kleineren Krh., in: Anästh. Intensivmed., Springer Berlin, Heidelberg, New York, Tokyo 1985 (im Druck). -
ZV: Effect of acriflavine on Poliomyelitis-virus type I and Theiler virus, Ann. Rep. Div. of Lab. and Research, N.Y. State Dept. of Health 1957. - Studies on the effect of dual infect. with Poliomyelitis and Coxsacke-viruses in mice, ebd. 1958. - Relationship between age at inoculat. and outcome of infect. of mice with Lymphocytic Choriomeningitis Virus (mit Hotchin), ebd. 1959. - Relationship between blood lymphocyte counts and susceptibility to Lymphocytic Choriomeningitis after X-irrediation (mit Benson u. Hotchin), ebd. 1959. - Poliomyelitis as a complex infect. (mit Dalldorf), J. exp. Med. *108* (1958). - Interference between Coxsackie-viruses in mice, Proc. soc. exp. Biol. and Med. 101 (1959). - Immunological tolerance and virus infection with Lymphocytic Choriomeningitis in mice (mit Hotchin u. Benson) Amer. Assoc. of Immunologists, Chicago 1960, Fed. Proc., *19* (1960). - Gegenseit. Beziehg. d. Enteroviren, Dtsch. med. Wschr. *85* (1960). - Virus Interferenzen, Umschau f. Wiss. u. Techn. *3* (1961) u. Ther. Ber. Bayer. *4* (1961). - Studies of Lymphocytic Choriomeningitis in mice, I. Relationship between age at inoculat. and outcome of infect. (mit Hotchin), II. Comparison of the immune status of newborn and adult mice surviving inoculat. (mit Hotchin), J. Immunol. *86* (1961). - Effects of pretreatment with X-rays on the pathogenesis of Lymphocytic Choriomeningitis in mice, I. Host survival, virus multiplicat. and leucocytosis (mit Hotchin). II. Path. history (mit Collins u. Hotchin), ebd. *87* (1961). - Interferenzerscheing. bei d. Enteroviren, Mat. Med. Nordmark *14* (1962). - Anästh. bei endolaryngealen mikrochir. Eingriffen, 36. Tgg. d. Westdtsch. HNOärzte, Köln 1967, Kongr. Ber., HNO (Berlin) *16* (1968). - Probleme d. Anästh. bei endolaryngealen mikrochir. Eingriffen, Österr. Oto-Laryngologen-Kongr., Linz 1968, Kongr. Ber., Mschr. Ohr.hk. 103 (1969). - Narkosewagen, Z. prakt. Anästh. *4* (1969). - Circulatory response to endolaryngeal microsurgery under light gen. anesth. and the influence of surface anesth., Anesth. Analg. Curr. Res. *48* (1969). - Nark. bei endolaryng. mikrochir. Eingr., I. Meth. u. klin. Erfahrg. in 800 Fällen, II. Reflekt. Kreislaufverhalten u. seine Beeinflussg. durch Oberflächenanästh., Anästhesist *19* (1970) u. Survey Anesth. 15 (1971). - Erfahrg. mit d. Tracheoflex®-Kanüle b. Intub.nark. via Tracheostoma, Z. prakt. Anästh. *5* (1970). - Tonsillektomie u. Adenotomie in Intub.narkose?, ebd. *6* (1971). u. Cah. d'Anesth. *20* (1972) u. O. R. L. Digest *34* (1972). - D. Kreislaufreakt. bei d. Intubation u. d. Beeinflussg. durch Oberflächenanästhetika. Vergleich. Untersuchg. bei mehrfach narkot. Pat., 12. Gemeins. Tgg. d. Österr., Dtsch. u. Schweizer. Ges. f. Anästh. u. Reanimat., Bern 1971, Kongr. Ber., Anästhesist *21* (1972). - Multiple exposures to halothane, Brit. J. Anaesth. *46* (1974). - Zur Definit. u. Abrechenbarkeit der prä, intra- u. postop. Infusionsbehandlg. durch d. Anästh., Anästh. Intensivmed. *23* (1982). - Kommentar zu den GOÄ-Nrn. 13, 440, 442 (mit Weissauer u. Zierl), ebd. *24* (1983). - Kommentar zu den GOÄ-Nrn. 252-256 (mit Weissauer u. Zierl), ebd. - Kommentar zu den GOÄ-Nrn. 280-292 (mit Weissauer u. Zierl), ebd. - Kommentar zu den GOÄ-Nrn. 1-4 b (mit Weissauer u. Zierl), ebd. - Kommentar zu den GOÄ-Nrn. 5-8 (mit Weissauer u. Zierl), ebd. - Kommentar zu den GOÄ-Nrn. 450-495 (mit Weissauer u. Zierl), ebd. *25* (1984). - Kommentar zu den GOÄ-Nrn. 9 u. 10 (mit Weissauer u. Zierl), ebd. - Kommentar zu den GOÄ-Nrn. 650, 651 u. 655 (mit Weissauer u. Zierl), ebd. - Kommentar zu den GOÄ-Nrn. 414, 415, 416, 417, 500, 501 u. 648 (mit Weissauer u. Zierl), ebd.

Weigl

– Kommentar zu den GOÄ-Nrn. 423, 424, 602, 617, 667 u. 668 (mit Weissauer u. Zierl), ebd. – Kommentar zu den GOÄ-Nrn. 65 u. 65 a (mit Weissauer u. Zierl), ebd. – Kommentar zu den GOÄ-Nrn. 250 u. 250 a (mit Weissauer u. Zierl), ebd. *26* (1985).

Weigl, Hildegard, Dr. med., Anästh. (66), nicht mehr berufstätig; Arbeitergasse 42/8, A-1050 Wien. – * 31. 7. 23. – **StE.** u. **Prom:** 49 Wien.

Weimann, Heinz, Dr. med., Chir. (54), Anästh. (68), im Ruhestand; Löpentinstr. 3, D-3000 Hannover 21. – * 4. 8. 19. – **StE.** u. **Prom:** 45 Greifswald. – **WG:** 49–68 (Chir. u.) Anästh. Berlin-Hohengatow, engl. u. amerik. Armeelazarette, Frankfurt (Pflüger), bis 84 Chefarzt d. zentr. AnästhAbt. d. Friederikenstifts Hannover. – **ZV:** Verlängertes hypopnoisches Stad. mit freien Intervallen b. Anwendg. von Succinylcholin, Anästhesist 2 (1953). – Anästhverfahren bei Diabetes mellitus unter bes. Berücksichtigg. d. intraven. Babituratnark., ebd. 6 (1957). – Reduzierg. d. Narkotika durch kurzwirk. Muskelrelaxantien, Medizinische 1958.

Weindorf, Hilde, Dr. med., Anästh. (60), frei niedergel. Anästh., tätig an d. Ev. Diakonissenanst., Fröhlichstr. 17, D-8900 Augsburg; Lohwaldstr. 45, D-8902 Neusäß. – * 23. 6. 24 Augsburg. – **StE:** 52 München, **Prom:** 54 München. – **WG:** 52/53 Gyn. München (Eymer), 54/55 Krh. München-Pasing (Hartmann), 56/60 Chir. u. Anästh. München (Maurer bzw. Lehmann), 60/61 Sanat. Utersum/Föhr (Peschke), seit 61 frei niedergel. Anästh. Augsburg.

Weinert, Gesche, Dr. med., Anästh. (79), Braunsberger Str. 5 c, D-2850 Bremerhaven. – * 15. 3. 45 Barsinghausen. – **StE:** 70 Kiel, **Prom:** 80 Hamburg.

Weininger, Miriam, Anästh. (79), Anästh.-Oberärztin am Krskrh., D-8340 Pfarrkirchen; Kopernikusstr. 38, D-8340 Pfarrkirchen. – * 9. 10. 46 Derbecen. – **StE:** 73 München. – **WG:** 75–79 Anästh. Regensburg (Manz), seit 79 Anästh.-Oberärztin Krskrh. Pfarrkirchen (Weininger).

Weininger, Zeev, Dr. med., Anästh. (78), Chefarzt am Krskrh., D-8340 Pfarrkirchen; Kopernikusstr. 38, D-8340 Pfarrkirchen. – * 23. 9. 43 Mauritius. – **StE:** 71 München, **Prom:** 75 München. – **WG:** 74 Inn. Bad Abbach (Mathies), 75–79 Anästh. Regensburg (Manz), seit 79 Chefarzt Krskrh. Pfarrkirchen.

Weis, Karl-Heinz, Prof. Dr. med., Anästh. (60), Dir. u. Vorst. d. Inst. f. Anästh. d. Univkl., Josef-Schneider-Str. 2, D-8700 Würzburg. – * 23. 7. 27 Rottweil. – **StE:** 53 Mainz, **Prom:** 55 Mainz, **Habil:** 64 Mainz. – **WG:** 54–56 Path. Mainz (Klinge), 56/57 Inn. Mainz (Duesberg), 57/58 Chir. u. Anästh. Mainz (Brandt), 58 Pharmak. Mainz (Kuschinsky), 60–65 Anästh. Mainz (Frey), seit 66 Vorst. d. Inst. f. Anästh. d. Univ. Würzburg. –
BV: Bedeutg. u. Beseitigg. v. Arrhythmien währ. chir. Eingr. (mit Frey), in: Regensburg. Jahrb. ärztl. Fortbildg. IX, Schattauer Stuttgart 1961. – Funkt. u. morph. Veränderg. nach Injektion d. Kurznark. Propanidid in d. Art. fem. d. Ratte (mit Ruckes), in: D. i.v. Kurznarkose mit Propanidid, hrg. Horatz, Frey u. Zindler, Anästh. Wiederbeleb., Bd. 4, Springer Berlin, Heidelberg, New York 1965. – Narkose (mit Frey), in: Intra- u. postop. Zwischenfälle, hrg. Brand, Kunz u. Nissen, Thieme Stuttgart 1967. – Einfluß d. Nark. auf d. postop. Verlauf, in: Postop. Störg. d. Elektrolyt- u. Wasserhaushaltes, hrg. Bücherl et al., Schattauer Stuttgart 1968. – Versehentl. intraart. Injekt. i.v. Narkosemittel, in: Lehrb. d. Anästh. u. Wiederbeleb., hrg. Frey et al., Springer Berlin, Heidelberg, New York 1972. –
ZV: Über d. Hemmg. d. Sauerstoffverbrauchs v. Gehirnschnitt. durch Hexobarbital u. Thiopental (mit Heeg), Anästhesist 8 (1959). – Hypertensin-II-amid, ebd. 9 (1960). – Elektromyogr. Untersuchg. b. Nark. u. Muskelrelax. (mit Hauenschild u. Kleinhanss), ebd. 10 (1961). – Halothan in d. allg. Anästh. (mit Frey), Zbl. Chir. 86 (1961). – D. Folgen d. Injekt. v. Thiopental, Hexobarbital u. eines neu. i.v. Kurznark.mittels in d. Art. fem. d. Ratte (mit Fischer), Chirurg 33 (1962). – Wirkungsuntersch. v. Barbitur. u. Thiobarbitur. nach intraart. Injekt. b. d. mit Reserpin vorbehandelten Ratte (mit Fischer), Klin. Wschr. 40 (1962). – Über d. Einfluß veget. wirks. Pharmaka auf d. Folgen d. Injekt. v. Thiopental in d. Art. fem. d. Ratte (mit Fischer), ebd. – Ballistokardiogr. Untersuchg. währ. i.v. Kurznark. mit einem Phenoxyessigsäureamidderivat (mit Eger, Frey u. Kramer), Anästhesist 11 (1962). – Halothan als allein. Nark.mittel b. Spontanatmg., ebd. – D. Halothankonzentr. unter pos. Druckbeatmg. mit einem ventillos. Nark.system f. Säugl., ebd. 12 (1963). – Veränderg. d. Atemfunkt. durch Op. im Bereich d. Oberbauches (mit Halmágyi, Schuppli u. Buchwald), Chirurg 11 (1963). – Kreisl.-untersuchg. u. Erfahrg. mit zwei Theophyllinderivat. (mit Fischer), Anästhesist 14 (1965). – Konzentrationsmessg. mit d. Gardner-Univ.-Verdampfer (mit Schreiber), ebd. – Tierexp. Untersuchg. über d. Einfluß d. Nark. auf d. Konzentrat. v. Kalium u. Natrium einzelner Organe in vivo, Arzneimittel-Forsch. 16 (1966). – Tierexp. Untersuchg. über d. Einfluß d. Nark. auf d. Kaliumaustausch einzelner Organe in vivo, ebd. – Histolog. Veränderg. innerhalb d. ersten 24 Std. nach Injekt. v. Propanidid in d. Art. fem. d. Ratte (mit Ruckes), Anästhesist 15 (1967). – Plang. d. fortlauf. Pat.überwachg. auf d. Intensivpflegestat. d. neuen Chir. Univkl.

Mainz (mit Döhler), ebd. *16* (1967). – Konzentrat.messg. am Fluotec u. Halothanvapor in d. Überdruckkammer (mit Schreiber), ebd. – Langzeitbeatmg. in d. Allg.chir. (mit Wachsmuth u. Schautz), Dtsch. med. Wschr. *92* (1967). – On the cardiovasc. effect of propranolol during halothane anaesth. in normovolaemic and hypovolaemic dogs (mit Brackebusch), Brit. J. Anaesth. *42* (1970). – Erfahrg. aus d. Ther. v. 163 Tetanuskranken d. Chir. Univkl. Würzburg in d. Zeit v. 1946–1969 (mit Rietbrock), Anästhesist *19* (1970). – O$_2$-Konzentrat. im Narkosekreissystem. I. Mitt.: Abhängigkeit v. Frischgasstrom (mit Schillig), II. Mitt.: Abhängigkeit vom Typ d. Kreissystems (mit Oeking), ebd. *22* (1973). – Weitere Angaben fehlen.

Weise, Günter, Dr. med., KreisMed. Dir., Chir. (61), Anästh. (65), Chefarzt d. Anästh. u. Leit. d. Intensivbehandlungsstat. am Krskrh. Siegen, Haus Hüttental, Weidenauer Str. 76, D-5900 Siegen; Gerhart-Hauptmann-Weg 3, D-5900 Siegen. – * 15. 1. 28 Hamm. – **StE. u. Prom:** 55 Freiburg. – **WG:** 55–62 Chir. u. Inn. Minden (Bodarwe u. Nissen), 62 Pharmak. Asta-Werke Brackwede (Brock), 63–65 Anästh. Göttingen (Stoffregen). –
ZV: Aufgaben u. Erfahrg. einer AnästhAbt. an einem 340-Betten-Krh., Krharzt 1967. – AVL-Gas-Check-Blutgasanalysator nach Harnoncourt, Med. Markt *19* (1971). – Komplikationen nach i.v.-Injektionen von Tavegil, Anästhesist *20* (1971).

Weise, Sigrid, Dr. med., Anästh. (71), Leit. d. Fliegerärztl. Untersuchungsstelle, Krskrh. Siegen, D-5900 Siegen 21; Gerhard-Hauptmann-Weg 3, D-5900 Siegen. – * 6. 6. 29 Berlin. – **StE:** 55 Freiburg, **Prom:** 57 Freiburg. – **WG:** 56 Chir. Minden, 56/57 Inn. Minden (Nissen), 58–61 Vertrauensarzt Münster, 68–80 AnästhAbt. Krskrh. Siegen, Haus Hüttental.

Weiss, Ulrich P., Dr. med., Anästh. (67), Chefarzt d. AnästhAbt. am Krh. d. Missionsbenediktinerinnen, Bahnhofstr. 3–5, D-8132 Tutzing; Waldschmidtstr. 16, D-8132 Tutzing. – * 6. 8. 30 Bayreuth. – **StE:** 57 Hamburg, **Prom:** 58 Hamburg. – **WG:** bis 65 München Chir. (Scheicher, Weidinger, Permaneter) u. Anästh. (Zierl), 66/67 Anästh. (Beer).

Weiss, Vera, PrivDoz. Dr. med., Anästh. (61), leit. Oberarzt im Dept. Anästh., Hôp. Cantonal Univ., CH-1211 Genève 4; 8, route de Florissant, CH-1206 Genève. – * 24. 4. 26 Wien. – **StE. u. Prom:** 51 Wien, **Habil:** 75 Genève.

Weißauer, Walther, Dr. med. h.c., Ministerialdirigent a. D., Ehrensenator d. Techn. Univ. München, Justitiar d. BDA, DGAI u. d. Berufsverb. d. Deutschen Chir., BDA, Obere Schmiedgasse 11, D-8500 Nürnberg; Leerstetter Str. 44, D-8508 Wendelstein. – * 10. 11. 21 Freising. – **Med. Ehrenprom.:** 75 Erlangen. –
H: MedizinRecht, Springer/Beck Berlin, Heidelberg, New York bzw. München; System d. Stufenaufklärg., perimed Erlangen. –
BV: Jur. Gesichtspunkte d. Intensivmed., in: Prax. d. Intensivbehandlg., Hrg. Lawin, 3. Aufl., Thieme Stuttgart 1975. – Anästh. u. Intensivmed., Acute Care (mit Frey), Springer Berlin, Heidelberg, New York 1979. – Recht. Probl. b. d. Organisat. u. Durchführg. d. geburtshilfl. Anästh., Thieme Stuttgart, New York 1980. – Anästh. u. Krh. (mit Opderbecke), perimed Erlangen 1980. – Forens. Probl. in d. Anästh. (mit Opderbecke), ebd. 1981. – Rechtl. Verantwortg. d. Ärzte b. d. Arbeit im Team, Kongr.ber. Rotterdam 1981. – Grenzen zw. Leben u. Tod (mit Opderbecke), in: Prax. d. Intensivbehandlg., Hrg. Lawin, 4. Aufl., Thieme Stuttgart, New York 1981. – Ärztl. Dokumentat. aus rechtl. Sicht, Springer Berlin, Heidelberg, New York 1981. – Rechtl. Probleme d. Intensivmed., in: D. polytraumatisierte Pat., Hrg. Peter, Lawin, Jesch, INA, Bd. 32, Thieme Stuttgart 1982. – Forens. Fragen b. d. Bluttransfus., in: Gerinnungsprobl. in d. op. Med., Med. Verlagsges. 1982. – Ärztl. Aufklärungspflicht aus rechtl. Sicht, Thieme Stuttgart 1982. – Präop. Patientenaufklärg., in: Lehrb. d. Chir., ebd. 1982. – Forens. Probleme b. d. Anästh. in d. Praxis, in: Anästh. in Amb. u. Prax., Hrg. Kronschwitz, INA, Bd. 38, ebd. 1982. – Jur. Aspekte d. Mammachir. – D. Rechtslage in d. Bundesrepublik Deutschland –, in: Weatherley-White, Plast. Mammachir. 1983. – Entschließg. – Empfehlg. – Vereinbar. Ein Beitrag zur Qualitätssicherg. in d. Anästh. (mit Opderbecke), perimed Erlangen 1983. – D. Rettungswesen. Organisat. – Med. – Recht (mit Lippert), Springer Berlin, Heidelberg, New York, Tokyo 1984. – Rechtsfragen d. ambulanten Anästh., in: Intraven. Narkosemittel, hrg. Lehmann, Landauer u. Roth, perimed Erlangen 1984. – Spez. Probleme d. Geburtshilfe u. d. Gyn. aus rechtl. Sicht, in: Nürnberger Symp. 1984, Kongr.ber. – Rechtl. Aspekte, in: Amb. Operieren in d. Chir., Hrg. Brog u. Fritz, Dtsch. Ärzte-Verlg. Köln 1985. – Jur. Aspekte zur Qualifikat. d. Notarztes, in: Erstversorgg. im Notarztdienst, Hrg. Konzert u. Wenzel, Urban & Schwarzenberg München, Wien, Baltimore 1985. –
ZV: Ist eine Regelung d. ärztl. Berufspflichten durch Berufsordnungen d. Ärztekammern mit Art. 12 Abs. 1 GG vereinbar? (mit Poellinger), Dtsch. Ärzteverlag 1961. – Arbeitsteilg. u. Abgrenzg. d. Verantwortg. zw. Anästh. u. Operateur, Anästhesist 1962. – Zur Problematik d. Schwesternarkose u. Ausbildg. v. Anästhschwestern, ebd. 1963. – D. rechtl. Verantwortg. d. leitenden Anästh., ebd. 1964. – D. Aufklärungspflicht d. Anästh., ebd. 1966. – Zur Neuordng. d. ärztl. u. zahnärztl. Gebührenrechts, Dtsch. Ärztebl. 1967. – Fachge-

323

bietsbeschränkung u. Fachgebietsgrenzen, ebd. 1968; Informat. d. DGAW 1969. – Neueinrichtg. zentr. Röntgenabt. u. Röntgentätigkeit d. Chir. (mit Brandis), Chirurg 1969. – Zur kassenärztl. Tätigkeit d. Fachanästh., Informat. d. DGAW 1969. – Zwischenfälle b. amb. Eingr. in rechtlicher Sicht, Münch. Med. Wschr. 1969. – D. freiwillige männl. Sterilisation aus juristischer Sicht, Urologe 1971. – Ist d. Belegarzt zur Teilnahme am allg. Notfalldienst verpflichtet? ebd. – Ist d. Arzt zur Erstattung v. Gutachten verpflichtet? Anästh. Informat. 1971; Bayer. Ärztebl. 1971. – Schriftl. Einwilligg. vor ärztl. Eingriffen? Bayer. Ärztebl. 1971. – D. jur. Aspekte d. Simultaneingriffs b. Erkrankg. mehrerer Bauchorgane, Inform. d. Berufsv. Dt. Chir. 1971. – Wer entscheidet über d. Wahl d. Betäubungsverfahrens? ebd. – D. chir. Gemeinschaftspraxis aus rechtl. Sicht, ebd. – Ist d. Arzt zur Erstattg. v. Gutachten verpflichtet? ebd. – Einwilligg. in d. Anästh. u. spez. Eingriff, Anästh. Informat. 1971. – D. Spritzenkontrolle, ebd. 1972. – Rechtsfragen zw. Chir. u. Anästh., ebd. – Zur Neufassg. d. Vereinbarg. zw. d. Bundes-KV u. d. Ersatzkassen über d. Tätigwerden v. Fachärzten f. Anästh. (mit Henschel), ebd. – Operationsdauer u. Narkosegebühren ebd. – Vereinbarg. zw. d. Fachgebieten Urol. u. Anästh. über d. Aufgabenabgrenz. u. d. Zusammenarbeit im op. Bereich u. in d. Intensivmed. (mit Henschel), ebd. – Versorgg. d. Belegabt. durch ltd. Krankenhausanästh. – Vertragsgestaltung, ebd. – D. anästh. Versorgg. kleiner u. mittl. Anstaltskrh. durch freipraktizierende Anästh., ebd. – Schweigepflicht u. Schweigerecht des Arztes (mit Poellinger), Bayer. Ärztebl. 1972; Inform. d. Berufsv. Dt. Chir. 1973. – Rechtsstellung d. Krankenhausärzte beim Wechsel d. Krankenhausträgers, Westfäl. Ärztebl. 1972. – D. Entscheidg. d. Bundesverfassungsgerichts zum Facharztwesen, Bayer. Ärztebl. 1972. – Tod, Todeszeitbestimmg. u. Grenzen d. Behandlungspflicht (mit Opderbecke), ebd. 1973. – Auskunftserteilg. an private Krankenversicherg., Dtsch. med. Wschr. 1973. – Vertragsprobleme d. Anästh., Anästh. Informat. 1973. – D. Verantwortg. d. ltd. Anästh. u. Deleg. an ärztl. u. nichtärztl. Mitarbeiter (mit Opderbecke), ebd. – Parallelnarkosen u. rechtl. Verantwortg. d. Fachanästh., ebd. – Notfalldienst d. Belegärzte, ebd. – Entkoppelg. u. Besitzstandswahrg., ebd.; Bayer. Ärztebl. 1974; Internist 1974. – Forens. Konsequenzen ärztl. Handelns, diagnostik 1973. – Rechtl. Perspektiven b. neuen Strukturformen in d. Anästh., Anästh. Informat. 1974. – Forens. Konsequenzen ärztl. Handelns, ebd. – Zur Abgrenzg. d. Aufgaben zw. Arzt u. nichtärztl. Mitarbeitern in d. Intensivther. (mit Opderbecke), ebd. – Zum Liquidationsrecht b. stat. Behandlg. im D-Arztverfahren, Inform. d. Berufsv. d. Dt. Chir. 1974. – D. Abgrenzg. d. Verantwortg. zw. AnästhAbt. u. d. anderen Krankenhausabt. (mit Opderbecke), ebd. – Gesondert berechenbare Leistg. u. Pflegesatz, Bayer. Ärztebl. 1974. – Aufklärungspflicht b. Periduralanästh., Anästh. Informat. 1974. – Bundespflegesatzverordng. u. ärztl. Liquidationsrecht b. stat. berufsgenossenschaftl. Behandlg., Inform. d. Be-

rufsv. d. Dt. Chir. 1974. – D. Aufklärungspflicht vor chir. Eingriffen, ebd. – Rechtsprobleme d. Krebsbehandlg., Langenbecks Arch. klin. Chir. 339 (1975). – Gemeinsame Erstattg. stat. Unkosten durch behandelnde u. mitbehandelnde Ärzte im Anstaltskrh., Inform. d. Berufsverb. d. Dt. Chir. 1975; Anästh. Informat. 1975. – D. Liquidationsrecht leit. Anästh. auf d. Belegabt. u. d. neue BPflV, 1. u. 2. Teil, Anästh. Informat. 1975. – Liquidationsrecht d. Krh. f. ärztl. Wahlleistungen, Saarl. Ärztebl. 1975; Bayer. Ärztebl. 1975; Dtsch. Ärztebl. 1975. – D. Notarzteinsatz – eine Dienstaufgabe des Krh.? (mit Opderbecke), Anästh. Informat. 1975. – BPflV u. Liquidationsrecht b. stat. berufsgenossenschaft. Behandlg., ebd. – D. Rechtsweg gegen d. Versagg. d. Ermächtigg., ebd. – D. Kassenzulassg. niedergel. Fachanästh., ebd. – Automat. Liquidationsrecht f. Selbstzahler im Mehrbettzimmer, Krankenhausarzt 1975. – D. Arzt als Gutachter b. Ansprüchen auf Schmerzensgeld (mit Hirsch), Klinikarzt 1975. – Rechtsfragen: Zum Begriff d. ärztl. Kunstfehlers, Inform. d. Berufsv. d. Dt. Chir. 1975. – Aufklärungspflicht d. Operateurs über d. Betäubungsverfahren, ebd. – Schweigepflicht u. Schweigerecht d. Arztes (mit Poellinger), Schleswig-Holstein. Ärztebl. 1975. – D. Lokalanästh.-Zwischenfall in d. op. Fachpraxis, Anästh. Prax. 1975. – Kostenerstattg. d. Belegärzte nach d. neuen Pflegesatzrecht u. ärztl. Honorar, Dtsch. Ärztebl. 1975. – D. Unkostenerstattg. d. Belegärzte nach d. neuen Pflegesatzrecht u. d. ärztl. Honorar, 1. u. 2. Teil, Inform. d. Berufsv. d. Dt. Chir. 1975. – Med. Exp. am Menschen, Ärztl. Prax. 1976. – Med. u. Recht, Bayer. Ärztebl. 1976. – Vertragsfragen d. Anästh. Informat. 1975. – D. Liquidationsrecht b. gemeins. Behandlg. durch Alt- u. Neuverträgler, ebd. 1976. – Rechtl. Grundlagen d. Arbeitsteilg., ebd. – D. Organisat. d. Intensivmed. aus rechtl. Sicht, ebd. – Festvortrag d. Ehrenpromoventen, ebd. – Vertragswesen u. Bundespflegesatzverordng., ebd. – D. anästh. Risiko – jur. Grundsatzreferat, ebd. – Todeszeitbestimmg. (mit Frey u. Fischer), Anästh. Prax. 1976. – D. Unkostenerstattg. d. Belegärzte nach d. neuen Pflegesatzrecht u. d. ärztl. Honorar, Klinik-Arzt 1976. – D. Liquidationsrecht b. gemeins. Behandlg. durch Alt- u. Neuverträgler, Informat. d. Berufsv. d. Dt. Chir. 1976. – Liquidationsrecht leit. Anästh. auf d. Belegabt., Anästh. Informat. 1976. – Pflegesatz u. Kostenerstattg. in Bayern, Bayer. Ärztebl. 1976. – D. Noteinsatz – eine Dienstaufgabe d. Krankenhausarztes?, Informat. d. Berufsv. d. Dt. Chir. 1976. – Liquidationsrecht d. Altverträgler im Mehrbettzimmer, Anästh. Informat. 1976; Informat. d. Berufsv. Dt. Chir. 1977. – Ärztl. Schweigepflicht u. Herausgabe v. Unterlagen an d. Krankenhausträger, Anästh. Informat. 1976. – Anästhzwischenfälle u. d. anästh. Risiko (mit Frey), Dtsch. Ärztebl. 1977. – Aufklärungspflicht u. Beweissicherg. in d. plast. Chir., Klinikarzt 1977. – Haftg. d. Anästh. f. Gerätefehler, Anästh. Informat. 1976. – Widerruf des automatischen Liquidationsrechts im Mehrbettzimmer, ebd. 1977. – Ist d. Anästh. zur Mitwirkg. b. Schwangerschaftsabbrüchen verpflichtet?

ebd. – Aufklärungspflicht u. Beweissicherg. in d. plast. Chir., Med. 1977. – D. Auswirkg. d. Neuregelg. d. Schwangerschaftsabbruches auf d. Ärzte, d. nichtärztl. Hilfspersonal u. d. Krankenhausträger (mit Hirsch), Bayer. Ärztebl. 1977. – Privatliquidat. u. persön. Leistungspflicht (mit Hirsch), ebd.; Schleswig-Holstein. Ärztebl. 1978. – Zur Kooperat. freiberuflich tätiger Ärzte, insbes. zur gemeins. Nutzg. medizinisch-techn. Geräte, ebd. – Rechtsfragen: Probl. d. Arzthaftungspflicht in d. Bundesrepublik u. in d. USA, Informat. d. Berufsv. d. Dt. Chir. 1977. – Zum Thema Arztabschlag, ebd. – Ökonom. Grenzen d. Med., diagnostik 1977. – Aufklärungspflicht d. Chir. (Kongr.ber.), Langenbecks Arch. klin. Chir. 1977. – Interdisz. Abgrenzg. d. Zuständigkeit u. Verantwortg., ebd. – Ärztl. Aufklärungspflicht, Informat. d. Berufsverb. d. Dt. Chir. 1977. – Aufklärungspflicht d. Chir., ebd. – Interdependenz med. u. rechtl. Entwicklg., ebd. 1978. – D. rechtl. Voraussetzg. d. Schwangerschaftsabbruchs (mit Hirsch), Chir. Prax. 1978. – Aufklärungspflicht b. gyn. Karzinomen u. vor einer Strahlenther., Gyn. Prax. 1978. – Anästh.-Verträge: Modell f. d. zentr. anästh. Versorgg. mehr. Krh. – Regionales Anästhzentrum, Anästh. Informat. 1978. – Vertretg. d. Anästh. b. Privatnark., ebd. – Anästhverträge: Musterverträge u. Vertragsmodelle f. d., Rechtsbeziehg. Anästh.-Krh.-träger mit Hinweisen auf d. Rechtsbeziehg. Anästh. – Anästh. im Kollegialsystem, Verbundsystem u. in d. Gemeinschaftsprax., ebd. – D. Konzept d. Aufklärgs.- u. Anamnesebogens aus rechtl. Sicht, Anamnesebogen f. Erwachsene u. Kinder, ebd. – Rechtl. Grundlage d. Aufklärg., ebd. – Ärztl. Haftg. f. Anästhzwischenfälle (mit Frey), Dtsch. med. Wschr. 1978. – Modell f. ein anästh. Verbundsystem, ebd. – D. anästh. Versorgg. v. Anstaltskrh. durch freipraktizierende Anästh., ebd. – Zum Liquidationsrecht d. Altverträger, ebd. – Bluttransfus. u. Einwilligg. d. Pat. (mit Hirsch), Dtsch. med. Wschr. 1978. – Strategien d. Gesundheitswesen: Wertordnung aus jur. Sicht, Informat. d. Berufsv. d. Dt. Chir. 1978. – Rechtl. Beurteilg. anästh. Komplikat., Z. prakt. Anästh. 1978. – D. Haftg. f Sorgfaltsmängel, Anästh. Intensivmed. 1979. – Nochmals: Problematik beim Rettungsdienst, Dtsch. med. Wschr. 1979. – Bluttransfus. u. Einwilligg. d. Pat., ebd. – Arztrecht im Wandel? (Dtsch. Juristentag Wiesbaden), Informat. d. Berufsv. d. Chir. 1979. – Ethikkommissionen u. Recht, ebd.; Münch. med. Wschr. 1979. – Mustervertrag f. d. belegärztl. Tätigkeit niedergel. Anästh., Anästh. Intensivmed. 1979. – Ausbildungsziel: „Arzt", Dtsch. Ärztebl. 1979. – Zur derzeit. Situat. d. Gesetzgebg. b. d. Organentnahme, Bayer. Ärztebl. 1979. – Arztrecht auf d. Prüfstand, ebd. – Entwurf eines Transsexuellengesetzes, ebd. – Verweigerg. d. Bluttransfus. aus religiösen Motiven, Informat. d. Berufsv. d. Dt. Chir. 1979. – Genforschung – Möglichkeiten, Grenzen, Gefahren, Politische Stud. 1979. – Modell f. d. anästh. Versorgg. v. Krh. im Rahmen einer Nebentätigkeit, Anästh. Intensivmed. 1979. – D. gemeins. Berufsausübg. niedergel. Anästh., ebd. – Verweigerg. d. Bluttransfus. aus

religiösen Motiven (mit Hirsch), ebd. – D. Dammschnitturteil d. Bundesgerichtshofs, Gyn. Prax. 1979. – Jur. Aspekte d. Gen-Manipulat., Münch. med. Wschr. 1979. – D. Arzt im Notfalleinsatz, Bayer. Ärztebl. 1980. – D. Delegat. anästh. Aufgaben auf ärztl. Mitarbeiter (mit Opderbecke), Anästh. Intensivmed. 1980. – D. Arzt im Rettungswesen, Leben Retten, Bayer. Rotes Kreuz 1980. – Freiheit d. Gen-Manipulat., Münch. med. Wschr. 1980. – Aufklärungspflicht u. Pflichten d. Hausarztes b. d. Überweisg. zur Op., Urteil des BGH v. 23. 10. 1979, Bayer. Ärztebl. 1980. – Ärztl. Aufklärungspflicht, Rechtl. Problematik u. Lösungsvorschläge, ebd. – Rechtl. Grundlagen d. Notarztdienstes, Anästh. Intensivmed. 1980. – D. interdisz. Arbeitsteilg. u. d. Vertrauensgrundsatz in d. Rechtsprechung d. BGH, ebd. – D. Rechtsprechg. d. Bundesgerichtshofs zur interdisz. Zusammenarbeit zw. Chir. u. Anästh., Informat. d. Berufsv. d. Dt. Chir. 1980. – D. Problematik d. ärztl. Aufklärungspflicht u. Lösungsvorschläge, ebd.; Arzt u. Krh. 1980. – Zusammenarbeit zw. Apotheker u. Arzt – Rechtl. Grundlagen u. Grenzen, Dtsch. Apotheker-Z. 1980. – Besitzstandswahrg. f. d. Liquidationsrecht d. Altverträger, Informat. d. Berufsv. d. Dt. Chir. 1980. – D. Arzthaftungsentscheidg. d. Bundesverfassungsgerichts, ebd. – Eingr. in d. menschl. Erbsubstanz, Rechtl. Gesichtspunkte d. Gentechnologie, Universitas 1980. – D. „Dammschnitturteil", Chir. Prax. 1980. – Rettungswesen: Jur. Aspekte, Intensivmed. 1980. – D. ärztl. Aufklärungspflicht u. d. Konzept d. Stufenaufklärg., Notfallmed. 1980. – Aufklärungspflicht b. allg. bekannten Eingriffen – d. Appendektomieurteil d. Bundesgerichtshofs, Informat. d. Berufsv. d. Dt. Chir. 1980. – D. Rechtsprechg. d. Bundesgerichtshofs zur interdisz. Zusammenarbeit zw. Chir. u. Anästh., ebd. – Prästat. Voruntersuchg. durch niedergel. Ärzte, Bayer. Ärztebl. 1980. – Rechtl. Probl. d. Intensivmed., ebd. – D. Aufteilg. d. Kompetenzen in Krh. u. d. Verantwortg. d. leit. Abteilungsärzte, Informat. d. Berufsv. d. Dt. Chir. 1980. – Widerruf d. Einwilligg., Anordnungs- u. Durchführungsverantwortg. b. Injekt.-Urteil des BGH v. 18. 3. 1980, ebd. – Klassifizierg. d. allg. Operationsrisikos aus rechtl. Sicht, Anästh. Intensivmed. 1980. – Durchführg. v. Injekt., Infus. u. Blutentnahmen durch d. Pflegepersonal im Krh., ebd. – Selbstbestimmg. d. Intensivther., Fortschr. Med. 1980. – D. Entscheidg. d. Bundesarbeitsgerichts zum Liquidationsrecht d. Altverträger b. Selbstzahlern im Mehrbettzimmer, Bayer. Ärztebl. 1980. – Liquidationsrecht d. mitbehandelnden Ärzte im Krh., ebd.; Informat. d. Berufsv. d. Dt. Chir. 1981. – D. Empfehlg. d. DKG zur Eingriffsaufklärg. u. zur Einwilligg. d. Pat., Informat. d. Berufsv. d. Dt. Chir. 1981. – Sterilisat. aus rechtl. Sicht (mit Hirsch), Gyn. Prax. 1981. – Probl. d. Mitaufnahme v. Müttern b. stat. Behandlg. d. Kindes, Päd. Prax. 1981. – Zur Neufassg. d. Aufklärgs.- u. Anamnesebogens, Anästh. Intensivmed. 1981. – Widerruf d. Einwilligg., Anordnungs- u. Durchführungsverantwortung b. Injekt., ebd. – Liquidationsrecht d. mitbehandelnden Ärzte im Krh., ebd. – „Aufklärungsbögen" - eine Horror-Fibel? Ärztl. Prax. 1981. - Rettungs- u. Notfallmed. - Jur. Aspekte, Fortschr. Med. 1981. - D. Urteil d. Bundesarbeitsgerichts zum ärztl. Bereitschaftsdienst, Informat. d. Berufsv. d. Dt. Chir. 1981. - Probeexzision b. d. Tubensterilisat., Gyn. Prax. 1981. - Grenzen d. Heranziehg. zum Bereitschaftsdienst (mit Opderbecke), Anästh. Intensivmed. 1981. - Verrechtlichg. d. Med. - ein Phänomen u. seine Konsequenzen, Informat. d. Berufsv. d. Dt. Chir. 1981. - Zusammenarbeit v. Ärzten aus rechtl. Sicht, Bayer. Ärztebl. 1981. - Medico-legale Probl. d. Bluttransfus., Krh. 1981. - Eingriffsaufklärg. im Kinderkrh., Kind u. Recht, Kinderarzt 1982. - Liquidationsrecht b. anästh. Versorgg. d. Belegabteilungen? Anästh. Intensivmed. 1982. - Techn. Sicherheit beim Betrieb v. Narkose- u. Beatmungsgeräten, ebd. - D. Aufklärungspflicht d. Anästh. (mit Opderbecke), Dtsch. Ärztebl. 1982. - Akt. Gastroentereologie - jur. Probl., Mitteil. d. Berufsv. Dt. Internisten 1982. - D. Haftg. d. Frauenarztes (mit Hirsch), Gyn. 1982. - Arzthaftg. u. Staatshaftg. in Krh. öffentl. Träger (mit Hirsch), Anästh. Intensivmed. 1982; Internist 1982; Arzt u. Krh. 1982. - D. Notfall u. d. Strafgesetzbuch, Intensivmed. 1982. - Sicherheit medizinisch-techn. Geräte aus rechtl. Sicht, Anästh. Intensivmed. 1982. - D. Anästh. als gerichtl. Sachverständiger, ebd. - Anpassg. d. Dienstverträge nach Wegfall d. Ermächtigg., Anästh. Intensivmed. 1982. - Amb. Operieren aus rechtl. Sicht, Informat. d. Berufsv. d. Dt. Chir. 1982. - Qualität u. Qualitätssicherung aus jur. Sicht, Mitteil. d. Berufsv. d. Dt. Internisten 1982. - Liquidationsrecht d. leit. Anästh. im Vertretungsfall (mit Hirsch), Anästh. Intensivmed. 1982. - D. rechtl. Voraussetzg. d. amb. Chir., Chirurg 1982. - Honoraranspruch b. Behandlungsmißerfolgen u. Aufklärungsfehlern, Arzt u. Krh. 1982. - Arbeitsteilg. in d. Med. aus rechtl. Sicht, Anästh. Intensivmed. 1982. - Erwiderg. zur Veröffentlichg. Wachsmuth u. Schreiber: D. Stufenaufklärg. - ein ärztl. u. rechtl. verfehltes Modell, ebd. - Forens. Fragen b. d. Bluttransfus., ebd. - Vasektomie b. geistig Behinderten (mit Hirsch), Urologe B 1982. - Aufklärg. vor urol. Eingriffen u. d. Konzept einer Stufenaufklärg., ebd. - Zusammenarbeit zw. Chir. u. Anästh. b. d. op. Pat.-versorgg., Anästh. Intensivmed. 1982. - Vereinbarg. zw. d. BDA u. d. Berufsv. d. Dt. Chir. über d. Zusammenarbeit b. d. op. Pat.-versorgg., ebd.; Informat. d. Berufsv. d. Dt. Chir. 1982. - Jur. Fragen in d. amb. op. Praxis, Langenbecks Arch. klin. Chir. 1982. - Freistellg. vom Tagesdienst nach d. Bereitschaftsdienst, Anästh. Intensivmed. 1982. - Grundsätze f. d. Organisat. u. Einrichtg. v. Aufwacheinheiten in Krh., ebd. - D. neue Gebührenordng. f. Ärzte - Tendenzen, Kompetenzen, Interpretat., MedR 1983. - Forens. Probleme d. Aufklärungspflicht vor diagnost. Maßnahmen (mit Hirsch), Med. Klin. 1983. - Honorarvereinbarg. nach d. neuen GOÄ, Anästh. Intensivmed. 1983. - D. Arzt zw. Hilfeleistungs- u. Schweigepflicht, Frauenarzt 1983. - Besuchsgebühr b. stat. Behandlg., ebd. - D. neue GOÄ verfassungsrechtl. Aspekte, ebd.; Anästh. Intensiv-

med. 1983. - D. Heilauftrag d. Arztes - Jur. Grundlagen u. Grenzen, Saarl. Ärztebl. 1983. - Kindl. Indikat. zum Schwangerschaftsabbruch aus rechtl. Sicht, Geburtsh. u. Frauenheilk. 1983. - Blutuntersuchg. an gesunden Kindern, Internist. Prax. 1983. - Anästh. u. Recht, Anästh. Intensivmed. 1983. - D. Kollision med. u. rechtl. Aspekte, Informat. d. Berufsv. d. Dt. Chir. 1983. - Kostendämpfungsprobleme im Krh., ebd. - GOÄ - Eine erste Zwischenbilanz, ebd. - Aufklärg. über d. Person u. d. Qualifikat. d. behandelnden Arztes (mit Hirsch), ebd. - Muß d. Arzt auch dem Pat. helfen, d. eine Behandlg. ablehnt? Notarzt 1983. - Kausalitätsprobl. beim Aufklärungsmangel (mit Hirsch), MedR 1983. - D. neue Gebührenordng. f. Ärzte - Tendenzen, Kompetenzen, Interpretat., ebd. - Abzug v. Sach- u. Personalkosten nach § 14 GOÄ, Anästh. Intensivmed. 1983. - Zulässigkeit u. Grenzen d. „Parallelnark.", ebd. - Ermächtigg. niedergel. Anästh. zur Versorgg. v. Belegkrh., ebd. - Einsicht d. Pat. in Krankenunterlagen, ebd. - Vertragsanpassg. nach Wegfall d. Liquidationsrechts leit. Anästh. auf Belegabt., ebd. - Kommentar zu d. GOÄ-Nrn. 1-4b (mit Weigand u. Zierl), ebd. - Kommentar zu d. GOÄ-Nrn. 5-8 (mit Weigand u. Zierl), ebd. - Kommentar zur GOÄ-Nr. 13 (mit Weigand u. Zierl), ebd. - Kommentar zu d. GOÄ-Nrn. 440 u. 442 (mit Weigand u. Zierl), ebd. - Kommentar zu d. GOÄ-Nrn. 252 bis 256 (mit Weigand u. Zierl), ebd. - Kommentar zu d. GOÄ-Nrn. 280 bis 292 (mit Weigand u. Zierl), ebd. - D. Verpflichtg. d. Arztes zur wirtschaftl. Behandlg., Arzt u. Krh. 1983. - Sachkostenerstattg. im stat. Bereich u. d. neue GOÄ (mit Opderbecke), Krh. 1983. - Organisat. u. Organisationsverantwortg. aus d. Sicht d. Juristen, Langenbecks Arch. klin. Chir. 361 (1983). - Ehelichkeitsanfechtg. nach artifiz. Inseminat., Frauenarzt 1984. - D. strafrechtl. Schutz d. Lebens vor u. während d. Geburt, ebd. - Wegfall d. Liquidationsrechtes auf d. Belegabt. - Höhe d. Entschädigg., Anästh. Intensivmed. 1984. - Neue Vorschläge d. Bundesarbeitsministers zum Vollzug d. ersten Verordng. zur Änderg. d. GOÄ (mit Opderbecke), ebd. - Zukünftig ist mit strengeren Maßstäben an d. ärztl. Sorgfaltspflicht zu rechnen, Notfallmed. 1984. - Einfluß v. Organisat. u. Arbeitsteilg. auf d. ärztl. Aufklärg. aus d. Sicht d. Juristen, 1984. - Verfassungsrechtl. Überprüfg. d. GOÄ: Verfassungsbeschwerden zweier Chir., Informat. d. Berufsv. d. Dt. Chir. 1984. - Vorbereitungszeit f. d. kassenärztl. Tätigkeit, ebd. - D. Sachkostenabzug b. stat. Leistg., ebd. - Aufklärg. über Schmerzen b. diagnost. Eingr. u. über extrem seltene Risiken, ebd. - Aufklärg. über neue diagnost. u. ther. Verfahren, ebd. - Beratg. d. Schwangeren über Methoden zur Feststellg. pränat. Schädigg., Frauenarzt 1984. - D. erste Änderg. d. neuen GOÄ: Sachkostenabzug b. stat. Leistg., Arzt u. Krh. 1984. - Kommentar zu d. GOÄ-Nrn. 450-495 (mit Weigand u. Zierl), Anästh. Intensivmed. 1984. - Kommentar zu d. GOÄ-Nrn. 9 u. 10 (mit Weigand u. Zierl), ebd. - Vorbereitungszeit f. d. kassenärztl. Tätigkeit, ebd. - Ärztl. u. rechtl. Aspekte d. Sterbehilfe (mit Opderbecke), ebd. - Kommentar zu d. GOÄ-Nrn. 650, 651 u. 655 (mit Weigand u. Zierl), ebd. – Muß d. Anästh. über d. Risiko d. Herzstillstandes aufklären? ebd. – Op. Med. im Widerstreit legitimer Interessen, ebd. – Abrechng. amb. Voruntersuchg. b. späterer stat. Behandlg., ebd. – Kommentar zu d. GOÄ-Nrn. 414, 415, 416, 500, 501, 648 (mit Weigand u. Zierl), ebd. – Grenzen d. Behandlungspflicht nach Suizidversuch, ebd. – D. Überwachg. d. Pat. nach d. Nark. (mit Opderbecke), ebd. – Kommentar zu d. GOÄ-Nrn. 423, 424, 602, 617, 667 u. 668 (mit Weigand u. Zierl), ebd. – EKG-Monitoring u. Nark. (mit Opderbecke), ebd. – Notfallmed. – Rechtsfragen zum Thema, Informat. f. d. Sanitäts- u. Rettungswesen Heft 2/1984. – D. Mitwirkung des nichtärztlichen Hilfspersonals am Schwangerschaftsabbruch, D. Schwester/D. Pfleger 1984. – Verantwortung d. Operateurs f. ein zentralvenöses Infusionssystem (mit Hirsch), Informat. d. Dt. Chir. 1984. – Manipulationen im Zusammenhang mit d. menschl. Fortpflanzg., Bayer. Staatsministerium d. Justiz 1984. – Humane Intensivmed. – aus rechtl. Sicht, Arzt u. Krh. 1984. – Grenzen d. Behandlungspflicht, Notfallmed. 1984. – Änderg. d. Honorarverteilungsmaßstabes d. KVN, Nieders. Ärztebl. 1984. – Grenzen zw. Leben u. Tod (mit Opderbecke), 1984. – Kommentar zu d. GOÄ-Nrn. 65 u. 65 a (mit Weigand u. Zierl), Anästh. Intensivmed. 1984. – Anmerkungen zur Vereinbarg., ebd. – Zweite Verordng. zur Änderg. d. Gebührenordng. f. Ärzte – Problematik u. Konsequenzen (mit Opderbecke), ebd. 1985. – Lohnanspruch b. Arbeitszeitausfall durch ärztl. Behandlg? Urteil d. Bundesarbeitsger. vom 29. 2. 84, Informat. d. Berufsv. d. Dt. Chir. 1985. – Honorarminderg. u. Kostenerstattg. im stat. Bereich aufgrund d. „Harmonisierungsnovelle", ebd. – Med.-legale Konsequenzen d. Fachkundenachweises f. Ärzte im Rettungsdienst (mit Opderbecke), Krh. 1985. – Zweite Verordng. zur Änderg. d. Gebührenordnung f. Ärzte (GOÄ) – Problematik u. Konsequenzen (mit Opderbecke), Frauenarzt 1985. – Widerruf d. Beteiligg. v. Krankenhausärzten an d. kassenärztl. Versorgg., ebd. – Haftg. f. Lagerungsschäden – Urteil d. BGH v. 24. 2. 84, Anästh. Intensivmed. 1985. – D. Harmonisierg. d. Kostenerstattg. im stat. Bereich mit d. neuen Pflegesatz- u. Gebührenrecht (mit Opderbecke), ebd. – Aufklärg. über neue diagnost. u. ther. Verfahren, ebd. – Honoraranspruch b. Behandlungsmißerfolgen u. Aufklärungsfehlern (mit Hirsch), ebd. – D. Einsichtsrecht d. Erben in d. Krankenunterlagen, ebd. – Med.-legale Konsequenzen d. Fachkundenachweises f. Ärzte im Rettungsdienst (mit Opderbecke), ebd. – Aufklärg. in d. op. Med., in: Fehler u. Gefahren i. d. Mund-Kiefer-Gesichts-Chir., Sonder-Bd. 30 – Aufklärung, 1985. – Gefahren f. d. Liquidationsrecht durch erneute Änderg. d. Bundespflegesatzverordnung (mit Opderbecke), ebd. – D. Harmonisierungsnovelle, ebd. – D. prozessuale Umweg über d. Aufklärungspflicht u. d. Stufenaufklärg., Klinikarzt 1985. – D. Arbeitsteilg. in d. Med. unter forens. Aspekten, Chir. Prax. 1985. – Gyn. u. Recht (mit Hirsch), Gyn. u. Geburtsh. 1985.

Weitershausen, Ursula v., Anästh., Belegärztin; Sedelhofstr. 3 a, D-8000 München 60. – * 18. 2. 38 Paderborn.

Welch, Jürgen, Dr. med., Anästh. (83), Oberarzt an d. Kl. f. Anästh. u. op. Intensivmedizin d. Städt. Krh., Weinberg 1, D-3200 Hildesheim; Hornemannstr. 3, D-3200 Hildesheim. – * 6. 5. 49 Marktleugast, Krs. Kulmbach. – StE. u. Prom: 77 Erlangen. – WG: Anästh. 79/80 Neumarkt, 80–83 Erlangen (Rügheimer), seit 83 Hildesheim.

Welsch, Hans-Curd, Anästh. (74), Chefarzt d. AnästhAbt. am Krskrh., Robert-Koch-Str. 4, D-3030 Walsrode; Am Böhmeufer 52, D-3036 Bomlitz-Borg. – * 13. 12. 40 Hamburg. – StE: 68 Erlangen.

Welter, Jürgen, Dr. med., Anästh. (77), Chefarzt d. Abt. f. Anästh. u. op. Intensivtherapie am Krskrh. Auf dem Säer, D-7440 Nürtingen; Frundsbergstr. 22, D-7440 Nürtingen. – * 6. 11. 46 Stuttgart. – StE: 71 Freiburg, Prom: 72 Freiburg. – WG: Anästh. Hamburg 73–75 (Klaucke), 75/76 (Lawin), 76–82 (Herden). –
BV: Peritonitis d. alten Menschen (mit Wittmann), in: Interdiszipl. Gespräch zur Behandlg. d. Peritonitis, hrg. Kempf, Zuckschwerdt-Verlag München 1980. –
ZV: Kreislaufuntersuchg. unter art. Hypotension mit Nitroglycerin (mit Fuchs u. Herden), Anästhesist 29 (1980). – Kontrollierte Hypotension mit Metoprolol. u. NPN (mit Fuchs u. Herden), ebd. 32 (1983).

Wencker-Hermstedt, Erdmute, Dr. med., Anästh. (75), leit. Ärztin an d. Abt. f. Anästh. u. Intensivmedizin d. Kl. Schildautal (Leit. im Kollegialsystem), Karl-Herold-Str. 1, D-3370 Seesen/Harz; Kampstr. 16, D-3370 Seesen/Harz. – * 10. 5. 41 Münsterberg/Schles. – StE: 69 Kiel, Prom: 71 Kiel. – WG: Anästh. 70–72 Gelsenkirchen-Buer (Freischütz), 72 u. 73 Marl (Freischütz), 73–75 Minden (Nolte), 76 Northeim, 78 Meschede, seit 78 leit. Ärztin d. Abt. f. Anästh. u. Intensivmedizin Fachkl. Schildautal, Seesen.

Wencker, Karl-Hermann, Dr. med., Anästh. (75), leit. Arzt an d. Abt. f. Anästh. u. Intensivmedizin d. Kl. Schildautal (Leit. im Kollegialsystem), Karl-Herold-Str. 1, D-3370 Seesen/Harz; Kampstr. 16, D-3370 Seesen/Harz. – * 1. 8. 40 Dortmund. – StE: 69 Kiel, Prom: 71 Kiel. – WG: 70/71 Chir. Gelsenkirchen (Jonas), 71 BwTruppenarzt, 71/72 Anästh. Gelsenkirchen-Buer (Freischütz), 72/73 Anästh. Marl (Freischütz), 73–75 Anästh. Minden (Nolte), 75–78 Anästh. Göttingen (Kettler), 78 Chefarzt d. Abt. f. Anästh. u. op. Intensivmedizin St. Walburg-Krskrh. Meschede, seit 79 leit. Arzt d. Abt. f. Anästh. u. Intensivmedizin Fachkl. Schildautal, Seesen.

Wendl-Dibold, Erika, Dr. med., Anästh. (54), niedergel. Anästh., Schneckenburger Str. 11, D-8000 München 80, Tel: 089/477732. – * 27. 1. 24 München. – **StE. u. Prom:** 48 Innsbruck.

Wendler, Dagmar, Dr. med., Anästh. (74), leit. Ärztin d. AnästhAbt. am Städt. Krh., Bachstr. 57, D-7980 Ravensburg; Altmannstr. 3, D-7980 Ravensburg 1. – * 12. 9. 42 Graudenz/Westpr. – **StE:** 68 Freiburg, **Prom:** 69 Freiburg. – **WG:** 70–75 Anästh. Freiburg (Wiemers).

Wendtland, Ulrich, Dr. med., Anästh. (81), Chefarzt d. AnästhAbt. d. Bethesda-Krh., D-5905 Freudenberg u. Bernhard Weis-Kl., D-5910 Kreuztal-Kredenbach; Freiherr vom Stein-Str. 8, D-5905 Freudenberg. – * 21. 4. 47 Hubertusburg, Krs. Oschatz. – **StE:** 75 Würzburg, **Prom:** 76 Würzburg. – **WG:** 78–81 Anästh. Siegen (Wrbitzky), 81/82 Oberarzt, seit 83 Chefarzt in d. Krh. Freudenberg u. Kredenbach.

Wengert, Peter, Dr. med., Anästh. (78), Oberarzt d. Anästh. Inst. d. ZentrKlinikum, D-8900 Augsburg; Am Höllgraben 9, D-8901 Stadtbergen. – * 26. 5. 46 Ellwangen. – **StE:** 72 München, **Prom:** 73 München. – **WG:** 74/75 Chir. Bad Aibling (Köstler), Anästh. 75–80 u. seit 82 Augsburg (Eckart), 81 Günzburg (Schmidt).

Werkmeister, Ute, Dr. med., Med. Dir., Chir. (67), Anästh. (75), Vertrauensarzt, Dienststellenleit. d. VÄD, Wippenhauser Str. 6, D-8050 Freising; Mathildenstr. 1a/II, D-8000 München 2. – * 22. 11. 34 Potsdam. – **StE:** 60 Würzburg, **Prom:** 61 Würzburg.

Werner, Helmut, Dr. med., Anästh. (62), Oberarzt am Inst. f. Anästh. d. Univ., Auenbruggerplatz 1, A-8036 LKH Graz; Dr. Robert-Grafstr. 9, A-8010 Graz. – * 2. 6. 27 Wien. – **StE. u. Prom:** 53 Graz.

Werner-Legros, Gabriele, Dr. med., Anästh. (85), Assist. an d. zentr. AnästhAbt. d. Städt. Krh., Friedr.-Engels-Str. 25, D-6750 Kaiserslautern; Herrenlandstr. 18, D-4057 Brüggen 1. – * 31. 10. 53 Kirchheim u. T. – **StE:** 80 Tübingen, **Prom:** 84 Tübingen. – **WG:** seit 80 Anästh. Kaiserslautern (Kapfhammer).

Werther-Greifenstein, Christa, Dr. med., Anästh. (71), Anästh.-Oberärztin am Krh. d. Missions-Benediktinerinnen, Bahnhofstr. 5, D-8132 Tutzing; Hermann Roth Str. 20 a, D-8021 Baierbrunn. – * 24.12. 39 Bielefeld. – **StE. u. Prom:** 65 Münster. – **WG:** 68–72 Anästh. München (Beer).

Westhofen, Peter, Dr. med., Anästh. (81), Funktionsoberarzt am Inst. f. Anästh. d. Univkl., Sigmund-Freud-Str. 25, D-5300 Bonn-Venusberg; Eifelstr. 22, D-5216 Niederkassel-Mondorf. – * 13. 3. 50 Krefeld. – **StE:** 74 Bonn, **Prom:** 75 Bonn. – **WG:** 75 Path. Köln (Fischer), 76/77 Bw., seit 77 Inst. f. Anästh. d. Univ. Bonn (Stoeckel). –
ZV: Regulat. d. Mucopolysaccharidbildg. in Fibroblastenkulturen (mit Peters u. Karzel), Naunyn Schmiedeberg's Arch. Pharmac. 277 (1973). – Pharmakaeinflüsse auf d. Wachstum u. d. Glycosaminglycanstoffwechsel in Fibroblastenmonolayerkulturen (mit Karzel et al.), Forschungsber. d. Landes NRW, Nr. 2590 (1976). – Eine Dantrolenlösung mit hoher Wirkstoffkonzentration (mit Rommelsheim et al.), Anästh. Intensivther. Notfallmed. 15 (1980). – D. respirat. Distress-Syndrom d. Erwachsenen (ARDS) im Computertomogramm (mit Rommelsheim et al.), ebd. 18 (1983).

Wetsch, Rainer, Dr. med., Anästh. (83), Oberarzt d. AnästhAbt. am Krh. St. Johannes-Stift, Johannisstr. 21, D-4100 Duisburg 17 (Homberg); Am Domacker 28, D-4130 Moers 1. – * 3. 6. 48 Dinslaken. – **StE. u. Prom:** 79 Münster. – **WG:** 79 Rad. Münster (Schnepper), 79–81 Anästh. Münster (Quabeck), 81–84 Anästh. Essen (Strasser), seit 84 Oberarzt d. AnästhAbt. am Krh. St. Johannes-Stift Duisburg.

Weyer, Anneliese, Dr. med., Anästh. (73), Anästh.-Belegärztin am Diakonissenkrh., Holzhausenstr. 72, D-6000 Frankfurt; Eifelweg 29, D-6050 Offenbach. – * 16. 11. 34 Coburg – **StE:** 65 Frankfurt, **Prom:** 66 Frankfurt. – **WG:** 69 Inn. Frankfurt (Collischon), 70–73 Anästh. Frankfurt (Kronschwitz), 73 Niederlassung als Belegärztin in Offenbach, seit 76 Belegärztin im Diakonissenkrh. Frankfurt.

Weyrich, Jürgen, Dr. med., Anästh. (85), Oberarzt an d. AnästhAbt. d. Krskrh., Karl-von-Hahn-Str. 120, D-7290 Freudenstadt; Karl-von-Hahn-Str. 122, D-7290 Freudenstadt. – * 11. 11. 55. – **StE:** 80 Lübeck, **Prom:** 84 Lübeck. – **WG:** 81/82 Anästh. (Hake), BwKrh. Osnabrück. 82 Chir. (Garbs), ebd., 82–85 Anästh. Osnabrück (Kreuscher).

Wiciok, Ingrid, Dr. med., Anästh. (83), eigenverantwortl. Anästh. innerhalb d. chir. Abt. d. Marien-Hosp., Behringstr., D-4600 Dortmund-Hombruch; Bismarckstr. 22, D-4690 Herne 1. – * 7. 11. 50 Wanne-Eickel. – **StE:** 75 Essen, **Prom:** 83 Essen. – **WG:** 77 Inn. Herne 2 (Esser), 77/78 Päd. Datteln (Rodeck), 78–81 Anästh. Essen (Milkereit), 81–83 Anästh. Essen (Stöcker), seit 83 Marien-Hosp. Dortmund-Hombruch.

Wiedecke, Wulf, Anästh. (79), prakt. Arzt, Tegeler Str. 16, D-2054 Geesthacht. – * 29. 11. 41. – **StE:** 71 Kiel. – **WG:** 73/74 Anästh. Flensburg, 74 Chir. Kiel, 75/76 Anästh. Stormarn, 76–78 Anästh. Rothenburgsort, 78–82 Anästh. u. Intensivmed. Stormarn, 82/83 Inn. Stormarn.

Wiedemann, Klaus, Prof. Dr. med., Anästh. (74), leit. Oberarzt d. Inst. f. Anästh. d. Univ., Chir. Zentrum, Im Neuenheimer Feld 110, D-6900 Heidelberg; Im Linsenbühl 8, D-6901 Dossenheim. – * 9. 2. 40 Dillingen/ Donau. – **StE:** 68 Heidelberg, **Prom:** 70 Heidelberg, **Habil:** 78 Heidelberg. – **WG:** Seit 69 Anästh. Heidelberg (Just). –
BV: Brain Protection, hrg. Wiedemann u. Hoyer, Springer, Berlin, Heidelberg, New York 1983. –
ZV: Hypoxämie, Hypotension, cerebr. Energiestoffwechsel (mit Weinhardt, Hamer, Wund, Berlet, Hoyer), Anästhesist *28* (1979). – Luftembolie, sitzende Position (mit Krier), Z. prakt. Anäst. *13* (1978). – Barbituratinfusion, Schädelhirntrauma (mit Hamer, Weinhardt, Just), Anästh. Intensivther. Notfallmed. *15* (1980). – Zerebr. Reanimation – gibt es neue Gesichtspunkte? Notfallmedizin *10* (1984).

Wiegmann, Gunther, Anästh. (76), Chefarzt d. Anästh. am Allgemeinkrh. Herzogin-Elisabeth-Heim, Hochstr. 11, D-3300 Braunschweig; Zum Steinbruch 16, D-3300 Braunschweig. – * 27. 4. 39 Hildesheim. – **StE:** 69 Lübeck. – **WG:** 70 Chir. Schöningen (Adler), 71/72 HNO Braunschweig (Stenger), 73–76 2. Oberarzt d. AnästhAbt. d. Städt. Krh. Braunschweig (Bikkel), bis 81 1. Oberarzt im Städt. Krh. II, Braunschweig (Müller), seit 81 Chefarzt d. Anästh. im Allgemeinkrh. Braunschweig.

Wiemers, Kurt, Prof. Dr. med., Anästh. (55), Chir. (59), Dir. d. Inst. f. Anästh., Univkl., Hugstetter Str. 55, D-7800 Freiburg; Mauracherstr. 19, D-7809 Denzlingen. – * 6. 6. 20 Köln. – **StE:** 44 München, **Prom:** 44 München, **Habil:** 57 Freiburg. – **WG:** 46/47 Chir. Köln-Hohenlind (Eichhoff), 47–51 Physiol. Köln (Schneider), 48 Inn. Köln-Hohenlind (Eichhoff), 51–53 Chir. Köln-Merheim (Dick), 53–85 Anästh. Freiburg. –
BV u. ZV: D. postop. Frühkomplikationen, Thieme Stuttgart 1957; 2. Aufl. 1969; Span. Ausg. 1960. – Chir. Pathophysiol. u. Kl. d. Temperaturregulation, Enke Stuttgart 1961. – Intensivtherapie bei Kreislaufversagen, Springer Berlin, Heidelberg, New York 1970; Argent. Ausg. 1974. – Intensivbehandlung u. ihre Grenzen, ebd. 1971; Italien. Ausg. 1973. – Lungenveränderg. bei Langzeitbeatmg. Thieme Stuttgart 1973. – ca. 130 Buch- und Zeitschriften-Veröffentlichungen.

Wies, Susanne, Dr. med., Anästh. (82), Oberärztin am Inst. f. Anästh. am Städt. Krh., Söllnerstr. 16, D-8480 Weiden/Opf.; Lönsstr., D-8480 Weiden. – * 12. 9. 52 Weiden. – **StE:** 77 Würzburg, **Prom:** 78 Würzburg.

Wiesenmayer, Hans, Dr. med., Anästh. (74), Anästh.-Oberarzt am Städt. Krh. D-7798 Pfullendorf; Alte Postgasse 1, D-7798 Pfullendorf. – * 17. 12. 24 Hatzfeld/Rumän. – **StE. u. Prom:** 54 Bukarest. – **WG:** 54–69 Facharzt f. Sportmed., Bukarest, 69/70 Anästh. Bad Homburg v. d. H., 73–76 Oberarzt f. Anästh., Singen/Hohentwiel, seit 77 Oberarzt f. Anästh., Pfullendorf.

Wiesner, Heidrun, Dr. med., Anästh. (73), Oberärztin d. AnästhAbt. am Krskrh., Krankenhausstr. 15, D-8060 Dachau; Amperweg 42, D-8060 Dachau. – * 5. 9. 41. – **StE:** 67 München.

Wildfellner, Hildegard, Dr. med., Anästh., nicht mehr tätig (in Pension), Trazerbergg. 6/II/2, A-1130 Wien.

Wilhelm, Christiane, Dr. med., Anästh. (69), niedergel. Anästh., tätig als Belegärztin in d. Diakonissenanst., Heß-Str. 22, D-8000 München; König Heinrich Str. 81, D-8000 München 81. – * 20. 4. 37 Osnabrück. – **StE. u. Prom:** 62 München. – **WG:** Anästh. München (Lehmann), Inn. München-Harlaching (Bergstermann).

Wilken, Jutta, Dr. med., Anästh., Pfalzgrafenstr. 31, D-6748 Bad Bergzabern.

Wille, Rosemarie, Dr. med., Anästh. (83), niedergel. Anästh., Praxis: Brückenstr. 51, D-6900 Heidelberg; Haydnstr. 9, D-6909 Walldorf. – * 11. 9. 51 Schmalkalden. – **StE:** 77 Heidelberg, **Prom:** 80 Heidelberg. – **WG:** 79–83 Anästh. Heidelberg (Just), seit 83 niedergel. Anästh., Akupunktur u. Schmerzpraxis.

Willminger, Edeltraut, Dr. med., Anästh. (72), Facharzt f. Anästh. im Wilhelminenspital d. Gem. Wien, Wilhelminenspital d. Stadt Wien, Montleartstr. 37, A-1160 Wien; Kirchstetterngasse 19/15, A-1160 Wien. – * 15. 12. 36 Klagenfurt. – **StE. u. Prom:** 66 Wien. – **WG:** 69 Wiss. Mitarbeiter (klin. Prüfung) bei Ciba, 69–72 Anästh. Wien (Mayrhofer).

Wilmes, Annette, Dr. med., Anästh. (70), Chefarzt f. Anästh. u. Intensivmed. am St. Marien-Krh., Kampenstr. 51, D-5900 Siegen; Meilerweg 2, D-5901 Wilnsdorf 5-Obersdorf. – * 30. 5. 39 Tilsit. – **StE:** 63 Freiburg, **Prom:** 64 Freiburg.

Wilske, Irmgard, Dr. med., Anästh. (74), Pfeivestl-str. 29, D-8000 München 60. - **StE. u. Prom:** 68 München.

Winkel, Ingrid, Dr. med., Anästh. (74); Herwarthstr. 7, D-1000 Berlin 39. - * 29. 11. 39 Dresden. - **StE:** 66 Düsseldorf, **Prom:** 67 Düsseldorf.

Winkler, Joachim, Dr. med., HNO (65), Anästh. (68), niedergel. als HNO-Arzt, Ärztehaus Berliner Platz, D-4030 Ratingen-West.

Winter, Gerhard, Dr. med., Anästh. (62), Chefarzt d. AnästhAbt. u. Ärztl. Dir. d. Hafenkrh., Zirkusweg 11, D-2000 Hamburg 4; Försterweg 11, D-2000 Tangstedt b. Hamburg. - * 26. 12. 26 Eisenach. - **StE:** 54 Kiel, **Prom:** 56 Kiel. - **WG:** 57-62 Anästh. Hamburg (Frahm, Pahlow, Bergmann), 62 Oberarzt d. AnästhAbt., Allg. Krh. Barmbek Hamburg, seit 64 Chefarzt d. AnästhAbt. Hafenkrh. Hamburg, seit 82 Ärztl. Dir. -
ZV: Z. Symptomatik u. Diagnose d. Bronchial-Ca, Langenbecks Arch. klin. Chir. 291 (1959).

Wirz, Christoph, Dr. med., Anästh. FMH (83), Oberarzt an d. AnästhAbt. d. Kantonsspital, CH-6004 Luzern; Rosenberghalde 6, CH-6004 Luzern. - * 21. 10. 49 Basel. - **StE:** 77 Basel, **Prom:** 78 Basel.

Wisotzki, Günter, Dr. med., Lungenheilk. (62), Anästh. (69), Anästh. in freier Praxis, tätig in d. Sophienkl., Dieterichstr. 32, D-3000 Hannover u. Storchenwiese 1, D-3006 Burgwedel 1, Tel: 05139/80900. - * 1. 3. 30. - **StE:** 55 Berlin, **Prom:** 56 Berlin.

Wissfeld, Claus Ulrich, Dr. med., Anästh. (81), 1. Oberarzt d. AnästhAbt. am Krskrh., Wilhelm-Seipp-Str. 3, D-6080 Groß-Gerau; Eysseneckstr. 23, D-6000 Frankfurt/Main 1. - * 17. 10. 43 Frankfurt/Main. - **StE:** 73 Frankfurt/Main, **Prom:** 84 Frankfurt/Main. - **WG:** Anästh. 75-80 Frankfurt (Gürtner), 80/81 Frankfurt (Zwilling), seit 82 Anästh.-Oberarzt Krskrh. Groß-Gerau (Steingass).

Wissiak, Karin Senta Edda, Dr. med., Anästh. (76), Anästh. im Merkur-Sanatorium Eggenberg, Eckertstr. 98, A-8020 Graz; Nibelungengasse 3/II/6, A-8010 Graz. - * 1. 2. 41 Graz. - **StE. u. Prom:** 69 Graz. - **WG:** Anästh. Graz (List).

Wisswässer-Bongardt, Gerda, Dr. med., Oberärztin d. AnästhAbt. d. Städt. Krankenanst., D-6700 Ludwigshafen; Dirmsteiner Weg 59, D-6700 Ludwigshafen 29. - * 30. 1. 29 Heidelberg. - **StE. u. Prom:** 58 Heidelberg.

Witt, Jan, MUDr., Anästh. (71), Oberarzt am Inst. f. Anästh., Ev. Joh. Krh., Schildescher Str. 99, D-4800 Bielefeld; Markusstr. 20, D-4800 Bielefeld, Tel: 0521/295458. - * 1. 5. 33 Prag. - **StE. u. Prom:** 58 Prag. - **WG:** 57/58 Med. Rettungsdienst Prag (Racenberg), 58-60 Chir. Melnik (Hrna, Pastorova), 60-64 Anästh. Melnik u. Prag (Hoder), 64-69 Anästh. Pribram (Hoder, Keszler, Racenberg), 69 Anästh. Wien (Kucher, Mayrhofer), seit 69 Anästh. Ev. Joh. Krh. Bielefeld (Weber), seit 75 Schmerzther. am Inst. f. Anästh. ebd. -
ZV: Kreislaufstabil. durch Dopamin bei rückenmarksnah. Anästh. in d. Urol., Anästh. Informat. 1978.

Witte, Ingeborg, Dr. med., Anästh., Anästh.-Chefärztin am Marienkrh., Marburger Str. 85, D-3500 Kassel; In der Fuldaaue 19, D-3513 Staufenberg 7. - * 11. 7. 39 Flensburg. - **StE:** 67 Göttingen, **Prom:** 69 Freiburg. - **WG:** 69 Inn. Aachen (Rei), Anästh. 70-75 Kassel (Zinganell), 76 Ludwigsburg (Ehmann), 77 Münster (Lawin), seit 78 Marienkrh. Kassel.

Wittenburg, Jan-Peter, Dr. med., Anästh. (67), Chefarzt d. AnästhAbt. am Städt. Krh., Bögelstr. 1, D-2120 Lüneburg, Tel: 04131/27454; Am Oelzepark 9, D-2120 Lüneburg/Häcklingen, Tel: 04131/44421. - * 3. 4. 34 Hamburg. - **StE:** 60 Hamburg, **Prom:** 61 Hamburg. - **WG:** 63-65 u. 66/67 Anästh. Freiburg (Wiemers), 65/66 Lungenfunkt. Freiburg (Zimmermann), 66/67 Inn. Freiburg (Heinze), seit 67 leit. Anästh. in Lüneburg. -
BV: Erfahrg. mit natriumarmen Peritonealdialyselösg. (mit Heinze, Tourkantonis u. Freiberg), in: Peritonealdialyse, Urban u. Schwarzenberg München, Wien 1967. - Film: Dauerbeatmg. im Rahmen d. Intensivther. (mit Eyrich u. Wiemers), C. F. Boehringer Mannheim 1966. -
ZV: Ersatz d. V. cava abd. im Tierexp. (mit Dost u. Doerfler), Z. Kreisl. Forsch. 53 (1964). - Überwachg. d. Säure-Basen-Haushalts b. postop. respir. Insuff. (mit Zimmermann), Zbl. Chir. 92 (1967). - Respir. Insuff. durch posttraumat. Stoffwechselveränderg. in d. Thoraxchir. (mit Krauss, Zimmermann u. Breithaupt), Thoraxchir. 15 (1967). - Kleinkardioskop für intra- u. postop. Überwachg., act. chir. 4 (1969). Atemdruckmesser „Precom" mit akustischer Alarmeinrichtung, Z. prakt. Anästh. 12 (1977). - Der Canon-Communicator, ein Verständigungsmittel für Intensivpat., Anästh. Intensivther. Notfallmed. 15 (1980).

Wodarg, Henning, Dr. med., Anästh. (73), Chefarzt d. AnästhAbt. d. Krh. Berlin-Neukölln, Rudower Str. 56, D-1000 Berlin 47; Gosslerstr. 29, D-1000 Berlin 41. – * 14. 11. 39 Leverkusen. – StE: 66 Köln, **Prom:** 81 Berlin. – **WG:** 69 Anästh. Neuss (Walther), 69–81 Anästh. Neukölln (Zadeck), seit 79 Oberarzt u. ständ. Vertreter d. Chefarztes ebd., seit 81 Chefarzt d. AnästhAbt. am Krh. Berlin-Neukölln.

Wohlgemuth, Nikolaus, Dr. med., Anästh. (68), Chefarzt d. AnästhAbt. am Krskrh., D-7210 Rottweil; Friedlandstr. 27, D-7210 Rottweil-Hausen. – * 29. 9. 27. – StE. u. **Prom:** 54. – **WG:** Prakt. Arzt, Chir., Orthop.; Anästh. Wien (Mayrhofer), seit 70 Anästh.-Oberarzt in d. Kinderkl. Stuttgart, seit 72 Chefarzt d. AnästhAbt. am Krskrh. Rottweil.

Wojewski-Zajaczkowski, Elisabeth, Dr. med., Anästh. (72), Oberärztin d. AnästhAbt. am Marien-Hosp., Hospitalstr. 24, D-4300 Essen 12; Germania-Str. 263, D-4300 Essen 11. – * 3. 9. 42 Neustadt/Westpr. – StE: 65 Stettin, **Prom:** 71 Stettin. – **WG:** 67–72 Anästh. Stettin, 72–75 Oberärztin am Inst. f. Anästh., Reanimat. u. Intensivtherapie d. Pom. Med. in Stettin, 75/76 Anästh. Duisburg, seit 76 Oberärztin an d. AnästhAbt., Marien-Hosp., Essen (Milkereit). –
ZV: On Anaesth. in Op. of Urinary Bladder Tumors, Pol. To. Urol. Lodz 1970, 153–155. – The Effect of Certain Anaesth Agents on the Kidney, Pol. Przeg. Chir. 1974, 46, 6 a, 899.

Wolf, Dieter, Anästh. (74), frei niedergel. u. leit. Arzt d. zentr. Abt. f. Anästh. u. Intensivmedizin einschl. Rettungswesen am Krh., Akutkrh. Henrietten-Theresen Stift, Emser Str. 16, D-5408 Nassau; Hochstr. 10, D-5411 Arzbach. – * 24. 2. 30 Chemnitz. – StE: 61 Berlin. – **WG:** 62–70 Chir. Berlin und Lahnstein, 70–74 Anästh. Koblenz (Gött). –
BV: Praxis d. Rettungsdienstes. Ein Leitfaden f. Rettungsärzte u. Rettungssanitäter, 1985. –
ZV: Rettungswesen, DKZ 11 (1983).

Wolf, Horst, Dr. med., Anästh. (74), Augenheilk. (85), Augenarzt; Gustav-Bruch-Str. 15, D-6600 Saarbrükken. – * 24. 1. 41 Nürnberg. – StE: 66 Homburg/Saar, **Prom:** 67 Homburg/Saar. – **WG:** 70–75 Anästh. Hanau (Hennes), 75/76 Anästh. Aalen (Borst), 76–80 Anästh. Lebach/Saar als Chefarzt.

Wolf-Stöffler, Rosemarie, Dr. med., Anästh. (73), niedergel. Anästh., Praxis: Waldweg 7, D-3101 Lachendorf; Waldweg 7, D-3101 Lachendorf. – * 27. 4. 39 Koblenz. – StE. u. **Prom:** 65 Freiburg. – **WG:** Chir., Anästh. Celle (Sickel), Hannover (Kirchner), Oberärztin AnästhAbt. Krh. Celle, seit 80 niedergel. Anästh.

Wolf-Zach, Beate, Dr. med., Anästh. (79), Oberärztin, AnästhAbt. d. St. Marienhosp., Robert-Koch-Str. 1, D-5300 Bonn 1; Trierer Str. 64, D-5300 Bonn 1. – * 14. 7. 47 Wuppertal. – StE: 73 Bonn, **Prom:** 74 Bonn. – **WG:** 74/75 Chir. Bonn (Phillip), 75–78 Anästh. Bonn (Schäfer), 78–81 Anästh. Bonn 2 (Menzel), seit 81 Oberärztin St. Marienhosp. Bonn.

Wolff, Alexander Frh. v., Dr. med., Anästh. (74), leit. Arzt d. Anästh. am Stadtkrh., Cuno-Nigglstr. 3, D-8220 Traunstein; Bucheck 6, D-8227 Siegsdorf. – * 25. 12. 42 Berlin. – StE: 68 München, **Prom:** 70 München. – **WG:** 70 Chir. München (Holle), 70–72 Anästh. München (Peter), 73 Anästh. Virginia Mason clinic Seattle, USA, seit 75 Traunstein.

Wolff, Ernst-B., Dr. med., Anästh., Chefarzt d. AnästhAbt. d. Krskrh., Forststr. 9, D-3558 Frankenberg.

Wolfram-Donath, Uta, Dr. med., Anästh. (79), Chefärztin d. AnästhAbt. am Krh. St.-Anna-Stift, Annenstr., D-4573 Löningen; Auf der Lage 5, D-4573 Löningen. – * 4. 5. 39 Wilhelmshaven. – StE: 72 Göttingen, **Prom:** 78.

Wörner, Dietrich, Dr. med., Anästh. (66), Chefarzt d. AnästhAbt. d. Stadt-Krh., Robert-Weizeler-Str. 50, D-8960 Kempten; Ellharter Str. 47, D-8960 Kempten, Tel: 08 31/2 23 28. – * 23. 4. 34 Saarbrücken. – StE: 58 Homburg/Saar, **Prom:** 60 Homburg/Saar. – **WG:** 61/62 Pharmak. Homburg/Saar, 62–66 Anästh. Homburg/Saar, 65 Anästh. Oxford (Macintosh), seit 66 Chefarzt d. AnästhAbt. StadtKrh. Kempten. –
ZV: Verfahren z. routinemäß. Bestimmg. v. Arzneimitteln, insbes. v. Barbituraten, bei d. Schlafmittelvergiftg. (mit Büch, Karachristianidis, Pfleger u. Forth), Arch. Toxikol. 21 (1966). – Anästh.-Zentrum d. Univkl. in Oxford, Saarl. Ärztebl. 5 (1966). – Osteogenet. Wert d. heterolog. Macerationsspanes nach Maatz u. Bauermeister (Kieler Span) (mit Schweiberer, Abel-Doenecke, Hofmeier u. Müller), Chir. Plast. et Reconstr. 4 (1967). – Versuche mit d. Boari-Plastik am Schwein, Anästh.-Probl. beim Schwein (mit Hohenfellner, Planz u. May), Urologe 1967. – Beitr. z. postop. Schmerzbekämpfg. mit einem langwirk. Lokalanästhetikum nach Oberbaucheingr., Saarl. Ärztebl. 11 (1968).

Wöste, Notburga, Dr. med., Anästh. (75), Oberarzt an d. Allg. AnästhAbt. d. Nordwest-Krh., D-2945 Sanderbusch; Schlackenweg 34, D-2945 Sande. – * 7. 2. 44 Reigersfeld/Oberschles. – StE: 71, **Prom:** 72 Hamburg. – **WG:** 72–74 Anästh. Hannover, 74–76 Anästh. Oberarzt Vincent-Krh. Hannover, seit 76 Anästh. Oberarzt Nordwest-Krh. Sanderbusch.

Wrbitzky, Rainer Udo, Dr. med., Anästh. (67), Chefarzt d. Abt. f. Anästh.-, Intensiv- u. RettungsMed. am Ev. Jung-Stilling-Krh., Wichernstr. 40, D-5900 Siegen 1; Heidenbachswald 36, D-5901 Wilnsdorf-Obersdorf. - * 12. 4. 35 Stuttgart. - **StE. u. Prom:** 60 Tübingen. - **WG:** 62 Inn.+ Röntg. Kirchheim/Teck (Grühn), 63–66 Anästh. - u. Intensivmed. Freiburg (Wiemers), 67 Neurochir. Siegen (Umbach), seit 68 Chefarzt f. Anästh.- u. Intensivmed. am Ev. Jung-Stilling-Krh. in Siegen, seit 77 Lehrbeauftragter d. Univ. Bonn. -
ZV: Bestimmg. d. CO_2-Absorptionskoeffizienten zw. 15 u. 38 °C in Wasser u. Plasma (mit Bartels), Plügers Arch. *271* (1960). - Ein Bißriegel als Vorrichtg. zur Freihaltg. d. Atemwege bei Maskennark. (mit Scharf), Anästhesist 15 (1966). - Zur axill. Blockade d. Plexus brachialis (mit Scharf), Z. prakt. Anästh. 1966. - Zur Technik d. infraklavikul. Punkt. d. Vena subclavia u. Indikat. d. Subclaviakatheters (mit Vogel), ebd. 1967. - Zur Wirkg. von Pentazocine (Analgeticum WIN 20228) auf d. Atmg. (mit Schmidt u. Vogel), Anästhesist 16 (1967). - Energieumsatz neurochir. Pat. vor, in u. nach reiner Neuroleptanalgesie mit u. ohne „künstl. Stoffwechselsenkung" (mit Schmidt u. Weisshaar), ebd. 17 (1968). - Zur Narkosetechnik bei Tympanoplastik (mit Gerlach), Z. prakt. Anästh. 1969. - Zur Diagnose u. Ther. d. Kombinationstraumas (mit Sachweh u. Grisse), Akt. Traumat. 8 (1978).

Wright, Jan Peter, Dr. med., Anästh. (77), Chefarzt d. AnästhAbt. d. Nordsee-Kl., D-2280 Westerland/Sylt; Kliiriwai 7, D-2280 Keitum/Sylt. - * 25. 1. 43 Hamburg. - **StE:** 67 München, **Prom:** 69 München. - **WG:** 70 Tropenkurs in Hamburg, 70/71 Chir. Hamburg (Labs), 71–73 Anästh. Hamburg (Winter), 73–75 Chir. Westerland (Bülck), 75–77 Anästh. Hamburg (Lawin, Herden), seit 77 Chefarzt d. AnästhAbt. Nordseekl. Westerland.

Wulff, Jörn-G., Dr. med., Anästh. (76), leit. Arzt d. AnästhAbt. am Kinderkrh. Wilhelmstift, Liliencronstr. 130, D-2000 Hamburg 73. - **StE:** 71 Kiel, **Prom:** 73 Kiel.

Wulfhorst, Volker, Dr. med., Anästh., Chefarzt d. Abt. f. Anästh. u. op. Intensivmed., Krskrh., Oeninger Weg 30, D-3040 Soltau; Lerchenstr. 10, D-3040 Soltau.

Wüllenweber, Raimund, Dr. med., Anästh. (73), Chefarzt d. AnästhAbt. d. St. Josef-Hosp., Hermannstr. 37, D-5300 Bonn 3; Elsa-Brändström-Str. 154, D-5300 Bonn 3. - * 18. 1. 42 Mönchengladbach. - **StE:** 67 Bonn, **Prom:** 67 Bonn. - **WG:** 69/70 Anästh. BwZentrkrh. Koblenz (Lange), 71–73 Anästh. Bonn (Havers), seit 74 Chefarzt d. AnästhAbt. St. Josef-Hosp. Bonn.

Wüllenweber, Rosemarie, Dr. med., Anästh. (74), niedergel. Anästh., Praxis: Elsa-Brandströmstr. 154, D-5300 Bonn 3. - * 8. 8. 40 Altenhundem. - **StE:** 68 Bonn, **Prom:** 69 Bonn. - **WG:** Anästh. 70/71 Siegen-Hüttental (Weise), 71–73 Bonn (Menzel), 73–75 Köln-Merheim (Matthes).

Wunderlich, Klaus-Wolf, Dr. med., Anästh. (75), Anästh. im Krs.- u. Stadtkrh., Landrat Beushausen-Str. 26, D-3220 Alfeld; Martha Scale-Weg 4, D-3220 Alfeld. - * 6. 4. 39 Neustettin. - **StE. u. Prom:** 69 Düsseldorf. - **WG:** 70–78 Bw-Sanitätsoffizier, seit 79 Anästh. Krankenhaus Alfeld.

Wündisch, Helfried, Dr. med., Anästh. (75), leit. Oberarzt d. Abt. f. Anästh. u. Op. Intensivmed. am Krskrh., Schloßhaustr. 100, D-7920 Heidenheim; Stuttgarter Ring 33, D-7920 Heidenheim. - * 10. 2. 42 Nürnberg. - **StE. u. Prom:** 68 Erlangen-Nürnberg. - **WG:** 70–74 Anästh. u. Intensivmed. Erlangen (Rügheimer), seit 75 Oberarzt an d. Abt. f. Anästh. u. Op. Intensivmed., Krskrh. Heidenheim (Heitmann).

Würdinger, Bettina, Dr. med., Anästh. (83), Oberärztin in d. Abt. f. Anästh. u. Intensivmed. am St. Josefskrh., Hermann-Herder-Str. 1, D-7800 Freiburg; Konviktstr. 17 p, D-7800 Freiburg. - * 27. 12. 50 Nauen. - **StE:** 76 Freiburg, **Prom:** 78 Freiburg. - **WG:** 78–83 Anästh. Freiburg (Wiemers), seit 83 Abt. f. Anästh. u. Intensivmed. St. Josefskrh. Freiburg.

Würfel, Peter, Dr. med., Anästh. (75), leit. Arzt f. Anästh. am Elisabeth-Krh., Bahnhofstr. 20/22, D-5242 Kirchen; Kirchstr. 10, D-5240 Alsdorf/Betzdorf. - * 29. 3. 39 Gailingen/Konstanz. - **StE:** 69 Essen, **Prom:** 71 Essen. - **WG:** Anästh. 71–76 Oberhausen (Heger) u. Essen (Stöcker), 76–80 Anästh.-Oberarzt Lindau (Fischer), seit 80 leit. Arzt f. Anästh. Elisabeth-Krh. Kirchen.

Wurster, Jochen F., Dr. med., Anästh. (71), F.A.C.A., Leit. d. Referat Flugmed. beim Luftfahrt-Bundesamt, Postf. 3740, D-3300 Braunschweig-Flughafen, Tel: 0531/39021; Lüderitzstr. 31, D-3300 Braunschweig, Tel. 0531/376300. - * 11. 9. 36 Ulm. - **StE:** 63 Tübingen, **Prom:** 64 Tübingen. - **WG:** 66/67 Chir. Ulm (Niedner), 67/68 Anästh. Ulm (Ahnefeld), 68–70 Anästh. New York (Foldes), 70–74 Oberarzt am Inst. f. Anästh. Zweckverband Krh. Minden, seit 74 Leit. d. Referat Flugmed. beim Luftfahrt-Bundesamt in Braunschweig. -
BV: Kenntn. u. Aufgaben d. Krankenschwestern u. -pfleger in d. mod. Anästh. (mit Nolte u. Meyer), Thieme Stuttgart 1971. - Kenntn. u. Aufgaben f. Krankenschwestern u. -pfleger in d. kardiopulm. Wiederbeleb.

(mit Nolte u. Meyer), ebd. 1973. – Plang., Aufbau u. Organisat. v. AnästhAbt. (mit Nolte, Meyer u. Virneburg), ebd. – Periph. Leitungsanästh. (mit Nolte u. Meyer), ebd. – Herzrhythmus u. Anästh. (mit Nolte), Anästh. Wiederbeleb., Bd. 77, Springer Berlin, Heidelberg, New York 1973. – Postop. Analg. u. Lungenfunkt. (mit Nolte), in: Postop. Schmerzbekämpfung, Hrg. Henschel, Schattauer Stuttgart, New York 1973. – D. postop. Schmerz, Problematik u. Behandlungsprinzipien, in: Lehrb. d. Anästh., Reanimat. u. Intensivther., Hrg. Frey, Hügin, Mayrhofer u. Benzer, 4. Aufl., Springer Berlin, Heidelberg, New York 1977. – **ZV**: Kontraindikat. u. Komplikat. d. Regionalanästh. (mit Nolte), Anästhesist *21* (1972). – Dringl. Anästh. in d. Geburtshilfe (mit Nolte u. Meyer), ebd. – Dringl. Anästh. in d. Geburtshilfe (mit Nolte u. Meyer), Anästh. Informat. *13* (1972). – Fehler u. Gefahren d. Lokalanästh., Dtsch. Ärztebl.

Wuttke, Michael, Dr. med., Anästh. (82), Oberarzt an d. Kl. f. Anästh. in d. Städt. Kl., Pacelliallee 4, D-6400 Fulda; Berlepschstr. 25a, D-6405 Eichenzell 1. – * 27.12.51 Fulda. – **StE. u. Prom:** 76 Marburg. – **WG:** 77–79 Anästh. Gießen (Prinzhorn), seit 79 Kl. f. Anästh. d. Städt. Kl. Fulda (Dölp).

Y

Yavuz, Ahmet Bilsel, Dr. med., Päd. (67), Anästh. (78), niedergel. Arzt, Praxis: Michaelstr. 4, D-6404 Neuhof; Blankenbachring 7, D-6401 Kalbach. – * 20.9.35 Nazilli/Türkei. – **StE. u. Prom:** 60 Istanbul.

Yazdani, Ibrahim, Dr. med., Anästh. (72), Chefarzt f. Anästh. u. Wiederbelebung am Ev. Krh. Hochstift, Andreasring 13–19, D-6520 Worms, Tel: 06241/6299.

Yeganehfar, Minou, Dr. med., Anästh. (83), Anästh. im Kaiserin-Elisabeth-Spital, Hügel-Gasse 1–3, A-1150 Wien; Sollinger-Gasse 8/1/6, A-1190 Wien. – * 8.8.40 Teheran. – **StE. u. Prom:** 71 Wien.

Yildiz, Fahri, Dr. med., Anästh. (82), Oberarzt d. AnästhAbt. III d. Med. Hochschule, Konst.-Gutschow-Str. 8, D-3000 Hannover 61; Große Bergstr. 40 A, D-3007 Gehrden. – * 6.2.54 Caykara/Türkei. – **STE:** 77 Istanbul, **Prom:** 83 Hannover. – **WG:** 78–80 Anästh. Gehrden (Podworny), seit 80 Anästh. Hannover (AnästhAbt. III: Hausdörfer). –
ZV: Reduction of gastric acid secretion. The efficacy of pre-anaesth. oral cimetidine in children (mit Tryba, Kuehn u. Hausdörfer), Anaesthesia 39 (1984).

Younan, Assad, Dr. med., Prim., Anästh., Leit. d. AnästhAbt. am Spit. d. Barmherzigen Schwestern, Stumpergasse 13–15, A-1060 Wien; Ferdinandstr. 6/14, A-1020 Wien. – * 24.8.37 Girga/Ägypten. – **Prom:** 63 Wien.

Z

Zante, Rolf, Dr. med., Anästh. (84), 1. Oberarzt d. Abt. f. Anästh. u. Intensivmed. am Mathias-Spit., Frankenburgstr. 31, D-4440 Rheine, Tel: 05971/421; Wellenbrink 4, D-4440 Rheine. – * 22.3.48 Essen. – **StE:** 79 Düsseldorf, **Prom:** 80 Düsseldorf. – **WG:** 79–84 Anästh. Rheine (Heuler).

Zehelein, Hans-Christian, Anästh. (78), niedergel. Anästh., tätig in d. Kl. Dr. Reiser, Münchener Str. 135, u. Kl. Dr. Maul, Östl. Ringstr. 4, D-8070 Ingolstadt. – **StE:** 72 München.

Zehnder, Gisela, Dr. med., Anästh. (74), Assist. an d. AnästhAbt. am Städt. Klinikum, Moltkestr. 14–18, D-7500 Karlsruhe; Benedikt-Schwarz-Str. 4, D-7505 Ettlingen.

Zeidler, Thorsten, Dr. med., Anästh. (83), Oberarzt d. AnästhAbt. d. Zweckverbandkrh., Robert-Koch-Str. 2, D-2210 Itzehoe.

Zeiher, Franziska, M. B., Ch. B., Anästh., Oberärztin an d. Städt. Kl. – AnästhAbt. Vöhrenbacher Str. 23, D-7721 Villingen-Schwenningen; Schillingstr. 21, D-7730 Villingen. – * 28.8.35 Windhoek (S. W. A.-Namibia). – **StE:** 60 Kapstadt. – **WG:** Anästh. Villingen (Gülke).

Zeitelberger, Peter, Dr. med., Anästh. (70), leit. Anästhesist am Diakonissenkrh., Hochstraße 450, A-8970 Schladming; Hochstraße 579, A-8970 Schladming. – * 22.6.38 Wien. – **StE. u. Prom:** 63 Wien. – **WG:** Anästh. Wien (Mayrhofer).

Zelinka, Leopold, Dr. med., Gyn. (60), Anästh. (63), Chefarzt d. Anästh.- u. IntensivAbt. am Krh. Ev. Stift St. Martin, Johannes-Müller Str. 7, D-5400 Koblenz; Ludwigstr. 4, D-5400 Koblenz. – * 21.9.30 Brünn/CSSR. – **StE. u. Prom:** 55 Brünn.

Zeller, Alfred, Dr. med., Anästh. (68), Chefarzt d. Abt. f. Anästh. u. op. Intensivmedizin d. Städt. Krankenanst., Hirschlandstr. 97, D-7300 Esslingen, Tel: 0711/3103-540; Eglisweg 22, D-7300 Esslingen. - * 19.6. 35 Herrenberg/Württ. - **StE:** 61 Freiburg, **Prom:** 61 Freiburg. - **WG:** 63/64 Anästh. Stuttgart (Hofmeister), 64–68 Anästh. Homburg/Saar (Hutschenreuter), 69 Staff Anästh. am Dept. of Anesth., US Army Hosp. Heidelberg, 69 Anästh. Århus/Dänemark (Poulsen), 70 Anästh. Lund/Schweden (Nilsson), 70/71 Oberarzt an d. AnästhAbt. d. Krankenanst. d. Diakonissenmutterhauses Sarepta in Bielefeld, seit 71 Chefarzt AnästhAbt. Städt. Krankenanst. Esslingen.

Zentgraf, Günter, Dr. med., Anästh. (69), Chefarzt d. zentr. AnästhAbt. am Krh. Maria Hilf, Sandradstr. 43, D-4050 Mönchengladbach 1; Winandsdelle 25, D-4050 Mönchengladbach 1. - * 13. 7. 34 Mettmann. - **StE:** 63 Marburg, **Prom:** 66 Marburg. - **WG:** 65–70 Anästh. Marburg (Oehmig), seit 70 Chefarzt d. AnästhAbt. am Krh. Maria Hilf Mönchengladbach.

Zenz, Michael, Priv Doz. Dr. med., Anästh. (79), Oberarzt am Zentr. f. Anästh. d. Med. Hochschule, Abt. IV-Oststadtkrh. -, Podbielskistr. 380, D-3000 Hannover 51. - * 30. 9. 45 Minden. - **StE:** 73 Marburg, **Prom:** 74 Mainz, **Habil:** 81 Hannover. - **WG:** 75–77 Anästh. BwZentrkrh. Koblenz (Lange), seit 77 Anästh. Med. Hochschule Hannover (Pichlmayr). -
BV: Peridurale Opiat-Analgesie, Fischer Stuttgart 1981. - Anästh. in d. Geburtshilfe (mit Weitzel), Springer Berlin, Heidelberg, New York 1981. - Regionalanästh.: Techniken im op. u. geburtshilfl. Bereich (mit Niesel u. Panhans), Fischer Stuttgart 1981, 2. Aufl. mit Niesel, Panhans u. Kreuscher 1985. -
ZV: Plasmaaminosäuren u. Stickstoffbilanz., Z. prakt. Anästh. 14 (1979). - Peridurale Morphin-Analgesie, Anästhesist 30 (1981). - Long-term peridural morphine analgesia, Lancet 1, 1981. - Peridurale Sympathikusblockade b. art. Verschlußkrankheit (mit van den Berg et al.), Dtsch. med. Wschr. 107 (1982). - Buprenorphin-Sublingualtabletten b. Langzeitther., Fortschr. Med. 101 (1983). - Peridurale Opiat-Analgesie: 2-Jahresstudie, Anästhesist 32 (1983). - Therapiemöglichkeiten b. Krebsschmerzen, Münch. med. Wschr. 126 (1984). - Spinale Opiat-Analgesie, Drug Res. 34 (1984).

Zerwas, Mechthild, Dr. med., Anästh. (78), Oberärztin d. Abt. f. Anästh. u. Intensivmedizin am Städt. Krh. Kemperhof, Koblenzer Str. 115-155, D-5400 Koblenz; Grabenstr. 36, D-5400 Koblenz 32. - * 1.7. 47 Koblenz. - **StE. u. Prom:** 73 Bonn. - **WG:** seit 74 Abt. f. Anästh. Städt. Krh. Kemperhof Koblenz (Gött).

Ziebe, geb. Auffahrth, Marga Helene Martha Elisabeth, Dr. med., Dr. med. dent., Zahnhlk. (32), Anästh. (61), im Ruhestand; Am Holländerberg 7 B, D-2057 Reinbek. - * 19. 10. 09 Rüstringen, Krs. Oldenburg. - **StE:** 32 Kiel (Zahnhlk.), 46 Kiel (Med.), **Prom:** 33 Kiel (Dr. med. dent.), 61 Kiel (Dr. med.). - **WG:** 33–39 eigene zahnärztl. Praxis, 46–52 Chir., Gyn., Inn., Psychiatr. Kiel, Psychosomat. Hamburg, 53–56 als niedergel. Ärztin tätig, 56/57 Sanatorium Badenweiler (Kellner), 57/58 Chir. Bad Harzburg (Heim), 58/59 Chir. Düsseldorf (Forssmann), 59–61 Anästh. (Marquardt, Eichler), 62 Anästh. Univ. Mexico (Pizarro) u. San Franzisko (Bunker, Cullen, Paper), 62–64 Anästh. Oberhausen, Krefeld u. Israelit. Krh. Hamburg, 64–68 Anästh. Nordwestdeutsche Kieferkl. d. Univ. Hamburg, 69/70 Anästh. in Hamburg, Bad Bramstedt u. Segeberg, 71–74 leit. Anästh. im Privatu. Belegkrh. „Beim Andreasbrunnen", Hamburg, seit 75 im Ruhestand. -
ZV: Plasmat. Gerinnungsfaktoren u. Wundheilg. (mit Borm), Langenbecks Arch. klin. Chir. 301 (1962). - D. Anästh. b. Eingriffen im Kiefer- u. Gesichtsbereich, Z. prakt. Anästh. 1967.

Ziegler, Hana, Dr. med., Inn. (63), Anästh. (74), Oberärztin d. AnästhAbt. d. Krs.- u. Stadtkrankenanst., Albert-Schweitzer-Str. 10, D-4460 Nordhorn; Max-Reger-Str. 18, D-4460 Nordhorn. - * 8. 7. 35 Mährisch-Ostrau. - **StE. u. Prom:** 59 Prag. - **WG:** 59/60 Phthis. Gablonz, 60–63 Inn. Gablonz, 63–69 Betriebsärztin Gablonz, 69–72 Anästh. Solingen, 72–83 Anästh. Nordhorn, seit 83 Oberärztin AnästhAbt. Krskrh. Nordhorn.

Ziegler, Karel, Dr. med., Chir. (62), Anästh. (65), Chefarzt d. Anästh.- u. IntensivAbt. d. Krs.- u. Stadtkrankenanst. D-4460 Nordhorn; Max-Reger-Str. 18, D-4460 Nordhorn. - * 15. 1. 31 Prag. - **StE. u. Prom:** 59 Prag. - **WG:** 59–64 Chir. Gablonz, 65–69 Anästh. am Krskrh. Gablonz, 69 Anästh. Mainz, 69–72 Oberarzt an d. AnästhAbt., Städt. Krankenanst. Solingen, seit 72 leit. Arzt d. Anästh.- u. IntensivAbt., Krskrh. Nordhorn.

Zielen-Böhler, Ruth, Dr. med., Anästh. (84), Anästh. an d. AnästhAbt. d. Städt. Krh. Frankfurt-Höchst, Gotenstr. 6–8, D-6230 Frankfurt/M. 80; Höllbergstr. 28, D-6000 Frankfurt/M. 50. - * 14.1. 55 Gießen. - **StE. u. Prom:** 80 Frankfurt/M. - **WG:** seit 80 Anästh. Frankfurt-Höchst (Herbst).

Ziemann, Bodo, Dr. med., Dipl. Biologe, Anästh. (73), Chefarzt d. Inst. f. Anästh. am Krh., Ring-Str. 49, D-5200 Siegburg; Römerstr. 52, D-5200 Siegburg. - * 31. 7. 33 Jüterbog. - **StE:** 67 Bonn, **Prom:** 73 Bonn. - **WG:** Inn. Bad Neuenahr (Mundt), Anästh. Koblenz (Gött), Bonn (Stoeckel). -

HG: Klin. Anästh., Schwerpunkt Regionalanästh.

Zierl, Othmar, Dr. med., Inn. (57), Anästh. (62), Chefarzt d. AnästhAbt. d. Krankenanst. d. Dritten Ordens München-Nymphenburg, Menzinger Str. 48, D-8000 München 19; Wilh.-Weitling-Str. 23, D-8000 München 70, Tel: 089/7142742. - *25. 8. 25 Amerang/Obb. - **StE.** u. **Prom:** 50 München. - **WG:** 51-53 Phthis. Oberstdorf (Piacenza), 53-55 Phthis. Kinderheilst. Ruhpolding (Beltle), 55/56 Inn. Traunstein (Deeg), 56-60 Phthis. Gauting (Tuczek), 58-60 Thorax-Chir. ebd. (Kleemann), 57/58 Anästh. München (Zürn), 59/60 Physiol. München (Wagner), 60-63 Anästh. München (Beer), seit 63 leit. Anästh. München-Nymphenburg, seit 65 Chefarzt.
BV: Anästh., in: Handlexikon der Med. Praxis, Medica Stuttgart. -
ZV: Erfahrg. mit Hirudoid bei d. Behandlg. v. tbk. Ergüssen in d. Brust- u. Bauchhöhle, Tuberk.-Arzt *8* (1954). - Beitr. z. Anästh. in d. HNO, HNO-Wegweiser *14* (1966). - Kassenärztl. Verrechng. anästh. Leistg., Anästh. Informat. 1970. - Änderg. v. anästh. Leistg. in d. Ersatz-Adgo (mit Henschel), ebd. 1972. - Änderg. d. Bewertungsmaßstabes f. anästh. Leistg. (mit Henschel), ebd. 1973. - Gebührenprobl. d. Anästh., ebd. 1973. - Neuregelung d. Ersatzkassen-Abrechnung auf dem belegärztl. Sektor - Vorbereitung zur Narkose und Betreuung nach der Operation, Anästh. Inform. 1974. - D. Gefährdg. d. Anästh. Versorgung durch akt. gesundheitspolitische Entwicklungen, Anästh. Informat. 1975. - D. Kassenabrechnung d. Anästh., Anästh. Inform. 1977. - Belegärztl. Tätigkeit leit. Krhanästh. in Bayern, Anästh. Inform. 1977. - Schäden durch Lagerg. d. Pat. ebd. 1979. - Rechtschutz in Strafsachen, Anästh. u. Intensivmed. 1980. - Strafrechtschutzversicherung für die Mitglieder des Berufsverbandes Deutscher Anästh. abgeschlossen, Anästh. Intensivmed. 1981. - Verbesserung der Anästhgebühren, ebd. 1982. - Kommentar zur GOÄ, ebd. 1983 u. 1984. - Die Lagekontrolle des Cavakatheters unter Verwendg. d. intraartrialen EKG-Ableitg., Anästhesist 1984.

Ziller, Eva Maria, Dr. med., Anästh. (84), Anästh. in d. AnästhAbt. des Krskrh., Kl. am Eichert, Eichertstr. 5, D-7320 Göppingen; Kastanienallee 34, D-7326 Heiningen. - *6. 10. 54. - **StE.** u. **Prom:** 79 Ulm. - **WG:** 79/80 Chir. Bad Waldsee (Skocoronski), seit 81 Anästh. Göppingen (Milewski).

Zimmermann, Bodo, Dr. med., Anästh. (80), Ärztl. Dir., Abt. f. Anästh. u. op. Intensivmedizin, Chir. Kl. d. Bürgerhosp., Krh. Feuerbach, Stuttgarter Str. 151, D-7000 Stuttgart 30; Goslarer Str. 111 F, D-7000 Stuttgart 31. - *27. 1. 45 Bietigheim. - **StE:** 71 Tübingen, **Prom:** 71 Tübingen.

Zimmermann, Karl, Dr. med., Anästh. FMH (54), Zentralpräsident d. Verbindung d. Schweiz. Ärzte (FMH), Generalsekretariat d. Schweiz. Ärzteorganisation, Elfenstr. 18, CH-3000 Bern 16; Niederhofenrain 18, CH-8008 Zürich. - *10. 1. 22 Zürich. - **StE:** 47 Zürich, **Prom:** 52 Zürich. - **WG:** 48/49 Path. Zürich (von Meyenburg), 48-50 Inn. (Gloor-Meyer), Chir. (Schweizer) Zürich, 50 Anästh. Zürich (Howe u. Smith), 50/51 Postgrad. Med. School, London. - **H:** Zschr. „Der Anästhesist" 1952-1962.

Zimmermann, Ursula, Anästh. (81), Lehrtätigkeit bei d. Fortbild. v. Fachkrankenpersonal, Ernst-Reuter-Ring 5, D-5010 Bergheim-Oberaussem. - *11.11. 50 Köln. - **StE:** 75 Köln. - **WG:** 77-83 Anästh. St. Katharinen-Hosp. Frechen (Hildebrandt).

Zimmermann, Wolfgang, Dr. med., Anästh. (68), Chefarzt d. Inst. f. Anästh. am Krh., Wielandstr. 28, D-4970 Bad Oeynhausen; Turmstr. 24, 4970 Bad Oeynhausen 7. - *17. 10. 35 Flatow/Pommern. - **StE:** 61 Tübingen, **Prom:** 62 Tübingen. - **WG:** 65-68 Anästh. Göttingen (Stoffregen).

Zimpfer, Michael, UnivDoz. Dr. med., Anästh. (82), Allg. Intensivmed. (83), Oberarzt an d. Kl. f. Anästh. u. Allg. Intensivmed. d. Univ., Spitalgasse 23, A-1090 Wien; Wallmodengasse 7, A-1190 Wien. - *16. 11. 51 Innsbruck. - **StE.** u. **Prom:** 77 Wien, **Habil:** 83 Wien. - **WG:** 75-77 Pharmak. Wien (Kraupp), Anästh. u. Allg. Intensivmed. Wien (Mayrhofer), Ludwig Boltzmann-Inst. f. Exp. Anästh. u. Intensivmed. Forsch. Wien (Steinbereithner), seit 77 Peter Bent Brigham Hosp., Med. Dep., Harvard Med. School (Braunwald), 79-80 New England Regional Primate Research Center Harvard Med. School (Vatner). - **ZV:** Effects of anesth. on the carotid chemoreflex (mit Sit u. Vatner), Circul. Res. 48 (1981). - Effects of alterations in preload on myocardial function in conscious baboons (mit Vatner), J. Clin. Invest. 67 (1981). - Pentobarbital alters compensatory mechanisms in response to hemorrhage (mit Manders, Barger u. Vatner), Am. J. Physiol. 243 (1982). - Effects of dobutamine on cardiac function in man (mit Khosropour u. Lackner), Critical Care Med. 10 (1982). - Effects of enflurane on myocardial function in the intact and isolated canine heart (mit Gilly, Krösl, Schlag u. Steinbereithner), Anesthesiology 58 (1983). - Einfluß von Morphin auf d. Kreislaufkontrolle bei akuter progressiver Hämorrhagie (mit Kotai, Mayer, Placheta u. Steinbereithner), Anästhesist 32 (1983).

Zinck, Burkard Christian, Dr. med., Anästh. (79), Chefarzt d. Zentr. AnästhAbt. d. Landkrs. Unterallgäu: Krskrh. Memmingen, Ottobeuren u. Babenhausen, Buxacher Str. 16, D-8940 Memmingen; Birkenweg 6, D-8941 Buxheim. - * 14. 2. 45 Rechlin/Meckl. - **StE. u. Prom:** 73 München. - **WG:** 74/75 Inn. Erlangen (Bachmann), 75-79 Anästh. Ingolstadt (Bihler), 79-81 Chefarzt d. AnästhAbt. Krskrh. Schrobenhausen, seit 81 Chefarzt d. Zentr. AnästhAbt. Krskrh. Memmingen. -

BV: Epidurale Opiat-Analgesie mit Buprenorphin-HCl. Erfahrg. mit thorakaler Applikationsweise nach Oberbaucheingriffen, in: DAK Wiesbaden 1982, Hrg. Schara, Springer Berlin, Heidelberg, New York. -
ZV: Mit Fritz u. Lüllwitz: ARDS b. Pancreatitis, Int. Prax. 4 (1981). - Buprenorphin-Prämedikationsanästh., Krankenhausarzt 1982. - Atemdepress. nach epidural. Opiatanalgesie mit Buprenorphin?, Anästh. Intensivther. Notfallmed. 17 (1982). - EOA mit Buprenorphin, Anästhesist 31 (1982). - Mit Fritz: EOA mit Buprenorphin - Erste klin. Erfahrg., Krankenhausarzt 1982. - Allg.- versus Regionalanästh., 3. Symp. Zürs. 1982. - Buprenorphinepraemedication-anaesth. - a new method, 6. Europ. Congr. Anaesth. London 1982. - Erfahrg. mit d. Buprenorphin-Anästh., Frühjahrstgg. Nordrhein-Westfäl. Anästh., Köln 1983. - Kombinationsanästh. mit Fentanyl-Etomidate, 4. Symp. Zürs 1983. - Mit Fritz: Buprenorphin zur Prämedikation? Internat. Sertürner Symp., Göttingen 1983. - EOA mit Buprenorphin, ebd. - Einjahresstudie mit thorakaler EOA, ZAK Zürich 1983. - Mit Fritz: Prämed. mit Buprenorphin, Intensivmed. Prax. 6 (1983). - Mit Fritz et al.: Prämed. mit Buprenorphin, Therapiewoche 33 (1983). - Mit Fritz: Abhängigkeit d. intraop. systemischen Analgetikabedarfs v. Bupivacain 0,75% b. kombin. Intubations-Peridural-Anästh., Krankenhausarzt 1985 (im Druck). - EOA mit Buprenorphin, Chir. Prax. 34 (1985).

Zindler, Martin, Prof. Dr. med., Anästh. (53), F.A.C.A., Dir. d. Inst. f. Anästh. d. Univ., Moorenstr. 5, D-4000 Düsseldorf; Himmelgeister Landstr. 171, D-4000 Düsseldorf. - * 28. 4. 22 Strausberg. - **StE:** 46 Hamburg, **Prom:** 49 München, **Habil:** 58 Düsseldorf. - **WG:** 46-50 Chir. u. Anästh. München-Schwabing, 50/51 Anästh. Med. College of Alabama, Birmingham, USA (McNeal), 51 u. 52 Anästh. Univ. of Pennsylvania, Philadelphia, USA (Dripps), 51/52 Anästh. Children's Hosp. Philadelphia, Pa. (v. Deming), seit 52 Leit. d. AnästhAbt. d. Chir. Kl. d. Med. Akademie Düsseldorf (Derra), 59 Oberarzt d. Kl., 62 Berufung Extraord. f. Anästh., 66 Ordinariat. -

BV: D. Spinalanästh., in: Lehrbuch d. Anästh., hrg. Frey, Hügin u. Mayrhofer, Springer Berlin, Göttingen, Heidelberg 1955. - D. sog. „potenz. Nark." u. „pharmak." Hibernation, ebd. - D. künstl. Hypothermie, ebd. - D. Unterkühlgs.-anästh. (künstl. Hypothermie), in: Handb. f. Thoraxchir., hrg. Derra, ebd. 1958. - Verwendg. v. Muskelrelaxantien in künstl. Hypothermie, in: Internat. Curare Symposium, Atti XI Congr. Soc. Ital. di Anesth. 1958. - Les premiers secours hors de l'hôpital, in: Symp. d'Anesth. et de Réanimation, Ed. Centre de Documentation Médicale Socsil Lausanne 1960. - Künstl. Hypothermie f. Herzop. mit Kreislaufunterbrechg., Untersuchg. über Veränderg. d. Sauerstoffaufnahme, Atmung, Elektrolytkonzentration im Serum u. d. Elektro-Encephalogramms, Westd. Verlag Köln u. Opladen 1961. - Künstl. Hypothermie f. „offene" Op. angeb. Herzfehler, in: D. chir. Behandlg. d. angebor. Fehlbildg., Hrg. Kremer, Thieme Stuttgart 1961. - Resuscitation - Controversial aspects, Hrg. Safar, Anästh. Wiederbeleb., Springer Berlin, Göttingen, Heidelberg 1963. - D. intraven. Kurznark. mit dem neuen Phenoxyessigsäurederivat Propanidid, hrg. mit Frey u. Horatz, ebd. 1965. - NLA b. 60 Op. v. Mitralstenosen (mit Eunikke), in: Symp. NLA, Bremen 1964, Hrg. Henschel, ebd. 1965. - Klin. Erfahrg. mit Propanidid (mit Podlesch), in: Propanidid - ein neues Kurznarkotikum, hrg. mit Frey u. Horatz, ebd. 1965. - Recent advances in intraven. anaesth. for amb. patients, Suppl. Acta anaesth. scand. XVII. 1965. - Anästh. in d. Gefäß- u. Herzchir. (mit Just), Anästh. Wiederbeleb., Bd. 20, ebd. 1967. - Veränderungen d. Herzzeitvolumens durch Narkose u. Operation (mit Satter), in: Anwendg. densitometr., therm. u. radiol. Methoden in d. Kl., Hrg. Kramer u. Kirchhoff, Thieme Stuttgart 1969. - Anästh. b. Eingr. an endokrin. Organen u. b. Herzrhythmusstörg. (mit Hutschenreuter), Anästh. Wiederbeleb., Bd. 56, Springer Berlin, Heidelberg, New York 1971. - I.v. Narkose mit Propanidid, ebd., Bd. 74, 1973. - Maligne Hyperthermie, ebd. (im Druck). - Vergl. Untersuchg. v. Pentazocin u. Pethidin bezügl. d. Analgesie u. d. Atemdepression (mit Engineer u. Anheier), in: Schmerz, Hrg. Janzen, Keidel, Herz u. Steichele, Thieme Stuttgart 1972. - Profound hypothermie with prolonged cerebral and cardiac ischemia for op. of the heart and great vessels (mit Dehnen), Workshop on hypothermie, Dortmund 1973. - Abs. u. rel. Kontraindikat. d. NLA, Workshop on hypothermia, Reichenhall 1973. - D. Impedance-Kardiographie (thorakale Plethysmographie), eine neue, nicht invasive Methode zur Beurteilung d. Herzleistung (mit Brucke, Hartung, Purschke u. Wüst), in: Anästh. Wiederbeleb., Springer Berlin, Heidelberg, New York. -
ZV: The anesth. management of infants for the surg. repair of cong. atresia of the esophagus with tracheoesophageal fistula (mit Deming), Curr. Res. Anesth. Analg. 32 (1953). - Nark. f. d. Op. d. angebor. Ösophagusatresie, Zbl. Chir. 78 (1953). - Nark.mittel u. -technik f. d. Inhal.nark. b. Säugling. u. Kleinkindern, Anästhesist 2 (1953). - Narkoanalyse b. amb. Pat., Münch. med. Wschr. 95 (1953). - N-allyl-Dromoran, ein neuer Antagonist b. Opiatüberdosierg. (mit Ganz), Zbl. Chir. 79 (1954). - Nark. mit u. ohne Megaphen-Atosil-Potenz. f. 143 Mitralstenosenop., Anästhesist 3 (1954). - Ganglienblocker in d. Chir., Zbl. Chir. 80 (1955). - Ein Antidot d. Opiate, d. antagon. Wirkg. v. N-allyl-morphinan (Ro 1-7700) auf d. Atemdepress. nach hohen Dosen v. Morphin u. Morphinabkömml. (mit Ganz), Dtsch. med. Wschr. 80 (1955). - Neuart. Kontaktlaxativum vor u. nach chir. Eingr. (mit Ganz),

Medizinische *1955*. – Vegetat. Blockade u. d. künstl. Hypothermie, Langenbecks Arch. klin. Chir. *282* (1955). – D. künstl. Hypothermie in d. prakt. Chir., ebd. *282* (1956). – D. Hypothermiegerät d. Chir. Kl. Düsseldorf (mit Baumgartl), Chirurg *27* (1956). – D. Anästh. in d. Herzchir., Anästhesist *6* (1957). – Hypothermie f. Herzop. mit Kreislaufunterbrechg. (mit Schmitz), Zbl. Chir. *83* (1958). – Postop. Behandlg. nach 116 Herzop. mit Unterbrechg. d. Kreislaufes in künstl. Hypothermie (mit Schmitz), Anästhesist *6* (1957). – D. Wirkg. d. künstl. Hypothermie auf d. Funktion d. menschl. Herzens (Frequenz, Phonokardiogramm, EEG) (mit Gillmann u. Löhr), Arch. Kreisl.-Forsch. *1957*. – D. prakt. Durchführg. d. künstl. Hypothermie f. Herzop. mit Kreislaufunterbrechg., Thoraxchir. *6* (1958). – Biomikrosk. Untersuchg. d. Konjunktivalgefäße b. Op. in künstl. Hypothermie (mit Konrad), Anästhesist *7* (1958). – Künstl. Hypothermie f. Op. am off. Herzen mit Kreislaufunterbrechg., in: Symp. akt. Fragen d. Anästh. 1957, Hrg. Barth, Dtsch. Akad. Wiss., Akademie-Verlag Berlin 1959. – Hypothermia for op. for auric. sept. defects and pulm. stenosis with circulatory arrest, Sympozijum o hipotermiji, Beogradski Graficki Zavod Belgrad 1959. – Künstl. Hypothermie f. Op. am Herzen u. an gr. Gefäßen mit Kreislaufunterbrechg., Chirurg 1959. – Eröffnungsrede v. Kongr. Dtsch., Schweiz. u. Österr. Anästh.-Ges. Düsseldorf 1959, Anästhesist *9* (1959). – Luftembolie d. Coronarart. b. Op. eines Vorhofseptumdefektes am off. Herzen in Hypothermie (mit Fahmy u. Ferbers), Thoraxchir. *7*(1960). – Komplik. b. u. nach Herzop.: Symp. über Anästh. f. kardiovask. Op., II. Weltkongr. Anästh., Toronto 1960, Anästhesist *10* (1961). – Künstl. Hypothermie f. Herzop. mit Kreislaufunterbrechg., Erfahrg. b. über 500 Fällen (mit Schmitz u. Fumagalli), Vortr., ebd. – Über d. Entwicklg. d. AnästhAbt. an d. Chir. Kl. Düsseldorf, Z. Tuberk. *117*(1961). – Spez. pathophysiol. Probl. b. Radikalop. d. Fallot'schen Tetralogie (mit Löhr, Ferbers, Gleichmann, Pulver, Satter, Schmitz, Sykosch, Ringler), Thoraxchir. *9*(1961). – Colloq. über NLA, Düsseldorf 1961, Anästhesist *11* (1962). – D. gegenwärt. Stand d. Hypothermie (Method. u. Indikat.), ebd. – Management of patients after open intracard. surg. with whole body perfusion, Symp., Proc. I. Europ. Anästh. Kongr., Wien 1962. – Künstl. Hypothermie f. Herzop., Jenny Hartmann Seminar, Basel 1963. – Prophyl. u. Ther. d. akut. Atmgs.insuff. im Verlauf thoraxchir. Eingr. b. Pat. mit eingeschr. Lungenfunkt., Langenbecks Arch. klin. Chir. *304* (1963). – NLA for the surgical correction of mitral stenosis (mit Eunicke u. Satter), Proc. 3. Congr. anaesth., Sao Paulo/Bras. 1964. – Experim. clin. du propanidide, un nouvel anesth. non barbiturique, d'action ultracourte, Med. et Hyg. (Geneve) 940 (1964). – Methode zur Bestimmg. d. intrazell. Säurebasenhaushaltes (pH, pCO$_2$, Standardbicarbonat, Basenüberschuß) in Erythr. (mit Gleichmann u. Stuckrad), Pflügers Arch. Physiol. *283* (1965). – Veränderg. d. Atmg. u. d. Blutgase b. Propanidid-Nark. (mit Reichel u. Podlesch), Anästhesist *14*

(1965). – Intrazell. Säurebasenhaushalt, experim. u. klin. Studien an Erythr. (mit Gleichmann u. Stuckrad), Z. Ges. exp. Med. *39*(1965). – Intraven. Nark. f. amb. Pat., Dtsch. med. Wschr. *90*(1965). – Expériences cliniques avec le Propanidide, un nouvel anesth. non barciturique d'action ultra-courte, Anesth. Analg. Réanim. *22*(1965). – Erfahrg. b. 1290 künstl. Hypotherm. f. Herz- u. Gefäßop. (mit Dudziak, Eunicke, Pulver u. Zähle), Anästhesist *15* (1966). – Erfahrg. mit CI 581 (Ketamin), einem neuen i.v. u. i.m. Narkosemittel (mit Podlesch), ebd. *16* (1967). – Intensivbehandlungseinheit, Wachstation u. Aufwachraum, Krankenhausarzt *40* (1967). – Hypertonie u. Narkose (mit Heitmann), Med. Monatsschrift *21* (1967). – NLA en chir. cardiaque, Cah. d'Anesth. *15* (1967). – Überdosierg., Unverträglichkeit, Verwechslg. u. sinnwidrige Anwendg. v. Medikamenten b. d. Narkose, Langenbecks Arch. klin. Chir. *322* (1968). – Wie kann d. Notfallversorgung in Deutschland verbessert werden? (mit Just), Therapiewoche *18* (1968). – Gefahren u. Komplikationen d. Propanididnarkose (mit Dudziak), Z. prakt. Anästh. *6*(1969). – Vergl. tierexperim. Untersuchg. d. Herz- u. Kreislaufdynamik v. Ketamin, Propanidid u. Baytinal (mit Lennartz u. Herpfer), Anästhesist *19* (1970). – Wirkg. v. Piritramid (Dipidolor®) auf d. Regulation d. Atmung u. d. orthostat. Stabilität d. Kreislaufes (mit Heitmann, Drechsel, Herpfer), ebd. – Ausbildg. v. Schwestern u. Pflegern in d. Intensivpflege. Probleme u. Erfahrg. d. Düsseldorfer Lehrganges f. Intensivpflege u. Anästhdienst (mit Dudziak), Dtsch. Krankenpflegez. *2* (1971). – Gedanken zur Assistentenausbildung, in: Proc. 5. Internat. Fortbildungskurs f. klin. Anästh., Wien 71, Med. Akademie Wien 1971. – Weitere Angaben fehlen.

Zinganell, Klaus, Dr. med., Med. Dir., Anästh. (65), Chefarzt d. Abt. f. Anästh. u. Intensivther. d. Städt. Kl., Mönckebergstr. 41–43, D-3500 Kassel; Am Rande 10, D-3500 Kassel. – * 4. 1. 32 Erfurt. – **StE.** u. **Prom:** 57 Hamburg. – **WG:** 61–63 Anästh. Gen. Hosp. Philadelphia/USA (Dening), 63–65 Anästh. Düsseldorf (Zindler), seit 66 Chefarzt an d. Städt. Kl. Kassel. –
ZV: 23 wiss. Publ.

Zingg-Tischler, Monika, Dr. med., Anästh. (63), freie Anästh., tätig am Viktoriaspital, Schänzlistr., CH-3000 Bern; Thormannstr. 62, CH-3005 Bern. – * 5. 8. 32 Graz. – **StE.** u. **Prom:** 56 Graz. – **WG:** 60/61 HNO St. Gallen (Strupler), 62–70 Anästh. Zürich (Hossli).

Zoder, Gerhard, Anästh. (76), Chefarzt d. AnästhAbt. am Krskrh., Simbacherstr. 35, D-8399 Rotthalmünster; Am Ziegelstadelberg 17, D-8399 Rotthalmünster. – * 2. 1. 41 Ruhstorf/Rott. – **StE:** 67 Würzburg.

Ortsverzeichnis

Bundesrepublik Deutschland

A

Aachen:
Behrendt, Walter
Daub, Dieter
Hauger, Robert
Hoeckle, Walter
Just, Arend
Kalff, Günter
Lehmann, Klaus A.
Melichar, Gerd
Nordmeyer, Ulrich
Stern, Aurel
Tauchnitz, Gisela

Aalen:
Borst, Reiner
Schielke, Siegmund

Achern:
Koch, Eberhard

Achim:
Schweichel, Elke

Ahaus:
Besuch, Barbara
Eversmann, Hans-Gerd
Levent, Ahmet

Ahlen:
Kirschbaum, Ulrich
Nau, Hildegard

Aichach:
Watzinger, Johannes P.

Albstadt:
Brunckhorst, Bodo
Schum-Gühring, Margot

Alfeld:
Bauch, Peter
Wunderlich, Klaus-Wolf

Alsfeld:
Pfann, Johannes

Altenberge:
Upmeier, Marita

Altenkirchen:
Savic, Borivoje

Alzey:
Blohn, Karl v.
Rheindorf, Petra

Amberg:
Bialek, Rudolf
Klieser, Hans-Peter

Andernach:
Dortmann, Claus
Schaltschi, Mohsen

Ankum-Bersenbrück:
Hugh, Colin

Ansbach:
Förster, Edith
Förster, Harald
Htun, Thein
Kipka, Eike Hagen

Arnsberg:
Hillscher, Christian
Schräder, Christian
Schröder, Friedrich-Karl

Aschaffenburg:
Huber, Walter
Schneider, Hermann

Attendorn:
Kukolja, Jasenka
Pilgenröder, Lothar

Auerbach:
Dehner-Hammerschmidt, Ingrid

Augsburg:
Beck, Evamarie
Eckart, Joachim
König-Westhues, Gertrud
Neeser, Gertraud

Portzky, Günther
Redder, Eva Maria
Römhild, Heide
Tögel, Isolde
Weindorf, Hilde
Wengert, Peter

Aurich:
Köppen, Raimund
Meyer, Gerhard

B

Backnang:
Schlarb, Karl
Stenger, Ingrid

Bad Aibling:
Rohrscheidt, Diana v.

Bad Berensen:
Ludwig, Timm

Bad Bergzabern:
Carl, Helga
Wilken, Jutta

Bad Berleburg:
Rychlewski, Jan

Bad Bramstedt:
Bock, Dietrich
Quoß, Arno

Bad Driburg:
Naumann, Lutz

Bad Ems:
Sadat-Khonsari, Abbas

Bad Friedrichshall:
Genswein, Rudolf
Heidemann-Kanert, Barbara

Bad Gandersheim:
Röpke-Dedio, Urda

Bad Harzburg:
Day, Norbert
Faust, Hans-Georg
Linzmaier-Tarashti Nedjad,
    Ingeborg

Bad Hersfeld:
Fahle, Wolfgang

Bad Homburg:
Mann, Erwin
Orakcioglu, Ülkü
Prinzhorn, Günther

Bad Honnef:
Richter, Ursula

Bad Karlshafen:
Liedtke, Manfred

Bad Königshofen:
Spring, Gerlinde

Bad Kreuznach:
Fournell, Rainer
Kawa, Raouf Abdul
Parandian, Heschmat

Bad Krozingen:
Beyer, Elke
Preiss, Dieter U.

Bad Lippspringe:
Hurtado-Villarroel, Mario

Bad Mergentheim:
Hirschauer, Manfred
Jost, Ulrich
Schaudig, Helmut

Bad Nauheim:
Both-Rueter, Edeltraud
Riedel, Walter
Urban, Hans-Georg

Bad Neuenahr:
Gebert, Eckhard
Kam, Chhor
Neumann, Helga

Bad Neustadt:
Fischer, Klaus-Dieter

Bad Oeynhausen:
Kimmel, Albert
Zimmermann, Wolfgang

Bad Pyrmont:
Patel, Sukhdeo

Bad Rappenau:
Fabian-Pittroff, Heidi

Bad Reichenhall:
Balletshofer, Christa
Israng, Hans Hermann
Massumi, Bijan
Schiedt, Eva

Bad Säckingen:
Dittmann, Martin
Kurz, Hans Rainer
Renkl, Felix
Solms-Laubach, Eva Maria
    Gräfin zu

Bad Schwalbach:
Goldenfeld, Ludwig

Bad Segeberg:
Buchholz, Ivar

Bad Soden:
Maury, Augusto

Bad Tölz:
Pfanzelt, Norbert

Bad Waldsee:
Ernst, Günther
Rachold, Ute

Bad Wildungen:
Mariss, Barbara

Baden-Baden:
Bohuschke, Norbert
Deyk, Klaus Ewald van
Eyck, Christa van
Junger, Hermann
Koch, Karl-Heinrich
Oehmig, Heinz
Oehmig, Rose

Bamberg:
Bartoschek, Michael
Plötz, Jürgen

Bassum:
Tümer, Orkan

Bayreuth:
Bartsch, Klaus
Preißinger, Margaret

Beckum:
Oberwetter, Wolf Dieter
Sprenger, Anne

Berchtesgaden:
Hach-Speer, Adelheid
Hüppe, Gerd

Bergheim:
Doepke, Elisabeth
Zimmermann, Ursula

Bergisch Gladbach:
Matthes, Hans
Reismann, Ursula
Schönecker-Nikulla, Adelheid

Berlin:
Bilan, Martin K.
Blendinger, Ingrid
Bramann, Hellmut v.
Breithaupt, Margitta
Brückner, Jürgen
Dennhardt, Rüdiger
Diederich de Paplo, Ana
Diltschev, Todor
Drechsler, Henning
Dulce, Maja
Eberlein, Hans-Joachim
Ekardt, Mechthild
Eyrich, Klaus
Eyrich, Rosemarie
Faber du Faur, Jutta v.
Fellmer, Fritz
Gramm, Hans-Joachim
Gromotke, Reinhold
Hauck, Wolfgang
Heine, Peter R.
Hengst, Thomas
Henneberg, Ulrich
Ibe, Karla
Kaczmarczyk, Gabriele
Kretz, Franz-Josef
Kühn, Rudolf
Lamprecht, Christian
Leube, Elke
Link, Jürgen
Müller, geb. Thiemer, Edda
Oduah, Marianne
Oser, Gabriel Andreas
Pithis, John Alexander
Pohlhaus, Ellinor
Retzlaff, Günter
Richter, Marianne
Roane, Luise
Schneider, Eberhard
Schönitz, Herbert
Simgen, Wolfang L. A.
Stoeckel-Heilenz, Christel
Stubbe-Renk, Christiane
Tarnow, Jörg
Wahl, Sabine
Winkel, Ingrid
Wodarg, Henning

Biberach:
Waigand, Edda

Biedenkopf:
Haag, Hanns-Wilhelm

Bielefeld:
Buch, Alfons R.
Geisweid, Gisela
Heinze, Wilhelm
Hoge, Friedrich
Koch, Dieter
Krau, Axel
Menzel, Hartmut
Möller, Barbara v.
Opitz, Armin
Scholtyssek, Dieter
Weber, Dietrich
Witt, Jan

Bietigheim:
Dzikowski, Udo-Olaf
Sesvečan, Božidar

Bingen:
Rysanek, Jaroslav

Blaubeuren:
Mihatsch-Lippert, Christine
Müller, Henning

Böblingen:
Barthel, Renate

Bocholt:
Bickenbach, Wolf-Rüdiger
Stiens, Reinhard

Bochum:
Cunitz, Günther
Harrfeldt, Hans-Peter
Iontchev, Bojidar
Karatzidis, Georgios
Lauboeck, Hermann
Plugge, Hildegard
Richtering, Ilse
Schaller, Renate
Schwiete, Walther M.
Seddiqzai, Abdul Rashid
Singbartl, Günter

Bonn:
Apffelstaedt, Carsta
Biersack-Ott, Birgitta
Dolfen, Horst
Garstka, Gudrun
Harler, Brigitte
Hausmann, Dieter
Heide, Hans-Joachim von der
Hüneburg, Hilmar

Josten, Klaus U.
Klaschik, Eberhard
Knoche, Rüdiger
Kraak, Ute
Kuschinsky, Beate
Lauven, Peter M.
Liskova, Ludmilla
Menzel, Hans
Molkenthin, Anita
Pfeifer, Gerhard
Pless, Volker
Reza-Rizos, Mina
Schäfer, Ursula
Speck, Doris
Stoeckel, Horst
Strüder, Elisabeth
Thiemig-Frank, Irmhild
Westhofen, Peter
Wolf-Zach, Beate
Wüllenweber, Raimund
Wüllenweber, Rosemarie

Boppard:
Freitag, Michael
Keudel, geb. Wenzel, Ursula

Borken:
Adelmann, Jürgen
Packschies, Peter
Sagheb, Mohamed-Reza

Bottrop:
Dimski, Christian
Hoppe, Walter
Plivelić, Jolanda

Bovenden:
Schröder, Gertraud

Brackenheim:
Stingele, Eleonore

Brake:
Tamgüney, Günay

Brannenburg:
Fischer, Therese

Braunfels:
Prinzler, Hans-Jürgen

Braunschweig:
Bickel, Dietrich
Goth, Hans-Henning
Gutzeit, Maria
Janecek, Pavel
Meyer-König, Christel
Schlaeger, Michael
Wiegmann, Gunther
Wurster, Jochen F.

Breisach:
Suter-Gödan, Renate

Bremen:
Arnold, Roswitha
Barth, geb. Kassner, Mildred
Böhmert, Franz
Engels, Klaus
Fischer, Carl-Heinz
Gabriel, Werner
Guse, Hans-Georg
Haun, Christoph
Henschel, Walter F.
Kellersmann, Alfred
Krause, Ute
Leßner, Lutz
Matthes, Klaus
Moßdorf, Gudrun
Müller-Heyne, Ursula
München, E. Ingeborg
Musenbrock, Edeltraud
Plass, Nikolaus
Schweder, Nelly
Sehhati-Chafai, Gholam
Victor, Friedrich

Bremerhaven:
Bartsch, Andreas
Mangel, Klaus
Rittmeyer, Peter
Schamberger, Magda
Warncke, Siegfried
Weinert, Gesche

Bremervörde:
Palisaar, Rein

Bretten:
Korbanka, Reinhold

Bruchsal:
Karagözyan, Sirun
Schumacher, Wolfgang

Brühl:
Bischoff, Erika
Meyer, Josef

Buchholz:
Paehrisch, Anna-Maria

Buchloe:
Hauke, Heidi

Büdingen:
Schröder, Hildegard

Bühl/Baden:
Leutiger, Rüdiger Rolf
Ortmann, Uwe

Bünde:
Gromzik, geb. Stuper, Margrit
Razmilic, Ivan

Burghausen:
Haar, Christoph de

Burgwedel:
Lingelbach, Ernst
Stelzner, Jörg

Buxtehude:
Buchwald, Klaus-Peter
Charton, Christoph
Walzel, Eckhardt

C

Calw:
Palme, Marianne

Castrop-Rauxel:
Mann-Hermsen, Anne
Šulc, Ivan

Celle:
Ergün, Mahmut
Hüsch, Michael
Ludwig, Manfred

Cham:
Schneider, Hans

Cloppenburg:
Peters, Walter

Coburg:
Kurka, Kurth

Cochem:
Kern, Gregor

Coesfeld:
Bader, Joachim
Neuhaus, Robert

Crailsheim:
Erdeljac, Zdravko
Gesing, Herbert
Kettmann, Marianne

Cuxhaven:
Koch, Peter
Piger, Ingrid

D

Dachau:
John, Eberhard P.
Wiesner, Heidrun

Damme:
Baum, Jan
Driesch, Christa v. den
Sachs, Gerhard

Damp:
Noffke, Brunhild

Dannenberg:
Saradj, Huschang

Darmstadt:
Bogosyan, Suren
Crimmann-Hinze, Carmen
Götz, Eberhard
Gutscher, Gerhard
Heid, Käthe
Lobisch, Michael
Löhner, Klaus
Möller-Schütte, Doris
Neu, Maria
Schmitt, Hans-Josef
Schulmeyer, Bernd
Schwab, Michiko
Schylla, Gernot

Datteln:
Böckers, Helmuth
Roknić, Gordana

Deggendorf:
Gürster, Gudrun

Delmenhorst:
Burghardt, Jürgen

Dernbach:
Hillebrand, Regina

Detmold:
Bernds, Peter
Krüger, Helgard
Mottschall, Hans Jürgen

Diekholzen:
Schick, Bärbel

Diepholz:
Beck, Hans Joachim

Dillenburg:
Budja, Vlado
Jaksic, Branko

Dinslaken:
Lauer, Karl-Wilhelm
Meyer, Karl Georg

Dissen:
Hartych, Karl

Donaueschingen:
Pfahlsberger, Hans
Unseld, Hans Michael

Donauwörth:
Sonke, Peter

Dormagen:
Ghazwinian, Rafat
Ludwig, Johannes
Siepmann, Hermann P.

Dorsten:
Amengor, Yoa

Dortmund:
Ahrens, Antje
Bake vel Bakin, Irmhild
Foroughi-Esfahani, Sadegh
Gherbali, Ivrii
Graeser, Wolfgang
Hartung, Maria
Hoffmann, Peter
Ioannides, Argyro
Jelinek, Kurt
Kube, Benno
Lulic, Zvonimir
Purschke, Reinhard
Standfuss, Klaus
Wiciok, Ingrid

Duisburg:
Andree, Gerhard
Drüge, Heribert-Paul
Grabow, Lutz
Greeske, Michael
Köhler, Heribert
Mance, Marija
Möllerfeld, Norbert
Montel, Heinrich
Paspalaris, Waios
Renkes-Hegendörfer, Ute
Rink, Eckehard
Schilling, Ernst
Seidat, Heidemarie
Seidat, Knut H.
Splitt, Manfred Erwin
Sweschtarowa, Mariana
Tio, Kwielian
Topaldjikowa, Viktoria
Wetsch, Rainer

Düren:
Arabatzis, Panagiotis
Dohmen, Peter Michael
Döhmen, Sigrid
Krause, Hans H.
Oberschuir, Klaus-Jürgen
Salentin, H. Wilhelm

Düsseldorf:
Arndt, Joachim O.
Awwad, Riyad
Beck, Lutwin
Behla, Hans-Joachim
Ciper, Klaus-Jürgen
Cizgen-Akad, Ural
Dokter, Heide
Falke, Konrad
Funke, Lena-Adelheid
Hartung, Erhard
Hennecke, Mechthild
Homann, Barbara
Höppner, Jürgen
Huse, Helga
Janda, Ljerka
Kalkstein, Ingeborg v.
Krichbaum, Johanna
Küster, Dorothee
Lipfert, Peter
Otten, Manfred
Piechowski, Ursel
Podlesch, Ingrid
Röhmer, Gottfried
Schäfer, Robert D.
Zindler, Martin

E

Eberbach:
Schmidt, Ralf

Ebersberg:
Steppes, Otto

Eckernförde:
Rüter, Gerd

Ehingen:
Bernt, Dieter
Bernt, Johanna

Ehringshausen:
Kramer, Mechthild

Eichstätt:
Bauer, Karl
Berngruber-Lehmann, Gisela
Osterburg, Joachim
Schmidramsl, Josef

Ellwangen:
Eckstein, Karl-Ludwig
Grahovac, Zeljko
Muck, Josef
Rogačev, Žarko
Vicente-Eckstein, Araceli

Elmshorn:
Alberti, Christel
Konietzko, Wolf

Emden:
Athakasehm, Wana
Cramer, Erich

Emmendingen:
Metz, Gerhard

Emmerich:
Loers, Franz-Josef
Vuckovic, Maja

Engelskirchen:
Dickmann, Rainer
Höppner, Jürgen
Petrov, Nickolas

Erbach:
Heimer, Dieter
Keller, Norbert

Erding:
Bernard, Blanke

Erftstadt-Frauenthal:
Sticht, Helmut

Erkelenz:
Marquardt, Barbara
Meuser, geb. Todorovic,
    Dragoslava

Erlangen:
Grimm, Herbert
Hamer, Philipp
Kraus, Gabriele-Birgit
Pasch, Thomas
Rügheimer, Erich

Erlenbach:
Lehmann, Ulrich

Erwitte:
Niehaus, Klaus-Dieter

Eschwege:
Freischütz, Günther

Essen:
Benkovic, Maria
Brinke, Gisela
Daube, Ulrike
Dorsch, Johanna
Erbs, Ingrid
Freye, Enno
Götz, Stephanie
Gringmuth-Dallmer, Hans
Gruca, Maciej
Hahn, Rudolf
Heß, Herbert
Huppertz, Klaus
Kannapinn, Nils-Werner
Milkereit, Ekkehard
Naval, Honorata Z.
Norpoth, Elke
Peić, Ivana
Peine, Lore
Pfundt, Peter
Piepenbrink, Karl-Josef
Pohlen, Gottfried Josef
Reichenbach, Margot
Reuschling, Ursula
Ruhfus, Christian
Rupieper, Norbert
Schier, Ute
Schumacher, Ingrid
Sigl, Helga
Stöcker, Ludwig
Strasser, Klaus
Urh, Marjan
Wojewski-Zajaczkowski,
    Elisabeth

Esslingen:
Gerber, Heinrich
Zeller, Alfred

Estenfeld:
Kaunzinger, Ilse

Ettlingen:
König, Monika

Euskirchen:
Koenen, Friedrich-Wilhelm

Eutin:
Hildebrand, Fatemeh
Hildebrand, Per-Olaf

F

Flensburg:
Dahm, Hermann
Jensen, Annemarie
Langenheim, Kay-Ulrich
Lautenbach, Hans

Marquort, Hermann
Richter, Hartmut

Forbach:
Lengyel, Josef

Forchheim:
Hartmann, Hans-Wolfgang

Frankenberg:
Burkart, Achutaramaiah
Wolff, Ernst-B.

Frankenthal:
Krüger, Gert-Achim

Frankfurt:
Bankovski, Eva
Behboudi, Nasser
Behne, Michael
Beuerlein, Theresia
Both-Rueter, Edeltraud
Donner, Jürgen
Dudziak, Rafael
Fabius, Adelheid
Feldmann, Beate
Fleige, Hans-Reinhard
Flerow, Wladimir
Flöter, Leena
Flöter, Thomas
Ganu, Dhondu
Goetz, Elisabeth
Gorfinkel, Mark
Gottfried-Pöschl, Margot
Guertner, Thomas
Herbst, Hilmar
Junghänel, Steffen
Klein, Gerhard
Klesel, Raija
Krönke, geb. Gimm, Helga
Kronschwitz, Helmut
Kuhn, Franz
Lange-Müller, Sophie
Lewin, Helga
Meyer-Breiting, Petra
Mikula, Milada
Ottermann, Uwe
Peters, Gisela
Pflüger, Heinz
Popovic, Milos
Rieber, Wolfgang Eckart
Roth, Hans Gerhard
Roumer, Michel
Schmidt, Hans
Schreiner-Hecheltjen, Josefa
Schulte-Herbrüggen, Maria
Sorg, Albert
Stosić, Ante
Tataryan, Hacik Misak
Tutschek, Ulrike

Vonderschmitt, Helmut
Vries, Rachelle de
Wegener, Elisabeth
Weyer, Anneliese
Zielen-Böhler, Ruth

Frechen:
Alt, Helga
Dan-Apitz, Marie-Luise
Hildebrandt, Ursula

Freiburg:
Bahner, Werner
Baumann, Sigrid
Chrubasik, Joachim
Gilsbach, Elvira
Kilian, Karl-Friedrich
Krieg, Norbert
Kuhlmann, Barbara
Mauksch, Julia M.
Mitrohin, Georg
Oeftering, Tilman
Passmann, Ulrich
Scholler, Karl-Ludwig
Seifert-Lehmann, Magda
Stosseck, Klaus
Thieme, Gisela
Vogel, Wolfgang Martin
Wiemers, Kurt
Würdinger, Bettina

Freilassing:
Männer, Franz
Schwab, Hans-Michael

Freising:
Elchlepp, Fritz
Werkmeister, Ute

Freudenberg:
Mittring, Georg
Wendtland, Ulrich

Freudenstadt:
Brandt, Wilfried
Hake, Jürgen-Michael
Schmidt, Walter
Weyrich, Jürgen

Freyung:
Djajasaputra, Hindra
Fodor, László
Ohmann, Christian

Friedberg:
Horvatek-Perisic, Anica

Friedrichshafen:
Bertsch, Günter
Schempf, Gunter
Simmendinger, Hans-Joachim
Spreitzer, Franz

Fritzlar:
Schoeller, Klaus
Skubella, Ulrich

Fulda:
Askari, Resa
Dölp, Reiner
Reichwein, Ingrid
Roos, Heiner
Wuttke, Michael

Fürth:
Goeke, Hildburg
Heuser, Manfred
Nautscher, Ernst Leander
Regenauer, Gerlinde
Röllinger, Helmut

Füssen:
Kumpf, Martin

G

Ganderkesee:
Albrecht, Uta

Geesthacht:
Wiedecke, Wulf

Geilenkirchen:
Geib-Pietsch, Barbara

Geislingen:
Schmidbauer, Herbert

Geldern:
Greiffenhagen, Martin

Gelnhausen:
Frey-Welker, Ursula
Klein, Ludwig

Gelsenkirchen:
Diening, Gebhard
Dohna, Sophie, Gräfin zu
Glowacki, Elzbieta
Kalbheim, Hans-Joachim
Lindau, Bodo
Tudosie, Naum Dimitru
Ülger, Mehmet Firat

Gengenbach:
Landgraf, Thomas

Georgsmarienhütte:
Bauer, Herbert

Gerlingen:
Jaki, Reinhard

Gernsbach:
Lengyel, Josef

Gerolzhofen:
Götz, Dagobert

Geseke:
Pashalidou, Paraskevi
Preuß, Raimund

Gießen:
Biscoping, Jürgen
Hempelmann, Gunter
Herget, Horst F.
Kling, Dieter
Lüben, Volker
Müller, Hermann
Salomon, Fred
Schlemmer, Hans
Schmerbauch, Dieter
Schreiner, Hilde
Stoyanov, Marc

Gifhorn:
Gauch, Dietbert
Lohr, Rüdiger

Gladbeck:
Niehoff, Heinrich

Goch:
Peters, Klaus
Strobl, Wolfgang

Göppingen:
Dietrich, geb. Jensen, Eleonore
Lyhs, Brigitte
Meßelken, Martin
Milewski, Peter
Spaich, Margit
Völk, Eva
Ziller, Eva Maria

Goslar:
Hildebrandt, Wolfgang
Kempe, Wilhelm
Lürig, Claudia

Göttingen:
Blaschke, Horst
Braun, Ulrich
Burchardi, Hilmar
Hensel, Ingo
Hildebrandt, Jan

Kettler, Dietrich
Meyer, Eugen
Meyer, Gordana
Meyer, Helga
Radke, Joachim
Schenk, Helge-Detlef

Grafenau:
Lederer, Lothar

Grebenhain:
Liller, Bernd

Greifenstein:
Morr-Strathmann, Ursel

Grenzach-Wyhlen:
Kapp, Wolfgang

Greven:
Tarruhn, Michaela

Grevenbroich:
Tóth, Stefan

Gronau:
Chrudina, Jaroslav
Hermes, Fathi
Madej, Boleslaw
Özgün, Zekiye

Groß-Gerau:
Steingass, Ulf
Wissfeld, Claus Ulrich

Groß-Umstadt:
Fechner, Regina
Löhner, Doris
Tocariu, Cornelia-Monica

Großhansdorf:
Klippe, Heinz-Jürgen

Grünstadt:
Stehlin, Hans Georg

Grünwald:
Beierlein-Guoth, Doris

Gummersbach:
Hohmann, Gerhard

Gundelfingen:
Thomas, Hermann

Guntersblum:
Millas, Helga de

Gunzenhausen:
Buechler, Klaus
Rauffer, Jörg Ritter von

Gütersloh:
Canbek, Mustafa
Grosskraumbach, Frieder
Paravicini, Dietrich
Pietsch, Wolfgang Michael
Strothmann, Ute

H

Haan:
Hinseler, Klaus

Hachenburg:
Alvarado, Eugenio

Hagen:
Boegl, Marieluise
Esser, Birgit
Farrokhzad, Soruschjar
Hoffmann, Angelica
Höschen, Carmen
Jilli, Ulrike
Kuntze, Dieter
Schneider, Monika
Stoffregen, Jürgen
Termeer, Wolf

Hamburg:
Baar, Hugo
Bause-Apel, Dorothea
Bause, Hanswerner
Beck, Helge
Becker, Christa
Berta, Julius
Borris, Wolfram
Bühler, Ursula Elisabeth
Buros, Milan
Clausen, Maria
Dombrowski, Brigitte
Eckardt, Christine
El-Makawi, Mostafa
Feddersen, Renate
Flach, Karlheinz
Franz, Brigitte
Hansen, Elwa
Heidsieck, Cordt Hinrich
Herden, Hans-Nikolaus
Hickl, Gabriele
Horatz, Karl
Iversen, Hans-Christian
Jahn, Frank-Peter
Jungck, Dietrich
Kowerk, Hans
Kruse, Helga
Laszig, Günter

Lohmann, Dirk
Lorenz, Dietlind
Marinov, Goran
Meyer-Hamme, Gertrud
Montag-Zurholt, Regina
Müchler, Hans-Christoph
Nüßgen, Wolfgang
Pahlow, geb. Korn, Vera
Pfotenhauer, Renate
Pohley, Christa
Sabersky-Müssigbrodt, Gabriele
Sadighi, Rahim
Salomon-Marien, Käte
Schirrmacher, Dietrich
Schliewe, Jürgen
Schmidt, Helga
Schmitz, Jürgen
Schneider-Affeld, Dörte
Schöch, Gunter
Schöntag, Gisela
Schulte am Esch, Jochen
Schulz, Hans Karl
Speh, Bernhard
Spielhoff, Rita
Taube, Hans-Detlef
Teichmann, Dieter
Tospann, Marianne
Veth, Norbert
Vrcelj, Jovan
Winter, Gerhard
Wulff, Jörn-G.

Hameln:
Fischer-Runte, Gisela
Magdu, Tiberiu
Meyer-Burgdorf, Christoph

Hamm:
Denhardt, Bernd
Mai, Karl
Munteanu, Serban

Hammelburg:
Maric, Dusan

Hanau:
Ehrenthal, Klaus
Hennes, Hans Hermann
Jung, Angelika
Prister, Zlatko

Hannover:
Bode, Irmtraud
Dörr, Friedrich
Fritz, Karl-Wilhelm
Gösseln, Hans-Henning v.
Grütter, Heyneke
Günther, Klaus
Hausdörfer, Jürgen
Jara Avaca, Jose Rene

Keazor, Henry
Kirchner, Erich
Klinghammer, Bernhard
Lohmann, Rainer
Lorenz, Dieter
Melladdo Valenzuela, Rodrigo
Panning, Bernhard
Pichlmayr, Ina
Piepenbrock, Siegfried
Roßocha, Wulf-Rüdiger
Schäffer, Jürgen
Schaps, Dagmar
Schuh, Friedrich Theodor
Schuh, Sigrid
Schulte, Heinz
Tryba, Michael
Uter, Peter
Weimann, Heinz
Wisotzki, Günter
Yildiz, Fahri
Zenz, Michael

Hardheim:
Popp, Kim Ing

Haselünne:
Busch, Andreas

Hattingen:
Jassem, Abdul Rama
Nahmmacher, Joachim
Picot, Annemarie
Sobesky, Ivo

Hausham:
Fleischner, Iris

Hechingen:
Beck, Elisabeth

Heidelberg:
Conradi, Renate
Dinkel, Hans-Peter
Fischer, Martin V.
Just, Otto H.
Koch, Herbert
Köhler, Charlotte
Krier, Claude
Maus, Heinz-Viktor
Pertzborn, Winfried
Sahlender, Herta-M.
Schöning, Bernhard
Wiedemann, Klaus
Wille, Rosemarie

Heidenheim:
Ungerer-Wiedhopf, Gertrud
Wündisch, Helfried

Heilbronn:
Clemen, Gunther
Rahmer, Eleonore

Heinsberg:
Gohla, Juliane

Helmstedt:
Safari, Ali
Sommer, Hans-Michael

Heppenheim:
Artmann, Klaus
Liebner, Gabriele
Riess, Werner

Herbolzheim:
Mietke, Georg

Herborn:
Graser, Helene

Herdecke:
Müller-Busch, H.-Christof
Oster, Winfried

Herne:
Albus, Guntram
Arlt, Eva
Büttner, Wolfgang
Hankemeier, Ulrich B.
Rosenberg, Bettina
Schlosser, Gerhard-Karl
Voigtmann, geb. Eberle, Christa

Herten:
Dechering, Renate
Langer, Jürgen

Herzberg:
Godenschweger, Ingrid
Passian, Joachim
Schwalm, Axel

Hess. Lichtenau:
Sudhoff, Jürgen

Hildesheim:
Anter, Ingeborg
Berger-Rittsteiger, Gertraut
Beyer, Hans Hartlieb
Göroglu, Muharrem
Maghsudi, Ahmad-Ali
Tschöpe, Hans Joachim
Welch, Jürgen

Hockenheim:
Voßmann, geb. Walz, Almut

Hof (Saale):
Heinrich, Wolfgang
Nägelein, Hans-Hermann

Hofgeismar:
Hering, Rolf
Höllmüller, Friedrich

Hofheim:
Neumann, Roswitha

Holzminden:
Nedelcu, Dumitru

Homberg:
Gürkan, H. Cahit

Homburg/Saar:
Fechner, Rainer
Fritsche, Paul
Hutschenreuter, Karl E.
Motsch, Johann
Peterschmitt, Ortwin
Racenberg, Efim
Schopp, Helga
Trentz, Omana Anna

Höxter:
Bartsch, Othmar
Krawczyk, Teresa
Stöckle, Helmut

Huckeswagen:
Erhan, Gültekin

Hünfeld:
Hild, Jürgen
Pfaff, Gorjana

Hürth:
Jankovic, Danilo

Husum:
Seifert, Bernd
Toker, Yilmaz

I

Ibbenbüren:
Fischer, Winfried
Siauw, Poo Tik

Idar-Oberstein:
Göbel, Ernst A.
Mitić, Milica
Ton-That, Hua

Idstein:
Mundas, Edelgard

Igensdorf:
Trautner, Werner Johann

Illertissen:
Moc, Maria

Immenhausen:
Quarz, Walter

Immenstadt:
Fuhren, Peter
Harbarth, Paule

Ingolstadt:
Maier, Klaus
Zehelein, Hans-Christian

Iserlohn:
El Bayati, Munthir
Höhne, Ivana
Pfänder, Christel
Raddatz, Roland
Weber, Karl

Itzehoe:
Frick, Jürgen
Rotax, Irmgard
Zeidler, Thorsten

J

Jülich:
Dreichlinger, Tiberius

K

Kaiserslautern:
Atabas, Alparslan
Brengel, Sibylle
Gauer, Manfred
Hellwig, Brigitte
Jankowski, Jacek
Jilavu, Doina
Kapfhammer, Volker
Kawach, Hildegund
Kirch, geb. Gangel, Doris
Nanoo, Nasser
Paschen, Heidi
Puff, Hiltrud
Senger, Alexander
Werner-Legros, Gabriele

Kaltenkirchen:
Kress, Horst

Kamen:
Boluki, Mohammed

Kandel:
Becker, geb. Born, Johanna
Schmidt, Dieter
Sinangin, Selim Macit

Karlsruhe:
Appel, Kristin
Habenicht, Edgar
Kalz, Falkmut
Krieger-Schlicht, Else
Krumbiegel, Sieghart
Lengle-Grüninger, Helga
Pascht, Peter
Schreiber, Christa
Strüwing, Hans-Wolfgang
Zehnder, Gisela

Kassel:
Böhme, Klaus
Falk, Konrad
Groß, Helfried
Hammami Hauasli, Gassan
Hilmes, Horst P.
Jaeger, Annemarie
Jahn, Dietmar
Mueller-Thul, Gisbert
Özgönül, Ceyhun
Rose, Walter
Sajonz, Manfred
Scholl, Wolfgang
Witte, Ingeborg
Zinganell, Klaus

Kehl:
Gerber, Ernst

Kelheim:
Forster, Maria
Traut, Ottmar

Kempen:
Eckert, Erich
Koesoebjono, Indriya
Pater, Gisela

Kempten:
Jennemann, Siegrun
Müller, Lothar
Uhlig, Hans-Erich
Wörner, Dietrich

Kiel:
Hudemann, Claus-Thomas
Keppler, Hanna
Pulver, Karl-Georg
Salib, Magdy
Wawersik, Jürgen

Kirchen:
Würfel, Peter

Kirchheim-Teck:
Centmayer, Hans Herbert
Lichstein, Siegmund

Kirn:
Weber, Konrad

Koblenz:
Allmang, Thomas
Bardua, Raimund
Bergmann, Joachim
Bilden, Rüdiger
Elger, Joachim
Gött, Ulrich
Gramlich, Bernd
Haghchenas, Nectara C.
Lange, Klaus-Dieter
Martinstetter, Peter
Oberling, Manfred
Overbeck, Georg
Reitze, Hermann
Zelinka, Leopold
Zerwas, Mechthild

Kochel am See:
Spieß, Karl W.

Köln:
Becky, Edith Th.
Bonhoeffer, Karl
Buzello, Walter
Dobbelstein, Haldis
Doehn, Manfred
Domschky-Lucas, Sigrid
Durst, Vesna
Eichler, Fried
Faulhaber, geb. Remacle, Beatrix
Forro, Istvan
Grawert, Hertha v.
Holzki, Josef
Hormozi, Ardeshir
Hügel, Ursula
Kämmerer, Hermann
Klöck, Heidi
Koenen, Eckhard
Kox, Norbert
Krüger, Hans-Werner
Lill, Karen
Meurer-Keldenich, Maria
Mitrenga, Ingrid
Müller, Hiltrud
Nesseler, Gisela
Obermann, Ludger
Reek, Günther
Riethmüller-Winzen, Hilde
Rugendorff, Helga
Rümmele, Hans
Sagawe, Helga
Scheck-Specks, Marlies
Schmitz, Herbert

Schwind, Wassiliki
Stuttmann, Ralph Otto
Wald-Oboussier, Gabriele
Weigand, Heribert

Königstein:
Blaum, Ursula
Schöne, Valerie

Konstanz:
Binsfeld, Heinrich
Covic, Dusan
Singer, Eva

Korbach:
Bedros, Albert
Sattar, Iqbal

Kösching:
Meyer, Hubert

Kötzting:
Schönleber, Bernhard
Stock, Volker

Krefeld:
Deutschmann, Sigrid
Drechsler, Hans Jürgen
Eckes, Charlotte
Felix, Sigrid
Hommerich, Peter
Körner, Manfred
Kostecka, Danuta
Leffers, Barbara
Schmitz, Heinz
Ulmer, Rita

Kreuztal-Kredenbach:
Wendtland, Ulrich

Kronach:
Emmert, Klaus D.

Krumbach:
Krämer, Gabriele
Milenkovic, Milojko
Scholz, Günter
Strassner, Ralf A.

Künzelsau:
Eckle, Andreas

Kusel:
Bregenzer, Michael
Dobberstein, Ingrit

Kusterdingen-Jettenburg:
Unterberg, Sabine

Kutzenberg-Ebensfeld:
Uhl, Otmar

L

Lachendorf:
Wolf-Stöffler, Rosemarie

Lahr:
Mutter, Karl-Heinz

Lampertheim:
Karajannis, Ingrid

Lamspringe:
Tabache, Mohamed

Landau:
Boegl, Peter
Groh, Marianne
Herzum, Wolfgang
Ullmann, Sybille

Landsberg:
Schmidinger, Stephan

Landshut:
Dietrich, Inge
Ehrnsperger, Helga
Helms, Uwe
Jaumann, Eugen

Landstuhl:
Criveanu, Tudor
Eberlein, Norbert
Mehner, Gudrun

Langen:
Gorzedowski, Wieslaw
Köhler, Klaus

Langenfeld-Richrath:
Bluschke, Barbara

Langenhagen:
Kreller, Heidrun
Kreller, Peter

Lauterbach:
Bernadzik-Jacobi, Volker
Kaysser, Gerhard

Lebach:
Lippach, Gernot
Rank, Michael
Stöcker, Martha

Leer

Leer:
Bopp, Hans
Rieks, Brigitte

Lengerich:
Ott, Peter

Lennestadt:
Leicht, Ingo

Leonberg:
Stegbauer, Hans Peter

Leverkusen:
Dietzel, Werner
Erb, Thomas
Heinz, Jutta
Höppner, Jürgen
Jungheinrich, Jürgen
Liebald, Burkhard
Poloczek, Lothar
Scheven, H.-Eberhard v.
Schulze, Gertrud
Trovain-Baltes, Monika

Lich:
Ehehalt, Volker
Nadj, Julijan

Lichtenfels:
Rahamefiarisoa, Raymond

Lilienthal:
Becker-Jötten, Erika

Limburg:
Gary, Klaus
Meister, Wolfgang

Lindau:
Fischer, Thomas
Jobst, Hilmar
Materak, Jan
Schneider, Otto

Lindenberg:
Heim, Elisabeth
Laube, Margot

Lindlar:
Kottmann, geb. Steiff, Barbara

Lingen:
Albers, Aloys
Isik, Celal

Linz/Rhein:
Meyer-Wilmes, Ruth

Lippstadt:
Gürkan, Muzaffer
Heukamp, Heinrich
Kirstein, Margitta
Scheler, Ullrich
Schneider, Hagen

Lochham:
Hutzel, Anna

Lohne:
Münch, Mechthild

Löhne-Bischofshagen:
Neuber, Klaus-Dieter

Löningen:
Wolfram-Donath, Uta

Lörrach:
Gottschall, Volkmar
Kwiatek, Jan Antoni
Scherb, Michael

Löwenstein:
Nagorny, Siegfried

Lübbecke:
Charifi Damavandi, Bahram
Radtke, Hans
Sommer, Siegfried

Lübeck:
Ball, Helga
Eichler, Johannes
Eleftheriadis, Sawas
Lichtenauer, Ingeborg
Schmitz, Gisela
Voigt, Edgar

Lüdenscheid:
Baaske, Helmut
Droh, Roland
Riethmüller, Klaus
Rothmann, Gernot

Lüdinghausen:
Kaiser, Norbert
Khozari-Tehrani, Feycal

Ludwigsburg:
Ehmann, Walter
Klaue, Peter
Moeller, Henning

Ludwigshafen:
Klose, Roderich
Niesel, Hans Christoph
Stempel, Doris
Thürigen, Werner
Wisswässer-Bongardt, Gerda

Lüneburg:
Hübner, Jürgen
Scheunemann, Gabriele
Wittenburg, Jan-Peter

Lünen:
Dietzel, Otto
Esters, Bruno
Gebauer, Elke
Vollmar, Albert

M

Mainburg:
Omuro, Osamu

Mainz:
Brecher, Hilger
Brost, Frank
Dick, Wolfgang
Erdmann, Klaus
Fischer, Peter F.
Gerbershagen, Hans-Ulrich
Goedecke, Rainer
Halmágyi, Miklós
Hoffmann, Gabriele
Huber, Guenter
Jantzen, Jan-Peter
Kleinheisterkamp, Ursula
Lanz, Egon
Ließem-Sachse, Roswitha
Mildner, Rainer
Müller, Hubert
Polster, Axel H.-E.
Raskin, Gisela
Reiter, Gertrud
Theiss, Dieter
Traue, Gunter
Urban, Waldemar
Wangemann, Birgit

Mallersdorf:
Schütz, Helmut

Mannheim:
Behne, Jutta
Bethke, Ursula
Gauer, Barbara
Geiger, Klaus
Grema, Achim L.
Hartung, Hans-Joachim
Lember, Inez
Lutz, Horst
Osswald, Peter-Michael
Scharizer-Würl, Eva
Striebel, Jens-Peter
Tolksdorf, Werner
Vogel, Gertrud

Marbach:
Döring, Ruth

Marburg:
Geyr, Petra v.
Konder, Heribert
Kroh, Udo
Lennartz, Herbert
Massarrat, Schahin

Markgröningen:
Gottschalk, Karin
Lessen, Harald van

Marktoberdorf:
Kumpf, Martin
Rogg, Ludwig
Schuster, Wilhelm

Marl:
Patschke, Detlev
Schwarzhoff, Wilfried

Marsberg:
Metzger, Roswitha
Möller, Hubert

Mechernich:
Freiberger, Kurt-Udo

Melle:
Güler, Aykut

Mellrichstadt:
Karaoguz, Ismail

Memmingen:
Münichsdorfer-Farkas, Sarolta
Stangl, Johannes
Sundergeld-Charlet, Dorothea
Wagner, Klaus
Zinck, Burkard

Menden:
Löding, Hans-Wilhelm

Meppen:
Ivanyi, Ernö

Merzig:
Aschi, Dorothea
Stanisavac, Borislav

Meschede:
Belgutay, Turgut
Novatsek, Armand

Miltenberg:
Holz, Juergen

Mindelheim:
Ehrlicher, Helmut

Minden:
Klemm-Nolte, Lieselotte
Meyer, Justus
Nolte, Hans
Stratmann, Dieter
Trombitas-Labancz, Klara
Virneburg, Hiltrud

Moers:
Khorssand, Mehdi

Mönchengladbach:
Basch, Juliane
Huth, Hanno
Schäffer, Renate
Stürtzbecher, Fritz
Wahab, Wadhah
Zentgraf, Günter

Mosbach:
Mißler, Gabriele

Mühlacker:
Diezel, Gabriele

Mühlheim:
Phoa, The Khin

Mülheim:
Niedermeier, Barbara
Schahriari, Schahriar

Münchberg:
Schwarzkopf, Konrad

München:
Abbushi, Walid
Barankay, Andreas
Bartels, Birgitt
Beisenherz, Klaus
Bernasconi, Helga
Beyer, Antje
Bickert, Gilda
Breinl, Helmar
Dax, Renate
Denffer, Ingrid v.
Deubzer, Monika
Dietrich, Wulf
Doenicke, Alfred
Enzenbach, Robert
Ertl, Doris
Eschrich, Lore
Eversmann, Christiane
Faist, Karola

Forster, Brigitte
Geisler, Monika
Göb, Erwin A.
Hauser, Sigrid
Herzog, Elfi
Heyde, Gisela
Hucl, Miroslava
Hutzelmeyer, Eva-Maria
Jesch, Franz
Kellermann, Wolfgang
Kerky, Ingrid
Koenig, Wolfhilde v.
Kolb, Ernst
Kreuter, Bert
Kunkel, Regula
Landauer, Bernd
Lehmann, Charlotte
Lotz, Renate
Lühr, Hans Georg
Mammitzsch, Ingeborg
Martini, Sigrun
Militzer, Heinrich
Mitto, Hans-Peter
Noisser, Herwig O.
Ohlendorf, Hans-Jürgen
Pankofer-Leporis, Martha
Passow, Heide
Pauli, Monika
Peter, Klaus
Petery, Ute
Pfeiffer, Hans-Gerd
Pongratz, Wolf
Raeder, Gisela
Richter, Josef
Rothenbach, Brigitte
Salzer, Margrit
Schlagintweit, Walter
Schvetz, Theodor
Schwarzmaier, Klaus
Späth, Paul
Steinle, Elisabeth
Swozil, geb. Künzle, Urda
Taeger, Kai
Tempel, Gunter
Teske, Ilse
Unertl, Klaus
Waldmann, Elisabeth
Weitershausen, Ursula v.
Wendl-Dibold, Erika
Wilhelm, Christiane
Wilske, Irmgard
Zierl, Othmar

Münsing-Ambach:
Harder, Hans Joachim

Münster:
Aken, Hugo Van
Irskens, Ulrich
Lawin, Peter

Look, Norbert
Lutz, Margret
Niemann, Wilhelm
Puchstein, Christoph
Scherer, Ralf-Walther
Schoeppner, Heinz

Murnau:
Glausch-Wild, Monika
Mühlbauer, Ludwig

Mutlangen:
Holzrichter, Peter
Kuhn, Hedwig
Savasman, Nurdogan

N

Nabburg:
Amro, Murad

Nagold:
Hillenbrand, Frank
Keil, Heinz-Rudolf

Nassau:
Wolf, Dieter

Nettetal:
Schulten, Hildegard

Neu--Ulm:
Spilker, Angelika

Neubulach:
Brockmüller, Kay Dieter

Neuburg:
Csernohorszky, Vilmos

Neuenbürg:
Braun, Eleonore

Neuenkirchen:
Bock, Ulrike

Neuhof:
Yavuz, Ahmet Bilsel

Neukirchen:
Mühlenegger, Franz

Neumünster:
Kapune, Heide

Neunkirchen:
Dunkel, Hans-Jürgen
Hanadi, Taufik
Maslak, Alexander

Neuss:
Boniver-Ollmann, Ulrike
Keser, Günter
Marquardt, Bernd
Reinartz, Klaus
Rock, Günter
Schlaak, Eberhard
Sloboda, Jochen
Soboll, Karl Ulrich
Waldhausen, Erhard

Neustadt:
Dalke, Klaus G.
Hery, Maria
Labedz, Janusz
Neumann, Eberhard
Schöner, Anneliese
Stauber, Josef

Nienburg:
Schmicke, Peter

Norden:
Berković, Petar
Sostegno, Carmelo

Nordenham:
Klan, Peter H.

Nordhorn:
Wagner-Huesmann,
 Anna-Maria
Ziegler, Hana
Ziegler, Karel

Nürnberg:
Alter, Hellmuth
Bock, Elmar
Brandts, Adelheid
Dormann, Peter
Hammerschmidt, Willy
Haußer, Johann
Jahn, Renate
Jordan, Otto
Kraußer, Elisabeth
Kretzschmar, Gertrud
Kroczek, Wolfgang
Lipecz, Jozsef
Opderbecke, Hans Wolfgang
Ott, Adelbert
Ott, Alfred
Rambs, geb. Frobenius,
 Margarete
Sarmiento, Friederike
Sarubin, Juhani
Weißauer, Walther

Nürtingen:
Welter, Jürgen

O

Oberhausen:
Berdan, Irina Gabriela
Brächter-Rother, Renate
Heger, Hans Egon
Kimiai, Esfandiar
Masri, Hannelore
Scholten, Stefan
Strubelj, Jamez

Oberndorf:
Hoeft, Hans-Joachim
Schöbel, Werner

Ochsenfurt:
Göpfert, Wolfgang

Oelde:
Nasta, John

Oestrich-Winkel:
Michel, Walter

Offenbach:
Hartling, Hans-Dieter
Langer, Reinhold
Lauer, Emil
Poplicher, Alexander
Thiemens, Enno

Offenburg:
Hassenstein, Jürgen
Wagner, Frank

Öhningen:
Läufer, Ernst F.

Öhringen:
Langes, Klaus

Oldenburg:
Brack, Wolf-Jügen
Düffel, Annelies v.
Myszkowski, Aleksander
Pille, Uta
Weber, Renate

Olpe:
Hunold, Reinhard
Tatai, Viktor

Osnabrück:
Cording, Rüdiger
Demmel, Eberhard F.
Eberbach, Thomas

Echtner, Alexander
Ellerbrock, Uwe
Geldmacher, Horst
Hahne, Volker
Kreuscher, Hermann
Schwegmann, Franz-Josef

Ostercappeln:
Schulte-Wörmann, Ulrich

Osterholz--Schwarmbeck:
Horn, Gisela

Ostfildern:
Dannenberg, Gisela
Ellinger, Reinhard
Kleinert, Hermann

Otterberg:
Dege-Krusch, geb. Hoffmann,
   Gisela

Ottobrunn:
Landauer, Gaby

Ottweiler:
Ost-Müller, Liselotte

P

Paderborn:
Feldmann, Elisabeth
Goette, Albert
Heß, Johannes
Kathke, Roman
Kleine-Westhoff, Marlies
Schlüter, Franz Josef

Passau:
Kiessling, Jutta
Mayet, Brigitte

Pegnitz:
Babic-Sustaric, Vlatka

Peine:
Franzkewitsch, Hans
Gerigk, Volker
Kotarowski, Henryk Jan

Peißenberg:
Waiss-Schulz, Sybille

Penzberg:
Dörrenhaus, Axel

Petersberg:
Kläring, Walter

Pfaffenhofen:
Niemer, Manfred

Pfarrkirchen:
Weininger, Miriam
Weininger, Zeev

Pforzheim:
Bakioglu, Ferit
Kari, Martin
Mayr, Jörg
Riedl, Gerhard

Pfullendorf:
Buchmüller, Gottfried
Wiesenmayer, Hans

Pinneberg:
Adolf-Gödecke, Marianne

Pirmasens:
Dzambasovic, Dusan

Planegg:
Meschede, Wolfgang

Preetz:
Hampel, Ekkehard

Prien:
Strasser, Peter

Prüm:
Watermann, Werner F.

Püttlingen:
Dolecek, Pavel
Heese, Rainer
Schreiber, Hans

Q

Quakenbrück:
Goharian, Gholam-Reza

R

Radolfzell:
Beckmann, Anne-Dorothe
Kotzerke, Uwe

Rastatt:
Heyden, Monica

Ratingen:
Baumeister-Faulhaber, Ingrid
Winkler, Joachim

Rattenberg:
Hartmuth, Jakob

Ratzeburg:
Maurhoff, Irmela

Ravensburg:
Robert, Wilhelm
Schmädel, Evelin v.
Suhayda, Anton
Wendler, Dagmar

Recklinghausen:
Aukle, Ranjit
Borchert, Ruth
Lenart, Helga
Lenz, Peter W.
Schlimgen, Rita
Susir, Peter
Troselj, Zdenka

Regensburg:
Al-Adly, Amir
Fink, Günther
Frank, Bernhard
Jabusch, Maren
Krapp, Waldemar
Manz, Rolf
Prasch, Traudl
Rothfritz, Franziska
Tichy, Rainer Franz

Reinbek:
Glowienka, Barbara
Schmitz, Wolfgang
Ziebe, geb. Auffahrth, Marga

Remagen:
Röhrig-Scheuss, Johanna

Remscheid:
Leben, Willi
Matović, Slavoljub
Nosseir, Nabil
Schenk, Karl-Heinz

Reutlingen:
Seybold, Rolf

Rheda--Wiedenbrück:
Gho, Paul

Rheinberg:
El-Kharboutly, Esmat

Rheine:
Heuler, Rolf
Zante, Rolf

Rockenhausen

Rockenhausen:
Schneider, Johanna

Rodalben:
Ebeling, Jürgen

Roding:
Feist, Hanns-Wolfgang

Rosenheim:
Becher, Karl-Ludwig
Schellenberger, Armin

Rotenburg:
Foitzik, Heinz
Sause, Lothar
Schefe, Horst
Vukadinovic, Slobodan

Roth:
Friedrich, Eckart

Rothenburg:
Streng, Hermann

Rottenburg:
Baur, Karl Friedrich

Rotthalmünster:
Zoder, Gerhard

Rottweil:
Wohlgemuth, Nikolaus

Rüsselsheim:
Blume, Horst
Schütte, Franz-Heiner
Stankovic, Ranka

S

Saarbrücken:
Beerhalter, Hans
Fricke, Hella
Mueller, Erika
Müller, geb. Rubin, Christa
Pack, Willi K.
Pfeifer, Helmut
Sauerwein, Werner
Steeb, Dorothee
Wolf, Horst

Saarlouis:
Beck, Edgar
Happle, Renate
Meyer, Karl-Jochen
Otto, Uta Maria

Salzgitter:
Kittel, Erhard
Neßler, Reiner

Salzkotten:
Schubert, Frank

Sanderbusch:
Akintürk, Ibrahim
Kassel, Hermann
Wöste, Notburga

Schleswig:
Burkat, Ulrich
Kühl, Yella
Maltzan, Rolf
Seifert, Hans

Schongau:
Rupprecht, Wieland

Schopfheim:
Faust, Winfried

Schorndorf:
Katic, Miodrag

Schrobenhausen:
Havrland, Lumir F.

Schwäbisch Hall:
Kotthaus, Heidrun
Meisel, Gerhard

Schwarzenbruck:
Auffermann, Manfred
Dischreit, Beate
Szönyi, Laszlo

Schweinfurt:
Braun-Heine, Angelika
Heßler, Otto
Reichert, Otto
Roznowski, Andrzej

Schwelm:
Hodzovic, Robert
Klimpel, Lothar
Schuster, Wolfgang

Schwerte:
Dröge, Heidrun
Strunz, Monika

Seesen:
Gloeckner, Reiner-Joachim
Mertineit, Harald
Wencker-Hermstedt, Erdmute
Wencker, Karl-Hermann

Sendenhorst:
Schweppe, Marie-Luise

Siegburg:
Faust, Gotlinde
Fröhlich, Hannelore
Herber, Rita
Ziemann, Bodo

Siegen:
Kattelans, Detlef
Lange, Bernhard
Leske, Helfried
Szüts, Ervin
Weise, Günter
Weise, Sigrid
Wilmes, Annette
Wrbitzky, Rainer Udo

Sigmaringen:
Ehlers, Jutta
Mancao, Florentino
Schneider, Gerhard

Simmerath:
Bhate, Hasmukh
Salehi, Ebrahim

Sindelfingen:
Fritschi, Johann
Klumpp, Ulrich Richard
Münch, Franz
Rau, Alfred
Sticker, Rosemarie

Singen:
Bergmann, Viola
Hack, Guido
Holna, Vera
Mihanivic, Nenad
Rammensee, Wolfgang
Spandau, Silvia
Stobbe, Werner

Sinsheim:
Dietz-Hecht, Antje
Kuhnert-Frey, Bärbel

Soest:
Junge, Hans-Hermann
Kloos, Hans Joachim
Koneczny, Reinert
Lohkamp, Sigrid
Schennen, Albrecht-Ernst

Solingen:
Busse, Jörg
Driessen, Albert
Gorgaß, Bodo
Meyer, Otto
Mönks, Bernd-Rüdiger

Soltau:
Wulfhorst, Volker

Speyer:
Dreisz, Ines
Essmann, Friedrich
Hart, Willi
Jentzsch, geb, Mißler, Ursula

Springe:
Calbay, Yildrim

Sprockhövel:
Pahud, Benita

St. Augustin:
Kowald, Bernd
Schmolinsky, Axel
Simons, Franz

St. Georgen:
Schmidt, Alice
Süß, Reinhard

St. Ingbert:
Uysal, Emin

Stade:
Amirfallah, Ali
Aurang, Rahela
Hauenschild, Eberhard
Kehr, Ute

Stadtoldendorf:
Ardal, Erkan

Stadtsteinach:
Waltl, Ewald

Starnberg:
Nippold-Boss, Helga
Schulte-Steinberg, Ottheinz

Steinburt-Borghorst:
Ejeilat, Shibli
Kümpers, Hildburg

Steinheim:
Czesla, Sigrid

Stolberg:
Forner, Peter

Straubing:
Figge, Hasko
Klennert, Barbara
Knapic-Somek, Ana
Seiderer, Edgitha
Stauber, Otto

Stutensee:
Behrens, Ingeborg

Stuttgart:
Bräutigam, Karl-H.
Cvitanović-Wendelstein, Vjera
Daugs, Gertrud
Günther, Gisela
Haagen, Christian
Hadjidimos, geb. Ellger, Marlis
Halbgewachs, Heidrun
Hepting, Wolfgang
Hoffmann, Rainer
Höfmann, Ursula
Hofmeister, Ilse
Krahmer, Peter-Michael
Kroemer, Ernst
Linca, Thorgerd
Markovic, Dragan
Meissner, Friedrich M.
Paris, Helmut
Quasebarth, Hilke
Reineke, Henner
Sitzmann-Georgiewa, Joti
Sprem, Franje
Tóth, Georg
Tschelebiew, Eftim-Christo
Weber, Rodolfo
Zimmermann, Bodo

Sulzbach-Rosenberg:
Himmler, Hannes

T

Tegernsee:
Schleifer, Eberhard

Tettnang:
Blank, Horst
Kübler-Chicken, Ursula

Thuine:
Kremser, Georg

Tirschenreuth:
Jokiel, Hans-Jürgen
Scudieri, Christine

Titisee-Neustadt:
Kaudse, Hans-Holger
Schmidt, Annegret

Tönisvorst:
Mutanow, Bogomil

Traunstein:
Folwaczny, Hermann
Wolff, Alexander Frh. v.

Trier:
Gies, Bernhard
Malakuti, Haschem
Pilot, Paul
Sardo, Giovanni Lo
Tawakoli, Hamid
Teuteberg, Heinrich

Troisdorf:
Djuric, Dragan
Hosselmann, Irmgard

Tübingen:
Aderhold, Bettina
Baier-Rogowski, Verena
Bastian, Elke
Class, Isolde
Dettling, Kurt J.
Flach, Andreas
Frohn, Ursula
Gerstein, Jutta
Guggenberger, Eva
Guggenberger, Heinz
Heipertz, Wolfram
Hempel, Volker
Heuser, Dieter
Hoffmann-v. Bandel, Jutta
Junginger, Wilfried
Klöss, Thomas
Kottler, Bernd
Lenz, Gunther
Madee, Silke
Marquart, Hartmut
Mehlhose, Helga
Pirschel, Sabine
Rothe, Karl Friedrich
Schorer, Rudolf
Schulze, Michael
Uhl, Hansjörg

Tuttlingen:
Schipulle, Michael

Tutzing:
Weiss, Ulrich P.
Werther-Greifenstein, Christa

Twistringen:
Schnabel, Gisela

U

Überlingen:
Bischoff, Gerd
Loo, Claus van de

Uelzen:
Husemann, Erdwig
Kontokollias, Joanis

Uetersen:
Dohr, geb. Dauß, Ingeborg
Gencel, Sabri Altay

Ulm:
Ahnefeld, Friedrich W.
Altemeyer, Karl-Heinz
Bubser, Hanspeter
Dobroschke, Günter
Fösel, Thomas
Frey, Günter
Grosspeter-Bertele, Christa
Kilian, Jürgen
Kleine, Hans-Otto
Mehrkens, Hans-Hinrich
Schmitz, Jürgen E.
Seeling, Wulf D.
Spilker, Diethelm
Traub, Edeltrude
Trepte, Gertrud
Vogt, Kristina

Unna:
Langner, Roland

V

Vaterstetten:
Deindl, Renata

Vechta:
Mager, Joerg
Schröder, Heide

Velbert:
Bender, Ingrid

Verden:
Hake, Barbara v.
Kabali-Spire, Frederick-David

Viechtach:
Heindel, Wolfgang

Viersen:
Alsweiler, Walter

Villingen-Schwenningen:
Gülke, Christian
Lutz, Werner Wolfgang
Näumann, Hans-Joachim
Zeiher, Franziska

Vilsbiburg:
Weidauer, Dieter

Völklingen:
Ruzic-Stumb, Elisabeth

Vreden:
Mrugalla, Peter

W

Waiblingen:
Brehm, Hans Heinz

Waldbröl:
Fernandes, Justiniano

Waldkirch:
Schlickewei, Anneliese

Waldkirchen:
Noack, Gerd Walter

Waldshut-Tiengen:
Hölzle, Josef

Walsrode:
Lewanowicz-Sahra Naward,
Anna
Welsch, Hans-Curd

Wangen:
Koßmann, Bernd

Warburg:
Kuborn, Gisela

Warendorf:
Iserloh, Angela

Warstein:
Stergar, F.O. Branko

Wasserburg:
Höffer von Loewenfeld, York
Kralicek, Mark

Wedel:
Hochweller, Elke
Kulgemeyer, Erna

Weiden:
Agu, Ursula
Dineiger, Bernd
Huber, Bernd
Tawrel, Nikolaus
Wies, Susanne

Weilburg:
Chobeiry, Abdorrahim

Weingarten:
Oldenburger, Vera-Wilhelmine

Weißenburg:
Schäller, Ulrich

Werl:
Krücken, Hans-Ulrich

Wermelskirchen:
Meßner, Franz-Michael
Voigt, Christian

Werne:
Großerichter, Bernhard

Werneck:
Kaunzinger, Ilse
Magerl, geb. Carandang,
Amerilda
Podlech, Heinz

Wertheim:
Hoffmann, Fritz

Wesel:
Gagel, Kurt
Kunic, Tomo

Wesseling:
Boschkow, Eddy
Buchholz, Gunhild

Westerland:
Wright, Jan Peter

Westerstede:
Ilić, Slobodan

Wettenberg:
Hempelmann, Wiltrud

Wetter:
Kämmerer, Klaus

Wiesbaden:
Adam, Elke
Chulamokha, Apichai
Drechsel, Ulrich
Mayerhöfer-Rieth, Eva
Müller, Klaus Peter
Müller-Suur, Niels
Riemasch-Becker, Christoph
Riemasch-Becker, Jutta
Rietbrock, Ingrid
Schneider, Marianne
Walther, Udo

Wildbad:
Lunkenheimer, Ulrich

Wilhelmshaven:
Kocak, Sadi
Schmalz, Günter

Willich:
Hariri, Bahman

Winsen:
Kroll, Jürgen

Witten:
Berens, Gerhard
Kremer, Walter

Wittlich:
Müller, Heinz
Neussel, Walter
Regenbogen, Wolfram

Wittmund:
Rohrhurst, Michael

Witzenhausen:
Frank, Hermann

Wolfenbüttel:
Nommel, Christian

Wolfratshausen:
Baer, Bertold

Wolfsburg:
Eulefeld, Folkert
Geertz, Sabine

Worms:
Herrmann, Günter
Krapp, Thomas
Weber-Dourcy, Anne-Marie
Yazdani, Ibrahim

Wuppertal:
Albu, Adrian-Aurel
Breucking, Elisabeth
Häuschen, Heinrich-Wilhelm
Heiderhoff, Ulrich
Hesslenberg, Rita-Renate
Jansen, Gertrud
Jellinghaus, Gudrun
Krischnak, Gisela
Schara, Joachim
Stümper, Wilfriede

Würselen-Bardenberg:
Solhdju, Hedwig
Solhdju, Hossein

Würzburg:
Cording, Eva-Maria
Danhauser-Leistner, Irene
Kästner, Eveline
Kaunzinger, Ilse
Lazarus, Günter
Roeder, Otto-Edgar
Rothhammer, Anton
Schäfer, Gerd
Sefrin, Peter
Sold, Markus
Sprotte, Günter
Treutlein, Eckart
Weis, Karl-Heinz

Z

Zweibrücken:
Hauch, Ingrid

Zwiesel:
Auer, Anton

Österreich

A

Alland:
Eroes, Anna

Althofen:
Pötschger, Peter

B

Bad Ischl:
Schuster, Herta

Baden:
Mayer, Helga

Bludenz:
Hugl, Klaus-Michael

Bregenz:
Nocker, Konrad
Reichart, Gebhard
Wagner, Hanns

D

Deutschlandsberg:
Filzwieser, Gottfried

Dornbirn:
Sawires, Roman

F

Feldbach:
Trauner, Karl

Feldkirch:
Bochdansky, Ludwig
Dragan, Martha
El-Nowein, Hassan

Fürstenfeld:
Machowetz, Elisabeth

G

Gmünd:
Samouh, Farid

Gmunden:
Kerbler, Hans

Graz:
Bärnthaler, geb. Szentirmay,
  Judit
Edlinger, Erich
Fall, Astrid
Gombotz, Hans
Harzl, Christian
Hiotakis, Konstantin
Hudabiunigg, Kurt
Kampler, Dietmar
Leinich, Wiebke
List, Werner
Lorenzoni, Kurt
Metzler, Helfried
Mirtl, Wolfgang
Mlacnik, Brunhilde
Müller, Karl
Pasquali, Edith
Pirkl, Jürgen
Ponhold, Helmut
Riedl, Georg Ferdinand
Schalk, Hanns Volker
Schneeweiss, Susanne
Schwarz, Gerhard
Simandl, Edith
Trittenwein, Gerhard
Werner, Helmut
Wissiak, Karin

H

Hainburg:
Gitinaward, Reza

Hall:
Häusler, Anneliese

Hartberg:
Schäffer, Johanna

Hohenems:
Gumpenberger, Herbert
Rieger, Monika
Sankofi, Peter Odai

Horn:
Oppeck, Walter
Pollmann, Bozena

I

Innsbruck:
Anderl, Dietlind
Balogh, Doris
Eder, Christoph
Eggenhofer, Erich
Hackl, Johann M.
Haid, Bruno
Hofer, Elmar
Kapferer, Josef M.
Kroesen, Gunnar
Loitzenbauer, Josef
Loitzenbauer-Stotter, Paula
Mitterschiffthaler, Gottfried
Oberschmid, Maria-Franziska
Sapinsky, Herbert
Stroschneider, Ernst

J

Judenburg:
Ollendorff, Trond

K

Kalwang:
Schneider, Sigrid

Kirchdorf:
Schmidl, Jörg

Kitzbühel:
Klingler, Ute
Nagl, Siegfried

Klagenfurt:
Millonig, Hermann

L

Leoben:
Kaplan, Josef J.
Rolke, Helmut
Tonsa, Anton

Lienz:
Latscher, Helmut

Linz:
Atzmüller, Leopold
Bergmann, Hans
Chromy, Rudolf
Dialer, Siegfried
Dichtl, Maria
Eiblmayr, Heide
Ghamarian, Djalil
Gilhofer, Christiana
Griebler, Theodora
Haidinger-Smat, Karoline
Kerbl, Otto
Loeffler, Walter H.
Mattes, Raimund
Necek, Stanislaw
Oman, Engelbert
Pellegrini, Alfred
Povysil, Johann
Roscic, Danojla
Scheurecker, Franz
Seyringer, Johann
Smat, Gertrude

M

Mattsee:
Rosenberger, Friedrich M.

Melk:
Böhmer, Gernot

Mitterstill:
Lass, Klaus

Mödling:
Henzl, Ingeborg
Lomoschitz, Karl-Horst
Müller, Franz C.
Reitz, Elisabeth

N

Natters:
Leitner, Endre

O

Oberpullendorf:
Kalla, Hermine
Mellich, Walter

R

Ried:
Peham, Christiane

Rohrbach:
Thurnher, Friedrich

Rottenmann:
Parteder, Egon

S

Salzburg:
Feurstein, Volkmar
Geusau, Ferdinand
Hermann, Veronika
Karlbauer, Renate
Moser, Monika
Schuster, Norbert
Tarmann, Hubert

Schärding:
Niessner, Günther

Schladming:
Zeitelberger, Peter

Schwaz:
Ciresa, Reingard
Moresche, Alfred
Oberndorfer, Karl F.

St. Johann:
Haindl, Rainer

St. Pölten:
Remes, Ilse

St. Veit:
Puhr, Franz

Stammersdorf:
Tham, Josef

Steyr:
Beldzinski, Brigitte
Hoflehner, Günther

Stockerau:
Mando, Abdul-Mounaim

Stolzalpe:
Farkas, Béla
Maafe Rudpichi, Barbara

T

Tulln:
Plesser, Alfred

V

Voitsberg:
Noé-Nordberg, Karl

W

Waidhofen:
Loidolt, Maria
Soklaridis, Germanos

Wels:
Denk, Josef
Santer, Margarita

Wien:
Azimi, Haideh
Benzer, Herbert
Berger, Manfred
Bosina, Elisabeth
Charwat, Ferdinand
Chowanetz, Enne
Draxler, Volker
Eilenberger, Karl
Fassl, Elisabeth
Fitzal, Sylvia
Gilly, geb. Festner, Theodora
Gossow, Ursula
Grohmann, geb. Voß, Barbara
Haider, Wolfram
Härb, Gertraud
Hemerka, Gertrud
Hofbaur, Ulrich
Ilias, Wilfried
Janda, Ägidius
Janda, Eduard
Joukhadar, Samir
Kalandra, Herta
Kaucky, Ilse
Krenn, Josef
Kucher, Stefka

Zams

Kurka, Paul
Lackner, Franz
Lechner, Ludwig
Leleno, Ewa
Libowitzky, Hedwig
Maager, Eleonore
Maitzen, Gertraud
Makay, Judith
Marczell, Eva
Märk, Irene
Mauritz, Walter
Mayrhofer, Otto
Mutz, Norbert
Nemec, Waltraut
Neumark, Julius
Pauser, Gernot
Philipp, Gurlit
Porges, Paul

Pramesberger, Gerhard
Prett, Doris
Prusa, Peter
Richter, Werner
Riegler, Robert
Roppolt, Hermine
Rotter, Erwin
Sadek, Elisabeth
Sandtner, Wolfgang
Schwarz, Gabriele
Spiss, Christian
Steinbereithner, Karl
Stöckelle, Günter
Strasser, Kirsten
Sulzgruber, Stefanie
Teiner, Christine
Todt, Werner
Tonczar, Laszlo

Trauschke, Walter
Urschütz, Liane
Weigl, Hildegard
Wildfellner, Hildegard
Willminger, Edeltraut
Yeganehfar, Minou
Younan, Assad
Zimpfer, Michael

Z

Zams:
Kayed, Ahmad
Krenn, Helmut

Zell:
Niederhumer, Renate

Schweiz

A

Aarau:
Gamp, Rolf
Kohler-Büchi, Esperanza
Reist, Kurt

Aarberg:
Schaub, Serge

Altdorf:
Castillo, Jorge Nestor

Altstätten:
Kutlu, Tülin

Au:
Höllmüller, Ernst

B

Baden:
Fassolt, Alfred
Vienopulos, Theodora

Basel:
Bauer-Miettinen, Ursula
Gerber, Helmut Richard
Hampl, Ruth
Hügin, Werner
Niederer, Walter
Palas, Timo A. R.
Priebe, Hans-Joachim
Scheidegger, Daniel
Schreier-Oehler, Karin
Schreyvogel, Rudolf
Skarvan, Karl
Strnad, Heinrich
Thomson, Dick
Vuletic, Nikola

Benglen:
Benninger, Myriam

Bern:
Akrman, Kristina
Bucko, Franz
Gysi-von Arx, Christine
Jahn, Markus
Leśniak, Witold
Lukacs, Robert
Modestin, Maria
Neuberger, Lidija
Oberli-Katkat, Mueberra
Obrecht, Rolf
Rachais, Radko
Roth, Friedrich
Steiner, Jost
Troxler, Xaver
Tschirren, Bruno
Zimmermann, Karl
Zingg-Tischler, Monika

Biel:
Mihic, Drazen
Müller, Peter Heinrich

Bottmingen:
Hasse-Furger, Elisabeth

Breitenbach:
Metz, Irene Lisa

Brig:
Simon, Charles A.

Bruderholz:
Dalcher, Peter
Février, Daniel

C

Chaux-de-Fonds, La:
Grüninger, Bernard
Nikolic, Vojislav

Chur:
Bernhardt, Dietmar
Mazhuancherry, Joseph
Schertler, Rudolf

Cully:
Audard, Helené

D

Dornach:
Csergoe, Istvan

F

Fribourg:
Schwander, Dominique

G

Genève:
Berthoud-Fretz, Catherine
Chladek, François
Gardaz, Jean-Patrice
Gemperle, Marcel
Linder, Serge U.
Pittet, Jean-François
Rifat, Kaplan
Rouge, Jean-Claude
Szappanyos, Heidemarie
Weiss, Vera

Glarus:
Dautidis, Isaak

Grabs:
Heinzl, Herwig

Grenchen:
Guggenbühl, Heidi

H

Herisau:
Bähler, Urs

Interlaken

I

Interlaken:
Günter, Paul
Gysi, Theo

J

K

Kilchberg:
Nikzad, H.

Kirchlindach:
Stoller, Hans Christian
Stoller-Peter, Hanni

L

Langenthal:
Krings, Maria
Kuert, Christoph F.

Laufenburg:
Sansano, Carlos A.

Lausanne:
Bronner, Bertrand Eric
Bussien, René
Muller, Jean-Pierre
Waldvogel, Hermann

Liestal:
Lehmann, Kryspin

Locarno:
Simunovic, Zlatko

Lugano:
Guidini, Arnaldo
Maggio, Giuseppe

Luzern:
Binkert, Eugen Rudolf
Fischer, Salome
Gozon, Franz
Milic, Slobodan
Oručević, Jusuf
Paukert, Zdenek
Schaffner, Heini
Schmidt, Rudolf
Steiger, Martha
Turner, Josip
Wirz, Christoph

M

Männedorf:
Schaer, Hansjürg

Martigny VS:
Seemann, Eva

Mendrisio:
Casanova, Giancarlo
Vera, Vladimiro

Meyrin:
Pexieder, Marie
Polet, Alexandre

Münsterlingen:
Marti, Willy K.

Muttenz:
Gregor-Reinhardt, Elena

N

Neuchâtel:
Gruhl, Diethard W.

Nyon:
Etienne, Albert

O

Olten:
Dietler, Charlotte
Schär, Beat
Valipour, Mannoutcher

R

Riehen:
Bloch-Szentágothai, Katalin
Slanicka, Michaela

S

Saint-Aubin:
Klopfenstein, Claude-Eric

Samedan:
Sting, Werner

Schaffhausen:
Splisgardt, Horst

Schlieren:
Karmann, Urs
Keller-Bär, Hermine

Solothurn:
Allemann, Beat H.
Itin, Felix

Sorengo:
Bott, Aida

St. Gallen:
Angelberger, Marianne
Gerig, Hansjörg
Kern, Franz
Naumann, Claus Peter
Seiler, Hubert
Waidelich, Ernst

St. Imier:
Falay, Savas

Stäfa:
Baasch, Kurt

Sumiswald:
Naderi, Mahrou

Sursee:
Stöckli, Charles

T

Thun:
Gautschi, Bernardo

U

Uster:
Lenherr, Bruno

Uznach:
Petrow, Nikola

V

Vésenar:
Spahn, Alain

Viganello-Lugano:
Tomasetti, Renato

W

Walenstadt:
Jablanović, Branimir

Wetzikon:
Kostkiewicz, Richard
Spillmann, Christine

Winterthur:
Kahnemouyi, Hassan
Madjd-Pour, Hassan

Wolhusen:
Bruckert, Heini

Z

Zofingen:
Hennequin, Wilhelmine
   Charlotte

Zollikerberg:
Burkhardt, Lisemarie

Zug:
El-Desouky, Moussa
Kuster, Franz

Zürich:
Aeppli, Ulrich
Alon, Eli
Axhausen, Christian
Bernoulli, Lion
Casparis, Hermann
Champion-Blanke,
   Claudia-Maria
Curcic, Marijan
Dimai, Werner
Frey, Pius
Gasser, J. Conrad
Gattiker, Ruth
Heinzelmann, Friedrich
Hossli, Georg

Kis, Josip
Kis, Mirjana
Laciga, Richard
Levin, Donald
Lorgé, Robert
Müller, Helmut
Niedermann, Karl
Rickenmann, Werner
Rossi, Gino
Schamaun-Rainer, Helga
Schmid, Edith R.
Stadelmann, Ursula
Tanner-Koesters, Annelie
Uehlinger, Walter Peter
Weibel, Luc

Länderverzeichnis

Bundesrepublik Deutschland

A

Abbushi, Walid 1
Adam, Elke 1
Adelmann, Jürgen 1
Aderhold, Bettina 1
Adolf-Gödecke, Marianne 1
Agu, Ursula 2
Ahnefeld, Friedrich 2
Ahrens, Antje 3
Aken, Hugo Van 3
Akintürk, Ibrahim 3
Al-Adly, Amir 3
Albers, Aloys 3
Alberti, Christel 3
Albrecht, Uta 3
Albu, Adrian-Aurel 3
Albus, Guntram 3
Allmang, Thomas 4
Alsweiler, Walter 4
Alt, Helga 4
Altemeyer, Karl-Heinz 4
Alter, Hellmuth 4
Alvarado, Eugenio 4
Amengor, Yoa 5
Amirfallah, Ali 5
Amro, Murad 5
Andree, Gerhard 5
Anter, Ingeborg 5
Apffelstaedt, Carsta 5
Appel, Kristin 5
Arabatzis, Panagiotis 5
Ardal, Erkan 5
Arlt, Eva 6
Arndt, Joachim O. 6
Arnold, Roswitha 6
Artmann, Klaus 6
Aschi, Dorothea 6
Askari, Resa 6
Atabas, Alparslan 6
Athakasehm, Wana 6
Auer, Anton 7
Auffermann, Manfred 7
Aukle, Ranjit 7
Aurang, Rahela 7
Awwad, Riyad 7

B

Baar, Hugo A. 7
Baaske, Helmut 7
Babic-Sustaric, Vlatka 8
Bader, Joachim 8
Baer, Bertold 8
Bahner, Werner 8
Baier-Rogowski, Verena 8
Bake vel Bakin, Irmhild 8
Bakioglu, Ferit 8
Ball, Helga 8
Balletshofer, Christa 8
Bankovski, Eva 8
Barankay, Andreas 9
Bardua, Raimund 9
Bartels, Birgitt 9
Barth, geb. Kassner, Mildred 9
Barthel, Renate 9
Bartoschek, Michael 9
Bartsch, Andreas 9
Bartsch, Klaus 10
Bartsch, Othmar 10
Basch, Juliane 10
Bastian, Elke 10
Bauch, Peter 10
Bauer, Herbert 10
Bauer, Karl 10
Baum, Jan 10
Baumann, Sigrid 10
Baumeister-Faulhaber, Ingrid 10
Baur, Karl Friedrich 11
Bause-Apel, Dorothea 11
Bause, Hanswerner 11
Becher, Karl-Ludwig 11
Beck, Edgar 11
Beck, Elisabeth 11
Beck, Evamarie 11
Beck, Hans Joachim 11
Beck, Helge 11
Beck, Lutwin 12
Becker, Christa 12
Becker, geb. Born, Johanna 12
Becker-Jötten, Erika 12
Beckmann, Anne-Dorothe 12
Becky, Edith Th. 12
Bedros, Albert 12

Beerhalter, Hans 12
Behboudi, Nasser 12
Behla, Hans-Joachim 12
Behne, Jutta 12
Behne, Michael 12
Behrendt, Walter 12
Behrens, Ingeborg 13
Beierlein-Guoth, Doris 13
Beisenherz, Klaus 13
Belgutay, Turgut 13
Bender, Ingrid 13
Benkovic, Maria 13
Berdan, Irina Gabriela 13
Berens, Gerhard 13
Berger-Rittsteiger, Gertraut 13
Bergmann, Joachim 18
Bergmann, Viola 18
Berković, Petar 18
Bernadzik-Jacobi, Volker 18
Bernard, Blanke 18
Bernasconi, Helga 18
Bernds, Peter 18
Berngruber-Lehmann, Gisela 19
Bernt, Dieter 19
Bernt, Johanna 19
Berta, Julius 19
Bertsch, Günter 19
Besuch, Barbara 19
Bethke, Ursula 19
Beuerlein, Theresia 19
Beyer, Antje 19
Beyer, Elke 19
Beyer, Hans Hartlieb 19
Bhate, Hasmukh 20
Bialek, Rudolf 20
Bickel, Dietrich 20
Bickenbach, Wolf-Rüdiger 20
Bickert, Gilda 20
Biersack-Ott, Birgitta 20
Bilan, Martin 20
Bilden, Rüdiger 20
Binsfeld, Heinrich 20
Bischoff, Erika 21
Bischoff, Gerd 21
Biscoping, Jürgen 21
Blank, Horst 21
Blaschke, Horst 21

Blaum, Ursula 21
Blendinger, Ingrid 21
Blohn, Karl v. 21
Blume, Horst 21
Bluschke, Barbara 22
Bock, Dietrich 22
Bock, Elmar 22
Bock, Ulrike 22
Böckers, Helmuth 22
Bode, Irmtraud 22
Boegl, Marieluise 22
Boegl, Peter 22
Bogosyan, Suren 22
Böhme, Klaus 22
Böhmert, Franz 23
Bohuschke, Norbert 23
Boluki, Mohammed 23
Bonhoeffer, Karl 23
Boniver-Ollmann, Ulrike 23
Bopp, Hans F. W. 23
Borchert, Ruth 23
Borris, Wolfram 23
Borst, Reiner 23
Boschkow, Eddy 23
Both-Rueter, Edeltraud 24
Brächter-Rother, Renate 24
Brack, Wolf-Jügen 24
Bramann, Hellmut v. 24
Brandt, Wilfried 24
Brandts, Adelheid 24
Braun, Eleonore 24
Braun-Heine, Angelika 24
Braun, Ulrich 24
Bräutigam, Karl-H. 25
Brecher, Hilger 25
Bregenzer, Michael 25
Brehm, Hans Heinz 25
Breinl, Helmar 25
Breithaupt, Margitta 25
Brengel, Sibylle 25
Breucking, Elisabeth 26
Brinke, Gisela 26
Brockmüller, Kay Dieter 26
Brost, Frank 26
Brückner, Jürgen 26
Brunckhorst, Bodo 27
Bubser, Hanspeter 27
Buch, Alfons Reinhard 27
Buchholz, Gunhild 27
Buchholz, Ivar 28
Buchmüller, Gottfried 28
Buchwald, Klaus-Peter 28
Budja, Vlado 28
Buechler, Klaus 28
Bühler, Ursula Elisabeth 28
Burchardi, Hilmar 28
Burghardt, Jürgen 29
Burkart, Achutaramaiah 29
Burkat, Ulrich 29
Buros, Milan 29

Busch, Andreas 29
Busse, Jörg 29
Büttner, Wolfgang 30
Buzello, Walter 30

C

Calbay, Yildrim 31
Canbek, Mustafa 31
Carl, Helga 31
Centmayer, Hans Herbert 31
Charifi Damavandi, Bahram 31
Charton, Christoph 31
Chobeiry, Abdorrahim 32
Chrubasik, Joachim 32
Chrudina, Jaroslav 32
Chulamokha, Apichai 32
Ciper, Klaus-Jürgen 33
Cizgen-Akad, Ural 33
Class, Isolde 33
Clausen, Maria 33
Clemen, Gunther 33
Conradi, Renate 33
Cording, Eva-Maria 33
Cording, Rüdiger 33
Covic, Dusan 33
Cramer, Erich 33
Crimmann-Hinze, Carmen 33
Criveanu, Tudor 33
Csernohorszky, Vilmos 34
Cunitz, Günther 34
Cvitanović-Wendelstein, Vjera 35
Czesla, Sigrid 35

D

Dahm, Hermann 35
Dalke, Klaus G. 35
Dan-Apitz, Marie-Luise 35
Danhauser-Leistner, Irene 35
Dannenberg, Gisela 35
Daub, Dieter 36
Daube, Ulrike 36
Daugs, Gertrud 36
Dax, Renate 36
Day, Norbert 36
Dechering, Renate 36
Dege-Krusch, geb. Hoffmann, Gisela 36
Dehner-Hammerschmidt, Ingrid 36
Deindl, Renata 36
Demmel, Eberhard F. 36
Denffer, Ingrid v. 37
Denhardt, Bernd 37
Dennhardt, Rüdiger 37
Dettling, Kurt J. 37

Deubzer, Monika 37
Deutschmann, Sigrid 37
Deyk, Klaus Ewald van 37
Dick, Wolfgang 38
Dickmann, Rainer 41
Diederich de Paplo, Ana 41
Diening, Gebhard 41
Dietrich, geb. Jensen, Eleonore 41
Dietrich, Inge 41
Dietrich, Wulf 41
Dietz-Hecht, Antje 41
Dietzel, Otto 42
Dietzel, Werner 42
Diezel, Gabriele 42
Diltschev, Todor 43
Dimski, Christian 43
Dineiger, Bernd 43
Dinkel, Hans-Peter 43
Dischreit, Beate 43
Dittmann, Martin 43
Djajasaputra, Hindra 44
Djuric, Dragan 44
Dobbelstein, Haldis 44
Dobberstein, Ingrit 44
Dobroschke, Günter 44
Doehn, Manfred 45
Doenicke, Alfred 47
Doepke, Elisabeth 52
Dohmen, Peter Michael 53
Döhmen, Sigrid 53
Dohna, Sophie, Gräfin zu 53
Dohr, geb. Dauß, Ingeborg 53
Dokter, Heide 53
Dolecek, Pavel 53
Dolfen, Horst 53
Dölp, Reiner 53
Dombrowski, Brigitte 54
Domschky-Lucas, Sigrid 54
Donner, Jürgen 54
Döring, Ruth 54
Dormann, Peter 54
Dörr, Friedrich 54
Dörrenhaus, Axel 54
Dorsch, Johanna 54
Dortmann, Claus 54
Drechsel, Ulrich 54
Drechsler, Hans Jürgen 55
Drechsler, Henning 55
Dreichlinger, Tiberius 55
Dreisz, Ines 55
Driesch, Christa v. den 55
Driessen, Albert 55
Dröge, Heidrun 55
Droh, Roland 56
Drüge, Heribert-Paul 57
Dudziak, Rafael 57
Düffel, Annelies v. 57
Dulce, Maja 57
Dunkel, Hans-Jürgen 57

Lohr, Rüdiger 187
Loo, Claus van de 187
Look, Norbert 187
Lorenz, Dieter 187
Lorenz, Dietlind 187
Lotz, Renate 188
Lüben, Volker 188
Ludwig, Johannes 188
Ludwig, Manfred 188
Ludwig, Timm 188
Lühr, Hans Georg 188
Lulic, Zvonimir 188
Lunkenheimer, Ulrich 188
Lürig, Claudia 188
Lutz, Horst 188
Lutz, Margret 189
Lutz, Werner Wolfgang 189
Lyhs, Brigitte 189

M

Madee, Silke 189
Madej, Boleslaw 189
Magdu, Tiberiu 189
Mager, Joerg 189
Magerl, geb. Carandang,
  Amerilda 189
Maghsudi, Ahmad-Ali 190
Mai, Karl 190
Maier, Klaus 190
Malakuti, Haschem 191
Maltzan, Rolf 191
Mammitzsch, Ingeborg 191
Mancao, Florentino 191
Mance, Marija 191
Mangel, Klaus 191
Mann, Erwin 191
Mann-Hermsen, Anne 191
Männer, Franz 191
Manz, Rolf 191
Maric, Dusan 191
Marinov, Goran 192
Mariss, Barbara 192
Markovic, Dragan 192
Marquardt, Barbara 192
Marquardt, Bernd 192
Marquart, Hartmut 192
Marquort, Hermann 192
Martini, Sigrun 192
Martinstetter, Peter 192
Maslak, Alexander 192
Masri, Hannelore 193
Massarrat, Schahin 193
Massumi, Bijan 193
Materak, Jan 193
Matović, Slavoljub 193
Matthes, Hans 193
Matthes, Klaus 194
Mauksch, Julia 194

Maurhoff, Irmela 194
Maury, Augusto 194
Maus, Heinz-Viktor 194
Mayerhöfer-Rieth, Eva 195
Mayet, Brigitte 195
Mayr, Jörg 195
Mehlhose, Helga 196
Mehner, Gudrun 196
Mehrkens, Hans-Hinrich 196
Meisel, Gerhard 196
Meissner, F. Marbod 196
Meister, Wolfgang 196
Melichar, Gerd 196
Melladdo Valenzuela, Rodrigo
  196
Menzel, Hans 196
Menzel, Hartmut 197
Mertineit, Harald 197
Meschede, Wolfgang 197
Meßelken, Martin 197
Meßner, Franz-Michael 197
Metz, Gerhard 197
Metzger, Roswitha 198
Meurer-Keldenich, Maria 198
Meuser, geb. Todorovic,
  Dragoslava 198
Meyer-Breiting, Petra 198
Meyer-Burgdorf, Christoph 198
Meyer, Eugen 198
Meyer, Gerhard 198
Meyer, Gordana 198
Meyer-Hamme, Gertrud 198
Meyer, Helga 198
Meyer, Hubert 199
Meyer, Josef 199
Meyer, Justus 199
Meyer, Karl Georg 199
Meyer, Karl-Jochen 199
Meyer-König, Christel 200
Meyer, Otto 200
Meyer-Wilmes, Ruth 200
Michel, Walter 200
Mietke, Georg 200
Mihanivic, Nenad 200
Mihatsch-Lippert, Christine
  200
Mikula, Milada 200
Mildner, Rainer 200
Milenkovic, Milojko 200
Milewski, Peter 200
Militzer, Heinrich 200
Milkereit, Ekkehard 201
Millas, Helga de 201
Mißler, Gabriele 201
Mitić, Milica 201
Mitrenga, Ingrid 201
Mitrohin, Georg 201
Mitto, Hans-Peter 201
Mittring, Georg 201
Moc, Maria 201

Moeller, Henning 201
Molkenthin, Anita 202
Möller, Barbara v. 202
Möller, Hubert 202
Möller-Schütte, Doris 202
Möllerfeld, Norbert 202
Mönks, Bernd-Rüdiger 202
Montag-Zurholt, Regina 202
Montel, Heinrich 202
Morr-Strathmann, Ursel 203
Moßdorf, Gudrun 203
Motsch, Johann 203
Mottschall, Hans Jürgen 204
Mrugalla, Peter 204
Müchler, Hans-Christoph 204
Muck, Josef 204
Mueller, Erika 204
Mueller-Thul, Gisbert 204
Mühlbauer, Ludwig 204
Mühlenegger, Franz 204
Müller-Busch, H.-Christof 204
Müller, geb. Rubin, Christa 205
Müller, geb. Thiemer, Edda 204
Müller, Heinz 205
Müller, Henning 205
Müller, Hermann 205
Müller-Heyne, Ursula 205
Müller, Hiltrud 205
Müller, Hubert 205
Müller, Klaus Peter 206
Müller, Lothar 206
Müller-Suur, Niels 206
Münch, Franz 206
Münch, Mechthild 206
München, E. Ingeborg 206
Mundas, Edelgard 206
Münichsdorfer-Farkas, Sarolta
  206
Munteanu, Serban 206
Musenbrock, Edeltraud 206
Mutanow, Bogomil 207
Mutter, Karl-Heinz 207
Myszkowski, Aleksander 207

N

Nadj, Julijan 207
Nägelein, Hans-Hermann 207
Nagorny, Siegfried 207
Nahmmacher, Joachim 207
Nanoo, Nasser 207
Nasta, John 207
Nau, Hildegard 207
Näumann, Hans-Joachim 208
Naumann, Lutz 208
Nautscher, Ernst L. 208
Naval, Honorata Z. 208
Nedelcu, Dumitru 208
Neeser, Gertraud 208

Österreich

Schweiz